组织学技术的理论与实践

Theory and Practice of Histological Techniques

（第6版）

注 意

　　医学在不断进步。虽然标准安全措施必须遵守，但是由于新的研究和临床实践在不断拓展我们的知识，在治疗和用药方面做出某种改变也许是必需或适宜的。建议读者核对本书所提供的每种药品的生产厂商的最新产品信息，确认推荐剂量、服用方法与时间及相关的禁忌证。确定诊断、决定患者的最佳服药剂量和最佳治疗方式以及采取适当的安全预防措施是经治医师的责任，这有赖于他（她）们的个人经验和对每一位患者的了解。在法律允许的范围内，出版商和编著者对于因与本书所包含的资料相关而引起的任何人身损伤或财产损失，均不承担任何责任。

出版者

组织学技术的理论与实践

Theory and Practice of Histological Techniques

（第6版）

主　编　John D. Bancroft
　　　　Marilyn Gamble
主　译　周小鸽　刘　勇
副主译　王小亚　滕孝静

北京大学医学出版社

Peking University Medical Press

图书在版编目（CIP）数据

组织学技术的理论与实践：第6版/（ ）班克罗夫特（Bancroft, J.D.），（ ）甘布尔（Gamble, M.）编著；周小鸽等译. —北京：北京大学医学出版社，2010
书名原文：Theory and Practice of Histological Techniques, sixth edition
ISBN 978-7-81116-940-9

Ⅰ.①组… Ⅱ.①班…②甘…③周… Ⅲ.①人体组织学 Ⅳ.①R329

中国版本图书馆CIP数据核字（2010）第098882号

北京市版权局著作权合同登记号：图字：01-2009-5102
Theory and Practice of Histological Techniques, sixth edition
John D. Bancroft and Marilyn Gamble
ISBN-13: 978-0-443-10279-0
ISBN-10: 0-443-10279-1
Copyright © 2008, Elsevier Limited. All rights reserved.

Authorized Simplified Chinese translation from English language edition published by the Proprietor.
978-981-272-364-2
981-272-364-1

Elsevier (Singapore) Pte Ltd.
3 Killiney Road, #08-01 Winsland House I, Singapore 239519
Tel: (65) 6349-0200, Fax: (65) 6733-1817
First Published 2010
2010年初版

Simplified Chinese translation Copyright © 2010 by Elsevier (Singapore) Pte Ltd and Peking University Medical Press. All rights reserved.

Published in China by Peking University Medical Press under special agreement with Elsevier (Singapore) Pte Ltd. This edition is authorized for sale in China only, excluding Hong Kong SAR and Taiwan. Unauthorized export of this edition is a violation of the Copyright Act. Violation of this Law is subject to Civil and Criminal Penalties.

本书简体中文版由北京大学医学出版社与Elsevier（Singapore）Pte Ltd. 在中国境内（不包括香港特别行政区及台湾）协议出版。本版仅限在中国境内（不包括香港特别行政区及台湾）出版及标价销售。未经许可之出口，是为违反著作权法，将受法律之制裁。

组织学技术的理论与实践（第6版）

主　　译：	周小鸽　刘　勇
出版发行：	北京大学医学出版社（电话：010-82802230）
地　　址：	（100191）北京市海淀区学院路38号　北京大学医学部院内
网　　址：	http://www.pumpress.com.cn
E-mail：	booksale@bjmu.edu.cn
印　　刷：	北京圣彩虹印刷制版技术有限公司
经　　销：	新华书店
责任编辑：	马联华　　责任校对：杜　悦　　责任印制：郭桂兰
开　　本：	889mm×1194mm　1/16　印张：39.5　字数：1242千字
版　　次：	2010年9月第1版　2010年9月第1次印刷
书　　号：	ISBN 978-7-81116-940-9
定　　价：	453.00元

版权所有，违者必究
（凡属质量问题请与本社发行部联系退换）

目 录

著者名单　xii
译校者名单　ix
译者的话　xi
第6版著者前言　xiii
第1版著者前言　xv
致谢　xvii

1. 实验室管理　1
   Marilyn Gamble、Iain Banks 和 John D. Bancroft

2. 实验室安全管理　9
   Richard W. Dapson

3. 光学显微镜　27
   John D. Bancroft 和 Alton D. Floyd

4. 组织固定　45
   William E. Grizzle、Jerry L. Fredenburgh 和 Russell B. Myers

5. 取材室/取材　65
   Paul E. Billings 和 William E. Grizzle

6. 组织处理　71
   Lena T. Spencer 和 John D. Bancroft

7. 组织切片术：石蜡和冰冻　81
   Lena T. Spencer 和 John D. Bancroft

8. 组织染色是如何起作用的？　91
   Richard W. Horobin

9. 苏木素和伊红　105
   Marilyn Gamble

10. 结缔组织与染色　117
    M. Lamar Jones、John D. Bancroft 和 Marilyn Gamble

11. 碳水化合物　139
    Russell B. Myers、Jerry L. Fredenburgh 和 William E. Grizzle

12. 脂质　159
    M. Lamar Jones

13. 蛋白质和核酸　185
    Jerry L. Fredenburgh、John D. Bancroft、William E. Grizzle 和 Russell B. Myers

14. 色素和矿物质　199
    Charles J. Churukian

15. 淀粉样物　223
    Geoffrey H. Vowles

16. 弥散的神经内分泌系统、细胞质颗粒和其他细胞器　241
    William E. Grizzle 和 John D Bancroft

17. 微生物　263
    Jeanine H. Bartlett

18. 骨　285
    Gayle M. Callis

19. 神经病理学技术　313
    Scott L. Nestor

20. 酶组织化学及其诊断应用　349
    Scott L. Nestor 和 John D. Bancroft

21. 免疫组织化学技术　375
    Peter Jackson 和 David Blythe

22. 免疫组织化学质量控制　409
    Christa L. Hladik 和 Charles L. White, III

23. 免疫组织化学在病理学中的应用　425
    Charles L. White, III

24. 免疫荧光技术　445
    Christa L. Hladik 和 Charles L. White, III

25. 组织芯片　453
    Wanda Grace-Jones

26. 分子病理学——原位杂交　461
    Diane L. Sterchi

27. 基因检测：荧光原位杂交（FISH）的应用　481
    Caroline Astbury

28. 激光微切割　495
    Diane L. Sterchi

29. 用于光学显微镜的塑料包埋　503
    Neil M. Hand

30. 电子显微镜　517
    Anthony E. Woods 和 John W. Stirling

31. 显微镜下标本的定量分析　551
    Alton D. Floyd

32. 人体工程学　567
    Janet I. Minshew 著

附　录　577
William E. Grizzle、Jerry L. Fredenburgh 和 Russell B. Myers

索引　599

著者名单

Caroline Astbury PhD
Clinical Cytogeneticist
Genetic Testing Laboratory
Southern California Permanente Medical Group
Los Angeles, CA, USA

John D. Bancroft
Formerly Pathology Directorate Manager
and Business Manager
Queen's Medical Centre
Nottingham, UK

Iain Banks FIBMS
Laboratory Manager
Department of Histopathology and Molecular
Pathology
Leeds Teaching Hospitals NHS Trust
Leeds, UK

Jeanine H. Bartlett BS HT(ASCP) QIHC
Histotechnologist
Centers for Disease Control and Prevention
National Center for Zoonotic, Vector-Borne, and
Enteric Diseases
Division of Viral and Rickettsial Diseases
Infectious Diseases Pathology Branch
Atlanta, GA, USA

Paul E. Billings Jr
Laboratory Manager
Tissue Procurement
University of Alabama at Birmingham
Birmingham, AL, USA

David Blythe FIBMS
Chief Biomedical Scientist
Haematological Malignancy Diagnostic Service
Laboratory
Leeds Teaching Hospitals NHS Trust
Leeds, UK

Gayle M. Callis BS MT HT HTL(ASCP)
Histopathology Supervisor
Veterinary Molecular Biology
Montana State University
Bozeman, MT, USA

Charles J. Churukian BA HTL(ASCP)
Senior Technical Associate and Supervisor
Histochemistry Laboratory
Department of Pathology and Laboratory Medicine
University of Rochester Medical Center
Rochester, NY, USA

Richard W. Dapson PhD
Consultant
Dapson & Dapson, LLC
Richland, MI, USA

Alton D. Floyd PhD
Consultant, ImagePath Systems Inc.
Edwardsburg, MI, USA
and Adjunct Associate Professor
Department of Pathology and Laboratory Medicine
University of Rochester School of Medicine
Rochester, NY, USA

Jerry L. Fredenburgh PhD
President and Chief Operating Officer
Surgipath Medical Industries, Inc.
Richmond, IL, USA

Marilyn Gamble HT(ASCP) HTL
Formerly Quality Assurance Coordinator
Cellular Pathology Services
Kaiser Permanente
Regional Reference Laboratories
North Hollywood, CA, USA

William E. Grizzle MD PhD
Professor of Pathology
Department of Pathology
University of Alabama at Birmingham
Birmingham, AL, USA

Neil M. Hand MPhil CSci FIBMS
Chief Biomedical Scientist
Department of Histopathology
Queen's Medical Centre Campus
Nottingham University Hospitals NHS Trust
Nottingham, UK

Christa L. Hladik HT(ASCP) QIHC
Laboratory Manager, Immunohistochemistry and Neuropathology
Department of Pathology
University of Texas Southwestern Medical School
Dallas, TX, USA

Richard W. Horobin BSc PhD
Senior Research Fellow
Division of Neuroscience and Biomedical Systems
Institute of Biomedical and Life Sciences
University of Glasgow
Glasgow, UK

Peter Jackson MPhil CSci FIBMS
Chief Biomedical Scientist
Department of Histopathology and Molecular Pathology
The General Infirmary at Leeds
Leeds Teaching Hospitals NHS Trust
Leeds, UK

M. Lamar Jones BS HT(ASCP)
Manager, Anatomic Pathology
Pathology Department
Wake Forest University Baptist Medical Center
Winston-Salem, NC, USA

Wanda G. Jones HT(ASCP)
Field Service Specialist
Vision BioSystems
Boston, MA, USA

Janet I. Minshew HT(ASCP) HTL
Marketing Manager, Pathology Diagnostics
Leica Microsystems, Inc.
Bannockburn, IL, USA

Russell B. Myers PhD
Vice President of Immunohistochemistry and Molecular Biology
Surgipath Medical Industries, Inc.
Richmond, IL, USA

Scott L. Nestor DO FASCP FCAP
Clinical Assistant Professor
Department of Pathology
Wheeling Hospital
Wheeling, WV, USA

Lena T. Spencer MA HT HTL(ASCP) QIHC
Senior Histotechnologist
Anatomic Pathology Department
Norton Healthcare
Louisville, KY, USA

Diane L. Sterchi MS HTL(ASCP)
Associate Senior Biologist
Department of Integrative Biology
Eli Lilly and Company
Greenfield, IN, USA

John W. Stirling BSc(Hons) MLett AFRCPA MAIMS
Principal Medical Scientist
Electron Microscope Unit
Department of Anatomical Pathology
SouthPath, Flinders Medical Centre
Bedford Park, SA, Australia

Geoffrey H. Vowles BSc FIBMS CSci
Quality Manager
Cellular Pathology Division
Royal London Hospital
London, UK

Charles L. White, III MD
Professor of Pathology
Director, Neuropathology and Immunohistochemistry
Department of Pathology
University of Texas Southwestern Medical School
Dallas, TX, USA

Anthony E. Woods BA BSc(Hons) PhD MAIMS
Associate Professor
School of Pharmacy and Medical Sciences
University of South Australia
Adelaide, SA, Australia

译校者名单

主　　译　周小鸽　刘　勇

副 主 译　王小亚　滕孝静

译校者名单　（按姓氏笔画排序）

首都医科大学附属北京友谊医院病理科

　　　　　刘　炎　朱　红　张彦宁　张晓敬　张淑红
　　　　　陈光勇　陆　鸣　杨　艳　周小鸽　金　妍
　　　　　柳玮华　谢建兰　滕孝静

江西省人民医院病理科

　　　　　刘　勇　袁　晟　欧阳斌燊　路名芝

福州迈新生物技术开发有限公司

　　　　　王小亚　王丽杰　周洪辉　杨清海　高许力

南京军区福州总医院病理科

　　　　　曲立娟　余英豪　郑智勇　姚丽青

哈尔滨医科大学第二医院病理科

　　　　　石　岩

译者的话

科学技术的改进和创新是科学发展的动力。无数的事例印证了这一真理。从组织病理学的发展历史来看，显微镜的发明、切片技术和染色技术的建立让人类从宏观世界迈入了认识人体自身的微观世界。免疫组织化学、原位杂交、核酸扩增等技术的创建让人类能够更进一步地了解组织细胞中蛋白质和核酸水平的变化情况，极大地提高了人类对正常组织细胞和疾病发生发展规律的认识。

近30年来，我国翻译出版了许多病理诊断相关书籍，但是，至今尚未翻译出版一本组织病理技术相关书籍。这对病理界来说是一种缺憾，对广大病理技术人员和病理医生来说是一种遗憾。这种状况不利于我国病理事业的发展。为了将国际上先进的组织病理技术引入中国，我们组织了病理专业人员和相关技术人员翻译了《组织学技术的理论与实践》一书，用了1年多时间，现在呈献出来，供大家参考。希望能对我国的组织病理技术改进和发展起到积极的推动作用。

《组织学技术的理论与实践》一书在国际上被誉为病理实验室的"圣经"。该书自1977年问世以来已再版5次，成为目前国际上最受欢迎的组织病理技术书籍。第6版于2008年出版，分为32章，几乎涵盖了所有组织病理技术；既包含传统的常规组织病理技术，如组织处理、固定、切片和HE染色等，也注重新技术的介绍，如组织芯片和激光微切割等，同时还介绍了实验室安全和管理。

《组织学技术的理论与实践》一书详简结合，图文并茂，理论与实践紧密联系，新老技术相互辉映。对于病理技术人员、病理医生、医学生和组织学技术相关人员而言，本书不失为一本重要的参考书和教科书。

经全体译校人员和北京大学医学出版社编辑同志的不懈努力，本书终于出版了。我们对所有付出辛劳的人员表示衷心的感谢。该书翻译过程遇到的困难超出了我们预先的想象，虽然大家齐心协力完成了译校和编辑工作，但是一定存在不少缺点和错误，真诚地希望广大读者提出宝贵意见。

周小鸽
2010年6月6日

第 6 版著者前言

在本书第1版出版以来的30年中，组织学技术已经发展成为一门综合性极强的实验室医学分支学科。现在，免疫组化、原位杂交、分子病理学、基因检测和激光捕获技术都已用于诊断或评估疾病过程中组织细胞的变化。从这些技术中获得的信息远远超过从以前的实验技术中获得的信息，不过对于各级技术人员和病理医生而言，新旧知识都是需要的。要培养合格的技术人员，必须让他们掌握各种组织学技术基本知识。

在编写这一版时，我们仍然要面对如何平衡新旧技术的问题。为了解决这个问题，这一版将上一版的有些章节进行了合并，以腾出版面来介绍新技术。

这一版中增加了不少新的章节和著者。新章节包括Paul E. Billings和William E. Grizzle编写的大体室/取材、Wanda Grace-Jones编写的组织芯片、Caroline Astbury编写的基因检测、Diane L. Sterchi编写的激光微切割以及Janet I. Minshew编写的人体工程学。

新增的著者还有William E. Grizzle、Jerry L. Fredenburgh和Russell B. Myers，他们重写了组织固定、碳水化合物、蛋白质和核酸。Lena T. Spencer更新了组织处理和组织切片术。William E. Grizzle更新了神经内分泌章节，Jeanie H. Bartlett更新了微生物章节，Scott L. Nestor更新了神经病理学技术和酶组织化学章节。Peter Jackson 和 David Blythe重写了免疫组织化学技术，Charles L. White写了免疫组织化学在病理学中的应用，Christa L. Hladik和Charles L. White, Ⅲ重写了免疫组织化学中的质量控制和免疫荧光技术。Diane L. Sterchi更新了分子病理学，William E. Grizzle、Jerry L. Fredenburgh 和 Russell B. Myers更新了附录。

同上一版比较，我们不得不删掉了一些使用较少的技术，这很不幸但很必要，否则这本书就太厚了。这一版中没有收入细胞学，因为细胞学已发展成为一门特殊的学科，已有很多很好的教科书。本版中微波技术合并到相关章节。

我们始终坚持的一个宗旨是：将解决实际诊断问题的相关组织学技术编入本书。

John D. Bancroft　　**Marilyn Gamble**
Nottingham, UK　　Morgantown, West Virginia, USA
2007

第 1 版著者前言

近年来,由于吸纳了多种专业技术,组织学技术已成为一门综合性越来越强的学科,这就要求组织病理技术培训师资知识水平更高、知识面更宽广。

我们认为,当今这个时代已不太可能由单个著者来撰写一本适用于技术人员的、权威性的、包罗万象的综合性组织学技术书籍。实际上,现有的很多书籍都只侧重于某一领域,如电子显微镜、放射自显影法。当然,专业技术人员自学时可以阅读这些书籍。但人们更渴望得到一本涉及面广泛的组织学技术书籍,其内容应包括从组织固定和石蜡切片制作原理到更高深的扫描电镜原理的更多内容。我们的目的是编写一本既适用于初学者也适用于有经验的高年资技术人员的书籍。

本书是按照综合性参考书的要求设计和编写的,适用于英国等地区准备组织病理学考试的专业人员。虽然本书是为准备参加"医学实验室学会组织病理学专项考试"的学生设计的,其学术和技术水平也适用于高年级学生;同时,研究人员、组织学家和病理学家也可从中获益。本书汇聚了一组专家著者,其中很多人撰写过自己专业领域的书籍和论文,多数著者都是组织学技术领域的专家,有的著者还是组织学考试的主考者,著者中也有从事技术人员培训的专家。

近年来由于对学生的培养标准明显提升,著者们在本书的编写过程中已尽可能地描述了各项技术的原理。我们认为,医学实验室技术员更名为"医学实验学家"的时代正在到来。我们希望本书中科学性部分的增加将有助于这一转变。

John D. Bancroft
Alan Stevens
Nottingham, 1977

致 谢

很多实验室科学工作者和病理医生都曾以各种方式对本书第6版的出版作出了贡献，在这里无法逐一对每一位提供建议和帮助的人表示感谢。在此我们谨对从1977年本书第1版编撰以来作出贡献的每一位表达我们诚挚的谢意。我们要特别感谢Harry Cook对本书前几个版本提供的建议和作出的贡献。我们还要感谢为了本书出版在诺丁汉和洛杉矶长期与我们一同工作的同事。

我们衷心感谢本版的所有著者和以前作出贡献仍然保留在本版一些章节的著者。特别要感谢对所有六个版本都作出贡献的Richard Horobin和对前面五个版本作出贡献的Bob Francis 和 David Hopwood。

我们还要感谢在文稿处理和图片制作方面给予帮助的所有人。感谢Carol Bancroft在编辑和校对工作中作出的重要贡献。

最后，我们衷心感谢出版社工作人员给予的默默无闻的极大帮助。

John D. Bancroft　　**Marilyn Gamble**
Nottingham, UK　　Morgantown, West Virginia, USA
2007

向Alan Stevens致谢

大约30年前，Alan刚到诺丁汉大学病理系时我们就认识了。当年我们就讨论过很多次，也许由多位著者合著一本组织学技术教科书的时代已经到来。那时已经非常明显，组织学技术已越来越多地渗透了多学科领域的知识，以一个或两个著者所掌握的知识编写的书籍已很难满足实验室和大学组织学技术人员的教学需求。

1977年本书第1版出版了，其中包含了Alan的许多先进观点，他也编辑甚至重写了一些章节。他对后来版本同样作出了重要贡献。他的丰富医学知识对本书的编写非常重要。同他一起工作非常愉快，并且我非常感谢他对新的第6版的编辑以及在一些章节的编写中作出的贡献。Bancroft和Stevens的多年来的成功很多应归功于Alan Stevens。我衷心地感谢他，祝愿他在现在和将来的医学教育出版领域中取得更大成功。

John D. Bancroft
Nottingham, UK
2001

1

实验室管理

Marilyn Gamble、Iain Banks 和 John D. Bancroft 著
柳玮华 译　周小鸽 校

引言

自从出现认证以来，实验室管理明显成为组织病理学实验室日常生活的重要方面。认证标准将管理作为鉴定的一部分，实验室工作人员了解鉴定包含的程序是必要的。有些极好的书包含对管理问题的深入讨论，本章的目标并非成为这个问题的综合指南。本章讨论和关注的是对实验室运作有影响的特殊领域，如下：

- 风险管理
- 质量管理及建立质量体系。

风险管理

每个实验室必须具备有效的风险处理政策。因为正如生活中的很多方面："能有多糟，就会有多糟"。在实验室中，重要的是让某种变糟的机会或者没有，或者最小化。风险管理的程序包括：

- 识别出环境中存在的所有风险
- 评估风险的可能性和严重性
- 消除可避免的风险
- 降低不能避免的风险的效应。

医学本身就是一个风险性行业，它要求谨慎的临床管理。组织病理学是医学风险处理程序的一个重要方面。组织病理学通过对外科活检样本进行评估，可以证实或质疑经由其他诊断性试验提供的证实数据而获得的临床诊断。它可为临床如何处置疾病提供有价值的信息。大部分切除样本都会提交给实验室来确定诊断；对于恶性肿瘤，它们还可用于确认切缘是否恰当，确定淋巴转移和（或）直接播散的范围，以及对疾病进行分级和分类。尸检可为医学定性提供确定的信息，可用来确定哪里手术是无效的，也可为以后有相似疾病的其他病人的治疗提供依据。通过宫颈细胞学涂片筛查，可在疾病症状出现之前帮助早期诊断，这已经通过应用非侵袭或微侵袭技术得到实现，这些技术使病人发生并发症的风险降低。

对于实验室，临床诊断方面并不是唯一的风险类型。要想有效和安全地行使实验室功能，其所有程序和活动都应该是风险管理程序的主题。在全球范围内实验室风险是相似的，其差异取决于当地的具体情况。健康、安全和质量保证相结合是风险管理的主要方面。一定程度上我们工作中所有方面都包含着风险，风险管理程序使我们能够将风险排定优先次序、进行评价和恰当处理。避免或消除所有风险是不可能的，事实上也是不现实的，重要的是识别和了解工作实践中的风险。一个人对风险的感知取决于其在组织中的角色。比如，主要行政管理者关心的主要是总体上与组织战略问题相关的风险，他们只关心实验室中与这些问题有关的组织病理学风险，而有关实验室的日常运转不是他们关心的事情，当然有诸如政治或重大财政问题等重要原因时除外。

实验室主任或主管处理实验室有关的风险，以确保有足够的资源提供服务并确保提供的服务是安全的。他们要关注的领域包括人员水平和资格、预算管理、消耗品和设备供给以及维修，还包括确保实验室的风险管理程序的实施。

实验室管理者必须确保日常误差不是由实验室程序不当导致的，并且要确保质量控制检查，以消除诸如转录或误读等人为错误。标准操作规程（SOP）应是详细的，既包括对健康有害材料（COSHH）的控制的风险评估，也包括其他与程序有关的健康和安全信息。

在实验室中，组织学技术人员和生物医学科学家直接面对风险，包括因保养或设计不善造成的设备故障，试剂质量差造成的组织处理不良或染色结果不准确。常规使用的实验室设备，如组织切片时，会导致实验室最常见的意外事故发生，即被切片刀切到手指或手。减少与其日常工作相关的风险是每个实验室工作人员的责任——使用现有的安全设备、检查试剂的质量及用心执行核查工作。

风险管理程序

风险管理是一个连续的过程，而不是一个单独的评估阶段。图1.1展示了风险管理的完整过程。

风险识别

各小组工作人员最好都来参与识别实验室风险。这样才能确保所有可能的风险范围都予以考虑。在此过程中将风险分成不同的类型是很有用的，比如政治类、组织类、财务类、临床类、物理类、化学类、感染类等。这样有助于确保实验室的所有运作方面都包括在内。不同专业和级别的工作人员都应参与识别风险以确保上述所有类型的风险都得以识别。

风险分析/评估

潜在风险的分析和评估是风险管理程序的一个必不可少的组成部分，可用来识别这些风险的可能性和严重性。只有通过对风险可能性和严重性进行评分，才有可能使用风险矩阵图（图1.2）——作为一种工具——去衡量各种风险的大小，这有助于排定风险的优先次序以采取进一步的行动。

风险管理者应该应用一个无论事件和事故在何处发生都能报告的系统。如此事件或事故的全貌才能得到评估和分析。

严重性和可能性

事件的严重性可以在1～5分范围进行评分。

1. 没有损伤，可能的个人索赔额可达1万美元：
   - 违反指南
   - 极少声誉损失
   - 没有/极少妨碍正常服务。
2. 轻微的损伤，可能的多方或个人索赔可达1～5万美元：
   - 违反法规或行政管理指南
   - 声誉损失
   - 扰乱正常服务。
3. 中等可能的多方或个人索赔可达 5万～20万美元：
   - 违反了重大法规或行政管理指南
   - 重大声誉损失
   - 严重扰乱正常服务。
4. 中度严重受伤，可能的多方或个人索赔可达20万～2500万美元：
   - 违反了重大法规，可能引致执法行动
   - 严重声誉损失
   - 严重扰乱正常服务。
5. 严重损害，可能的多方或个人索赔超过2500万美元：
   - 违反了重大法规，引致即刻执法行动
   - 严重声誉损失
   - 严重扰乱正常服务。

对事件的可能性也可以进行1～5分的评分：

1. 事件不大可能发生。

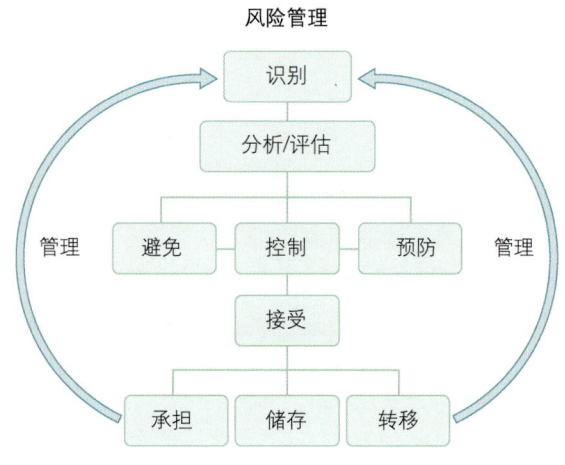

图1.1 风险管理过程。

质量管理 3

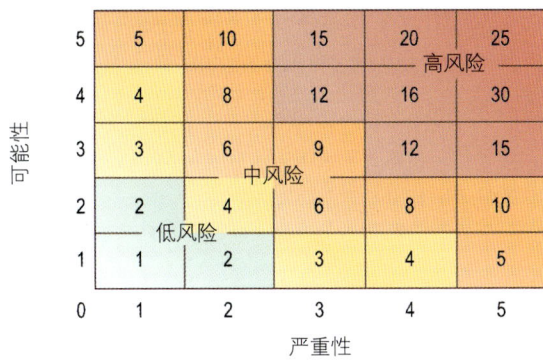

图1.2 风险可能性和严重性矩阵图，可以用作衡量各种风险的工具，有助于排定风险的优先次序以采取进一步的行动。

2. 事件可能每5年会发生一次。
3. 事件可能每年都发生。
4. 事件可能在6个月内发生。
5. 事件发生的频率为每4周1次或更频繁。

风险评估还应基于同业标准进行，以确定该风险是否是可以接受的，因为坏结果可能不止由一个原因造成。一名有不佳结果记录的外科医生可能是一名不好的医生，也可能是由于主要进行的是高风险手术。其结果与其他外科医生的一般结果比较也许是差的，但如果与其他进行同类手术的外科医生相比也许是相当好的。正是由于这些原因，实验室应当确定一个基准，因为不同实验室从事着各种不同的工作，其基准应该是与其他同类实验室可比，即教学医院实验室只应与其他教学医院实验室进行比较。基准评价结果对风险管理是一个有效的辅助工具，可以让你知道如何与你的同行相比。

风险控制

整个风险管理过程的目标是控制风险。在某些情况下，有可能避免甚至完全阻止风险。例如，可寻找能取代实验室使用的高风险、有害化学品的代替品。20世纪70年代前，使用氯化汞作为固定剂的一个组成部分是常见的做法，虽然这样可得到很好的固定质量，但对环境和实验室工作人员却有极大危害。其应用随后已停止，已由替代固定剂取而代之。

尽管努力消除风险，但风险是不可能完全消除的。应作努力减少其影响或发生的可能性，但有些风险依然会存在。控制风险的方法有很多，通常会有由专业机构或政府管理机构发布的指南或规章，风险管理者应确保其得到实施。凡有残余风险的地方，必须提供款项，作为控制机制的一部分。

风险基金

尽管是一个重要的选择，但风险管理不仅仅跟保险有关。所有医务人员均应进行医疗责任保险，包括对他们所发生的任何疏忽的索赔。同样，专业损害赔偿保险通常也可用于非医疗实验室工作人员，后者在当今的具有诉讼意识的社会中更危险。决定是否投保应该基于风险评估和风险的严重性和可能性。一些风险因某些原因不能入保，在这种情况下相关部门必须接受该风险。

风险监测

监测风险是一个持续过程，所有事件和事故的详细文件是成功监测所必需的。对这些记录进行分析，以确定应用的控制措施是否有效。对每起事故事件均应进行调查，并在可能的情况下采取额外措施，以确保事件不会再次发生。重要的是要认识到，当应用一个有效的监测系统时，报道的事件数目可能会增多，因为风险管理的程度更高。如果不能正确处理，可能会对工作人员的士气产生不利影响，因为最初的感觉是事件数目增多了。

风险管理和质量控制

Powers（2005）认为，实验室的质量控制要求应该基于风险管理原则和实验室必须回答的现实问题。"什么是尽量减少病人风险的适当的实验室控制？"他将ISO 14971风险管理程序作为一个系统方式回答这个问题，并建议为临床实验室制定标准。关于病人的安全，确定适当质量控制（QC）数量可能需要超出目前的行政和认证要求。

质量管理

鉴定/认证/监管机构使用的标准都已在ISO中列出

(见下文)。"质量保证"、"持续质量改进"、"质量控制"是一个完整的"质量体系"。一个好的质量控制系统可为质量保证活动提供信息。

质量控制（QC）

这个系统要核查工作程序是否在正常运作。它包括实验室应用的识别和消除错误的程序。它可确保实验室在做出诊断前所做工作的质量符合规定要求。错误的和（或）偏离预期的结果必须记录在案，包括采取的纠正行动。本章的目的不是提供实施质量控制所需的指南。长期以来，实验室的质量控制一直是认证要求的一部分，并已作为日常实践植根于组织学技术人员心中。大多数实验室是由有经验的技术人员负责分发玻片前进行的日常质量控制核查。这种质量评估包括但不仅限于：准确的病人识别、固定、充分取材、适当的包埋技术、合理的切片、不合格的人工假象以及确定正确的特殊染色和免疫组化方法的控制检查。标准应规定，如果对质量控制的结果进行的定性或定量分析与预期的结果不一致，应重复试验。尽管实验室有一个负责的质量控制系统，也要有由具有较高专业水平的病理学家通过阅片进行的最后的质量控制检查。确定切片是否适于诊断判读是他们的义务。病理学家及其他人报告的错误/问题应为实验室质量控制数据收集工作的一部分。

质量保证（QA）

从注重终端产品或服务到注重过程是一个转变。对后续的良好的质量控制文件进行统计分析可为质量保证活动——根据对实验室的预期对错误、投诉、故障或其他意外结果的相关性进行评估——提供数据。这种监测项目要评估错误和问题并提出解决办法。回顾数据可以识别具体领域的质量下降，并启动适当的纠正行动。例如，大量的"重复"表明，应执行一个系统性检查以找出问题和实施纠正行动。参与外部项目/计划也有助于为质量保证项目提供有价值的信息。

持续质量改善（CQI）

这是该系统在问题发生之前采取的主动方法，是通过评估实验室的所有系统/程序达到改善质量的可能。其目标是通过提前识别潜在的问题/错误来提高病人保健质量和安全性。好的管理者现已认识到，很多失败、错误和（或）发生的问题通常应归咎于系统程序而不是雇员（们）的过失。

质量体系

这是用来落实质量管理的"高层次"组织结构、责任、程序、过程和资源。应该指出的是，所有过程、设备和程序都必须加以评估、审定，并以易于阅读和易于遵从的方式形成书面材料，还要便于员工使用。雇员必须满足人事要求，接受过适当的教育和良好的培训，并且要经过资格测试，而且应定期进行资格再评定。所有核查所需的文件都应具备。

质量保证体系和计划/调查

质量保证项目除了现场收集数据和监测外，还可以利用外部项目提供有关质量和同类对照的有价值的信息。英国实验室质量保证技术是由国家组织的。它是一个同行评议系统，即有适当计划的登记。这个非营利组织NEQAS（英国国家外部质量保证计划）组织了一个免疫组化染色项目。

美国国家组织学技术学会（NSH）联合美国病理学家协会（the College of American Pathologists, CAP）（2006）建立了组织质量改进项目（HistoQIP）。此外，CAP还进行了免疫组化的全国性调查。

英国质量保证计划是由专业成员发起的，他们首先建立了组织病理学的一些质量标准。后来又发展到包括免疫组化切片和染色技术的国家标准，现在该计划登记是为了获得国家的认证。

质量保证过程是基于对各实验室交付的染色切片进行同行评议。也有许多组织病理学分科的医学质量保证计划。有两个不同的系统可用来提供质量保证；有些计划是基于两个系统的融合而组织的。

- 选择系统——来自部门档案记录的染色标本被用来评估染色质量。
- 分配系统——方案的组织者要求参与的实验室对提供的切片进行染色。

目前英国应用的质量保证方案是英国NEQAS在协调。这个组织有两个独立的组织病理学方案，分别是NEQAS的免疫组化和细胞病理学技术。

免疫组化方案给了参加者选择权，可进行一般抗体种类的评审，或更多的专业实验室可以选择只参加淋巴瘤或乳腺专科领域的评审。细胞病理学方案细分为普通、兽医和神经病理学。

鉴定过程

美国国家组织学技术学会/美国病理学家协会的组织学质量促进项目

该项目是一个促进组织学切片制备的教育项目。每年两次，参加的实验室要提交5个不同病例（2张HE染色、2张特殊染色和1张免疫组化染色）的切片。所有提交的切片都是特定重新切片，或都是阳性对照组织的重新切片。由组织学技术学家、生物医学科学家、病理学家组成的专家小组使用统一的分级标准对提交的切片进行组织学技术评价。评价包括：固定、组织处理和包埋、切片、染色和盖片。

对于提交的每一组切片，参与者都会收到一份针对他们实验室的专业评价，一份教育性评论和一份包括同类对照数据、绩效基准数据、有关最佳操作程序和参加者的总结报告。

美国病理学家协会免疫组化调查

调查是为从事免疫组化的实验室设计的。切片寄给参与者。要求用指定的抗体进行染色，其中1张切片进行HE染色，也有切片作为阴性对照，并解释结果。这项调查每年共有8个病例，分两批，每批有4个病例。每年至少有1个乳腺癌病例用HER2作为指定的抗体。此外，还有用组织芯片进行免疫组化调查的方法。参加者会收到一份有所有参考者对照数据和教学资料的总结报告。

英国免疫组化的国家外部质量保证计划

参加的实验室每年被评估四次。计划组织者将所有切片做匿名处理，由4位评判者组成的小组共同评定（通常包含医学和非医学实验室人员），评判者根据预定的评定标准对每个切片的五个方面进行评分。要求结果不佳的参加者采取行动提高他们的切片质量。该计划对低于合格分数的实验室提供专家援助和咨询。

英国细胞病理学的国家外部质量保证计划

该计划目前每年进行六次。也是一组评判者对匿名切片进行共同评定。切片根据预定的评判标准进行评定。每一个结果都会输入计算机并计算最后评分。参加的实验室提交的每张切片都会获得累积得分。对所有参加者都会绘制一个直方图以显示他们各自与国内其他参加者比较的成绩。有一个地区协调员负责监测成绩不良的实验室，并可协助改善质量。在一个评估阶段，当表现不佳的参加者达到一定数目时，质量欠佳机制就会被激活。一连串的过低分数会导致该实验室被提交给国家外部质量保证项目，后者会采取进一步行动，可能意味着最终提交给卫生部和可能关闭实验室。

建立一个质量体系

国际标准

ISO

国际标准的制定（在大多数领域，除电工学）在国际标准化组织（ISO）的权限范围。ISO是一个由148个国家参加的国家标准协会，每个国家作为一个成员，在瑞士日内瓦有负责协调的中央秘书处。ISO标准是由作为国家代表并由ISO成员国机构选出来的专家组成的技术委员会制定的。

ISO 9000

ISO 9000（Harrington & Mathers 1997）是与质量系统的管理有关的一套标准的品系名，至少包括以下标准：ISO 9000:2000、ISO 9001:2000（Paradis & Trubiano 2001）和ISO 9004:2000。近年来，ISO 9000标准移植到卫生保健机构（DOH 1994）。标准由ISO技术委员会176开发和维护，该委员会包括其成员国的代表。他们定期复查及更新标准和文件。ISO技术管理委员会（TMB）于1995年建立了ISO技术委员会（ISO/TC）212，重点协调临床实验室试验领域的国际标准。目前的标准——ISO 15189:2003、医学实验室——对质量和资格有着特殊要求（2006），正迅速成为临床实验室公认的认证标准。这一标准不会取代国家法规，但在未来可能会被世界范围的认证机构采纳作为公认的标准。

CLSI（以前是NCCLS）

2005年，美国国家临床实验室科学委员会（NCCLS）更名为临床和实验室标准研究所（CLSI），所在地是美国宾夕法尼亚州韦恩（CLSI 2006）。其核心业务是开发全球适用的自愿协商的卫生保健试验文件。它包括两种不同的管理程序：

- CLSI组织协调开发全球适用的标准和指南
- 国际标准化组织或ISO程序，作为国际标准化组织ISO/ TC212的秘书处，致力于开发国际标准、临床实验室试验和体外诊断试验系统。

CLSI是一个全球性的非营利性会员制组织，致力于卫生保健和医学试验团体的标准和指南的制定。该组织持续提供NCCLS的标准和指南（NCCLS 2002a，2002b，2004），并在同样的全球共识程序下生成新的CLSI指南。

ISO 9000

基本上，ISO 9000质量系统是一系列的标准和指南，即要求一个组织确保它是在正确的时间做正确的事情；记录其所做的事情，做其所记录的事情。文件必须符合标准要求，操作必须与文件保持一致，记录必须显示与文件的一致性。

要成功注册ISO 9000，要建立满足所选标准的质量要求的质量体系。这可以通过利用该ISO的指南来做。在质量管理体系建立和实施后，还要开展内部审核为ISO审核做准备。要邀请一个经过认定的外部审核者（负责登记者）来评价质量体系的效果。如果所有的ISO要求都得到满足，则该组织即可予以登记。负责登记者通常与组织保持长期合同，定期组织临时评估以确保组织质量管理体系的稳定和提高。虽然这个过程听起来简单，但估计完成这种项目的时间在12~24个月。管理部门必须做出承诺并通过战略规划在实现认证过程中发挥积极作用。必须界定责任和权力，确定时间表，成立一个项目组，并确定项目负责人。一旦选定一致性模式，该小组负责认证过程，包括评估当前的系统和做差距分析，以确定现有的质量管理体系与ISO的要求之间存在的差距。采取纠正行动以解决分歧并弥补组织业务和文件之间的差距。

ISO 15189:2003描述

ISO 15189标准是医学实验室的质量体系标准，包含两个主要部分：质量管理体系的管理要求（表1.1）和技术实验室开展活动的技术要求（表1.2）。这些表包含简短的信息，却能描述浓缩的内容。该标准应全部审视以获得充分理解。如果您选择遵从NCCLS指南，您会发现，NCCLS文件在质量体系要素（QSE）中组织了标准，并提供了"如何"遵守的具体信息（Berte 2004）。

质量体系的优点

在医学实验室建立一个国际公认的质量体系远胜于有一个质量保证监测者。质量体系包含每个实验室运作的通用的质量要素，还包括需要满足法规和认证要求的标准。遵守标准可改善文件和记录的保存，并要求管理团队提高实验室工作人员的责任和质量意识。一旦质量要素在实验室发挥作用，实验室就有了建立质量管理体系的基础，这个体系可为真正的不断改善和全面质量管理提供基础。在这个服务的全球化时代，成功实施及注册可证明已达到全球认可和尊重的质量标准。

表1.1　ISO 15189:2003

4. 管理	
4.1 组织和管理	介绍符合法律和认证要求的管理要求和责任，定义所有人员的责任和权利，政策和组织结构的确定和实施。
4.2 质量管理体系	质量体系包括明确的质量手册、内部质量控制、实验室之间比较、监控项目和预防性措施。
4.3 文档管理	所有与质量相关的文件构成文档管理系统。包括文档的创建和批准、回顾、删除和储存。
4.4 合约评审	建立和维持合约评审程序，以确保满足顾客的需求。
4.5 委托实验室的检查	评估和选择委托实验室和（或）顾问。必须监控质量和资格。
4.6 外部服务和供给	包括对供货商及其设备和消耗品的选择和使用，以及这些物品的检查、验收、拒收和储存的文档标准。
4.7 咨询服务	在编专业和临床人员应对选择何种检测和服务提供建议，包括重复检测频率和必需的标本类型。
4.8 投诉的解决	包括反馈文件（好的和坏的）、投诉、对策和纠正措施。
4.9 不符合的识别和控制	调查、分析所有差错或意外并采取纠正措施。包括错误、事故和客户投诉。
4.10 纠正措施	纠正措施包括调查确定根本原因，以便在适当情况下实施预防性措施。
4.11 预防性措施	不合格分析，并制订和实施预防措施计划以防止事故。
4.12 持续改进	定期审查以确定不合格的潜在来源或其他改善机会。
4.13 质量和技术记录	维护、编制索引、即时查阅、储存时间及安全处置的质量和技术记录。
4.14 内部审核	质量指标的鉴定和测量，测量有效性以确认操作（管理和技术）继续遵守质量管理体系。
4.15 管理评审	必须进行年度实验室管理评审，以确保引入变化或改进时对病人保健适宜性和有效性的持续支持。评审结果是计划的一部分，计划包括宗旨、目标和来年的行动计划。

表1.2　ISO 15189:2003	
5. 技术要求	
5.1 人员	人员能力评估、培训要求和记录、工作说明、人事档案、评价、继续教育、保密和保护病人的数据。
5.2 设施和环境条件	适当的空间分配，高效率的设计。人员的舒适性和安全性。监测、控制和记录规范要求的环境条件，或可能会影响质量结果的地方。
5.3 实验室设备	选择和监测设备、参考材料、消耗品、试剂、计算机软件和分析系统。
5.4 检测前程序	确认患者和授权请求。界定申请表、收集、确认、处理、运输和收到的患者样本的标准。需要一本有关收集样品、程序以及接受和拒绝标准的手册。
5.5 检测程序	分析过程的控制，包括验证、参考和临界区间以及记录程序。确定需要的审查方法和程序、审批及所需文件。
5.6 检测程序的质量保证	质量控制程序。内部质量控制系统，以确认达到预定质量结果。校准计划要求；参加实验室间比较项目和外部质量评估项目；基于比较结果采取行动的文件。
5.7 检测后程序	界定储存和安全处理样本的标准；审核和发布结果。
5.8 结果报告	报告格式、转递和改变的要求；交流延迟、结果的保存期限。

参考文献

Berte L.M. (2004) Managing laboratory quality—a systematic approach. Chicago, IL: Laboratory Medicine (September), ASCP.

Clinical and Laboratory Standards Institute (2006) Press release: From NCCLS to CLSI: One year. Online. Available at: www.clsi.org.

College of American Pathologists (2006) NSH/CAP Histo-QIP program. Online. Available at: www.cap.org.

DOH (1994) Risk management in the NHS: D026/RISK/3M. London: Department of Health.

Harrington H.J., Mathers D.D. (1997) ISO 9000 and beyond. New York: McGraw-Hill, 59–67.

ISO 14971:2000 (2006) Medical devices—application of risk management to medical devices. Geneva, Switzerland: International Organization for Standardization.

ISO 15189:2003 (2006) Medical laboratories—particular requirements for quality and competence. Geneva, Switzerland: International Organization for Standardization.

ISO 9001 (1996) Quality systems-model for quality assurance in design, development, production, installation and servicing. ISO Standards Compendium, 6th edn. Geneva, Switzerland: International Organization for Standardization.

NCCLS (2002a) Application of a quality management system model for laboratory services; approved guideline GP26-A3. Wayne, PA: NCCLS.

NCCLS (2002b) Clinical technical procedures manuals. Approved guideline GP2-A2. Wayne, PA: NCCLS.

NCCLS (2004) A quality management system model for health care. NCCLS approved guideline HS1-A2. Wayne, PA: NCCLS.

Paradis G.W., Trubiano J.D. (2001) Demystifiying ISO 9001:2000: Information Mapping's Guide to the ISO 9001 Standard, 2nd edn. Upper Saddle River, NJ: Prentice Hall.

Powers Donald M. (2005) Laboratory quality control requirements should be based on risk management principles. LABMEDICINE, October, 2005.

网址

CLSI, Clinical and Laboratory Standards Institute, website: About CLSI: www.clsi.org.

CLSI, Clinical and Laboratory Standards Institute, website: Standards Development: www.clsi.org.

College of American Pathologists Immunohistochemistry survey (2006): www.cap.org.

2

实验室安全管理

Richard W. Dapson 著

柳玮华 译　陈光勇 校

　　大多数组织学技术方面的教科书都很少包含有关健康、安全和环境方面的内容。在这方面倒不是作者有意遗漏，而是反映了在这方面世界各地的实验室普遍存在的问题。直到现在，实验室设施通常仍被安置在建筑物中的阴暗角落，缺少通风口。几十年前，一些设施的通风口得到了翻新，但也仅仅是把排出异味和毒烟的通风口重新挪了位置。工作人员的安全极少得到考虑，很大一部分原因是由于没有人了解组织学中化学品的危害。

　　有意思的是，当社会上其他人逐渐意识到工作场所存在的公害时，作为疾病发源地之一的实验室的工作人员却成为改善其自身工作条件的最后一拨人。即便是今天，仍有一些实验室的条件不适合人们在那里工作。很多国家都有针对改善工作条件的规章制度，其中很多是直接针对实验室的。虽然这些规章制度在不同国家有所不同，但基本出发点是趋向一致的。风险管理已不再仅仅是传统意义上的个人健康与安全问题，还包括环境保护与安全方面的内容。工作场所的卫生保健和研究设施已有明显改善，虽然它们仍然是环境污染的主要来源之一。

　　本章的目标是列出目前全球范围内广为运用的风险管理方案。虽然总的来说包含了许多规章制度方面的内容，但我们也专门提及了组织学实验室所特有的危害。大部分信息来源于 Dapson 和 Dapson (2005)，其中包含许多相关的详细资料和参考文献。来自其他实验室的参考文献还包括 Montgomery (1995)、审慎的实践体系（国家研究委员会1989，1995）、化学卫生学计划支持（Stricoff & Walters 1990)，以及来自临床和实验室标准协会的有关实验室安全的指南（2004）、生物公害（2005）与废物管理（2002）。来自美国疾病控制中心的安全守则（1988）、人类免疫缺陷病毒和肺结核方面的出版物也是不可或缺的资料来源（1990, 1994）。

风险管理

识别和评估危害

　　风险管理的第一步是识别源于工作场所的所有危害。如果这步没有做，则以后很可能成为一个棘手的问题，尤其是在标记不清的容器里发现有旧的试剂和化学品时。对所有不放心的物品都要处理掉。识别危害是工作中有意义的一部分，但其内容远比制作一份化学品存货清单要多得多。源于电子的、机械的和生物的危害也都包含在其中。在最初的鉴别阶段，鉴定内容包括危险品的名称、放置的位置以及其应用的步骤等性质。如果发现有长期不用的危险品，可以把它们处理掉。

　　对于有害的化学物品，很多国家都有其资料表，而且现在这类资料表在任何地方都可以通过网络得到。存放资料表的文件夹要保存在一个安全的地方，员工们要被授予合理的使用权。建议在实验室里保存一个复印件以备急用。一些存储的试剂在发现时已经过期了，而在单子上又不能找到这些试剂。这样就产生了一个不容易解决的问题：因为合法地处理这些试剂需要一份资料表，而保存这些化学品也需要建档（必须要建立一个资料表，当然也可以找一个合适的公司来做这些工作）。

　　每种危害的严重性都需要评估。危险物品的体积或大小是多少？每天（或是其他有意义的时间单位）

要用多少？现在将这些信息与资料表放在一起。这些都是工业规模的暴露尺度，因此一定还要以实验室的使用尺度进行权衡。这种评估一定要包括与泼洒、处置及正常使用相关的风险。5加仑（1加仑=4.546升）的甲醛溶液倒在实验室地板上的危害与30ml标本溶液在皮肤科办公室溅出的危害是完全不同的。同样，同时把上百个小的盛满福尔马林的标本容器中的液体倾倒在一个处置筒或水槽里其暴露风险也远大于处理每一个容器的风险。不要低估风险，要按操作的规模和范围的比例进行评估。

将风险降至最低的策略

危害一旦得以列出和评估，就要决定如何降低风险。每个条目都要详查，不要仅限于能造成最大危害的条目。然后排定优先次序。目标是将风险降低至可接受的水平，最好通过逐级的方式——而这已经变得更繁琐和昂贵了。工作实践控制是控制问题的最好方法：当机构在各个层次积极运转并要求给予相应承诺时，它们通常是唯一需要的变化。工作实践控制包括消除、减少和回收一切可能的物品。如果不成功，则要实行工程学控制。工程学控制包括通风系统、消防设施和其他昂贵的设备改装。如果所有这些措施还不能或无法达到目标，则必须使用个人防护用品（PPE）作为最后一招。PPE不应是第一选择，虽然它或许是保护工作者的最明显的方式。

降低风险有几种方法，首先是消除全部危险物品。我们实验室的过期试剂清单在快速增长，你们实验室还有多少仍在使用？还记得苯和二恶烷的使用吗？不记得了？那就不用对一些组织学技术人员和生物医学家已有些年头没有使用过二甲苯、甲苯、三氯甲烷、异丁烯酸、苦味酸、硝酸双氧铀和甲醛感到惊讶。许多实验室没有这类高危物品，一些实验室已完全没有危险品。

实际上每种有严重危害的化学品都可以用一种更加安全和科技含量更高的产品来替代。问题不在于某种化学品是否能用，而在于技术问题，更可能是由于人们思想观念上的顽固不化。在日常生活中，"替代品是不好的"这种观念已经普遍被抛弃，但奇怪的是，在医学专业，这种观念仍然根深蒂固。防冻液、涂改液、指甲油、硬表面清洗剂、化妆品、隐形眼镜药水和汽油仅仅是我们生活中成千上万的普通材料被彻底重塑形象的几个例子。在所有这些例子中，产品都是变得更安全了，效果更好了，并且有一些更便宜了。还没有哪种情况是由于产品质量下降而导致其在市场竞争环境中根本无法生存。

如果不能消除危险物品，则要考虑减少用量。可能会要求改变实验程序，务必在权衡所有可能后再实行。常用的降低危害的一个方法是：使用更小的标本容器。不幸的是，很多实验室现在已在使用低于良好固定所需的固定液液量，所以如果再进一步降低固定液用量，势必使目前在外科病理学界蔓延的标本质量问题进一步恶化。重复利用是风险最小化的最后选择。固定液用量在一定时间内不会减少，但是其保存和处理量会大大降低。

将风险降低至最低的计划必须包含向管理人员告之各种改变的正当性。变化的理念不应仅仅依靠安全改进。如果在一个机构中工作者的健康和安全已经是优先级了，则不必现在就去做一个新的计划，因为这项工作本应该在几年前世界范围内行政当局认识到风险时就已经完成了。在所有事务中资金方面的考虑都占有较重的分量，有可能成为变化的最强呼声。虽然许多变化在初期会花费较多，但其长远利益也是容易计算的。例如，福尔马林的替代品比较昂贵，但随后的使用会有显著的节省：工作场所和工作人员不用因有毒气体而进行监测，其处理成本也几乎减少到零。这种成本降低似乎不太具体，但却是真实的，可产生一种更健康的劳动力成本效益。

实施计划

除非实施了，否则即使是一份字面的计划也是没用的。将计划中描述的变化按优先次序排序。容易进行的变化应该立即实施，但也不要推迟具有高健康或高环境风险的富有挑战的项目。资金的迅速到位有助于事业，要保证那些有直接积极经济影响的项目尽早实施。

设计处理危害的标准操作规程

几乎所有实验室都是在鉴定和管理部门强制执行的一系列书面的标准操作规程（SOP）下运作。处理有害物质的详细规程当然应该是这些规程的重点，但其他问题也应得到强调。个人卫生应该是每个工作人员行为中下意识的一部分，但也必须在SOP中明确表述。要界定引用具体控制措施的使用标准，如防护设备的使用。要描述如何保证通风柜和其他防护设备的正常运作。要向员工提供培训、医疗咨询和体检。要详述处理泄漏的操作规程：定义泄漏的种类，是可以由实验室工作人员处理，还是太危险需要有训练有素的可执行危险品紧急事件预案的人来处理。要建立一个合格的主管部门或由合格的人员组成委员会来制定和管理这些安全规程。

培训员工

在一些国家，安全培训是政府通过各种法规强制执行的，安全培训也应该是各个部门员工操作手则的一部分。经过培训的员工工作起来会更安全、更有效和更经济。此外，相关部门受到的来自员工的投诉也会减少。法规上很少会指出谁应该提供培训。以前通常的作法是培训某个技术性员工（通常是监督员）——他（她）要尽可能多地掌握信息。但现在更好的方法是拥有一个在健康和安全事务上有过专门培训经验的培训师。

培训必须包括一般实践和一些非常专业的项目，例如防毒面具的使用、处理某种致癌物质以及甲醛的使用。每个员工都要签署一个能够证明自己已经接受培训的表格，其复印件应存入员工档案。员工的姓名、培训日期和项目都应该列入证明文件。每年的再培训应该是强制的，并要记录在案。新员工或要执行新的危险工作的员工，都必须在工作前接受充分的培训。

定期审查

如果需要，所有的标准操作规程、风险评估和培训计划至少每年都要加以检查和更新。每个书面文件都要写明成稿日期和最新修订日期。风险要持续降低至最小。当不同的有害物品被带入工作场所时，都要注明可引起的所有新风险。应修订风险评估和操作手册，以适应有害物质使用量的增加，特别是当工作量增加时。

记录保存

政府的规章制度会要求必须保存什么记录以及保存多长时间。应该记录所符合的相关法规要求、风险评估、职业病或职业损害原因与预防、员工健康与安全培训、暴露监测、职业病历、个人防护设备和与有害废弃物处置有关的所有物品。相关记录应该永久保存，尽管管理机构规定的保存时间是员工离岗后30年。如有疑问，可设想一下：你希望与自己就职相关的健康与安全记录保存多长时间呢？

职业接触限值

在一定程度上大多数化学物品都是危险的，问题是它们有多危险？换句话说，接触的阈值是多少？根据多年的实际工作经验，各机构已经为广泛使用的化学品的接触量制定了标准。通常这些被称为职业接触限值，但每个机构都有特殊的名称来命名它们。职业安全与卫生部的容许接触限值（PEL）依据的是国家职业安全和健康协会或NIOSH（2005）的建议，但也受到特殊利益集团和国会的影响。因此职业安全与卫生部的限制通常较宽松。另一种称为阈限值（TLV®）的接触限值来源于是ACGIH®（美国政府工业卫生专家协会2007年）。这些限制更广泛地使用在世界各地的职业标准上。

接触限值是化学品（蒸气、烟气或尘埃）在一个工作人员可能接触到的空气中允许的最大浓度。达到或低于它被认为是大多数人工作的安全浓度。因为过敏，也会有个别人在这个限值以下就有不良反应。

重要的是要认识到，接触限值是对工作者和工作场所合起来而言的术语。它们不单纯是指工作场所含有的蒸气、烟尘或粉尘的最高限值，而是接触的最高限值。这在考虑监测接触水平时很重要。监测员工的接触限制而不是工作场所的接触限制。监测装置应尽可能贴近工作人员的脸，以获取有害物质的实际浓度。例如，在取材室里取材板几英尺上方的空气中甲醛蒸气的浓度可能远高于鼻子水平的浓度，尤其是使用良好设计的通风橱时。

基于接触时间的接触限值的分类

- 时间加权平均值（TWA）（时间加权平均接触值）（TWAVE）：是雇员在超过一个8小时工作时间的平均接触量。即使平均接触量没有超过这个值，短暂的接触也有可能超过这个限值。可能有一些短期接触高于安全值的情况。当皮肤可能有更多的接触时，时间加权平均后应该记录该情况。尤其是对能迅速通过皮肤的苯酚和甲醇类化学品。

- **短期接触限度（或限值）（STEL）**：是指在任何15分钟的工作周期中容许的最高时间加权平均接触值。应该在最差的15分钟时间段内测量。短期接触限值总是高于时间加权平均值。
- **上限限值（或极限接触值）（CL）**：是在工作期间的任何时间允许的最大瞬时接触值。很少有化学品同时有短期接触限值和上限限值，上限限值经常用于高度危险的物品。

一些缺少STEL或CL的化学试剂可以通过由安大略省（加拿大）劳动部（1991）提供的建议将TWA乘以3得到STEL，或将TWA乘以5得到CL的准确值。当有一个以上的有害物质存在时，必须使用复杂的公式，以确定复合的职业接触限值。这些公式由各国政府提供，而且每个国家不一样。

- **IDLH**：是直接危害生命和健康的有害化学品在空气中的浓度。低IDLH的化学品在倾倒或配制有效量液体时是很危险的。单次吸入量达到或超过这一限制时，即使不是致命的，后果也很严重。

生物接触指数

工作人员是否能判断已经发生了重大泄漏？是否能通过临床测试检出存在于工作人员中的有问题的化学品？在少数情况下，答案是"是"。ACGIH®已对各种危险化学品设立了生物接触指标（BEI®），通过对呼气、尿液或血液进行临床测试确定被测物的最大值，但只有四个与组织学有关，即N,N-二甲基甲酰胺、甲醇、苯酚和二甲苯。前三个化学品可通过咨询每年ACGIH®的最新的小册子得到详细信息。

由于二甲苯在组织学中的应用很普遍，许多组织学家关心它的作用，这里有较多信息是关于这个化学品的。二甲苯的异构体可代谢成甲基马尿酸，后者可在接触者的尿液中检测出来。二甲苯类的BEI®是每克肌酐含1.5g甲基马尿酸。样品要在工作人员换班时立即收集。

BEI®不是为了用于诊断职业病，它们并不是最大的安全允许值。相反，它们是作为工作人员可能会接触到有害物质的有效浓度的指标，特别是当一个或一组工作人员反复表现出被测物的数值达到或超过BEI®时。对于二甲苯，在通风良好的组织学实验室，尿中甲基马尿酸含量高可能表明有大量的皮肤接触。

危害的类型

化学品的危险性分类系统包含从简单的数字分级统计表到最终确定条目的复杂的明细表。即使在一个国家，政府机构在如何界定危害时也可能有所不同。在世界范围内还没有一个合适的独立系统，但下列术语基本具有通用性，并用于描述在组织学中遇到的危害。为了方便起见，首先将危害分为两大类：健康危害和物理危害。后者当然也影响健康，但目前更迫切的问题是储存、处理和制定法规。

- 生物危害物本身及其污染物（溶液、标本或物体）可以作为污染源。任何可以导致人类疾病的污染物，不论其来源，即使该疾病主要发生在动物身上，都被认为是具有生物危害的。在许多国家，具有生物危害的材料都被特别标记，而且其处置普遍被严格控制。
- 刺激物是指在与皮肤接触的部位可引起可逆的炎症反应的化学品。眼睛、皮肤和呼吸通道受到影响最为常见。几乎所有的化学物质与组织充分接触后都有刺激性，所以一般卫生操作都要尽可能避免直接接触。
- 腐蚀性化学品既有物理危害又有健康危害。当腐蚀性化学品接触到活组织时，会产生破坏和不可逆转的改变。在接触非生命体的表面时（一般是金属），材料会被腐蚀。有趣的是，一种化学品可能会腐蚀组织，而不腐蚀钢铁，反之亦然；很少有化学品会同时腐蚀两者。
- 增敏剂在相当大比例的接触者中会引起过敏反应。几乎所有的化学品都可能会导致易感人群的过敏反应，所以这里的关键是：在接触人群中过敏反应的流行程度。真正的增敏剂是非常严重的危害，因为致敏作用可持续一生，随着以后的接触，情况只会变得更差。在工作中有较高的接触水平时可能会发生过敏。偶尔在工作场所外发现低浓度的化学品能够加剧过敏。在这里甲醛是一个很好的例子。其气体可持久地发散到服装、布料、装饰品、墙壁装饰物、胶合板和许多其他建筑材料中。受累者永远无法摆脱它。

- **致癌物**：许多诱发肿瘤的物质在动物实验中使用的是超高剂量，公认的致癌物质对人类一定要有特异的风险。致癌物的定义在不同机构之间略有不同，但最终应用于组织学的致癌化学品都被认为是致癌物。例如氯仿、铬酸、二恶烷、甲醛、氯化镍和重铬酸钾。此外，一些染料具有致癌性，如金胺O（CI 41000）、碱性品红（盐酸副玫瑰苯胺，CI 42500）、丽春红2R（二甲苯胺丽春红，CI 16150）和任何含联苯胺的染料（包括刚果红，CI 22120；二氨基联苯胺；以及氯唑黑E，CI 30235）。

有毒物质能通过摄入、皮肤接触或吸入达到特定的浓度而致人死亡。这种浓度的确定依决策机构的不同而略有不同，但这些差异对组织学工作者而言是微不足道的。有些国家在提及这类物质时使用了毒药这一术语。有毒化学品的直接风险较之前的隐患来讲更严重，它们危险到要用剧毒来命名。甲醇是有毒的；而铬酸、四氧化锇和硝酸铀酰是剧毒的。处理有毒物质要极其小心，并应尽量避免使用剧毒物质。

化学品对解剖或生理系统具有选择性的特殊伤害，这就是所谓的靶器官效应。这些是特别危险的物质，因为它们的影响不是立竿见影的，而是累积的，并且常常是不可逆转的。有许多组织学相关的例子：二甲苯、甲苯为神经毒素，而苯则影响血液。危害生殖系统的毒素尤其普遍（氯仿、甲醇、甲基丙烯酸甲酯、氯化汞、二甲苯和甲苯，仅举几例），在一些国家可能是以职业安全条例给予特别考虑。

其余的危害类别涉及物理风险。易燃物在等于或高于某个特定温度即燃点时会燃烧。燃点是指在一定的条件下使用特定的测试设备时，在存在点火源的情况下点燃气体的温度。燃点是对某种气体在什么条件下会燃烧的可能性的指标。燃点不是某种物体会自燃的温度。不同国家及其不同机构对燃点会规定其各自的数值。在美国，职业安全与卫生部定为100°F（38℃），而运输部定为141°F（60.5℃）。在日常实验室条件下，易燃液体着火的风险较小，但它们在火灾中很容易燃烧。如果所有其他因素都是一样的，最好选择可燃物来替代易燃物。

易燃品燃点低于以上讨论的特定温度，因此受到更大的关注。气体应谨慎保管，避免放置在电气设备周围。特殊存储设备通常是由国家法规作出规定，但地方规定可能会追加更严格的措施。可能会为易燃液体专门设计储藏室、橱柜和容器；其内的储存容量可能也是有限的。应尽可能使用制造商的原件容器，最好不超过1加仑（4~5升）。

易爆化学品在组织学中是罕见的，主要的例子是苦味酸。某些银溶液在老化后易爆，这就是为什么不应在使用之后继续存储它们。在这两种情况下，哪怕只是颤抖就可以很容易发生爆炸。苦味酸可与某些金属反应形成危险的盐类，后者不同于母体化合物，即使是湿的也具有潜在的爆炸性。对于爆炸性试剂，最好的防御就是清除它们；对于苦味酸的处理这是可行的。

氧化剂在其他材料中可引发或促进燃烧。它们本身无害，但当与合适的物质接触时就会有严重的火灾风险。碘化钠是一种温和的氧化剂，常规实验室条件下风险很小。氧化汞和铬酸是更危险的氧化剂。有机过氧化物是特别危险的氧化剂，有时被用来聚合塑料树脂。应将其库存的数量限制为极少量。在组织学中，可产生火花、不稳定（反应）和遇水发生反应的物质不常见。所有氧化剂都会起火或产热。

对危害健康和环境的化学品的控制

个人卫生做法

在实验室中绝不能进食、饮水或吸烟。除了洗手液外，在实验室里不允许放置任何化妆品。经常洗手，使用好的洗手液可保持皮肤柔软湿润。处理完有害粉尘后，要清洗鼻子和嘴巴四周，以防吞咽或吸入附着的颗粒。绝不能用嘴吸取溶液。

贴标签

每一种化学品都应标有某些基本的信息；事实上，一些国家要求所有化学品的容器都做上适当的标记。大多数近期购买的试剂的标签上已经有下列信息，但旧的库存可能缺乏某些明确的危险警告。请记住，对实验室里的溶液必须进行充分的标记。最起码的信息应包括：

- 化学品名称，如果是混合物，所有成分的名称
- 对购买的试剂或他人配制的试剂，要有生产者的名称和地址
- 购买或配制的日期
- 如果可能，要写上有效期
- 灾害预警和安全防范措施。

当把试剂的名称（或成分的名称）写进标签时，要使用对他人有帮助的术语。在组织学中，我们有许多试剂名称会使不熟悉化学知识的人陷入紧急状况。这就是为什么要使用化学界普遍接受的名称来列举化学成分。例如，用甲醛来代替福尔马林，用醋酸品红和苦味酸代替Van Gieson液（VG），用氯化汞、乙酸钠和甲醛代替B-5。

市售产品的原装容器上有制造商或供应商的名称和地址。如果原材料被放入另一个容器，甚至是"临时性的"，要将这一信息列入新的标签。"临时"储存条件下的化学品在实验室人员发生变化之后仍留存数年是一个恶习。

如果试剂是在实验室制备的，应该简要说明是谁、什么时候制作出来的。如果其他资料缺失，可追溯性则至关重要，如一个"银染色法"玻片染色缸被留在冰箱里这种情况。这种溶液是潜在爆炸物吗？有谁知道它是哪种银溶液呢？

许多实验室使用"收到：____"的小不干胶标签。这些注有日期的标签被贴在每个新进的容器上。同样这些不具备无限期保质的化学品也应该贴上过期日期。大多数无机化合物和许多非易腐有机化工产品可以保存好多年，但混合物在短期内常常会变质。放置试剂的橱柜寿命的资料很难得到，最好的来源是经验，因为不同实验室有不同的条件和可能略有不同的布局。Kiernan（1999）的寿命数据来源于他自己的丰富经验，这应被用作一个很好的第一近似值来使用。

最低限度的危险警告至少应当包括前面列出的项目。这是最简单和歧义最少的系统。统计表（易燃、腐蚀性物品等）没有得到普遍认同，它们有的意思是模糊的。危害直方图很受欢迎，但也有被误解的风险，特别是因为有几个系统同时在使用。在紧急情况下，人们可能无法清楚地思考或有充足时间做计算。他们需要立即获得有关危害性质的信息，没有比印刷的文字更有效的了。简短的有关安全防范措施的文字可能会被添加到危险警告上：例如刺激性、避免皮肤和眼睛接触等。

多元化的人力资源使许多实验室的工作人员并非都有相同的母语。迎合他们的需要，提供多种语言的危险警告的做法是谨慎的。同样，在紧急情况下不应该去阻碍产生迅速和正确的行动。

警告标志

各个国家都已制定了包含有关标志的不同准则或强制性条例，所以在这里不给出具体的建议。

防护设备

对实验室工作相应服装的一般指导原则应先于防护设备考虑。必须穿着安全、包脚趾的鞋子。露趾鞋和凉鞋对于漏出或掉落的东西没有保护作用。虽然如今几乎所有的织物对组织学溶液的破坏性都有抵抗能力，但并非总是如此。早期的某些丙烯酸和醋酸纤维接触二甲苯或甲苯时几乎会立即溶解，当小滴溶液落到衣物上时会产生大量的麻烦。这种纤维依然存在的可能性需要足够的注意。

围裙、护目镜、手套和口罩都是个人防护装备（PPE），大多适用于组织学实验室。一些国家的法律要求对某些危险场合有特殊的个人防护装备。下面的一系列建议应该是一般实验室卫生的常规部分，应满足最严格的法规要求。对某种化学品的特殊要求将在下面常用的组织试剂部分详述。围裙应使用化学品不能透过的材料制成。虽然沉重的橡胶围裙在处理浓酸时有保证，但简单的一次性塑料围裙通常就能令人十分满意。布质的实验室大衣只适于防止粉末或极少量的有害液体，根本不能用来防护甲醛。

应为每个工作人员专门选择护目镜，以适应其不同脸型和工作要求。护目镜不仅大小和形状不同，还有不同的功能。在组织学日常工作中只选择防飞溅护目镜。还要考虑通风，以减少镜头雾化的麻烦。但通风孔要有挡板，以免液体溅到眼睛。不要在护目镜上挖孔来改善通风，因为这样会损坏设备的保护功能。对要求严格的接触条件，要在防溅护目镜的外面戴上面罩；不要使用没有护目镜的面罩。最后，在处理有害液体时，安全眼镜是无法取代护目镜的。

在讨论如何保护眼睛时隐形眼镜的问题经常被

提起（美国职业与环境医学研究所，2003年）。如果需要处理的液体没有刺激性烟雾，隐形眼镜与适当的护目镜一起用是安全的。然而，传统的护目镜没有防范镜片下有害气体的作用，可造成更大的角膜损伤。眼睛刺痛或流泪几乎肯定表明其接触量超出可接收限值，即使很短的时间，无论是否佩戴隐形眼镜，也不能在这种条件下工作。

手套是最有争议的个人防护装备，其误传比比皆是。了解手套的功用是至关重要的，以便在选择手套方面做出明智的决定。手套材料很少完全防渗，但可拖延有害物质的渗透时间，以便提供充分的保护。耐化学腐蚀性是指材料在防护溶剂中表现如何，但只字未提物质透过材料的难易程度。在大多数情况下，液体很少能穿透材料完整的手套。问题是气体，不仅因为它们能更有效地透过手套和皮肤，而且工作人员通常无法发觉它们。信誉好的手套制造商有一定的标准化测试来评估其产品，测量一定数量的特定化学品到达材料另一端的时间。这就是所谓的临界时间，与手套厚度不是线性关系。对同样的物质，两倍于另一个手套的厚度其临界时间不会是另一个手套的两倍。Schwope等（1987）在这个题目上提供了比较全面的数据。

乳胶是手套材料中最易渗透的。厚（8μm）橡胶手套对甲醛的临界时间是12分钟。乳胶手术手套非常薄（1.0～1.5μm），它们对甲醛或组织学溶剂不能提供有效的保护。这些手套只适用于防护生物危害。随着艾滋病的流行，乳胶手套广泛使用，乳胶过敏发病率有了惊人的增加。

丁腈手套是组织学应用中的最佳选择。更严重的接触也能用8μm的丁腈手套加以防护。请记住，没有哪种手套材料对各类化学品都有效，丁腈也不例外。一些组织学中广泛使用的化学品（二甲苯、甲苯氯仿）都能在几秒钟内渗透丁腈。

防止化学气体的呼吸防护情况很少见，除非有紧急情况。监管机构强调，呼吸防护设备是最后的防护设备。组织学工作者不应处于蒸气水平的甚至瞬时高于PEL的工作场所。用呼吸机是不舒服的、昂贵的，并且充满了争议。要把它们留给那些在呼吸机使用方面经过专门训练的人以及在处理这些危险环境方面经过专门训练的人。

在随后的讨论中，会使用"应该"这个词，但在有严格呼吸防护标准的国家，要用"必须"这个词来替代。由于呼吸机的正确使用具有复杂性，工作人员应接受专门培训。每个需要这种水平防护的员工都应单独装备完全符合其脸部轮廓的呼吸机。安装的有效性需要通过一系列复杂的测试来保证，这些测试应记录下来并定期重复。工作人员应进行体检和呼吸功能检查，以确定他们身体是否合乎装备呼吸机的条件。呼吸机的药筒必须根据化学环境仔细选择。化学品的类型和蒸气浓度是非常重要的考虑因素。对空气传染材料进行的呼吸防护是另一回事。外科口罩是不行的，它们不适合，因为孔径太大不能过滤气体。HEPA（高效微粒空气）过滤器是合适的。工作人员佩戴HEPA口罩可能必须遵守呼吸防护标准中的规定。

通风

通风是最重要的工程控制；确保适当的气流通过实验室是改善工作条件的第一个关键步骤。尽管通风系统的设计超出了本章讨论的范围，所有实验室的科学家们都应注意以下基本原则。有关通风系统的设计和安置的详细讨论可参见Dapson和Dapson（2005）和桑德斯（1993）。实验室应该有两套独立的通风系统，一套是一般空气流通系统（往往与供暖和空调及所谓的HVAC结合），另一套是用来清除局部有害气体的系统。它们必须能有效协同工作，而绝不能仅仅是把有毒气体转移到设施内的另一处。

设施全面通风是为了使房间内的人身体舒适。每小时整个房间的空气量应交换4～12次。空气中不应含有大量有害气体。如果后者是来自房间的某处（例如中央区），则应从根源上通过一套独立的通风系统来解决。

用合理设计的化学品通风橱来密闭排放区，使后者在结构和功能上与其他房间隔离。安装在管道某处的马达（最好远离通风橱）可将空气直接排放到房间外面。滑动门（滑动窗户）通常朝向系统，控制进入空气的迎面风速是其工作方式不可分割的一部分。常见的误解是，迎面速度越高越好。事实上，强大的气流可能会在通风橱中产生湍流，以致受污染的空气泄漏回房间。根据病理实验室中通常遇到蒸气水平，迎面风速每分钟80～120线性英尺（1英尺=0.3048米）是理想的，这可通过调整框格的高度控制。提升滑动窗户可扩大开放，迎面风速会下降。一个固定电流计内置于通风橱可测量迎面风速，或用一种廉价的手持设备测量迎面风速。要始终保持滑动窗户至少部分开放（除非通风橱设计时允许空气从另一气孔进入），以防止马达负荷过重。

设计不当的通风橱无法通过将滑动窗户升降放至合适的工作高度来得到最佳的迎面风速。要不惜一切代价来避免这种情况，否则该设施就会被浪费，并且会给工作人员带来虚假的安全感。通风橱的尺寸取决于其效果：如果太窄会产生危险的涡流，如果太宽则可能无法移动足量的空气。

还有其他影响通风橱性能的外界因素，并且所有空气补给的中心对着通风橱。很显然，从工作场所将空气排出的设备必须有可利用的供给。一般通风系统要求每小时交换4～12个房间的空气。暖气和空调也必须考虑在内，以补偿通风橱排出的空气。通风橱的位置比较有争议。面部的气流应该顺利到达而不受阻碍。开关门和有人经过会产生不可思议的强对流。即使来自一般空调管道的气流也对通风橱的性能有不利影响。任何这些干扰都能将有害气体带出围格进入房间，甚至对净流入气流也是如此。要固定通风橱，并对危险工作领域进行干预，远离主要线路和空调管道。

不要将通风橱用作储存或处理装置。物体放在通风橱内会干扰气流，并且有可能会阻碍重要的空气通道。除非作为临时安全措施，否则散发气体的容器不应放在通风橱内。尽可能移开违规物质，将它们放置到一个安全的容器中。最后，除非是紧急情况没有其他选择，不要将废弃的化学品放在通风橱中蒸发。这样做很可能是违反环境法规的，并可能超出通风橱安全排出气体的能力。

除了通风橱，组织学实验室还有其他通风设备；除非蒸气水平很低，一般很少用。一个非封闭的系统，如工作区上方或后面的管道，只要不形成对流，就有足够大的能力将污染的空气从工作区排出，但这只是一种不现实的假设。工作人员必然要走动，这样自然就会降低设备的效能。经过过滤的空气经通风橱再返回室内可能适合于气体排放适度的地方。过滤器必须慎重选择。气体水平决定所需规模。甲醛不能被气体可溶的过滤介质有效地捕获。过载的过滤器必须更换，更换次数通常是一个谜，往往是房间里有了气味才更换。由于大部分组织学实验室工作人员的嗅觉都会受损，危险气体在人们发现之前就已经积聚很多了。如果必须使用过滤装置，应计算出过滤器的有效期，并制定严格的替代方案。

不应使用基于臭氧的空气净化系统。它们会产生一种比组织学实验室中发现的大多数烟尘物质还要危险的化学物质，即臭氧。根据ACGIH®的规定，臭氧的上限为0.1ppm。此外，源于净化器的臭氧在消灭甲醛气体方面好像是无效的（Esswein & Boeniger 1994）。

急救

对于实验室的化学物质，最常见的需要急救的意外是吞食、眼睛接触以及广泛的皮肤接触。所有医护人员都应有处理这些情况的基本训练，最好有全面的急救训练。每年的安全培训应包括常见化学品事故的演习。吞食主要发生在患者和其他非实验室工作人员，经常涉及的化学品是福尔马林。这是基本安全问题疏忽造成的悲剧后果。实验室的化学物质永远不要让需要照顾的患者接触到，尤其是因为年龄或疾病不清楚自己行为能力的人。容器标示不当是发生意外吞食的另一个原因。不应让患者带走固定后的手术标本；其中毒风险很高。如果由于宗教的缘故，身体的某一部分需要特别照顾，只能将其交给一个负责任的成年人，而不是需要照顾的孩子。

吞食危险化学品的急救不是一件简单的事。如果呕吐后被吸入到呼吸道，有些试剂会造成更大的破坏；对于其他毒性很大的化学品，考虑到吸收后的危害，有必要将侵入体内的物质尽快排出。为了解决这一难题，一些国家已经建立了综合性应急反应小组网络，能提供最好的建议。如有毒品控制中心或类似的地方，可在你的实验室的每个电话上贴上它们的电话号码。在紧急情况下，时间是最重要的，有准备则可能拯救一个生命。如果有足够多的人，当别人联系毒品控制中心时，将受害者送到急诊室。如果得不到外界的帮助，可给有意识的受害者喝大量的水。

对于没有佩戴合适护目镜的人，溅出的危险化学品进入眼睛是一种常见的事故。除了浓缩的有机酸，常规的组织学化学品（包括甲醛）发生事故后立即采取适当的治疗可能不会造成严重的眼睛损害。所有实验室都应配备应急洗眼装置，可以是独立的设备，也可以是附加在水龙头上的小型设备（后者必须经常进行测试，以确保水流畅通）。目前的建议是：

这样的设备要放置在离危险工作领域的距离不超过10秒或100英尺的地方。理想的情况下，水温应控制在15℃～35℃。不建议使用便携式洗眼瓶，这可能会被监管机构认定为不合格。便携式洗眼瓶只能盛放很少的液体并可能被微生物污染。

冲洗受累的眼睛15～30分钟，将眼睑拉离眼球。这个过程看似冗长，但时间不能减少。进行上述处理后还要再找急救卫生机构处治。

皮肤接触有害化学品的治疗很简单：自来水冲洗15～30分钟。对于更危险的化学品，仅快速冲洗是不够的。紧急淋浴器应尽可能离洗眼站近一点。如果皮肤接触的化学物质不容易水解，则使用肥皂水清洗。立即脱掉被污染的衣物，包括湿鞋。再穿之前要彻底清洗或直接丢弃。甲醛浸泡后的皮革将难以挽救。

放射性物质

使用放射性化学品的前提是没有足够的证据能够证明它们对健康和环境有危害。治疗性放射性同位素作为示踪剂属于例外。这些放射性化学品会发出非常低水平的穿透性辐射，半衰期都用小时衡量。

如果处理放射性物质，必须有一个合格的辐射安全人员监督项目的所有方面，包括废物处理。参加的工作人员必须经过专门的辐射安全训练。这可减少恐慌并培养负责任的工作者。工作区应定期用辐射探测器检查。工作人员应佩戴剂量计。

危险化学品的保存

大多数实验室的化学物质可以安全地储存在传统橱柜里。最危险的液体要放置在低于台面的高度储存，以尽量减少万一瓶子打碎接触身体的风险。购买危险试剂应尽可能选择塑料瓶或塑料包裹的玻璃容器。盛在散装容器内的酸类、易燃易爆品、放射性同位素、管制物品以及危险化学品要保证特殊的存储设备。

特殊的盛酸橱柜要专门设计，以控制大多数强无机酸容器发出的烟雾。这些烟雾应该用耐酸管道排放到外面。奇怪的是，这些存储设备中许多包含一些低碳钢零件，后者很快会生锈的。出于这个原因，要仔细选择设备。酸溶液瓶上的纸标签应定期检查是否因腐蚀而模糊了。其他特殊储藏柜几乎都有对最小数量的易燃材料的规定。目的旨在橱柜内遏制火灾。如果要将它们排空，必须做好通风管道的准备工作以防橱柜中火势蔓延。

一些易燃液体因为其易挥发性和非常低的燃点会有不同寻常的火灾、爆炸风险。异戊烷和乙醚（"醚"）是常见的例子。打开的容器便不再能有可靠的密闭。不要在冰箱或冰柜存储这些化学品，除非这些产品经过认证，适用于爆炸时的大气压（误称为"防爆"）。最好的建议是：彻底避免使用这些化学品。如果这是不可能的，只能购买需要的数量并尽可能用完，不要储存任何剩余物。

放射性化学品和管制物品必须与其他试剂分开储存。橱柜应上锁并仅限于几个有资格的人开锁。

大容器有其他的风险。即使是五加仑（20升）的量也会因为过重而无法处理，特别是倾倒操作。为设备配备龙头，不使用时尽可能保持龙头位于水平面之上。较大的高达55加仑（208升）的圆桶需要特殊装卸设备进行移动和分配。要确定所有抽水设备与化学品完全兼容。避免固定剂使用低碳钢零件及二甲苯和甲苯使用塑料。

将危险材料从储存区运送到工作区可能有危险。要用两只手拿玻璃容器，一只手托住瓶罐的底部。特种橡胶水桶被用来携带高度危险的材料，如盛无机酸的玻璃容器。

防范危险物泄漏

首先实验室的设计要防漏，目的是防止有害物质进入外部环境。不应该有开放式的地漏，除非有能够将有害废弃物泵出或排放的特制储存设备。水龙头的地漏可以造个低堤来防止地板上的液体流出及水流至地板上。

实验室人员应对泄漏的方式取决于危害的性质、泄漏的数量及工作人员的资质。在头脑中对每一种化学品的这些因素进行评价。1加仑（4.546升）的酒精泄漏在地上会引起火灾风险，但几乎没有健康危害，而同样数量的福尔马林却可能有生命危险（20ppm即有生命危险）。小泄漏是指由近处工作人员可以安全处理的泄漏。大泄漏呈现的风险超出了对同一拨人能够安全解决的紧急情况的要求，需要经过专门训练的应激部队或急救反应小组。每个实验室必须依据自身的条件在大小泄漏之间划定界限。记住在某些情况下，急救者要依法接受专门训练和医疗鉴定。

要制订计划以处理各类有害物质（酸、碱、易燃易爆品等）。需要准确地详细描述所需的防护设备，以及如何处理各类泄漏。确定在发生泄漏时找谁作外援，然后同他们联系，以便他们有所准备。后者可能想进行现场考察以熟悉设备的布局，而且会讨论危害的类型和程度。最后，对实验室工作人员进行泄漏规程的培训，并试着用无害的材料来演练。到发生意外时，再说没有时间做培训就可以说是一个遗憾的借口。

如果泄漏物质的数量有限，比如几克或几毫升，应该简单地用抹布或海绵擦掉。用合适的手套来保护手。适当地处置用过的毛巾或海绵，不要把它们归类为普通垃圾，用不渗透的塑料袋或其他容器盛放以防它们的蒸气发散到房间里。

与这种小事件比起来，要用完全不同的态度来处理其他任何危险材料的泄漏。所有人员应撤离房间或邻近地区并在一个指定地点集合。要确保每个人都在集合地点，途中要留意同事，并协助任何需要帮助的人。要对被溅到或受到毒气作用的人进行急救。冷静地讨论泄漏规模并确定它的大小。不应在此时谈论事故原因或过失：这在紧迫问题面前无关紧要。如果是大泄漏，应调用应急小组，并封锁发生大泄漏的地区；如果是小泄漏，可按预先制订的计划决定如何处理。

泄漏物的中和剂和防范工具应放在危险工作区域外随时可用的地方。这些东西可购买，也可以用普通材料组装，并应该包括防护设备和清理工具。大小可调的、与洗碗手套厚度类似的丁腈手套足以应付组织学中的大部分泄漏。防溅护目镜和面罩是很重要的。对于化学品泄漏，应提供一次性塑料围裙；对于生物危害，则需提供一次性隔离衣。如果工作人员合格并已经过训练，配备与泄漏类型相符的防毒面具（不要忘记应对生物危害的HEPA防毒面具）。

一个配备优良的基本工具箱还包括清理工具，如清理粉尘的簸箕和刷子、清除液体的海绵、毛巾和拖把，避免生物危害的吸附材料（蛭石、猫砂或市售吸附剂），漂白剂（次氯酸钠），清除酸类的苏打，清除碱类的醋剂（5%的醋酸），以及市售的福尔马林中和产品。用密封的塑料桶和重型塑料袋来盛放打捞的废物。更先进的工具包含瞬时水气监测仪器，能在清理行动开始之前检查污染区。记住，拿到这些东西的距离取决于工作人员的经验。

回收

一个非常有效的控制有害化学品的方法是回收利用，因为这样可减少购买、储存和废弃的数量。许多清洗剂、酒精、福尔马林可以通过适当的设备达到令人非常满意的回收效果。因为这些化学品都是组织学上用量最高的化学品，可节省的费用也是可观的。但是要买得明智，因为市场上有些廉价物品不能产生可接受纯度的回收产品。

福尔马林是一种挥发性甲醛和非挥发性盐组成的混合水溶液或水和酒精的混合物（少量稳定性甲醇可以忽略不计）。使用的溶液还包含样本中有溶解的成分和颗粒成分。通过简单的蒸馏过程，水和甲醛可从其他所有成分中分离出来。然而这样会遗留下不期望得到的部分，回收产品缺乏其盐类，可能无法达到适当的浓度。甲醛可以用简单的工具进行含量检测并进行必要的调整。新鲜的盐很容易从溶液里析出。

溶剂应分次进行蒸馏，因为一些废品中的污染物经常是挥发性的。简单蒸馏不能分离出这些物质，并且生成物中可能含有一定量的水。价格低于分次进行分馏设备数千美元的、具有极高生产能力的设备，可能会造成极大的麻烦，这点极少有人谈起。不幸的是，它们肯定会给蒸馏安了一个坏名声，因为确实能用它们进行回收，而且当它们得到正确的使用时可以节省资金。

好的蒸馏设备的最常见的问题是：在回收产品中存在恶劣的胺气味。后者来自在蒸馏过程中废物蛋白质的脱氨。释放的胺容易蒸发，而其他挥发性成分就不予理会了。严格保持蒸馏室的清洁通常是避免全部难题的关键问题。含有大量血液蛋白（来自固定胎盘）的福尔马林可能需要用不那么血腥的废福尔马林稀释。过滤前的溶液包含许多组织碎片或凝固蛋白。

处理危险的化学废弃物

卫生保健机构是预防和治疗疾病的机构，但是，他们也是对环境造成损害的主要机构，尤其是在工业污染有显著改善的国家。另一方面，如果有一个有效的污染防治计划付诸实施，则应该没有什么要处理的废物。通过使用替代品和最低限度地使用有危害的物品，可以降低毒性，再加上回收利用，也许可以是运走的废物数量大大非常低。三种最高用量的试剂——福尔马林、酒精和除污剂——都可以回收利用。福尔马林可被一种有效乙二醛类固定液取代，后者几乎可以在所有的社区中通过下水道处理，因为它们随时可生物降解且水生毒力低。

处理有害化学废物的方法选择很大程度上取决于国家和地方法规，但以下建议在任何地方都有效。第一，保持污水分流，不混用不同的化学品，除非有合格的废物主管官员说可以这样做。第二，知道废弃物的危害。废弃物是易燃性的、水溶性的还是有毒？这些因素都影响处置方法的选择。最佳处理方法是将废物排入卫生排水系统，这样废水在流入环境之前就已被处理了。这些废水一定不能破坏废物处理设施所依赖的生物链，但也不能不进行处理。前者的一个例子是浓度和量均足够大的福尔马林，会将驱动处理进程的细菌都杀灭。后者的一个例子是二甲苯，因为其生物降解率太慢，在污水处理厂停留的1～3天内不能被降解。

甲醛易于生物降解。几乎所有的生物体都有一种酶——甲醛脱氢酶——可以分解甲醛。其诀窍是使甲醛缓慢地通过系统，以便通过正常排水可将有毒浓缩物稀释。在将有毒物质排入排水沟前不要稀释或将其用大量的水冲走。这在有些国家是非法的（包括美国）。此外，增加通过污水处理厂的处理量，虽然缩短了停留时间，但可能损害生物降解。

与废水管理机构共事。你可能会对他们允许的事物感到特别惊讶。给他们提供废物的性质（化学成分和危险特性）以及材料数据表。提出一项处理计划，其中包括废物数量，丢弃的时间期限，以及处理的频率。例如，你可能希望每个工作日有1小时以上的时间处理2加仑（7.6升）的含有3.7%或37 000 ppm的甲醛的福尔马林废物。这可以通过从底部有可调龙头的酸瓶中将废物排至污水槽来完成，排空需要1小时。处理厂以2毫升/秒的流量处理不会有任何风险。一次倾倒大量废物很不好，因为废物可能无法充分稀释而保护污水处理厂。

有些废物在排放处理前可有更适合的措施。酸和碱可以中和，而福尔马林可以用购买的产品来解毒。要确保预处理过程是安全、有效和可接受的。千万不要企图通过混合漂白剂（次氯酸钠）或氨来给福尔马林解毒。两种反应都是放热反应，可能会很快失去控制，在实验室内喷出蒸气和热流。要知道什么反应产物并确定它们确实是低毒性的。一定不要将未经处理的非水溶性溶剂排放，即使据称是可生物降解的。如果它们有足够高的燃烧热值，在某些国家它们可能有资格成为燃油供暖系统的混合燃料。除了卤化物溶剂，即氯仿、三氯乙烷和它们的衍生物，任何清除剂都适用这种办法。请注意，此方法并不是在焚化炉内焚烧废物。这个差别是微妙的，但很重要。焚化炉存在的唯一目的是避免浪费，同时提供热量。

如果你无法通过排放或在焚化炉中焚烧处理废物，你必须求助于废物运输业，这是不得已的选择。尽管有严格的规定和最好的愿望，危险废物处理行业有一个不良记录。在一些国家中，废物制造者（你的设施）对由他人带走并妥善处理的废物负有最终责任和义务。如果你是必须深埋或焚化的废物的制造者，你应该尽一切可能从你的实验室消除这种化学品。这里没有更好的建议，你要从财务、健康或环境的角度来考虑这个问题。

对健康和环境有害的生物制品的控制

准备

制订一个控制生物危害物接触的计划。它既可以是化学卫生计划的一部分，也可以是一个独立的文件，但必须是标准操作规程的一部分。与化学危害品一样，工作人员要经过初始培训，而且至少每年都要重新培训。对于额外风险，要立即制定新的操作规程。

处理

组织学实验室的工作人员可能不会接触到许多医务工作者接触的很高的风险，但他们面临的危害可能更加隐蔽。记住有三种可能的接触途径：吸入气雾剂，接触有破口的皮肤，黏膜接触（眼睛、鼻子、嘴）。知道感染病原体如何侵犯你是保护你和你的同事的基础。要实施全面的预防措施：把每个标本当成传染源来处理。

人体来源的新鲜标本必须永远被认为是潜在的传染源。大多数动物组织不带有这种风险，但也有一些例外。已知能够传播疾病给人类的物种和人为感染的动物或已知是自然感染传染性疾病的动物，必须用同处理人体组织一样的警惕来处理。

第一个也是最明显的生物风险来源是新鲜组织和体液；大体标本解剖是所有组织学活动中风险最高的。固定标本的风险已大大降低，因为几乎所有传染病原体经过组织固定都会失活。标本必须彻底固定来做到这点，但是某些组织，如肝、脾、胎盘和肺，除非很薄，否则不能很好地固定，可能固定几天后其中心仍然是新鲜（未固定）的。这些未固定的组织中心有潜在的传染性。此外，要认识到一些固定剂需要更多的时间，这与忙碌的病理实验室用的固定剂不同，所以组织在组织脱水机的前几站可能还有生物学危害。酒精完全渗透可杀死朊病毒之外的所有传染病原体，因此，可以有把握地说，已妥善处理的标本没有微生物学风险，可以在没有特殊戒备的情况下处理。

朊病毒、海绵状脑病（如Creutzfeldt病、羊瘙痒病、慢性消耗性疾病以及疯牛病）的病原体更顽固。即使正常蒸气灭菌也不能将其灭活，而常规有效的化学处理，如次氯酸钠和苯酚处理，会造成组织人工假象。组织学标本可置入福尔马林中浸泡48小时净化，接下来在甲酸中处理1小时，再用另外的福尔马林再固定48小时。对此Rank（1999）提出了相应的组织学实验室的风险和消毒规程。

因为组织通常是新鲜的，冰冻切片代表了特殊的风险。切片过程中产生的小粉尘样颗粒可能会在空气中播散，使用低温喷剂可使风险大大提高。不能使用这些喷剂，因为它们对房间内的所有人都是危险的。不能用真空吸尘器清理机箱，除非该设备配有HEPA过滤器。表面用含氯漂白剂或合适的市售消毒剂灭菌，避免甲醛溶液之类对做清理工作的人带来化学风险。优质乳胶手套或丁腈外科手套是完全可以接受的防护生物危害的装置。无论如何也要佩戴护目镜，以防化学品飞溅造成清除传染源的双倍任务。在某些情况下可能需要面罩。围裙或实验室大衣可保持衣服清洁，但这些防护用品不能在实验室以外的地方使用（特别是餐厅！）。

处理生物危害废物

生物危害废物应现场焚烧或运走。无论用哪种方式，有潜在传染性的废物应从化学品和非管制废物中分离出来，后者禁止用于专为生物危害材料设计的焚烧炉。固定的湿标本及其固定液具有化学危害物品，可能有传染性。它们共同构成一个难题。生物危害废物的运输车不能用来处理化学废物，而化学废物运输车可能可以勉强处置生物危害材料。管理者对局面认识得越清楚，净化的速度就会越快。

对物理危害的控制

实验室设备可能会在电气和机械方面存在风险，这些可以通过正确安装、维护和人员培训降低到最低限度。保存每件设备的记录，列出安装日期，安装设备的人员和制造商，以及初始检测结果，以确保该设备正常运作。此外，列出预防性维护时间表以及完整服务记录。这种记录在一些国家可能是强制性的，在任何地方这都是好的实验室习惯。

触电往往源于不当的接地装置。要找有资质的人来确认所有的接地线都已经妥善极化和接地。插头装入引出线而不是延长线。设备要到已达到国际公认测试机构制定的标准的制造商处购买。

电气设备也会有可燃气体燃烧的风险。包括与门有关的几乎所有的开关都会打火。销售的"防爆"设备有其密封开关，可以防止接触易燃气体。冰箱和冰柜绝不能用于存储高度易燃的化学品，如醚和异戊烷，除非它们被认定可用于易燃环境。同样，家用微波炉不应用来加热易燃品，因为其门的互锁开关可能会打火（当一扇门打开时此开关停止磁控）。有些实验室微波电器可充分通风以预防建筑内潜在爆炸性气体浓聚。

当今来源于组织学设备的机械危害一般仅限于灼伤表面。最现代化的设备有足够的安全装置，已消除了一些几十年来较常见的危害。如果你的实验室还在使用旧设备，要意识到它的缺点。许多离心机已有锁定装置，可防止转子运转时盖子被打开。蒸馏设备应该只买高温和液体容量低时有开关切断安全功能的。专门用于电子显微镜的仪器只能由对其固有风险得到过专门训练的人使用。

可发出明火的装置（如煤气灯或酒精灯）绝不能用在易燃溶剂存在的环境。加热或杀菌的电器远远比以瓦斯和酒精为燃料的装置更安全、更方便。

破碎的玻璃物品及一次性刀片会有特殊风险，尤其是当它们被化学或生物材料污染后。必须用专门的"利器"容器处置这类物品。切片机和低温恒温器是特别危险的，在设备清洗前一定要取出刀片。

常见的组织学化学危害与处理

从数据表和参考书中提取简单扼要的信息是一个非常耗时的工作，这已成为设计适当的培训计划和标签的一个主要障碍。下文汇编了实验室中常规使用的大多数化学品。除非另有说明来自ACGIH®（2007）或NIOSH（2005），其他都来自职业安全与健康管理（OSHA）容许的接触值。所有IDLH值来自国立职业安全与卫生研究所（NIOSH），生物接触指标（BEI）来自ACGIH®。自2002年以来许多PEL已向下调整。列出的危害适用于实验室的正常用量，不适合大用量的情况。手套材料是由Schwope等（1987）推荐的。在现实中，手套材料的选择可能需要平衡耐化学腐蚀性与工作中可能遇到的实际情况。一些化学品在实验室条件下正常使用时基本上是没有危险的。

这一节实际上也是整章的意图，是要为每个人能够真正地安全工作提供一个指南。大部分有危害的化学品能够以最小的努力和设备进行安全处理，但有几种则根本不行。对后一类化学品应该明确不用或尽可能将用量降低到最低限度。其合适的替代品已经找到。记住，对于大多数化学品，其毒理学还未充分知晓，而不断增加的新的信息通常表明它们具有破坏性。即使不用受害者自己观察，也要能意识到微量接触累积引起的危险效应。

- **乙酸**。TWA = 10ppm；STEL = 15ppm（ACGIH®）；IDHL = 50ppm。可刺激呼吸系统（靶器官影响）；重点解决问题是：严重的皮肤和眼睛刺激，腐蚀大多数金属，以及易燃物（燃点 = 110°F）。避免皮肤、眼睛和呼吸道接触。配制浓酸时应使用化学通风柜、丁腈手套、护目镜和非渗透性围裙。不要使用橡胶（乳胶）手套。记住，永远是把酸添加到水里，而不是把水添加到酸中，以避免剧烈的飞溅。切勿将浓缩（冰冷的）乙酸与铬酸、硝酸或钠/氢氧化钾混合。稀释至1%～10%的水溶液是相对温和的溶液。
- **丙酮**。TWA = 1000ppm（ACGIH® 500ppm，NIOSH 250ppm）；STEL = 750ppm；BEI = 50mg丙酮/升终末尿。高度易燃（燃点 = 4°F），非常容易挥发。高浓度气体沿柜台或楼层到一个遥远的点火源都存在着巨大的火灾风险。但在大多数条件下使用并不是一种严重的健康危害物，但必须认识到，丙酮在高浓度下可以导致麻醉。吸入可能导致头晕、头痛和呼吸道刺激。皮肤接触可能导致过度干燥和皮炎。摄入会导致中等程度的中毒。使用氯丁橡胶手套可保护皮肤。
- **脂族烃清除剂**。TWA = 196ppm（厂家的建议）。非常低的毒性：对于正常人，皮肤无刺激性和过敏。在可燃（104°F）或易燃（燃点=74°F）之间。尽量减少皮肤暴露以使脱脂最小化。氯丁橡胶或丁腈手套可满足要求。通过分馏，可作为补充燃料或应由持证废物托运者进行处理。
- **硫酸铵铝、硫酸铝钾和硫酸铝**。除刺激眼睛外在实验室没有什么危险。
- **氢氧化铵**。TWA = 50ppm OSHA（职业安全与卫生部）（ACGIH® 25ppm），STEL = 35ppm的氨气；IDLH = 300ppm。可严重刺激皮肤、眼睛和呼吸道。影响的靶器官为呼吸系统（纤维化和水肿）。戴耐磨橡胶手套或丁腈手套。存放时远离氨基酸。切勿将其与甲醛混合，因为这样会产生热量和有毒气体。泄漏量达500ml或更多时可能需要疏散人群。
- **苯胺**。TWA = 5ppm（ACGIH® 2ppm）的额外暴露有可能穿透皮肤；IDLH = 100ppm。这是一种尽量不要使用的非常危险的试剂。可造成中度皮肤刺激和严重眼部刺激，为感光剂，有皮肤吸收毒性，是致癌物质。过度暴露可造成嗜睡、头痛、恶心和四肢变蓝色。
- **火棉（稳定硝化棉）**。对健康无害，但这是一种危险的易燃固体。可变成一种易碎的、有潜在爆炸性的物质，需要专业人员协助清除。溶液通常包含高度可燃性醚和酒精。
- **氯仿**。CL = 50ppm；STEL = 2ppm（NIOSH）；IDLH = 500ppm。吞食和吸入都是有毒的。吸入过量气体会导致迷失方向、昏迷，甚至死亡。主要靶器官是肝、生殖器官、胚胎、中枢神经、血液和胃肠道系统。为致癌物。无实际可用的手套材料。这是一种组织学中最危险和困难的化学品，因为在大多数实验室工作人员对气体和皮肤接触根本无法获得足够的保护。合理处置可能是非常具有挑战性的。不要燃烧它。也不要使其挥发到大气中。避免使用。

- **铬酸（铬酸酐）**。TWA = 0.5mg/m³（ACGIH®）；CL = 铬0.1（0.05ACGIH®）mg/m³；IDLH = 铬15mg/m³。剧毒，主要影响肾；腐蚀皮肤和黏膜；致癌。强氧化剂。避免皮肤接触。除非少量的接触，丁腈、橡胶、氯丁橡胶手套都不适合；无适当的或实用的防护材料供实验室使用。铬是一种严重的环境毒素。对于任何含铬物质，排入下水道都不是一种合理的解决办法，包括随后的液体处理、其后固定或漱剂以及随后包含铬的染色程序。这种化学品的处理应给予最高优先级，应将其从你的实验室彻底消除。

- **二氨基联苯胺（DAB）**。人类致癌物质。正常条件下使用没有太大健康风险。DAB的处置以及随后冲洗液的流失都会造成环境问题。这些废物可根据Lunn和Sansone法（1990）用酸化高锰酸钾来脱毒。见Dapson和Dapson（2005: 183-184）简化程序。不要使用含氯漂白剂作反应物质，可能会诱导突变（Lunn & Sansone 1991）。

- **二甲基甲酰胺（DMF）**。TWA = 10ppm；额外的接触可能是通过皮肤接触；IDLH = 500ppm。有眼、鼻、皮肤刺激性。可引起恶心。可能是再生毒素。有利于其他通过皮肤和黏膜的有害物质的运输。易燃液体（燃点 = 136°F）。避免接触皮肤和呼吸道。使用二甲基甲酰胺只能在通风柜使用合适的手套（丁基橡胶）。普通的手套材料不能提供足够的保护。处理二甲基甲酰胺只能通过持证废物运输。

- **二恶烷（1,4-二氧六环）**。TWA = 100ppm（ACGIH® 20ppm）；额外的接触可能是通过皮肤；CL = 1 ppm（NIOSH）；IDLH = 500ppm。对皮肤和眼睛有刺激性；过量可导致角膜损伤。容易被皮肤和黏膜吸收。靶器官主要是中枢神经系统、肝和肾。只有丁基合成橡胶或特氟隆手套适合。为易燃液体，1年以后可演变为爆炸性物质（过氧化物）。不可回收，因为形成爆炸性的过氧化物的风险大大增加。避免使用这种化学品。

- **染料**。有数以千计的染料，许多在极为不现实的实验情况下可引起癌症。对于粉末状态的染料，处理均应多加小心，但液体构成的风险很小，除非通过皮肤接触和吞食。含有联苯胺核心的染料现在已被视为已知的人类致癌物，必须得到相应的处理和处置。见本章早先部分的有关致癌物质的例子。

- **乙醇**。TWA = 1000ppm。刺激皮肤和眼睛。在实验室的环境下毒性可能不是巨大的。使用丁基或丁腈手套，而不是橡胶或氯丁手套。易燃液体。通过蒸馏回收。

- **醚（二乙醚）**。TWA = 400ppm。轻度至中度的皮肤和眼睛刺激。过度暴露于蒸气能导致迷惑、昏迷，甚至死亡。对中枢神经系统的靶器官效应为经过吸入或皮肤吸收而来。危险的易燃液体，可形成爆炸性的过氧化物。极不稳定，难以遏制。不要存放在冰箱或冰柜内，除非该设备被定制可以存放爆炸物。持证废物运输。由于对身体的危害无法控制，要尽可能地避免使用这种物质。

- **溴化乙啶**。可通过摄入、吸入或皮肤吸收造成损害。刺激皮肤、眼睛、黏膜和上呼吸道。长期接触可造成遗传物质的改变。称取粉末要使用通风柜和戴各种类型的手套。

- **乙二醇醚（乙二醇一甲醚或一乙醚，纤维素溶剂）**。TWA = 200ppm（ACGIH® 5ppm）；额外的接触可能是通过皮肤。通过吸入、皮肤接触、摄取可造成中毒，靶器官效应包括生育、胎儿、尿和血液系统。易燃液体（闪点 = 110～120°F）。避免使用，代以丙烯基乙二醇醚。如果无法替代，涉及所有这些试剂的使用都要戴丁基手套和使用通风柜。

- **甲醛和多聚甲醛**。TWA = 0.75ppm（NIOSH 0.016ppm）；STEL = 2ppm；CL = 0.3ppm/15分钟 ACGIH®（NIOSH 0.1ppm）；IDLH = 20ppm。严重刺激眼睛和皮肤。通过皮肤和呼吸接触（这是对实验室工作人员最严重最危险的）。摄入和吸入导致中毒。靶器官为呼吸系统。致癌物质。腐蚀大多数金属。对所有甲醛接触工作人员应定期监测暴露水平。在通风良好的实验室，暴露的皮肤是最大的风险。乳胶手术手套几乎毫无价值。薄丁腈手套比较好，但使用过长时间不安全。废物尽可能蒸馏回收，剩余的应由持证废物运输或解毒企业来处置。在一些社区，排水处理数量有限的甲醛是被允许的。令人满意的替代品在全球均已可买到，具有极大的技术优势。

- **蚁酸**。TWA = 5ppm；STEL = 10ppm（ACGIH®）；IDLH = 30ppm。轻微刺激皮肤和严重刺激眼。腐蚀金属。避免皮肤、眼睛和呼吸道接触；使用化学通风柜。除了乳胶手套，所有普通的材料都是可用的。应总是向水里添加酸，而不是向酸里添加水，以避免严重的飞溅。

- **戊二醛**。CL = 0.2ppm NIOSH（ACGIH® 0.05ppm）。有严重的皮肤和眼睛刺激性；摄入有毒。戴丁基或氯丁橡胶手套和使用遮光罩。

- **乙二醇甲基丙烯酸甲酯单体**。没有既定的PEL。感光剂。易燃液体。避免皮肤、眼睛和呼吸道接触。基于其他甲基丙烯酸酯的资料，普通材料的手套可能是不适合的。为了避免危险的放热反应，这种单体不要进行大量的聚合。少量聚合是为了进行处理。

- **乙二醛**。没有既定的PEL。乙二醛溶液没有蒸气压（不发出烟雾），因此不会造成吸入的危险。刺激皮肤和眼睛。摄入可影响肠胃功能。戴丁腈手套和眼罩。良好的生态特征。一个很好的替代甲醛的固定剂。

- **盐酸**。CL = 5ppm（ACGIH® 2ppm）；IDLH = 50ppm。强烈刺激皮肤、眼睛和呼吸系统。如果为吸入，靶器官为呼吸道、生殖和胚胎系统。腐蚀大多数金属。浓酸是特别危险的，因为可发出烟雾。使用通风柜、护目镜和围裙，手套除了丁基橡胶可以用各种材料。添加酸到水中，不要加水到酸，以避免严重的飞溅。

- **过氧化氢**。TWA = 1ppm；IDLH = 75ppm。溶液浓度低于5%基本上是无害的。浓缩溶液是非常危险的，不应该使用。

- **对苯二酚**。TWA =2mg/m³；CL =2mg/m³ 5分钟（NIOSH）。刺激能导致皮炎和角膜溃疡。摄入和吸入有毒。可导致头晕、窒息感、呕吐、头痛、发绀、谵妄和崩溃。尿液可变为绿色或棕绿色。成人致命剂量为2g。除乳胶外，所有普通手套材料是合适的。避免接触氢氧化钠。

- **碘**。CL = 0.1ppm；IDLH = 2ppm。强烈刺激性和腐蚀性，可刺激眼睛、皮肤、呼吸系统。皮肤感光剂。摄入和吸入可中毒。处理碘晶体时要戴丁腈手套和使用遮光罩。除非吞咽，组织学溶液基本上是无害的。

- **异戊烷**。TWA = 1000ppm（ACGIH® 600ppm，NIOSH 120ppm）；CL= 610ppm/15分钟；IDLH = 1500ppm，过量暴露于蒸气可导致呼吸道刺激、咳嗽、轻度抑郁症和心律不齐。可导致呕吐、腹部肿胀、头痛和抑郁症。冷冻异戊烷可能会冻结皮肤，否则是无害的，但其极易燃（燃点 = −70°F）且极不稳定，使之成为一种非常危险的化学品。禁止存储在冰箱或冰柜内，除非该设备是为爆炸而定制的。保护双手防止冻伤。

- **异丙醇**。TWA = 400 ppm（ACGIH® 200 ppm）；STEL = 400ppm；IDLH = 2000ppm。轻微皮肤刺激和中度眼睛刺激。摄入有毒。易燃液体（燃点 = 53°F）。正常条件下使用除了易燃实际上无害。通过分馏回收。

- **柠檬油精**。没有制定PEL。作为食品的微量添加剂通常被视为安全的，但组织学上被认为是一种危险的感光剂。如果吸入，可能会导致呼吸窘迫。使用遮光罩和手套（丁基、氯丁橡胶或腈）。清洗剂通常含有柠檬烯，不能再回收成原来的产品，因为它们还包含非易失性抗氧化剂和稀释剂。

- **氯化汞**。TWA = 汞0.01mg/m³；额外的接触可能是通过皮肤接触；IDLH = 10mg/m³。严重的皮肤和眼睛的刺激性；如果摄入和吸入，靶器官为生殖系统、泌尿生殖道、呼吸道、消化道和胎儿各系统。严重的环境危害物。腐蚀金属。应当避免使用，因为不可能防止对环境造成的污染。如果标本用B-5液、Helly液、Zenker液或类似的固定剂固定，大多数处理溶液将造成汞污染。用于"去Zenkerize"的部分试剂释放汞。在世界一些地区，合理处置含汞废物是很困难的，代价昂贵的，甚至是不可能的。解决办法是用锌福尔马林固定剂或乙二醛来取代汞定色剂。

- **汞氧化**。强氧化剂。见氯化汞的其他信息。

- **甲醇**。TWA = 200ppm；STEL = 250ppm（ACGIH®）；可能通过皮肤额外的接触。IDLH = 6000ppm。中度的皮肤和眼睛刺激。摄入和吸入有毒，靶器官为生殖系统、胎儿、呼吸、胃肠和神经系统。可导致失明或死亡。易燃（燃点 =

54°F）而不稳定。使用丁基手套；其他普通材料的手套是无效的。可回收。

- **乌洛托品**。没有制定PEL。粉末可能造成刺激；溶液正常条件下使用带来的风险很小。
- **甲基丙烯酸甲酯**。TWA = 100ppm（ACGIH® 50ppm）；STEL = 100ppm（ACGIH®）；IDLH = 1000ppm。通过吸入，靶器官包括胎儿、生殖和行为症状。易燃液体。如果大量混有聚合剂，可能出现过热的危险。远离强酸和强碱。普通手套材料是无效的；使用特氟隆。遮光罩工作。处理时少量聚合。
- **氯化镍**。TWA镍 = 1.0mg/m³（镍0.10mg/m³ ACGIH®，镍0.015mg/m³ NIOSH）；IDLH = 镍10mg/m³。对人类致癌。吸入尘埃有毒。溶液对工作人员带来的风险很小，但会带来环境问题。使用手套（任何材料）和遮光罩处理粉末。不要使用下水道处置这些溶液或以后的冲洗液。
- **硝酸**。TWA = 2ppm；STEL = 4ppm ACGIH®，NIOSH；IDLH = 25ppm。腐蚀皮肤、黏膜和大多数金属。吸入有毒。摄入后靶器官为生殖和胚胎系统。氧化剂。浓酸是非常危险的。氯丁橡胶手套广泛使用；除了少量的飞溅，丁腈、丁基和乳胶效果不理想。处理任何量溶液时穿围裙，戴护目镜。向水里添加酸，而不向酸中添加水，避免剧烈的喷溅。爆炸性混合物可形成过氧化氢、乙醚和阴离子交换树脂。
- **氮，液体**。没有制定PEL。窒息性气体：过量吸入可能会导致头晕、昏迷，甚至死亡。使用应非常谨慎，避免热（冷）烧伤。
- **四氧化锇（锇酸）**。TWA = 0.0002ppm锇；STEL = 0.0006ppm锇（ACGIH®）；IDLH = 0.1ppm。气态是极其危险的。腐蚀眼睛和黏膜。吸入有毒，影响生殖、感觉和呼吸道系统。避免一切蒸气接触。不要打开容器使其暴露在空气中。在通风柜里，利用刻度小瓶，在水中或其他溶剂中打开瓶子。无防护性手套的信息。
- **草酸**。TWA = 1mg/m³；STEL = 2mg/m³；IDLH = 500mg/m³。腐蚀性固体；可严重灼伤眼睛、皮肤和黏膜。吸入和摄食可中毒，靶器官为肾和心血管系统。反复皮肤接触可引起皮炎和溃疡愈合缓慢。侵蚀大多数金属。组织学中用到的量风险是最小的。
- **碘酸**。没有制定PEL。温和的氧化剂。组织学中的用量很少构成身体或健康风险。
- **苯酚**。TWA = 5ppm；额外的接触可能是通过皮肤接触；CL = 15.6ppm 15分钟；IDLH = 250ppm。摄取、吸入和皮肤吸收可导致中毒。皮肤易于吸收而导致心率加快、痉挛，甚至死亡。可灼伤眼睛及皮肤。靶器官为消化、泌尿和神经系统。易燃液体（燃点 = 172°F）之间。避免一切可能的接触，或要非常谨慎使用。尽可能购买最小量。仅在通风柜下使用丁基橡胶手套工作。混合集中甲醛和苯酚可能产生无法控制的反应。
- **磷钼和磷钨酸**。TWA = 1mg/m³ ACGIH®；STEL = 3mg/m³ ACGIH®，NIOSH；IDLH = 1000 mg/m³。所有PEL是以金属钼或钨的数量来表示。氧化剂。在组织学中这些试剂在正常条件下使用具有较少的风险。
- **苦味酸**。TWA = 0.1mg/m³；额外的接触可能是通过皮肤接触。皮肤吸收中毒。干燥时或混合金属及金属盐类会爆炸。不要挪动含有干苦味酸的瓶子；立即获取专业人士的帮助。不允许往下水道丢弃任何苦味酸溶液，其中包括黄色冲洗液或处理溶剂，因为这些可能与金属管形成爆炸性的苦味酸盐。避免所有可能的使用，取代锌福尔马林或乙二醛为Bouin液或类似的固定剂，酒石黄为黄色复染剂。如果你必须保存它，每月检查容器保持盐湿润。总是擦拭储存瓶并用沾湿的毛巾盖住以防里面的物质干燥。
- **重铬酸钾**。见铬酸的毒性信息。
- **铁氰化钾和亚铁氰化钾**。在组织学中可能会遇到的数量对人类和环境具有低毒性。
- **氢氧化钾**。CL=2mg/m³的粉尘（NIOSH，ACGIH®）。腐蚀眼睛和皮肤。当将固体放在水中时请务必小心谨慎，因为可能会发生放热反应，导致喷溅。
- **高锰酸钾**。刺激皮肤和眼睛。摄入会引起严重的胃肠道疼痛。强氧化剂：不要混入乙二醇、乙醇、乙酸、甲醛、甘油、盐酸、硫酸、过氧化氢或氢氧化铵。使用丁基手套。
- **碘化丙啶**。诱变剂，刺激性，疑似致癌物质。刺激黏膜和上呼吸道的物质。除乳胶手套，所有普通材料的手套都可以用。

- **丙二醇醚**。TWA = 100ppm；STEL = 150ppm（ACGIH®）。作为一种以乙烯为基础的乙二醇醚的毒性较低的替代物。
- **吡啶**。TWA = 5 ppm（ACGIH® 1ppm）；IDLH = 1000ppm。摄取、吸入和皮肤吸收可导致中毒。过量导致恶心、头痛和尿频增加。靶器官为肝和肾。刺激皮肤和眼睛。高度刺激性气味。易燃液体（燃点 = 68°F）。只能在通风柜下使用，用丁基手套。不要混合铬酸。
- **银盐和溶液**。TWA = $0.01mg/m^3$；IDLH = $10mg/m^3$。刺激皮肤和眼睛。摄入会导致剧烈的胃肠不适。当新鲜配制时对工作人员风险不大，但一些时间长的溶液具有爆炸性。可造成严重的环境危害。不要通过下水道丢弃溶液或冲洗液。银可采特殊设备或金属回收程序来回收。
- **叠氮化钠**。CL = $0.3mg/m^3$ 的粉（NIOSH，ACGIH®）。毒物，剧毒。如果吞食或经皮肤吸收，可能是致命的。与氨基酸混合后发展为剧毒气体。除摄入和皮肤吸收外，用作生化溶液中防腐剂对工作人员几乎没有风险。与金属形成炸药性化合物。不要通过下水道丢弃废物。
- **亚硫酸氢钠**。浓度为 $5mg/m^3$（NIOSH，ACGIH®）。刺激皮肤、眼睛和黏膜。强还原剂：抑制氧化剂。稀溶液一般不构成任何危险。
- **氢氧化钠**。见氢氧化钾。
- **次氯酸钠（液氯漂白）**。没有制定PEL。刺激眼。摄入可能是有毒的，除非被大大稀释。强氧化剂，可腐蚀大多数金属。所有普通手套材料均可提供合适的保护。切勿将漂白剂与甲醛、氨基乙醇咔唑（AEC）或苯胺（DAB）混合。
- **钠碘**。实验室剂量风险很小。用于取代Harris苏木精中的氧化汞。
- **亚硫酸钠**。见亚硫酸氢钠。
- **磷酸钠，一元和二元**。对工作人员无害。可能造成环境问题，水体富氧化（超浓缩水系统）。
- **亚硫酸钠**。见亚硫酸氢钠。
- **硫代硫酸钠**。组织学中在正常条件下健康风险很小。用于"去Zenkerize"部分的溶液含有大量的汞，绝不能通过下水道将其丢弃。
- **硫酸**。TWA = $1mg/m^3$（$0.2mg/m^3$ ACGIH®）；IDLH = $15mg/m^3$。强烈刺激皮肤、眼睛和呼吸系统。浓酸是特别危险的，因为它有烟雾。吸入靶器官为呼吸道、生殖和胚胎系统。稀溶液构成的风险很小。腐蚀大多数材料。要使用通风柜、围裙、眼镜和手套（除丁基外任何普通材料均可）。向水里添加酸，而不是向酸里添加水，以避免喷溅。
- **四氢呋喃**。TWA = 200ppm；STEL = 250ppm；IDLH = 2000ppm；BEI = 50g/L终末尿中。摄入和吸入有毒。蒸气可引起恶心、头晕、头痛和全身麻醉。液体可以造成皮肤脱脂。刺激眼睛和皮肤。易燃液体。因为低燃点（5°F）和高蒸发率易引起火灾。只有特氟隆手套适用。因为没有有效的办法防止皮肤接触，应避免使用。
- **甲苯**。TWA = 200ppm（ACGIH® 50ppm）；STEL = 150ppm；IDLH = 500ppm；BEI = 50mg/L 终末尿中o-甲酚。刺激皮肤和眼睛。摄取有毒、吸入和皮肤接触。靶器官为胎儿、呼吸以及中枢神经系统。反复暴露，产生神经毒性效应（记忆力、协调不良、情绪波动和永久性神经损伤）。易燃（燃点 = 40°F）。避免使用或严格限制使用。普通的手套材料不能提供充分的保护。除了在固封剂中作为稀释剂和移除盖玻片，可作为短链烷烃清除剂的替代品之一。可以通过测量监测尿中甲基酸的含量来监控暴露。
- **三氯乙烷**。TWA = 350ppm；STEL = 450ppm。刺激皮肤和眼睛。靶器官为胃肠道和中枢神经系统。不可燃。普通的手套材料是无效的。氯化物溶剂会构成严重的环境风险和严重的处置问题。避免使用。
- **硝酸铀酰**。TWA = $0.05mg/m^3$；STEL = $0.6mg/m^3$；ACGIH®；IDLH = $10mg/m^3$。腐蚀纱织物和大多数金属。剧毒，靶器官为肝、泌尿、循环和呼吸系统。吸入颗粒有辐射危害；最能阻断放射性物质，所以处理溶液风险很小。除了乳胶，任何类型的材料手套都令人满意。严重的环境毒素。由于运输和处置问题，这一化学品很难或不可能获取。寻找大多数用途的替代染色剂，并对模棱两可的病例使用免疫组织化学方法。这将从实验室里消除硝酸铀酰和镀银染色。
- **二甲苯**。TWA = 100ppm；STEL = 150ppm；IDLH = 900ppm；BEI =1.6克马尿酸/克终末尿中肌酐。进一步信息见甲苯。

- **氯化锌**。腐蚀大多数金属，包括不锈钢。除乳胶外，所有常用材料的手套都可令人满意。不要在棉纸处理器上使用氯化锌溶液。刺激皮肤和眼睛。摄入可引起中毒和严重的胃肠道紊乱。
- **锌福尔马林**。硫酸锌或氯化锌和甲醛溶液。见这些成分的单独条目。
- **硫酸锌**。眼刺激性，但在组织学中的用量没有危害。

致谢

本书第2版、第3版和第4版亦可见本章，是由George Coghill编写的。在此我们向他表示感谢。

参考文献

American College of Occupational and Environmental Medicine (2003) The use of contact lenses in an industrial environment. Online. Available at: www.acoem.org/guidelines/article.asp?ID=58.

American Conference of Governmental Industrial Hygienists (2007) TLVs® and BEIs®. Cincinnati: ACGIH®.

Centers for Disease Control (1988) Guidelines for protecting the safety and health of health care workers, CDC Publication No. 88–119. Washington, DC: US Government Printing Office.

Centers for Disease Control (1990) Guidelines for preventing the transmission of tuberculosis in health-care settings, with special focus on HIV-related issues. Morbidity and Mortality Weekly Report 39:1–29.

Centers for Disease Control (1994) Guidelines for preventing the transmission of *Mycobacterium tuberculosis* in health-care facilities. Morbidity and Mortality Weekly Report 43:1–132.

Clinical and Laboratory Standards Institute (2002) Clinical laboratory waste management: approved guideline, 2nd edn. Document GP05-A2. Wayne, PA: CLSI.

Clinical and Laboratory Standards Institute (2004) Clinical laboratory safety: approved guideline, 2nd edn. Document GP17-A2. Wayne, PA: CLSI.

Clinical and Laboratory Standards Institute (2005) Protection of laboratory workers from occupationally acquired infections: approved guideline, 3rd edn. Document M29-A3. Wayne, PA: CLSI.

Dapson J.C., Dapson R.W. (2005) Hazardous materials in the histopathology laboratory: regulations, risks, handling and disposal, 4th edn. Battle Creek, MI: Anatech Ltd.

Esswein E.J., Boeniger M.F. (1994) Effect of an ozone-generating air-purifying device on reducing concentrations of formaldehyde in air. Applied Occupational Environmental Hygiene 9:139–146.

Kiernan J.A. (1999) Histological and histochemical methods: theory and practice, 3rd edn. Boston: Butterworth Heinemann.

Lunn G., Sansone E.B. (1990) Destruction of hazardous chemicals in the laboratory. New York: Wiley.

Lunn G., Sansone E.B. (1991) The safe disposal of diaminobenzidine. Applied Occupational and Environmental Hygiene 6:49–53.

Montgomery L. (1995) Health and safety guidelines for the laboratory. Chicago: American Society of Clinical Pathologists.

National Institute for Occupational Safety and Health (2005) NIOSH pocket guide to chemical hazards. DHHS (NIOSH) Publication No. 2005-149.

National Research Council (1989) Prudent practices for the handling and disposal of infectious materials. Washington, DC: National Academy Press.

National Research Council (1995) Prudent practices in the laboratory: handling and disposal. Washington, DC: National Academy Press.

Ontario (Canada) Ministry of Labor (1991) Regulation respecting control of exposure to biological or chemical agents made under the Occupational Health and Safety Act. Toronto: Ontario Government Publications.

Rank J.P. (1999) How can histotechnologists protect themselves from Creutzfeldt–Jakob disease? Laboratory Medicine 30:305–306.

Saunders G.T. (1993) Laboratory fume hoods: a user's manual. Cincinnati, OH: American Conference of Governmental Industrial Hygienists.

Schwope A.D., Costas P.P., Jackson J.O., Stull J.O., Weitzman D.J. (1987) Guidelines for the selection of chemical protective clothing. Cincinnati, OH: American Conference of Governmental Industrial Hygienists.

Stricoff R.S., Walters B.D. (1990) Laboratory health and safety handbook: a guide for the preparation of a chemical hygiene plan. New York: Wiley.

3

光学显微镜

John D. Bancroft 和 Alton D. Floyd 著

柳玮华 译　陈光勇 校

光及其性质

可见光在电磁波谱中的范围非常狭窄。电磁波谱范围可从我们感知的热一直到γ射线。电磁能量是复杂的，它具有波和粒子的双重属性。对这些话题的讨论已远远超出了本章范围。提到这些只是为了强调，能被人眼检测到的可见光只是电磁波谱中的一部分。在物理书中，这个范围一般大致是指波长从400nm（深紫色）到800nm（远红）的光。实际上，大多数人看不到波长远高于700nm左右（深红色）的光线。

通常将电磁波谱看成一个正弦波。从一个波峰到另一个波峰的距离是波长（图3.1）。具有单一波长的光是单色光，即单一颜色。大多数光源提供的是具有不同波长的、复杂的混合光，而当这种混合光近似来自太阳的混合光时，我们就认为这是"白"光。根据定义，白光是一种混合光，包含电磁波谱中一定波长比例的所有可见光。应当认识到，几乎所有的光源提供的都是混合波长的光（激光产生单色光、致密光等例外）。对光源发出的混合光的一种测量方法是**色温**。就实际情况而言，色温越高，光线越接近来自太阳的自然光。来自太阳的自然光的色温一般来说约为5200°K。钨灯泡发出的白炽光色温约为3200°K。使用彩色胶片摄影的人员都熟知这些值，因为他们必须根据光源选择胶片类型。作为一般规则，色温越高，眼睛看到的光就越蓝或越白。色温越低，则越红或越黄，在色彩上被视为"更温暖"。

对于一定亮度的光，光的波长越短（接近频谱的紫蓝色端），能量越高。同样在电磁波谱中，波长越短，能量也越高（X射线和γ射线）。光的能量表现为能量水平或每光子电子伏特的振幅（光的粒子性）。可见光的能量水平大约为每光子1电子伏特，能量水平沿紫色和光谱的紫外线区的走向升高。作为光谱中接近软X射线的部分，每光子的能量水平为50～100电子伏特。正是这种短波光拥有的能量（频谱中紫外线和蓝色的一端）促成了对荧光材料的开发应用。

光源向各个方向发光，而且大多数光源提供的是复杂的混合波长的光。这种混合的波长决定光源的色温。还应指出的是，波长的混合受制于光源的材料类型。由于显微镜中大多数光源是使用熔融金属的热丝或弧光，每种光源都会产生一套特定的与加热材料有关的波长，这被称为**发射光谱**。尽管振幅或强度不同，有些光源也能提供相对统一的混合波长，如钨丝灯和氙灯。另一些光源，如汞灯，则提供分布范围广泛、非常离散的波长，但这些波峰之间没有明显的差距。

虽然光源本身是不连贯的（除了激光），但是标准的光学图总是将光线绘成直线。这是一种简化，应记住，实际上光线包括从光源发出的一切可能角度的光线，而不仅仅是图解中的单一的射线。光线的另一性质是：光通过介质时有一部分光线会被吸收，这对于了解光学显微镜很重要（图3.2）。这被看做是光振幅或能量水平的削弱。光通过的介质也会影响光通过材料的速度，这被称为延迟。

光的延迟和折射

光线通过介质时将放慢或延缓光的速度，延缓程度与介质的密度成比例。密度越高，滞后度越大。

27

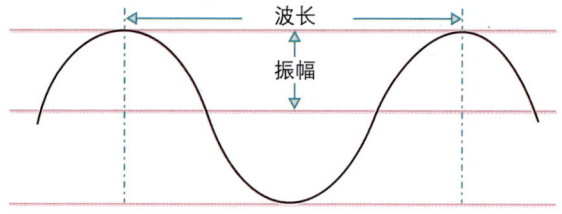

图3.1 显示光线波长和振幅的示意图。

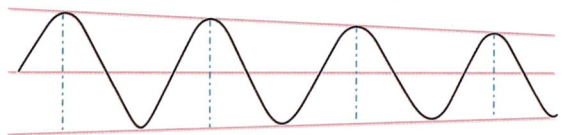

图3.2 由于光通过介质时的吸收,当光远离光源时振幅(即亮度)减小。

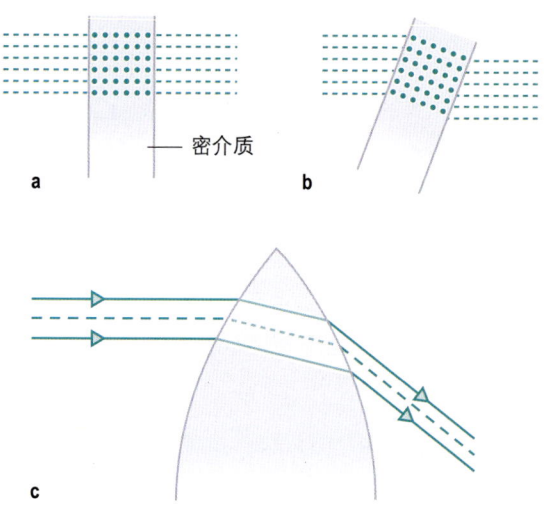

图3.3 (a)光线垂直于界面从一种介质到达另一种介质时会减速。(b)光从任何角度到达界面都会减速,以便它们穿过界面并发生偏离。(c)光通过曲面镜既会显示延迟,也会显示折射。

光线直角进入一张玻璃时通过速度会被减弱,但方向不变(图3.3a)。如果光线从任何其他角度进入玻璃,则除了滞后外,还会发生方向上的偏差,这就是所谓的折射(图3.3b)。弯曲的镜头会同时显示延迟和折射(图3.3c),其范围是由(a)光线进入镜头的角度——**入射角**、(b)玻璃的密度——**折射率**以及(c)镜头的**曲率**决定的。

射线在玻璃或其他透明介质中偏离的角度称为**折射角**,入射角(i)与折射角(r)的正弦值的比值称为介质的**折射率(RI)**(图3.4a)。RI越大,介质的密度越高。大部分透明物质的RI是已知的,在计算和设计透镜、载玻片、盖玻片及包埋剂时具有重要价值。空气折射率为1.00,水为1.30,玻璃的数值取决于其一系列类型,但平均为1.5。

一般的规律是:光从一种介质进入一种密度更高的介质会被折射靠近法线,而进入密度更低的介质时会被折射远离法线。入射角可以增大到光线平行于镜头表面射出。如果大于这个入射角,将出现全反射,没有光线通过(图3.4b)。

成像

进入一个单透镜的平行光线被折射汇聚到一个单独的点,称为"主焦点"或**焦点**,在此处将形成一个物体的清晰图像(图3.4c)。镜头的光心和焦点之间的距离是**焦距**。除了焦点外,镜头两边还有另外一对点,称为**共轭焦点**,即当将一个物体放在其中一个共轭焦点上时,在另一个共轭焦点的屏幕上会形成一个清晰的图像。共轭焦点位置不同,物体越靠近镜头,成像越远、越大,并且是倒置的。这是"**实像**",由显微镜的物镜形成(图3.5)。

如果物体被放置在接近镜头的地方,在主焦点之内,则成像将在物体的同一侧,是放大的、正立的,但不能投射到屏幕上,这是"**虚像**"(图3.6),是由显微镜目镜形成的。实像由显微镜物镜形成。载物台平面距离眼睛约25cm。图3.7显示了常用于组织病理学的直立复合显微镜中两种图像的生成模式。

图像质量

白光由所有的光谱色组成,通过一个单透镜时,每个波长的光将折射到不同的范围,蓝光的焦距短于红光的焦距。这也会导致镜头产生色差(图3.8a),这种缺陷可产生带有彩边的模糊图像。构造不同玻璃成分的复合镜片以纠正这一偏差是可能的。一种消色差透镜能纠正两种颜色:蓝色和红色,产生一种黄色/

显微镜元件

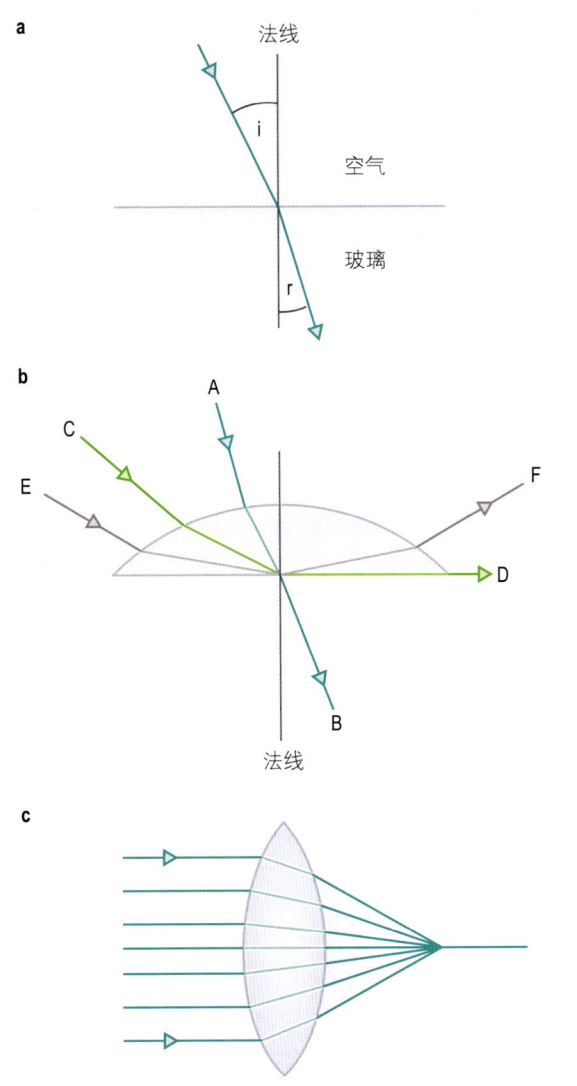

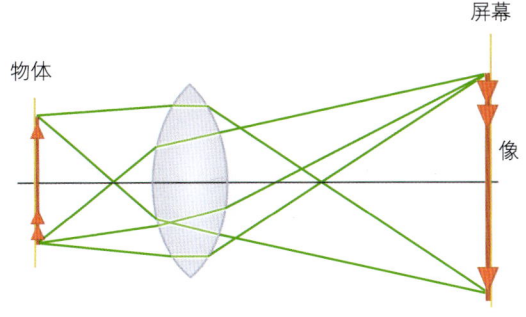

图3.5 光线从物体穿过透镜在屏上形成一个实像。

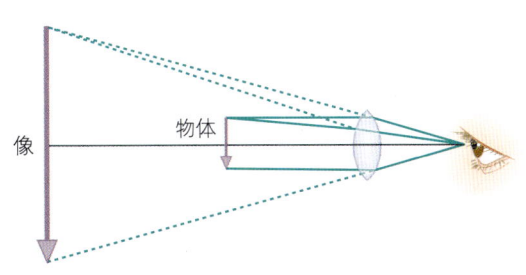

图3.6 通过透镜可看到虚像与物体在同一侧。

图3.4 (a)入射角(i)和折射角(r)。(b)经过透镜边缘时C~D光线丢失，E~F显示全反射。(c)平行光进入透镜形成共同焦点。

像差是由于从曲面透镜的外围进入的光线的折射度高于从中心进入的光线的折射度造成，并且没有形成一个焦点（图3.8b）。

这些缺陷可通过制作由不同材质（如萤石）和不同形状的镜头来加以克服。

绿色的二次光谱，后者还可以通过添加更多的镜头组件——价格更昂贵的复消色差透镜——来纠正。

消色差和复色差型的显微镜物镜（图3.11）通常在纵向色差方面会矫枉过正，而且必须与互补的目镜结合来形成高质量的图像。改变透镜组合的限制可通过使用无色差（CF）光学镜来克服，可校正纵向和横向色差，并删除所有的彩边，对荧光和干涉显微镜特别有用。

其他影响成像变形的因素可能有昏暗、散光、视野曲线和球面像差，也取决于透镜形状和质量。球面

显微镜元件

光源

光当然是整个显微镜系统的一个重要组成部分，日光一度是常用的光源。光源的发展经历了从油灯到今天的低电压电灯的过程。光源要通过转换器并调节至需要的亮度。较大的设备有内置光源。设计者仔细计算以期在散热和收集最大量的光以及在方向和距离方面获得最大的效率。为了获得更均衡的白光近似值，光源必须经常维持在较高的亮度水平。多余的亮度则通过中性密度滤镜降低到舒适的观看水平。

第 3 章 光学显微镜

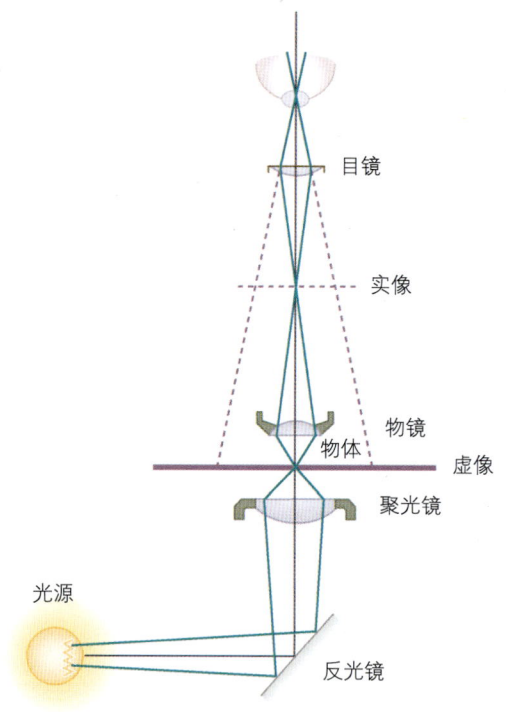

图3.7 光线通过显微镜。眼睛可以看到由实像放大的虚像，前者是由物镜产生的。

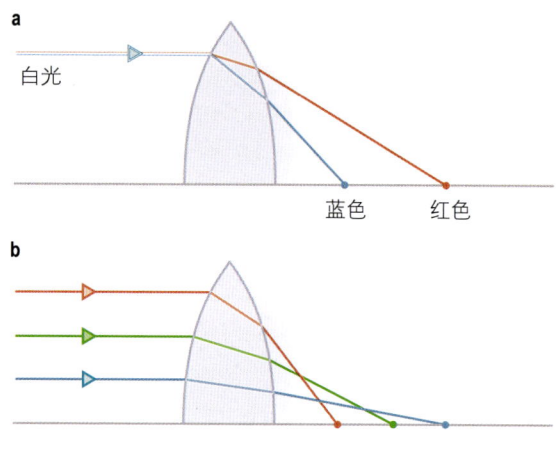

图3.8 (a)色差。(b)球面像差。

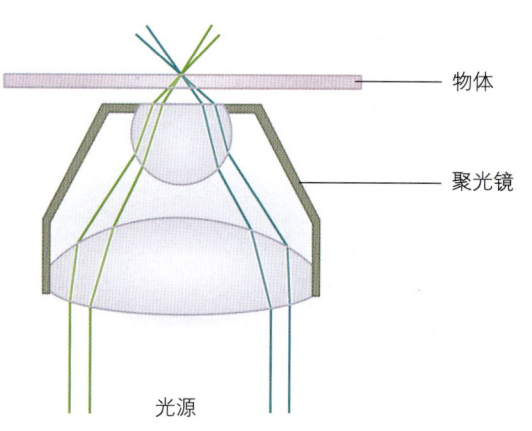

图3.9 聚光镜的作用是集中或聚焦物体平面的光线。

聚光镜

光从灯直接导入或通过镜子及棱镜被导入的第一个主要光学组件是载物台下的聚光镜。聚光镜的主要目的是调整焦距，使现有的光集中投射在物体上（图3.9）。在合适的范围内，标本越亮，图像越清晰。

许多显微镜具有可以垂直调整的聚光镜，以适应不同高度或厚度的切片。一旦聚光镜固定在正确的位置后，就没有必要移动它，因为任何改变都会影响光照强度并损害分辨率。在大多数情况下，聚光镜都有调整螺丝来集中光路。如果需要的话，常规的操作是每个显微镜使用者应该首先检查和调整好光轴。所有聚光镜都有可以控制光束直径的孔径光阑。

调整光阑将改变照射物体的光锥的大小和体积。如果光阑关得太紧，图像会有强反差和折光；而如果光阑被旋开，由于外来光线的干扰，图像将有眩光。在这两种情况下图像的分辨率都很弱。聚光镜的数值孔径与使用的物镜的数值孔径相匹配才是光阑的正确设置（图3.10），并且在转换到另一个物镜时要进行必要的调整。要做到这一点，可拿掉目镜，观察物镜的后聚焦面位于镜台下部的光圈，并将其关至视野的三分之二即可。

根据经验，正确的设置可以从图像质量来估计。任何情况下都应使用滤光片或控制灯光的变阻器以减少光的强度，而不是关闭光圈。许多聚光镜装有可转换的顶端透镜。当使用高倍的物镜时，它们可成为光路的一部分。它可将光集中于一处，更适于较小直径的物镜前透镜。用低倍物镜时将其从路径中旋

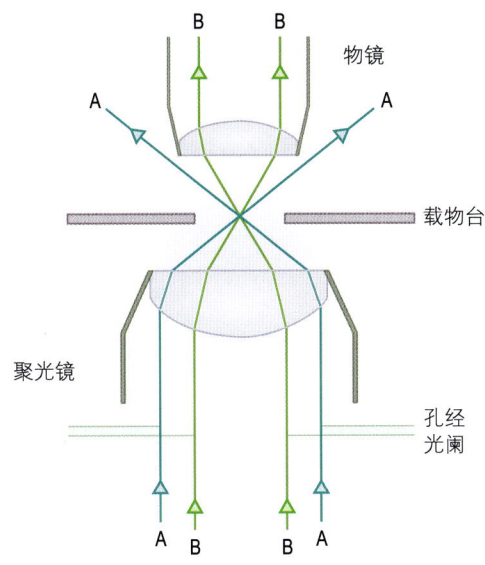

图3.10 光线A显示外来光的"眩光"位置和弱分辨率。光线B显示镜台下部光圈的正确安装。

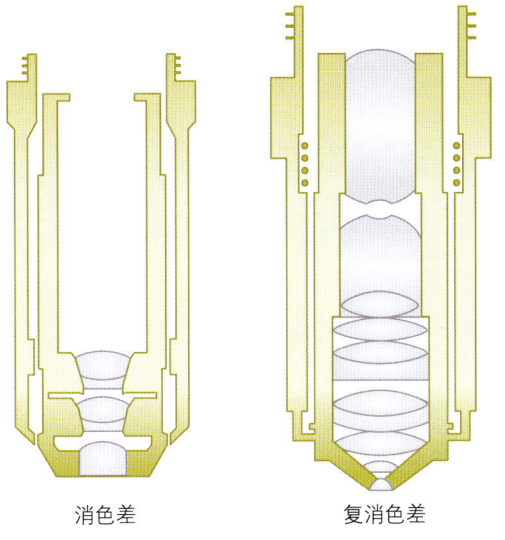

图3.11 消色差及复消色差物镜图解。后面15个独立光学元件的图例。

出,或只在中心视野照明。若使用复消色差或萤石物镜时,则需要高品质的聚光镜,如消球差或高校正消色差的聚光镜。

载物台

聚光镜上面是载物台,后者是一个有通光孔的钢性平台。这个平台载有玻璃切片,被固定并垂直于光路上。内置的机械平台可以固定载玻片并能让操作者简单平滑地移动载玻片。操作者能在两个方向控制运动,大多数情况下有内置游标尺,以便在以后的操作中能将标本调至正确的位置上。

物镜

显微镜设备中最重要的部分是物镜。物镜的类型和品质对显微镜整体性能有重大的影响。

物镜中可能有5~15个透镜和元件,取决于镜像比、种类和质量(图3.11)。它们的主要任务是收集尽可能多的来自观察对象的光线并将其合并,以形成一个高质量的放大图像。旧式显微镜使用的物镜是长160mm(DIN标准)或170mm(仅限Leitz)的光学管,但这些具有固定管长度的系统现在已经大都被**远心物镜**替代,后者可以大大延长物镜筒长度,并允许

在光路中增加其他设备。

放大率,或更正确地说,物镜中物体与图像的比值,在常规的生物仪器中从1∶1到100∶1不等。

物镜解决细节的能力是通过其数值孔径来表示的,而不是通过其放大率来表示。数值孔径或NA是作为一个值来表达,被刻在物镜筒上。该值表示该产品的两个因素,由下述公式计算:

$$NA = n \times \sin u$$

其中n是物体盖玻片和物镜前透镜之间介质(例如空气、水或镜油)的折射率,u是透镜光轴和进入前透镜最外面的射线之间的夹角(图3.12)。

在图3.12中,轴线与标本的交点被视为光源,射线从这个点发射到各个方向。有些会弥散出去,有些反射回盖玻片的表面。r光是能够进入前透镜的最外面的光,r和轴线之间的角度u可提供我们所需要的正弦值。从理论上来说,可能的最大角度是假设前透镜的表面与样本相同,u值为90°。在上面的公式中,空气作为介质(RI = 1.00),u值为90°($\sin u \times 1$),由此产生的NA = 1.00。当然,这是不可能的,因为在表面和u值为90°之间总有一定的空间是难以获得的。实际上干燥的物镜可达到的最高NA是0.95。类似的介质是水和油镜,它们的最大理

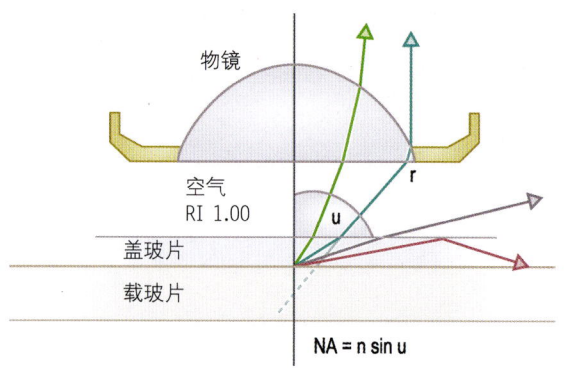

图3.12 盖玻片与物镜前方透镜之间的介质的屈光指数（如空气，RI = 1.00），视轴与最外侧光线(r)所构成的角(u)的正弦，数值孔径（见正文）。

论值分别是1.30和1.50。实际上，1.20和1.40是两者可获得的最高值。

分辨率不完全取决于透镜的NA，还取决于所用光的波长，它们之间有下列关系：

$$\frac{\lambda \text{分辨率}}{\text{NA}} = 0.61\lambda$$

其中分辨率是两点或线之间的最小距离，可以被看做是独立的实体，λ是光的波长。

物镜的分辨力是衡量辨别细节的能力。总之，物镜的NA增加，分辨能力也会增加，但操作距离、视野平整度和焦距却会减少。

物镜可有不同的品质和类型（图3.11）。**消色差透镜**广泛用于日常用途；掺有萤石玻璃的可高度纠正的高度消色透镜往往用于更重要的工作，而**平场复消色差透镜**被用于显微摄影（其中有一个视野几乎完全平坦）。对于细胞学筛查，平视野物镜（通常是平场消色差透镜）特别有用。现代显微镜，最多有六个物镜被装在一个物镜转盘上，能够快速地相互转换，理想的情况是尽量少地调整焦距和视野定位，这些就是等焦点和等中心的镜头。

大多数物镜是根据盖玻片的厚度设计的。盖玻片的厚度值应该刻在物镜上。盖玻片的厚度通常是0.17mm。一些物镜，特别是复消色透镜，在40：1和63：1之间的，需要使用精确厚度的盖玻片。有些镜头被安装在校正座上，可以调整以适应实际的盖玻片厚度。

镜筒

物镜转盘上面是镜筒。镜筒有三种：单眼、双眼和复合光电双筒。最近还有棱镜系统，允许100%的光通过并到达观察目镜，或到达位于垂直位置上的照相机，有时有光束分隔棱镜分隔光线，20%到达眼睛，80%进入摄像头。这有利于在拍摄时连续观测。双筒可调整瞳距，使每个观察者可以根据个人的面部比例进行调节。改变瞳距可能会改变机械管长度，从而改变光路的长度，这可以通过调整目镜管或将一个补偿装置装入镜筒进行纠正。

现代设计趋于缩短部件的物理长度，这就需要对光路中包含的中间光学元件进行校正。物镜被安装在一个旋转的支架上，其放大系数是固定的（见下文）。此外，一种管状透镜被植入到远心校区物镜中，这种物镜只形成物体的虚像，后者必须被转换才能成为一个集中在目镜下部焦点平面上的实像。

目镜

目镜在显微镜光路的最后阶段。其作用是放大物镜在镜筒形成的图像，并将虚像呈现到眼中，就是所观察到的物体平面，它通常距眼睛的光学距离是250mm。

早期的目镜类型像物镜一样，可能有偏差，尤其是颜色。补偿目镜设计是为了克服这些问题，可用于所有的现代物镜。Huyghens（1690）的目镜设计包括平镜头（平场）、宽视野类型，具有测量刻度的目镜，其摄影格式仍然在使用。高焦点目镜是专为戴眼镜者设计的。对于较旧的固定管长显微镜，制造商经常在物镜或目镜的视觉训练中放置不同数量的校正元件。因此，使用来自同一制造商的目镜和物镜很重要。为远心物镜设计的目镜必须用于远心校正系统。

放大和照明

放大值

总放大倍率是物镜放大率和目镜放大率的乘积，但这是以光管长度在160mm的系统为标准的。如果光管长度有变化，那么放大值可用如下公式加以调整：

$$\frac{\text{光管长度}}{\text{物镜焦距}} \times \text{目镜放大率}$$

另外,管透镜也要包括在内,只要乘以指定的系数即可。例如,物镜40倍,目镜10倍,管透镜分辨力1.25倍,共计放大率为500倍。选择正确的目镜放大率是非常重要的,因为无需增加物镜的分辨率即可达到总放大倍率,这是**空放大**。作为指导,总的放大倍数不应超过物镜NA的1000倍。因此,一个100/1.30的特定物镜的总放大率为1300(1000×1.3NA),所以目镜超过12.5倍就没有多大用处。为精确测量,需要用载物台的测微尺予以校准。

照明

临界照明,往往使用简单的设备和一个单独的光源,使光源通过载物台下聚光镜聚焦与物体处在同一平面(图3.13)。带状钨丝灯一度用于显微镜照明。现代钨丝灯使用弹簧样灯丝,因灯丝的影像导致不均匀的照明是不可接受的。

摄影和所有专门用途的显微镜最好使用**Köhler照明**,光源影像被集光器或场镜集中在载物台下聚光镜(光阑)的焦平面上。

这样可使视野或灯的光阑集中在被观察物同一平面上,而且照明均匀。光源和光阑的影像反过来又集中在物镜的后聚焦面,并可被移动的目镜检查到。如果照明不向显微镜的光轴集中,就会减弱分辨率。图3.13显示的是临界照明和Köhler照明系统的主要差别。

暗视野光源

现在显微镜已经适合于染色标本的检查。染色通过吸收一部分光(某些波长)可帮助形成图像,并生产振幅有差异的图像和颜色。必要时,也要检查未染色的切片或活细胞。这些标本及其成分的屈光指数接近它们的悬浮介质,由于缺乏反差,它们很难通过明

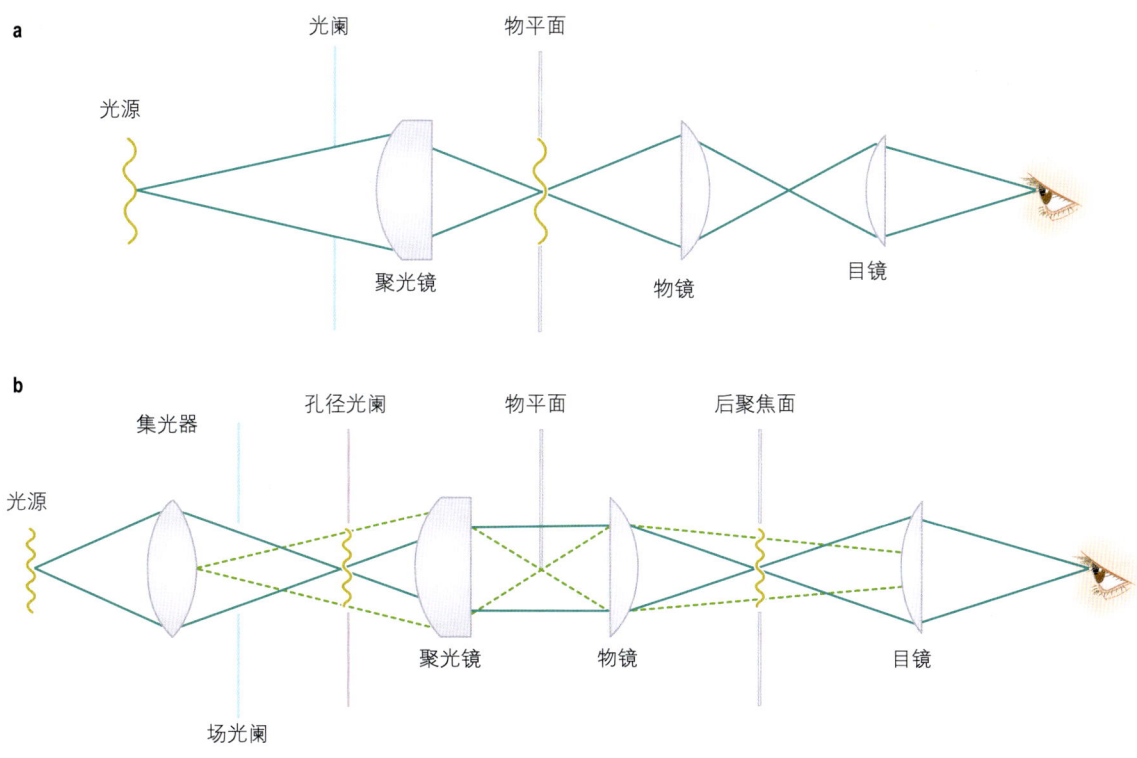

图3.13 (a)临界照明。(b) Köhler照明。

视野技术看到。暗视野显微镜可克服这些问题，防止光直接进入物镜的前方，这样唯一聚集的光就是来自于标本内部结构反射或衍射的光线（图3.14）。这样的标本在黑暗背景上可显示明亮的图像，可反转和增加对比。由于散射光的对比度高，暗视野可以测定明视野光学分辨率小的颗粒。

在显微镜下，可通过使用改良的或特别的聚光镜取得斜光来形成空心的明光光锥，后者可直接通过标本，但不进入物镜（图3.14）。暗视野聚光镜可用于干燥的低倍物镜，也可用于油浸的高倍物镜。无论使用哪种物镜，都需要一个小于聚光镜的物镜光圈（在明视野照明中，当物镜和聚光镜的NA匹配时可获得最佳效率）。为了获得这种条件，有时需要使用一个内置光圈的物镜，或者更简单地在物镜中插入一个漏斗光圈。使聚光镜精确地位于中央位置是很关键的，对于油浸系统，除了将油加在载玻片和物镜之间，将油加在聚光镜和载玻片之间也是必需的。作为唯一经标本散射进入物镜的光线，必须要有高强度光源。

大多数明视野显微镜可以通过将用黑纸放在聚光镜镜头顶部或悬挂在滤光片的架子上转换为暗视野。或者用不同的滤色片构成的挡板（**Rheinberg照明**），挡板的中心使用深色，周围使用对比更鲜明的颜色。该系统可减少常规暗视野的眩光，显示其中的标本，即蓝色背景上显示为红色。

可变强度的暗视野可从偏振片的Rheinberg圆盘获得，该中心与边缘成直角。这样可以得到好的显微摄影照片。暗视场照明对螺旋菌、鞭毛虫、细胞悬浮液、流式细胞技术、寄生虫和放射自显影银粒技术非常有用，曾在荧光显微镜中广泛应用。要使用薄的载玻片和盖玻片，制备过程中一定要避免毛发、灰尘和泡沫。虽然分辨率可能不如明视野显微镜，但许多小的结构可通过暗场技术增加它们的对比度而更加直观地呈现出来。

相差显微镜

未染色的和活的生物标本在对比度上与其周围介质几乎没有差异，虽然在其结构中存在着微小的屈光指数（RI）差异。要清楚地看到它们就要：

a. 减小聚光镜的光圈，但这会降低数值孔径（NA）、产生衍射效应并破坏物镜的分辨能力，或

b. 使用暗视场照明，这样能增强对比，但往往不能显示内部细节。

可通过使用最大光圈的聚光镜和改善分辨率控制照明来解决这些问题。标本的RI越高，相对于亮背景就越暗。

光学原理

如果把一个衍射光栅放在显微镜下进行检查，由于直接光线和衍射光线之间的干扰，衍射光谱会在物镜的后聚焦面形成（BFP）。光栅包括RI存在轻微差异的材料构成的交替带，光线通过后会形成小的相位差并形成图像。未着色的细胞和衍射光栅相似，因为其内容物的RI只存在轻微差别。

同一来源的两束光线，具有相同的频率，是相干的，如果它们同相（相长**干涉**），重组幅度或亮度将增加1倍。然而，如果它们异相，会发生**相消干涉**。

图3.15a代表光线的波形。在图3.15b，光线是相同的，但一条光线与其他光线为1/4 λ 的异相，它们会发生干涉，但振幅没有增加。图3.15c显示的一条光线与其他光线为1/2 λ 的异相，它们相互抵消。这是最大的相消干涉，看不到光，可造成最大反差。但是，如果一条光线比其他光线（增强幅度）都亮，但仍有1/2 λ 的异相（图3.15d），则可以看出幅度不同，同时保持最大干涉，这种情况存在于相差

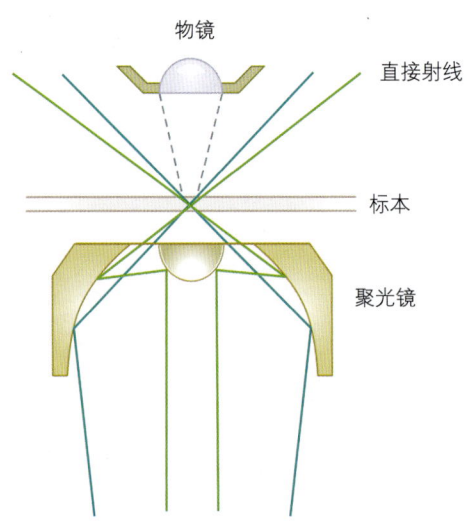

图3.14 在暗视野显微镜中没有光线直接进入物镜。只有来自标本结构的边缘的分散光线形成图像（点线）。

干涉显微镜

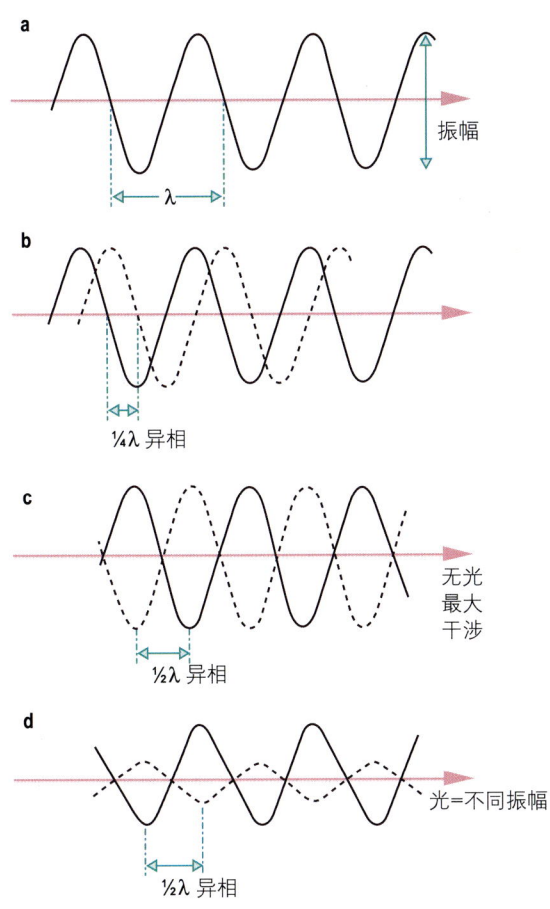

图3.15 相差显微镜中的干涉光。

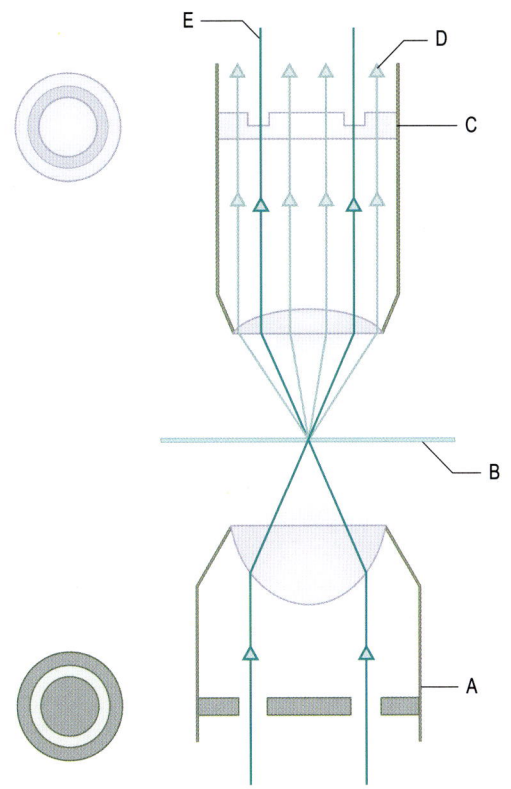

图3.16 A = 聚光镜的环形焦平面；B = 物平面；C = 物镜BFP处的相板；D = 标本对光线的衍射和延迟，与直接光总延迟1/2 λ；E = 未受标本影响的直接光。

显微镜里。

相差显微镜

为了实现相差，需要调整显微镜的物镜和聚光镜，并依靠标本延缓光线至1/8～1/4 λ。还需要为Köhler照明系统安装强照明。

显微镜聚光镜通常有一系列由不透明的玻璃制成的光圈，以及透明的狭窄环，可产生能受控制的光锥。每个物镜需要大小不同的环，其图像由位于物镜后聚焦面（BFP）的聚光镜形成一个光环（图3.16）。物镜用安置在BFP处的相板进行调节（图3.16）。一个正相板包括一个透明玻璃盘，其内有一圆环槽，深度为盘厚的一半。通过槽的光与通过其余圆盘的光会有1/4 λ的相位差。槽底还有一个中性密度的吸光材料，以降低直接光线的亮度，否则会降低对比。

来自聚光镜的光环图像被集中并叠加到物镜相板的粗糙槽中是至关重要的。通过使用一个聚焦望远镜取代目镜或一个适合显微镜镜筒的Bertrand镜头来达到。每个环和物镜相板的组合要求共轴。当从环过来的直接光形成光锥进入标本时，一些光通过标本不发生改变，而另一些光将延迟（或衍射）约1/4 λ。直接光主要通过相板的槽，而衍射光通过较厚的透明玻璃并会被进一步延迟。

当衍射光总的延缓至1/2 λ并与直接光合并时会发生干涉。因此这种图像可以显示未染色细胞的很小细节。这是检查未经染色的石蜡、树脂和冰冻切片以及研究活体细胞及其行为的一个快速有效的方式。

干涉显微镜

在相差显微镜中，标本会延迟通过周围介质的光线。这些光线产生的干涉效应可造成一种人工假象，称为"相晕"。在干涉显微镜中，延迟光线与直接或相关光线是完全分开的，这样可以改善图像对比度、色彩度和相变的定量测量（或"光程差"）、折光率、干细胞团（光学重量）和切片厚度。

每当光线通过不透明物体的边缘时，接近边缘的光线发生衍射，或偏离正常路线。如果光线穿过一个狭窄的缝隙而不是一个单一的边缘，光束边缘的光线将在缝隙的任意一边散射出相当广泛的角度（图3.17a）。两个缝隙边靠边形成两扇相交光线（图3.17b），如果是同相，将产生明显"干涉"。如果每条光线被视为可见波，则可以看到的振幅增加和抵消的相位条件必然是在波交叉和干扰处（图3.17c和d）。这在显微镜中表现的是一系列的平行谱带，在视野中明暗交替。白光中可看到光谱颜色条带，因为组成白光的波长沿不同的角度发生衍射。单色光带明暗交替，为单一的颜色。如果相干的光分离束再结合，可显现同样的效果。这种现象称为"干涉"。

早期显微镜模式可将光束分成两部分，每组包括两套完全匹配的光学组合，一束穿过标本（测量光束），其他光束作为参照光束。光束广泛分离只适合大型标本和干涉条纹测量。后来的模式采用了双光束系统，由双折射材料产生分离，并且距所需要的物镜很近（见图3.18a）。

如果两条光路相等并在同相位，干扰谱带可沿直线传播并平行穿过视野。如果有物体被引入光束路径，则会引起相位的一些改变，这就是干扰谱带的移位。当使用单色光时，每个间隔包括一个暗带和一个明带，是一个波长范围，因此可以测出距离。可用微测目镜和此信息，加上RI或物体厚度，用前面提过的方法测量移位谱带。

有两种类型的双光束系统已被应用。一种是相关光束聚焦于物体下方的"双焦点"系统，另一种是侧移相关光束，所谓"剪切"，其分离光束非常少。图3.19a和b说明了后一系统使用的偏振光和Wollaston棱镜。聚光器中的第一个双折射棱镜可分离光束，通过物体后在物镜后被第二个同样的棱镜重组。每一种放大率要求不同的双棱镜。这样产生的"干涉差"与偏振片的旋转可增强图像的三维立体效果。Nomarski在1952年改良了Wollaston棱镜，提高了显微镜的分辨力，在未染色的标本中可产生优良的三维彩色图像。这一系统被称为**鉴别干扰对比**或DIC。此外，物镜水

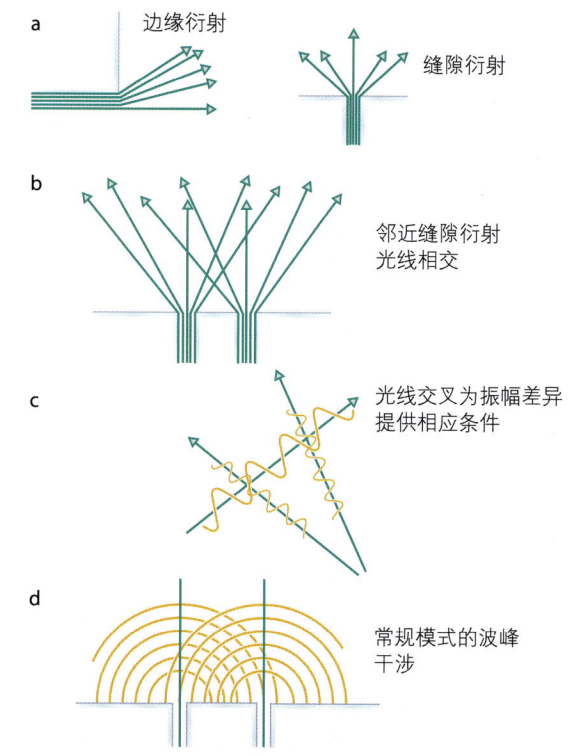

图3.17 相干光的衍射和干涉（见正文）。

平的所有放大倍率只需要一个这样的棱镜即可。这个系统可增强免疫组织化学标本的可视性。

偏振光显微镜

偏振光在显微镜的诊断工作中有许多有益的应用。许多晶体、纤维结构（包括自然的和人工的）、颜料、脂质、蛋白质、骨和淀粉样、蛋白样沉积物均显示双光折射性。每一个细胞病理学实验室至少应有一台简单的偏光显微镜系统。

在本章开头部分，光被描述为一系列从光源发出的脉冲能量，表现为具有特定波长和振幅的正弦曲线。光也可以被描述为一个电磁振动，当从一个与其长度呈直角的方向反射时，大多振动将以同样的方式沿绳索从源头向外传播。绳索振动是由一定方向作用力产生的，这就是所谓的振动平面或振动方向（图3.20）。自然光的振动有许多振动平面或振动方向，而偏振光振动像绳子一样仅在一个平面上。可通过从

偏振片中穿过自然光来产生用于显微镜目的的自然光振动。偏振片是由一种使振动只沿一个振动方向传递的物质制备的光学元件。

具有产生平面偏振光能力的物质称为**双折射**性物质或晶体。光进入一个双折射性晶体时，如方解石，会被拆分成两条光路，每条都有不同的折射率（RI）且每个振动都只有一个方向（即偏振），但两者互呈直角（图3.21）。RI越高，光线滞后就越严重，从而使每条波都以不同速度离开结晶。高RI为慢波，低RI为快波。两波之间有相位差，如果它们重组，就会产生干涉并能看到各种光谱颜色。

起初由方解石制成的偏振片，由发明者命名的所谓Nicol棱镜，是用加拿大树胶黏合而成，用这种方式，慢波可从光路中进入棱镜被反射出去，只留下偏振快波穿过晶体（图3.22）。

在双折射晶体内有一个轴，光线可沿着这个方向通过而不产生偏差；这就是所谓的光轴（见Wollaston棱镜）。如果光从任何方向都以相同的速率通过某物质，则被称为**等向性**，这种物质无法产生偏振光。对RI的认识和偏振测量确定了许多晶体结构，对材料学家很有用处，但对组织学家用处有限。

有些物质和晶体通过差分吸收可以产生平面偏振光并引起**二色性**现象。这种悬浮在塑料薄膜中并朝同一个方向排列的晶体已取代了笨重、昂贵的Nicol棱镜。这些薄膜能完全吸收慢波，并且是多色的（同等地吸收所有颜色），这在显微镜中非常有用，因为它们在显微镜中仅占用很少的空间，而且可用于任何显微镜。

专用的偏光显微镜使用两个偏振片（图3.23）。其中一个始终称为偏振片，放在显微镜聚光镜下方，并装有可旋转的刻度装置，不需要时可从光路中移出。另一个称为分析器，放在物镜和目镜之间，有刻度尺用于分析测量。另外还有一个圆形的旋转台可用于标本的转动。

人的双眼无法分辨偏振光和自然光之间的区别，虽然当从单一偏振片看过去时光的强度会有明显损

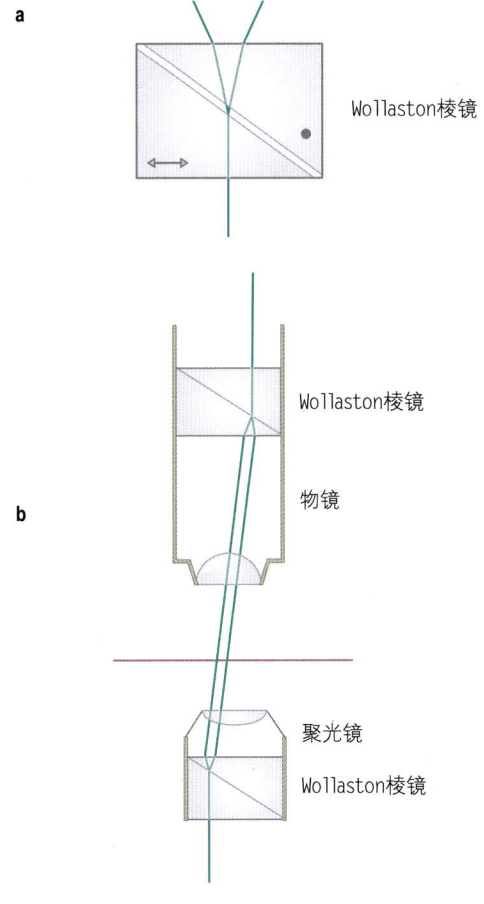

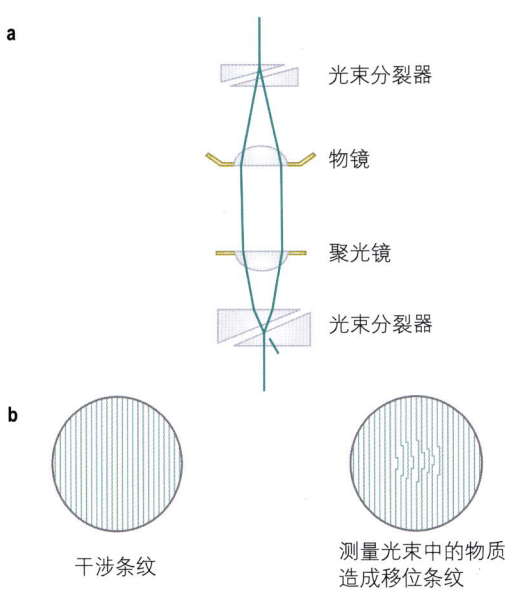

图3.18 (a)使用单一物镜的干涉显微镜的光路。光束应被充分分离以通过标本的空处，否则形成的"重影"图像会造成模糊(b)。

图3.19 (a)通过Wollaston棱镜中心的光线是同相的。通过其他部分的光线具有相差。箭头和点代表棱镜的视轴，互相呈直角。(b)显微镜中的光路。每条光线都是偏振的，彼此成直角振动，重组时产生干扰色。

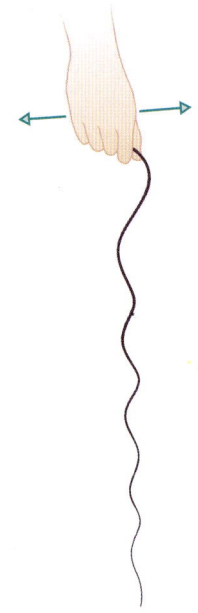

图3.20 绳子产生的振动平面。

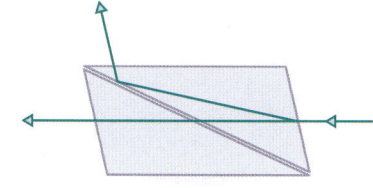

图3.22 Nicol棱镜的结构可使一部分光线通过,另一部分直接离开光路而发生丢失。

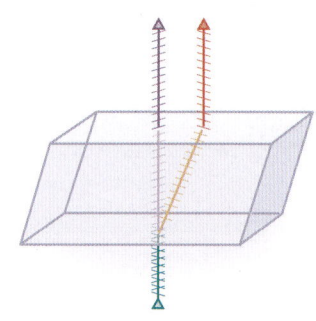

图3.21 双折射晶体,如方解石,可以将光线拆分成两个光路,与对方成直角各自振动。

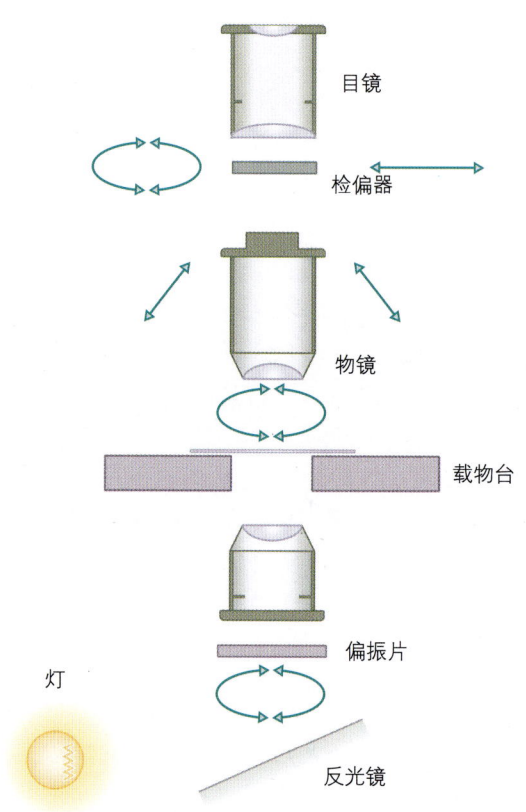

图3.23 组装偏振光显微镜。

失,其中一些损失是由于滤光镜的颜色以及光线的分离和吸收。偏振光太阳镜充分利用了这两个属性,但它们的主要优势是从这些充当偏振作用的水和玻璃表面消除眩光和反射光。从两个偏振片看过去,如果它们的振动方向平行,由于厚度的增加及随后的吸收作用,造成的强度损失较小(图3.24a),但当一个偏振片相对于另一个偏振片旋转成直角时,振动方向交叉,强度会降低至消失(图3.24b)。第一组偏振片只能使在自己的振动方向振动的波通过。如果平行,第二组偏振片可使这些射线通过;如果相交,则通过光线受阻。

对于组织学家而言,检测到偏振光的这两种现象是很有趣的,第10章会进行简要讨论。首先是双折射。如果一种双折射物质在两个偏振片之间被转动,每旋转45°,则图像会交替出现和消失。在一个完整的360°旋转中,图像出现4次,完全消失4次。在由多种类型的晶体组成的薄切片中,这种现象是非常引人注意的,尤其是晶体厚度不同,会存在干扰色。当

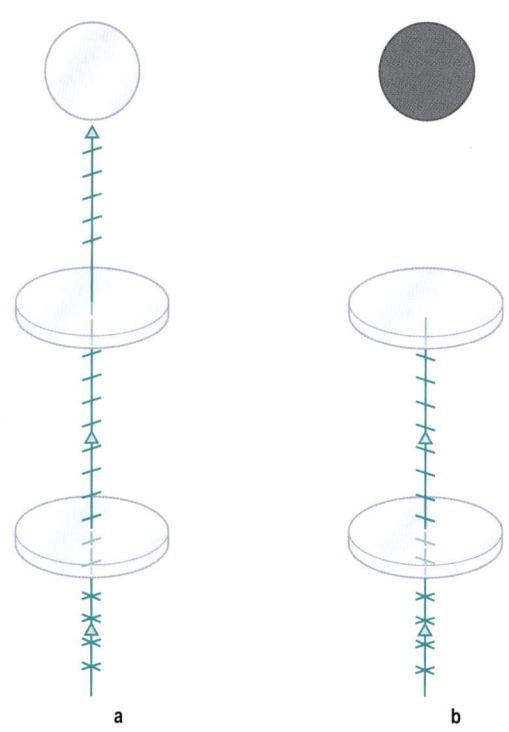

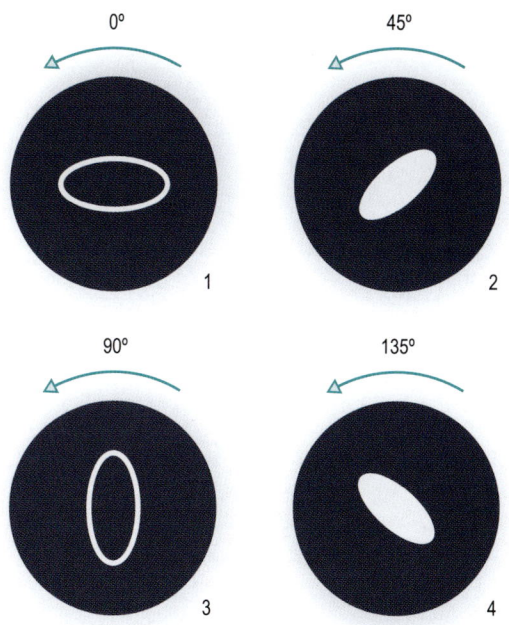

图3.24 (a)当偏振片与分析器平行时，光线在平行平面振动，能够通过。(b)当偏振片与分析器相交时，光线能够通过偏振片，但会被分析器阻滞。没有光线到达观察者的情况称为"抵消"。

图3.25 当双折射物质在交叉偏振片间旋转时，当它在对角线的位置时是可见的（即当它在两个偏振片的振动平面间呈45°时）。当一个振动平面与另一个偏振片平行时，出现抵消。这两种情况在360°旋转中各出现4次。

物体的一个振动平面在与偏振片平行的平面时，只有一部分波能通过，而且在相交位置分析器会阻挡其进一步通过。但是在45°，通过的两条光线的相位差可以在分析器结合，形成一个可见图像（图3.25）。

一些双折射物质也是双色性的，这对组织学家来说是第二个有用的现象。只要用偏光板，并且如果没有可旋转台，偏光本身也可旋转。在旋转过程中可看到强度和颜色的变化。旋转90°发生颜色改变，再旋转一个90°，变回原来的颜色（图3.26）。这是因为光的吸收差别依赖于双折射物质中两种波的振动方向。弱双折射生物标本可通过增加染料或浸渍金属得到加强，呈一个有序的线性排列，例如淀粉样纤维。即使只需要一个偏光片，也能检测合成的双色性，但需要使用分析器来增强图像。

双折射的特征

前文中已提到在双折射物质中**慢波**和**快波**的分离。此外，如果**慢波**（高RI）与晶体或纤维的长度是平行的，双折射是**正向的**。如果慢波垂直于结构的长轴，则双折射是**负向的**。**双折射的特征**具有诊断意义，通过使用位于标本上方或位于偏振片下与偏振光呈45°方向的补偿棱镜（已知滞后的双折射感光板）来决定。旋转补偿棱镜或标本直到补偿棱镜的**慢相**（箭头所示）与结晶或纤维的长轴平行。现在这块区域是红色的，如果晶体是**蓝色**的，则双折射是正向的。如果晶体是**黄色**的，补偿棱镜的**慢相**与晶体的**快相**平行，则双折射是**反向的**。石英和胶原显示正向双折射，而偏振盘、方解石、尿酸以及染色体是反向的。简单的补偿棱镜可通过云母或透明胶带来制备。

荧光显微镜

荧光是一些物质的固有特性，当其用某些波长的灯照亮时，会重新发射更长波长的光线。在荧光显微镜中，激发光通常处在紫外线波长（约360nm）或蓝色的区域（约400nm）内，较长的波长也可用一些现代染料获得。

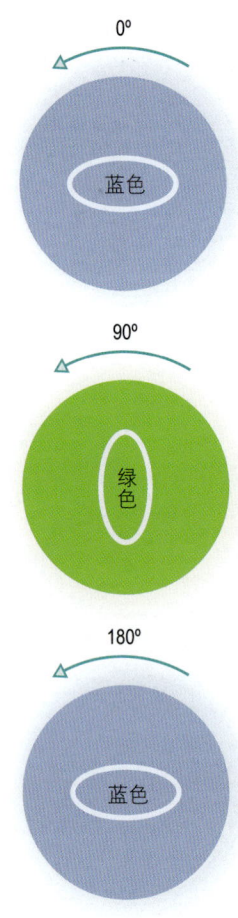

图3.26 一个二色性物质在偏振光中旋转（即仅适用于偏振片）。旋转90°后可见到颜色和强度的变化。进一步旋转90°后回到起初的颜色。这是由于两种光线在双折射物质中的吸收有差别，取决于偏振方向。

拥有"荧光基团"的化学物质可自然地发出荧光。这就是所谓的**固有荧光**或**自发荧光**。激发紫外光需要一些物质才能达到最佳效果，如维生素A、卟啉和叶绿素。将染料、化学品及抗生素添加到组织中可产生二次荧光，这些物质被称为"荧光染剂"。这是荧光显微镜最常应用的，大多数荧光染剂只需蓝色光激发。

诱导荧光是一类诸如儿茶酚胺类的物质，经过甲醛蒸气处理后可转换为荧光喹啉化合物（见第16章）。

荧光显微镜已大量用于定性和定量分析系统中，其中一些内容在本书其他章节讨论，如在第15章和第24章。

透射性荧光

光源

所有光源都能发出较宽范围的波长，包括短波紫外线和蓝波，这两种光适用于荧光。而实际上只有少数几种光源能发出充足的短波光以满足在荧光上的应用。

最常用的是高压气体灯，如汞气灯和氙气灯。对于某些波长，例如在蓝色和绿色的范围，卤素钨丝灯能够产生足够的有用光线。光源是否合适取决于要执行的工作类型，如进行常规观测，则利用汞蒸气灯会更好。这些交流电操作及其启动装备并不昂贵。氙气灯是直流电操作，如果要使用常规电源，则需要配备有整流器。氙气灯在直流电下工作稳定，因此适用于荧光测定法或荧光发射测量。这两种类型的灯的发射曲线不同，有些波长的汞气灯振幅很大，而在其他波长范围内则激发振幅较低。发射曲线一般表现为一个非常尖利的外观，而氙气灯则表现为更流畅、更持续的曲线。幸运的是，汞蒸气的峰值与一些被广泛使用的荧光激发波长相同。

因为这些灯包含高压气体，必须小心操作并将它们安置在结实的防护灯罩中。在光发射前，热能和红外线会被滤除。曾经有一段时间，常规光学显微镜中的荧光系统普遍使用透射光路线；如今，入射路线的使用更为广泛（见下文）。高压弧光灯的寿命也有一定的期限，汞灯的使用期限约为200小时。运行超过这个时间可能会导致灯泡爆炸，并向附近释放汞蒸气。

近年来引进了一种新型的光源，即LED光源。这是一种固态、半导体器件。这些LED光源具有特别长的使用寿命，在其整个生命周期输出光都没有什么变化。另一个特点是，这些来源发出的是一种峰幅十分狭窄的单一波长的光。因此这些器件越来越多地在显微镜的照明中使用。虽然它们没有弧光灯亮，它们却不需要很多光过滤以选择合适波长，而且它们也不会发生高压灯的闪烁光和"弧游荡"。它们也不构成爆炸危险，它们基本上有无限长的寿命。不同的发射波长要求不同的LED，但没有必要选择新的激发滤光器，因为LED自身可提供一个窄带的激发光。

滤光片

荧光的制备可能还包含其他荧光材料。因此，有必要从重要的和非重要的各种荧光（图3.27）中滤掉特殊激发波长以外的其他所有波长，以防止干扰光源。

滤光片可以做到这一点。染色的玻璃滤光片，如指定的UG1和BG12，是宽带滤光片，可传输广泛的波长，波长的范围取决于滤光片的成分和厚度。除了可能的非特异性和自体荧光，有些材料可能产生超过一个以上的激发波长，因此最好采用滤光片的窄波段传输，使其传输峰值接近荧光的最大激发值，如异硫氰酸荧光素。通常窄带滤波器是"干涉"滤光片类型，在玻璃表面上有真空金属镀膜层。它们有一个镜样表面，通过靠近光源的反射面插入到光束中。只有几种传输特性较好的滤光片可供选择。但它们十分昂贵，要谨慎操作，以避免腐蚀性指印和划痕。当使用高强度光源时，这些滤光片可能也会随时间延长而发生退化，因此需要用准确的分光光度计进行定期检查。

吸收或抑制滤光片要在目镜前安装，以防短波光线损害视网膜（图3.27）。滤光片必须能够让荧光色通过，否则会产生负面结果。吸收滤光片一般是无色的，可传输从黄色到暗橙色的波长。例如，K.470的滤光片能阻止470nm以下的所有波长。有色吸收滤光片可以改变最后的荧光标本的显色，因此报告结果时，必须记录系统中使用的所有滤光片。

荧光显微镜的聚光片

亮视场聚光镜能够使用所有可用的光源照亮物体，但是它们发出的光线直接从物体到物镜。这不仅对观察者的眼睛有潜在危害，也可以在物镜自身的黏合剂和组件层中产生自体荧光，因此大多数系统都采用了暗视场冷凝器，使光不能直接照到物镜，而且还能确保荧光的暗对比背景。同时应该认识到，由于聚光片设计的限制，只有大约十分之一的现有能源可以使用。

在大多数情况下荧光的发射非常弱，与荧光染剂或荧光团吸收能量的数量有关，有效性比率在1:1000和1:100之间最好，所以任何系统在投入使用前都要慎重考虑，尽可能降低可用的能量强度。

物镜

物镜也必须是精心挑选的。如前所述，自体荧

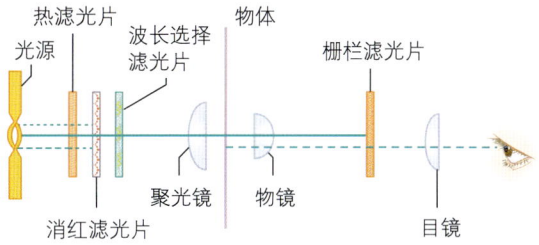

图3.27 透射荧光的光路。从光源发出的所有波长的光经过一个热吸收滤光片，到达消除红光的第二个滤光片，然后通过激发滤光片，后者只允许所需波长通过。当通过标本时，物镜收集激发光和荧光波长，前者可被屏障滤光片消除以保护观察者的眼睛。

光用亮视场照明是很危险的，但实际上只要有一个简单的消色差透镜就可以解决这个问题。暗视野照明物镜的范围相当宽，但具有更高孔径和更好的"集光能力"的精细的镜头可以使范围降低。

入射光荧光

目前荧光技术的趋势在于让入射光通过物镜上方及穿透物镜对物体进行照明（图3.28）。这种传输路径可以获得许多有利条件。

大体而言，激发光束经过选择性滤光光片后被转向物镜，通过物镜到达标本，并在此激发荧光。荧光通过正常路径回到观察者（图3.28a）。分光镜被用来分离和转移光束。这些镜片具有传输一定波长并反射其他波长的光的特性（图3.28b）。通过选择适当的镜片，需要的波长会反射到物体上，其余的则丢失了。与此同时，可见荧光能被物镜通过正常途径收集并到达目镜，而且任何被反射回来的激发光（从载玻片和盖玻片）可沿原来的路径回到来源处，从而无法到达观察者眼中。因为物镜在此系统中充当聚光镜的角色，照明和实际的数值孔径是相同的，并在其最有效的条件下进行光学校正。荧光在观察者一端被激发，而不被所覆盖的材料和切片的厚度所遮蔽，因此更加明亮。

各种类型的物镜都可以使用，包括先进的相位差和干涉差物镜，用普通的钨灯光传送照明的同时，也展示出了标本的荧光性和形态学特点。这在不能使用

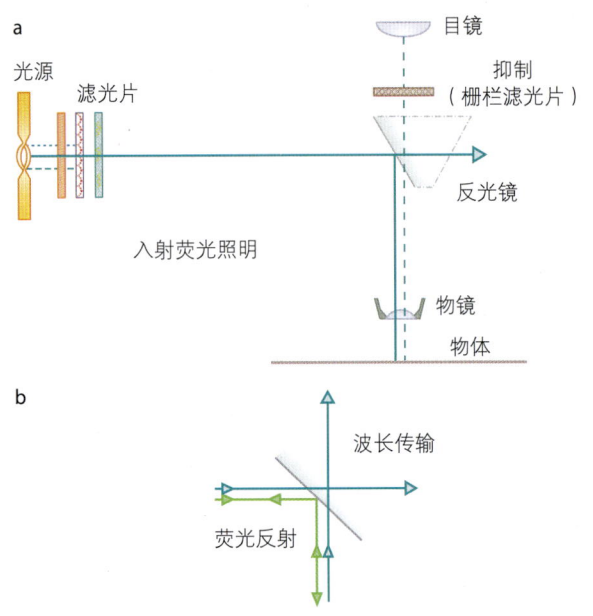

图3.28 (a)相关荧光显微镜结构图解。(b)分色镜的作用。

一系列的光学切面，甚至运用多标记技术构建出细胞或结构的三维图像。

其他技术

最近几年已经出现了一些在荧光显微镜中应用的专门技术。一个重要的技术是**荧光共振能量转移**，其中一种荧光材料的激发能量被第二种材料捕获，造成第二种材料的荧光和第一种材料的淬火。许多新技术是在应用新的荧光标记物和染料基础上发展起来的。这些新染料具有独特的发射光谱，可能比早先的染料更耐衰减。其中一个大有前途的新的荧光标记是量子点，一种由纳米级粒子的半导体金属组成的标记物。这些量子点可被激发出范围广泛的波长，并在半导体粒子大小的基础发出很窄波段的光。量子点的优势是：许多不同的点可被相同激发光激发，并且每个都会根据点的大小发出特定的颜色。

功能强大的计算机和高级程序的出现为显微镜提供了思路。应当提及的一个特别技术的是**多光谱成像**，其中一些图片是在狭窄的、特定的波长处收集的。这种图像提供了新的信息，因为图像的单个组分可以被很容易地增强，从而可增加标本形态学对比度或提高分辨率。

常规染色剂以免掩盖荧光反应时是非常有用的。

在这些系统中分光镜的利用使获得更加明亮的图像成为最终可能，因为高达90%的激发能量可以到达标本，而且90%的可视光被传送到眼睛。此外已经研制出大、小功率的油、水两用的物镜。油镜有更高的数值孔径，能收集更多的光线，避免了从盖玻片反射的散射光的大量丢失。现在低倍目镜也已经被广泛接受了，因此荧光技术急待提高。

由于荧光显微镜用的滤光片和光源，现代的荧光照明系统捕获的是数字图像，这些图像是单色（黑白）图像。出版物中高质量的彩色荧光图像都是伪彩色处理复合图像后的结果。

共聚焦显微镜

常规使用的荧光显微镜是免疫荧光显微镜，无论是否对焦，视野中都会有荧光呈现。散焦荧光会降低图像的对比度和分辨率。共焦系统采用针孔挡板阻挡图像的失焦部分，使共聚焦系统的轴向分辨率被大大提高至0.35毫米（反射），附带虽小但很重要的收获是提高横向分辨率，因此，该方法适用于光学切片。通过基于现代计算机技术和视窗操作系统的软件重组

显微镜的使用

在使用显微镜前应该知道一些注意事项。光源是否位于中央？聚光镜是否位于中央且位置是否正确？确认物镜已牢固固定并与目镜确实配套。如果显微镜专门为个人使用，这些东西可能已经调好，但如果是公用的，那么它很可能已被人改变或重新调整以适应他们自己的需要。总之，要确保光学零件干净、无尘。油腻的指纹和灰尘是光学玻璃的死敌。

通常当油镜用完后，下一个物镜会转入此位置，直接进入滴油的载物片上。有时油残留在油镜上，没有擦洗，等到再用时其已经落了一些尘埃，并形成了半透明薄膜。应仅在油镜上用油并保持其与外物隔绝。用完油镜后要清洗。可用镜纸擦掉油污。现在赞成使用二甲苯清洗镜头的前端。一些制造厂家推荐使用汽油擦洗。应当避免使用酒精和丙酮，因为它们可能渗入底板并溶解黏合剂。

一些物镜前镜头很难清理，因为它们是凹形的，许多人建议使用的脱脂棉或纱拭子从凹陷中清除污物。更好的方法是使用一块用于包装精密仪器和灯泡的聚苯乙烯泡沫塑料。一个新的泡沫塑料断面没有灰尘和有害结晶，不会刮伤玻璃。将聚苯乙烯按到镜头上并沿光轴旋转，即使是最深的凹透镜，也可迅速将油脂、水分和尘埃清除。如果镜头有湿的二甲苯，**不要**使用聚苯乙烯，否则镜头表面会粘有塑料溶解后的外壳，使事情变得更糟。

目镜会被睫毛上的油脂蒙上薄膜，应经常用镜纸清理它。擦镜纸优于布，因为少量的擦镜纸经常会被放在一个保护包内，并且用后即扔。布则有可能因为已在工作台上放置了一段时间而沾上粉尘和其他有害物质。

调试显微镜

灯泡居中

现代的显微镜（一些预先调整好灯泡位置的显微镜不需要注意）可通过一对定心螺丝来控制弹簧的活动，也可通过松动螺丝帽来调整灯头方向。刻有同心圆的毛玻璃或塑料盘被放置在光路里，通常位于显微镜脚的防尘玻璃上。通过调整灯的聚光镜，或通过移动灯的支架，灯丝可在毛玻璃盘上成像。然后调节灯泡位置直到图像居中，就很容易了。

调节聚光镜

如果显微镜具有可调聚光镜，操作它也很简单。首先，选择一个低倍物镜（10倍），并在载物台上做适当准备，调好焦距对准样本（以确定物体平面）。大多聚光镜有一个通常为高倍物镜转换光路的顶端镜头，应将其旋转到位。打开孔径光阑（在聚光镜上），关闭场光阑（在显微镜脚处）至小孔径。此时，应该在视野中看到场光阑的图像。调整聚光镜的高度直到场光阑的图像严格对焦。这对具有相同厚度的切片来说是一个正确位置。用调节螺旋将光阑图像移至中心。如果打开孔径光阑几乎到达视野边缘，则中心较为准确。当到达正确的位置时，打开场光阑，直到其恰好从视野中消失。通过关闭光阑，移动目镜来调整光阑（或镜台下部）的虹膜光圈一边。向下看镜筒一边打开光圈，直到它占据三分之一的视野。如果图像的边缘是暗的，多打开一点孔径光阑。现在数值孔径已调整，其与正在使用的物镜的数值孔径相近并达到了最佳分辨率。照明也应适当调整备用。

放置切片

换切片的时候，在移动切片之前首先降低载物台是一个好习惯，可以使损害物镜的风险降低。当把一个新切片放在载物台上并将物镜降低至焦平面时，从侧面观察，轻轻降低物镜（或更确切地说，提高载物台），直到它几乎接触切片，然后从目镜中观察并将物镜远离标本完成调焦。如果你通过目镜观察，使物镜接近切片，你很可能会错过焦平面，并且物镜有可能挤压切片而使物镜和标本受到破坏。

确保切片正确上升。当物镜倍数越高，需要的工作距离越短，而你可能在目镜下永远也找不到图像。

附加资源

许多有关显微镜的附加资源可在因特网上发现。http://micro.magnet.fsu.edu/primer 这个网站包含大量信息及图例，是一个极好的显微镜学习网站。

致谢

本书第1版中本章最初是由Roger Rose编写的；Ralph Nunn、John Bancroft和Peter Frost对以后版本的有关内容做了更新。在此对他们作出的贡献表示感谢。

4

组织固定

William E. Grizzle、Jerry L. Fredenburgh 和 Russell B. Myers 著

张彦宁 译　张淑红 校

引言

在20世纪，基于通过固定生物组织以了解其生物学功能和结构的观念促成了多种固定方法的发展。组织固定机制和原理即通过特定的固定剂使组织变硬及保存组织，并防止特殊分子丢失。组织固定机制和原理有很多种类，包括反应基团间的共价结合、与交联的共价结合、脱水以及酸性物质的作用、盐的形成和热能，还有这些作用的共同作用。混合固定剂可经由多种这些机制发生反应。

每种固定剂都有利有弊，包括组织固定后分子丢失，处理过程中组织膨胀和收缩，组织化学和免疫组织化学染色质量变化，准确进行生化分析的能力，保持细胞器结构的能力。使用甲醛溶液固定的一个主要问题是：免疫识别抗原丢失，因为这种固定方法要结合组织石蜡处理（Eltoum et al 2001a, 2001b）。同样，福尔马林固定、石蜡包埋组织的mRNA和DNA分析也有问题（Grizzle et al 2001; Jewell et al 2002; Steg et al 2006）。当在广泛应用的固定方法中进行选择时，需要权衡其好的方面与差的方面。本章讨论组织固定的基本方法、各种固定方法的优缺点，并提供了一些目前用于病理学、组织学和解剖学的各种固定液的制作方法。

病理学中固定的主要目的是保持组织形态学特征清晰和稳定（Eltoum et al 2001a, 2001b; Grizzle et al 2001）。固定剂的发明通常是经验性的，对大部分固定机制的了解是基于皮毛染色和疫苗生产的知识。为了使组织的显微结构可视化，组织染色必须能够保持细胞间的显微关系、细胞成分（如胞质和胞核）和细胞外基质而不破坏组织结构，并必须能够保持组织的原有化学组成。许多组织成分可溶于酸或其他液体，为了能够清晰地辨认组织的显微结构和微环境，其可溶性成分不能在组织固定和处理过程中溶解。要尽量减少诸如蛋白质、缩氨基、mRNA、DNA和脂滴等细胞成分丢失，并且要防止诸如胞膜、滑面内质网、粗面内质网、核膜、核糖体和线粒体的大分子结构破坏。每种固定剂及其相应的组织处理方法在保存组织的某些分子和大分子方面都会优于其他固定处理方法。如果胞浆内可溶成分丢失，那么其HE染色后胞浆颜色会变淡或改变，组织的显微结构形态则会丢失或破坏，如线粒体。同样，免疫组织化学染色对组织结构和功能的评估也会受损或丧失。

任何一种固定方法都会使组织收缩、膨胀和变硬，并使其在不同的组织化学染色后呈现不同的颜色（Sheehan & Hrapchak 1980; Horobin 1982; Fox et al 1985; Carson 1990; Kiernan 1999; O'Leary & Mason 2004）。各种组织固定方法都会使组织在染色过程中产生一些人工痕迹，然而，对于病理诊断学，重要的是，这些人工现象是固定不变的。

固定剂的作用是"在一个时间点及时固定"，以使细胞内的酶和细胞外分子的破坏或损失降低到最小，以保持大分子的结构并保护组织不受微生物的破坏。从动态变化的角度来看，固定的结果是使组织存活（Grizzle et al 2001）。固定应使组织和组织内分子特征在以后的长期保存中不会因为酶活性或微生物而裂解。因为用于诊断的从患者体内切除的组织非常重要，以后可能还要重新进行分析。

固定剂不仅在最初与组织及其周围的水环境相互作用，而且随后还有未反应的固定剂和由固定剂持续反应引起的化学修饰。固定与组织处理和染色的所有

过程均相互作用，从脱水到应用组织切片进行组织化学、酶或免疫组织化学染色（Eltoum et al 2001b; Rait et al 2004）。经过特殊的固定和处理制成的一个染色组织切片，会产生一个反映活组织原始状态的一种或几种特征的折中形态。到目前为止，还没有一种理想的固定方法被普遍接受。因此固定方法的选择是基于每种固定方法可显示的特定组织的特定形态特征的能力（Grizzle et al 2001）。在病理诊断学中，大多数病理学家选择的固定方法是10%的中性缓冲福尔马林（Grizzle et al 2001）。

固定剂的一个最重要特征是：可使蜡块的苏木素-伊红（HE）染色保持高质量和一致性，无论是在初始还是在保存至少十年后。固定剂都必须有阻止降解酶活性和自溶以及减少可溶性分子从其原来部位扩散的能力，从而使组织的显微结构无论是长期还是短期都不被破坏。一种好的固定剂的另一个重要特征是：可以破坏感染性的微生物，从而保持细胞和组织的完整性。安全使用一种固定剂的重要条件是其无毒、无可燃性（Grizzle & Fredenburgh 2005）。新的生物学方法的发展、对人类基因组的更多了解以及快速评估疾病过程的需要，意味着各种固定剂还应该可以使大分子恢复，包括蛋白质、mRNA和DNA，从而使组织在固定和石蜡包埋后没有太大的生化改变。

理想的固定剂的另外一些重要特征包括可用于各种组织，包括脂肪、淋巴和神经组织；大小标本都能够保存；并且还能支持组织化学、免疫组织化学、原位杂交和一些其他特殊染色技术。理想的固定剂应该能够快速渗透和固定组织，保质期至少为一年，并且适用于组织自动化处理方式。理想的固定剂还应该易于处理和回收，在组织长期保存后仍完好无损，而且价格合理。

Hopwood在本文最新版中、Horobin（1982）和Rait等（2004, 2005）已对各种固定剂的理论进行了综述。

固定的类型

组织固定可通过物理和（或）化学方法来实现。物理方法是独立的过程，如加热法、微波法和冷冻-风干法，在医学病理学或动物病理学、解剖学和组织学的日常工作中并不常用，除非在Gram染色之前对微生物进行加热固定。为进行组织病理学诊断而用于组织处理的大多数固定方法依靠化学固定，是用液体固定剂。对用于病理诊断学的固定剂的要求是：随着时间的推移，组织HE染色后切片的微观形态是可复制的。用于研究领域的固定方法较多，包括使用蒸气固定和通过向动物的血管系统注射固定剂来固定整个动物。

几种化学药品或化学药品的混合物可以作为很好的固定剂，能够完成许多目的的固定。一些固定剂要添加共价活性基团，后者在蛋白质之间、单个蛋白组分之间、在核酸内以及在核酸与蛋白质之间可以产生交联（Horobin 1982; Eltoum et al 2001a, 2001b; Rait et al 2004, 2005）。这种"交联固定剂"的最好例子是醛和戊二醛。另一种固定方法是使用这些固定剂将组织的水分去掉，从而使蛋白质沉淀和凝固。这类脱水剂有乙醇、甲醇和丙酮。其他固定剂是通过改变pH或形成盐使蛋白质和核酸变性，如乙酸、三氯乙酸、氯化汞和醋酸锌。一些固定剂是将试剂混合，制成混合固定剂，如酒精福尔马林溶液可通过加入共价羟甲基和交联以及凝固和脱水作用使组织固定。

固定的物理方法

加热固定

加热固定是最简单的固定方法。煮鸡蛋或漂洗鸡蛋可使其蛋白质沉淀，切开后可分清蛋黄和蛋清。与新鲜鸡蛋相比，加热固定后的鸡蛋的各种成分都不溶于水。将一片冰冻组织切片置于加热的显微玻片上，不仅会使其与玻片紧贴，而且可以通过加热和脱水使其部分固定。尽管组织在盐水中煮开后可以充分显示其形态，但在组织病理学中，加热主要用于加快其他固定和组织处理过程。

微波固定

微波加热可使固定加速，可以减少某些大体标本的固定时间，使组织固定时间从12小时减少到少于20分钟（Anonymous 2001; Kok & Boon 2003; Leong 2005）。对福尔马林中的组织进行微波固定时如容器无盖子，会产生大量有害气体而引起安全问题，必须设计能在微波处理过程中处理这些有毒气体的程序。

最近，已有以乙二醛为主的市售的固定液，在加热55℃时不产生蒸气，已成为一种有效的微波固定液。

冻干和冷冻置换

冻干是一种用于研究可溶性物质和小分子的有用技术；将组织切成薄片，浸于液氮中，水在真空室内-40℃时会被除去。之后，将组织置于甲醛蒸气中做后固定。在置换过程中，将标本浸于-40℃的固定液中，如丙酮或酒精，这些固定液在冰晶溶解过程中可缓慢去除水分，而蛋白质不变性；将温度逐步升高到4℃，固定过程即完成（Pearse 1980）。这两种固定技术的优缺点将在第7章详细讨论。

化学固定

化学固定是使用有机溶剂或无机溶剂来维护组织的适当形态。化学固定剂分为三类：凝固固定剂、交联固定剂和复合固定剂。

凝固固定剂

无论是有机溶剂还是无机溶剂均可使组织蛋白凝固而不溶解。细胞结构主要由脂蛋白和诸如胶原的纤维蛋白支撑；使这些组织蛋白凝固则可在光镜水平保持组织形态。不幸的是，这种固定剂会使胞浆絮凝，并可使线粒体和分泌颗粒保存不良，因此这种固定剂不能用于超微结构分析。

脱水凝固固定剂

最常用的凝固固定试剂是酒精（如甲醇和乙醇）和丙酮。结构上甲醇比乙醇更接近于水，所以乙醇比甲醇更易与分子的疏水区接触，乙醇凝固固定开始时的浓度应为50%~60%，而甲醇应为80%以上（Lillie & Fullmer 1976）。用这些试剂将组织内的自由水分去除并替代组织内的蛋白有几个潜在作用。水分子围绕在蛋白质的疏水区周围，通过推挤作用，疏水区的化学基之间会联系得更紧密从而连接得更稳定。去除水分后，相反的原理则使其疏水键减弱。同样，水分子可使亲水区蛋白之间的氢键更牢固，而去除水分后氢键则不再稳固。这些变化联合起来可破坏蛋白质的三维结构。另外，随着水分的去除，疏水区移到蛋白表面，蛋白结构可部分逆转。一旦一种可溶性蛋白的三维结构改变，回复为一个更有序的可溶性蛋白的速度就会减缓，即使重返水环境中，固定后，大多数蛋白都会变为不可溶的。

破坏蛋白质的三维结构，即变性，改变了它们的物理性质，有可能使其变为不可溶并丧失功能。大多数蛋白质的溶解度在有机环境中降低，有将近13%的蛋白会丢失，如用丙酮固定剂（Horobin 1982）。影响大分子溶解性的因素有：

1. 温度、压力和pH。
2. 溶质的离子强度。
3. 盐溶常数，显示静电相互作用的影响。
4. 盐溶和盐析相互作用。
5. 变性试剂的类型（Herskovits et al 1970; Horobin 1982; Papanikolau & Kokkinidis 1997; Bhakuni 1998）。

酒精所致的蛋白变性是不同的，取决于对酒精的选择及其浓度，有机物质和无机物质的出现，以及固定时的pH和温度。例如，对于所致蛋白变性而言，乙醇＞苯酚＞水和多羟基酒精＞一元羧酸＞二羟酸（Bhakvni 1998）。

其他类型的凝固固定剂

酸性固定剂，如苦味酸和三氯醋酸，可改变离子化蛋白侧链的电荷，如（$-NH_2 \rightarrow NH_3^+$）和（$COO \rightarrow COOH$），并可破坏静电和氢基连接。这些酸也可将一个亲脂的阴离子插入亲水区，并因此破坏蛋白的三维结构（Horobin 1982）。乙酸可凝固核酸，但不能使蛋白固定和沉淀；因此需要加入其他固定试剂以防止核酸丢失。三氯醋酸（CL_3CCOOH）可以渗透到蛋白质的疏水区，产生的阴离子（$-C-COO^-$）可与氨基的电荷发生反应。这种作用可使蛋白质沉淀并析出核酸。苦味酸或三硝基甲苯轻度溶于水，可形成弱酸溶质（pH为2.0）。在反应中，其可与蛋白基团形成盐而使蛋白凝固。如果溶质是中性的，沉淀的蛋白质会重新溶解。应用苦味酸固定可使染色更鲜亮，但苦味酸的低pH溶质能导致核酸水解和丢失。

非凝固交联固定剂

一些化学物质被用作固定剂是因为它们在蛋白质内和蛋白质之间、核酸内和核酸之间以及蛋白质和核酸之间可形成交联。交联可能不是短时固定的主要机制，所以"共价添加性固定剂"可能是这组固定剂更适合的名称。例如，甲醛、戊二醛和其他乙醛（如氯乙醛和乙二醛）、金属盐（如水银和氯化锌）以及其他金属化合物（如三氯化铢）。乙醛类（即 $-C\overset{H}{\underset{O}{\diagup}}$ ）是化学性和生物性反应，能够产生许多组织化学反应，如自由乙醛类能产生嗜银反应（Papanikolau & Kokkinidis 1997）。

甲醛固定

10%的中性缓冲甲醛溶液（NBF）是诊断病理学中最常用的固定剂。纯甲醛是一种蒸气，完全溶于水后形成含37%～40%的甲醛溶液；这种水溶液称为"福尔马林"。通常用于固定组织的"10%的福尔马林"是10%的福尔马林溶液，即大约含有4%的重量体积比的甲醛。甲醛与大分子的反应极多且复杂。Fraenkel-Conrat及其同事使用简单化学，精心地确认了甲醛与氨基酸和蛋白质的大多数反应（French & Edsall 1945; Fraenkel-Conrat & Olcott 1948a, 1948b; Fraenkel-Conrat & Mecham 1949）。在水溶液中，在固定的第一步，甲醛形成亚甲基氢氯化合物，一个亚甲基乙二醇（Singer 1962）。

$$H_2C=O + H_2O \rightarrow HOCH_2OH$$

亚甲基氢氯化合物与蛋白质的几个侧链反应，形成反应性羟甲基侧链（$-CH_2-OH$）。10%的中性缓冲福尔马林的固定时间相对较短（数小时至数天）。羟甲基侧链的形成可能是反应的基础和特征。在现在相对较短的固定时间内，真正的交联可能很少形成。

甲醛也可与核酸和核蛋白反应（Kok & Boon 2003; Leong 2005）。它可渗透于核酸和蛋白质之间，使核酸-蛋白质架稳固，同时它也可通过与核苷核蛋白的自由氨基反应而改变核苷。在单个自由的DNA，交联反应开始于腺嘌呤-胸腺嘧啶（AT）丰富区，并且随着温度的升高而增加（McGhee & von Hippel 1975a, 1975b, 1977a, 1977b）。甲醛在不饱和脂滴中可与C=C和—SH反应，但不与碳水化合物反应（French & Edsall 1945; Hayat 1981）。

缩氨酸或蛋白质的侧链大多与亚甲基氢氧化合物反应，所以对甲醛有很高的亲和性，包括赖氨酸、半胱氨酸、组氨酸、精氨酸、酪氨酸及丝氨酸和苏氨酸的反应性氢氧化合物（见表4.1）（Means & Feeney 1995）。

Gustavson（1956）曾报道，"过固定"中即制革中一个最重要的交联是赖氨酸和蛋白骨架的氨基之间的反应。由于当前诊断病理学和生物学应用领域中组织固定时间较短，与蛋白的骨架产生交联是不可能的（French & Edsall 1945; Fraenkel-Conrat et al 1945, 1947; Fraenkel-Conrat & Olcott 1948a, 1948b; Fraenkel-Conrat & Mecham 1949; Gustavson 1956）。

甲醛的可逆性——大分子反应

反应基可与氢基结合或互相结合形成亚甲基桥。如果洗掉福尔马林，反应基将迅速返回最初状态，但已形成的桥保留。

$$\underset{\text{赖氨酸羟甲基}}{-(CH_2)_4-NH-CH_2OH} + H_2O \xrightarrow{\text{充分清洗}}$$

$$\underset{\text{赖氨酸}}{-(CH_2)_4-NH_2} + \text{甲醛被洗去}\ (HO-CH_2-OH)$$

冲洗24小时可除去50%的反应基，冲洗4周可除去90%的反应基（Helander 1994）。这表明实际的交联是一个相对缓慢的进程，所以，对于用于诊断病理学的快速固定，大多数组织处理前用福尔马林进行的"固定"可使反应性羟甲基的形成停止。

在福尔马林中长期贮藏时，反应基可被氧化形成更加稳定的反应基（如酸—NH—COOH），后者不容易用水或酒精冲洗掉。这样，接下来的固定将标本置于水或酒精中不能使标本进一步固定，因为最初由福尔马林诱导的反应基可以逆转和被清除。尽管最初认为交联是生物（基于短时间内的有限数目的交联链）组织固定的最重要的化学反应，这些羟甲基的形成可能确实可使大分子变性并使它们不可溶解。因为这些冲洗实验还未重复，其真正的机制及其在福尔马林中固定的重要性还不确定。与只用流动水冲洗一样，过固定的组织可以通过将组织浸透在浓缩的氨水加20%的水合氯乙醛中被部分纠正（Lhotka & Ferreira 1949）。Fraenkel-Conrat及其同事常注意到，增加和浓

表4.1 缩氨酸或蛋白的侧链及与其结合的亚甲基

缩氨酸/蛋白的侧链	迎接亚甲基
精氨酸侧链	
N-终末氨基酸，如赖氨酸	
半胱氨酸的硫氢基团	

缩福尔马林与氨基酸和蛋白质的反应是不稳定的，很容易通过稀释或透析逆转（Fraenkel-Conrat et al 1945, 1947; Fraenkel-Conrat & Olcott 1948a, 1948b; Fraenkel-Conrat & Mecham 1949）。

短期固定中交联的基本类型是赖氨酸侧链上的羟甲基和精氨酸（通过次级氨基酸基）、天冬酰胺、谷氨酰胺（通过次级氨基酸基）或酪氨酸（通过羟基团）（Tome et al 1990）。如赖氨酸甲基羟氨基可与精氨酸基反应形成赖氨酸—CH_2—精氨酸交联；同样的是，一个酪氨酸甲基羟氨基可与半胱氨酸基连接形成一个酪氨酸—CH_2—半胱氨酸交联。这些大分子间的每一个交联有不同的稳定性，可通过温度、pH、环境类型和组织渗透进行调整（Eltoum et al 2001b）。人类组织和动物组织的福尔马林浸泡饱和时间大约是24小时，但交联反应可以持续很多个星期（Helander 1994）。

因为市售甲醛的成分中5%～10%是蚁酸，当甲醛溶解在一个非缓冲水溶液中时会形成酸性溶液（pH为5.0～5.5）。与NBF相比，酸性福尔马林与蛋白质反应得更慢，因为氨基酸已带电荷（如—N^+H_3）。溶液需要的pH低于5.5；然而，对于产生—N^+H_3基，对较低的pH的要求可能与在肽中的需要不同。对于保存免疫识别能力而言，酸性福尔马林比NBF更强

(Arnold et al 1996)。使用酸性福尔马林固定的缺点是：随着血红蛋白降解，形成棕-黑色色素。这种在组织中形成的血红素相关的色素通常不是个大问题，除非患者有凝血障碍（如镰刀形红细胞病、疟疾）。

甲醛最初会保护缩氨酸-蛋白质连接和细胞器的普通结构；如果溶液含有钙，它可与核酸反应，但不会影响对碳水化合物和脂滴的保护（Bayliss High & Lake 1996）。

戊二醛固定

与甲醛相比，对有关戊二醛的生物反应和效果了解得较少，因为它在生物学领域还没有广泛使用。戊二醛是一种具有双重功能的醛，它的反应基与甲醛的反应基相同。在水溶液中，戊二醛多聚物可形成循环的和寡聚性复合物（Hopwood 1985），并且也可氧化成戊二酸。为了增加稳定性，其需在4℃、pH大约为5的条件下保存（Hopwood 1969）。

$$\overset{H}{\underset{O}{\diagdown}}C-(CH_2)_3-C\overset{O}{\underset{H}{\diagdown}}$$

与甲醛不同，戊二醛的分子两端都有一个醛基。每一次反应都有一个不反应的醛基被卷入蛋白质，并且这些醛基团可以进一步与蛋白质交联。醛基可选择性地与许多化学物质反应，包括抗体、酶或蛋白。戊二醛与单个蛋白质（如牛的血清蛋白）反应的最大pH值为6~7，其反应速度较快（Habeeb 1966），产生的交联比甲醛多（Habeeb 1966; Hopwood 1969）。交联是不可逆的，能抵抗酸、尿素、羟基脲和热（Hayat 1981）。与甲醛相似的是，与赖氨酸的反应是交联中最重要的。

戊二醛的广泛交联可使超微结构得到更好的保存，但这种固定方法也会给免疫组化方法带来负面效应，并且可减慢固定剂的渗透。因此任何在戊二醛中进行固定的组织必须小（最大径0.5mm），除非醛基被锁住，如果使用多种组化染色方法可增加背景染色（Grizzle 1996a）。戊二醛不会与碳水化合物或脂滴反应，除非它们含有像磷脂中一样的游离氨基（Hayat 1981）。在室温下，在缺少核组蛋白时，戊二醛不与核酸交联，但在45℃或45℃以上时可与核酸反应（Hayat 1981）。

四氧化锇固定

四氧化锇（OsO_4）是一个毒性固态物质，可溶于水，也可溶于无极性溶质，并可与亲水性基和疏水性基反应，包括蛋白质侧链，可能引起交联（Hopwood et al 1990）。反应基包括硫氢基、二硫化物、酚基、羟基、羧基、氨基和杂环基团。四氧化锇已知可与核酸反应，特别是2,3-乙二醇一部分的终端核糖基和胸腺嘧啶残端的5,6双链。OsO_4固定核和用乙醇脱水可表现出DNA的显著团块。这个不可接受的人工现象发生可以通过在固定前用高锰酸钾（$KMnO_4$）、固定后用乙酸双氧铀或在固定时加钙离子和色氨酸而避免（Hayat 1981）。OsO_4与碳水化合物的反应不确定（Hayat 1981）。在锇固定时大量的蛋白质和碳水化合物从组织中丢失，一些可能是由于OsO_4的组织渗透有限，仅限于在表面（即小于1mm），或其反应速度缓慢。在电镜中，这种丢失可通过组织最初在戊二醛中固定而最小化（见第30章）。锇的最特征性的反应是其与油脂和磷脂的不饱和链反应：

$$\begin{matrix} | \\ H-C \\ \| \\ H-C \\ | \end{matrix} + OsO_4 \longrightarrow \begin{matrix} | \\ H-C-O \\ | \quad \quad \diagdown \\ \quad \quad \quad Os \\ | \quad \quad \diagup \\ H-C-O \\ | \end{matrix} \overset{O}{\underset{O}{\diagdown}}$$

在这个反应中，锇从其+8价转化为无色的+6价。如果两种不饱和链紧密相邻，则可能会产生锇四氧化物形成的交联。

$$\begin{matrix} | \\ H-C \\ \| \\ H-C \\ | \end{matrix} + \overset{O}{\underset{O}{\diagdown}}Os\overset{O}{\underset{O}{\diagup}} + \begin{matrix} | \\ C-H \\ \| \\ C-H \\ | \end{matrix} \longrightarrow$$

$$\begin{matrix} | & & & | \\ HC-O & & O-C-H \\ & \diagdown & \diagup & \\ & & Os & \\ & \diagup & \diagdown & \\ HC-O & & O-C-H \\ | & & & | \end{matrix}$$

尽管复合物在这个点上是无色的，用锇固定时，锇的氧化物（$OsO_2 \cdot 2H_2O$）产生可使细胞膜呈典型黑色着色。二氧化锇是黑色的、电子密集，不溶于水溶液；当以上不稳定复合物裂解时它沉积到细胞膜上。在与乙醇溶液反应的促进下，+6价的锇复合物裂解成二氧化锇（+4化合价）：

$$\begin{array}{c}-\!\!\!\underset{|}{C}\!\!-\!\!O\\-\!\!\!\underset{|}{C}\!\!-\!\!O\end{array}\!\!\!\!\underset{O}{\overset{O}{\text{Os}}}\!\!\!\!\underset{O}{\overset{O}{\diagdown}} + C_2H_5OH + 2H_2O \longrightarrow$$

$$\begin{array}{c}-\!\!\!\underset{|}{C}\!\!-\!\!OH\\-\!\!\!\underset{|}{C}\!\!-\!\!OH\end{array} + OsO_2 \cdot 2H_2O\downarrow + CH_3CHO$$

二氧化锇除了被用作电镜检查的后续固定剂，也可被用于冰冻切片中油脂的染色。二氧化锇固定可使组织膨胀，后者可在脱水步骤时恢复。也可通过在含锇的固定液中加入钙或氯化钠使膨胀减少。

用于电镜的交联固定剂

电镜检查需要谨慎保存细胞器，如胞浆和核膜、线粒体、膜连接的分泌颗粒、滑面内质网和粗面内质网。通过脱水（如乙醇），这些结构内的油脂可被许多固定液吸除，因此对于微观结构检查，使用一种不溶解油脂的固定液是重要的。可选择的固定液必须是强的交联固定剂，如戊二醛、戊二醛和甲醛混合物或Carson改进的Millonig固定液，固定后接着是使用使细胞更加稳定并突出膜的化学物质，如四氧化锇（详见第30章）。

氯化汞

用氯化汞进行固定的化学原理还不太清楚。但已知氯化汞可与铵盐、胺、氨基化合物和硫化物反应而使组织变硬。氯化汞与半胱氨酸反应可形成一个二聚物（Hopwood 2002）并酸化溶液：

巯基 —2(R—S—H) + HgCl$_2$ ⇌
(R—S)$_2$—Hg + 2H$^+$ + 2Cl$^-$

如果只有半胱氨酸出现，那么反应基团有可能是R—S—Hg—Cl。

基于汞的固定液是有毒的，应小心处理。不能让它们与金属接触，应将它们溶于蒸馏水中以防汞盐沉淀。含汞的化学物质是一个环境处理问题。这些固定液的渗透是如此缓慢，以致标本必须很薄，并且汞和酸性甲醛氧化苏木精色素能在固定后会沉积在组织上。除了在一些实验室被用来固定血源性组织（特别是B5），含汞固定剂不再常规使用（Hopwood 1973）。

硫酸锌可代替氯化汞。硫酸锌在甲醛中的特殊组成代替B5中的氯化汞，可比单用甲醛使核显示得更清晰，并且提高了组织渗透性（Carson 1990）。

特殊固定剂

重铬酸盐和铬酸固定剂

三氧化铬 $\overset{O}{\underset{O}{\diagdown}}$Cr^{+6}=O可溶于水形成酸性溶液——铬酸，pH值为0.85。铬酸是一种强有力的氧化物，可从多聚糖的1,2-二甘醇残渣上产生乙醛。这些乙醛可以在组织化学染色中发生反应（PAS和嗜银染色/亲银染色），并且会增加免疫组织化学染色的背景（Grizzle 1996a）。

CrO$_3$ + H$_2$O ⇌ H$^+$ + HCrO$_4^-$（红色）
2HCrO$_4$ ⇌ Cr$_2$O$_7^{-2}$（橙色）+ H$_2$O

真正的重铬酸盐（即+3价的铬离子）可以破坏动物组织（Kiernan 1999），但+6价的铬离子可凝固蛋白和核酸。固定和变硬反应的机制还不完全了解，但可能涉及蛋白质氧化，其长度在不同的固定剂pH值下不同。另外，减少的铬离子直接与蛋白质交联也是其机制（Pearse & Stoward 1980）。铬离子可与蛋白质的羧基和羟基侧链作用。铬酸也可与二硫化物桥作用并攻击残留亲脂物质，如酪氨酸和蛋氨酸（Horobin 1982）。含铬的固定剂在pH为3.5~5.0时是好的固定剂，可使蛋白质不可溶解且不凝固。据报道，铬在延长固定时间（大于48小时）时可使不饱和油脂不可溶，但可使饱和油脂溶解，因此线粒体可被重铬酸盐固定剂很好地保存。

含有重铬酸盐的固定剂最初也被用于准备内分泌组织染色的组织，特别是正常肾上腺髓质及其发生的肿瘤。许多这样组织染色是不常用的，如用于辨认嗜铬颗粒的嗜铬反应。它们是不可靠的，需要对照（适当固定的肾上腺髓质），但对照常不易得到。所以，这些染色大部分已被免疫组织化学染色替代，如神经特异性酶、嗜铬素A和突触素（Grizzle 1996a, 1996b）。

作为一种辅助固定剂的金属离子

多种金属离子被用于辅助固定，包括Hg^{2+}、

Pb^{2+}、Co^{2+}、Cu^{2+}、Cd^{2+}、$[UO_2]^{2+}$、$[PtCl_6]^{2-}$ 和 Zn^{2+}。水银、铅和锌是当今固定剂中最常使用的，如推荐用含锌的甲醛作为免疫组化的固定剂，其效果比用单纯的甲醛要好。然而，这不仅依赖于甲醛的pH值，也依赖于含锌的作用（Arnold et al 1996; Eltoum et al 2001a）。

复合固定剂

病理学家以甲醛为基础的固定剂制作具有可重复性的组织形态。甲醛中可以加入其他物质以产生单纯用甲醛不能有的特定效果。例如，脱水乙醇可以加入甲醛制成乙醇福尔马林。这种混合物可保存像糖原这样的分子，使组织萎缩和变硬程度比单纯用脱水固定剂要小。

复合固定剂对特定的组织有用，如将乙醇福尔马林用于固定脂肪组织，如乳腺，其内油脂的保存不重要。另外，用乙醇福尔马林固定大体标本有助辨认包埋在脂肪里的淋巴结。一些复合固定剂对保存免疫识别抗原非常有用，包括乙醇福尔马林，但免疫组化步骤中的非特异着色或背景着色会增加。戊二醛和甲醛固定液中的非反应醛基会增加背景着色，乙醇福尔马林可产生有髓神经的非特异着色（Grizzle et al 1995, 1997, 1998a, b; Arnold et al 1996; Grizzle 1996b）。

影响固定质量的因素

缓冲液和pH

甲醛固定时pH的作用可能是复杂的，取决于被固定的组织。在强酸环境中，胺是主要的靶基（—NH_2），可吸引氢离子（—NH_3^+），对水化甲醛（水合甲醛或醇化甲醛）不反应，而羧基（COO^-）失去了它们的电荷（COOH）；这可能会影响蛋白质的结构。同样，乙醇的羟基（—OH）包括丝氨酸和苏氨酸，在强酸环境下也会变得不反应。在弱酸性（French & Edsall 1945）非缓冲的4%的甲醇溶液中，反应性羟甲基和交联的形成减少（Means & Feeney 1995），因为主要的亚甲基交联是在赖氨酸和侧链自由氨基之间。甲醛固定的效果减弱和弱酸环境的交联都支持这个观察：非缓冲的福尔马林在免疫抗原识别方面的固定效果优于NBF（Arnold et al 1996; Eltoum et al 2001b）。胺和羧基的变化需要强酸环境，除非环境中的缩氨酸起作用，它们在酸性甲醛的弱酸性pH下，改变微弱。

在非缓冲甲醛的酸性pH下，血红蛋白的代谢产物有化学上的改变，形成一个棕黑色不可溶的结晶折光色素。这种色素在pH小于5.7的情况下形成，并且色素形成的程度在pH为3.0～5.0时增加。福尔马林色素容易识别，不影响诊断，除非患者有继发于造血系统疾病，产生了大量的血红蛋白裂解产物。这种色素用含有苦味酸的乙醇容易去除。为了避免福尔马林色素形成，中性缓冲福尔马林成为优选的基于甲醛的固定剂。

醋酸和其他酸主要在较低pH环境中作用并打乱蛋白质的三维结构。缓冲液用来将pH维持在适宜值。选择特定的缓冲液要根据固定剂和分析物的类型。一般使用的缓冲液是磷酸盐、甲次砷酸盐、重碳酸盐、醋酸盐。在新的复合组织处理机中必须使用低浓度盐缓冲的福尔马林，这样可使机器保持"干净"并减少操作问题。

固定时间与标本大小

Medawar（1941）研究了影响固定剂组织弥散的因素。他发现，固定的深度与固定时间的平方根直接成比例，表达如下：

$$d=k\sqrt{t}$$

恒量（k）是弥散系数，它在每种固定剂中大小不同。10%的甲醛溶液的弥散系数是0.79，100%的乙醇的弥散系数是1.0，3%的重铬酸钾的弥散系数是1.33（Hopwood 1969）。因此大多数固定剂的固定时间大约等于固定剂渗透组织的距离的平方。大多数固定剂，如NBF，大约1小时渗透1mm，对于一个10mm的球体，固定剂只有在5^2或25个小时后才能渗透球体的中心。重要的是要注意，复合固定剂的不同成分有不同的渗透率，固定剂这些方面的特性在薄的组织内有最好的表现。

不要将大体标本置于固定容器的底部；应使用浸有固定剂的软纸或布将其与桶底分开，使固定液或处理液可以从各个方向浸入组织。另外打算在处理前进行切片并储存在固定液中的没有固定的大体标本其厚度不应大于0.5cm。当打算将外科标本处理后放在包埋盒时，固定剂的渗透时间更关键。与组织处理方法相关的特定内容将分别进行讨论（Grizzle et al 2001; Jones et al 2001；也见第6章）。

固定过程缓慢，从形成反应性羟甲基到形成大量交联的时间尚不清楚。90%的反应基在冲洗4周后可被去除（Helander 1994），说明交联形成不是一个快速的过程，可能需要数周才能完成。

蛋白质可使固定剂失活，特别是在血液中或血性液体中的固定剂。因此血性大体标本在放入固定液前应先用盐冲洗。要获得理想的快速固定效果，固定液的体积至少应是标本体积的10倍。现在薄的标本可在NBF中5～6小时来固定，其中包括在组织处理机内的短期固定。在如此快速的NBF"固定"中交联形成的量是不确定的，所以甲醛固定的机制大部分是由于形成羟甲基。只要组织化学染色充分，快速固定或许是可以的；事实上，使用乙醛为基础的较短时间的固定可能可以提高免疫组化染色和其他分子学技术。

固定的温度

随着温度升高，分子弥散增加，因为温度高时分子活动和振动会加快，即温度较高时，甲醛组织渗透的速度更快。因此通过升高温度和加快分子运动的微波也被用于加速甲醛固定。然而，蒸气的增加会带来安全问题（Grizzle & Fredenburgh 2001, 2005）。大多数化学反应也会在较高温度下较快速发生，因此甲醛与蛋白质的反应会更快（Hopwood 1985）。封闭的组织处理器可使它们处理的温度直接高过石蜡保温温度（60℃～65℃），使处理容器温度稍高于室温。

固定剂的浓度

固定剂的适宜浓度主要由有效性和可溶性决定。福尔马林的浓度大于10%的会增加组织变硬和收缩的程度（Fox et al 1985）；乙醇浓度低于70%不能有效地从组织内去除自由水。

固定剂的重量分子渗透压浓度和离子组成

缓冲液和固定剂的重量分子渗透压浓度很重要；高渗溶液和低渗溶液会分别导致不同的组织收缩和膨胀。最好的结果是轻度高渗（400～450mOsm），然而，10%的NBF的重量分子渗透压浓度大约是1500 mOsm。相似的是，不管重量分子渗透压浓度的影响如何，各种离子（Na^+、K^+、Ca^{2+}、Mg^{2+}）都可以影响细胞的外形和结构。液体的离子成分应该尽可能是与组织等渗的。

添加剂

在固定剂中添加电解质和非电解质可促进被固定组织的形态学。这些添加剂包括氯化钙、硫氰酸钾、硫酸铵和二氢磷酸化钾。电解液可以直接与蛋白质反应引起变性，也可以单独与固定剂和细胞成分反应（Hayat 1981）。用于加入组织处理器的固定剂的电解质有多种。用电解质缓冲的固定液，如磷酸，可使组织处理器由于盐沉淀而出现问题。加入非电解质物质也有报道可提高固定质量，如蔗糖、右旋糖酐和清洁剂（Hayat 1981）。

选择或避免特殊固定剂

我们已强调，固定剂的选择要在利与弊之间进行权衡。Kiernan（1999）最先制作了一个固定剂作用表；后来Eltoum等（2001b）对该表进行了修改并予以发表，表4.2是后者进一步修改的表格。

然而，特殊固定剂并不适合大多数组织，应该避免使用。用于组织染色的固定剂的主要问题是：由于溶解/析出而丢失特定组化方法的靶分子。一般而言，一些分子在水溶性固定液中可溶（如糖原），而其他可溶于有机固定液（如油脂）。一些固定液可以化学上改变组织化学染色的靶分子，并因此影响特殊染色的质量（如戊二醛用于银染）；这包括由于固定引起pH改变所导致的染色改变。有关固定效果对组织化学染色的影响的讨论可参见Sheehan和Hrapchak（1980）的著作。

我们以前已对Sheehan和Hrapchak（1980）制作的表格进行的调整（Eltoum et al 2001b），以便有害的固定方法能够一目了然。表4.3对此修改表做了进一步的修改。

单独组织的固定

眼睛

眼球必须牢固固定以便切出用于包埋的好的切片。眼球可用NBF固定，一般固定48小时；为了加快

表 4.2　单个或混合固定剂的作用

固定剂类型	脱水	乙醛交联	氯化汞和甲醛或醋酸混合液	四氧化锇	苦味酸加福尔马林和乙酸	乙醇加福尔马林混合液
举例	乙醇甲醇丙酮	甲醛戊二醛	Zenker液B5	在戊二醛后的后固定	Bouin液	酒精福尔马林
对蛋白的作用	不加化学物质的沉淀	交联；加活性羟甲基到胺、氨基化合物、反应乙醇和硫基；交联胺/氨基或蛋白的硫侧链	添加剂和凝固剂	添加剂交联；一些去除；一些破坏	添加剂和非添加剂性固定；一些吸除	添加剂和沉淀
mRNA/DNA	轻度	缓慢交联；轻度吸除	凝固	轻度吸除	无作用	轻度
油脂	广泛吸除	无作用	无作用	通过双链的交联使不溶	无作用	广泛吸除
碳水化合物	无作用	对纯碳水化合物无；对糖蛋白含有交联	无作用	轻度氧化	无作用	无作用
HE染色质量	满意	好	好	差	好	好
对超微结构的作用（细胞器）	破坏超微结构，包括线粒体、蛋白、凝固物质	戊二醛保存效果为好（NBF）到极佳；Carson-Millonig中的保存效果为足够好	保存差	用于膜的观察	差，会破坏细胞膜	差
常用公式	70%～100%的溶液或与其他固定剂混合	甲醛（37%）—10%的V/V水溶液，用磷酸盐缓冲到7.2～7.4。戊二醛—2%缓冲到7.4	氯化汞与醋酸混合加入重铬酸盐或与甲醛混合加入醋酸盐	1%的溶液缓冲至7.4	水溶性苦味酸、福尔马林、冰醋酸	10%的甲醛（37%）混有90%的乙醇
重要变量/问题	时间、温度、pH、浓度/应只用于小的或薄的标本	时间、温度、pH、浓度、标本厚度	线粒体和核膜的完整性被破坏；不适于一些染色；媒染剂	剧毒	线粒体和核膜的完整性被破坏；不适于一些染色；媒染剂	时间、标本直径、标本厚度
特殊用途	保存小的非脂肪性分子，如糖原；保存酶活性	普通的适用所有用途的固定剂；如果使用四氧化锇，则最适合于超微结构保存后固定	是造血组织的良好固定剂	超微显示膜；冰冻切片上的脂肪	用于结缔组织染色的好固定剂（三色的）	是特异性免疫组织化学反应良好的普通固定剂，很适于检测脂肪组织内的淋巴结；去除组织内的脂肪

表4.3 配伍禁忌的染色剂和固定剂

特殊染色的靶组织	特殊染色的类型	不能用的固定剂	需用或最好的固定剂
阿米巴虫	Best卡红	水溶性固定剂	酒精或酒精福尔马林
胆固醇和胆固醇酯类	Schultz方法	Bouin液、Zenker液	10%的NBF（冰冻切片）
	地高辛	Bouin液、Zenker液	10%的NBF（冰冻切片）
嗜银颗粒	含铁的铁氰化合物减少试验		Orth液、Möller液
	Gomori-Burtner六亚甲基四胺银		Orth液、Möller液
	PAS		
	Mallory苯胺蓝胶原染色	重铬酸盐和乙醇为基础固定液	10%的NBF、Bouin液、Heiden Hain 氯化汞
结缔组织	Wilder网状组织	非苦味酸固定液	10%的NBF、Zenker液、Helly液、Bouin液
	Masson三色染色	NBF组织必须用（Bouin液）后固定	
	Mallory苯胺蓝胶原染色	无，适合各种固定剂	Zenker液
铜	Mallory染色	福尔马林	酒精为基础的固定剂
变性的髓磷脂	Marchi方法	无，适合各种固定剂	Orth液需48小时 10%的NBF
DNA/RNA	福尔根反应染色	Bouin液，强酸	乙醇
弹力纤维	Gomori乙醛品红	非铬酸盐	10%的NBF
脂肪/油脂	硫酸尼罗蓝	适合各种固定剂	福尔马林钙盐
	锇酸（冰冻切片）	适合各种固定剂	10%的NBF
	油红O染色法（冰冻切片）	Zenker液、Helly液	10%的NBF
	苏丹黑B（冰冻切片）	Zenker液、Helly液	10%的NBF
纤维	Mallory	Bouin液	Zenker液
	酸性苏木精		
	Weigert纤维染色	Bouin液	无水乙醇、Carnoy液、酒精福尔马林
糖原	Bauer-Feulgen	水溶性固定剂	Carnoy液或Gendre液
	PAS	水溶性固定剂	酸性酒精福尔马林
	Best深红	水溶性固定剂	无水乙醇、Carnoy液
糖蛋白	Müller-Mowry 胶体铁	铬酸盐	酒精福尔马林 Carnoy液
血红蛋白	Lepehne染色法（冰冻切片）	Zenker液	10%的NBF，短时间
	Dunn-Thompson染色法	Bouin液、Zenker液、Helly液	10%的NBF
乙型肝炎表面抗原	地衣红	非铬酸盐	
	乙醛品红		
铁	Mallory染色	福尔马林	酒精为基础的固定剂
肾近球细胞	Bowie染色	无，适合各种固定剂	Helly液
黑色素	DOPA氧化酶	无，适合各种固定剂	见操作
线粒体		脱水剂、乙醇、甲醇、丙酮	Carson-Millonig液
黏液蛋白	PAS	戊二醛	

表4.3　配伍禁忌的染色剂和固定剂（续）

特殊染色的靶组织	特殊染色的类型	不能用的固定剂	需用或最好的固定剂
神经内分泌颗粒	快速嗜银 Fontana-Masson	乙醇、甲醇、丙酮	10%的NBF
胰腺α、β和δ细胞	三色-PAS	酒精为基础的Zenker液、Bouin液	10%的NBF或Helly液
Paneth细胞颗粒	四溴四氯荧光素钠 柠檬黄染色法	酸性固定剂	10%的NBF
周围神经鞘成分	Bielschowski染色法用于神经纤维和轴突	无，适合各种固定剂	在10%的NBF中固定3~6周
	Bodian染色法用于髓鞘和非髓鞘神经纤维	无，适合各种固定剂	9份乙醇 1份福尔马林
	Nonidez染色法用于神经纤维和轴突	无，适合各种固定剂	100ml的50%的乙醇加25g水合氯醛
	Rio-Hortega染色法用于神经纤维	无，适合各种固定剂	10%的NBF
	免疫组织化学染色的生物素-卵白素	酒精福尔马林	锌的酸性10%的福尔马林
磷脂	Smith-Dietrich染色法（冰冻切片）	适合各种固定剂	福尔马林钙盐
	Baker酸性铁血红素染色法（冰冻切片）	适合各种固定剂	10%的NBF
垂体β细胞	刚果红染色用于β细胞	NBF需要媒染剂	10%的NBF
	Gomori乙醛品红染色用于β细胞		Bouin液
银染色	Fontana-Masson-Grimelius染色法	水合氯醛	
螺旋菌	Giemsa染色法	Bouin液、Zenker液	
	Gram技术	Bouin液、Zenker液	
	Levaditi染色	Bouin液、Zenker液	
	Warthin-Starry染色	无，适合各种固定剂	10%的NBF
尿酸结晶	Gomori乌洛托品 尿酸银染色	无，适合各种固定剂	无水乙醇
	Gomori铬明矾 苏木素-焰红染色	避免铬酸盐的固定剂	Bouin液

速度，固定24小时后可以在眼球内切一或两个小窗（避开视网膜和虹膜）。大体描述后，可用新的锋利刀片切去前房（虹膜）和后房（如视神经），在处理前，将眼球成分在缓冲甲醛溶液中再固定48小时或更长时间。眼球可以包埋在火棉胶或石蜡内。研究Schlemm小管和（或）液体流出通路建议进行眼球的灌注固定。

脑

将整个大脑固定的问题是：能否使它足够硬以进行神经解剖学研究并制作能够显示组织病理学的切

片，以及能够进行所需的免疫组化染色。传统上，这种固定至少需要2周。Adickes等（1997）提出了一种可以达到以上所有要求的灌注技术，而且可在5～6天内就出报告。这种方法依靠经中脑室的脑灌注。固定剂也可通过使用微波技术来加强（Anonymous 2001; Kok & Boon 2003; Leong 2005）。如果免疫组化染色是用生物素-卵白素方法来进行，那么乙醇福尔马林不能用于脑的固定（Grizzle et al, unpublished data）。也见第19章。

肺

肺活检组织一般在NBF中固定。尸检的肺组织可以通过气管或主支气管在NBF中充气固定，根据我们的经验，这种固定的肺标本可以在2小时内切片。大体标本固定要过夜，次日进行处理和切片。

淋巴组织

所有淋巴组织都应予以特别注意，因为许多微生物（如结核分枝杆菌和病毒）都会隐藏在淋巴网状系统中。淋巴组织标本常被切分，有代表性的新鲜组织送去做特殊研究（如荧光流式细胞术），其余组织在NBF中固定，有些实验室将部分淋巴组织固定在B5或锌中。

睾丸

睾丸活检标本常规固定在NBF中。

肌肉活检

肌肉活检标本接收时是新鲜的。一部分用于酶组织化学染色（见第7章和第20章）。用于常规组织学染色的组织在NBF中固定并包埋，所以标本的肌肉纤维可见到横切或纵切面。处理后可行HE染色、三色染色，如果怀疑有淀粉样变性，可行刚果红染色。

肾活检

肾穿刺活检标本应分成三份，每份都应含有足够数量的肾小球。每份应根据分析方法采取不同的固定方法：

- 常规组织学检查使用NBF或Carson改良的Millonig方法固定
- 超微结构分析用Carson改良的Millonig方法或2%的缓冲戊二醛（pH为7.3）固定
- 免疫荧光检查用市售的转换溶液，如Zeus®。

固定剂的有用公式

Gray（1954）列举了600多条用于制作各种固定剂的公式。下面是组织学技术学家和解剖学家最常用的固定剂及其公式。这些公式许多是基于组织化学的标准教科书（Sheehan & Hrapchak 1980; Carson 1990; Kiernan 1999）。这些公式在不同文章中稍有差别，但这些差别不会引起问题。

对于常规组织学，10%的中性缓冲福尔马林（NBF）常用于初步固定剂组织处理机的第一步处理。NBF是用磷酸盐缓冲的10%的甲醛溶液。市售的甲醛溶液是37%～40%的溶液，在下面的公式中称为37%的甲醛溶液。

中性缓冲的10%的福尔马林

自来水	900ml
福尔马林（37%的甲醛溶液）	100ml
磷酸钠，单（价）碱的，一水合物	4g
磷酸钠，二碱基的，无水的	6.5g

pH值应为7.2～7.4

还有其他NBF公式和相关固定剂。从不同的公司购买的NBF其醛成分有很大不同，他们会加入一些物质，如甲醇（Fox et al 1985）或其他物质以使NBF制备液稳定（Grizzle et al unpublished）。

Carson改良的Millonig磷酸盐缓冲福尔马林

甲醛（37%～40%）	10ml
自来水	90ml
磷酸钠，单（价）碱的	1.86g
氢氧化钠	0.42g

如果自来水硬和（或）含有固体，可以使用去离子水。其pH应为7.2～7.4。这个公式据报道比NBF更适合用于超微结构的保护。

有时，"正式的"这个术语是用于指10%的福尔马林或3.7%的甲醛溶液。

正式的（10%的福尔马林），乙酸钙

自来水	900ml
甲醛（37%）	100ml
乙酸钙	20g

这是一个好的保存脂肪的固定方法。

正式的（10%的福尔马林），盐

自来水	900ml
甲醛（37%）	100ml
氯化钠	9g

正式的（10%的福尔马林），锌，非缓冲的

自来水	900ml
甲醛（37%）	100ml
氯化钠	4.5g
氯化锌或（硫酸锌）	1.6g（或3.6g）

含锌的福尔马林据报道是一种用于免疫组化染色的优良的固定剂。

福尔马林，缓冲盐水

自来水	900ml
甲醛（37%）	100ml
氯化钠	9g
磷酸盐，二元的	12g

福尔马林，缓冲锌

10%的中性缓冲福尔马林	1000ml
氯化锌	1.6g

汞固定剂

汞溶液固定的问题是：几种色素会和汞结合。这些色素先用碘后用硫代硫酸钠处理可从切片上去除。

Zenker溶液

蒸馏水	250ml
氯化汞	12.5g
重铬酸钾	6.3g
硫酸钠	2.5g

使用之前加5ml的冰醋酸到95ml的以上溶液中。此溶液对血性（淤血）标本和三色染色是一种很好的固定剂。

Helly溶液

蒸馏水	250ml
氯化汞	12.5g
重铬酸钾	6.3g
硫酸钠	2.5g

使用之前加5ml的37%的甲醛溶液到95ml的以上溶液中。此溶液对骨髓髓外造血和闰盘的染色很好。

Schaudinn溶液

蒸馏水	50ml
氯化汞	3.5g
无水乙醇	25ml

Ohlmacher溶液

无水乙醇	32ml
三氯甲烷	6ml
冰醋酸	2ml
氯化汞	8g

此固定渗透很快。

Carnoy-Lebrun溶液

无水乙醇	15ml
三氯甲烷	15ml
冰醋酸	15ml
氯化汞	8g

此固定渗透很快。

B5固定剂

储备溶液：

氯化汞	12g
醋酸钠	2.5g

蒸馏水   200ml

使用前加2ml甲醛溶液（37%）到20ml储备液中。

常用于骨髓、淋巴结、脾和其他造血组织。

重铬酸盐固定剂

重铬酸盐固定的公式的名称有变化，但公式本身不变。固定时间（24小时）很关键。固定后应冲洗组织，并移到70%的乙醇里。固定后未冲洗的组织可引起组织内色素沉淀。处理到石蜡盒时会发生广泛的收缩。

Miller溶液或Möller溶液

重铬酸钾	2.5g
硫酸钠	1g
蒸馏水	100ml

Möller溶液或Regaud溶液

重铬酸钾	3g
蒸馏水	80ml

使用时加20ml甲醛（37%）。

Orth溶液

重铬酸钾	2.5g
硫酸钠	1g
蒸馏水	100ml

使用时加10ml的福尔马林（37%）。

石墨固定剂

见特殊固定剂。

苦味酸固定剂

许多苦味酸固定剂是苦味酸的饱和水溶液。2.1%的水溶苦味酸会产生饱和溶液，5%的苦味酸会在纯乙醇内产生饱和溶液。

Bouin液

饱和的水溶性苦味酸	1500ml
37%的甲醛	500ml
冰醋酸	100ml

Bouin液是一种用于结缔组织染色的极好的普通固定剂。黄色可被70%的乙醇、碳酸锂或其他酸性染料分别或在染色过程中去除。Bouin液可以破坏细胞膜，所以完整的细胞核不能从Bouin液固定的组织中恢复，并且较大标本会广泛收缩。

Hollande固定液

蒸馏水	1000ml
37%的甲醛	100ml
醋酸	15ml
苦味酸	40g
醋酸铜	25g

Hollande固定液是胃肠道活检和内分泌组织的良好固定剂；标本应在暴露于NBF之前冲洗。

无水固定剂

无水固定剂的作用是去除游离的水和结合的水，并改变蛋白的三维结构使其沉淀，但保留核酸相对不变。组织的组织病理形态与NBF的一样好。由于油脂被吸除，细胞的超微结构可被以下四种脱水剂中的任意一种破坏，并且每种都会在固定3~4小时以上时引起组织成分的过度收缩。这些脱水固定剂中的每一种都可通过加入其他化学物质而改变，并可产生特异的效果。

1. 乙醇，无水
2. 乙醇，95%
3. 乙醇，70%~95%
4. 甲醇，100%
5. 丙酮，100%

甲醇用于备片和涂片，特别是血涂片。许多乙醇混合物在长期贮存中会在各种成分中缓慢发生反应；一般而言，大多数基于乙醇的固定剂在使用前提早储备的时间不应超过1~2天。丙酮固定的时间应短（1小时），只能在4℃固定小标本。丙酮可产生广泛的收缩和变硬，并可导致显微镜下形态变形。它可用于免疫组化染色、酶的研究和狂犬病检测。冷丙酮对"打开"完整细胞膜特别有用（如涂抹于盖玻片或载玻片），有助于大分子（如免疫组化研究的抗体）内陷。"商业秘密"成分使市售产品配方稳定不变。

Clarke溶液

无水乙醇	60ml
冰醋酸	20ml

此溶液固定对于HE染色可产生很好组织学形态。它的优点是可保护核酸，但可脱去油脂。建议用于短期固定，并且固定后要将组织移到95%的乙醇中。

Carnoy固定剂

乙酸	10ml
无水乙醇	60ml
氯仿	30ml

能清除血性标本，可用于细胞学。

Carnoy固定剂对RNA染色有用，如甲基绿焦宁，可用于糖原固定。它会使组织收缩和变硬并溶掉血细胞。它可能会破坏抗酸染色中的抗酸杆菌的染色。

乙酰胺甲氧基苯

醋酸	10ml
100%的甲醇	60ml
氯仿	30ml

与Carnoy固定剂相比，较少引起的组织变硬和收缩，但染色方式相同。

脱水——交联固定剂

既有脱水又有交联作用的复合固定剂包括乙醇-福尔马林混合液。这种固定剂在辨认特定抗体的免疫组化反应中能产生极好的结果（Arnold et al 1996）。在一些情况下，染色结果可能非常好，如用DAKO检测$p185^{erbB-2}$膜表达的Herceptin实验取决于NBF固定石蜡包埋的组织。此实验用于检测有可能对Herceptin单克隆抗体治疗起反应的肿瘤（如乳腺）患者。在酒精福尔马林中固定的细胞膜其染色强于NBF固定的，其机制不清，但酒精固定组织的细胞质$p185^{erbB-2}$的免疫识别较少，同时胞膜$p185^{erbB-2}$的免疫识别增加（Arnold et al 1996）。一些乳腺组织应在NBF中固定，固定后不需放在酒精福尔马林中以减少Herceptin实验的假阳性。

酒精-福尔马林固定或后固定有利于有多量脂肪的大标本（如乳腺标本）的固定。由于油脂被除去和质地差别，酒精-福尔马林固定的标本的淋巴结比NBF固定的标本的更容易检出。酒精-福尔马林溶液的制备复杂，特别是这种复合固定剂的缓冲液。如有可能，最好是买市售的缓冲酒精-甲醛固定液。对于用于后固定（在10%的NBF之后）的固定液，Carson（1990）建议以下公式：

无水乙醇	650ml
蒸馏水	250ml
甲醛（37%）	100ml

Carson建议这个公式是因为她注意到：为了防止磷酸盐在10%的NBF溶液浸透的组织中沉淀，乙醇的浓度应低于70%。下面的公式可用于最初固定：

乙醇福尔马林

乙醇（95%）	895ml
甲醛（37%）	105ml

乙醇-福尔马林-醋酸固定剂

乙醇（95%）	85ml
甲醛（37%）	10ml
冰醋酸	5ml

乙醇可以小心地用甲醇代替；与乙醇、醋酸和福尔马林相似的物质的不同混合物也可以使用。

乙醇Bouin液（Gendre溶液）

此固定剂相似于Bouin液固定剂，不同的是，它较不水溶，并且能把组织中的一些碳水化合物（如糖原）保存得较好。固定时间应在4小时和整夜之间，固定后在70%的乙醇中冲洗，然后再在95%的乙醇中冲洗（几个变化）。这是一种随年代而改良的酒精固定剂（Lillie & Fullmer 1976）。

Gendre溶液

95%的乙醇，有饱和的苦味酸（5g每100ml）	800ml
甲醛（37%）	150ml
冰醋酸	50ml

如果没有时间老化，为提高乙醇Bouin液固定剂的效果，建议使用下面的公式（Gregory 1980）：

相当于老的乙醇Bouin液

苦味酸	0.5g
甲醛	15ml
95%的乙醇	25ml
冰醋酸	5ml
乙酸乙酯	25ml
自来水	30ml

下面是另外一种Bouin液的乙醇形式：

常备Bouin液	75ml
95%的乙醇	25ml

此溶液对淋巴结（24小时）和脂肪组织（48小时）的固定效果非常好。

一个密切相关的固定剂是：

Rossman溶液

自来水	10ml
甲醛（37%）	10ml
无水乙醇	80ml
硝酸铅	8g

在室温下固定24小时。这是一种用于结缔组织黏液和脐带的良好的固定方法。

用于代谢性骨疾病的固定剂组成

磷酸盐缓冲液

自来水	1000ml
$NaH_2PO_4 \cdot H_2O$	1.104g
$NaHPO_4$（无水）	4.675g

固定剂

磷酸盐缓冲液	900ml
甲醛（37%）	100ml

将pH值调到7.35。

固定和脱钙

Bouin脱钙溶液

苦味酸的饱和水溶液（10.5g/500ml）	500ml
甲醛（37%）	167ml
甲酸	33ml

脂肪组织的固定

Bouin液	75ml
95%的乙醇	25ml

好的脂肪瘤或分化好的脂肪肉瘤切片需48小时固定。

注意

此章讨论的内容是固定。有关固定的更详细和深入的讨论可见其他课本/参考文献（Sheehan & Hrapchak 1980; Eltoum et al 2001a, 2001b; Grizzle et al 2001）。正如讨论的，各种公式在几个百分比上有所变动，但这些公式的大多数效果相同。

致谢

David Hopwood编写了此章前5版的有关内容，在此我们向他表示感谢。

参考文献

Adickes E.D., Folkerth, R.D., Sims, K.L. (1997) Use of profusion fixation for improved neuropathologic fixation. Archives of Pathology and Laboratory Medicine 121:1199–1206.

Anonymous (2001) Preserve for microwave fixation, vol. 2001. Energy Beam Sciences. Online. Available: http://www.ebsciences.com/microwave/preserve.htm.

Arnold M.M., Srivastava S., Fredenburgh J. et al. (1996) Effects of fixation and tissue processing on immunohistochemical demonstration of specific antigens. Biotechnic and Histochemistry 71:224–230.

Bayliss High O.B., Lake B. (1996) Lipids. In: Bancroft J.D., Stevens A., eds. Theory and practice of histological techniques. Edinburgh: Churchill-Livingstone, pp. 213–242.

Bhakuni V. (1998) Alcohol-induced molten globule intermediates of proteins: are they real folding intermediates or off pathway products? Archives of Biochemistry and Biophysics 357:274–284.

Carson F.L. (1990) Histotechnology: a self-instructional text. Chicago, IL: American Society of Clinical Pathologists.

Dapson R.W. (1993) Fixation for the 1990s: a review of needs and accomplishments. Biotechnic and Histochemistry 68:75–82.

Eltoum I.-E., Fredenburgh J., Grizzle W.E. (2001a) Advanced concepts in fixation: effects of fixation on immunohistochemistry and histochemistry, reversibility of fixation and recovery of proteins, nucleic acids, and other molecules from fixed and processed tissues, special methods of fixation. Journal of Histotechnology 24:201–210.

Eltoum I., Fredenburgh J., Myers R.B., Grizzle W. (2001b) Introduction to the theory and practice of fixation of tissues. Journal of Histotechnology 24:173–190.

Fox C.H., Johnson F.B., Whiting J., Roller P.P. (1985) Formaldehyde fixation. Journal of Histochemistry and Cytochemistry 33:845–853.

Fraenkel-Conrat H., Mecham D.K. (1949) The reaction of formaldehyde with proteins. VII. Demonstration of intermolecular cross-linking by means of osmotic pressure measurements. Journal of Biological Chemistry 177:477–486.

Fraenkel-Conrat H., Olcott H.S. (1948a) The reaction of formaldehyde with proteins. V. Cross linking between amino and primary amide or guanidyl groups. Journal of the American Chemical Society 70:2673–2684.

Fraenkel-Conrat H., Olcott H.S. (1948b) Reactions of formaldehyde with proteins. VI. Cross-linking of amino groups with phenol, imidazole, or indole groups. Journal of Biological Chemistry 174:827–843.

Fraenkel-Conrat H., Cooper M., Olcott H.S. (1945) The reaction of formaldehyde with proteins. Journal of the American Chemical Society 67:950–954.

Fraenkel-Conrat H., Brandon B.A., Olcott H.S. (1947) The reaction of formaldehyde with proteins. IV. Participation of indole groups. Gramacidin. Journal of Biological Chemistry 168:99–118.

French D., Edsall J.T. (1945) The reactions of formaldehyde with amino acids and proteins. Advances in Protein Chemistry 2:277–333.

Gray P. (1954) The microanatomist's formulary and guide. New York, NY: The Blakiston Co., McGraw-Hill.

Gregory R.E. (1980) Alcoholic Bouin fixation of insect nervous systems for Bodian silver staining. I. Composition of 'aged' fixative. Stain Technology 55:143–149.

Grizzle W.E. (1996a) Theory and practice of silver staining in histopathology. Journal of Histotechnology 19:183–195.

Grizzle W.E. (1996b) Silver staining methods to identify cells of the dispersed neuroendocrine system. Journal of Histotechnology 19:225–234.

Grizzle W.E., Fredenburgh J. (2001) Avoiding biohazards in medical, veterinary and research laboratories. Biotechnic and Histochemistry 76:183–206.

Grizzle, W.E., Fredenburgh, J. (2005) Safety in biomedical and other laboratories. In: Patrinos G., Ansorg W., eds. Molecular diagnostics, Ch. 33, pp. 421–428.

Grizzle W.E., Myers R.B., Oelschlager D.K. (1995) Prognostic biomarkers in breast cancer: factors affecting immunohistochemical evaluation. Breast 1:243–250.

Grizzle W.E., Myers R.B., Manne U. (1997) The use of biomarker expression to characterize neoplastic processes. Biotechnic and Histochemistry 72:96–104.

Grizzle W.E., Myers R.B., Manne U. et al. (1998a) Factors affecting immunohistochemical evaluation of biomarker expression in neoplasia. In: Hanausek M., Walaszek Z., eds. John Walker's methods in molecular medicine—tumor marker protocols. Totowa, NJ: Humana Press, Vol. 14, pp. 161–179.

Grizzle, W.E., Myers, R.B., Manne, U., Srivastava, S. (1998b) Immunohistochemical evaluation of biomarkers in prostatic and colorectal neoplasia. In: Hanausek M., Walaszek Z., eds. John Walker's methods in molecular medicine—tumor marker protocols. Totowa, NJ: Humana Press, Vol. 14, pp. 143–160.

Grizzle W.E., Stockard C., Billings P. (2001) The effects of tissue processing variables other than fixation on histochemical staining and immunohistochemical detection of antigens. Journal of Histotechnology 24:213–219.

Gustavson K.H. (1956) The chemistry of tanning processes. New York, NY: Academic Press.

Habeeb A.F. (1966) Determination of free amino groups in proteins by trinitrobenzenesulfonic acid. Analytical Biochemistry 14:328–336.

Hayat M.A. (1981) Principles and techniques of electron microscopy. Biological applications, 2nd edn. Baltimore, MD: University Park Press, Vol. 1.

Helander K.G. (1994) Kinetic studies of formaldehyde binding in tissue. Biotechnic and Histochemistry 69: 177–179.

Herskovits T.T., Gadegbeku B., Jaillet H. (1970) On the structural stability and solvent denaturation of proteins. I. Denaturation by the alcohols and glycols. Journal of Biological Chemistry 245:2588–2598.

Hopwood D. (1969) Fixatives and fixation: a review. Histochemical Journal 1:323–360.

Hopwood D. (1973) Fixation with mercury salts. Acta Histochemica (Suppl) 13:107–118.

Hopwood D. (1985) Cell and tissue fixation, 1972–1982. Histochemical Journal 17:389–442.

Hopwood D. (2002) Fixation and fixatives. In: Bancroft J.D., Gamble M., eds. Theory and practice of histological techniques. London: Churchill Livingstone, pp. 63–84.

Hopwood D., Milne G., Penston J. (1990) A comparison of microwaves and heat alone in the preparation of tissue for electron microscopy. Journal of Histochemistry 22:358–364.

Horobin R.W. (1982) Histochemistry: an explanatory outline of histochemistry and biophysical staining. Stuttgart: Gustav Fischer.

Jewell S.D., Srinivasan M., McCart L.M. et al. (2002) Analysis of the molecular quality of human tissues: an experience from the Cooperative Human Tissue Network. American Journal of Clinical Pathology 118:733–741.

Jones W.T., Stockard C.R., Grizzle, W.E. (2001) Effects of time and temperature during attachment of sections to microscope slides on immunohistochemical detection of antigens. Biotechnic and Histochemistry 76:55–58.

Kiernan J.A. (1999) Histological and histochemical methods: theory and practice, 3rd edn. Oxford UK: Butterworth-Heinemann.

Kok L.P., Boon M.E. (2003) Microwaves for the art of microscopy. Leyden: Coulomb Press.

Leong A.S.-Y. (2005) Microwave technology for light microscopy and ultrastructural studies. Bangkok: Milestone.

Lhotka J.F., Ferreira A.V. (1949) A comparison of deformalinizing technics. Stain Technology 25:27–32.

Lillie R.D., Fullmer H.M. (1976) Histopathologic technic and practical histochemistry, 4th edn. New York: McGraw-Hill.

McGhee J.D., von Hippel P.H. (1975a) Formaldehyde as a probe of DNA structure. I. Reaction with exocyclic amino groups of DNA bases. Biochemistry 14:1281–1296.

McGhee J.D., von Hippel P.H. (1975b) Formaldehyde as a probe of DNA structure. II. Reaction with endocyclic imino groups of DNA bases. Biochemistry 14:1297–1303.

McGhee J.D., von Hippel P.H. (1977a) Formaldehyde as a probe of DNA structure. 3. Equilibrium denaturation of DNA and synthetic polynucleotides. Biochemistry 16:3267–3276.

McGhee J.D., von Hippel P.H. (1977b) Formaldehyde as a probe of DNA structure. 4. Mechanism of the initial reaction of formaldehyde with DNA. Biochemistry 16:3276–3293.

Means G.E., Feeney R.E. (1995) Reductive alkylation of proteins. Analytical Biochemistry 224:1–16.

Medawar P.B. (1941) The rate of penetration of fixatives. Journal of the Royal Microscopical Society 61:46–57.

O'Leary T.J., Mason J.T. (2004) A molecular mechanism of formalin fixation and antigen retrieval. American Journal of Clinical Pathology 122:154; author reply 154–155.

Papanikolau Y., Kokkinidis M. (1997) Solubility, crystallization and chromatographic properties of macromolecules strongly depend on substances that reduce the ionic strength of the solution. Protein Engineering 10:847–850.

Pearse A.G. (1980) Histochemistry, theoretical and applied, Volume I. Edinburgh: Churchill Livingstone.

Pearse A.G.E., Stoward P.J. (1980) Histochemistry, theoretical and applied. Vol. 1. Preparative and optical technology. Vol. 2. Analytical technique. Vol. 3. Enzyme histochemistry. Edinburgh: Churchill-Livingstone.

Rait V.K., O'Leary T.J., Mason J.T. (2004) Modeling formalin fixation and antigen retrieval with bovine pancreatic ribonuclease A: I—structural and functional alterations. Laboratory Investigations 84:292–299.

Rait V.K., Zhang Q., Fabris D. et al. (2005) Conversions of formaldehyde-modified 2-deoxyadenosine 5'-monophosphate in conditions modeling formalin-fixed tissue dehydration. Journal of Histochemistry and Cytochemistry 54:301–310.

Sheehan D.C., Hrapchak B.B. (1980) Theory and practice of histotechnology, 2nd edn. St. Louis, MO: C.V. Mosby.

Singer S.J. (1962) The properties of proteins in nonaqueous solvents. Advances in Protein Chemistry 17:1–68.

Steg A., Wang W., Blanquicett C. et al. (2006) Multiple gene expression analyses in paraffin-embedded tissues by taqman low-density array: application to hedgehog and wnt pathway analysis in ovarian endometrioid adenocarcinoma. Journal of Molecular Diagnostics 8:76–83.

Tome Y., Hirohashi S., Noguchi M., Shimosato, Y. (1990) Preservation of cluster 1 small cell lung cancer antigen in zinc–formalin fixative and its application to immunohistological diagnosis. Histopathology 16:469–474.

5

取材室/取材

Paul E. Billings 和 William E. Grizzle 著

张彦宁 译　张淑红 校

引言

大体检查室或标本接收室是接收手术室或临床送检组织的地方。准确的诊断取决于对这些标本的正确标识、操作和处理。许多不同的标本和组织被送到这里，每个都必须仔细核对（Grizzle et al 1998; Grizzle & Sexton 1999; Debski et al 2004）。在这里，组织学技术学家、医学生物学家及助手们与病理学家共同工作以使标本能够正确处理，因为病理诊断是患者临床治疗所必需的。在本章，皮肤的标本讨论得比较深入，因为它们比其他组织需要更具体的处理。皮肤和儿科的标本处理是其他类型的组织处理的典范。

标本处理和标记

每个实验室有其自己的标本识别方法，他们给组织一个唯一的连续数字，后者包括标本接收的年份和月份（Grizzle et al 1998; Grizzle & Sexton 1999）。如04-05-06代表标本是2006年5月接收的第4例；这个数字由实验室计算机编出。如果接收了同一手术病人的多个标本，应给这些标本相同的号码，其后再依数字或字母顺序标记。临床检验科常使用标识码，就诊卡上的标识码被读入科室计算机，病人的全部信息可从医院信息系统中调出。随后标本的肉眼描述被录入计算机。

用唯一码正确地标记标本可将病人与标本联系起来。填写好的标本容器的标记和所附的病理申请单一般应包括病人姓名、年龄或出生日期和医疗记录数字。医院患者由不同的人群组成，因为不同的种族患病情况不同，所以种族是需要记录的重要信息（Manne et al 1998）。标签应牢牢贴在标本容器身上，使其不会脱落。标签不能只贴在容器的盖上。申请单上应有临时诊断和简要临床病史。出现任何标本的辨认或标记不一致时，应在标本处理前解决，并在申请单上和电脑记录中注明。任何不正确的标本标识都会导致两个病人的错误诊断和错误治疗。

大体标本

病理学家、住院医师、医师助手、组织学技术学家或医学生物学家可以肉眼检查标本。这取决于标本的性质以及实验室所在地方和国家的规定。普通外科病理室接收许多不同的组织标本，从小活检（如乳腺的、膀胱的、骨髓的）标本到器官全切标本（如喉、子宫、大肠）。小组织不能辨认其解剖部位来源，所以肉眼描述很重要。活检的类型和组织碎块的数目都应记录。如果只有少数组织块，每个组织块的直径应具体量出。活检的特征包括组织的颜色和质地以及出现的血块或异物。大多数实验室有大体检查描述的标准格式以及处理标本的标准方法。通过这些，标本的肉眼描述是很清楚的。组织标本应摆放正确，否则，标本的切缘会被混淆，由此会产生不准确的诊断。使用绘画和照相来表明组织切片的来源是很好的。偶尔可以联系外科/临床医师以确定复杂标本的正确解剖摆放方向。

大体检查标本的七个要素：

- 快速和有效地将标本从外科转移至病理科
- 准确地辨识标本
- 描述同一病人的其他标本
- 肉眼描述标本的正常和异常特征

- 记录组织块取自的部位
- 记录有助于摆放的标记（如缝线）
- 满足特殊研究和（或）需要。

来自皮肤的标本

皮肤标本常很小，可以是切、削、取芯或再切活检标本。每种类型活检方法不同，处理时有别于其他组织。为不同的组织类型准备一个单独的肉眼检查单，在其内注明标本类型和摆放方向是一个很好的方法（图5.1）。粗针活检的标本很难看见病变。所以，注意切和定位是很重要的。组织应被定位，以便确定病变浸润的深度和切除的边缘。色素性病变可能是黑色素瘤，需要经过处理以证明病变的最大厚度。这将在下文描述。

小标本

小标本不应在新鲜和未固定时削、切或涂墨。未固定组织很难准确切取，切面不规则会给包埋带来问题。小标本可以用细网（图5.2b）、擦镜纸或"茶叶袋"（图5.2d）包好置于盒子内，这样在处理过程中它们就不会丢失。还可选用海绵，但在使用过程中标本会干掉，小的组织块也会干、硬及粘在海绵上（图5.2c）。但如果组织足够大，用海绵有助于定位。同样，皮肤的小标本不应一切为二；整个活检组织应在它边上包埋，并且这点应在大体单上注明。

组织芯活检标本

组织芯活检标本常取自较大的病变或普通的炎性病灶或其他疾病。穿刺标本需取自病变的中心。较大的穿刺活检标本（=4mm）应偏心1/3或2/3切开，切面朝下包埋。这样最初的石蜡切片能够切到组织的中央并保证病灶不会被漏掉。同样，小的组织芯（=2mm）在正中央一切为二可使组织损伤，如表面丢失，所以这种小的组织芯应不切开而全部包埋。

皮肤削切活检标本

皮肤病学家使用削切的方法切除皮肤病变或取皮肤活检。即使病变侵及活检组织全层，也可以被完全切除，因为病变的基底部可以得到进一步处理，例如烧灼。依据组织的大小，活检标本可以被切成2块或3块，或切成多个小块。一般而言，大多数皮肤标本或其他上皮表层都应被切到，以便所有切除的组织都被包埋（图5.4）。任何有色素的标本都要小心。切除活检是外科切除黑色素瘤的方法，但有时后者无意中被切除掉了。肿瘤浸润的宽度和深度有重要的预后意义，所以活检处理中应记录病变的厚度，组织切开应偏离病变中心，以使病变最厚的部分能够得到评估。

切除活检

这些皮肤或其他上皮表面活检（如口腔黏膜）的目的是为了确保病变被完全切除，并且临床医师的原诊断是否是正确的。活检标本可以用缝线或墨汁定位。在处理前，标本边缘应使用墨水或其他病理染料标出。这在肿瘤靠近但未累及切缘时有用。照相有助于记录标本定位。如果标本缘需要定位取材，钟表位从12到3到6的标本一般可以染红，从6到9到12的标本一般可以染绿。削的切缘应包括12到3、3到6、6到9以及9到12。不需定位的标本的多个削缘应一起被放在一个包埋盒内，但评价侧切缘和深切缘仍然很重要。对于一个局限的病变，电灼的切面即是手术切缘。

再切除标本

如果黑色素瘤或基底细胞癌的组织病理显示组织的边缘有肿瘤浸润，或肿瘤太接近切缘，则病灶的原部位需要再切除。评价瘢痕区以确定原先的切除是否充足。广泛的重新切除常见于黑色素瘤，即使组织病理显示切缘无肿瘤。再切除是因为黑色素瘤会广泛和快速地、放射性地从原发部位播散，在周围形成卫星灶。如果有病灶残留，所有再切的瘢痕都要仔细检查，并评价新的切缘表面的肿瘤、卫星灶和转移的肿瘤。

非皮肤标本

切除活检

手术标本可以是肿瘤、炎症块、移植前组织、

标本类型和描述

☐ 色素性病变——高度警惕

☐ 组织芯活检　大小 ____ mm

☐ 削切活检　___ x ___ x ___ mm　　摆放方向 _____
　是 ___ 否

☐ 削切活检大小 ___ x ___ x ___　　摆放方向 _____
　是 ___ 否

描述

— _____

— _____

大体取材

☐ 全部用完——组织芯包埋

☐ 全部用完，未切——边缘包埋

☐ 偏心切开，并全部用完——每个部分都边缘包埋

☐ 偏心切开，并全部用完——切面向下包埋

☐ 一切为二，一切为三或其他方法切开——边缘包埋所有部分

☐ 标本有方向；标本摆放方向后标记切缘

☐ 其他 _____
　　　　　　　（详细说明）
　　_____

图5.1　有助于皮肤标本诊断的收集标本的建议单。

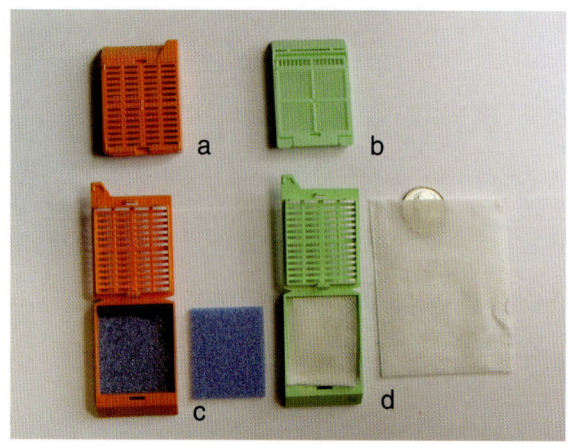

图5.2 用于处理小标本的器具。(a) 用于组织处理的标准盒。(b) 有小孔的盒子,这些小孔使液体交换,但将小组织丢失的可能性最小化。注意,这种类型的盒子会产生气球,这会产生组织固定的不均一性。(c) 在一个标准盒内使用海绵。(d) 用一个小茶袋可减少组织处理过程中组织丢失的可能性。

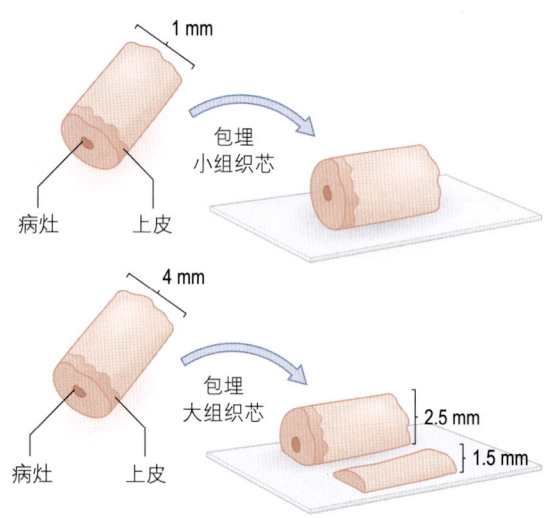

图5.3 处理直径1mm–5cm的穿刺活检组织的方法。组织芯的中央一般即为病变。小的组织芯(上部)不应切,但应在它的边缘包埋,因为处理前的切开会有可能导致病灶丢失。较大的组织芯(底部)应偏心切开,均包埋,切面朝下,以保证一开始就能切出并捕捉到病灶。

血肿、先天畸形或美容外科的切除标本。评价肿瘤或肿块需要非常细心,所有的标本都应仔细检查,因为即使是整形标本和作为移植部分切除的组织都有可能含有未知的恶性肿瘤。皮肤以外切除的标本可以很复杂。肿瘤标本可像切除的皮肤标本一样定位,其所有

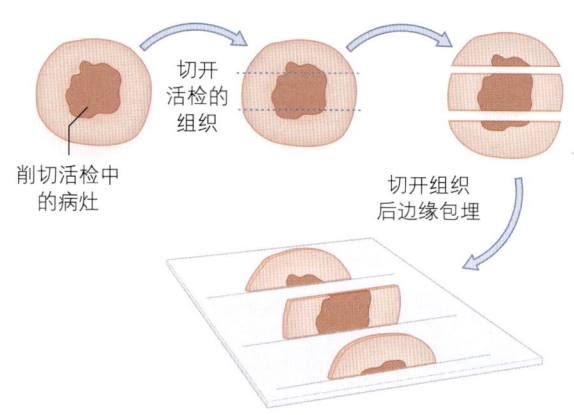

图5.4 切组织的一个方法。 没有方向切组织一般用于不需检查边缘的活检组织。一个大组织应切分为三份并在组织的边缘包埋,以显示病变的全貌。

的切缘都是外科手术切缘,每个切缘都应进行评价。这些可参考皮肤切除标本一章的一般方法。有必要将标本正确定位,以保证能够分辨出真正切缘。整个肿瘤的大小、浸润深度、切缘和淋巴结累及情况都是肿瘤标本诊断中的重要内容。

大部分接收时未定位的标本容易辨认,如切除的肾。其他标本可以根据其解剖特征辨认。如盲肠的结直肠腺癌可以通过回盲瓣、小肠部分、阑尾和通过右侧升结肠的切缘辨认出。切缘是回肠、肿瘤下面的腹膜区以及右侧升结肠的横断面。其他需评价的还有淋巴结累及情况、腹膜或胸膜表面有无播散以及有无肝转移。

儿科标本

因为儿科病变/疾病诊断困难,所以儿科活检的大体检查和处理需要给予特殊的关注(Debski et al 2004)。儿童肿瘤极少见,有些类型的肿瘤组织形态上类似于"小圆蓝细胞肿瘤",所以常需要使用免疫组化染色、电镜、流式细胞术、细胞遗传学和分子生物学来确定诊断。这些研究需要新鲜的、冰冻的或其他特殊处理的组织(见后面章节)。大体标本照相可记录哪里的组织被切取用于特殊技术。

需要的特殊技术应在最后取材前确定,这样可得到所需的最佳组织。最初的诊断主要基于病人的临床表现、实验室结果、影像学特征以及活检的组织形态作出。有些病人需要特殊的研究用于临床治疗试验。

美国病理学院(The College of American

标本体积的10倍以上（Eltoum et al 2001a, 2001b）。当标本含有较多血液时，有必要将固定液更换为新鲜的。固定液的渗透是缓慢的，大约1小时1mm；将大标本表面裹上浸湿的纱布或布可以帮助渗透并减少表面风干（Eltoum et al 2001a, 2001b; Grizzle et al 2001; Jones et al 2001）。大标本固定需要过夜。不充分的固定会使其后的处理结果变差，影响包埋、切片和染色（Grizzle et al 2001; Jones et al 2001）。

大体检查

一些标本只需肉眼检查。非组织的标本有子弹、移植物和异物。在医学法律上有必要维持这些物品的证据链，并应有一个书面记录来保证这些证据保存。有些组织不需要详细诊断，可以肉眼检查来减少费用，这些组织包括：扁桃体、血肿、牙齿和事故切除的肋骨、脂肪和血管。有专门制定的关于处理非诊断标本的指南，这些也遵守国家和其他管理规定的原则。继发于血肿损伤的切除组织需要使用标准操作规程（SOP）拍照予以记载。

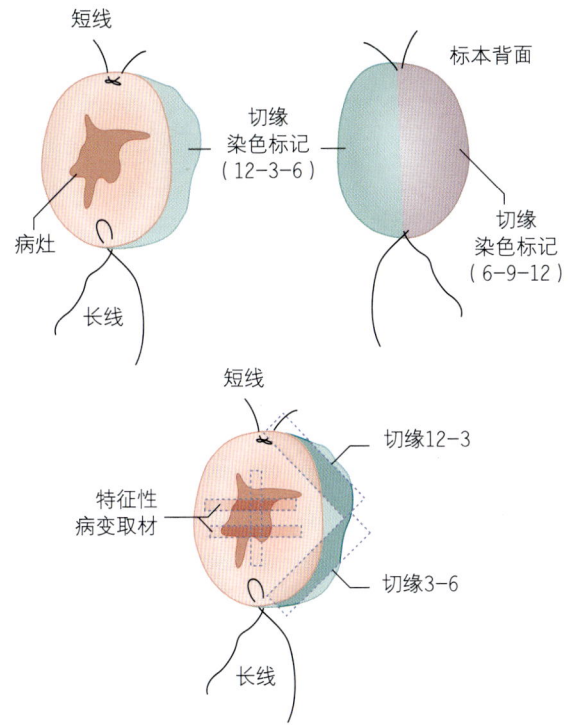

图5.5 有方向的标本要诊断病变并确认病变完整切除。标本应从深切缘到皮肤表面侧切缘都涂上墨汁。接近椭圆形的标本可像钟表样摆放，特定的方向是12点（如短缝线）。四个切缘可根据钟面的时间分别从13点到3点，3点到6点，6点到9点，和9点到12点。然后，切有病变的组织块，以便得到未累及的皮肤和病变灶都能取到。并且，应有一个切面能证明浸润的深度。

Pathologists）和英国皇家病理学院（The UK Royal College of Pathologists）制定了儿童肿瘤的特定的规范程序，包括肝母细胞瘤、神经母细胞瘤、Ewing肉瘤、Wilm瘤、视网膜母细胞瘤和横纹肌肉瘤（Devoe & Weidner 2000; Albert & Syed 2001; Peydro-Olaya et al 2003; Qualman et al 2003a, 2003b, 2005; Carpentieri et al 2005; Finegold et al 2006）。

口头报告

由病理医师签字的最后诊断报告是理想的，但是这种报告常常不能快速满足外科医师的需要，所以，有时口头报告是有必要的。这可见于手术室冰冻切片会诊或报告一个紧急的活检标本。口头报告的问题是准确性不够，如认错了病人和解释错误，所以，应采用实验室的SOP，所有的口头交流都要清楚地记录。重要的是，在实践过程中一定要确定：电话通话者是合适的听报告的人，如果没有找到合适的人，记录与你通话的人的姓名。口头报告随后应立即有文字的确认（电邮或传真）。

大体标本的固定

在制成蜡块之前，标本组织置于固定液中，通常是中性缓冲的10%的福尔马林溶液或中性缓冲福尔马林（NBF）（见第6章）。固定可保存形态，使分子成分的损失最小化，并且可阻止降解、自溶和微生物的滋生。为了保证固定充分，固定液应至少是组织

安全

即使安全风险被最小化之后，组织病理实验室仍然是医院里的潜在风险较高的科室之一（Grizzle & Fredenburgh 2001; Grizzle et al 2005）（见第2章）。在取材室工作可遇到许多可能的危险，包括感染、可燃化学物质、毒性物质、过敏性或致癌性物质、电的和物理危

险，还有刀切和针扎损伤。甲醛溶液是取材室最常见的危险之一。科室内安全是安全委员会的责任，后者会制定一个安全计划，这个计划由管理安全的官员采纳（Grizzle & Fredenburgh 2001; Grizzle et al 2005）。每个机构可有不同的安全原则，但所有机构广泛通用的原则如下（Grizzle & Fredenburgh 2001; Grizzle et al 2005）：

- 警惕地处理所有组织/标本
- 在取材室穿戴手术衣和一次性的外套
- 操作或处理标本时戴手套
- 操作和处理标本时戴面罩和护目镜
- 用消毒器清洁所有的器具
- 当戴手套时不要碰"洁净"区（如电话接听器）
- 离开污染区时，在指定的区域处理外套、面罩、护目镜和手套
- 常洗手
- 尽量少接触（皮肤和气体吸入）化学物质；小心工作场所内有毒的化学物质。

按以上要求的步骤，可得到安全训练。遵守安全守则，病理工作者可以尽量避免危险。在任何机构，工作人员的安全是最重要的。

注意

本章讨论了有关标本取材室的最重要内容。每个标本取材室都应有自己的标准和规则。遵守标准操作规程可使危险最小化，使结果最优化。

参考文献

Albert D., Syed N. (2001) Protocol for the examination of specimens from patients with retinoblastoma: a basis for checklists. Archives of Pathology and Laboratory Medicine 125:1183–1188.

Carpentieri D.F., Qualman S.J., Bowen J. et al. (2005) Protocol for the examination of specimens from pediatric and adult patients with osseous and extra-osseous Ewing sarcoma family of tumors, including peripheral primitive neuroectodermal tumor and Ewing sarcoma. Archives of Pathology and Laboratory Medicine 129:866–873.

Debski R.F., Rutledge J.C., Kapur F.P. (2004) A plea for the masses: a gross room approach to pediatric tumors. Journal of Histotechnology 27(4):221–228.

Devoe K., Weidner N. (2000) Immunohistochemistry of small round-cell tumors. Seminars in Diagnostic Pathology 17:216–224.

Eltoum I., Fredenburgh J., Myers R.B., Grizzle W.E. (2001a) Introduction to the theory and practice of fixation of tissues. Journal of Histotechnology 24(3):173–190.

Eltoum I., Fredenburgh J., Grizzle W.E. (2001b) Advanced concepts in fixation: effects of fixation on imunohistochemistry, reversibility of fixation and recovery of proteins, nucleic acid, and other molecules from fixed and processed tissues, developmental methods of fixation. Journal of Histotechnology 24(3): 201–210.

Finegold M.J., Lopez-Terrada D, Bowen J. et al. (2007) Protocol for the examination of specimens from pediatric patients with hepatoblastoma. Archives of Pathology and Laboratory Medicine 131(4):520–529.

Grizzle W.E., Fredenburgh, J. (2001) Avoiding biohazards in medical, veterinary and research laboratories. Biotechnic and Histochemistry 76(4):183–206.

Grizzle W.E., Sexton K.C. (1999) Development of a facility to supply human tissues to aid in medical research. In: Srivastava S., Henson D.E., Gazdar A., eds. Molecular pathology of early cancer. Van Diemenstratt, Amsterdam, the Netherlands: IOS Press, Ch. 24, pp. 371–383.

Grizzle W.E., Aamodt R., Clausen K. et al. (1998) Providing human tissues for research: how to establish a program. Archives of Pathology and Laboratory Medicine 122(12): 1065–1076.

Grizzle W.E., Stockard C.R., Billings, P.E. (2001) The effects of tissue processing variables other than fixation on histochemical staining and immunohistochemical detection of antigens. Journal of Histotechnology 24(3):213–219.

Grizzle W.E., Bell W., Fredenburgh J. (2005) Safety in biomedical and other laboratories. In: Patrinos G., Ansorg W., eds. Molecular diagnostics, Ch. 33, pp. 421–428.

Jones W.T., Stockard C.R., Grizzle W.E. (2001) Effects of time and temperature during attachment of sections to microscope slides on immunohistochemical detection of antigens. Biotechnic and Histochemistry 76(2): 55–58.

Manne U., Weiss H.L., Myers R.B. et al. (1998) Nuclear accumulation of p53 in colorectal adenocarcinoma: prognostic importance differs with race and location of the tumor. Cancer 83(12):2456–2467.

Peydro-Olaya A., Llombart-Bosch A, Carda-Batalla C., Lopez-Guerrero J.A. (2003) Electron microscopy and other ancillary techniques in the diagnosis of small round cell tumors. Seminars in Diagnostic Pathology 20: 25–45.

Qualman S.J., Bowen J., Amin M.B. et al. (2003a) Protocols for the examination of specimens from patients with Wilms tumor (nephroblastoma) or other renal tumors of childhood. Archives of Pathology and Laboratory Medicine 127:1280–1289.

Qualman S.J., Bowen J., Parham D.M. et al. (2003b) Protocol for the examination of specimens from patients (children and young adults) with rhabdomyosarcoma. Archives of Pathology and Laboratory Medicine 127: 1290–1297.

Qualman S.J., Bowen J., Fitzgibbons P.L. et al. (2005) Protocol for the examination of specimens from patients with neuroblastoma and related neuroblastic tumors. Archives of Pathology and Laboratory Medicine 129:874–883.

6

组织处理

Lena T. Spencer 和 John D. Bancroft 著
张晓敬 译　杨艳 校

引言

从患者身上切取组织样本后，为使最终的组织切片符合诊断的需要，需进行一系列的处理。将组织置于一组试剂中进行固定、脱水、透明和浸透，最后将组织包埋于一种起承托作用的介质中。试剂的选择和处理时间的长短决定了组织成分结构保存的程度。从样本的获取、取材的选择（决定了适当的实验步骤和试剂的使用），到染色以及最终的诊断，组织处理过程的每一步都很重要。制作满足诊断的高质量的切片并不是偶然的，它需要在不断的实践中积累经验和提高技术。随着新技术和仪器的发展，组织学实验室在患者治疗过程中所起的作用将进一步显现。

组织的标记

在实验室，每一例组织标本都应有唯一的识别号码或代码。这个号码可以是电子生成的或手工编写的，在整个实验室过程中，包括病理报告文件，这个号码应始终与这一例标本相对应。近几年来，多数实验室已能使用条形码和特征识别系统。在组织盒和载玻片上已可永久蚀刻或浮雕自动预标记系统，抗化学试剂的标记笔、铅笔、载玻片和标签已在病理学实验室常规使用。无论使用自动化的标记系统，还是使用手工的标记系统，在组织处理、诊断和归档过程中，必须有足够的措施和操作规范来保证组织块和载玻片识别的准确性。

组织处理前的充分固定

固定是组织标本处理过程中最重要的一步。如果处理前没有进行固定，处理过程中应设计添加固定的步骤。如果组织固定不充分，接下来的脱水步骤可以补充完成这个过程，但有可能改变组织染色特性。组织盒里标本的大小和类型决定了完全固定需要的时间和处理过程。组织应切成3～4mm厚，多数标本大概是一个小硬币的尺寸。在解剖大体标本的时候，一定要注意组织盒不要装得太满，因为这样会阻碍组织周围液体的流动。如果条件允许，较大或较小的组织块应该分开并使用不同程序处理。

固定后的处理

在组织处理之前，特殊的固定方法需要附加步骤。苦味酸固定剂可形成水溶性的苦味酸盐，所以应把组织盒直接浸入70%的酒精里进行处理。酒精固定剂，例如Carnoy液，应直接浸入100%的酒精。为使小而碎的组织在包埋时容易显现，在处理前30分钟，可在标本盒内加少许1%的伊红。组织上残留的粉红色，在接下来的处理过程中会被冲洗掉。

组织处理的原理

组织处理的目的是去除组织中所有可萃取的水分，并以一种起承托作用的介质取代。这种介质可以提供足够的硬度，确保切片时组织不破坏和变形。

组织处理的步骤是：

- 脱水：去除组织中的水分和固定剂
- 透明：除去脱水剂，使介质浸润组织成分
- 浸润：使承托介质浸透组织

- 包埋：在承托介质里确定组织标本的方向并使它凝固。

影响处理效率的因素

当组织浸润在液体中时，组织内部和组织周围的液体会发生交换。下面将讨论几个影响交换速率的因素。

搅拌

液体交换的速率由组织与试剂接触的面积决定。搅拌可增加组织周围新鲜液体的流动。自动处理装置的机理是以固定时间间隔进行垂直或旋转振荡，或增压移除和置换液体。有效的搅拌能使总处理时间缩短30%。

加热

加热能增加液体交换和渗透的速率。但这一步处理要谨慎，要尽量减少组织的收缩、变硬和变碎。一般温度控制在45℃以内，温度过高不利于后面的免疫组织化学染色。

黏滞性

黏滞性是抵抗液体流动的一种特性。溶液中分子越小，液体渗透率越高（低黏滞性）。相反，溶液中分子越大，渗透率越低（高黏滞性）。处理过程中使用的大多数溶液除香柏油外，脱水剂和透明剂有相似的黏滞性。包埋剂有各种各样的黏滞性。石蜡在液体（融化）状态有较低的黏滞性，可增强渗透的速度。

真空装置

利用负压增加渗透速率可降低标本处理过程中每一步所需的时间。真空装置可除去组织中的试剂，并且后者比置换的试剂更易挥发。自动处理装置的负压不应超过15英寸（1英寸＝2.54cm）汞柱，以防组织破坏和变性。真空装置能帮助除去疏松组织孔里的空气。在处理过程中，真空装置可以大大减少高脂、高密度组织的渗透时间。

固定

固定可防止细胞和组织成分变性，在组织标本处理过程中是最重要的一步，这步将在第4章详细介绍。固定能使蛋白质凝固；可通过灭活溶酶体酶阻止细胞及其成分进一步自溶；能使组织更易于后续的处理。固定必须在进行后续处理步骤前完成。

脱水

处理过程的第一步是从组织中除去非结合水和水溶性固定剂。很多脱水试剂具有亲水性，其极性基团可与组织中的水分子相互作用。其他试剂是通过对组织液的反复稀释进行脱水。脱水应缓慢地进行。如果组织内外液体的浓度梯度过大，会增加细胞变形的可能性。因此，需采用具有一系列浓度梯度的试剂处理标本。过度脱水可能会造成组织变硬、变脆和皱缩；不完全脱水则会阻碍透明剂的渗入，使组织变软，不易接受浸润介质。脱水剂有很多种：酒精、酒精丙酮、甲醇、异丙基乙二醇和变性酒精。如果选择的脱水剂是酒精，则组织应该先浸入70%的酒精，接着再浸入95%和100%的酒精。对于柔软的组织，推荐从30%的酒精开始脱水。

脱水剂

乙醇（C_2H_5OH）

乙醇是一种透明的无色易燃液体。它具有亲水性，能溶于水和其他有机溶剂，反应迅速、可靠。美国联邦政府通过税收对乙醇进行控制，并需仔细登记保管。脱水采用不同浓度梯度的酒精进行。酒精能充分脱水，可作为处理电子显微镜检查标本脱水试剂的选择之一。

工业用甲基化酒精（变性酒精）

变性酒精与酒精有相同的物理性质。变性酒精包括酒精、甲醇（约1%）、异丙醇或酒精的混合物。对于组织处理的目的来说，它和乙醇的使用方法是相同的。

甲醇

甲醇是一种无色透明的、有剧毒的易燃液体；

能溶于水、酒精和大多数有机溶剂，并能取代酒精使用。

2-丙醇/异丙醇（$CH_3CHOHCH_3$）

2-丙醇/异丙醇能溶于水、酒精和大部分有机溶剂。常用于微波处理程序。异丙醇不会造成组织的过度硬化和收缩。

丁醇

丁醇最初用于植物和动物组织学；丁醇是一种缓慢的脱水剂，其使用会使组织有较少的收缩和硬化。

丙酮（CH_3COCH_3）

丙酮是一种无色透明的易燃液体，能溶于水、酒精和大多数有机溶剂。它反应迅速，渗透力弱，长时间使用会造成组织变脆。在处理过程中，丙酮可从组织中脱去脂质。

脱水剂的添加物

当添加脱水剂时，苯酚可作为肌腱、指甲、致密纤维组织、角质块等质硬组织的软化剂，95%的酒精溶液中可加入4%的苯酚。质硬组织还可选择在甘油酒精混合液中浸泡。

万能溶液

在组织处理过程中，万能溶液起脱水和透明的作用。二氧杂环乙烷、三丁醇和氧杂环戊烷可作为万能溶液。因其硬化的性质，不推荐用于微小组织的处理过程（Carson 1977; Sheehan & Harpchak 1980）。有关安全的内容请见第2章。

透明

透明剂起调节脱水剂和渗透剂的作用。它能与这两种溶液相溶。大多数透明剂为碳氢化合物，其折光指数与蛋白质的相似。当脱水剂完全被置换时，组织呈半透明状，因此称其为"透明剂"。

选择一种合适的透明剂的标准是：

- 迅速替换脱水剂
- 能被熔化的石蜡轻松替换
- 最低限度的组织损伤
- 可燃性差
- 毒性小
- 成本低。

大多数透明剂是可燃液体，使用时一定要谨慎。透明剂的沸点能提示它被熔化石蜡置换的速度。一般来说，低沸点的液体更容易被置换。黏滞性可影响透明剂的渗透性。对于大多数透明剂来说，延长暴露时间会使组织变脆。应密切监视组织在透明剂中浸泡的时间，确保致密组织块能充分透明，而不损坏较小且易碎的组织块（Carson 1977；Sheehan & hrapchak 1980；luna 1992）。还需考虑成本问题，因其还关系到试剂的处理。大多数透明剂是芳香族烃或短链的脂肪族烃，所以环境问题不容忽视。大多数研究机构制定了有关实验室易燃试剂的保存、处理和安全要求的操作规范。

常规使用的透明剂

二甲苯

二甲苯是一种无色的易燃液体，具有石油的特性和芳香气味，能溶于大多数有机溶剂和石蜡。适用于厚度小于5mm的组织块。在二甲苯中放置时间过长，会使组织过硬。二甲苯常用于常规组织学实验室，而且可循环使用。

甲苯

甲苯与二甲苯的性质相似，但长时间浸泡对组织的损伤比二甲苯要小。具有可燃性，比二甲苯更易挥发。

氯仿

氯仿比二甲苯反应慢，但不易使组织变脆，能处理较厚的组织块，一般厚度大于1mm。组织放在氯仿中不会变成半透明状。氯仿不可燃，但有剧毒，并且被加热时会发出光气。氯仿常用于处理中枢神经系统的组织。

苯甲酸甲酯和水杨酸甲酯

这些是慢反应透明剂，并在双重包埋技术时使用。

柑橘属水果油-柠檬烯试剂

柠檬烯试剂是从柑橘和柠檬皮里提取出来的，无毒且可溶于水。其处理取决于实验室水处理中心的标准。它的主要缺点是有很强的刺激气味，并且在小组织中沉积的矿物可能被溶解，例如铜或钙。

安全措施

常规组织化学试剂的安全操作在第2章讨论。每个组织学实验室应该有一套与特殊工作实践相结合的化学试剂操作规范，以保护工作人员免受危险化学试剂的危害。应给实验室的所有化学试剂建立信息卡，其基本信息应包括暴露限度、危害的器官、保存、处理方法以及如何处理溢出的试剂。为了能快速阅读这些信息，信息卡应该放在就近的地方。

再循环试剂

很多实验室使用蒸馏设备对乙醇和二甲苯进行循环再利用。根据沸点不同，通过加热蒸馏分离溶剂中的不同废物，具有最高沸点的成分最后被纯化。

优点包括：

- 减少成本
- 迅速
- 有效
- 减少了对废物处理公司清除化学物质的需求
- 对环境有害的化学废物也不用再进行填埋处理。

再循环试剂必须经过质量检测（Dapson & Dapson 2005）。

石蜡

在组织学实验室，石蜡一直是最常用的浸润剂和包埋剂。将组织浸于石蜡并作成蜡块可防止切片过程中组织结构的变形。石蜡有较广泛的熔点范围，这一点对于其在世界不同气候区域的使用是很重要的。石蜡价格低廉且能提供高质量的切片，很容易适用于多种用途，可用于多数常规工作和特殊染色。

石蜡的性质

石蜡是由石油裂解产生的长链烃混合物。其性质依据熔点的不同而变化。低熔点的石蜡通常较软，高熔点的石蜡则通常较硬，其性质可影响组织切片。石蜡熔点的范围是40℃～70℃。将石蜡加热到一个较高的温度可以改变石蜡的性质。在组织切片过程中，为了切出好的蜡带，应选择在室温下具有合适硬度的石蜡。

石蜡添加剂

市场上可购买到含增塑添加剂或其他树脂添加剂的石蜡，对多数实验室来说，提供了一个很好的选择。这些添加剂为石蜡提供了一个适于组织包埋的理想硬度。过去添加到石蜡里的物质包括蜂蜡、橡胶、地蜡、塑料聚合物和二乙烯硬脂酸乙二醇酯。这些添加剂多数比石蜡的熔点高，所以更易使组织变脆。

组织的石蜡包埋

包埋包括对标本的适当包裹和在支持介质里对标本正确定位，支持介质在镜检过程中提供了外部的支撑。包埋剂必需充满组织内所有空间以支撑细胞成分。石蜡可使组织具有弹性并能抵抗切片时组织的变形。

大多数实验室使用包埋机。这种包埋机包括三个部分：石蜡灌注器、制冷板和放置模具及组织块的热储藏区。石蜡自动从管口灌入一个合适尺寸的模具，组织块按一定方向放在模具里，附上包埋盒，制成一个有平行边的平坦包埋面。模具放在一个小型冷台上，以便石蜡凝固。石蜡的快速冷却可形成小的结晶结构，减少了组织切片过程中造成的人工假象。

包埋系统的优点：

- 使用方便
- 迅速
- 组织和包埋盒粘贴牢固,制成一个组织块
- 切片完成后组织块可立即归档
- 可永久识别。

根据标本的大小,可从市场上购买不同的包埋盒和模具。

质量控制

需仔细调控和记录石蜡灌注器、漂片水槽和自动处理装置的温度。组织学实验室应该有关于质量控制和正确操作的行为规范及指南。

组织的定向

包埋过程中组织的定向对于自身形态学的表现是很重要的。显微镜检过程中,不恰当的定向会导致诊断组织基础被破坏(见第5章)。可以购买一些产品帮助定向:标记系统、文身染料、活检袋、海绵纱布和纸类。

组织的定向应有利于减少切片时组织对刀片的阻力。大多数组织应放平包埋,以确保组织周围的包埋剂对组织有支撑作用。

需特殊定位的组织:

- 管状结构:动脉、静脉、输卵管、输精管——以管腔的横截面为包埋面。
- 皮肤、肠管、胆囊和其他上皮活检组织——应垂直于表面取材,包埋方向以最后切到上皮面为准,使上皮层的压缩和变形降到最小。
- 肌肉活检组织——切片包括横断面和纵断面。
- 多片组织——一片挨一片,使上皮面朝相同的方向排列。

自动组织处理

组织处理的基本原则是在一定环境下、在预定时间里,利用一系列溶液进行液体交换。组织处理过程中,十进制仪器的使用是相对不变的。近来的新进展包括特殊的微波炉和恒量处理器的出现。

组织处理装置

圆盘传送带型处理装置(组织传递)和自带液体交换装置是组织学实验室使用的第一种自动组织处理装置。这类装置是使放在篮内的组织块在固定容器里通过一系列的试剂缸。组织块在每种试剂缸里浸泡的时间由电子程序决定。这一步在早期的设备则是通过表盘刻度计数来完成的。垂直振荡或将组织块在试剂缸里机械性地升降是为了满足处理过程中搅拌的需要。

其后,多数实验室主要采用真空密闭组织处理装置。这种仪器的程序是通过一种微处理器来控制的。在整个处理过程中,组织始终放在一个缸里。利用真空和压力,试剂和熔化的石蜡不断地从缸里移进和移出。每一步都专门设定了时间、温度、真空以及压力。这个系统的优点是:真空和热度适用于每一个阶段,有专门设定的组织处理程序、液体泄漏保护和烟雾清除系统,并且处理装置运用报警系统和诊断程序来进行仪器故障检查。

专门为组织处理设计的微波炉已普遍使用。这种微波炉能使处理时间从数小时缩短到数分钟。通过增加标本内部温度和加速反应时间,微波照射可加速组织内液体的弥散。人工将组织从一个容器转移到另一个盛有试剂的容器里。多数实验室的微波炉包括精确的温度控制器、定时器和烟雾抽出系统。处理的时间取决于标本的厚度和密度。微波处理使用的试剂包括酒精、异丙醇或酒精的混合物及石蜡。不需要使用梯度浓度的溶液。也可不使用透明剂,因为最后一步石蜡的温度可促进组织里酒精的挥发。在这个过程中,不使用可排出有毒气体和致癌性的二甲苯和福尔马林。恰当的处理保存了标本的原有形态和抗原性。缩短处理时间、提高效率、环保的试剂以及减少试剂数量和体积,带来了较大收益都是这个系统的优点。这个系统的缺点是:因为主要为手工操作,劳动强度较大;实验室专用微波炉价格昂贵,其使用还需校准和监控(Kok & Boon 1992; Willis & Minshew 2005)。

近来的技术新进展促进了密闭处理装置的发展,即连续输入、快速组织处理装置,这种处理装置采用微波技术、真空渗透和被称为"分子亲和"的专用试剂。装置内组织盒需通过四缸试剂,包括丙酮、异丙醇、聚乙二醇、矿物油和石蜡。采用微波和搅拌来加

速组织内溶液的扩散。这种处理装置采用一项专利微波技术：利用连续低能微波取代脉冲高能微波。这个装置的优点是：在固定的时间间隔将组织放入系统，缩短处理时间。实验室使用的试剂是环保的，并能排除有毒气体。标本形态和质量与传统组织处理过程相关。这个装置的缺点包括：处理装置的成本较高且大体组织标本需切割为标准化的样本尺寸（Morales et al 2004）。

处理装置的维护

每个机构都应有关处理装置溶剂循环和替换的操作规范。规范应根据组织的数量、大小、类型及所使用的试剂来制定。为确保质量，应仔细监控装置中的溶液。每个制造厂商都附有装置防护保养手册。

重要的保养要点

- 任何溢出物都应立即除去
- 任何表面堆积的蜡都应除去
- 石蜡槽的温度应比石蜡熔点高3度
- 把组织盒放入装置时，应先检查计时器，尤其是当选择延迟程序时。

在处理过程中新技术的优点：

- 为组织定制专门的程序，并在每个阶段增加真空、搅拌或加热
- 快速程序
- 液体和烟尘抑制
- 环保试剂
- 可延迟程序。

自动处理程序

多数实验室仍采用组织处理过夜程序，但是改变的程序反映了缩短标本处理时间的重要性。小活检组织或实验标本的快速处理是可调节的。

过夜处理

在多数实验室，过夜处理仍作为常规处理程序。组织浸泡在缓冲的或非缓冲的10%的福尔马林里继续固定。这个过程包括含酒精的福尔马林、不同浓度的酒精、二甲苯或二甲苯替代物，接着浸润在石蜡里。

程序是专门为组织处理设置的。影响处理程序的因素包括：要求结束的时间、使用的试剂、加热和真空以及组织的大小和数量。表6.1里的程序可以修改，可调整不同阶段的时间，但要注意结束时间和之前固定的时间。

表6.1 过夜程序

装置	试剂	时间	压力/真空	温度
1	10%的福尔马林	1小时	开	38℃
2	10%的福尔马林	1小时	开	38℃
3	含50%的酒精的福尔马林	1小时	开	38℃
4	70%的酒精	30分钟	开	38℃
5	95%的酒精	30分钟	开	38℃
6	95%的酒精	40分钟	开	38℃
7	100%的酒精	40分钟	开	38℃
8	100%的酒精	40分钟	开	38℃
9	二甲苯	40分钟	开	38℃
10	二甲苯	40分钟	开	38℃
11	石蜡	30分钟	开	60℃
12	石蜡	20分钟	开	60℃
13	石蜡	20分钟	开	60℃
14	石蜡	40分钟	开	60℃

特殊组织处理

一些组织如脑、眼和骨需要专门的处理（脑组织见第19章，骨组织见第18章和第29章）。眼组织的处理程序见表6.2。

眼组织的处理

眼组织需要特殊处理，因为其一些结构部位精致柔软，而其他部位质地硬韧。理想状态下，因为使用不同的试剂，应为需要特殊处理的组织提供单独的处理装置。在解剖标本和接下来的处理之前，眼组织一定要充分固定。将苯酚加入到低浓度的酒精里，以便软化巩膜和晶状体。所选择的试剂应可为组织提供最好的脱水和透明（用氯仿作为透明剂是因为它比二甲苯刺激性小，并且只引起组织最小限度的收缩），并保持视网膜的附着。在眼组织处理过程中，使用专门的大组织盒和模具。

小活检组织的快速处理

使用加热（37℃～45℃）和真空装置，可在2～5小时内将内镜活检组织和针吸组织充分处理。标本的厚度应为2mm。多数小标本在处理前应该固定。如果固定不充分，处理时应从含10%的福尔马林的装置开始。表6.3列举了一个密闭装置缩短处理程序的例子。密闭处理装置每步的抽液时间大约为3～5分钟。该程序是可修正的，每步的时间均可改变；当决定结束时间时，应考虑抽液时间。每次运行后，都要把装置中残留的石蜡清除干净。这个清理循环使用二甲苯、100%的酒精和水清洗装置。

手工处理组织

现今已很少使用手工处理组织的方式。但有些情况下仍需手工处理标本，这些情况包括：

- 电源故障或设备发生故障
- 较大组织需要的处理时间比自动处理装置分配的时间更长
- 小活检组织，例如移植样本，需要快速诊断。

手工处理程序表

表6.4的程序适用于大而致密的组织。在每个容器里的处理时间应延长，或者程序里应添加更多的容器。

表6.3	缩短活检组织的处理程序			
装置	试剂	时间	压力/真空	温度
1	10%的福尔马林	10分钟	开	38℃
2	10%的福尔马林	10分钟	开	38℃
3	70%的酒精	10分钟	开	38℃
4	95%的酒精	10分钟	开	38℃
5	95%的酒精	10分钟	开	38℃
6	100%的酒精	10分钟	开	38℃
7	100%的酒精	10分钟	开	38℃
8	二甲苯	10分钟	开	38℃
9	二甲苯	10分钟	开	38℃
10	石蜡	10分钟	开	38℃
11	石蜡	10分钟	开	58℃

表6.2	眼组织的处理程序	
装置	试剂	时间
1	10%的福尔马林	0小时
2	4%的苯酚或70%的酒精	1小时
3	4%的苯酚或70%的酒精	1小时
4	95%的酒精	1小时
5	95%的酒精	1小时
6	100%的酒精	1.5小时
7	100%的酒精	1.5小时
8	100%的酒精或氯仿	2小时
9	氯仿	2小时
10	氯仿	2小时
11	石蜡	2小时
12	石蜡	3小时

表6.4	小活检组织的手工处理程序
步骤	时间
10%的福尔马林	10分钟
95%的酒精	10分钟
100%的酒精	10分钟
二甲苯	10分钟
石蜡	10分钟

1. 将组织放置于包埋盒里，然后浸泡在10%的福尔马林里。将福尔马林容器放于热水内。
2. 用专用工具将包埋盒从福尔马林容器移到含有95%的酒精容器里。
3. 然后组织浸入100%的酒精和二甲苯。
4. 把组织盒置于熔化的石蜡里。
5. 照常包埋。

包埋剂的选择

有时石蜡不适用于某些类型的切片，包括：

- 加工处理的试剂除去或破坏组织成分，即研究的对象
- 切片要求更薄
- 使用加热可能给组织带来不利的影响
- 浸透的介质不足以支撑组织。

树脂

树脂专门用于电镜检查（见第30章）、高分辨率的超薄切片和未脱钙的骨头的包埋介质（见第18章和第29章）。

琼脂

单独使用琼脂凝胶不能为组织提供足够的支持。其主要用途是作为固定后小而易碎组织的黏合剂。将碎组织埋入熔化的琼脂里，凝固后常规处理修整。能得到较好结果的方法包括：使用吸管、微孔过滤器，将组织碎片从固定剂里过滤出来，小心地把熔化的琼脂倒进导管，凝固后按照常规处理并进行石蜡包埋。

明胶

明胶最早用于Gough-Wentworth技术中整个器官切片和冰冻切片的制作。

火棉胶

火棉胶或LVN（低黏滞度火棉）的使用受到限制，因其对反应试剂有特殊要求，并且在神经病理学中限制使用。这里只包含了历史性原因。

处理过程中干燥组织的修复

虽然在处理过程中很警惕，但技术或机械上的故障仍有可能发生，造成组织在浸润石蜡前干燥。干燥组织将永远不能被视为正常，但接下来的处理可以帮助你制作出具有诊断价值的切片。

组织修复

70%的酒精	70ml
甘油	30ml
连二亚硫酸盐	1g

组织需在溶液里浸泡数小时或过夜。处理过程从脱水剂开始，其余继续进行。组织可能很难制片，建议使用涂层玻片（胶片）。

小结

由于工作量增加、员工不足以及需要缩短诊断报告时间，促使组织处理仪器技术取得了明显的改进。微处理器、微波和环保化学试剂的应用只是改进的一部分，但最终将引起组织处理的重大改革。

致谢

本章是基于前5版已有的章节编写的。在以前的那些版本里，组织处理过程是由Keith Gordon和Paul Bradbury编写并由Graene Anderson和John Bancroft成功地汇编形成后来的版本。在此向他们表示感谢。

参考文献

Carson F.L. (1977) Histotechnology, a self-instructional text, 2nd edn. Chicago: ASCP Press, pp. 26–42.

Dapson J.C., Dapson R.W. (2005) Hazardous materials in the histopathology laboratory, regulations, risks, handling and disposal, 4th edn. Battle Creek, MI: Anatech, pp. 157–164.

Kok L.P., Boon M.E. (1992) Microwave cookbook of microscopists, 3rd edn. Leiden: Coulomb Press.

Luna L.G. (1992) Histopathologic methods and color atlas of special stains and tissue artifacts. Downers Grove: Johnson Printers, pp. 1–66.

Morales A.R., Nassiri M., Kanhoush R. et al. (2004) Experience with an automated microwave-assisted rapid tissue processing method: validation of histologic quality and impact on the timeliness of diagnostic surgical pathology. American Journal of Clinical Pathology 121:528–536.

Sheehan D.C., Hrapchak B. (1980) Theory and practice of histotechnology, 2nd edn. St Louis: C.V. Mosby, pp. 59–85.

Vernon S.E. (2005) Continuous throughput rapid tissue processing revolutionizes histopathology workflow. Laboratory Medicine 36:300–302.

Willis D., Minshew J. (2005) The whole enchilada with the rice and beans. Ft. Lauderdale: National Society for Histotechnology.

7

组织切片术：石蜡和冰冻

Lena T. Spencer 和 John D. Bancroft 著
张淑红 译　张彦宁 校

组织切片术

组织切片术是将组织切成薄片并贴附于玻片上以便进一步进行显微镜下检查的一种方法。大多数组织切片采用石蜡包埋组织块。组织切片所用的基本仪器是切片机；切片机是一种可前行的仪器，能够移动物体（石蜡块）到预先决定的距离，直到与切片工具（刀或刀片）接触，并使标本垂直移动通过切片工具制成组织片。好的技术需要通过不断练习才能掌握。

切片机类型

切片机有几种类型，尽管许多切片机具有多功能作用，但每种切片机的设计都有其独特的目的。

旋转式切片机

旋转式切片机通常是指以它的发明者"Minot"命名的切片机。其基本装置是一个细的可前行的且可旋转360度的手轮，可移动标本垂直通过切片工具切面并返回起始点。旋转切片机可以是人工的（完全由操作者操控）、半自动的（有一个由发动机推进的细或粗的手轮），也可以是全自动的（两个发动机分别推进细的和粗的手轮）。蜡块推进可以是后退的，也可以是非后退的。旋转式切片机的优点包括：能够切取2～3mm的薄切片，容易适应所有类型的组织（硬的、脆的或脂肪组织）切片（Mailhiot 2005）。

切片机自动化技术的发展提高了切片质量和生产力，改善了技术人员的职业安全性。去除切片机中的人工手轮操作降低了反复性运动所致疾病的发生率，后者在组织实验室是一种常见的工作者健康问题。

基本滑动切片机

使用基本滑动切片机时，标本处于静止状态，在操作过程中刀片是从标本顶端切取切片。这种切片机主要用于大的组织块、硬组织及全标本包埋，其在神经病理学和眼科病理学方面特别有用。不过这种切片机很难制作出3mm的薄切片。有关未脱钙骨组织切片的更多信息见第18章和第29章。

转动式切片机

这种切片机通常用于早期的冰冻切片。这种切片机是通过收起运动移动组织块离开刀片上行而制成一个面对组织块的扁平切片。

滑动切片机

刀或刀片是固定的，标本玻片在切片过程中是在其下面。发明这种切片机的目的是制作火棉胶包埋的组织块。

超薄切片机

几乎专用于电子显微镜（见第30章）。

切片机刀片

切片机刀片有很多形状、大小和材料。刀片的发展是为了适应特殊类型的切片机，以及处理不同硬度的组织和包埋材料。许多钢刀已经被一次性刀片所代替；例外的是树脂包埋的组织块仍用锋刃工具，且一些恒冷切片机仍用钢刀。

一次性刀片

一次性刀片引入实验室使组织切片术发生大的改革。一次性刀片被用于常规组织切片及冰冻切片，其锋利的切缘可以制作完美的2～4mm的切片。切片机上安装一次性刀片固定装置或可以购买适配器。刀片涂铺特殊的聚四氟乙烯（PTFE）可使带状结构容易切取。一次性刀片购买起来也很方便。如果一次性刀片在夹卡装置上安装得过紧，可能会导致切片的人工假象，例如切片过厚或过薄。夹卡装置必须是清洁的。在整个切片过程中，应缓慢摇动手轮。一次性刀片可以保证刀缘锋利，容易应用，适合许多组织和石蜡的类型。与钢刀磨锐相比，低花费使这些刀片成为许多实验室的主流产品。

玻璃刀和钻刀

玻璃刀和钻刀用于电子显微镜和塑料树脂包埋的蜡块。

石蜡切片法

所需仪器

- 漂片（水浴）槽
- 玻片干燥箱或热板
- 细尖镊或弯镊
- 黑貂或骆驼毛刷
- 解剖刀
- 玻片架
- 清洁玻片
- 挑组织针
- 冰盘
- 抵抗化学试剂的铅笔或钢笔。

漂片（水浴）槽

恒温控制水浴槽用于切片后漂出组织条。槽的水温应该比切片时的石蜡熔点低10℃。注意避免切片下产生水泡；在水槽里加入蒸馏水可以达到这一目的。在水里加酒精或一小滴洗涤剂可降低液体表面张力，使切片更容易展平。

干燥箱或热板

干燥箱结合风扇可保持玻片周围的暖空气循环。温度应该大致设定在石蜡的熔点。如果烤箱太热，可能使细胞变形，导致黑色的核固缩或核内空泡，有时细胞完全没有核的细微结构（Carson 1997）。干燥时间因组织类型不同、干燥玻片数量和干燥箱大小而有所不同。许多自动染色机安装干燥箱作为仪器的一部分；时间和温度都容易调节。

当干燥易碎组织或来自中枢神经系统的组织时，应特别注意；需要低温防止切片裂开（推荐37℃干燥24小时）。

毛刷和弯镊

弯镊、毛刷和挑组织针在去除折叠、皱褶及水泡时是有用的。这些折叠、皱褶及水泡在从水浴槽中漂出切片时可能产生。弯镊、毛刷和挑组织针在控制切片通过刀口时也有作用。

玻片

正常常规工作一般用76mm×25mm的玻片。尽管可选择不同厚度，1.0～1.2mm的玻片厚度是首选，因为它们不容易破碎。大多数玻片架制作得适合这种玻片的大小。更大的玻片可用于特殊的组织，例如眼或脑组织。

独特的识别号码或代码、患者姓名或其他添加信息应当蚀刻、压花或书写在每张玻片上。已有自动在玻片上印制患者信息的工具。耐化学品钢笔和铅笔已日常用于标记玻片。

带正电荷或用黏附剂预处理的玻片可以防止染色过程中组织从玻片上分离。有色磨砂玻片或许可用于识别特殊处理（脱钙、特殊染色和免疫组织化学等）的组织。

玻片的黏附剂

如果使用的是清洁的玻片，并且使切片得到了充分的干燥，那么在染色过程中切片组织从玻片上脱离的问题应该不会发生。当切片组织从玻片上脱离时有几种情况：

- 在染色过程中暴露在强碱溶液中

- 冰冻切片用于免疫荧光、免疫组织化学或术中诊断
- 中枢神经系统（CNS）组织
- 切片处于极端温度
- 组织中含有血液和黏液
- 脱钙组织。

黏附剂可以减少组织丢失的问题。蛋白黏附剂有清蛋白、明胶和淀粉等，有可能导致细菌过度生长或染色过重；密切监测可以避免这些问题。所用的黏附剂包括下述各种。

聚-L-赖氨酸

购买的聚-L-赖氨酸为0.1%的溶液，使用时要进一步稀释，用蒸馏水1∶10稀释。用稀释的溶液涂抹玻片，然后使其干燥。涂层使组织黏附到玻片上的作用几天内有效。

3-氨丙基三乙氧基硅烷（APES）

将玻片在含2%的APES的丙酮中浸泡、晾干，再在丙酮中浸泡、再晾干。最后在蒸馏水中浸泡。将这些玻片垂直置于玻片架上晾干。这些玻片可用于细胞学研究，特别是血或含有蛋白酶物质的标本。

带电荷的玻片或阳玻片

实验室使用的玻片已经制造为永久性带正电荷。在玻片上放置一个正电荷是通过涂抹碱性聚合物完成的，其中所发生的化学反应是通过共价键相连的氨基基团与玻璃上的硅原子结合。已证明这些玻片在染色或预处理（如酶和抗原修复）过程中对抵抗细胞和组织的丢失非常有优势。

实际的组织切片术

过硬的切片技能是无法直接由教科书获得的。在有经验的老师的指导下，不断实践才是掌握切片机应用和制作切片的最好方法。下面将描述这种技术，提供在切片过程中应用的信息和要点。

切片机的装备

切片机的维护对于切出可用于诊断的高质量切片是重要的。应该严格遵守制造商有关仪器维护的建议。应制定每天、每周、每季度和每年应进行的预防性维修程序的部门规章。

水浴箱和切片机应符合人体工程学要求，以减少颈部和肩部压力和紧张。

水浴箱可装满蒸馏水或自来水，并调整到相对石蜡熔点的适当温度。应当注意减少可能使组织切片变形的气泡。

刀片应锋利和无缺损。刀片或刀片夹应调整至最佳状态，包括间隙角、与低面角之间的距离以及组织块的表面。夹和螺丝必须收紧。如果使用一次性刀片，应注意保证施予刀片足够的压力以提供支持，但不能过紧，以免造成切片过厚和过薄。

切片

修整组织块

石蜡块可能要"粗修"一下，一般将测微计设置在15～30mm进行粗修，或用步进装置推进组织块进行粗修。过分的粗修会导致"蝴蝶洞"假象。必须注意确保夹头上夹紧的组织块已回缩，在最初往下修的时候，组织块与刀片没有接触。修整组织块时有可能会刨削或刮伤组织块。

切片

组织块应按顺序排列在冷却装置上，组织和石蜡都要冷却，以使它们具有相似的温度。有少量的水会被吸收到组织中而使组织轻微肿胀，这样切片更容易些。过度浸泡则有可能导致组织切片肿胀和扭曲变形。正确的处理可使组织块不必浸泡。常规外科手术材料应切为3～4μm。经验决定切片的速度，但一般应该用平稳缓慢的速度切片。如果在切取平整光滑切面有困难时，在切片过程中用温水暖一下组织表面或对组织块表面轻轻地呼一口气可能有帮助。这样做有舒展组织块的作用，但切片会稍微厚一点。理想的情况是：切片时由于有局部压力，一张连一张连续地切片会形成一个组织条带状。如果将整个组织块切片和保留，可将组织条储存在一个盒内供今后使用。切片条是处理切片的最省事方法。当不同的组织切出条带时，第一张切片用手术镊或挑组织针挑起，最后一张切片用小刷子小心缓慢地从刀边上取出。

漂切片

组织条必须漂平,让组织条的尾部首先与水接触。当组织条的其余部分位于水面时,产生的轻微拉力足以拉平位于水里的大多数有折叠的组织条,如果不是全部拉平,部分也可发生折叠。组织片漂浮在水浴箱上,有光泽一面靠下。褶皱部分可以通过镊子简单消除。30秒的时间内应该足够拉平组织条;延长在水中的时间会导致组织过度膨胀,而使组织变形。单个切片或组织条带可漂到玻片上。

圆形结构(如眼睛)很难拉平。有些技术在这种情况下是有用的,如将切片放置在已预先浸入50%的酒精的玻片上。玻片要轻轻地浸入水浴箱中,眼睛的切片会浮于表面。酒精的作用是可产生扩散力,有助于组织片展平。每次切片后水浴箱都应该进行清理,可以通过在水表面拖动纸巾来去除碎片和组织片。清洁度是非常重要的:来自不同组织块的污染是一个非常严重的问题。

干燥切片

当加热干燥切片时,切片下方少量的水可进一步使组织展平。温度应设定在石蜡的熔点。许多自动染色机包括烘干箱作为仪器的一部分。玻片可附加在染色机上,后者有单个切片的固定装置或为仪器设计的架子。在切片干燥过程中,不能过度加热,否则细胞的细微结构有可能被破坏。加热板可能会导致玻片局部过热。干燥精细的组织时,如果将温度降低,时间延长,则可以减少一些组织变形。对于许多组织推荐37℃过夜。

切削硬的组织

自从一次性刀片引入,切割硬组织已不是太大的问题。切割困难的原因更可能是固定不好或处理过度。长期浸泡的组织块,或暴露于流动自来水30分钟的组织块表面,往往可以克服切割硬组织的问题。略微降低刀片的倾斜度也可能会好一些。如果这些补救措施失败,也可将柔软剂用于组织块表面。

表面脱钙

当小钙灶存在于组织切片时,要切出高质量的切片可能比较难。粗修后将组织块从夹头上拿下,将组织的表面放在含少量脱钙液的盘中。

暴露于脱钙液的时间取决于组织,随组织不同而不同;密切监测脱钙的进展情况以决定终止时间。脱钙完成后,充分冲洗组织块并待干燥后重新切片。脱钙后应立即切片,因为获得的脱钙是有限的。如果过分脱钙,诊断材料可能受到损害。必须指出的是,这样处理后组织的染色性能将受到影响,必须进行修正以达到最佳效果。

存在的问题和对策

表7.1列出了组织切片过程遇到的最常见的问题和可能的解决方法(Sheehan & Hrapchak 1980; Carson 1997; Anderson & Bancroft 2002)。

冰冻切片和相关切片

这部分讨论不用脱水和清洁溶剂制作切片的方法,如果是冰冻切片,还不用包埋剂。冰冻切片有很多用途,包括证明可溶性物质、组织化学分析和术中诊断。标准的处理方法在组织成分上有许多有害影响(Bancroft & Cook 1994)。

冰冻切片的使用

在常规的组织实验室,冰冻切片的制作有许多应用:

- 快速制作切片用于术中诊断
- 诊断性和酶组织化学研究;酶是不稳定的
- 免疫荧光方法(见第24章)
- 免疫组化方法;加热和固定可能会使许多抗原失活或破坏(见第21章)
- 诊断性和非酶组织化学研究,例如:脂肪和许多碳水化合物(见第11和12章)
- 银方法,特别是在神经病理学(见第19章)。

理论思考

冰冻切片制作的原理很简单:当组织被冰冻时,组织中的水转变成冰。在这种状态下,组织变硬,冰

表7.1 石蜡切片的问题和解决方法

原因	解决方法
问题：起褶/连续切片卷曲	
1．组织边缘不平行	1．修整组织直至平行
2．钝刀边	2．重新放置刀片或移动到其他区域
3．石蜡过多	3．修整去掉过多的石蜡
4．组织缺乏一致性	4．重新确定组织块的方向
问题：切片厚和薄	
1．石蜡相对于组织或环境太软	1．去掉刀边过多的石蜡
2．间隙角不足	2．切片机保养——润滑和校对。检查切片机的明显错误；零件可能是磨损
3．切片机机构错误	3．拉紧组织块和刀片
4．刀片或组织块固定不牢固	4．增加间隙角
问题：与刀边平行的厚区和薄区相间	
1．刀片或组织块固定不牢固	1．清洁刀边，去除过多的石蜡
2．间隙角过陡或刀倾斜	2．重新放置或用刀片的新区域
3．用于切片的组织或石蜡太硬	3．加固刀片杆
4．组织中的钙化区域	4．降低角度
5．组织脱水过度	5．重新水化和表面脱钙
6．钝刀片	6．用新鲜的石蜡再包埋
问题：在刀边的右角组织切片裂开	
1．刀片有缺口	1．用刀片的其他部分或重新放置
2．组织含硬颗粒	2．如有钙盐沉积——去除表面的钙盐
3．石蜡含硬颗粒	3．如果是矿石或其他颗粒，用细的锐利的刀去除
问题：切片不形成条带	
1．对于切片条件，石蜡太硬	1．在低熔点的石蜡中重新包埋
2．刀边的碎片	2．温暖组织块表面
3．间隙角不正确	3．清洁刀片和刀片固定器的背面
	4．调整最佳的角度
问题：在返回时，切片黏附于组织块	
1．不足够的间隙角	1．增加间隙角
2．刀边的碎片	2．清洁刀边
3．组织块边缘的碎片	3．修剪组织块的边缘
4．组织条的静电	4．湿润切片机周围的空气
	5．放置静电防护器或在切片机附近放置干燥板
问题：不完整的切片	
1．石蜡内组织浸泡不完全	1．重新浸泡组织块
2．组织包埋不正确	2．重新包埋组织，确保方向正确，组织在模型中是扁片的
3．切组织表面	3．重新调整组织表面，更深地切入组织
问题：过分的压缩	
1．刀片钝	1．换刀片
2．对于组织，石蜡太软	2．使组织表面变冷，重新切取
问题：切片扩展或在水浴槽中不连续	
1．不完整的组织处理	1．重新处理组织
2．漂浴槽中水温太高	2．调低漂浴槽中水的温度
问题：切片卷成致密团，而非刀边保留的扁平片	
1．刀钝	1．用新的刀片
2．倾斜角太小	2．如果间隙角充分，降低刀的倾斜度
3．切片太厚	3．降低切片厚度

起着包埋剂的作用。冰冻块的硬度可以通过改变组织的温度而改变。降低温度可制作更硬的组织块。升高温度则会使组织变软。绝大多数非脂肪不固定组织的切片最好在–20℃～–25℃制作。固定组织的切片制作需要的组织块温度约为–10℃或更高些。固定的组织中含有更多的水，因此这种组织会更硬，需要更高的温度以使组织切片时具有理想的硬度。

冰冻切片机

冰冻切片机在组织实验室的应用在改进术中切片会诊的同时，也有助于组织化学领域的扩展。冰冻切片机是一个安装了特殊切片机的冷冻柜。对切片机的所有控制安装在冰冻柜外面。1954年，第一台冰冻切片机被采用；后来设计上有一些有助于切片和安全的改进：

- 电脑控制温度
- 电脑控制组织块的推进和后退
- 标本定位设备
- 夹头和冷冻柜温度的数字化显示
- 机械切片速度的控制和切片厚度
- 自动解冻装置
- 自动去污和杀菌。

冰冻切片技术

为了制作薄的、高质量的冰冻切片，必须准备好组织，冰冻切片机的条件必须是最佳的，组织块的温度必须与被切组织匹配。由新鲜未固定组织制作的冰冻切片质量是最好的。冰冻切片机中的冰冻组织可能会发生冰冻人工假象，因为这个过程比在其他方法中慢。

新鲜未固定组织的冰冻

用于冰冻的组织应该是新鲜的。标本应该在没有产生冰冻人工假象的情况下尽可能地迅速冰冻，适当的冰冻技术包括：

- 液氮（–190℃）
- 由液氮冷却的异戊烷（–150℃）
- 干冰（–70℃）
- 二氧化碳气体（–70℃）
- 喷雾器（–50℃）。

当为制作冰冻切片冰冻组织时，冰冻人工假象可发生。组织中的水会冰冻和形成冰晶；冰晶的大小和数量与组织冰冻的速度成正比。所切组织通常放置在室温下玻片上；此时组织开始解冻。冰晶的解冻会发生冰冻人工假象，后者在显微镜下观察时会出现一些小孔。

要获得最好的冰冻切片，应该迅速冰冻组织。最好的方法是用异戊烷和液氮。单独应用液氮的问题是：组织周围会形成蒸气泡，这些蒸气泡就像一个绝缘装置，会阻止组织迅速冷冻。这样在组织中就会发生冰冻人工假象而难以解释；在肌肉活检中这种情况尤其如此。通过将冰冻组织放置在一种高热传导介质中——即浸入液氮中——冷却到约–160℃，这个问题可以解决。一个例子是异戊烷，一烧杯异戊烷可悬浮在一瓶液氮中。当异戊烷的温度达到–160℃时，将组织浸入异戊烷中（附加软木盘、铝箔或一个低温保持夹头）。在组织快速冰冻前，可将组织置入滑石粉中，以减少冰冻人工假象。

固体二氧化碳（干冰）也可用于冰冻组织块。戴手套将两片干冰放置在组织冰冻台上，其上组织则定向放于支持包埋介质中，例如OCT。当冰冻组织时，组织中会出现一条白线，此时应移走干冰，以避免组织过度冰冻。这种方法是不经济的，因为干冰在储藏时会转变回气体状态。这种方法的缺点是经常传送和浪费大量干冰。

在过去，从CO_2循环器中来的二氧化碳气体是成功的。组织块是通过调节有气体供应的常规冰冻切片机来冰冻，或通过调节应用一个CO_2槽（用以固定组织夹头）的特别调节器来冰冻。

喷雾器已被普遍作为一种冰冻小组织块的方法。这类喷雾器可以从许多商家购得，具有容易获得和容易存储的优点。主要的问题是：喷雾剂排放的环境问题以及切片时吸入喷雾剂的安全性问题。

固定组织和冰冻切片机

对于常规实验室的大多数诊断目的，非固定组织的冰冻切片是适合的。冰冻非固定组织的结果是可导致不稳定物质的弥散。切片时后者还会增强，因为切片是会产生热尔，可导致轻微解冻。这可能不会导致诊断困难，但会影响酶的准确定位，例如酸性和碱性磷酸酶。为了定位水解性酶和其他抗原，组织在切片前就固定。固定时组织必须是新鲜的，将组织置于4℃ formal calcium溶液固定18小时。这种方法概述如下。

树胶蔗糖

树胶阿拉伯胶	2g
蔗糖	60g
蒸馏水	200ml
储存在4℃	

方法

1. 将新鲜组织块置于4℃formal calcium溶液中固定18小时。
2. 在流动水中冲洗，或如果组织块小或脆，在蒸馏水中短时间冲洗，如空肠活检。
3. 吸干。
4. 将组织置于4℃树胶蔗糖溶液中18小时，小组织块时间更短一些。
5. 吸干。
6. 将冰冻组织放在组织块固定器上。

固定后，将组织块缓慢冷冻，以避免由于组织内冰块迅速扩展导致的损伤。对于绝大部分固定组织，在冰冻柜通过将组织块直立冰冻可获得可接受的结果。这个过程所需时间的长度限制了其作为诊断工具的价值。

冰冻切片

冰冻柜的温度

切片机和冰冻机的温度都应进行监控。许多冰冻机有组织块温度和冰柜温度数字显示。温度应适合组织类型和待切材料的类型。大多数未固定材料在−15℃和−23℃之间切片较好。水含量大的组织在较高温度下切片最好，硬的组织和含有脂肪的组织需要更冷的温度。表7.2为一包含各类组织最佳切片温度的表格。如果切片破裂，有折线，则提示组织块太冷了。

大多数固定组织切片的最佳温度范围是−7℃～−12℃，取决于组织的硬度。小块的未脱钙的松质骨也可以切片，但必须谨慎小心，在冰冻前取出任何皮质骨碎片。

切片机

如果切片遇到问题，应根据制造商的建议给切片机除霜、上油。应该有制度，记录每台冰冻机例行维修时间表。

刀片或刀

尽管不锈钢刀在研究型和动物病理实验室仍然在用，但在许多临床机构已被一次性刀片取代。组织的类型和应用程序可能会提示采用钢制刀。如果用刀，磨刀技术应该在程序手册中列出。刀刃锋利在获得高质量的冰冻切片中至关重要。

在大多数实验室，一次性刀片已成为常规用具；它们有一个锋利的刀刃且随时可用。除了锋利这个优点外，一次性刀片由于体积小可以迅速冷却。十分硬的或密度大的组织使用一次性刀片则可能有些困难。

防卷板

这种装置是安装在切片机的前面，目的是为了阻止切片时冰冻切片自然倾斜所致的向上卷曲。这种装置通常是由有机玻璃或硬塑料材料制成。防卷板与刀片边缘平行排列并在后者上方很近的地方。防卷板相对于刀可以升高或降低，以增加刀和刀片之间的夹角。正是防卷板的这种微调，决定了组织块切片的成功。防卷的调整包括：

- 刀片边缘的正确高度
- 刀片的正确角度
- 防卷板边缘不应有缺口或损坏
- 冷柜的温度。

如果防卷板工作不正常，可以用一个貂毛刷来控制切片。

切片技术

冰冻切片这种技术可能需要实践来掌握。速度、组织类型以及组织块和冰柜的温度在冷冻切片中发挥重要的作用。切片后，所切切片将附于刀片固定装置的表面。处于室温的玻片是放置在组织切片的上面，靠静电吸引导致组织黏附在玻片上。如果要切片的组织需要严格或长时间的染色程序，应使用带正电荷或涂料的玻片。如果玻片需要涂料，有几种涂料可用于涂片，如明胶甲醛或聚-L-赖氨酸（0.01％水溶液）。对有困难的切片也可以应用代传输系统玻片并将切片放置到玻片上。这个系统对不能黏附于玻片的组织切片是很有价值的。

表7.2 组织最佳冰冻温度

组织	−7℃~−10℃	−10℃~−13℃	−13℃~−16℃	−16℃~−20℃	−20℃~−25℃	−25℃~−30℃
心脏				×		
肺				×		
脑	×					
皮肤			×			
肌肉			×			
骨髓					×	
肾			×			
淋巴						
睾丸		×	×			
肠				×		
直肠			×			
脂肪					×	×
乳腺					×	
带脂肪的乳腺						×
肝	×	×				
子宫输卵管	×					
脾	×					
肾上腺				×		
甲状腺		×				
膀胱		×				
宫颈				×		
胰腺				×		
卵巢				×		
前列腺				×		
子宫			×			

明胶-甲醛混合物

1%的明胶	5ml
2%的甲醛	5ml

用上述混合物涂于玻片。使用前37℃干燥1个小时或过夜。另一种合适的黏附剂是聚−L−赖氨酸。

聚−L−赖氨酸涂料

0.01%的多聚赖氨酸（PLL）水溶液

1. 用洗涤剂冲洗玻片30分钟。
2. 在流动的自来水冲洗玻片30分钟。
3. 用蒸馏水冲洗玻片2次，每次5分钟。
4. 用95%的酒精冲洗玻片2次，每次5分钟。
5. 空气干燥玻片10分钟。
6. 每张玻片涂20μl的多聚赖氨酸。
7. 空气干燥和无尘储存。

这在免疫组织化学中用作黏附切片。

用于术中诊断的快速活检术

在手术过程中，冰冻切片可为组织快速诊断提供宝贵的工具。病理学家选取一小块组织，使用前面讨论过的几种技术中一种对组织进行冰冻。玻片立即浸入冷丙酮或95%的乙醇中。切片应立即进行快速的苏木精和伊红、亚甲蓝或多色染色剂染色。在术中通过正确的切片和染色的切片能够迅速做出诊断。

超薄冰冻切片

超薄冰冻切片主要用于研究型实验室。它涉及利用异戊烷和液氮迅速冷冻固定的或不固定的组织及制作50～150nm的切片。切片之前先用戊二醛前固定组织已获得了很大成功。

设备

制作冷冻超薄切片有两种基本类型的设备。第一种是在深冻条件下使用标准或略作改进超薄切片机,第二种在低温条件下应用专为制作超薄切片设计的切片机。这些超低温冷冻切片机的温度要控制在-20℃～-212℃之间。这些切片是使用玻璃刀切片并被捞到网格上。对于大多数组织,切片温度约为-180℃最为合适。这些切片在超微结构水平对酶活性定位是有帮助的。

冷冻干燥和冷冻替代法

冷冻干燥技术是将新鲜组织在-160℃快速冷冻(急冻),然后在真空中以较高温度(-40℃)纯化去除水分子(形式的冰)的技术。组织块温度被提高到室温并由蒸气或包埋在合适的媒介中固定。这种技术通常仅限于研究性实验室应用,并没有广泛应用于临床实验室。这种技术可使下述情况减少到最小:

- 可溶性物质丢失
- 细胞成分的置换
- 反应基团的化学改变
- 蛋白质变性
- 酶的破坏或失活。

冰冻干燥的四个阶段

急冻

急冻可立即阻止化学反应和组织中的弥散,使组织进入固体状态,这样组织中的非结合水可转变为小冰晶,然后在后继的干燥阶段被除去。

干燥

在冰冻干燥技术中,这个阶段是最费时间的,因为按重量计组织中含有70%～80%的水,必须除去而不破坏组织。干燥分为三个不同的步骤。

- 加热组织导致冰升华
- 通过组织的干燥部分转移由冰晶升华的水蒸气
- 从标本表面去除水蒸气。

当在133mPa或更高压力的真空环境下,对冰冻组织进行加热时,组织发生干燥。水分子经热蒸发后穿过组织到达表面。为了使干燥过程继续,必须有效地从标本表面去除水分子。离开组织的水分子是通过疏水器去除,可以是一个充满液氮"冷指"疏水器,也可以是一个含脱水化学物质(如五氧化磷)的化学疏水器。

固定和包埋

当组织完全干燥后,可以放置至室温。在大气压力下,组织不会吸收水分,除非干燥不完全——这时组织将迅速重吸收水。干燥的组织片是十分脆弱的,任何不适当的压力都会导致组织分解变成细粉。这种精细的组织即可用于包埋和切片或在合适的蒸气中固定。

蒸气固定

许多固定试剂可用于形成蒸气,包括甲醛、戊二醛和四氧化锇。最重要是甲醛:它可使组织成分得到最好的保存,并且可以用于组织化学分析,除了酶。组织固定后是在石蜡中包埋。

冰冻-干燥方法的应用和用法

最初,冰冻干燥技术是用于证明精细结构细节的一种方法,其他应用包括:

- 免疫组织化学法
- 水解酶的证明
- 荧光抗体研究
- 放射自显影术
- 自动荧光体的显微荧光分光计
- 甲醛诱发荧光物
- 黏液物质
- 蛋白质
- 扫描电子显微镜术。

荧光抗体研究

这种研究常用于冰冻切片。许多多肽和多肽激素在冰冻干燥切片中可得到更好的证明（见第24章）。

放射自显影术

这种技术用冰冻-干燥切片可得到极好的结果，并能精确定位可溶性物质。如果切片是干燥地移到载玻片上，水溶性同位素就能应用。

自动荧光体的显微荧光分光计

这种技术要求切片在处理方法上规范。用冰冻切片可得到很好的效果，但当切片中的水解冻时会受影响。包埋剂对冰冻干燥切片导致的损害较小。

甲醛诱发荧光物（FIF）

用于证明生物胺。这种技术众所周知是Falck方法（1962），包括使用冰冻-干燥的组织块和在湿度控制下60℃～80℃之间室温所形成的常规蒸气。甲醛诱发荧光物（FIF）应用于证明5-羟色胺、肾上腺素、去肾上腺素和其他儿茶酚胺类。当这些胺与福尔马林反应时，它们就转化为荧光复合物（见第14章）。

黏液物质

冰冻干燥后，常规蒸气固定，可产生好的黏液物质染色。与冰冻或石蜡切片相比，黏液反应似乎无改变，同时定位有改进。冰冻-干燥切片的应用已被推荐用于糖原的精确证明和定位（见第11章）。

蛋白质

在适当固定的冰冻-干燥切片上，许多蛋白质能够得到满意的证明。常规蒸气固定可能去除一些蛋白质成分（见第13章）。

扫描电子显微术（SEM）

标准操作程序对于电子显微镜不起作用。操作过程可导致改变，正如当处于真空条件下，存在于组织中的水会蒸发而导致组织变形。在真空状态下，冰冻组织会缓慢冰冻干燥，从组织表面升华的冰会使图片变形（见第30章）。

冰冻切片代替物

冰冻切片代替物技术包含将组织置于通过液氮超冷的异戊烷到–160℃迅速冰冻。冰冻组织制成8～10μm的切片，放置在带制冷的容器内维持冰冻温度。切片被转移到不含水的丙酮中并冷却到–70℃放置12小时。把切片漂浮在玻片上并使其干燥。这种切片适于进行组织化学分析。对于大多数诊断目的，冰冻切片可保留大部分组织成分。这种方法简单、方便并省力，在实验室中容易实施。对于临床诊断，冰冻干燥和冰冻代替物耗时、耗力且太不可靠。这些技术是更广泛用于研究。

致谢

本章是将本书的前3个版本的三个章节合并在一起。在以前的版本中，石蜡切片术由Keith Gordon和Paul Bradbury编写，冰冻切片由John Bancroft编写。在第4版，Graeme Anderson成功地将处理和切片术相关的章节和并在了一起，John Bancroft和Janet Palmer对冰冻切片章节进行了更新。在此感谢这些著者。

参考文献

Anderson G., Bancroft J.D. (2002) Tissue processing and microtomy including frozen. In: Bancroft J.D., Gamble M., eds. Theory and practice of histological techniques, 5th edn. Edinburgh: Churchill Livingstone, pp. 85–107.

Bancroft J.D., Cook H.C. (1994) Manual of histological techniques and their diagnostic application. Edinburgh: Churchill Livingstone.

Carson F.L. (1997) Histotechnology, a self-instructional text, 2nd edn. Chicago: ASCP Press, pp. 35–42.

Falck B. (1962) Observations on the possibilities of the cellular localization of monoamines by a fluorescence method. Acta Physiologica Scandinavica 56(Suppl): 197.

Mailhiot M.A. (2005) Microtomy, it's all about technique! (workshop handout) Bowie, MD: National Society for Histotechnology.

Sheehan D.C., Hrapchak B. (1980) Theory and practice of histotechnology, 2nd edn. St. Louis: C.V. Mosby, pp. 79–82.

8

组织染色是如何起作用的？

Richard W. Horobin 著

张淑红 译　张彦宁 校

引言

本章讨论组织学染色方法依据的物理化学原理，从酸染色到浸银染色。提供的例子来自本书讨论的许多应用领域，尽管强调了应用染料的方法。有关染料的进一步信息和排解疑难问题的指南见本章结尾处。本章应始终牢记的主要问题是：

a. 为什么各种组织成分可以染色？
b. 为什么染色的成分可以保持被染的颜色？
c. 为什么不是所有成分都被染色？

这些问题的答案反映了染色过程的多阶段本质——实性细胞和组织与染色试剂溶液是如何相互作用的。因此过碘酸-希夫（periodic acid-Schiff, PAS）染色不仅是有机化学，免疫染色不仅是组织化学，酶组织化学也不仅是生物化学。染色方法亦受试剂被选择性摄入组织以及产品和（或）试剂从组织中选择性脱离的影响。这些摄取和脱离取决于亲和力和速率这两种因素。注意：染色常常包含一些组织成分的视觉标记——通过一个特征性的颜色或形状标记——或黏附或沉积在组织成分附近。染色就是标记，或将试剂用于产生标记。

染色的基本原理

为什么染料可被摄入组织？

染料的摄取常常是由于染料-组织或试剂-组织之间的亲和力。在生物染色和组织化学中，亲和力这个术语有两个明确的含义。说一种组织成分对一种染料有高亲和力可能只意味着，在使用时组织成分可牢固着色。亲和力也被用于描述染料与组织的结合力。物理化学专业用这个术语的第一种解释，这里采用的就是这种用法。

因此在本章中，亲和力即一种染料从溶液中转移到组织切片上的趋势。亲和力的大小取决于辅助或阻碍这一过程的每一个因素。因此，染料-组织、溶剂-溶剂、染料-溶剂和染料-染料之间的相互作用都要考虑到。这种方法假设染色过程持续进行直到达到平衡，而实际上常常不是这样。而且，无论在时间上还是在空间上，染料和试剂的摄取可能是多步骤的。一种试剂进入组织最初可能是由于所谓的库仑引力（coulombic attractions）。一旦进入，则染料可能与一些组织基团形成共价键。

对染料-组织亲和力的各种有利因素概括如表8.1，并将在下面予以讨论。实际上染色过程通常包含几个这样的因素。

试剂-组织的相互作用

库仑引力也被命名为盐键或静电键，在试剂-组织相互作用有全面讨论。它们来源于与离子不同的静电吸引力，如碱性染料的染色阳离子和富于阴离子的组织结构，如含磷酸盐的DNA或硫酸化的黏液物质（Lyon 1991; Prento 2001）。实际上，与组织基质结合的染料离子的数量不仅取决于染料和组织的电荷信号，还取决于它们的大小、染色槽内非染料电解质的数量，以及组织底物膨胀或收缩的能力（Scott 1973; Bennion & Horobin 1974; Goldstein & Horobin 1974b; Horobin & Goldstein 1974）。

这种现象对于所有离子试剂（不仅是染料）是

表8.1 有助于染料–组织亲和力的因素	
相互作用	说明该因素是重要的实际例子
溶剂和溶剂的相互作用	
疏水作用	使用染料的水溶液或其他有机溶剂的染色系统;例如酶底物
试剂–试剂的相互作用	用碱性染料的异染性染色剂,Gomori型酶组织化学染色,浸银染色
试剂–组织的相互作用	
库仑引力	酸性和碱性染料,其他离子试剂,包括无机盐
范德华力	对于大分子最重要,如弹力纤维染色,以及酶组织化学中的最终反应产物,如bisformazans
氢键	糖原的卡红酸染色,胶原的Sirrus红染色
共价键	诸如Feulgen核、PAS和汞黄的方法

非常重要的,例如,PAS方法中用的高碘酸阴离子(Scott & Harbinson 1968)。甚至最初不带电的组织底物在与离子试剂结合后也能获得离子特性,如通过PAS方法和Best洋红的染色糖原。

范德华力包括诸如偶极-偶极、偶极诱导的偶极和色散力这样的分子间吸引力。这些力可发生在所有试剂和组织底物之间,但是具有可广泛离域化的电子系统的分子倾向于有更大的偶极和更多极化,当组织或染料含这些部分时,范德华力通常更重要。

因此,底物基团(如蛋白质的酪氨酸和色氨酸残留物以及核酸的杂环基质)有助于范德华力,如大的芳香族染料系统(如双偶氮染料和bistetrazolium盐)、卤代染色剂(如四氯四碘荧光素和四溴四氯荧光素钠)以及基于萘基和吲哚酚系统的酶底物也是这样的(Horobin & Bennion 1973)。例如,当对弹力纤维——富含芳香族锁链赖氨素和异赖氨素残留物——用含多芳香族酸和碱性染料(如刚果红和地衣红)染色时,范德华力非常有助于染料-组织的亲和力。

氢键是一种染料-组织吸引力,来源于两个负电原子(如氧或氮)之间的氢原子,尽管氢原子仅与其中一个形成共价键。水分子和水分子之间可形成大量的氢键,形成下面讨论的对疏水作用很重要的基团,对于含氢键基团的其他分子(如许多染料和组织成分)也很重要。因此,当应用水溶剂时,氢键对于染料-组织亲和力通常不重要,除了当特别有助于底物时,如结缔组织纤维就是如此(Prentø 2007)。在全部或部分非水溶剂中,氢键可能也是重要的,如糖原的est洋红染色,以及淀粉的刚果红染色和其他相似的染色;这些过程会应用大量非水溶液。

组织和染料之间也可形成**共价键**。共价键可能仅仅被认为是染料-组织亲和力的另一个来源。实际的反应方法,如Feulgen核和PAS染色,在本书其他地方讨论。在金属离子和"媒染剂"之间的极向共价键是一个特例。这样的键被认为有利于染料-组织结合;然而,这样的**媒染剂**主要是推测性的,媒染剂的特征性染色特性可能有其他方面,或有别的原因。例如,金属-复合物染料通常是亲水的(Bettinger & Zimmermann 1991),因此可防止提取物进入到酒精脱水溶液(Marshall & Horobin 1973)。

溶剂-溶剂的相互作用

当在水溶液中使用有机试剂或染料时,染料-组织亲和力的一个主要作用就是疏水作用。这些疏水基团(如蛋白质的亮氨酸、缬氨酸侧链或酶底物和染料的联苯基和萘基基团)即使最初分散在水环境中,亦有联合在一起的趋势。这一过程的发生是因为水是一种高度结构化的液体。许多水分子可以通过氢键(见上文)聚集在一起形成短暂的分子簇,这样有助于疏水基团的出现。同时这个过程打破分子簇形成单个水分子,因为这种过程增加了系统的熵(热力学上不能用来做功的那部分热和能)。因此,通过与水接触而去除使水分子聚集起来的疏水基团,把它们彼此联系起来,是有助于热力学的。有关疏水效应的背景知识可参见生物化学或化学热力学教科书,或Tanford撰写的一本更通俗易懂的书(2004)。随着底物和试剂变得更具疏水性，疏水作用变得更加重要，正如用苏丹染料的脂肪染色。当这些疏水性染料被用于大量含水溶液时，疏水作用将对亲和力起重要作用。注意：尽管没有特殊的键参与，只有水-水氢键，染料-组织的范德华力疏水作用有时被命名为"疏水键"。

然而，有些苏丹染色过程使用的溶剂中的水仅是一个很小的组分。这里热力学第二定律——系统有自发地改变以使其无序状态最大化的趋势，即化学热力学课本描述的熵的增加——可能会再次援引。与染料限于一个单相相比，染料通过脂肪和溶剂成分可分散到更加无序的系统。染料分散了则染色发生。当然，这种熵的增加涉及发生在染色系统的底物和染料。

染料-染料相互作用

染料-染料的相互作用也有助于亲和力。染料分子有互相吸引的趋势，可形成聚集体。即便是在稀释溶液中，尤其是在疏水作用是重要的水溶液中，染料的离子二聚体常常出现。染料分子之间的范德华力（见上文）无论在水溶液中还是在非水溶液中都是很重要的。染料的聚集随其浓度增加而增加，如将组织切片至于高浓度染料中时。碱性（阳离子）染料在负电荷密度高的底物上（如肥大细胞颗粒中硫酸多糖）孵育是异染性染料的一个典型位置（如甲苯胺蓝）。这种现象的发生是因为染料聚集有不同于单体染料的特殊属性。染料-染料的相互作用有助于亲和力这点已由Goldstein（1962）定量性证实。

染料-染料相互作用有助于亲和力的其他例子有：银浸渍后产生金属银的微晶，Gomori型酶组织化学中形成的金属硫化物沉淀，以及Romanowsky-Giemsa细胞核染色过程中紫色湛蓝-曙红电荷转移复合物的产生。

一些不可思议的可能性

组织不能摄取一些有效的染料。**阴性染色**时，结构的形状是通过染料勾画或填补来显示出来。例如从应用苯胺显示单个微生物，到应用苦-硫堇证明骨基质的小管。

有时，活体生物可摄取染料，这种方式反映了生物化学合成和活细胞或生物的生理活性。传统上这种染色被称为**活体染色**或离体活体染色，现在则称为**荧光探针**的应用。这种方法经历了一个复兴；最近概述见Mason（1999）。

为什么将组织从染色缸中取出后染料仍存在于组织中？

这是因为在染色过程中，染料与处理液和固封剂没有亲和力，也不能溶解于其中。为了说明这几点，举一些常见的染色例子。

无机染料——如用于铁染色的Perls方法中普鲁士蓝，以及酶组织化学中的硫化铅——的确不溶于常规溶剂。通过金属浸渍产生的银和金的微晶体也是这样。其他染料都不太令人满意。在酶组织化学中作为最终反应产物产生的偶氮染料、甲月替及替代性靛青不易溶于水，但可溶于疏水的介质，如酒精、二甲苯和聚苯乙烯。如果是这样，可使用亲水固封剂，而且应对富于脂质的组织成分的染色结果有所怀疑。甲月替和偶氮染料的溶解度有时会通过原位转化为金属复合物而下降。

其他常规金属复合物染料是苏木精的铝、铬和铁的氧化复合物以及樟氰宁的铬复合物。这些金属复合物染料不易通过常规处理液或固封剂从组织中分离出来（见上文）。

与此相反，常规阳离子（碱性）染料（如结晶紫或亚甲蓝）能自由和迅速地溶解在低碳醇中（见图8.3）。阴离子（酸性）染料（如伊红Y或橙黄G）往往不溶于酒精，正如大型芳香族的亲水性碱性染料（如阿辛蓝）一样（见图8.3）。非离子型染料如苏丹脂肪染料可溶于常见脱水剂和清除溶剂以及树脂封固剂。

因此常规碱性染料的切片染色必须迅速通过酒精脱水，或使用不含酒精的溶剂，或空气干燥，而在酸性染料中脱水作用不是太重要。用酸性又含碱性染料染色的切片通常是固封在非水介质中，以防止染料丢失。另外染料可能是不流动的，如形成金属配合物、磷钨酸盐或碘复合物。非离子型染料必须固封在水介质中。

为什么染料没有被组织的所有部分摄取？

这种事关选择性的问题是组织化学的基础，即使是常规的组织染色，如苏木精和伊红（HE）区分细胞核和细胞质。哪些因素控制选择性呢？

结合位点的数量和亲和力

染料-组织的亲和力和组织中结合位点的数量都可以有很大不同。例如，苏丹染料对脂肪具有高亲和力，但对周围水合蛋白质亲和力低。在形成共价键的染色系统中，试剂产生的有色产物仅局限于组织化学基团。例如，Feulgen核技术中的酸水解-希夫试剂序列仅与DNA产生红色衍生物。

要理解染色系统，就要考虑亲和力的模式。考虑一下传统的酸性染料-碱性染料配对：HE、巴氏和Romanowsky。带负电荷的酸性染料对带阳离子电荷（蛋白质，在酸性条件下）的组织结构具有高亲和力，但对带阴离子电荷（富于硫酸多糖或在磷化核酸中）的组织结构具有低亲和力，碱性染料的情况则相反。这样就产生了细胞质与细胞核的双色染色模式。

实验染色条件能够使选择性亲和力最大化。在上面的例子中，pH值非常重要，碱性染料适用于中性或酸性溶剂，因为在碱性条件下蛋白质带一个总的负电荷，因此也与碱性染料结合。亲和力也受无机盐浓度的影响。例如，各种铝-苏木素可因无机盐含量不同而有所区别。临界电解质的浓度方法学（Scott 1973）和其他几个实验程序是基于控制电解质含量。然而，即使染料-组织亲和力和染料-结合位点的数量是相同的，区分两种结构的染色仍有可能发生，这是因为试剂的吸收率，或后继的反应速度，或试剂或产物损失速度在这两种结构中可能是不同的。

试剂吸收速度

渐进性染色方法是受速度控制的，例如，用阿辛蓝或胶体铁进行的黏液染色。选择性需要短时间染色，在这个过程中仅需快染黏液产生的颜色（Goldstein 1962, Goldstein & Horobin 1974a）。如果染色时间延长，其他嗜碱性物质（如核和富于RNA的细胞质）也产生染色。

反应速度

应用反应试剂选择性染色，产生有色衍生物，这个过程可能取决于不同的反应速度。例如，过碘酸可以氧化组织中的不同物质。然而，在组织化学中应用PAS染色，很短的氧化时间会限制随后多糖的1,2-二醇基团的快速反应着色。酶组织化学中也有选择性控制反应速度的例子。当低pH值下进行孵育时，在含有酸性磷酸酶的组织中，有机磷酸盐的水解是迅速的；而在含有碱性磷酸酶的组织中，pH值高时，水解速度是慢的。

试剂损失速度

分色或**退色染色**可使组织中染料选择性脱离。许多染色方法利用此点，如用铁-苏木素进行肌横纹染色和用勒克司光蓝进行髓鞘染色。在这种方法中，最初非选择性染色是在溶剂的提取之后。染料首先从可渗透的结构（如胶原纤维）中损失。相对不渗透的结构（诸如肌肉中A和Z带以及髓鞘）染色保留时间最长。

在每个不同的方法中，试剂损失的速度控制是至关重要的，如神经纤维的银染色。在浸渍这一步中，银离子与许多组织基团非选择性结合。然后，用可将银离子还原为银金属的还原剂处理组织。这种还原剂的作用速度至关重要。如果还原速度太快，因为试剂的高浓度或高反应性，银颗粒非选择性沉积于整个组织。如果还原太慢，不会染色，因为大多数银离子在还原前就会弥散到溶剂中。当银离子从背景中迅速弥漫时，就发生了选择性染色，银离子被保留在渗透性较弱的组织实体中（如神经纤维、核仁、红细胞）中，并且随后在那里被还原（Peters 1955a, 1955b）。

这种控制速度的方法会受到许多技术人工假象的困扰。任何影响试剂损失速度的因素（如切片厚度变化、温度、试剂溶液的搅拌、组织中的空洞）都可以改变染色模式。

异染性和相关现象

即使一种染料不受选择性的约束，它仍能产生选择性颜色。这种作用来源于染料和反应性染剂。例如，碱性染料（如亚甲基蓝和甲苯胺蓝）被组织中不同碱性底物所吸收。同时，染色质正染色为蓝色，软骨基质、肥大细胞颗粒和黏蛋白异染色为红紫色（reviewed by Pearse 1968）。

染色前组织改变的作用是什么？

改变包括固定，其对染色的影响是不确定的，同样阻断和提取技术旨在改变染色模式。这种树脂包埋例子以后讨论。

固定的作用

进行固定是为了防止组织成分在处理过程和染色溶液中损失，也是为了减少死后组织形态学改变。固定可将可溶性组织成分转变为不溶性衍生物，防止自溶或抵抗细菌和真菌的攻击。有关固定的一般原则见第4章；这里只讨论其对染色的影响。

对于某种特定的物质而言，其在不同的固定剂中的保存程度通常不同，而若不保存，就没有什么可染色。例如，许多脂类在四氧化锇或重铬酸盐种固定后都会保存完好，而在福尔马林中固定后保存较差，在酒精或丙酮中固定过程中被吸除。因此酒精固定后，脂类无法染色。

物质的保存是必要的，但仅仅保存对随后的组织化学研究是不够的。因此尽管戊二醛在免疫染色和酶组织化学（大多数抗原和所有的酶是蛋白质）中的应用是有限的，但戊二醛比其他固定剂常常可保存更多的蛋白质。同样使蛋白质不溶解的化学反应也改变半抗原和酶的活性。另一方面，酒精和丙酮不仅在保存组织中的蛋白质方面能力差，而且在破坏已保存的抗原或酶的活性方面能力也差。因此，物质的保存和复活都影响染色，二者都可能取决于固定。

另外，固定还可以更隐蔽地影响染色模式。例如，组织的碱-酸平衡。福尔马林和锇酸通常使组织呈嗜碱性，而酸性重铬酸钾溶液和含醇的氯尿酰氯可提高组织的嗜酸性（Baker 1958）。然而，这种差异掩盖了复杂细节。例如，福尔马林可减少一些潜在的阳离子（诱导嗜酸性）氨基的数量，即通过将它们转化为非电离氮-羟甲基和其他化合物。染色质可减少阴离子（诱导嗜碱性）组织羧基群的数量，即通过将它们转化为阳离子（嗜酸性诱导）铬配合物。锇酸既能氧化胺，又能还原一些潜在的组织阳离子、硫醇和二硫基，后者产生阴离子（诱导嗜碱性）磺酸。酒精性氯尿酰氯仅用很短的染色时间即可产生明显的嗜碱性染色；更长的染色时间产生嗜酸性，这点非常类似于福尔马林——事实上氯尿酰氯和甲醛反应有许多的相同组织基。

组织化学封闭和提取过程的作用

这种过程的目的是改变组织成分，从而不发生染色，任何后继染色提示染色缺乏特异性。然而，组织改变可能是不完全的，或可能导致非预期的变化，这样的测试时无效的，见下面的例子。

用van Slyke亚硝酸试剂（用于将组织氨基基团转换为羟基）可发生不完全阻滞。这种试剂的有效性取决于组织和固定液。然而，如果那样，则在一个特定的结构中75%的氨基基团被转换为羟基。染色强度是否也相应降低？因为组织中携带的总电荷（依赖于—NH_3^+和—CO_2^-基团的数量）会从根本上改变，酸性染料的摄取会大大减少。然而，试剂与氨基形成的共价键的染色（如普施安染料）受到的影响不大，因为这样的试剂在只与一小部分现有的氨基基团反应后可能产生强的染色。当一种染色剂抵抗封闭时，就会产生不完全封闭。例如，用氯化汞封闭硫醇基时产生硫-汞-氯衍生物。这些对二硫键-二萘基型试剂的二硫键基团都不反应，但与汞橙色能够反应，因此后者的染色并没有被封闭。

类似的作用也发生于组织化学提取过程。与脂肪滴不同，脂蛋白中的脂质部分不易于从有机溶剂处理的组织中去除。通过核糖酸酶从核糖体核中去除RNA取决固定剂，福尔马林固定后不容易去除；也许是与蛋白质有交联。

由于封闭和提取，也可能发生非预期的组织改变，即不期望去除的物质被去除。当使用三氯乙酸或过氯酸提取核酸时，也可能发生多糖和一些蛋白质的损失。在酶提取过程中，当微量杂质酶存在时，也会出现类似的问题。多糖也可通过化学溶剂分解而去除，如在组织通过甲醇-盐酸酸化的"甲基化"过程中，以及在DNA和RNA通过醋酸酐-吡啶提取一阻滞核蛋白的过程中。事实上物质可以通过染色溶液提取，特别是如果为酸性或碱性或组织固定不佳时。

除了这些狭义的化学作用外，所有这些过程均改变组织切片的物理性质，例如它的渗透性。因此，使用溶胀剂或蛋白酶后，组织染色可能更迅速，如细胞核可用阿辛蓝染色，细胞质可通过三色法的"胶原"染料染色。

染色中标本的几何形状的作用是什么？

三维特征不同的标本

在本节，"标本"是指被染色的材料，如脱蜡切片、宫颈涂片或淋巴结抹片。当在屏幕上或显微镜下观察标本时，人们常常忘记标本是有厚度的，而非仅有宽度。几个微米的厚度差异或染色模式的影响人们很难发现。然而，涂片切片上分散的细胞与组织块上切下的相同类型的细胞的染色常常是有差异的，薄的切片的染色与厚的切片的染色也是有差异的。事实上，表面不规则的切片与表面光滑的相同生物材料的切片的染色也是有差异的。

染色中单纯几何形状的影响

在同等条件下，薄标本染色比厚标本染色速度快；不规则表面标本比光滑表面标本的染色速度快；分散标本比均匀标本染色快。因此在一个特定染色过程中，分散的切片（如涂片或抹片）需要的染色时间比从实性组织块中切下的相同细胞切片需要的更短。此外，冰冻切片——通常表面不规则——通常比石蜡切片染色更快，因为后者通常有更光滑的表面。树脂切片一般有更光滑的表面（见下文）。

在这种控制染色速度的染色系统中，这种作用可能导致选择性丧失。因此对冰冻切片进行三色染色比对石蜡切片进行三色染色所需的时间要短，否则冰冻切片会被离子量较高的染料过染。

标本几何形状的更复杂的影响

这里所指的更复杂的几何形状可能起因于生物结构，也可能起因于标本制备过程。首先考虑人为的几何形状。切片导致的切片几何形状改变是众所周知的。这样，组织切片可出现交替出现的厚条带和薄条带。染色结果可能出现强染色条带和弱染色条带，如为三色法染色，则交错出现不同颜色的条带。

当不进行切片就将薄标本制成切片时会产生复杂的几何形状。例如，上皮细胞涂片往往既包含多个细胞团块，也包含散在分布的单个细胞。团块中心的细胞接触的染料比团块周围的细胞接触的要少。因此，在用诸如巴氏染色这种速度控制的方法中，位于中央的细胞因为接触的染料较少会出现染色假象，好像它们过角化似的。

切片的形状也受到固定的影响。促凝固定剂（如Carnoy液）有可能破坏细胞和组织而产生较分散的标本，而诸如福尔马林的固定剂可产生更完整的标本。因此，如果福尔马林固定的组织用三色法染色这种控制速度的方法可产生正确的色彩平衡，则如果不在Carnoy液中修正材料的固定，则胶原纤维染色（通常是较大的染料）将出现过染。

与切片厚度相关的生物结构的大小也是重要的。比较一下比切片厚度大得多的分泌颗粒与小得多的颗粒。所有大的颗粒可能会被切开而使其内容物暴露于切片表面，而许多小的颗粒则是完整的，封闭在切片中。这对受染色可及性影响大的方法会带来显著的影响，例如用大分子染料的免疫染色。因此，许多研究报告的"两种类型的分泌颗粒"可能分别是完整的颗粒和切开的颗粒。同样的情况也发生染色可显示"两种类型"的红细胞、肥大细胞和线粒体等。这种作用在树脂切片中可能更为明显（见下文）。

复杂的几何形状也可起因于细胞和组织成分在染色溶剂中的肿胀。富于多糖的结构，如黏液和软骨基质，在水溶液中肿胀明显，而胶原纤维在极端pH值时肿胀。与非肿胀物质相比，这种肿胀能提高这些结构的染色速度。这可能有助于着染黏蛋白的水溶性阿辛蓝的高选择性——核短时间染色通常不着色，也可能有助于着染胶原纤维的强酸性苦-三色染色的高选择性。当用染料酒精溶液而不是染料水溶液时，这种作用可能可以部分解释染色模式改变的原因。例如，勒克司光蓝水溶液选择性地着染髓鞘，但其酒精溶液则选择性地着染胶原纤维。这种作用在下文树脂切片中经常更为明显。

树脂包埋对染色有什么影响？

树脂包埋意味什么？

树脂包埋一般涉及生物材料与反应单体的相互渗透，最常用的是丙烯酸酯或环氧化物。聚合树脂可产生包裹标本的树脂块。从这种树脂包埋块上切下的切片称为树脂切片或塑料切片。染色这种切片由于存在树脂和生物材料而具有其特殊性。如果染色前将树脂去除，如通常对甲基丙烯酸甲酯切片所做的那样，则其染色形式与石蜡切片的染色形式非常相似，这里就不再讨论。标本也可包埋在预制聚合物中，通常用硝基纤维素（即火棉）。这类切片染色是通常规存在聚合物，其染色形式更像树脂切片的染色形式。

树脂作为染色隔绝物

因为树脂切片包含生物材料和树脂，染色试剂对其的渗透通常比对石蜡切片或冰冻切片的渗透更慢。生物材料被认为是闭塞的。如果树脂交联增加，染料的渗透速度会进一步降低。

除了降低染色速度外，树脂包埋对染色还有更加复杂的影响。例如，树脂对生物标本的渗入通常是不均匀的，对致密的和（或）亲水性结构的渗透性更差。因为均匀的水混溶性或低黏度树脂系统使用的是单体——尽管比最初由透射电子显微镜发展来的高亲脂性和黏性介质差一些——呈轻度嗜脂性并具有相当的黏性。不均匀的树脂其渗透情况复杂。在乙二醇甲基丙烯酯包埋的标本，如致密分泌颗粒，往往渗透性很差，因此它们不用树脂包埋也容易染色。如果周围的细胞质渗透性较好，树脂切片中的颗粒可能比石蜡切片中的颗粒显得更清晰。

树脂作为染色黏合剂

树脂自身可以结合染料。例如，甲基丙烯酸有时可以作为乙二醇甲基丙烯酸酯单体的一种污染物，形成羧基乙二醇甲基丙烯酸酯树脂。这种阴离子树脂样本可以产生强烈的嗜碱性背景，这种情况可通过使用纯单体避免。然而，乙二醇甲基丙烯酸酯与亲脂性染料（如醛品红或詹纳斯绿）结合形成的背景染色是不可避免的，因为尽管树脂单体是水混溶性的，树脂本身具有某种亲脂性（Horobin et al 1992）。除了背景假象，染料-树脂结合可以产生假阴性染色，因为达到染色目标的生物试剂的数量因为与树脂结合而减少了。如用某些亲脂酶基板可使酶组织化学染色减弱。

乙二醇丙烯酸酯（许多光镜树脂包埋袋的主要组成部分）可以解释另一种染料结合假象，即某些染料的"不可逆的"结合。这些燃料是中等大小染料，如铝苏木素或伊红。这些染料可以进入树脂并改变聚合物的结构，使其渗透性减弱。这种反增塑剂的作用是去除过多的染料，然而，有时会在有塑化作用的溶剂（如乙醇）中通过分化被去除。

染料化学如何影响染色模式

对于能够在树脂中迅速弥漫的小试剂，用于石蜡切片或冰冻切片的染色方法即可，无需修改。当用乙二醇甲基丙烯酸酯包埋剂时，"小"即指小于550道尔顿的、常用试剂，如亚甲蓝、萘磷酸盐和希夫试剂。但是，大试剂会从树脂中完全去除，这限制了无树脂结构的染色。当使用乙二醇甲基丙烯酸酯树脂时，"大"试剂即指大于1000道尔顿的、阿辛蓝、天狼星红和标记的抗体等试剂。

如上所述，染料如与亲脂性包埋剂结合可导致假阳性和假阴性染色。这类问题仅发生于使用亲脂性试剂时。当使用乙二醇甲基丙烯酸酯树脂时，"亲脂性"意味着试剂是log P 大于1（见下面参数解释）的试剂。如伊红（必须用酒精分化）和Gomori乙醛品红（不能得到令人不满意的分化）。

关于大小和亲水-亲脂性，指导手册可能会对水混溶性树脂（如乙二醇甲基丙烯酸酯）中的标本染色进行说明：

- 小的亲水性染料，如亚甲蓝和希夫试剂，尽管染色有点更慢，但与石蜡切片或冰冻切片很像。
- 中等大小的和（或）亲脂性染料，如伊红Y和铝苏木素，在树脂中染色更慢。它们也使树脂着色，去除这种背景需要用塑化溶剂（如乙醇）进行分化。
- 亲脂性染料，如Gomori乙醛品红，可产生强烈的树脂染色，除非组织脱染，这种树脂染色很难去除。
- 大的亲水性染料（如阿辛蓝、天狼星红或标记抗体）的组织染色，仅限于树脂渗透性差的结构。

树脂化学如何影响染色模式

这里考虑两个方面问题。首先是组织周围及组织内树脂形成过程；其次是树脂本身的性能。

在包埋过程中，组织块内产生的高温被认为是导致抗原性和酶活性丧失的原因。因此用低温包埋来增加树脂包埋组织的免疫组织化学和酶组织化学方法的敏感性。这也可能是有机溶剂和用于脱水、渗透和聚合作用的试剂导致蛋白变性增加的原因。因此，为提高染色敏感性，目前已采用部分脱水和短时间渗透的方法。这些措施可能还可以降低切片中树脂的数量并因此降低染色排斥。

树脂本身的性能也可影响染色过程，如上面已提到的离子性质、交联和亲脂性。增塑剂和聚合催化剂进入树脂块是另一个因素。增塑剂的数量和种类不同也影响染料在树脂中的渗透性。存在碱性聚合催化剂可导致阴离子染色试剂（如酸性染料）在pH值低时与树脂结合，当碱基质子化时，阳离子也是如此。

染料的一些性能

为什么染料可以着色？

染料能显现颜色是因为它们吸收了电磁波谱（"光"）中可见光范围的辐射，波长在400～650nm之间。由于我们可感知的可见光的全体为白色，一种吸收了这个范围中右边光的染料显示为灰色或黑色。染料吸收光的波长范围越局限，颜色越更精确。例如，苦味酸主要吸收可见光谱中短波张末端的蓝-紫色光，并发出黄光。酸性品红强烈吸收可见光谱中中段的蓝-绿色光，并主要发出红光。

光吸收是复杂的；有关详细和最新内容见色彩化学教科书，如Zollinger编写的教科书（2003）。这里主要回答标题问题，对能级模型进行概述。电子大多可微弱地黏附在染料分子上——成键电子和原子上非成键孤对电子（如氮、氧或硫黄）——有某些特定的能量。好像是电子位于能量阶梯上，二者之间没有支点。光以及其他辐射，实际上均来自各自能量的包或量，随着波长减少，能量量子增加。电子的能量和光量子的吸收是相关的。电子可以从一个既定的能级跳到一个更高的能级，但是这种能级跳跃必须吸收一定量的能量——等于两个能量级别之间的能量差值。光吸收伴随着电子跳跃到更高的能级。

那么为什么染料有不同的颜色，并且既然所有分子如果不是孤对电子，均包含成键电子对，那么为什么不是所有化合物都有颜色。其原因在于能级的间隔，后者在不同的分子是不同的。因此，电子跳跃所需的量子能量（即吸收光的波长）也是不同的。当量子能量对应于可见光谱的波长时，吸收的是光且化合物显现颜色。当量子处于更高能级时，对应的波长是在紫外光谱中，则化合物不显现颜色。物理学也是如此，不同之处在于我们的视网膜仪器。

所以染料在可见光谱内吸收，而其他化合物不在可见光谱内吸收，因为它们有不同的能量间隔。能级间隔取决于什么？一个关键因素是成键电子的离域作用的程度。如图8.1所示的一系列化合物，它们均含有碳-碳双键：乙烯、丁二烯、苯、萘、蒽和萘并萘。在乙烯中，含π键的电子位于两个特定碳原子之间。在丁二烯中，含两个π键的电子分布在涵盖所有四个碳原子轨道上。在苯中，含三个π键的电子使六个以上的碳原子离域等等。在这个系列中，含π键的碳-碳双键复合物的电子能级的间隔会发生相应的变化。乙烯有最大间隔，可吸收紫外线，丁二烯、苯、萘和蒽也是这样。然而，随着在每个分子的共轭双键数目增加，能级间隔变得更小。与此对应的是，吸收发生在更长的波长。最后，萘并萘的电子离域作用是如此强烈，以致能级间距对于发生在可见光谱中的吸收来说足够小，并且萘并萘是橙色。染料都具有广泛离域的电子系统。有关染料分子结构与电子吸收光谱的更多详细的工作已经完成（Zollinger 2003）。

能级模式也可以用于理解**荧光**——分子吸收紫外线辐射或更短波长的光后释放的光。在能级模式中（见图8.2的简化版本），荧光需要电子从一个更高的电子能级向一个较低的电子能级回落。但是，为什么吸收紫外线辐射时释放可见光？为什么发出的能量比吸收的能量低？事实上，电子的能级与迄今为止人们对它的印象相反。电子通常是从一个既定电子能级的较低次级跳跃到一个较高电子能级的一个较高的次级。然而，电子通常从一个较高能级的较低次级回落到一个较低能级的较高次级。这种较小的跳跃对应于较低能量，因而释放波长更长的光。

最后是**异染性**，染料分子吸收光的波长还取决于染料浓度及周围环境。例如，甲苯胺蓝在低浓度即被核染色质吸收时，显示蓝色（即正染色）；在高浓度时或被诸如软骨基质类的底物吸收时，显示紫色（即异染性）。这种光谱变化起因于染料-染料间的相互作用。当两种或两种以上的染料分子混合时，它们之间的相互作用可产生一系列新的能级间距，并吸收一个新波长的光。异染性颜色常常来自不受干扰的能级，并且异染的颜色来自染料-染料之间相互作用产生新的能级。因此，任何有助于染料-染料之间相互作用的因素都有助于异染，如高电荷密度底物或盐染色器皿。

染色时染料化学的影响

当将影响染料-组织亲和力和染色速度的染料的这些物理化学特性用数值参数描述时，染料化学和染色结果之间的系统相关性可被证实。物理化学参数包

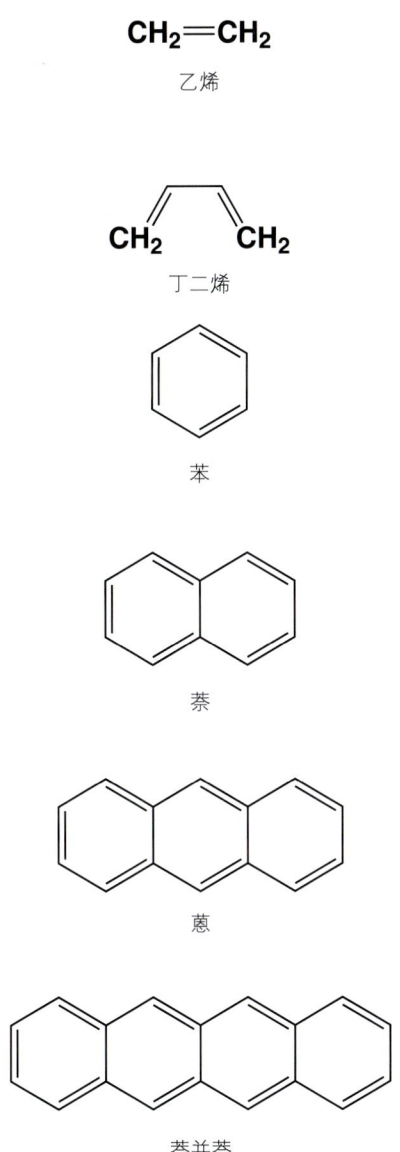

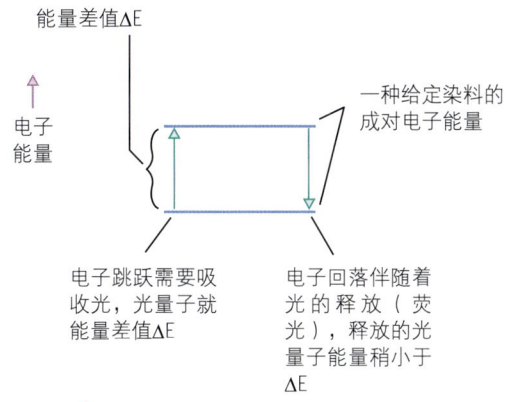

图8.2 这个图解代表两个能量级别之间电子的移动：向上移动吸收光量子，向下移动释放光量子（即荧光）。

图8.1 一系列含碳–碳双键化合物的分子结构，应用Kekulé 结构绘制。尽管没有显示，越往下的化合物，双键的电子的离域作用越大。与之对应的是，自然吸收波长增大，直到萘并萘的吸收发生在可见光谱中，这种化合物显示黄色。

括：电荷；由离子或分子重量代表的总体大小；以及亲水/亲脂特性，参数建模为log P值，即辛醇-水分配系数的对数。要理解数值参数的优点见图8.3，其化学信息涉及两个广泛用于碱性染料，以两种模式显示——图形和数值。

当提到染料的相对大小时，结构公式提供的图形信息是令人满意的：阿辛蓝显然是一个比结晶紫更大的染料。因此，毫不奇怪阿辛蓝的染色模式是高度依赖于染色时间的（Goldstein & Horobin 1974a）。然而，两种染料的相对亲水性/亲脂性不能通过公式的目测外观检查评估，同时两种染料的log P值显然是不同的。负值意味着亲水性，正值意味着亲脂性。如此推断，阿辛蓝染色切片通过酒精脱水没有损失，而结晶紫在酒精中很容易损失。

通常需要了解染料的一些特性以预测染色的完成情况。在这里就不详细讨论了，需要注意的是：结构-染料相关性可以解释各种组织学技术问题，从磷脂染色中的固定效应（Horobin 1989），到三色染色机制（Horobin & Flemming 1988），到评估组织化学染色方法中树脂包埋的影响（Horobin et al 1992）。事实上，这些相关性也证明适用于荧光探针进行的活体染色，如发明一种可证明流体相胞饮作用（Espada et al 1997），以及预测细菌细胞壁荧光探针的定位（Christensen et al 1999）。（有关这种结构-染色得更多相关内容见Horobin 1982, 1988, 2001, 2004。）

染色时染料杂质的影响

几乎所有用于染色的染料都是不纯的，并由此引致了一些实验研究和争论。但什么是"不纯的"染料呢？

如果不含有标签上标明的化合物，或如果含有大

阿辛蓝8G

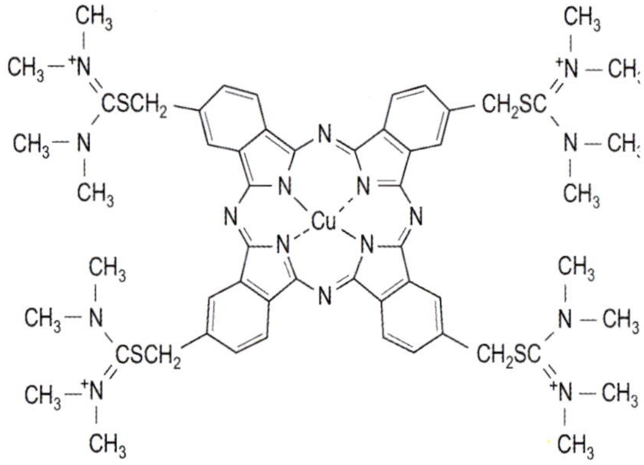

结晶紫

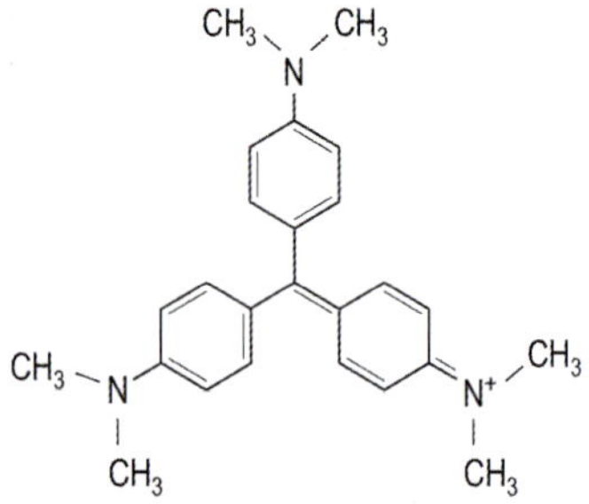

染料	离子重量	Log P
阿辛蓝8G	1380	−9.7
结晶紫	372	+1.9

图8.3 两种常用碱性染料的结构公式及其物理化学特性的一些数值描述。

量标签所示之外的其他颜色的物质，这批染料被视为是不纯的。或者批次中大部分内容物是无机盐，只含有很少量的染料。购买时纯的染料在储存过程中或在制成染液后也可能分解，在染色过程中也可能分解。杂质可通过两种方式影响染色。首先，它们可能会改变染色强度。通常情况下染色减少，但偶尔杂质也会导致着色更强。第二，杂质可能会改变染色模式，这种作用的性质和机制取决于杂质的类型、特殊染色方法以及组织底物。

不幸的是并没有简单的方法来确定和避免这些不纯产品。一种实用的秘诀是购买经生物染色委员会（Biological Stain Commission）认证的染料批次。因为这些批次的染料已在该委员会的实验室进行过检测，已满足纯度和染色有效性标准。令人奇怪的是，该委员会认证的染料的平均价格并不比非认证的染料高。（最近的一个有关认证染料的好处的例子见Henwood 2003。）另一个实用的秘诀是检查染色问题是否由于染料不纯引起，如通过保留有效批次染料的样品。当碰到一个意想不到的染色模式时，可以用有效染料进行标本染色。如果这样可以产生令人满意的着色，那么问题可能是由于染料不纯导致。

对于不纯批次的染料你能做什么呢？一般人们没有什么进行分析或纯化的资源或意愿。最有用的建议是去购买另一批染料，最好是生物染色委员会认证过的。如果分析或纯化确实有必要进行，那么有大量的有关文献可以查阅，本书也引用了一些。如需进一步的信息可见Chayen和Bitensky的书（1991），本书作者（Horobin 1969）也有一篇综述文章。

染料名称

单个染料的名称与描述染料特性的术语有时是不一致的，常常令人困惑。因为染料是复合物分子，几乎所有染料都有俗称，既不描述它们的结构。此外，大多数生物染料首先都是作为纺织品染料生产的，那时每个制造商都会给他们生产的染料起自己的商标名称。因此，生物学家会说"用刚果蓝"，对此，他的同事的反应是"我们没有这种染料"。然而实际上他们有。在他们货架上，这种染料的标签是台盼蓝。更糟的是还有过多的后缀。有时这些甚至是写标签的人自己加上去的，所以派洛宁G和Y是同义词。有时后缀显示染料的成分，一个标准的产品可能会被标记为"A 100"，而含有更多染料物质的等级会被标记"A 150"甚或"A 额外"。但是，有时后缀又显示显著的化学差异，例如，红胺B和6G分别代表两性离子和阳离子染料。

为了减少混乱，工业染料用户制定了**颜色指数**（Society of Dyers and Colourists 1999）。染料被授予独特的代码号码——颜色指数，或C.I.，数字——和代码名称。这样伊红G、WG和Y被认定为一种染料，即C.I. 45380，酸性红87，而伊红B是不同的化学染料，即C.I.45400，酸性红91。

当生物学家合成染料时，他们用同样的习惯命名它们。一个传统的例子是Gomori醛品红，新染料名为YOYO-1。由于这些产品工业生产并无意义，大多数还没有颜色指数条目。在这种情况下，对有疑惑的

表8.2 生物学上用于染料分类的一些描述性术语

术语的分类	术语（染料）的例子
描述染料的来源	天然（苏木素和卡红），合成或苯胺（几乎任何别的染料）
描述染料的物理化学特性	荧光（吖啶橙），异染性（甲苯胺蓝），腺嘌呤（亚甲蓝），中性（天蓝-eosinate）
描述的染料结构	金属复合物（苏木精的铝或铁复合物），偶氮（橙黄G），夹氧杂蒽（派洛宁Y）
描述生物染色中染料的用法	荧光探针（OYO-1），脂肪（油红），黏液（阿辛蓝）
描述纺织染色中染料的用法	酸（伊红），碱（藏红），直接（刚果红）
描述假定的染料作用方式	煤染剂（樟氰宁铬明矾），反应性（汞橙）

问题应该查阅《Conn生物染料》（Conn's Biological Stains）（see Lillie 1977 and Horobin & Kiernan 2002 for the 9th and 10th editions respectively）。

用于染料分类的不同术语见表8.2，对组织化学文献中时有混淆的地方的讨论见下文。**酸性**（acid）**和碱性**（basic）染料不是酸（acids）和碱（bases），而是盐，其颜色种类分别是阴离子和阳离子。**中性**染料不是非离子型染料，而是盐，其中既含阴离子又含有阳离子。**活体染色**，用于着染活细胞，现在常被称为**荧光探针**。任何染料都可有许多名称。因此，阿辛蓝8G是一种合成的碱性染料，结构上是**金属复合物**，尽管不是一种**媒染剂**，其酞菁铜被硫鸟苷基团取代，是一种典型黏液染料。

避免问题和排除故障

实验室一向关注避免出现问题及识别和纠正错误。一般策略概述如下，有关几十种常规和特殊组织病理染色的详细信息可见Horobin和Bancroft的有关书籍（1998）。

避免出现问题的策略——使需要排除的故障减少到最小

涉及染色过程的问题

- 选择适合所用染料的固定剂和包埋剂。例如，不应对水混溶性树脂切片用含有乙醛品红的弹力纤维进行选择性染色。
- 使用一种常规、更可取的标准化染色过程。小贴示：见Horobin和Bancroft的书籍（1998）后面的列表。
- 主动应用质量控制方法去发现问题，而不是仅仅回顾性地研究错误。小提示：当你怀疑染料纯度不足时，保留有效染料批次的样本。
- 考虑你是否有必要的技能和知识，或是否有指导者。小贴示：许多银染色是非常严格的；操作时会出现问题。

涉及染色试剂的问题

- 获得可靠的染料和试剂。小贴示：应使用生物染料委员会认证的染料，因为它们的平均价格并不贵。
- 确保染料储存良好。小贴示：将希夫试剂储存于密封的容器内；将染料溶剂储存于避光容器中。

识别错误的线索——在错误被纠正之前，它们首先必须被注意到

1. 染料或染料溶剂在颜色、溶解度或稳定性与预期不符。例如，有些阿辛蓝标本溶解，但在一个小时或更短时间内从溶剂中析出沉淀。
2. 预期的结构染色，但着色弱。例如，茜草素红S产生的钙的非预期的弱着色是源于钙离子损失进入水合固定剂中。
3. 染色的颜色不符合预期的。例如，在Gomori三色染色中出现的过度红染可能源于酸性染料溶液不足。
4. 出现未预料的结构染色。例如，Feulgen核染色过程中颗粒物质的染色可能是碳酸盐沉积。

5. 染色的性质不常见。例如，如果革兰阳性和阴性微生物的鉴别染色较差，可能是涂片太厚了。
6. 常常还有其他问题！例如，在真菌的Grocott乌洛脱品银染法中，由于过热，切片从玻片上脱落；在Von Kossa法中，由于玻片污染，玻片和切片上有黑色沉积物。

一旦注意到了错误，并且识别了一个似乎合理的原因，就可以找到解决办法。有时这很简单。当染色标本在另一个实验室制备时，也许就会产生最复杂的情况。有关各种常规和特殊组织病理学染色的许多实际问题的解决建议同样可见Horobin和Bancroft的书籍(1998)。

参考文献

Baker J.R. (1958) Principles of biological microtechnique. London: Methuen.

Bennion P.J., Horobin R.W. (1974) Some effects of salts on staining: the use of the Donnan equilibrium to describe staining of tissue sections with acid and basic dyes. Histochemistry 39:71–82.

Bettinger C.H., Zimmermann H.W. (1991) New investigations on hematoxylin, hematein, and hematein–aluminium complexes. 2. Hematein–aluminium complexes and hemalum staining. Histochemistry 96:215–228.

Chayen J., Bitensky L. (1991) Practical histochemistry, 2nd edn. Chichester: Wiley.

Christensen H., Garton N.J., Horobin R.W. et al. (1999) Lipid domains of mycobacteria studied with fluorescent molecular probes. Molecular Microbiology 31:1561–1572.

Espada J., Horobin R.W., Stockert J.C. (1997) Fluorescent cytochemistry of acid phosphatases and demonstration of fluid-phase endocytosis using an azo dye method. Histochemistry and Cell Biology 108:481–487.

Goldstein D.J. (1962) Correlation of size of dye particle and density of substrate, with special reference to mucin staining. Stain Technology 37:79–93.

Goldstein D.J., Horobin R.W. (1974a) Rate factors in staining with alcian blue. Histochemical Journal 6:157–174.

Goldstein D.J., Horobin R.W. (1974b) Surface staining of cartilage by alcian blue, with reference to the role of microscopic aggregates in histological staining. Histochemical Journal 6:175–184.

Henwood A. (2003) Current applications of orcein in histochemistry. A brief review with some new observations concerning influence of dye batch variation and aging of dye solutions on staining. Biotechnic and Histochemistry 78:303–308.

Horobin R.W. (1969) The impurities of biological dyes: their detection, removal, occurrence and histological significance—a review. Histochemical Journal 1:231–265.

Horobin R.W. (1982) Histochemistry: an explanatory outline of histochemistry and biophysical staining. Stuttgart: Fischer, and London: Butterworths.

Horobin R.W. (1988) Understanding histochemistry: selection, evaluation and design of biological stains. Chichester: Horwood.

Horobin R.W. (1989) A numerical approach to understanding fixative action: being a reanalysis of the fixation of lipids by the dye-glutaraldehyde system. Journal of Microscopy 154:93–96.

Horobin R.W. (2001) Uptake, distribution, and accumulation of dyes and fluorescent probes within living cells. A structure–activity modelling approach. Advances in Colour Science and Technology 4:101–107.

Horobin R.W. (2004) Staining by numbers: a tool for understanding and assisting use of routine and special histopathology stains. Journal of Histotechnology 27:23–28.

Horobin R.W., Bancroft J.D. (1998) Troubleshooting histology stains. New York: Churchill Livingstone.

Horobin R.W., Bennion P.J. (1973) The interrelation of the size and substantivity of dyes: the role of van der Waals' attractions and hydrophobic bonding in biological staining. Histochemie 33:191–204.

Horobin R.W., Flemming L. (1988) One-bath trichrome staining: investigation of a general mechanism based on a structure-staining correlation analysis. Histochemical Journal 20:29–34.

Horobin R.W., Goldstein D.J. (1974) The influence of salt on the staining of sections with basic dyes; an investigation into the general applicability of the critical electrolyte concentration theory. Histochemical Journal 6:599–609.

Horobin R.W., Kiernan J.A. (2002) Conn's biological stains. A handbook of dyes and fluorochromes for use in biology and medicine, 10th edn. Oxford: BIOS Scientific Publishers.

Horobin R.W., Gerrits P.O., Wright D.J. (1992) Staining sections of water-miscible resins. 2. Effects of staining-reagent lipophilicity on the staining of glycolmethacrylate-embedded tissues. Journal of Microscopy 166:199–205.

Kiernan J.A. (2007) Histological and histochemical methods: theory and practice, 4th edn. Bloxham: Scion.

Lillie R.D. (1965) Histopathologic technic and practical histochemistry, 3rd edn. New York: McGraw-Hill.

Lillie R.D. (1977) H.J. Conn's biological stains, 9th edn. Baltimore: Williams & Wilkins.

Lyon H. (1991) Theory and strategy of histochemistry: a guide to the selection and understanding of techniques. Berlin: Springer-Verlag.

Mann G. (1902) Physiological histology. Methods and theory. Oxford: Clarendon.

Marshall P.N., Horobin R.W. (1973) The mechanism of action of 'mordant' dyes—a study using preformed metal complexes. Histochemie 35:361–371.

Mason W.T. (1999) Fluorescent and luminescent probes for biological activity, 2nd edn. San Diego: Academic Press.

Pearse A.G.E. (1968) Histochemistry, theoretical and applied, Vol. 1, 3rd edn. Edinburgh: Churchill Livingstone.

Peters A. (1955a) Experiments on the mechanism of silver staining. 1. Impregnation. Quarterly Journal of Microscopical Science 96:84–102.

Peters A. (1955b) Experiments on the mechanism of silver staining. 2. Development. Quarterly Journal of Microscopical Science 96:103–115.

Prentø P. (2001) A contribution to the theory of biological staining based on the principles for structural organization of biological macromolecules. Biotechnic and Histochemistry 76:137–161.

Prentø P. (2007) The structural role of glycine and proline in connective tissue fiber staining with hydrogen bonding dyes. Biotechnic and Histochemistry 82:170–173.

Scott J.E. (1973) Affinity, competition and specific interactions in the biochemistry and histochemistry of polyelectrolytes. Biochemical Society Transactions 1:787–806.

Scott J.E., Harbinson J. (1968) Periodic oxidation of acid polysaccharides. Inhibition by the electrostatic field of the substrate. Histochemie 14:215–220.

Sheehan D.C., Hrapchak B.B. (1987) Theory and practice of histotechnology, 2nd edn. Columbus, OH: Battelle Press.

Society of Dyers and Colourists (1999) Colour Index International, 3rd edn. Issue 3 on CD ROM. Bradford, UK: The Society of Dyers and Colourists.

Tanford C. (2004) Ben Franklin stilled the waves: an informal history of pouring oil on water with reflections on the ups and downs of scientific life in general. Oxford: Oxford University Press.

Zollinger H. (2003) Colour chemistry, 3rd edn. Weinhein: Wiley-VCH, and Zurich: VHCA.

拓展阅读文献

Few accounts of histochemistry emphasize the physicochemical unity underlying the technical diversity of the various staining technologies. There are many published protocols but a paucity of critical accounts and summations. Thus encyclopedic texts like the present one—and earlier examples such as those of Lillie (1965), Pearse (1968), and Sheehan and Hrapchak (1987)—summarize a remarkable amount of information and provide extensive bibliographies. Some staining manuals also set out to integrate theoretical background with procedural information, e.g. Chayen and Bitensky (1991) and Kiernan (2007). A few authors have attempted to provide modern physicochemical accounts of staining methods as a whole; for instance Horobin (1982, 1988), Horobin and Bancroft (1998), Lyon (1991), and Prentø (2001). Some classic works can also be recommended: read Baker (1958) for his early integrative account, and his elegant English; read Lillie (1965) for his hard-won personal experience, and historical longview; and then read Mann (1902) to be astonished at why it took us so long to follow up his experimental investigations.

9

苏木素和伊红

Marilyn Gamble 著

滕孝静 译　朱红 校

引言

苏木素伊红染色（简称HE染色）是目前应用最广泛的组织学染色方法。这是因为HE染色相对简单并能清楚地显示众多不同组织结构。苏木素染液的配制方法很多，已广泛应用于不同部位的组织染色。一般来说，苏木素将细胞核染成蓝黑色，核内结构清晰；而伊红将细胞质和大多数结缔组织纤维染成程度不同的粉红、橘红至鲜红色。在当今实验室中，尽管自动染色机与市售的苏木素伊红染液已普遍用于常规染色，组织学技术人员仍必须对染料及染液配制技术有基本了解，以便在应用过程中解决出现的问题和（或）对方法加以改进以满足特殊用途的需要。苏木素除用于HE染色外，还有更多用处。

苏木素

苏木素是从苏木素树的树心（洋苏木）提炼出来的，此树原产于墨西哥的坎佩切，现在主要种植于西印度。苏木素是先用热水从洋苏木中提取，再用尿素使其从水溶液中沉淀出来（Lamb, personal communication 1974）。苏木素本身并不是一种染料。其主要氧化产物苏木红是一种天然染料，是染料的主要成分。苏木红可用两种方法由苏木素制得：

自然氧化（成熟氧化）。暴露于光和空气中，这个过程比较缓慢，约需3～4个月，但生成物染色能力可维持很长时间。Ehrlich和Delafield苏木素就属于这种。

化学氧化。用碘酸钠（如Mayer苏木素）或汞的氧化物（如Harris苏木素）。氧化物可将苏木素瞬间氧化成苏木红，这种苏木素染液配制后即可使用。一般来讲，这种苏木素较自然氧化的寿命要短，可能是因为它们在光和空气中可继续氧化，最终会破坏大部分苏木红，使其转化成无色的化合物。苏木红是阴离子，对组织的亲和力较弱，若无媒染剂，其对核的染色不会很充分。苏木素偶尔用铅做媒染剂（如显示嗜银细胞），但最常用的还是碘酸盐、铁和钨。媒染剂/金属阳离子可为染料-媒染剂复合物提供正电荷，使之结合到组织的阴离子部位（如核染色质上）。媒染剂的种类对所染组织成分的类型及其最终颜色有重要影响。尽管有些苏木素染液要求染色前用媒染剂预处理组织切片（如Heidenhain铁苏木素），但大多数媒染剂是加入苏木素染液中。因此苏木素染液依据所用的媒染剂分为：

- 明矾苏木素
- 铁苏木素
- 钨苏木素
- 钼苏木素
- 铅苏木素
- 无媒染剂的苏木素。

明矾苏木素

这类苏木素包含常规HE染色时使用的大多数苏木素，细胞核染色清晰。媒染剂是铝，常用的形式是"钾明矾"（硫酸铝钾）或"铵明矾"（硫酸铝铵）。这些染液可先将细胞核染成红色，当组织切片用弱碱液冲洗后，细胞核才变成我们熟悉的蓝黑色。通常自来水的碱性足以产生这种颜色变化，但偶尔

105

必须使用碱性溶液,如饱和碳酸锂、0.05%的氨水或Scott自来水（见附录Ⅱ）。这个过程称为"反蓝"。

明矾苏木素可用于退行性染色,也可用于进行性染色。退行性染色是先把组织切片过度染色,接着用酸性酒精分化,最后再反蓝。进行性染色即在染色的预定时间内使细胞核充分着色,而背景组织成分不着色或着色很浅。染色和分化时间依明矾苏木素的种类、使用时间、组织类型以及病理医生的喜好而异。常规染色中最常使用的苏木素是Ehrlich、Mayer、Harris、Gill、Cole和Delafield苏木素。Carazzi苏木素偶尔也用,特别是在快速冰冻切片时。

Ehrlich苏木素（Ehrlich 1886）

这是自然氧化成熟的明矾苏木素,成熟时间约需2个月。将盛有苏木素染液的瓶子敞口放在温暖向阳的地方（如窗边）,其成熟时间可缩短,一般在夏天比在冬天短。一旦成熟,这种苏木素可用很多年,其染色能力在染色缸中可长达几个月。Ehrlich苏木素作为一种良好的核染色剂,也可用于黏蛋白染色,如软骨的黏液多糖。骨和软骨的染色也推荐使用此种苏木素（详见第18章）。

染液配制

苏木素	2g
无水酒精	100ml
甘油	100ml
蒸馏水	100ml
冰醋酸	10ml
钾明矾	约15g

先将苏木素溶解在酒精里,然后添加其他化学成分。甘油的作用是延缓氧化进程,延长苏木素使用时间。自然光氧化约需2个月。若时间紧,可添加碘酸钠进行化学氧化,即每克苏木素加50mg碘酸钠,但这会缩短苏木素的使用寿命。从定义中我们可看出,这种化学氧化的苏木素并不是真正意义上的Ehrlich苏木素,它没有自然氧化的Ehrlich苏木素使用时间长,用前需过滤。

Ehrlich苏木素是一种强染色剂,胞核染色深且清楚,与其他明矾苏木素相比,切片染色后不易褪色,尤其适用于经酸处理过的组织切片,如酸脱钙的组织,或福尔马林长期固定的组织（福尔马林在贮存过程中变成酸性）,或Bouin固定液固定的组织。但冰冻切片染色并不理想。

Delafield苏木素（Delafield 1885）

这是一种自然氧化成熟的明矾苏木素,与Ehrlich苏木素的使用寿命相同。

染液配制

苏木素	4g
95%的酒精	125ml
饱和铵明矾（15 g/ml）	400ml
甘油	100ml

先将苏木素溶解在25ml酒精里,然后添加铵明矾。将混合物放在见光通风的环境中,5天后过滤,接着添加甘油和100ml的95%的酒精,放在见光通风的环境中3~4个月,直至染液呈深黑色,过滤后保存,用前过滤。

Mayer苏木素（Mayer 1903）

这种明矾苏木素液是用碘酸钠化学氧化成熟的。与其他明矾苏木素一样,其可用于退行性染色,但也可用于进行性染色,尤其当需要核复染以突出特殊染色后的胞浆成分时,或当盐酸酒精分化后会破坏或褪去胞浆成分的着色时。这种明矾苏木素也用于糖原染色、各种酶组织化学和其他染色技术中的细胞核复染。此时所用时间较短（通常5~10分）,染完后即可"蓝化",不必分化。

染液配制

苏木素	1g
蒸馏水	1000ml
钾或铵明矾	50g
碘酸钠	0.2g
柠檬酸	1g
水合氯醛 SLR	50g或
水合氯醛 AR	30g

将苏木素、钾明矾和碘酸钠溶解在蒸馏水里,边加热边搅拌或室温过夜。然后加入水合氯醛和柠檬酸,混合物煮沸后5分钟,冷却过滤。如使用纯度较高的水合氯醛AR,可减少用量,如上所示。配后即可使用,用前过滤。

Harris苏木素（Harris 1900）

这是一种传统的经氧化汞化学氧化成熟的明矾苏木素。由于氧化汞有剧毒、可污染环境以及长期使用对自动染色机有腐蚀作用，所以常被碘酸钠或碘酸钾替代。由于其细胞核染色非常清晰，常用于表皮脱落细胞学诊断的进行性染色。其常规组织学染色多为退行性染色，但也可为进行性染色。进行性染色时，对于去除组织和玻片上的过多染料，醋酸酒精冲洗较易控制。传统的盐酸酒精分化快，无选择性，不易控制，核染色较淡。将5%~10%的醋酸加入70%~95%的酒精中，可除去胞浆或核浆中的染料而使核酸复合物保持完整。（Feldman & Dapson 1985）

染液配制

苏木素	2.5g
无水酒精	25ml
钾明矾	50g
蒸馏水	500ml
氧化汞	1.25g或
碘酸钠	0.5g
冰醋酸	20 ml

在2L的烧瓶中用热蒸馏水溶解明矾。将苏木素溶解于无水酒精，也倒入2L的烧瓶中，快速煮沸后，缓慢而小心地加入氧化汞或碘酸钠。把烧瓶放入冰水或盛有碎冰的容器中迅速冷却。然后加入醋酸，配完即可使用。也可加入冰醋酸，使细胞核染色更清晰并具有选择性。

大多数化学氧化成熟的明矾苏木素配制几个月后染色能力开始下降，表现为染液中出现沉淀物。在这种情况下用前应过滤，染色时间需延长。所以最好每月新配一次苏木素，尽管这样不是很经济，除非每次配制少量。

Cole苏木素（Cole 1943）

这是一种使用酒精碘溶液人工氧化成熟的明矾苏木素。

染液配制

苏木素	1.5g
饱和钾明矾	700ml
1%的碘酒精	50ml
蒸馏水	250ml

先将苏木素溶解在温蒸馏水里，然后依次加入碘液和明矾液，煮沸后迅速冷却并过滤。配制后即可使用。储存后需过滤，原因同Harris苏木素。用前仍需过滤。

Carazzi苏木素（Carazzi 1911）

这是一种使用碘酸钾化学氧化成熟的明矾苏木素。

染液配制

苏木素	5g
甘油	100ml
钾明矾	25g
蒸馏水	400ml
碘酸钾	0.1g

将苏木素溶解于甘油，将明矾溶解于大多数蒸馏水中过夜。然后将明矾液缓慢加入苏木素液，边加边混匀。将碘酸钾溶解在剩余的温蒸馏水中并倒入上述混合液。混匀后即可使用。可保存6个月。配制过程中需防止过度氧化（不加热则不会发生过度氧化）。用前过滤。

同Mayer苏木素一样，Carazzi苏木素也可用于进行性核复染，几分钟就可在自来水中蓝化。由于核染色淡、精确，且不会使胞浆中的成分着色，因此非常适合复染细胞核。

使用Carazzi苏木素的经验主要来自急诊外科活检的冰冻切片。优点是将苏木素加量至2倍或3倍（10g或15g），核可在短时间内清楚着色，且仅有核着色。在要求速度和准确度的情况下，缩短时间就尤为重要了。急诊冰冻切片时，Carazzi苏木素染色方法见下文。

Gill苏木素（Gill et al 1974）

染液配制

苏木素	2g
碘酸钠	0.2g
硫酸铝	17.6g
蒸馏水	750ml

| 乙二醇 | 250ml |
| 冰醋酸 | 20ml |

将苏木素溶解在蒸馏水和乙二醇（苏木素的优良溶剂，可阻止表面沉淀物形成）的混合液中（Carson 1997），接着加入碘酸钠（氧化作用）。再加入媒染剂硫酸铝使之溶解。最后加入冰醋酸并搅拌1小时，即配制完毕。用前过滤。据Carson报道，尽管此液配制完即可使用，但若放在37°C温箱中1周使之成熟，则染色效果更好。Gill苏木素的广泛使用已使之成为市售产品。

2倍或3倍浓度的苏木素更常使用。通常正常浓度称为Gill I液，2倍浓度称为Gill II液，3倍浓度即最高浓度称为Gill III液。Gill苏木素在常规HE染色中较Mayer苏木素更常使用，比Harris苏木素更稳定，因为其自然氧化达到一定程度就会停止，几个月都不会有明显变化。Gill苏木素的缺点是：黏附的明胶甚至玻片本身都会着色。相对于Harris来说，Gill通常可使黏液染色更深，且常常可使玻片也会吸附染液。Feldman和Dapson的研究（1987）认为，这主要是由媒染剂硫酸铝引起的。组织、黏着剂以及玻片所带的电荷被Harris媒染剂封闭可使之不能着色。Gill苏木素中的媒染剂达不到此作用，所以这些部位会吸附染料-媒染剂复合物。

明矾苏木素的染色时间

很难给出合适的染色时间，因为其会依下列因素而改变：

1. 苏木素的种类。如Ehrlich苏木素需20～45分钟，Mayer苏木素需10～20分钟。
2. 染液的使用时间。随着染液使用时间延长，染色时间也需延长。
3. 染液的使用程度。使用程度越强，染色能力下降越快，染色时间也就越长。
4. 是进行性染色还是退行性染色。如Mayer苏木素用于进行性染色需5～10分钟，用于退行性染色需10～20分钟。
5. 组织或切片的预处理。如固定或脱钙时间，又是石蜡切片还是冰冻切片。

表9.1　明矾苏木素染色时间

Cole液	20～45分钟
Delafied液	15～20分钟
Ehrlich液（进行性）	20～45分钟
Mayer液（进行性）	10～20分钟
Mayer液（退行性）	5～10分钟
Harris液（进行性、细胞学）	4～30秒
Harris液（退行性）	5～15分钟
Carazzi液（进行性）	1～2分钟
Carazzi液（退行性）	45秒
Carazzi液（冰冻切片，见正文）	1分钟
Gill液（退行性）	5～15分钟

6. 切片的后处理。如随后的酸染色、vG染色等。
7. 个人喜好。

表9.1列出了各种染液的染色时间，仅供参考。最佳染色时间由实验和误差决定。除非特别说明，这些数据均指对常规固定的石蜡切片。原则上，冰冻切片的染色时间应缩短；在无缓冲液的福尔马林溶液中浸泡时间较长的组织及脱钙组织染色时间应延长。

明矾苏木素的缺点

明矾苏木素细胞核染色的主要缺点是：它们对随后应用的任何酸性染料比较敏感。最常见于vG染色和三色染色。vG染色时使用苦味酸品红复合物可脱掉大部分苏木素的颜色，以致细胞核几乎看不到。在这种情况下使用铁苏木素（Weigert苏木素，见下文）可抵抗苦味酸的影响而达到满意效果。现在普遍将天青石蓝和明矾苏木素联合使用，天青石蓝能抗酸，配制后的天青石蓝溶液中的高铁盐可加强明矾苏木素与细胞核的结合力，使细胞核染色更深，因此也可以达到抗酸的目的。

天青石蓝明矾苏木素染色方法

天青石蓝溶液

天青石蓝B	2.5g
硫酸铁铵	25g
甘油	70ml

| 蒸馏水 | 500ml |

将硫酸铁铵溶解在冷蒸馏水里，搅拌均匀，再加入天青石蓝煮沸几分钟。冷却后过滤，加入甘油。5个月后方可使用，用前过滤。

方法

1. 石蜡切片脱蜡、梯度酒精水化至水。
2. 天青石蓝溶液5分钟。
3. 蒸馏水冲洗。
4. 明矾苏木素（Mayer或Cole液）5分钟。
5. 切片水洗蓝化。
6. 按要求继续进行。

伊红

伊红最常与明矾苏木素联用来显示常见的组织结构。伊红的特殊价值在于：适当分化后能区分不同类型的细胞的胞浆以及不同类型的结缔组织纤维和基质（染成不同程度的深浅不一的粉红至红色）。

伊红属于夹氧杂蒽类染料，下列的市售的伊红很容易得到：伊红Y（黄光伊红，水溶性伊红）C.I. No.45880（C.I.酸红87）、乙基伊红（伊红S，醇溶性伊红）C.I. No.45886（C.I.水红45）、伊红B（蓝光伊红，曙红B）C.I. No.45400（C.I.酸红91）。

在上述各种伊红中，伊红Y使用最广泛，尽管有很多的类似物。伊红Y在酒精中也是可溶的，有时市售的既溶于水又溶于酒精。作为胞浆染料，常用浓度是0.5%～1.0%，并可加入麝香草芬以防真菌生长。微量乙酸（1000ml染液中加0.5ml）可增强着色。伊红染色后，自来水冲洗以及酒精脱水均有分化作用。染色强度及分化程度依个人喜好而异。伊红染色深（推荐常规染色时间的2倍以上）且分化轻时，HE染色组织显微照相的效果非常好。乙基伊红和伊红B现在很少使用，尽管以前详细介绍过它们的用法，例如，用Harris液染尼氏体。可代替伊红的红色染料有四溴四氯荧光素钠、猩红液等。尽管这些替代品可使组织染色更红，但不像伊红那样经得起精细分化的检验，应用价值较低。

某些情况下，伊红染色深而较难分化充分，这常是汞盐固定的原因。而有时在红细胞的定位与鉴别时需要过度分化伊红至仅有红细胞和嗜曙红颗粒着色。

伊红Y和四溴四氯荧光素钠B联用（10ml的1%的四溴四氯荧光素钠B，100ml的1%的伊红Y，780ml的95%的酒精，4ml的冰醋酸）可鲜明地显示胞浆内的组织成分，红细胞呈鲜红色，肌肉和胶原也可明显区别。1992年Luna报道，伊红染料的含量应为88%，且不应包含硫酸钠（用作赋形剂）。若用赋形剂，则会产生细小的颗粒状沉淀，并且胞浆染色很淡。

明矾苏木素的常规染色方法

石蜡切片HE染色

方法

1. 切片脱蜡、梯度酒精水化至水。
2. 若需要，除去固定液中的色素成分（见第14章）。
3. 苏木素染色至合适时间（见上文）。
4. 流水冲洗，蓝化至多5分钟。
5. 1%的盐酸酒精（1%的盐酸加入70%的酒精中）分化5～10秒钟。
6. 充分水洗，再次蓝化10～15分钟，或者
7. 碱性溶液蓝化（如氨水），水洗5分钟。
8. 1%的伊红Y染10分钟。
9. 流水冲洗1～5分钟。
10. 酒精脱水、透明、封片。

结果

细胞核	蓝色或黑色
胞浆	深浅不同程度的粉红色
肌纤维	深粉色或红色
红细胞	橘红或红色
纤维素	深粉色

注意

除细胞核外，其他结构和物质也可能呈不同程度的嗜苏木素化，如真菌菌丝微弱嗜苏木素，而钙盐沉淀常呈蓝黑色。

冰冻切片的快速HE染色

1. 将冻好的组织块放在恒冷切片机的夹头上。
2. 切片切至3～6μm厚度。
3. 室温下将切片放置在10%的中性缓冲福尔马林中固定20秒钟。

4. 自来水冲洗。
5. 2倍Carazzi苏木素液1分钟。
6. 自来水充分冲洗10~20秒。
7. 1%的水溶性伊红10秒钟。
8. 自来水稍洗。
9. 脱水、透明、封片。

树脂包埋组织的常规HE染色改良技术见第29章。其他类型的组织标本的染色方法见本书相关章节。

细胞学标本的巴氏染色

目前细胞学标本普遍使用巴氏染色。Harris苏木素是最佳的核染色剂，OG6与EA50联用可将胞浆染成颜色鲜明的绿色、蓝色和粉色。

目前大多数实验室采用成品染液，所以每种染液应注意其改良后的最佳条件。最终胞浆染色应透明可见，核染色质应很容易辨别出来。

巴氏染液配制

Harris苏木素（见上文）

橘黄G 6
10%的水溶性橘黄G	50ml
酒精	950ml
磷钨酸	0~15g

EA 50
0.04M亮绿SF	10ml
0.3M伊红Y	20ml
磷钨酸	2g
酒精	750ml
甲醇	250ml
冰醋酸	20ml

所有染液用前均需过滤。

巴氏染色方法

1. a. 50%的酒精浸泡2分钟以除去聚乙烯二醇固定液。
   b. 95%的酒精、70%的酒精水化各2分钟。
2. 自来水冲洗1分钟。
3. Harris苏木素液5分钟。
4. 自来水冲洗2分钟。
5. 0.5%的盐酸水溶液分化约10秒钟。
6. 自来水冲洗2分钟。
7. Scott自来水代替液中蓝化2分钟。
8. 自来水冲洗2分钟。
9. 70%的酒精脱水2分钟。
10. 95%的酒精脱水2分钟。
11. 95%的酒精脱水2分钟。
12. 橘黄G 6染2分钟。
13. 95%的酒精冲洗2分钟。
14. 95%的酒精冲洗2分钟。
15. EA 50染3分钟。
16. 95%的酒精冲洗1分钟。

染色时间依个人喜好而调整。Scott自来水替代液是指0.1%的氨水或低浓度的碳酸锂水溶液。

结果

细胞核	蓝色或黑色
非角化鳞状细胞的胞浆	蓝色或绿色
角化鳞状细胞的胞浆	粉红或橘红色

注意

需经常更换染液。

铁苏木素

铁盐既可作氧化剂又可作媒染剂。最常用的铁盐是氯化铁和硫酸铁铵。最常用的铁苏木素是：

- Weigert 苏木素
- Heidenhain苏木素
- Loyez苏木素（染髓磷脂）
- Verhoeff苏木素（染弹力纤维）。

苏木素过氧化是这些染液在配制时遇到的一个难题，所以通常将媒染剂/氧化剂与苏木素分开配制，用前即刻混匀（如Weigert 苏木素），或依次使用（如Heidenhain和Loyez苏木素）。由于含铁盐的染液有强氧化能力，所以除用作苏木素染色前的媒染剂外，还可用作苏木素染色后的分化剂。

铁苏木素与明矾苏木素相比能显示更多的组织结构，但耗时较长，并且通常需要镜下精确控制其分化程度。用于特异性鉴别磷脂的铁苏木素染色方法在第12章讨论。

Weigert 苏木素（Weigert 1904）

这种铁苏木素以氯化铁作媒染剂/氧化剂。铁液和苏木素液单独配制，用前混匀，配制方法如下。

Weigert 铁苏木素

染液配制

a. 苏木素液

苏木素	1g
无水酒精	100ml

用前需自然氧化4周。

b. 铁液

30%的无水氯化铁溶液	4ml
浓盐酸	1ml
蒸馏水	95ml

铁液过滤后，临用前与苏木素等体积混合。混合物呈紫黑色，若呈棕色则弃之不用。Weigert 苏木素主要用于细胞核染色后、切片需要经过酸性染液处理的技术中（如vG染色）。染色时间15~30分钟。这种用途现在已被更方便的托马斯蓝明矾苏木素广泛取代（见前文）。而与伊红联用对CNS组织进行染色仍很常用。对于喜欢黑色核的观察者来说，Slidders（1969）的亚铁苏木红技术效果更好。

Heidenhain 苏木素（Heidenhain 1896）

这种铁苏木素以硫酸铁铵作氧化剂/媒染剂和分化剂。切片先经铁溶液染色，接着过染苏木素，最后用铁溶液在镜下控制分化。

Heidenhain 苏木素依不同的分化程度可显示不同的结构。染色后所有成分均为黑色或深灰黑色。不同组织结构的苏木素着色可被铁明矾溶液以不同的速度进行性褪去。线粒体、横纹肌、核染色质和髓磷脂均可被显示。黑色褪去顺序依次为：线粒体、横纹肌、核染色质。尽管红细胞和角蛋白着色时间最长，但延长分化时间几乎可脱掉所有结构的染色。若用等体积的蒸馏水或酒精苦味酸溶液稀释铁明矾，则分化更容易控制。

Heidenhain 铁苏木素

染液配制

a. 苏木素液

苏木素	0.5g
无水酒精	10ml
蒸馏水	90ml

将苏木素溶解在无水酒精中，然后加入蒸馏水。4周自然成熟后方可使用。

b. 铁溶液（5%的铁明矾）

硫酸铁铵	5g
蒸馏水	100ml

硫酸铁铵只有为透明的紫色结晶方可使用。

方法

1. 石蜡切片脱蜡、梯度酒精水化至水。
2. 铁溶液（5%的铁明矾）媒染1小时（见注意a）。
3. 蒸馏水冲洗。
4. Heidenhain 苏木素1小时（见注意a）。
5. 流水冲洗。
6. 用铁溶液（5%的铁明矾）或等体积蒸馏水稀释的铁溶液分化，与自来水冲洗交替进行。显微镜控制分化程度，直至出现所需观察的结构（见注意b）。
7. 流水冲洗10分钟。
8. 脱水、透明、封片。

结果

线粒体、横纹肌、髓磷脂和染色质等呈灰黑色。

注意

a. 媒染时间与染色时间依不同固定液而异。一般情况下每种溶液1小时即可，但重铬酸盐固定的组织所需时间会长一些。以下是参考时间：福尔马林、甲醛升汞、Susa、Bouin和Carnoy固定液，1小时；Helly或Zenker固定液，3小时；四氧化锇和Flemming固定液，长达24小时。
b. 若分化过度，可用苏木素重染相同时间并重新分化。
c. 胞浆复染（水溶性伊红或橘黄G）尽管可突出核染色质，尤其在显示染色体或有丝分裂方面，但很少采用。
d. Heidenhain 铁苏木素染色时，只要切片分化后彻底冲洗掉所有的铁明矾，组织就不易褪色。

Loyez苏木素（Loyez 1910）

这种铁苏木素以硫酸铁铵作为媒染剂。媒染剂和苏木素溶液依次使用，用Weigert液（硼酸和铁氰化钾）分化。这种铁苏木素主要用于石蜡、冰冻或硝酸纤维切片的髓磷脂染色。与Loyez法相似的两种方法见第19章：第一种称为Heidenhain髓磷脂染色（不要与Heidenhain铁苏木素混淆），实质是Loyez法，但如选择好合适的染色时间则不需分化；第二种是缩短的Weil法，媒染剂和染料不是依次使用，而是临用前将两者混合。这两种方法所用时间比Loyez法所用时间短。

Verhöeff苏木素（Verhöeff 1908）

这种铁苏木素用于显示弹力纤维。苏木素染液中包含氯化铁和Lugol碘，而2%的氯化铁水溶液用作分化剂。粗弹力纤维被染成黑色。

其他弹力蛋白染色法可显示更细的纤维，但在对比度要求高的显微照相时，Verhoeff法呈现的深黑色更理想。该法也可作为Movat pentachrome技术的一部分，用于弹力纤维染色。溶液成分与染色步骤见第10章。

钨苏木素

尽管最初Mallory的PTAH方法中有多种钨苏木素，但现在广泛使用的只有一种。Mallory（1897，1900）将苏木素和1%的磷钨酸水溶液（媒染剂）联用。也可以用苏木红替代苏木素，如此则不需氧化，且染液配制后即可使用，但活性维持时间相对较短。苏木素可用高锰酸钾溶液化学氧化，有效期仅为24小时。最佳的配制方法是钨苏木素液在光和空气中自然氧化成熟，这大约需要几个月。尽管自然氧化耗费时间，但如此制得的苏木素可用多年。适用于CNS、一般组织结构以及所有标准固定液固定的组织。染色时间依配制方法、所用固定液和所显示的组织结构而异。组织切片经重铬酸盐处理以及Mallory漂白（也有助于分化）后均可使染色更清晰。

使用苏木红的PTAH染色法（Shum & Hon 1969）

A液

苏木红	0.8g
蒸馏水	1ml

取0.8g苏木红配以1ml蒸馏水研磨成糊剂（糊剂应是咖啡棕色，若颜色较浅，表明苏木红的批次不合适，应弃之不用）。

B液

磷钨酸	0.9g
蒸馏水	9ml

将A液和B液混合后煮沸，冷却后过滤。

方法

1. 石蜡切片脱蜡、梯度酒精水化至水。
2. 过碘酸处理5分钟（见注意b）。
3. 自来水冲洗。
4. 5%的草酸水溶液漂白。
5. 自来水充分冲洗。
6. PTAH液室温染色12~24小时。
7. 蒸馏水冲洗。
8. 快速脱水、透明、封片。

温度若为56℃，染色时间仅用几个小时即可。但如为室温，则长时间染色结果会更好更精确。

PTAH染液，高锰酸钾化学氧化

染液

苏木素	0.5g
磷钨酸	10g
蒸馏水	500ml
0.25%的高锰酸钾水溶液	25ml

将苏木素溶解在100ml蒸馏水中，将磷钨酸溶解在剩下的400ml蒸馏水中。两种溶液混合后加入高锰酸钾。染液配制后第二天即可使用。但7天之后效果最好。持续氧化可使染液寿命缩短。

PTAH染液，自然氧化

a. 重铬酸液

10%的盐酸（无水酒精配制）	12ml

3%的重铬酸钾水溶液	36ml

b. **高锰酸溶液**

0.5%的高锰酸钾水溶液	50ml
3%的硫酸	2.5ml

c. **染液**

苏木素	0.5g
磷钨酸	5g
蒸馏水	500ml

按上述方法用蒸馏水分别溶解固体，然后混合，用松口瓶盛放并置于温暖见光处几个月，自然氧化成熟。

方法

1. 石蜡切片脱蜡、梯度酒精水化至水。
2. 重铬酸溶液30分钟。
3. 自来水冲洗。
4. 高锰酸溶液1分钟。
5. 自来水冲洗。
6. 1%的草酸漂白。
7. 自来水冲洗。
8. Mallory PTAH染液中过夜。
9. 梯度酒精脱水、透明、封片。

结果

横纹肌、神经胶质纤维、纤维素及阿米巴	深蓝色
细胞核、纤毛及红细胞	蓝色
髓磷脂	浅蓝色
胶原、骨、软骨、弹力纤维	深棕红色
胞浆	淡粉棕色

注意

若固定液为铬盐，则不必使用重铬酸。

脱水应迅速，因为水和酒精可使某些染料脱色。若切片过蓝，脱水具有不同程度的分化作用。脱水从95%的酒精开始。对于CNS切片，需要用95%的酒精彻底清洗几分钟，以脱去过染的红色。重铬酸、高锰酸和各染色液所用时间依组织和显示结构的不同可适当调整。另外对CNS材料的染色方法见第19章。

钼苏木素

使用钼酸作媒染剂的苏木素溶液很少，公认的唯一一种是McManus和Nowry在1964年提到的Thomas技术（1941），用于显示胶原和粗网状纤维。尽管广泛认可的结缔组织染色方法有多种（见第10章），Thomas法用于嗜银细胞颗粒染色仍具有潜在应用价值。

磷钼酸苏木素染色（Thomas 1941）

溶液配制

a. **苏木素液**

苏木素	2.5g
二氧杂环己烷	49ml
过氧化氢	1ml

b. **磷钼酸溶液**

磷钼酸	16.5g
蒸馏水	44ml
二乙二醇	11ml

磷钼酸溶液过滤后取50ml加入苏木素液中，最终所得溶液应为深紫色，24小时之后方可使用。

方法

1. 石蜡切片脱蜡、梯度酒精水化至水。
2. 磷钼酸苏木素染色2分钟。
3. 蒸馏水冲洗。
4. 滴加苦味酸酒精溶液（见注意a），蒸馏水快速冲洗。
5. 自来水冲洗，95%的酒精和无水酒精脱水，透明，封片。

结果

胶原蛋白、粗网状纤维	紫色至黑色
嗜银细胞	黑色
细胞核	淡蓝色
Paneth细胞	橘色

注意

a. 苦味酸酒精（苦味酸0.5g，冰醋酸0.5ml，70%的酒精100ml）用作分化剂，可省略。
b. 重铬酸固定的组织，染色结果不是很理想。

表9.2 苏木素染色的应用

媒染剂	氧化剂	举例	应用
明矾	自然	Ehrlich	与伊红联用染细胞核；也可染某些黏液
明矾	自然	Delafied	与伊红联用染细胞核
明矾	碘酸钾	Mayer	与伊红联用染细胞核；核复染
明矾	氧化汞	Harris	与伊红联用染细胞核
明矾	碘	Cole	与伊红联用染细胞核
明矾	碘酸钾	Carazzi	与伊红联用染细胞核（冰冻切片）
明矾	碘酸钠	Gill	与伊红联用染细胞核
铁	自然	Weigert	与酸性染料联用染细胞核
铁	自然	Heidenhain	细胞核内结构，横纹肌
铁	自然	Verhoeff	弹力纤维
铁	自然	Loyez	髓磷脂
钨	自然	Mallory PTAH	纤维素、横纹肌、神经胶质纤维
钼	过氧化氢	Thomas	胶原、内分泌细胞颗粒
铅		Solcia	内分泌细胞颗粒
无媒染剂		Mallory	铁、铜、铅
铬-铜		Weigert-Pal	髓磷脂（组织块）

铅苏木素

加入铅盐的苏木素溶液最近已用于显示消化道和其他部位的内分泌细胞颗粒。最常用于可疑肿瘤部位的内分泌细胞的鉴别诊断，也可用于胃部胃泌素细胞的定位研究（Beltrami et al 1975）。

铅苏木素染色在弥散性内分泌系统的应用价值于第16章讨论，一并介绍的还有1969年Solcia等提出的最可靠的染色方法。但对于神经内分泌细胞的染色，这种经验性的方法目前已被更可靠更特异的免疫组化方法代替。

无媒染剂的苏木素

新鲜配制的不添加媒染剂的苏木素溶液可用于显示组织切片中的各种矿物质。1938年Mallory提出一种显示铅的方法，后来发明的相似方法可用于显示铁和铜（Mallory & Parker 1939）。目前这些方法已被更特异的技术取代。Mallory染色的主要机制是：不成熟的苏木素遇到金属后可形成蓝黑色沉淀（Lillie & Fulmer 1976）。

本书最后一种值得一提的苏木素染色法是Weigert-pal法，用于显示髓磷脂。组织块在包埋和切片之前于铬酸盐中媒染；组织切片在苏木素染色之前于醋酸铜中进一步媒染。铬复合物可能是主要的媒染剂。

苏木素染色的应用简要总结如表9.2所示。

常规HE染色的质量控制

病理学家或细胞学家通过显微切片染色（通常是石蜡切片HE染色）来作出正确诊断。目前HE染色多由自动染色机完成，染色的连贯性对于避免出现难以解释的组织学判读是非常重要的。通常自动染色机可调整好各步骤的时间，可产生精确而连贯的染色、分化、脱水等过程。染料变化需要及时调整染色时间。

染色机染色时，通常苏木素比伊红更常出现问题。苏木素批次、供应商以及pH值不同均是问题所在。每次配制染液时，不同人使用相同方法也可导致染液（如苏木素）的染色特征有轻微差别。染液的使用时间和使用程度也有影响。新批次的染料必须对照现有的或最初的批次检查其效果，调整染色时间，使染色具有一致性。其他一些因素也可导致染色变化，如固定、处理方法的改变、切片厚度、烤箱温度过高等。

困难切片

苏木素复染细胞核之后再应用其他酸性染料（如vG染色）所遇到的问题，前面已经提到。类似的问题还发生在福尔马林长期固定的组织（福尔马林酸性逐渐增加）制成石蜡切片后进行染色时。来自热带国家的组织和（或）蜡块，尤其是第三世界国家的，这种情况更常遇到，因为福尔马林固定液的质量差、未缓冲且非中性，受热破坏后，酸性逐渐增加。最主要的问题是：苏木素使细胞核充分着色而胞浆却不着色，这样伊红染色后，切片上的组织就呈均一的暗紫色。

在这种情况下，诊断上可以接受的HE切片可通过两种方法获得：一种是使用天青石蓝-明矾苏木素（见上文），另一种是使用铁苏木素，如Weigert苏木素。

致谢

Alan Stevens撰写了本书前三版的本章。Ian Wilson是本书第4版本中的合编者。在此我们向他们表示感谢。

参考文献

Beltrami C.A., Fabris, G., Marzola, A. et al. (1975) Staining of gastrin cells with lead hematoxylin. Histochemical Journal 7:95.

Carazzi D. (1911) Eine neue Hämatoxylinlösung. Zeitschrift für wissenschaftliche Mikroskopie und für mikroskopische Technik 28:273.

Carson F.L. (1997) Histotechnology: a self-instructional text. Chicago: American Society for Clinical Pathology 6:93.

Cole E.C. (1943) Studies in hematoxylin stains. Stain Technology 18:125.

Cox G. (1973) Neuroglia and microglia. In: Cook H.C., ed. Histopathology: selected topics. London: Baillière Tindall.

Delafield J., cited by Prudden J.M. (1885) Zeitschrift für wissenschaftliche. Mikroskopie und für mikroskopische Technik 2:228.

Ehrlich P. (1886) Fragekasten. Zeitschrift für wissenschaftliche. Mikroskopie und für mikroskopische Technik 3:150.

Feldman A., Dapson R. (1985) Newsletter, Winter. ANATECH.

Feldman A., Dapson R. (1987) Newsletter, Winter. ANATECH.

Gill G.W., Frost J.K., Miller K.A. (1974) A new formula for half-oxidised hematoxylin solution that neither overstains or requires differentiation. Acta Cytologica 18: 300.

Harris H.F. (1900) On the rapid conversion of hematoxylin into haematein in staining reactions. Journal of Applied Microscopic Laboratory Methods 3:777.

Heidenhain M. (1896) Noch einmal über die Darstellung der Centralkörper durch Eisenhämatoxylin nebst einigen allgemeinen Bemerkungen über die Hämatoxylinfarben. Zeitschrift für wissenschaftliche. Mikroskopie und für mikroskopische Technik 13:186.

Lillie R.D., Fulmer H.M. (1976) Histopathologic technic and practical histochemistry, 4th edn. New York: McGraw-Hill.

Loyez M. (1910) Coloration des fibres nerveuses par la méthode à l'hématoxyline au fer après inclusion à la celloidine. Compte Rendu des Séances de la Société de Biologie 69:511.

Luna L. (1992) Histopathologic methods and color atlas of special stains and tissue artefacts. Downers Grove, IL: Johnson Printers 67, 73, 77, 78.

Mallory F.B. (1897) On certain improvements in histological technique. Journal of Experimental Medicine 2: 529.

Mallory F.B. (1900) A contribution to staining methods. Journal of Experimental Medicine 5:15.

Mallory F.B. (1938) Pathological technique. Philadelphia: Saunders.

Mallory F.B., Parker F. (1939) Fixing and staining methods for lead and copper in tissues. American Journal of Pathology 15:517.

Mayer P. (1903) Notiz über Hämatein und Hämalaun. Zeitschrift für wissenschaftliche Mikroskopie und für mikroskopische Technik 20:409.

McManus J.F.A., Mowry R.W. (1964) Staining methods, histologic and histochemical. London: Harper & Row, p. 268.

Shum M.W., Hon J.K.Y. (1969) A modified phosphotungstic acid hematoxylin stain for formalin fixed tissue. Journal of Medical Laboratory Technology 26:38.

Slidders W. (1969) A stable iron–hematoxylin solution for staining the chromatin of cell nuclei. Journal of Microscopy 90:61.

Solcia E., Capella C.C., Vassallo G. (1969) Lead–hematoxylin as a stain for endocrine cells. Significance of staining and comparison with other selective methods. Histochemie 20:116–126.

Thomas J.A. (1941) Un nouveau colorant éléctrif des structures collagènes et réticulaires: l'hématoxyline phosphomolybdique au dioxane. Technique de coloration. Comptes Rendus des Séances de la Société de Biologie et de ses Filiales 135:935.

Verhöeff F.H. (1908) Some new staining methods of wide applicability. Including a rapid differential stain for elastic tissue. Journal of the American Medical Association 50: 876.

Weigert K. (1904) Eine kleine Verbesserung der Hämatoxylin van-Gieson-methode. Zeitschrift für wissenschaftliche Mikroskopie und für mikroskopische Technik 21:1.

10

结缔组织与染色

M. Lamar Jones、John D. Bancroft 和 Marilyn Gamble 著

滕孝静 译　朱虹 校

引言

结缔组织是体内四大组织之一。"结缔"一词源于拉丁语，是"连接"的意思。结缔组织具有连接和支持作用。在胚胎发育过程中，外胚层和内胚层被中胚层——即我们所熟知的间充质——分开。间充质一词源于希腊语"mesos"和"enchyma"，分别表示"中间"和"注入"的意思。结缔组织就是由间充质发育而来的。

结缔组织由细胞和细胞间的骨架成分组成。不同类型的结缔组织由于基本功能不同，其细胞与细胞间物质的比例也是不同的。例如，骨组织的主要功能是受力和支持作用，所以稠密、坚硬的细胞间质中只有较少的细胞。结缔组织细胞包括纤维母细胞、肥大细胞、巨噬细胞、脂肪细胞、网状细胞、骨母细胞与骨细胞、软骨母细胞与软骨细胞、血细胞与造血细胞。有些结缔组织主要功能不是由细胞间质发挥，如脂肪组织，所以其细胞间质很少，细胞较多。尽管这种结缔组织不发挥连接或支持作用，但仍归为结缔组织，因为这些细胞可能来源于一个相同的母细胞。整个结缔组织的母细胞是胚胎中胚层细胞，在成人组织中很少见到。

细胞间质通常由不定形物质（硫酸盐与非硫酸盐黏多糖）和定形物质（胶原纤维、网状纤维和弹力纤维）组成，是结缔组织的非生命部分和表现许多功能的部分。其特点依功能不同而异：皮质骨硬密，脐带则柔软。细胞间质在光镜下形态也是多样的，有的呈纤维样，有的则呈均质样。细胞间质依其镜下特点分为两大类：

- 定形或纤维型

- 无定形或凝胶型。

定形或纤维型细胞间质

组织学家常犯的一个错误是：他们所提到的胶原蛋白、网状蛋白和弹性蛋白实际上是指胶原纤维、网状纤维和弹力纤维。胶原蛋白、网状蛋白和弹性蛋白是在特殊的纤维中占主要成分的蛋白化合物，不应用来描述结缔组织纤维本身。

胶原纤维

胶原纤维是细胞间质中最常见的纤维类型，在体内广泛大量分布。胶原纤维可以呈单独的纤维形式出现，如在蜂窝组织中，排列成疏松的网织结构，也可以大量交织成束抵抗强大的拉力，如肌腱。尽管成束时纤维常有分支，但单个的胶原纤维从不见有分支。偏光观察时，它们具有强双折射性。几乎任何一种结缔组织都有三种成分：细胞、纤维和无定形基质。这些细胞也许可以依据它们在蜂窝组织和疏松组织中的形态来识别（被认为是成人体内的主要"填充"结构）。这也可以被认为是结缔组织原型。结缔组织可分为以下几种：

- 固有结缔组织——包括疏松结缔组织、致密结缔组织、脂肪组织、网状组织
- 软骨——透明软骨、弹力软骨和纤维软骨
- 骨——松质骨和密质骨（或皮质骨）
- 血液
- 造血组织。

117

胶原蛋白分型

胶原蛋白分为四种主要类型和几种次要类型。不同类型由不同基因控制，它们之间的区别是α链构成有轻微不同，它们都具有特征性的氨基酸。

Ⅰ型胶原蛋白

体内多数胶原蛋白由这种胶原蛋白构成，组织学已证实这种胶原蛋白形成厚胶原纤维。此型胶原蛋白占器官基质的大部分，也是肺的主要结构蛋白。电镜显示Ⅰ型胶原蛋白由厚厚的紧密缠绕成束的胶原原纤维（直径75nm）和少量原纤维间质构成。原纤维具有特征性的64nm周期性重复的横纹（图10.1）。缺少来自原纤维间质的干预被认为是Ⅰ型胶原蛋白交叉缠绕的主要原因。然而局部存在的Ⅲ型前胶原蛋白、pN胶原蛋白Ⅲ与原纤维通过形成多聚物，有助于调节Ⅰ型胶原蛋白原纤维的直径。pN胶原蛋白Ⅲ可使Ⅰ型胶原蛋白合成原纤维的速度减慢、数量减少。

Ⅱ型胶原蛋白

Ⅱ型胶原蛋白由软骨母细胞产生，存在于透明软骨和弹性软骨中。其所形成的纤细纤维由筛网状的原纤维和大量蛋白多糖组成。光镜下不易看到。关节软骨中的Ⅱ型纤维较厚，并且其超微结构与Ⅰ型纤维相似。由于Ⅱ型胶原蛋白覆盖着大量原纤维间物质，其交叉缠绕不明显。若用透明质酸酶除去，则其在免疫组化检测中更易显示。

Ⅲ型胶原蛋白

Ⅲ型胶原蛋白仅见于含有Ⅰ型胶原蛋白的组织中（如肺、肝、脾、肾等）。典型的网状纤维含有Ⅲ型胶原蛋白。电镜下，网状纤维是疏松缠绕的原纤维，周围有大量富含碳水化合物的原纤维间质。网状纤维的嗜银性是由于纤维的蛋白多糖成分，并不依赖于原纤维本身的蛋白质。Ⅲ型胶原蛋白支持作用不大，但具有一些流动性和易扩散性，能进行物质交换。在一些参考文献中，Ⅲ型胶原蛋白被称为"胎儿胶原蛋

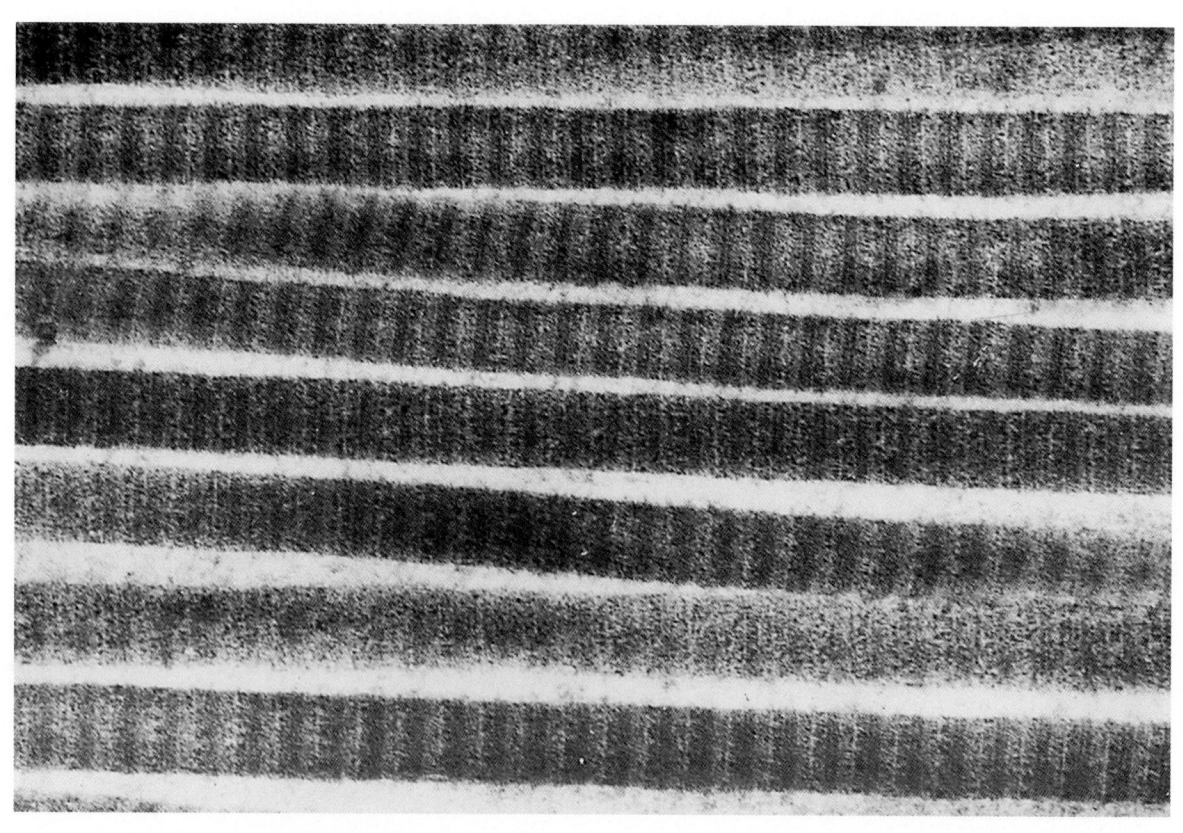

图10.1 电镜下人胶原蛋白显示出的横纹。

白"。这个术语其实是有误导性的，因为Ⅲ型胶原蛋白在成人体内的胶原蛋白中占有重要的比例。就体内相同部位而言，与成人组织相比，胎儿组织确实含有大量Ⅲ型胶原蛋白（如在胎儿皮肤中，60%的胶原蛋白是Ⅲ型胶原蛋白，而在成人，20%的胶原蛋白是Ⅲ型胶原蛋白）。

Ⅳ型胶原蛋白

Ⅳ型胶原蛋白形态学上具有基底膜的特征。现已普遍认为，Ⅳ型胶原蛋白不能形成光镜下可见的纤维或原纤维。电镜可显示，所有基底膜上随机排列的纤细的原纤维组织形成的神经纤维网样结构。Ⅳ型胶原蛋白与大量碳水化合物紧密相连，这就是基底膜对PAS染色产生强烈反应的原因。

Ⅴ型和Ⅵ型胶原蛋白

Ⅴ型胶原蛋白由多种细胞（结缔组织细胞、内皮细胞和某些上皮细胞）产生，数量较少。其与细胞表面有紧密连接，推测其参与将细胞与邻近的结构相连，以保持组织的完整性。Ⅵ型胶原蛋白富含二硫化物，位于胶原蛋白（Ⅰ型和Ⅱ型）与非胶原成分的边界。

胶原蛋白的染色反应

Ⅰ型胶原蛋白在酸性染料中着色强，原因是蛋白质的阳离子易与酸性染料中的阴离子结合。在酸性复合液（如vG液）或酸性染液的顺序染色（如Masson三色染色、Lendrum's MSB染色等）中更具选择性。不同类型的胶原蛋白用免疫组织化学的方法可区别开来。

网状纤维

网状纤维是纤细精致的纤维，与粗壮的胶原纤维（Ⅰ型纤维）相连。它们可为细胞丰富的器官（如脾、肝、淋巴结等）提供支撑框架，排列成三维立体结构为单个细胞提供一个支持系统（图10.2）。因为体积小且被原纤维间物质遮盖，光学显微镜下其双折射性弱。在HE标本中其常呈分枝状，但显示不清楚。人肾皮质的网状纤维的特点已经应用免疫组织化学方法研究过。Ⅰ型胶原蛋白和Ⅲ型胶原蛋白的抗体（它们对应的氨基肽和核心蛋白多糖PG-Ⅱ）显示，在肾内，网硬蛋白原纤维由Ⅰ型和Ⅲ型胶原蛋白的杂交体组成。双免疫电镜显示，20~25nm的原纤维主要由Ⅰ型胶原蛋白组成，而更大的30~35nm的原纤维由Ⅰ型和Ⅲ型胶原蛋白组成。大多数直径超过40nm的原纤维由Ⅲ型胶原蛋白组成。石蜡切片嗜银染色法、冰冻切片PAS染色法都可清楚地显示网状纤维。这两种方法都是基于基质中碳水化合物的活性基团而不是纤维中的原纤维成分。

弹力纤维

弹力纤维系列，如耐酸纤维、elaunin和弹力纤维，各自含有原纤维、无定形或混合性结构。弹力纤维可在全身各部位见到，尤其是呼吸、循环和皮被系统。它们在光镜下依部位不同而差别很大，真皮上部的弹力纤维呈单根纤丝状，而大动脉壁（内弹力层和外弹力层）的弹力纤维呈膜状。大动脉壁的弹力膜上有许多小孔（在其他膜不能通过的物质在此chu可扩散通过）。最近用高分辨率的电子显微镜已经证明，弹力纤维是由两种非常不同的成分组成的。一种是无定形物质，其生化成分为蛋白质——弹性蛋白；另一种是4~13nm的周期性物质，本质上是微原纤维，现已被命名为弹力纤维微原纤维蛋白（EFMP）。这些微纤维有时也被称为弹性蛋白相关微原纤维（EAMF），是普遍存在的结缔组织结构，据知可为体内多数组织提供张力和弹性。它们也是弹性蛋白沉着的支架。

横切面上观察，弹力纤维的核心部分是由不定形蛋白——弹性蛋白组成，外周包绕着EFMP环或EFMP带。这两种成分的比例似乎随纤维的成熟性（也可能随受试者的年龄大小）而改变。幼稚纤维中主要成分是微原纤维蛋白。衰老的纤维中不定形蛋白比例占90%的以上。弹性蛋白的基本分子单位是线形多肽，分子量大约为72kDa。其亚单位被称为"可溶性弹性蛋白"或"弹性蛋白原"。弹力纤维的一个特点是存在交联——可将多肽链连接到纤维网架上。锁链素及其同分异构体——异锁链素是相关的交连成分。其多肽是从纤维细胞或平滑肌细胞转运出来并在细胞外空间发生交联。

与弹性蛋白相比，弹力纤维微原纤维蛋白（EFMP）的氨基酸含量及生化特点差别很大。EFMP富含氨基酸，而弹性蛋白缺乏或仅含少量氨基酸。EFMP中半

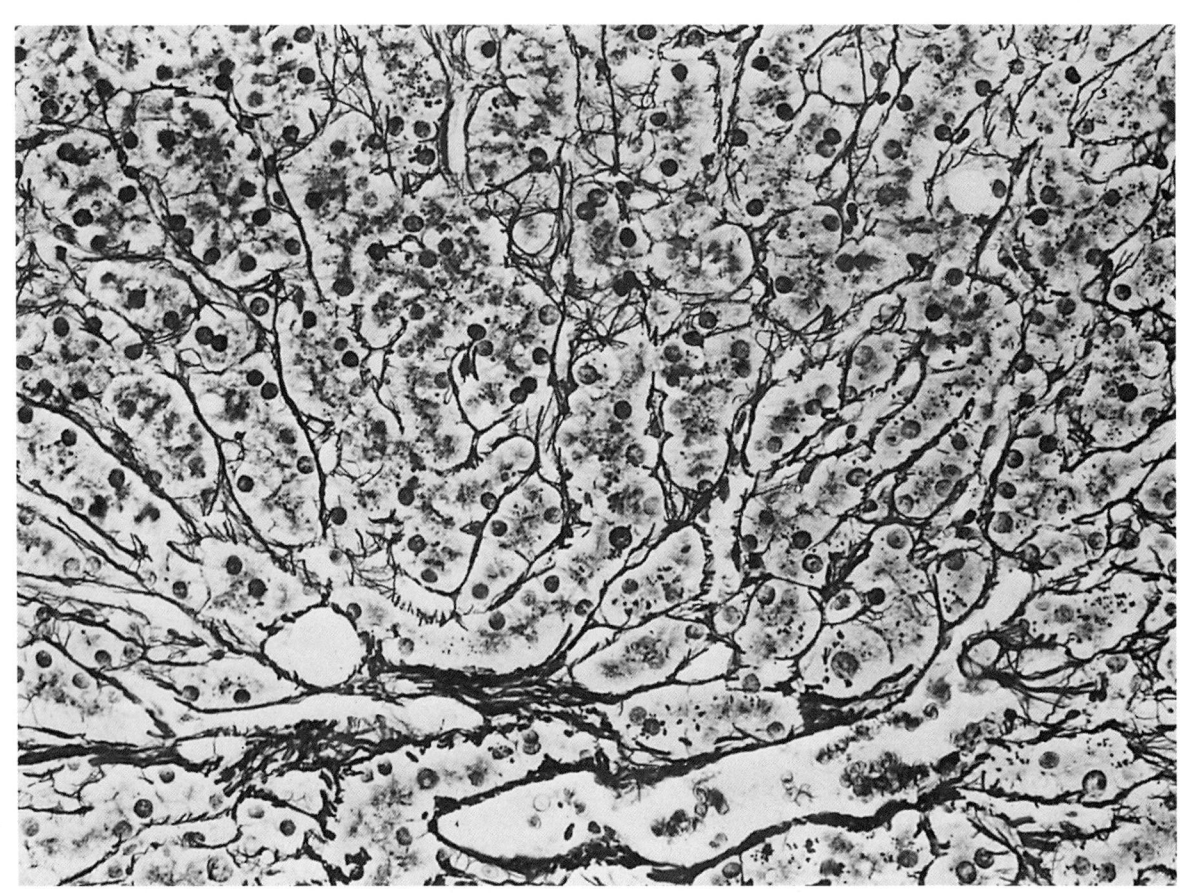

图10.2 Gordon-Sweets（1936）银浸染法显示的正常肝的网硬蛋白结构。

胱氨酸含量丰富，说明存在大量二硫键。近年来认为二硫键在弹力纤维染色中非常重要。与EFMP相关的大量碳水化合物复合物被命名为"结构糖蛋白"（Cleary & Gibson 1983），后来也被认为是弹力纤维染色中非常重要的成分。有关弹力纤维成分的详细阐述和生化特点可参考Cleary和Gibson（1983）、Uitto（1979）或Bailey（1978）的文献。弹力纤维具有嗜酸性、嗜刚果红性和折射性。EFMP中的二硫键氧化成磺基后，弹力纤维呈强嗜碱性。幼稚纤维中由于含有大量EFMP，PAS反应呈阳性，这些纤维在常规HE切片中可以看到，但若要进行精确的研究，则可采用更具选择性的方法。相对简单的有Taenzer-Unna地衣红法；时间长且复杂的有Weigert树脂酚复红法。随着年龄的增长，弹力纤维会出现物理和生化改变。这些改变包括：裂缝和碎裂、EFMP和弹力蛋白比例的改变以及谷氨酸、精氨酸和钙水平的增加。这些变化在受试者的皮肤中更易见到，皮肤有了皱褶且疏松。更严重的问题是弹力动脉弹性丧失。

Oxytalan纤维

Oxytalan纤维第一次是由fullmer和lilliezai（1958）在牙周膜中发现的。近年来已经证实其在很多组织中均存在，包括正常与非正常组织。光镜下，Oxytalan纤维可与成熟的弹力纤维区别开来，因为Oxytalan纤维在醛复红染液中不着色，除非事先用高锰酸钾、过氧甲酸或过氧乙酸氧化。也有报道称无论事先氧化与否，Oxytalan纤维在verhoeff苏木素中均不着色。大量电镜观察认为，Oxytalan纤维与EFMP若非一种物质也是非常相似的物质，它们均为每隔12~17nm由直径7~12nm的微原纤维单位组成。钌红预处理后这种周期性变化更明显。从形态、位置和染色特点来看，Oxytalan纤维很可能是弹力纤维的一种幼稚形式。Goldfisher等在1983年提出，微原纤维与Oxytalan纤维除了形成弹力纤维外，还可能参与胶原纤维、间质细胞、毛细淋巴管壁、成熟弹力纤维、肌细胞等之间的"锚定"作用。

Elaunin纤维

1965年，Gawlik第一次描述了Elaunin纤维；Elaunin一词来源于希腊语，是"伸展，拉长"的意思。与Oxytalan纤维不同，Elaunin纤维不必事先氧化就可在地衣红、醛复红和树脂酚复红染液中着色，但在verhoeff苏木素染液中是不着色的。

纤维分型

一般认为根据染色机制分类的Elaunin纤维和Oxytalan纤维太经验化，缺乏结构或功能意义，并且这三种纤维——Oxytalan纤维、Elaunin纤维和弹力纤维——是纤维形成的三个阶段。已经证实，在真皮深部粗大成熟的弹力纤维、经过中间阶段的Elaunin纤维和到乳头状真皮的最表面的纤细Oxytalan纤维之间存在着连续性。

基膜

基膜作为一种弹性基质遍及全身，可将结缔组织与上皮细胞、内皮或间皮细胞、肌细胞、脂肪细胞以及神经组织分隔开。它们支持着黏膜表面的上皮细胞、腺体及其他几种结构（如肾小球）。它们也支持衬覆着血管、毛细血管壁等结构的内皮细胞。基膜不是均匀一致的，分为三区或三层：

- 透明层
- 致密层（基板）
- 网状层（网板）。

透明层紧贴表皮细胞，主要由碳水化合物构成。此层与表皮细胞的细胞被膜明显相连，并且透明层已证明是由表皮细胞产生而不是由其下方的结缔组织产生。致密层由微原纤维网架构成，免疫组化证实微原纤维网架是由大量Ⅳ型胶原蛋白和少量Ⅴ型胶原蛋白组成。Ⅳ型胶原蛋白与相当大量的结构糖蛋白（主要是层粘连蛋白和纤维粘连蛋白）及少量黏蛋白（主要是硫酸肝素蛋白）相连。网板含有纤维成分，与底部的结缔组织纤维相连。

基膜的厚度依部位不同而变化。大多数在15～50nm之间。肾小球基底膜特别厚，在健康成人可达350nm。肾小球基底膜的超微结构与其他部位的基膜的不同，此处的致密层上下均为透明层。肾小球基底膜的超微结构从毛细血管腔向外依次为：内皮细胞、内皮相连的透明层、致密层、上皮相连的透明层、上皮细胞。在大多数组织的HE切片中，基膜很难辨别；在肾小球，基膜则非常明显，特别是有肾炎或糖尿病时，基底膜明显增厚。已有可进行严格检查的一些技术。由于基膜含有碳水化合物成分，其PAS反应及其他醛氧化显示技术(如六铵银、Gridley、Bauer-Feulgen等)反应呈强阳性。若切片用MSB或Azan三色法染色，则基底膜可被大分子酸性染料着色很深。

六铵银微波法

此法可用于显示肾小球基底膜。通过将基底膜的碳水化合物氧化成醛，六铵银可将碳水化合物显示出来。首先是六铵银中的银离子与基底膜的碳水化合物结合，然后被醛基还原成可见的金属银。用氯化金调色，用硫代硫酸钠将未还原的银除去。此法推荐使用微波炉，严格按照下述步骤进行才能得到最佳结果。下述方法适合染5张切片；若切片少于5张，则可加进空白切片，但不可超过5张。

显示基底膜的过碘酸六铵银微波法（Brinn 1983; Carson 1997）

固定液

10%的中性缓冲福尔马林最佳，不推荐使用含汞固定液。

切片

石蜡切片，厚度2μm。

染液

六铵银原液

3%的环六亚甲基四胺水溶液	400ml
5%的硝酸银水溶液	20ml

4℃冰箱保存。

5%的硼酸钠液

六铵银工作液

六铵银原液	25ml
蒸馏水	25ml
5%的硼酸钠	2ml

1%的过碘酸液

0.02%的氯化金液

1%的氯化金	1ml
蒸馏水	49ml

亮绿原液

亮绿SF（黄色）	1g
蒸馏水	500ml
冰醋酸	1ml

亮绿工作液

亮绿原液	10ml
蒸馏水	50ml

方法

1. 切片脱蜡至水，蒸馏水洗。
2. 室温放入1%的过碘酸液中15分钟。
3. 蒸馏水冲洗。
4. 切片（5张）放入盛有50ml的环六亚甲基四胺工作液的塑料染色缸中。轻旋盖子，放入微波炉中，将盛有50ml（准确量取）蒸馏水的塑料染色缸轻旋盖子后也放入微波炉中。微波炉高火准确用时70秒钟（见注意2）后，将两缸取出，用塑料Pasteur移液管将两液混合，放置一边。频繁观察切片直至获得满意的染色结果。此过程约需15~20分钟。
5. 用蒸馏水冲洗切片。
6. 用0.02%的氯化金调色30秒。
7. 蒸馏水冲洗切片。
8. 2%的硫代硫酸钠处理1分钟。
9. 自来水冲洗。
10. 亮绿工作液复染1.5分钟。
11. 95%的酒精、无水酒精脱水。
12. 二甲苯透明，人工树脂封片。

结果

基底膜	黑色
背景	绿色

若不用微波炉，替代液及染色时间如下：

六铵银液

六铵银原液	50ml
5%的硼酸	5ml

将溶液预热至56℃~60℃，切片染色40~90分钟。

0.02%的氯化金液

1%的氯化金液	10ml
蒸馏水	40ml

注意

a. 用微波炉进行银染色可使基底膜染色鲜明而背景着色淡。
b. 温度要求严格，染色缸从微波炉中取出时应正好低于沸腾温度或约95℃，微波炉达到合适温度所用的时间应标准化。
c. 此法操作较难。肾小球基底膜应呈连续的黑线。银浸染时间太短会导致染色不均匀或中断。复染时间太长则会遮盖银染色并减弱对比度。

结缔组织细胞

结缔组织由无机骨架和细胞构成。细胞在骨架中生存并发挥功能，是结缔组织的非常重要的一部分。结缔组织整个系列的母细胞是未分化的间充质细胞，后者可发育成不同的细胞并行使各自不同的功能。

纤维母细胞

纤维母细胞主要产生胶原纤维，也可以产生细胞间不定形物质，后者可将前者连接在一起。许多学者认为，幼稚活跃的细胞为纤维母细胞，而衰老静止的细胞为纤维细胞。这两种不同阶段的细胞通过仔细观察很容易鉴别开来。活跃的纤维母细胞呈梭形，核仁明显，胞浆丰富，弱嗜碱性。纤维细胞呈长梭形，核呈扁卵圆形，染色质很少，无核仁，胞浆也很少。纤维母细胞具有修复功能，在创伤周围部位可大量聚集并分泌细胞间纤维物质，后者最终可形成瘢痕组织。

脂肪细胞

在所有从间充质细胞分化而来的细胞中，只有脂肪细胞既不产生细胞间质，也没有防御机制，而具有贮存功能。脂肪细胞发育的最早征象是胞浆内脂质小滴积聚；然后其体积逐渐增大，直至失去先前的形状而呈肿胀状态，胞核被挤至细胞的一边。

结缔组织

结缔组织的细胞形态和细胞间质变化很大，可依据细胞与细胞间质的比例和类型分为：

- 蜂窝组织
- 脂肪组织
- 肌样结缔组织
- 致密结缔组织
- 软骨
- 骨
- 血液。

蜂窝组织

蜂窝组织是最常见的结缔组织类型，可将上皮表面与其下方的结构连接起来；蜂窝组织填充于器官之间并形成肌肉筋膜。尽管蜂窝组织具有一定的韧性，但其与邻近结构仍可有相对移动。疏松类型的蜂窝组织结构可使营养物质和体内产生的废物自由通过。在染色切片中，蜂窝组织表现为疏松的网织结构，含有大量方向各异的单根胶原纤维或少量成束胶原纤维以及弹力纤维和网状纤维；最常见的细胞是纤维母细胞，后者常附着在单根纤维或纤维束上。另外还有少量肥大细胞和巨噬细胞。某些部位还可见浆细胞。蜂窝组织内含有大量的小动脉、小静脉和淋巴管。

脂肪组织

脂肪组织分布于结缔组织之间，不具有直接的支持和保护功能。脂肪组织来源于蜂窝组织，由脂肪细胞替代几乎所有其他细胞和许多纤维演化而成。脂肪细胞周围是构造良好的胶原纤维网络，几乎不含弹力纤维。脂肪组织可以得到来自毛细血管和毛细淋巴管的充足的供应，其功能是储存过多的营养物质。镜下其与体内其他组织不同，表现为细胞聚集，核扁平，位于细胞一侧。在石蜡切片中，脂肪组织在处理过程中被溶解，呈空泡状。脂肪组织整体上看来更像有核的六角形铁丝网。

"肌样"结缔组织

这是一种少见的结缔组织，在正常成人体内见不到。它以"Wharton胶冻"形式存在于胚胎标本和脐带中。它是含有星状纤维母细胞的细胞性组织，细胞相互连接并包埋于含有透明质酸的黏蛋白样细胞间质中。除了在血管中，很少有胶原蛋白。

致密结缔组织

致密结缔组织常以被膜的形式包绕着器官，特别是管状器官，但形态上最具特征的是肌腱和韧带。其主要成分是大量胶原纤维和排列整齐的纤维母细胞，细胞和纤维的排列方向相同，即平行于长轴的肌腱。最初是以纤维母细胞为主，但大量纤维母细胞分泌的胶原越多，肌腱的胶原化和纤维性就越强。这种结构可以产生很大的张力，并且致密结缔组织非常适合于将骨骼肌连接在骨上而传导力量。未成熟的致密结缔组织含有毛细血管，但当纤维母细胞成熟为纤维细胞并不再产生细胞间质、营养成分的需要大大减少时，毛细血管即消失。

软骨

前面讨论的结缔组织具有很大的张力（即可抵抗分散力），但遇到压力很容易弯曲。软骨的结构可部分地克服这个问题。软骨由致密的胶原纤维网络组成，包埋（或连接）在以薄层凝胶形式存在的不定形物质中，后者的主要成分是硫酸软骨素。软骨遍及全身，不同部位的功能略有差异。除了透明软骨这种标准形式外，软骨还有弹性软骨和纤维软骨这两种形式。这些将在下文讨论。

低倍镜下，软骨由均匀的细胞间质组成，而高倍镜下则呈纤维状，含有大量胶原纤维。软骨的细胞成分是软骨细胞，包埋在基质中的软骨陷窝内。可见到单个软骨细胞，也可见到六个软骨细胞聚集在一起。软骨细胞在新鲜状况下位于软骨陷窝内，而在染色切片中常发生收缩。胞浆内含有糖原和脂质，核圆，可见一个至多个核仁。幼稚软骨细胞小而圆；细胞越成熟，体积越大，形状越圆。软骨陷窝内壁向外是大量基质，与细胞周围的细胞间质不同。

透明软骨是最常见的软骨，分布于喉、鼻、支气管和关节表面。在滑液的充分润滑下，软骨表面非常光滑，几乎不会产生摩擦，适合充当关节表面。尽管透明软骨稍有弹性，但在某些情况下还是不够的。弹性软骨存在于需要弹性的部位（外耳和会厌），除含有弹力纤维外还含有胶原纤维。

纤维软骨分布于透明软骨张力不足的部位，如椎间盘。透明软骨的胶原纤维排列不规则，而在纤维软骨中，胶原纤维是顺着受力方向平行排列。纤维母细胞和成行的软骨细胞和细胞间质分布于胶原纤维束之间。软骨起源于胚胎的间充质细胞，后者可分化为并产生细胞间质。软骨母细胞进而成熟为软骨细胞，软骨以此方式可长期生存（如在关节部位）。成熟肥大的软骨细胞产生碱性磷酸盐，后者与可溶性钙盐反应并在软骨基质中沉积。随着钙化不断进行，软骨细胞所需的养分供给被中断，细胞储存的糖原会耗尽而死亡。失去活细胞后，钙化的软骨不再是恒定的存在形式，很快就会崩解并失去支持功能。

骨

几种形式的软骨具有支持和抵抗分散力的作用；钙化的软骨作用更强，但是随着不断钙化，软骨细胞所需的养分供给中断，只能靠细胞间的渗透供给养分，细胞最终会死亡。支持体重，保持最佳姿势，以及保护微细结构免受外来损伤，这些需要结缔组织有一个恒定的坚硬的形式；这种组织就是骨组织。骨组织的结构将在第18章详细讨论。

肌肉组织

肌肉组织的目的是提供能量，使身体能够运动并发挥功能。虽然肌肉组织已被分为三种不同的类型，但它们的组成成分、供能方式和运动模式都是相似的。肌肉通过细胞收缩，缩短整体长度，拉近肌肉附着点来提供能量并产生运动。体内有许多细胞能够收缩并改变形状。这种现象是由三种蛋白质及其之间的相互作用产生的：

- α-肌动蛋白
- 肌动蛋白
- 肌球蛋白。

α-肌动蛋白构成基底，肌动蛋白链附于其上。肌球蛋白附于肌动蛋白链上，并能像齿轮一样使蛋白链从基底部向上移动。肌球蛋白有两个头，可以同时与两头的肌动蛋白相互作用。源于这种不同基板的蛋白链的向上运动将这些链拉在一起，导致纤维收缩。单独一根骨骼肌纤维长且细，由许多肌原纤维组成。这些亚细胞成分平行于纤维的长轴。每条肌原纤维由大量相同的称为肌节的收缩单元组成。纤维和肌节均不能同时收缩，因此完全收缩时可缩短到静止长度的30%左右。肌肉组织可分为三类：

- 不随意平滑肌
- 随意横纹肌
- 横纹心肌。

不随意平滑肌

平滑肌是由间充质细胞拉长变细发展而来，肌纤维长20～50μm。肌细胞通常称为肌纤维，其大小依部位不同而变化悬殊。镜下肌细胞呈嗜酸性，染色淡的部位说明存在糖原。胞浆内含有大量细丝，称为肌原纤维，直径可达1mm，周围是肌浆组成细胞的剩余部分。细胞核较长，位于细胞中央，苏木素着色淡，染色质细腻，可见1～2个核仁。细胞广泛规则收缩时，核浓缩以适应全收缩状态。

随意横纹肌

横纹肌或随意肌组成身体的各种姿态，广泛分布于骨骼各部位，因此也称为骨骼肌。人依靠骨骼肌产生随意运动，后者能够按要求在短时间内产生巨大力量，还能在长时间内保持半收缩状态，如保持直立姿势。某些功能几乎是自动的，尽管也能随意控制，如呼吸、吞咽、眨眼等。同平滑肌一样，横纹肌也由长长的嗜酸性细胞组成，但横纹肌细胞更大更长，长度可达40mm，直径可达40μm。细胞自身并不是向两端越来越细，而是呈圆柱状。核长，苏木素染色淡。每个细胞常不止有一个胞核，后者于胞膜边缘与肌膜或胞膜形成连接。

横纹肌最明显的特征是具有横纹或横带并与细胞长轴垂直。极光超微观察，横纹呈明暗相间的周期性条带。暗带具有双折光性，称为A带或Q带。明带具有单折光性，称为I带。少数情况下，在I带的中心可见到一条狭窄的暗带，称为Z线。电镜下研究发现，舒张的随意肌存在第四条带，一条穿过A带的极细的带，称为H线或H盘（图10.3）。实际上电镜下这些盘或带并不是横穿肌细胞的完整结构，而是横纹肌原纤维有机排列形成圆盘的形状。肌原纤维之间是发育完善的线粒体和肌浆网。大量的糖原储存在肌浆中，附着在肌浆网上，应急状态时提供能量。

横纹心肌

体内仅存在于心脏，构成心壁。心肌与平滑肌和横纹肌有许多不同之处。心肌细胞分界不清，有分支，常连接在一起。胞浆内含有肌原纤维、肌浆网及与随意肌相似的纹状结构。但横纹并不是很清楚，因为肌原纤维的排列不像随意肌那样规则。

心肌唯一独特的特点是存在闰盘。开始这被认为是另一种横纹或条带。后来电镜观察发现它们是相邻心肌细胞间的端端连接。心肌细胞核位于细胞中央，苏木素着色淡。细胞分支和吻合的部位有血管、淋巴管和神经分布，它们参与修复并提供营养。

肌肉的一般结构

体内的肌肉无论是随意肌、不随意肌还是心肌都含有大量的结缔组织。每一块完整的肌肉都由胶原弹力纤维膜包绕，后者称为肌外膜。肌外膜向内有大

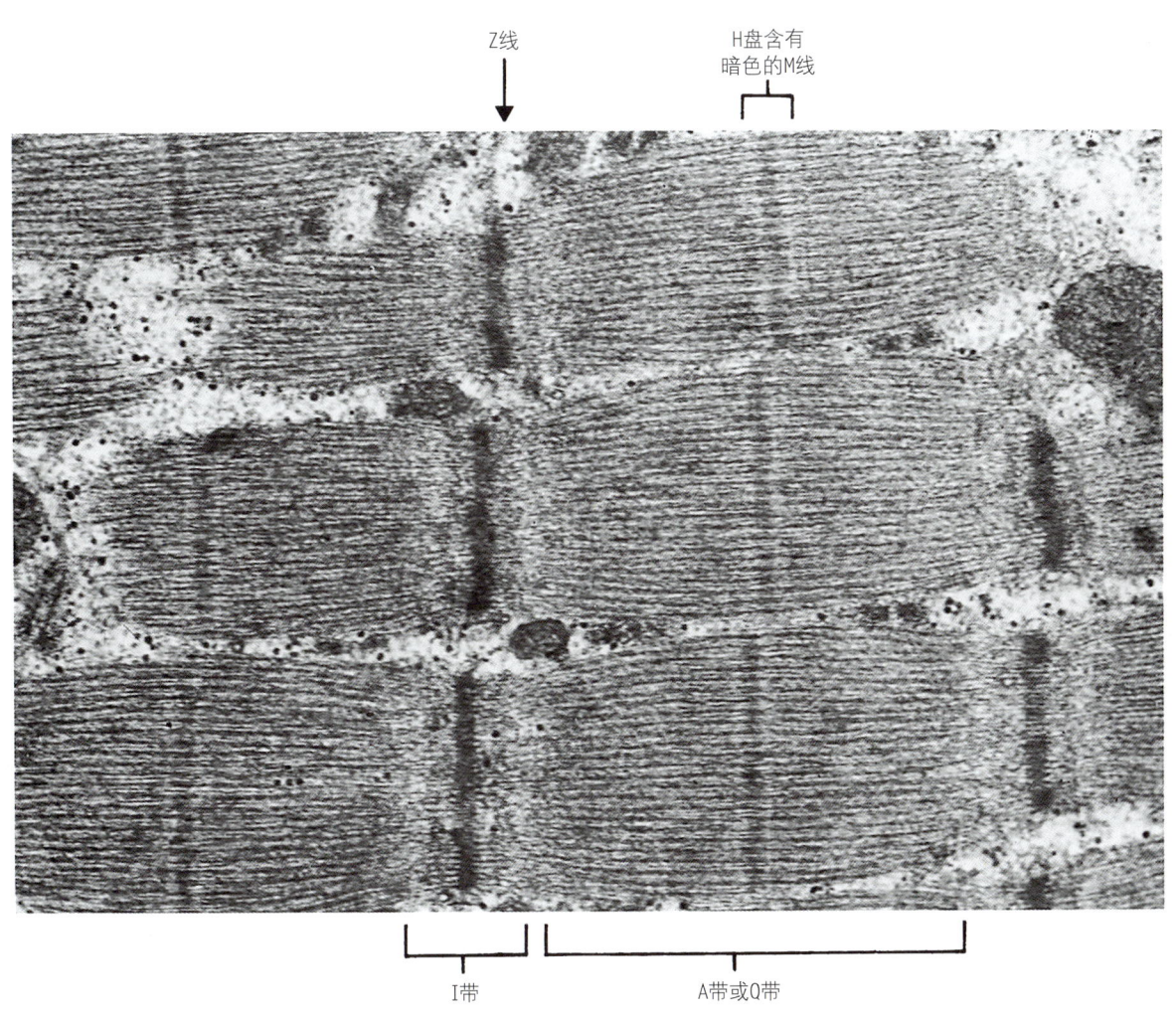

图10.3 电镜下人横纹肌显示出的特征性横纹。

量的条带或片段将整个肌肉分成肌细胞束，称为肌束膜。包绕肌细胞的结缔组织鞘称为肌内膜。相互连接的胶原纤维与肌肉附着点是连续的。肌原纤维首先形成纤细的片层，然后形成广阔而强劲的致密结缔组织，最终形成肌腱。

纤维素和类纤维素

纤维素是一种不溶性的原纤维蛋白，由较小的可溶性原纤维蛋白——纤维蛋白原（一种血浆蛋白）聚合而成。当组织损伤发生急性炎症时，体液和血浆蛋白从损伤的血管渗出，血浆纤维蛋白原在血管外聚合形成不溶性的纤维素，这是纤维素产生的最常见部位。纤维素是急性炎症渗出物的重要成分，在组织损伤早期的任何部位均可见到。

在石蜡切片中，纤维素呈强嗜酸性，Mallory PTAH染色呈蓝黑色。1962年Lendrum等设计了一种称为MSB的三色染色法，可用来显示纤维素并尝试鉴别纤维素形成时间的长短。类纤维素也是一种嗜酸性物质，与纤维素的染色反应相同，但在不同部位的组织和不同疾病中均可见到。类纤维素常见于急性损伤的血管壁中（如坏死性血管炎），有时也可堵在毛细血管内。类纤维素的特征现尚存争议，但多数观点认为，它是形成中的纤维素与血浆内其他蛋白质形成的混合物。对纤维素、胶原和基膜的详细描述可参见本书"拓展阅读文献"。

结缔组织染色

见表10.1。

三色染色

用来鉴别结缔组织的多种染色方法均被归类为三色染色。"三色染色"是选择性地显示肌肉、胶原纤维、纤维素和红细胞（图10.4）的多种方法的统称。使用的三种染料中有一种可能是染核的。早期用于鉴别胶原纤维和肌纤维的一些方法现在仍可用于三色染色法，如vG染色法。

三色染色法的影响因素

组织渗透性和染料分子的大小

组织的渗透性和组织固定后的孔径大小可影响三色染色法，尽管这种说法很少报道，但从各种组织成分对不同大小阴离子染料的反应来看，是可做出此种推断的（表10.2）。当组织蛋白质组分暴露于固定液时，蛋白质链和固定液产生反应。反应的特点和最终结果依蛋白质成分和不同的固定液而异。一般会形成一个立体的不溶性蛋白网架；不同的蛋白质形成物理特点不同的网架。例如，红细胞蛋白质产生致密的网架，蛋白质间的小孔很小；肌细胞蛋白质形成孔隙较大的结构；胶原蛋白则形成最为疏松多孔的网架。

图10.4 Masson三色染色显示皮肤胶原蛋白。

表10.1 结缔组织染色及其反应

组织	vG	Masson三色法	MSB	PTAH	PAS	网状纤维	六铵银	自体荧光检测	Refrac	Biref	HE
肌肉	黄色	红色	红色	蓝色	+	灰	灰	−	−	−	深粉
胶原蛋白	红色	蓝绿色	蓝色	橘红	+	灰	−	−	−	+	深粉
弹力蛋白	黄色		蓝色	棕黄	−	−	−	+	+	−	粉
网状蛋白	黄色	蓝绿色	蓝色	棕黄	++	黑					−
基底膜	黄色	蓝绿色	蓝色	橘红	+++	灰	黑				粉
骨	红色	蓝绿色	蓝色	橘红	+	灰				+	深粉
软骨	变化	变化	变化	变化	++	变化	变化				紫
纤维素	黄色	红色	红色	蓝色	+/−	灰					粉

蛋白网架的结构、密度与染色反应直接相关。小分子染料在三种类型的组织中均可穿透。中分子染料可穿透肌肉和胶原蛋白，但不能穿透红细胞。大分子染料仅能穿透胶原蛋白，肌肉和红细胞不着色。事实上，上述规则并不是很严格，但染料分子的大小似乎是非常重要的。例如，vG染色时，苦味酸可使胶原蛋白着色，而Masson染色使用亮绿SF时，苦味酸会使红细胞和肌肉着色。某些大分子染料，如阳黄、滂胺天蓝6BX等，即使组织长期置于其中红细胞也不会着色，因为染料分子的大小与红细胞蛋白的渗透性是不相容的。

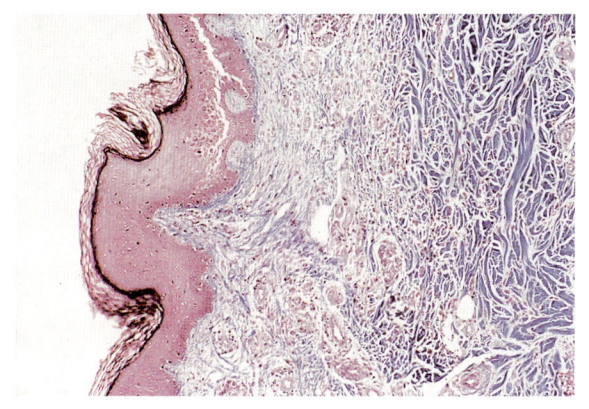

图10.4　皮肤切片的Masson三色法染色显示胶原蛋白。

表10.2　结缔组织染色所用染料

染料	别名	颜色指数	分子量
苦味酸	三硝基酚	-	229
马休黄	酸性黄24	13015	51
丽丝胺坚牢黄	二甲苯黄G	18965	551
阳黄	直接黄11	4000	837
橘红G	酸性橙10、丽丝胺橙2G	16230	452
坚牢绿FCF	食品绿3	42053	809
坚牢亮绿	蓝绿B、酸性绿50	44090	577
亮绿SF	酸性绿5	42095	793
酸性复红	酸性紫19、酸性洋红	42685	586
丽春红2R	酸性红26	16150	480
丽春红3R	二甲苯胺丽春红、酸性红18	16155	494
欧氮卡红B	酸性红103	50085	682
偶氮复红	酸性红33	16550	467
偶氮焰红	酸性红1、酰胺萘酚红	18050	509
Biebrich猩红	酸性红66	26905	556
刚果红	直接红28、直接红Y	22120	697
结晶丽春红	酸性红44	16250	502
		22145	698
直接石榴红	直接红10、刚果紫酱		
偶氮伊红	酸性红4	14710	380
丽丝胺红3GX	酸性红57、Propalan red 3 GX		
Sirius	直接红80、氯胺坚牢红	35780	1373
甲基蓝	苯胺蓝、酸性蓝93、Cotton蓝	42780	800
碱性蓝		42750	574
		42765	
Durazol亮蓝	直接蓝、直接蓝109	51310	
奈酚黑蓝	氨基黑10B、酸性黑1	20470	617
滂胺天蓝	6BX芝加哥蓝、直接蓝1	24410	993
Isamine蓝	直接蓝41、吡咯蓝	42700	786
偶氮卡红G	酸性红101	50085	580

三色染色的一般规则是：小分子染料能穿透组织并着色，但如大分子染料也能穿透相同的组织成分，则小分子染料将被大分子染料取代。有关染料分子大小的信息不容易得到，但分子量可作为相对大小的参考。从分子量可计算出染料的原子量，可用来估算染料的相对大小。Horobin（1980）提出了大量有关组织结构对染色影响的重要假说，下文将做讨论（也见第8章）。

加热

加热可加快染色速度并影响大分子染料的穿透性。

pH

为使结缔组织纤维染色充分而均匀，三色染色法染液的pH值一般较低（常为1.5～3.0）。

核染色

在结缔组织纤维染色的不同方法中，酸性染液可使标准的明矾苏木素液在随后的处理过程中脱色，但铁苏木素具有抗酸性，在多数方法中被采用。切片先经含有天青石蓝或搔洛铬洋李的铁明矾染色，再经传统的明矾苏木素染色，这种改良的方法可取得更好的抗酸效果。

固定的影响

三色染色时使用甲醛溶液固定效果并不是最佳；若组织在甲醛溶液中固定的时间延长，则效果会更差，因为甲醛溶液可使组织的化学键基本饱和，使其仅剩下少量化学键可与染料反应。苦味酸、氯化汞或两者联用处理甲醛溶液固定后的组织，可使其染色加深、鲜亮。Lendrum等（1962）建议，染色前将组织切片放置在三氯乙烯中脱脂24～48小时，会增强染色程度。Zenker液、甲醛升汞液、Bouin液或苦味酸汞酒精液在三色染色时是效果最好的固定液。与甲醛溶液相比，颜色深而鲜亮。

vG染色法（van Gieson 1889）

切片

石蜡切片。若使用火棉胶或LVN（低黏度含氮纤维素）切片，见后面的注意事项d和e。

染液

饱和苦味酸液	50ml
1%的酸性复红液	9.0ml
蒸馏水	50ml

方法

1. 切片脱蜡至水。
2. 天青石蓝苏木素染核。
3. 自来水冲洗。
4. 盐酸酒精分化。
5. 自来水充分冲洗。
6. vG液染色3分钟。
7. 酒精脱水。
8. 二甲苯透明，常用封片剂封片。

结果

细胞核	蓝色或黑色
胶原蛋白	红色
其他组织	黄色

注意

a. 固定液要求并不严格，可用中性福尔马林。
b. vG染色后应避免水洗，否则可破坏颜色的均衡。
c. vG染色前核应深染，因为苦味酸也是一种分化剂。
d. 火棉胶切片在vG染色后应用蒸馏水冲洗。
e. 天青石蓝可使火棉胶切片着色加深，此时应使用Weigert铁苏木素。

磷钨酸和磷钼酸（PTA和PMA）的作用

尽管磷钼酸和磷钨酸在三色染色法中发生的反应不同，但作用是相似的。实验表明其原理也是相同的。但这并不意味着在任何染色方法中这两种物质都是可以互换的。在有关三色染色法的文献中，磷钨酸和磷钼酸通常被用作媒染剂。但这两种物质的确切作用仍尚存异议，因为三色染色法中它们不可能对阴离子染料发挥媒染作用。Everett和Miller（1974）发现，福尔马林固定的组织切片用PMA或PTA处理后，若用苯胺蓝或其他类似阴离子染料染色，则除胶原纤维外，其他组织染色均大大减弱。但不完全阻断小分子染料（如Biebrich猩红）。自发荧光淬灭以及结合的PTA被三氯化钛还原，呈蓝色，可以证实PTA与上皮和结缔组织纤维的结合。他们推测在不同的三色染色法中，不同的着色发生于苯胺蓝与结缔组织中未被PTA阻断的碱性残基结合处。Baker发现（1958），PMA是一种大分子无色酸性染料，扩散较慢。

PMA和PTA的实际应用

在三色染色中，可能有三处要用到PMA或PTA：第一处是小分子染料处理之前，第二处是与染液中小分子染料的连接，第三处是大分子染料处理之前。以上三处可联合使用。若切片先用PMA或PTA处理，再用同一溶液的低浓度矫正液处理，则矫正液只对红细胞着色。事实上，前一步用PMA或PTA的处理常被省略，不会影响最终结果。若切片先用矫正液或其他合适的小分子阴离子染料处理，然后用PMA或PTA处理，则PMA或PTA会同染料竞争，逐出染料并很容易地使胶原蛋白着色。如果处理正好在此时终止，则只有胶原蛋白会很容易被大分子染料着色。若用大分子染料处理的时间大大延长，则肌肉和胞浆也可着色。在结缔组织染色中，PMA或PTA除上述复杂的作用外，也常被用作简单的酸化剂，10%的PTA溶液pH值小于1；实际上，PTA溶液在pH值大于2时很不稳定。

染料的鉴别

在染料的命名方面缺少标准，因此可从不同生产厂家获得化学成分相同而名字不同的染料（见第8章染料名称和表8.2）。

Masson三色染色法（Masson 1929）

固定
甲醛升汞或甲醛盐溶液。

切片
所有类型。

染液a

酸性复红	0.5g
冰醋酸	0.5ml
蒸馏水	100ml

染液b

磷钼酸	1g
蒸馏水	100ml

染液c

苯胺蓝	2g
冰醋酸	2.5ml
蒸馏水	100ml

方法

1. 石蜡切片脱蜡至水。
2. 用碘和硫代硫酸钠依次除去色素汞。
3. 自来水冲洗。
4. 天青石蓝苏木素染核。
5. 1%的盐酸酒精分化。
6. 自来水充分冲洗。
7. 酸性复红液a染色5分钟。
8. 蒸馏水稍洗。
9. 磷钼酸液b处理5分钟。
10. 吸干水分。
11. 苯胺蓝液c染色2～5分钟。
12. 蒸馏水洗。
13. 1%的醋酸2分钟。
14. 酒精脱水。
15. 二甲苯透明，常用封片剂封片。

结果

细胞核	蓝色或黑色
胞浆、肌肉、红细胞	红色
胶原蛋白	蓝色

注意

a. 在最初的方法中，天青石蓝苏木素可用铁明矾苏木素替代。
b. 苯胺蓝可用亮绿替代。

Heidenhain"Azan"法

由于染色时间较长，并不推荐"Azan"法作为一般的结缔组织染色方法。在肾活检的狼疮肾炎诊断中，其证实"线圈样病变"的效果较好。

纤维素染色

选择性显示纤维素的染色法有三种：

- Gram-Weigert法
- 磷钨酸苏木素法

- 三色染色法。

尽管方法不同，这些方法都是通过恰当选择分子大小不同的染料来实现的。Masson三色法染色显示纤维素效果满意，尽管陈旧性纤维素与胶原蛋白着色相同。Lendrun等（1962）证实，改良的Masson三色法染色可显示陈旧性纤维素。马休猩红蓝染色法（MSB染色法）的主要特点是：使用小分子的黄色染料和磷钨酸的酒精溶液来选择性地使红细胞着色。尽管磷钨酸可阻断肌肉、胶原和大多数结缔组织纤维的着色，但新鲜纤维素仍可着色。用中等大小的分子的红色染料处理后，肌肉和成熟纤维素可着色，粗大的胶原蛋白则被第一步残留的磷钨酸阻断，不着色。进一步使用磷钨酸水溶液处理，可除去胶原纤维上的全部红色痕迹。最后用大分子的蓝色染料处理，可显示胶原蛋白和陈旧性纤维素。

MSB染色法显示纤维素（Lendrum et al 1962）

经典的MSB染色法采用马休黄（酸黄24）CI 10315、亮结晶猩红（酸红44）CI 16250和溶解蓝（甲基蓝）（酸蓝93）CI 42780。

溶液配制

A液

马休黄	0.5g
磷钨酸	2g
95%的酒精	100ml

B液

亮结晶猩红	1g
冰醋酸	2ml
蒸馏水	100ml

C液

磷钨酸	1g
蒸馏水	100ml

D液

甲基蓝	0.5g
冰醋酸	1ml
蒸馏水	100ml

E液

冰醋酸	1ml
蒸馏水	100ml

溶液配制注意

马休黄溶解在酒精中，然后加入磷钨酸。大分子染料丽丝胺坚牢黄可代替马休黄，前者不易被随后的红色染料褪色。许多中等大小的分子阴离子红色染料可代替亮结晶猩红，如丽春红二甲苯酸和偶氮复红。许多大分子的蓝色或绿色染料可代替甲基蓝，包括耐尔晒蓝、滂胺天蓝、坚牢绿FCF和萘黑10B。滂胺天蓝是大分子物质，取代甲基蓝后可减轻纤维素蓝染的程度。

方法

1. 石蜡切片脱蜡至水。
2. 用碘、硫代硫酸钠除去汞色素。
3. 天青石蓝苏木素染核。
4. 1%的盐酸酒精分化。
5. 自来水充分冲洗。
6. 95%的酒精稍洗。
7. 马休黄2分钟。
8. 蒸馏水稍洗。
9. 亮结晶猩红10分钟。
10. 蒸馏水稍洗。
11. 磷钨酸处理至胶原蛋白红色消失。
12. 蒸馏水稍洗。
13. 甲基蓝使胶原蛋白染色充分。
14. 1%的醋酸稍洗。
15. 酒精脱水。
16. 二甲苯透明，常用封片剂封片。

结果

细胞核	蓝色
红细胞	黄色
肌肉	红色
胶原蛋白	蓝色
纤维素	红色（新鲜纤维素可染成黄色，陈旧性纤维素可染成蓝色）

注意

a. 步骤11染色时间可达10分钟，尽管标准情况下5分钟即可产生充分的选择性。
b. 步骤13，每隔2分钟检查一次，若着色过深，则不易褪去。

横纹肌染色

HE和三色染色法可显示横纹肌。横纹肌也可用Heidenhain铁苏木素（见第9章）和Mallory磷钨酸苏木素（见第9章）显示。后两种方法与三色染色法相比，能更清晰地显示横纹肌。

弹力纤维染色

弹力纤维染色方法很多，但目前应用的很少。其中最常用的是Verhöeff法、地衣红法、Weigert树脂酚复红法和醛复红法。除此之外，氯唑黑E和Luxol坚牢蓝也是证实弹力组织的主要染色技术。

弹力纤维染色机制的一般注意事项

弹力纤维有时会在一些非特异染色中非选择性地深染，如在HE、苏木素-焰红-藏红花、刚果红、PAS、Verhöeff苏木素、树脂酚复红、醛复红、Taenzer-Unna地衣红等染色法中。弹力纤维与伊红、焰红或刚果红反应主要是弹力蛋白与酸性染料发生库仑反应。阳性PAS反应，尤其可见于未成熟的细纤维（也可见于耐酸纤维和elaunin纤维），主要是碳水化合物的糖蛋白与弹力纤维的微原纤维蛋白结合，后者是幼稚弹力纤维的主要成分。

如前所述，弹力蛋白与前弹力蛋白纤维可通过二硫键高度交联。氧化处理（如Weigert法中的高锰酸盐或醛复红或Verhoeff法中的碘）后，部分二硫键转化为阴离子的硫酸衍生物（Horobin & Flemming 1980）。这些衍生物呈强嗜碱性，但对上述溶液中的碱性染料具有相对选择性。随着染液电解质浓度升高，反应可进一步加强，因为电解质可抑制染色体和核糖体RNA等吸收染液。Goldstein证实（1962），使用地衣红、树脂酚复红和醛复红对弹力组织进行的染色可被尿素减弱或抑制，后者是一种富含氢键的试剂。Goldstein进一步阐述，假如氢键参与弹力纤维染色，则染料分子必定是供氢体，而组织是受氢体。有关弹力纤维染色机制，读者可查阅Horobin和Flemming（1980）的相关文章。

Verhöeff法是一种弹力纤维染色的经典方法，所有常规固定液均可使用。粗纤维着色较深，细纤维染色效果会差一些。分化是决定染色成败的关键步骤，欲得到可重复的结果必须具备专业知识；细纤维很容易分化过度甚至消失。尽管一些老的教科书提到，制备好的工作液必须在2~3小时内用完，但现已有报道，配制后48小时，工作液仍可得到满意的染色效果。

弹力纤维Verhöeff染色法（Verhöeff 1908）

染液配制

a液
苏木素	5g
无水酒精	100ml

b液
氯化铁	10g
蒸馏水	100ml

c液，Lugol碘液
碘	1g
碘酸钾	2g
蒸馏水	100ml

d液，工作液
a液	20ml
b液	8ml
c液	8ml

按上述顺序，加入试剂并混匀。

方法

1. 石蜡切片脱蜡至水。
2. Verhöeff液15~30分钟。
3. 快速冲洗。
4. 2%的氯化铁分化至弹力纤维呈黑色，背景呈灰色。
5. 快速冲洗。
6. 95%的酒精快速冲洗以脱碘。
7. 依要求复染（常用vG液，也可用伊红）。
8. 吸干过多的染液。
9. 酒精快速脱水。
10. 二甲苯透明，常用封片剂封片。

结果

弹力纤维	黑色

其他组织根据复染的颜色。

注意

a. 1%的高锰酸钾预处理5分钟后再用醋酸处理，可增强染色的对比度和深度。
b. 不必处理汞色素，此步可由碘液完成。
c. 温自来水冲洗可增强纤维着色。

地衣红法

地衣红是天然植物染料，现可人工合成。染料批次不同偶尔会使着色深浅不一。这种染色的主要优点是：染液制备简单。对固定液的种类要求也不高。

Weigert树脂酚复红法

尽管标准的Weigert染色法使用碱性复红，但含有三苯甲基的许多阳离子染料均可使用。实际上，碱性复红的组成成分是不定的，许多批次中至少含有三种染料。这些变化显然会影响染色方法、配制溶液的储存性质以及弹力纤维的着色。另一个不稳定因素是三氯化铁的纯度。即使是刚制得的三氯化铁也含有亚铁盐，后者会干扰染色结果。现已发现，硝酸铁可持续清除亚铁盐，在不同的Weigert染色法中可替代氯化物。

树脂酚复红法（Weigert 1898）

Weigert树脂酚复红的制备

在100ml蒸馏水中加入1g碱性复红和2g树脂酚，煮沸，加入12.5ml新配制的三氯化铁液（见前文硝酸铁使用注意事项），继续煮沸5分钟。冷却过滤，倾去滤液，将所有沉淀物溶解于100ml的95%的酒精，用温箱或水浴控制加热，并加入2ml浓盐酸。

若用改良的溶剂，沉淀物可溶解于：

2-甲氧乙醇	50ml
蒸馏水	50ml
浓盐酸	2ml

使用这种溶剂，染色时间可缩短。

方法

1. 石蜡切片脱蜡至酒精。
2. 切片放入盛有染色液的染色缸中，室温下1～3小时或56℃下1小时。
3. 自来水稍洗。
4. 1%的酸酒精去除胞浆背景着色。
5. 自来水稍洗。
6. 依要求复染（可用vG、伊红或三色染色）。
7. 酒精脱水。
8. 二甲苯透明，常用封片剂封片。

注意

a. 大多数固定液均可，但含有铬盐的固定液染色较浅且容易弥散。
b. 酸酒精脱去背景着色时，时间要短，仅几秒钟。若不加热，时间可适当延长。
c. 第二步之前要用1%的高锰酸钾处理5分钟，之后再用草酸处理，可增强染色。

结果

弹力纤维	棕色至紫色

改良的Weigert染色法

固定液中含有重铬酸盐时推荐使用Hart改良的Weigert染色法。用盐酸酒精（1%的盐酸，70%的酒精）将Weigert液简单稀释至5%～20%，染色时间需延长至过夜。Sheridan树脂酚结晶紫法与Weigert法一样只使用一种染液，用1g结晶紫和1g糊精代替碱性复红。甲基/乙基紫树脂酚弹力纤维染色（见下文）已取代早期的大丽紫染色法，因为大丽紫在市场上已停售。

甲基/乙基紫树脂酚弹力纤维染色法

染液配制

将0.5g的甲基紫（CI 42535）和0.5g的乙基紫（CI 42600）溶解在100ml的煮沸的蒸馏水中，加入2g树脂酚和25ml的30%的硝酸铁溶液，继续煮沸3分钟，冷却过滤。弃去滤液，将沉淀下来的所有物质用温箱或水浴加热溶解于：

2-甲基紫	50ml
蒸馏水	50ml
浓盐酸	2ml

上述两步加热过程若使用微波炉，可缩短染液的配制时间。

方法

与Weigert法（见下文）相同，也需用高锰酸钾和草酸预处理。对于福尔马林固定的组织，室温下染色15分钟即可。

结果

弹力组织纤维	深蓝色

Weigert弹力蛋白染色的机制

已经证实，乙酰化、硫酸化、磷酸化可使树脂酚结合到糖原、基膜、网状纤维、胶原蛋白及其他含有多糖的组织结构上。若未经上述前期处理，树脂酚复红不会使这些结构着色，说明这种结合是由于引进了酯键。利用萃取法除去含有盐键和离子键染料的设计的结果表明，非离子键参与了反应。

醛复红

醛复红最早用于组织学是Gomori的弹力组织染色（1950）。在染液适当成熟的情况下，粗纤维和细纤维均可充分着色。尽管存在大量其他组织成分，包括胰腺β细胞颗粒及含硫酸盐的黏液物质也可着色。若先用过碘酸、过氧乙酸或高锰酸钾氧化，则随着弹力组织染色的程度加深，其他组织成分（如糖原和中性黏液物质）也可显示出来。

醛复红弹力纤维染色法

溶液配制

将1g碱性复红溶解于100ml的70%的乙醇（加热可加快反应速度），冷却过滤后加入1ml的浓盐酸和2ml的副醛，室温放置2天至成熟（红色变成紫色表明已经成熟，50℃~60℃加热可缩短成熟时间）。成熟的染液应保存在冰箱中。若Schiff液配制成功，即使碱性复红的批次不同，效果通常也是令人满意的。储存后的副醛的效力可能会不同程度地降低，所以可再增加0.5ml。醛复红的染色能力在配制后的2~4天是最强的，若4℃保存，则几周后才可获得满意的染色效果。

方法

1. 石蜡切片脱蜡至水。
2. 1%的高锰酸钾溶液氧化5分钟。
3. 自来水稍洗。
4. 1%的草酸除去高锰酸盐染色。
5. 自来水稍洗。
6. 70%的乙醇稍洗。
7. 切片放入封闭的醛复红容器内15分钟。
8. 70%的乙醇充分冲洗。
9. 自来水稍洗。
10. 依要求复染（伊红、vG或中性红）。
11. 酒精脱水。
12. 二甲苯透明，常用封片剂封片。

结果

弹力纤维　　　　　　　　　　　　　　　蓝色至紫色

胰腺的β细胞颗粒、某些黏液物质、真菌、软骨基质和肥大细胞颗粒也可着色。其他组织呈复染颜色。

注意

vG复染时，胶原纤维和细弹力纤维对比不是很明显；单纯的核复染效果更好。

网状纤维染色

网状纤维染色可分为染料染色和金属浸染。染料染色不是十分可靠，因为染液的浓度不能充分溶解细纤维，这种染色还不易于鉴别胶原纤维和网状纤维。金属浸染则具有对比性，即使细纤维也可被溶解（见图10.3）。

金属浸染技术

现已发表的网状纤维染色技术主要是使用银盐。尽管溶液成分不尽相同，但均含有碱性银液，容易被沉淀为金属银。网状纤维对银盐的自然亲和力很低，但适当的预处理可增强浸染的选择性。预处理常使用重金属盐溶液，一般为硫酸铁铵。银液有双重作用：使网状纤维产生对还原形式的银有亚显微敏感的部位，大量未还原银可被组织吸收。在pH值约为9.0时，反应最佳且速度最快。

使用还原剂后，组织吸收的未还原银转变为金属银，沉淀在敏感部位。残留的未反应银可用硫代硫酸钠除去。若标本要长久保存，可用氯化金将银部分转变为金饱和状态，同时可略微增加对比度。银铵盐干燥时有潜在的爆炸危险，所以只能以溶液的形式贮存，用塑料瓶比用玻璃瓶更好。

银液的配制

所有银液均要求溶剂为蒸馏水或去离子水，以防不溶性银盐沉淀。文献中可用的银液配方很多，但多数模式相同。硝酸银溶液中加入碳酸盐或氢氧化物溶液产生沉淀，然后加入氨水使沉淀溶解。所有这些配方均要求注意细节：玻璃器皿必须十分清洁，试剂必须是最纯净的（化学纯），重量和体积必须精确量取。氨水过量会大大降低敏感性，使网状纤维浸染较弱或达不到浸染效果。最可靠的方法是：氨水量加入少于溶解沉淀需要的量，然后将残余未溶解的部分过滤除去。也可用硝酸银滴定，将过多的氨水反应掉。

用于网状纤维银浸染的切片

冰冻切片、低温切片和火棉胶切片均可用于网状纤维染色；在大多数已发表的文章是使用石蜡切片。各种固定液均可采用。重金属汞盐或锇盐固定液偶尔会产生一些非特异性银背景。这些方法中敏感的银液主要是碱性的，常导致切片脱片，此时可使用第7章提到过的黏附剂，尽管过多的黏附剂可导致组织周围或组织下方产生不必要的沉淀。

Gordon-Sweets网状纤维染色法（Gordon & Sweets 1936）

银液配制

在5ml的10%的硝酸银水溶液中逐滴加入浓氨水，至出现的沉淀恰好溶解，注意防止氨水过量。然后加入5ml的3%的氢氧化钠。溶液重新产生沉淀，再逐滴加入浓氨水，至溶液呈乳白色。这一步中如果不出现乳白色，则说明氨水过量，需加入几滴10%的硝酸银溶液，以产生一种淡淡的沉淀。用蒸馏水稀释至50ml，用前过滤，溶液贮存在棕色瓶中备用。

方法

1. 石蜡切片脱蜡至水。
2. 1%的高锰酸钾溶液5分钟。
3. 自来水稍洗。
4. 1%的草酸漂白。
5. 自来水稍洗。
6. 2.5%的铁明矾液至少15分钟。
7. 蒸馏水冲洗多次。
8. 将切片放入银液染色缸中浸染2分钟。
9. 蒸馏水冲洗多次。
10. 10%的福尔马林水溶液还原2分钟。
11. 自来水稍洗。
12. 0.2%的氯化金调色3分钟。
13. 自来水稍洗。
14. 5%的硫代硫酸钠3分钟。
15. 自来水稍洗。
16. 按要求复染。
17. 酒精脱水。
18. 二甲苯透明，常用封片剂封片。

结果

网状纤维	黑色
细胞核	黑色或未着色（见注意a）
其他成分	复染颜色

注意

a. 铁明矾媒染时间若短于5分钟，核着色很淡。
b. 银液盛于染色缸中会大大降低切片上产生沉淀的可能性。可用伊红、核固红、酒石黄或vG液复染。

Gomori网状纤维染色法（Gomori 1937）

银盐配制

将10ml的10%的氢氧化钾溶液加入40ml的10%的硝酸银溶液。沉淀产生后倾去上层清液，用蒸馏水将沉淀冲洗几次，逐滴加入氨水，至沉淀刚好溶解。再加入10%的硝酸银溶液，至仅有少量沉淀产生。稀释至100ml，过滤。储存在棕色瓶中备用。

方法

1. 石蜡切片脱蜡至水。
2. 1%的高锰酸钾溶液2分钟。
3. 自来水稍洗。
4. 2%的偏亚硫酸氢钾漂白。
5. 自来水稍洗。
6. 2%的铁明矾液2分钟。
7. 蒸馏水冲洗多次。
8. 切片放入银液染色缸中浸染1分钟。
9. 蒸馏水冲洗多次。
10. 4%的福尔马林水溶液还原3分钟。
11. 自来水稍洗。
12. 0.2%的氯化金调色10分钟。
13. 自来水稍洗。
14. 2%的偏亚硫酸氢钾1分钟。
15. 自来水稍洗。
16. 2%的硫代硫酸钠1分钟。
17. 自来水稍洗。

18. 按要求复染（vG或伊红）。
19. 酒精脱水。
20. 二甲苯透明，常用封片剂封片。

结果

网状纤维	黑色
细胞核	灰色
其他组织	复染颜色

Russell改良Movat五色套染法（Carson 1997）见图10.5

固定

10%的中性缓冲福尔马林或酸性福尔马林升汞溶液（氯化汞，4g；37%～40%的甲醛溶液，20ml；蒸馏水，80ml；冰醋酸，5ml）

切片

厚度5μm。

染液

1%的阿辛蓝溶液

阿辛蓝，8 GS	1g
蒸馏水	100ml
冰醋酸	2ml

混合均匀，室温保存。

碱性酒精

氨水	10ml
95%的酒精	90ml

碘溶液

碘	2g
碘酸钾	2g
蒸馏水	100ml

将碘和碘酸钾加入约25ml的蒸馏水中，混合至溶解，然后加入剩下的75ml蒸馏水。

10%的无水酒精苏木素

苏木素	10g
无水酒精	100ml

混合至溶解，室温密封保存。

10%的氯化铁

氯化铁	10g
蒸馏水	100ml

混合至溶解，室温保存。

苏木素溶液

10%的无水酒精苏木素	25ml
无水酒精	25ml
10%的氯化铁水溶液	25ml
碘溶液	25ml

现用现配。

2%的氯化铁（分化）

10%的氯化铁	10ml
蒸馏水	40ml

现用现配。

5%的硫代硫酸钠

硫代硫酸钠	5g
蒸馏水	100ml

混合至溶解，室温保存。

地衣红猩红-酸性复红

A液（原液）

地衣红猩红	1g
蒸馏水	99.5ml
冰醋酸	0.5ml

混合至溶解，室温保存。

工作液

A液	8份
B液	2份

现用现配。

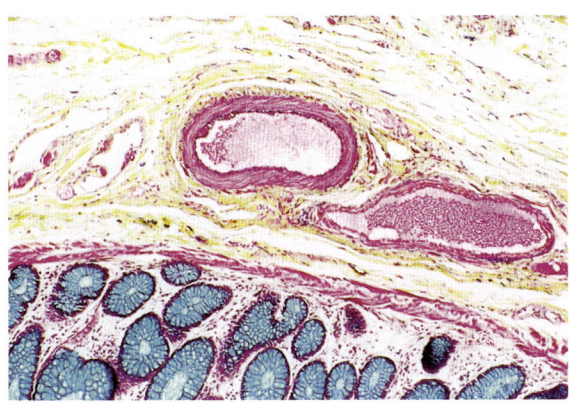

图10.5　小肠切片Movat五色套染法显示纤维素、肌肉和胶原蛋白。

5%的磷钨酸溶液

磷钨酸	5g
蒸馏水	100ml

混合至溶解，室温保存。

酒精藏红花

加蒂奈藏红花	6g
无水酒精	100ml

密封，防潮。

方法

1. 石蜡切片脱蜡至蒸馏水。
2. 阿辛蓝20分钟。
3. 流水冲洗5分钟。
4. 碱性酒精1小时。
5. 流水冲洗20分钟。
6. 蒸馏水稍洗。
7. 苏木素15分钟。
8. 蒸馏水冲洗多次。
9. 2%的氯化铁水溶液分化，至弹力纤维与背景对比鲜明。
10. 蒸馏水稍洗。
11. 硫代硫酸钠1分钟。
12. 流水冲洗5分钟，蒸馏水稍洗。
13. 地衣红猩红-酸性复红1～5分钟。
14. 蒸馏水冲洗几次。
15. 0.5%的醋酸稍洗。
16. 5%的磷钨酸水溶液2次，每次5分钟。
17. 0.5%的醋酸稍洗。
18. 无水酒精速洗3次。
19. 酒精safran溶液15分钟。
20. 无水酒精快洗，3次。
21. 二甲苯透明2～3次，人工树脂封片。

结果

细胞核和弹力纤维	黑色
胶原蛋白和网状纤维	黄色
背景和黏液	蓝色
类纤维素、纤维素	深红色
肌肉	红色

注意

弹力纤维分化通常在2～3分钟内完成。流水充分冲洗以除去碱性酒精是非常重要的。若冲洗失败会抑制后续的染色步骤。这种染色法可显示新型隐球菌，将其染成亮蓝色。

致谢

Paul Bradbury和Keith Gordon编写了本章的前3版的有关内容。本章第4版由Kenny Rae更新。在此向他们表示感谢。

参考文献

Alexander R.A., Garner D. (1977) Oxytalan fiber formation in the cornea: a light and electron microscopical study. Histopathology 1:189.

Bailey A.J. (1978) Collagen and elastin fibers. Journal of Clinical Pathology 31(Suppl 12):49–58.

Baker J.R. (1958) Principles of biological microtechnique. London: Methuen.

Brinn N.T. (1983) Rapid metallic histological staining using the microwave oven. Journal of Histotechnology 6:125.

Carson F.L. (1997) Histotechnology: a self instruction text, 2nd edn. Chicago: ASCP Press, pp. 151–154.

Cleary E.G., Gibson M.A. (1983) Elastin-associated microfibrils and microfibrillar proteins. International review of connective tissue research 10. New York: Academic Press.

Everett M.M., Miller W.A. (1974) The role of phosphotungstic and phosphomolybdic acids in connective tissue staining 1. Histochemical studies. Journal of Histochemistry 6:25.

Fullmer H.M., Lillie R.D. (1958) The oxytalan fiber: a previously undescribed connective tissue fiber. Journal of Histochemistry and Cytochemistry 6:425.

Gawlik Z. (1965) Morphological and morphochemical properties of the elastic system in the motor organ of man. Folia Histochemistry and Cytochemistry 3:233.

Goldfischer S., Coltoff-Schiller B., Schwartz E., Blumenfeld O.O. (1983) Ultrastructure and staining properties of aortic microfibrils (oxytalan). Journal of Histochemistry and Cytochemistry 31:382–390.

Goldstein D.G. (1962) Ionic and non ionic bonds in staining with special reference to the action of urea and sodium chloride on the staining of elastic fibers and glycogen. Quarterly Journal of Microscopical Science 103:477.

Gomori G. (1937) Silver impregnation of reticulum in paraffin sections. American Journal of Physiology 13:993.

Gomori G. (1950) Aldehyde–fuchsin, a new stain for elastic tissue. American Journal of Clinical Pathology 20:665.

Gordon H., Sweets H.H. (1936) A simple method for the silver impregnation of reticulum. American Journal of Pathology 12:545.

Horobin R.W. (1980) Structure–staining relationships in histochemistry and biological staining. I. Journal of Microscopy 119:345–355.

Horobin R.W., Flemming L. (1980) Structure–staining relationships in histochemistry and biological staining. II. Journal of Microscopy 119:357–372.

Junqueira L.C.U., Montes G.S. (1983) Biology of collagen–proteoglycan interaction. Archivum Histologicum Japonicum 46:589–629.

Laurie G.W., Leblond C.P. (1983) What is known of the production of basement membrane components. Journal of Histochemistry and Cytochemistry 31(Suppl):159–163.

Lendrum A.C., Fraser D.S., Slidders W., Henderson R. (1962) Studies on the character and staining of fibrin. Journal of Clinical Pathology 15:401.

Masson P. (1929) Some histological methods. Trichrome stainings and their preliminary technique. Bulletin of the International Association of Medicine 12:75.

Uitto J. (1979) Biochemistry of the elastic fibers in normal connective tissue and its alterations in diseases. Journal of Investigative Dermatology 72:1–10.

van Gieson I. (1889) Laboratory notes of technical methods for the nervous system. New York Medical Journal 50:57.

Verhöeff F.H. (1908) Some new staining methods of wide applicability, including a rapid differential stain for elastic tissue. Journal of American Medical Association 50:876.

Weigert C. (1898) Über eine Methode zue Färbung elastischer Fasern. Zentralblatt für Allgemeine Pathologie und Pathologische Anatomie 9:289.

拓展阅读文献

Chavrier C. (1990) Elastic system fibers of healthy human gingiva. Journal de Paradontologie 9:29–34.

Clemmensen I. (1984) Significance of plasma fibronectin. Haematologia 17:101–106.

Courtoy P.J., Timpl, R., Farquhar, M.G. (1982) Comparative distribution of laminin, type IV collagen and fibronectin in the rate glomerulus. Journal of Histochemistry and Cytochemistry 30:874–886.

Fleischmajer R., Jacobs L., Perlish J.S., Katchen B. (1992) Immunochemical analysis of human kidney reticulin. American Journal of Pathology 140:1225–1235.

Gay S., Miller, E.J. (1983) What is collagen, what is not: an overview. Ultrastructural Pathology 4:365–377.

Godfrey M., Nejezchleb P.A., Schaefer G.B. et al. (1993) Elastin and fibrillin mRNA and protein levels in the ontogeny of normal human aorta. Connective Tissue Research 29:61–69.

Goldstein R.H. (1991) Control of type I collagen formation in the lung. American Journal of Physiology 261:29–40.

Horton W.A. (1984) Histochemistry, a valuable tool in connective tissue research. Collagen Related Research 4:231–237.

Horton W.A., Dwyer C., Goering R., Dean D.C. (1983) Immunohistochemistry of types I and II collagen in undecalcified skeletal tissues. Journal of Histochemistry and Cytochemistry 31:417–425.

Jackson D.S. (1978) Collagens. Journal of Clinical Pathology 31(Suppl 12):44–48.

Laurie G.W., Leblond C.P. (1982a) Intracellular localization of basement membrane precursors in the endodermal cells of the rat parietal yolk sac: I, Ultrastructure and phosphatase activity of endodermal cells. Journal of Histochemistry and Cytochemistry 30:973–982.

Laurie G.W., Leblond C.P. (1982b) Intracellular localization of basement membrane precursors in the endodermal cells of the rat parietal yolk sac: II, Immunostaining for type IV collagen and its precursors. Journal of Histochemistry and Cytochemistry 30:983–990.

Laurie G.W., Leblond C.P., Martin G.R., Silver M.H. (1982) Intracellular localization of basement membrane precursors in the endodermal cells of the rat parietal yolk sac: III, Immunostaining for laminin and its precursors. Journal of Histochemistry and Cytochemistry 30:991–998.

Martinez-Hernandez A., Chung A.E. (1984) The ultrastructural localization of two basement membrane components: entactin and laminin in rat tissues. Journal of Histochemistry and Cytochemistry 32:289–298.

Minor R.R. (1980) Collagen metabolism: a comparison of diseases of collagen and diseases affecting collagen. American Journal of Pathology 98:227–271.

Reale E., Luciano L., Kühn K.W. (1983) Ultrastructural architecture of proteoglycans in the glomerular basement membrane: a cytochemical approach. Journal of Histochemistry and Cytochemistry 31:662–668.

Risteli J., Melkko J., Niemi S., Ristell L. (1991) Use of a marker of collagen formation in osteoporosis studies. Calcified Tissue International 49(Suppl):S24–S25.

Robert L., Jacob M.P., Frances C. et al. (1984) Interaction between elastin and elastases and its role in the aging of the arterial wall, skin and other connective tissues: a review. Mechanisms of Aging and Development 28:155–166.

Rojkind M., Cordero-Hernandez J., Ponce, P. (1984) Non-collagenous glycoproteins of the connective tissues and biomatrix. Myelofibrosis and the biology of connective tissue. New York: A.R. Liss, pp. 103–122.

Sternberg M., Cohen-Forterre L., Peyroux J. (1985) Connective tissue in diabetes mellitus: biochemical alterations of the intercellular matrix with special reference to proteoglycans, collagens and basement membranes. Diabète et Métabolisme (Paris) 11:27–50.

Timpl R. (1993) Proteoglycans of basement membranes. Experientia 49:417–428.

Warburton M.J., Mitchell D., Ormerod E.J., Rudland P. (1982) Distribution of myoepithelial cells in the resting, pregnant, lactating, and involuting rat mammary gland. Journal of Histochemistry and Cytochemistry 30:667–676.

11

碳水化合物

Russell B. Myers、Jerry L. Fredenburgh 和 William E. Grizzle 著

滕孝静译　张晓敬校

引言

100多年来"碳水化合物"一词是用来描述化学通式为$C_n(H_2O)_n$的一大类化合物。尽管碳水化合物在细胞代谢方面的作用已认识多年，但最近的研究表明，碳水化合物还参与多种细胞功能活动，包括蛋白折叠、细胞黏附、酶活性和免疫识别（Varki et al 1999）。如今，碳水化合物或糖生物学已是一门复杂的学科，贯穿于细胞生物学、微生物学、酶学和分子生物学等不同领域。在组织学实验室，组织化学方法常用来检测和鉴定碳水化合物及含碳水化合物的大分子物质（糖复合物）的特征。这些技术常为病理医生诊断和鉴定各种疾病（包括肿瘤、炎症、自身免疫性疾病和传染性疾病）提供重要信息。

本章包含研究碳水化合物的常用方法及其参考信息。本章还对各种方法依据的机制进行了深入透彻的讲解。为此本章首先对碳水化合物/糖复合物的化学特性及分类进行了概述，以便读者接受起来更容易。

碳水化合物的分类

碳水化合物的分类是非常复杂的问题，部分原因是由于过去使用分类方法的过多。目前许多组织学或组织化学书籍对碳水化合物的描述或分类，是依据与组织成分反应的染料种类、离子浓度或pH值而定的。仅依据组织化学染色进行的分类，对组织学家来说可能是有价值的，但它们却很难与已知的化学结构相对应。若要回顾这些分类，读者可参考Spicer（1961）、Culling等（1985）以及Cook（1974）的文献。

本书采用的分类方法是（表11.1）。依据分子中的单糖部分、多糖部分的分子结构以及多糖附属成分的分子结构或特点的分类方法。此外，还有一些含碳水化合物的分子（如黏蛋白）的特征或分类是依据基因或分子标准。碳水化合物分为两大类：一类是简单的碳水化合物或仅由碳水化合物组成的分子；另一类是糖复合物，由碳水化合物和其他分子组成，后者如蛋白质或脂质（表11.1）。简单的碳水化合物可进一步分为单糖、低聚糖和多糖。糖复合物则进一步细分为蛋白多糖、黏蛋白和其他糖蛋白。虽然脂糖复合物广泛分布于细胞和组织中，但这些复合物不在此处讨论，因为它们无法用本章描述的常规组织化学方法检测出来。

单糖——基本的碳水化合物结构

碳水化合物的最基本、最简单形式是单糖。经典

表11.1　碳水化合物和糖复合物的基本分类

简单的碳水化合物

单糖：葡萄糖、甘露糖、半乳糖

低聚糖：蔗糖、麦芽糖

多糖：糖原、淀粉

糖复合物

结缔组织糖复合物：蛋白多糖、透明质酸

黏蛋白：中性黏蛋白、唾液黏蛋白、硫黏蛋白

其他糖蛋白：膜蛋白（受体、细胞黏附分子）、血型抗原

糖脂：脑苷脂、神经节苷脂

单糖的通式是$(CH_2O)_n$，其中n值为3~9。最基本或最原始的单糖是含有六个碳的葡萄糖（图11.1）。葡萄糖不带电或不能电离，由此被称为中性糖。其他中性糖包括甘露糖、半乳糖和果糖。单糖中包含不对称碳原子，称为手性中心。名字前面的字母D或L是指分子中某个手性碳原子的构象。重点是要记住，自然界的单糖中，D构型占多数。

单糖中羟基（OH）数目越多，水溶性越强。组织标本中的单糖由于分子小及水溶性强，在固定和处理的过程中会丢失，因此，在多数组织化学方法中不易显示出来。尽管如此，读者还是应该熟悉单糖的基本结构，因为它是更大、更复杂的碳水化合物的基础。多糖和糖复合物的化学和物理性质主要取决于组成成分中的单糖类型及多种反应基团。

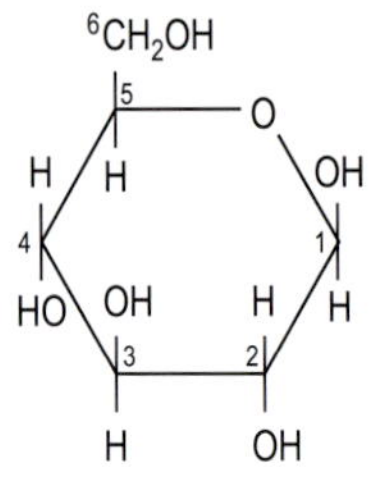

图11.1 β-D-葡萄糖结构。

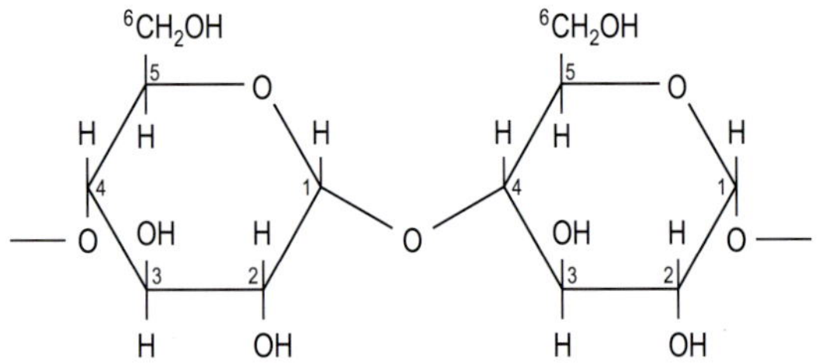

多糖

多糖是由多个单糖通过共价键相连而形成的大分子物质，共价键称为糖苷键。图11.2显示了大分子多糖中葡萄糖分子由α1~4糖苷键连接起来。淀粉和糖原的葡萄糖单位中，α1~4糖苷键是主要化学键。此外，一些多糖的葡萄糖单位可能参与一个以上的糖苷键，从而形成树枝样分支结构。糖原和淀粉中葡萄糖单位以α1~4和α1~6糖苷键相连。二者仅在大小和分支结构方面存在差异，均为分子量超过$1×10^6$ Da的大分子物质。

图11.2 由α1~4糖苷键连接的两个葡萄糖结构。

糖原是动物体内唯一的多糖，常通过组织化学方法进行检测。糖原也是人体内能量的主要储存形式。餐后肝细胞将吸收的碳水化合物转换为肝糖原。三餐之间或空腹时，肝糖原可分解成葡萄糖单位，作为应急时的能量来源。糖原占据了肝细胞胞浆的大部分空间，甚至可以形成核内包涵体。骨骼肌和心肌细胞也可储存大量的糖原。

在一些疾病的发展过程中或病理状态中，应用组织化学方法来评估其糖原的含量或积累程度具有诊断性价值（表11.2）。几种特征性的糖原贮积疾病是由于遗传性糖原合成酶或分解酶缺陷造成的（Cori & Cori 1952; Hers 1963）。发生这些疾病时，大部分情况下肝内有大量的糖原积累。某些疾病时，在骨骼肌和心肌内也可观察到糖原积累。

用组织化学方法检测糖原也有助于鉴别诊断几种恶性肿瘤，如精原细胞瘤、横纹肌肉瘤、Ewing肉瘤或原始神经外胚层瘤（PNET）家族经常含有可检测的糖原（Angervall & Enzinger 1975; Ro et al 2000）。此法在横纹肌肉瘤、Ewing肉瘤/PNET肿瘤与淋巴瘤、神经母细胞瘤的鉴别诊断中也非常有价值。组织化学方法在肝细胞癌的恶性肝细胞内也常检测出糖原。

结缔组织糖复合物——蛋白多糖

蛋白多糖在较早的文献中也常称为结缔组织黏蛋白或黏多糖。蛋白多糖是大分子糖复合物，在结缔组织细胞外基质中浓度较高。它们高度糖基化，在许多情况下，典型的蛋白多糖分子中碳水化合物成分占90%~95%。

蛋白多糖的碳水化合物部分称为糖胺多糖。糖胺多糖是大分子多糖聚合物，与蛋白多糖的蛋白质核心共价结合。糖胺多糖含有高浓度的酸性单糖，后者含有硫酸酯键或羧基。在pH为中性的染液中，这两种基团均呈离子状态，带有负电荷。典型的糖胺多糖是长链无分支的多糖，由重复的双糖单位组成，每个双

表11.2 不同类型的碳水化合物和糖复合物

类型	位置	功能	相关病理疾病
糖原	肝、骨骼肌、心肌、头发毛囊、宫颈上皮等	碳水化合物的储存形式	可见于多种恶性肿瘤中——Ewing肉瘤/PNET、横纹肌肉瘤、精原细胞瘤等
蛋白多糖和透明质酸	软骨、心瓣膜、血管、肌腱、韧带、细胞外基质，广泛表达于许多细胞的胞膜	支持、润滑、细胞黏附等	见于某些肉瘤——黏液样软骨肉瘤、黏液样脂肪肉瘤、黏液样纤维组织细胞瘤等。患者组织中黏多糖的异常积累
黏蛋白	消化道上皮、呼吸道、生殖管道	分泌黏蛋白——润滑与保护膜结合蛋白——细胞黏附和调节增殖	常见于消化道腺癌异常或不恰当表达特异性黏蛋白，常见于肿瘤形成过程
糖蛋白	细胞膜广泛表达血液抗原分泌产物，如肽激素和免疫球蛋白	多种不同功能，如细胞黏附、免疫识别、调节受体配体结合等	各种恶性肿瘤中血液抗原的异常表达

糖单位由两个不同的单糖组成。每个双糖通常由一个羧基糖醛酸（葡萄糖醛酸或艾杜糖醛酸）和一个氨基己糖（如N-乙酰葡萄糖胺或N-乙酰半乳糖胺）组成。该氨基己糖常富含酸性硫酸根。糖胺多糖共有六种（表11.3）。人体内含量最丰富的糖胺多糖是硫酸软骨素。图11.3a列出了4-硫酸软骨素的重复性双糖结构。

糖胺多糖通过丝氨酸或苏氨酸（O-糖苷键）侧链与蛋白多糖的蛋白质核心共价结合。少数情况下通过天冬酰胺（N-糖苷键）共价结合。不同的蛋白多糖其糖胺多糖链的数量差别很大。有些蛋白多糖的蛋白质核心仅含一个或两个糖胺多糖，有些则可能含有100多个（Varki et al 1999）。但透明质酸是一个例外，它不含共价结合的蛋白质核心（Mason et al 1982）。

透明质酸（图11.3b）是由重复的双糖单位组成的聚合体，双糖单位由N-乙酰氨基葡萄糖和葡萄糖醛酸组成（Roden 1980），因缺少硫酸根而不同于其他糖胺多糖。但因为其整体结构与糖胺多糖相似而仍归为糖胺多糖。

带负电荷的硫酸根和（或）羧基连同许多羟基可使大多数蛋白多糖呈强亲水性。因此细胞外基质和结缔组织（如软骨）呈胶冻样黏稠状。尤其是软骨的蛋白多糖中含有许多糖胺多糖链，能结合大量水分。蛋白多糖具有稳定和支持结缔组织纤维的作用。含有

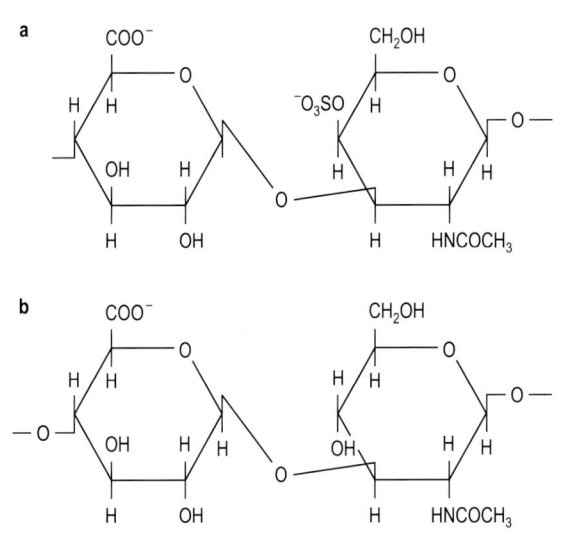

图11.3 糖胺多糖中重复的双糖单位，4-硫酸软骨素（a）和透明质酸（b）。

高浓度蛋白多糖的组织包括：软骨、肌腱、韧带、血管、心脏瓣膜和皮肤（表11.3）。含有高浓度透明质酸的组织包括：滑膜液、基质和结缔组织间质（这些组织也含有其他蛋白多糖）。

尽管将蛋白多糖归为结缔组织糖复合物很方便，但蛋白多糖并不仅仅表达于细胞外基质或结缔组织

表11.3　糖胺多糖的特点

糖胺多糖	重复的双糖	位置
硫酸软骨素[a]	葡萄糖醛酸和N-乙酰半乳糖胺	软骨、肌腱、韧带、主动脉、细胞膜
硫酸皮肤素	艾杜糖醛酸和N-乙酰半乳糖胺	皮肤、血管、心瓣膜
硫酸角质素	半乳糖和N-乙酰半乳糖胺	软骨、角膜
硫酸肝素[b]	葡萄糖醛酸和N-乙酰半乳糖胺或N-硫酸葡萄糖糖胺	血管、主动脉、细胞膜
肝素	葡萄糖醛酸和N-乙酰半乳糖胺或N-硫酸葡萄糖糖胺	肥大细胞颗粒
透明质酸	葡萄糖醛酸和N-乙酰半乳糖胺	滑液、玻璃体液、疏松结缔组织少量见于软骨，作为蛋白多糖的支架

[a] 硫酸软骨素依据硫酸根在N-乙酰半乳糖胺中的位置可再分为4-硫酸软骨素或6-硫酸软骨素。
[b] 肝素和硫酸肝素结构上的不同之处在于葡萄糖胺单位硫酸化的程度。肝素在此单位中含有的硫酸根较多，而N-乙酰基较少。

中。肥大细胞的分泌颗粒中含有肝素，释放后可成为抗凝剂。蛋白多糖在不同类型的细胞膜表面也广泛表达（Mali et al 1990；David 1993）。膜蛋白多糖通常仅由硫酸肝素组成，有些情况下硫酸软骨素也可能是主要成分。这些蛋白多糖可调节细胞对生长因子的反应以及细胞黏附作用（Gallo et al 1994）。CD44细胞黏附分子是一种膜结合蛋白多糖，表达于淋巴细胞和多数上皮细胞（Hollenbaugh et al 1999）。异常表达的CD44可见于各种肿瘤（Woodman et al 1996）。

有几种病变涉及糖胺多糖或蛋白多糖的积累（见表11.2）。黏多糖症是一组遗传性疾病，由一种或多种参与硫酸肝素和硫酸皮肤素降解的酶缺乏造成（McKusick & Neufuld 1983）。最终导致结缔组织以及神经细胞、组织细胞和巨噬细胞中糖胺多糖异常蓄积。

许多肉瘤可表达糖胺多糖和蛋白多糖。黏液软骨肉瘤、黏液样变性的脂肪肉瘤以及恶性纤维组织细胞瘤中尤其富含透明质酸和硫酸软骨素（Tighe 1963; Kindblom & Angervall 1975; Weiss & Goldblum 2001）。此外，肉瘤间质及某些癌中也存在蛋白多糖。

黏蛋白

黏蛋白和蛋白多糖一样，由多糖和蛋白核心共价结合而成（Gendler & Spicer 1995）。一般来说，碳水化合物部分是通过O-糖苷键与丝氨酸或苏氨酸结合。丝氨酸和苏氨酸的蛋白质核心的任何部位都可含有成百上千个氨基酸。上皮细胞黏蛋白在蛋白核心内存在随机重复的氨基酸序列。黏蛋白分为功能不同的家族（muc1、muc2、muc3等），部分根据连续重复的氨基酸序列和核心蛋白的结构的不同（Perez-Vilar & Hill 1999）。其中两个家族（muc1和muc4）由膜结合黏蛋白组成，另一些（muc2、muc5A、muc5B和muc7）在细胞内产生并分泌（Moniaux et al 1999; Prez-Vilar & Hill 1999）。虽然传统的黏蛋白基因（muc系列）主要由上皮细胞表达，但其他细胞体系表达的各种糖蛋白（如CD34、CD43和CD45的候补外显子）也具有黏蛋白样特性，如含有较多O键的、有或无连续重复序列的多糖（Baeckstorm 1997）。

碳水化合物成分占黏蛋白分子量的90%以上。与糖胺多糖是强酸性阴离子不同，黏蛋白的多糖链从中性或弱酸性到强酸性不等。此外，黏蛋白比糖胺多糖含有更多的单糖单位。

中性黏蛋白富含无电荷单糖，如甘露糖、半乳糖和半乳糖胺。其在胃黏膜的上皮细胞、十二指肠的Brunner腺体以及前列腺上皮细胞中浓度较高。

唾液酸是1位碳原子上含有羧基的九碳单糖，其中九碳形成的基团种类不同（Schauer 1982; Varki et al 1999）。在体内正常pH值状态下，羧基电离，使整个分子带有负电荷。唾液酸是体内唯一含有多羟基链（7~9位碳原子上）的单糖（Varki et al 1999）。脊椎动物体内的唾液酸在5位碳原子处还含有N-乙酰基。图11.4显示了N-乙酰神经氨酸的结构，它是人体的一种普通唾液酸。典型的唾液酸通常位于黏蛋白和其他糖蛋白的碳水化合物链的最外端。

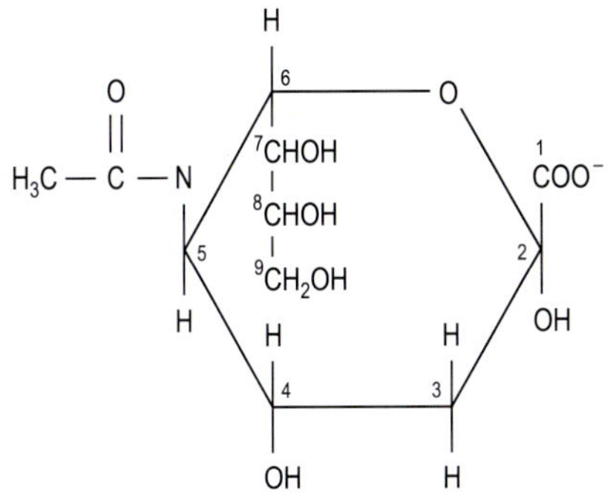

图11.4 N-乙酰神经氨酸的结构，它是人体内常见的一种唾液酸。

各种唾液酸之间的区别在于：基本的9碳核心结构及多羟基侧链的修饰或增补。其中一种修饰是在多羟基侧链上加入O-乙酰基，这在组织化学上是非常有利的（Varki et al 1999）。这种唾液酸常见于大肠的黏蛋白，可以抵抗唾液酸酶的裂解（Drzeniek 1973; Culling et al 1974）。基于O-乙酰基的有无，唾液酸在组织化学上分为唾液酸酶不稳定剂和拮抗剂。唾液酸酶拮抗剂使用标准的PAS法不能显示，而酶不稳定剂使用这种方法可清楚地显示（Culling et al 1974; Jass 1996）。

含有唾液酸的上皮黏蛋白（唾液黏蛋白）呈弱酸性或中等酸性，存在于各种细胞或黏液腺中，在支气管黏膜下腺体、肠道的杯状细胞和唾液腺中尤其居多。胃肠道上皮细胞恶变时，肿瘤细胞表达的唾液酸数量和类型均发生明显变化（Habib et al 1985; Turani et al 1986）。

硫黏蛋白的酸性超过唾液黏蛋白，存在于大肠的杯状细胞和支气管黏膜腺体中。

黏蛋白的功能依据其分泌细胞的部位及黏蛋白的类型而有部分差异。大多数情况下，黏蛋白对其分泌细胞或周围组织有润滑和保护作用。但膜连接蛋白的功能至今不是很明确，它们可能参与细胞的功能调节，如细胞增殖和细胞黏附（Wesseling et al 1995; Moniaux et al 1999; Schroeder 2001）。

虽然免疫组织化学在鉴别诊断间变性肿瘤或起源不明的肿瘤方面已明显取代特殊染色，但黏蛋白的检测在确定恶性肿瘤方面也是非常重要的线索。来源于简单上皮组织的恶性肿瘤（癌）常含有黏蛋白。与此相反，黑色素瘤、淋巴瘤和肉瘤则很少含有黏蛋白。

此外，确定黏蛋白的类型（如中性或酸性）有助于评估组织内肿瘤的变化。检测胃黏膜内的酸度或硫黏蛋白可鉴定肠上皮化生与胃癌相关病变的关系（Turani et al 1986）。

其他糖蛋白

大量不易归类的糖蛋白复合物称为一般糖蛋白，其碳水化合物成分、蛋白质结构及功能差别很大。在这些分子中，与蛋白质核心相连的往往是相对较短的低聚糖链或多糖链。通常碳水化合物部分包含中性糖（如甘露糖和N-乙酰氨基葡萄糖）和羧基唾液酸。

体内所有细胞和组织均可表达糖蛋白。细胞膜外表面的许多蛋白质含有碳水化合物。淋巴细胞表面的分化抗原或CD标志物常含有大量糖基化位点。这些糖蛋白参与了一系列不同的细胞功能，包括细胞黏附和淋巴细胞活化。此外，细胞分泌的许多蛋白质和多肽含有糖基化位点，包括细胞因子、生长因子和激素。

固定

组织化学方法检测碳水化合物时，固定液的选择在很大程度上取决于碳水化合物的类型。糖原的固定比糖复合物（如黏蛋白和蛋白多糖）更严格。由于糖原是水溶性的，所以许多早期的研究认为，应避免使用水溶性固定剂，如福尔马林（Lillie 1954）。但现已认为，在福尔马林固定过程中，糖原的损耗不会影响它的检测方法，如PAS法。这可能是由于部分残留的糖原与邻近蛋白质非共价结合的缘故（Manns 1958）。

虽然中性缓冲福尔马林（NBF）可用来固定糖原，但酒精福尔马林更受认可（Lillie 1954）。Rossman液、苦味酸酒精福尔马林也可使用（Bancroft & Cook 1994）。不推荐使用含有氯化汞的固定液（如Zenker乙酸或Susa液）（Manns 1958; Bancroft & Cook 1994）。

无论使用何种固定剂，重要的是，欲做糖原分析的组织在取材后应立即放入固定液中。许多动物体内的糖原极不稳定，易自溶。

如果不能直接固定，则应冷藏，直至能够进行适当的固定，并应尽可能固定于4℃条件下，以减少组织上糖原流动所形成的人工假象（Lillie 1954）。

黏蛋白和蛋白多糖的固定不像糖原那样严格。因为碳水化合物与蛋白质在分子中共价结合，固定主要作用于蛋白质部分。多数情况下，使用福尔马林或酒精福尔马林固定即可。已有报道，黏多糖病的碳水化合物沉淀不及典型的黏蛋白或蛋白多糖的稳定（Bancroft & Cook 1994）。在这种情况下，虽然酒精福尔马林的效果尚可，但建议使用新鲜或冰冻切片。

碳水化合物的显示方法

显示碳水化合物和糖复合物的组织化学方法概述如表11.4。本章将对每种方法的机制进行讨论，重点放在特殊染色方面。对于常用方法，其染液配制及染色步骤都将详细介绍。

过碘酸-希夫（PAS）技术

毫无疑问，PAS技术最常用于显示碳水化合物或糖复合物。1946年，McManus最先使用这种方法显

表11.4 碳水化合物和糖复合物的特染方法概述

	PAS	PAS-D	Ab 2.5	Ab 1.0	Ab2.5/ PAS	Muc	Coll	HID	HID Ab2.5	AF	AF Ab2.5	Meta
多糖												
糖原	+	−	−	−	+(M)	−	−	−	−	−	−	−
结缔组织糖复合物												
蛋白多糖	−	−	+	+	+(B)	V/−	+	+	+(BB)	+	+(P)	+
透明质酸	−	−	−	−	+(B)	V/−	+	−	+(B)	−	+(B)	+
黏蛋白												
中性	+	+	−	−	+(M)	−	−	−	−	−	−	−
糖原黏蛋白（不耐酶）	+	+	+	−	+(B)	−	−	+	+(B)	−	+(B)	+
糖原黏蛋白（耐酶）	−	−	+	−	+(B)	−	−	+	+(B)	−	+(B)	+
硫黏蛋白	V/−	V/−	+	+	+(B)	−	−	+	+(BB)	+	+(P)	+

PAS：传统的过碘酸-希夫反应
D：淀粉酶消化
Ab2.5：阿辛蓝，pH值为2.5
Ab1.0：阿辛蓝，pH值为1.0
Muc：黏蛋白胭脂红
Coll：胶体铁
HID：高铁二胺
AF：醛复红
Meta：异染技术
V/−：不定至阴性
不耐酶：易被神经氨酸酶消化
耐酶：耐神经氨酸酶消化
当联合使用两种染色方法，括号内的字母代表优势颜色：
（B）：蓝色
（BB）：棕色/黑色
（P）：紫色
（M）：洋红色

示黏蛋白。随后的研究开始采用PAS技术显示含有碳水化合物的其他分子，如糖原和某些糖蛋白（Lillie 1947, 1951; McManus 1948）。PAS反应阳性的组织和细胞很多。表11.5列出了组织学实验室常见的PAS阳性组织、细胞和细胞结构。该表并不十分全面，读者可参考其他文献（Lillie 1951; Thompson 1966; Bancroft & Cook 1944）。

从诊断角度来看，PAS技术在病理学实验室是一种常用而有价值的特殊染色方法。通过检测黏蛋白或糖原可以帮助鉴别诊断肿瘤。Schiff试剂对基底膜内糖蛋白的反应使PAS技术成为评估基底膜厚度的重要手段（Hennigar 1987）。基底膜厚度（尤其是肾小球毛细血管内）增加表明存在病变。PAS技术也是显示组织切片中活动性真菌的一种敏感而相对快速的方法，因为许多真菌的荚膜或细胞壁上存在过碘酸反应性多糖。常见的PAS反应性真菌包括：白色念珠菌、组织胞浆菌、隐球菌和芽生菌（Harley 1987）。

PAS技术的机制

组织学实验室常用的PAS技术是基于：碳水化合物的自由醛基与Schiff试剂反应，形成亮红色的终产物——碱性品红。此法第一步反应是：碳水化合物内相邻碳原子的羟基（1,2乙二醇）氧化，碳碳键断裂，两个自由醛基形成（图11.5）。用稀释的过碘酸（HIO_4）溶液处理切片，可使1,2乙二醇氧化成相连的醛基。多数情况下，使用0.5%～1.0%的过碘酸氧化5～10分钟。其他氧化剂，如铬酸和高锰酸钾，也可用于此技术的不同方法中（Bauer 1933; Thompson 1966）。但这些氧化剂往往可将醛基进一步氧化成为羧基，后者与Schiff试剂不反应。因此，使用这些氧化剂时敏感性不如PAS。

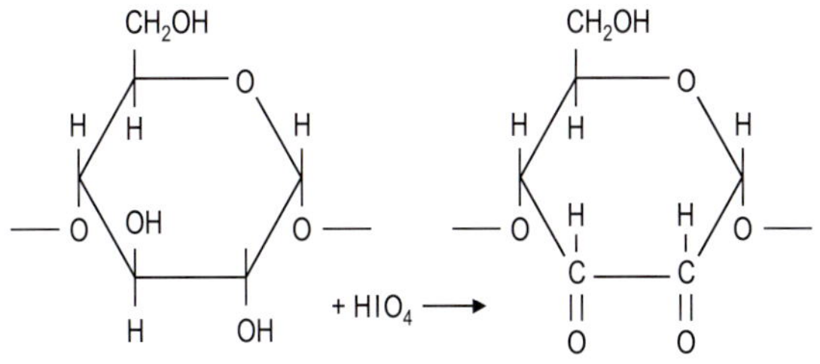

图11.5 糖原内葡萄糖单位被过碘酸（HIO_4）氧化。注意2碳和3碳间化学键的断裂以及两碳间醛基的形成。

与Schiff试剂反应后，形成的颜色强度取决于组织内反应的乙二醇浓度（Leblond et al 1957）。单糖中若缺少1,2-乙二醇结构，或含有的羟基形成酯键或糖苷键，则不易被过碘酸氧化，也就不能使用PAS技术。阳性反应的单糖包括：大多数中性糖，如甘露糖、岩藻糖、半乳糖和葡萄糖（Leblond et al 1957）。唾液酸在C7、C8和C9的位置上含有三个相邻的羟基，被过碘酸氧化后可与Schiff试剂反应。糖原（多聚葡萄糖）、上皮黏蛋白和各种糖蛋白中含有丰富的中性糖和唾液酸，也可与Schiff试剂反应。

结缔组织中的糖复合物和蛋白多糖无法用标准的PAS技术检测。已有个别报道认为，透明质酸和硫酸软骨素二者的葡萄糖醛酸基含有1,2-乙二醇结构（见图11.3），组织切片PAS染色阳性。后来又证明，当使用标准的PAS技术时，这些糖胺多糖并没有发生过碘酸氧化和（或）醛基形成（Leblond et al 1957; Scott & Harbinson 1969）。过碘酸可能不会使这些分子产生醛基，因为过碘酸根离子所带的负电荷与葡萄糖醛酸的羧基以及邻近的己糖胺的硫酸根电离后所带的强负电荷会产生静电排斥（Scott & Harbinson 1969）。

过碘酸也可将其他碳水化合物氧化成反应性醛基。丝氨酸和苏氨酸的α-氨基乙醇在蛋白质链的末端时也可被氧化（Thompson 1966）。羟赖氨酸无论在蛋白质链的任何部位，均可被氧化。然而，对这种氨基酸反应可导致组织切片中PAS反应的说法仍有争议。

表11.5　PAS反应性细胞和组织成分
糖原
淀粉
黏蛋白（唾液黏蛋白、中性黏蛋白）
基底膜
α-抗胰蛋白酶
网硬蛋白
真菌（荚膜）
胰腺酶原颗粒
甲状腺胶质
全体葡萄糖
Russell体

Schiff 试剂的制备

Schiff试剂由碱性品红配制而成。碱性品红不是一种具体的染料，而是三芳基甲烷染料（如副品红、玫苯胺、新品红）的混合物（Lillie 1977）。其中的单独成分也可用来配制Schiff试剂。

1866年，Schiff最早报道了该试剂的配制方法，现已有多种。然而，所有这些方法都要配制亚硫酸水溶液。亚硫酸由偏重亚硫酸钠（$Na_2S_2O_5$）与矿物酸如盐酸（HCL）反应产生，或由亚硫酰氯（$SOCl_2$）与水反应产生（Barger & Delamater 1948; Longley 1952）。二氧化硫是Schiff试剂的活性产物，它的来源并不重要，只要产生亚硫酸时副产物不妨碍亚硫酸与碱性品红反应即可（Barger & Delamater 1948）。

二氧化硫与碱性品红反应的结果是：三芳基甲烷分子中心碳原子增加了一个磺酸基。由于三芳基甲烷分子中的醌基被还原，红紫色或红色消失。分子中的自由氨基和另外1~2个二氧化硫类似物反应生成Schiff试剂（Lillie 1977）。

上述反应后，Schiff试剂与自由醛基反应，自由醛基由过碘酸氧化碳水化合物中的1,2-乙二醇基产生。最初的单糖Schiff试剂复合物是一种无色的中间产物。与中心碳原子疏松结合的磺酸盐在随后水洗时被除去。三芳基甲烷分子中的醌基重建使碳水化合物与Schiff试剂在反应部位形成深红色或红紫色着色（Lillie 1977）。

PAS技术 （modified McManus 1946）

过碘酸溶液

过碘酸	1g
去离子水或蒸馏水	100ml

Schiff试剂配制

1g碱性品红和1.9g偏重亚硫酸钠（$Na_2S_2O_5$）溶解于100ml的0.15N盐酸（HCl）中。不停地摇动或用机械振动筛摇动2小时，使溶液呈清澈黄色至浅棕色。加入500mg活性炭，摇动1~2分钟。将溶液用1号Whatman过滤纸过滤到瓶子里。过滤后的溶液应是无色透明的。如果溶液呈黄色，重新用大量新鲜的活性炭脱色。4℃保存，溶液可稳定数月。

方法

1. 二甲苯脱蜡，梯度酒精入去离子水。
2. 过碘酸氧化5分钟。
3. 去离子水冲洗几次。
4. Schiff试剂15分钟。
5. 流水冲洗5~10分钟。
6. Harris或Mayer苏木素染核，分化并反蓝。
7. 梯度酒精脱水，二甲苯透明。
8. 封片。

结果

糖原、中性/唾液黏蛋白	红紫色
各种糖蛋白	红紫色
细胞核	蓝色

注意

a. 着色深浅在一定程度上依赖于过碘酸及Schiff试剂处理时间的长短。对于基底膜，时间适当延长，过碘酸10分钟，Schiff试剂20分钟结果会更好。

b. 曾推荐PAS染色时，Schiff试剂之后用酸性亚硫酸漂洗以减少背景着色。现在认为，若切片用自来水冲洗充分，可不使用。

c. 若组织欲用PAS染色，则应避免使用含有戊二醛的固定剂。因为戊二醛含有两个醛基，固定后的组织也含有自由醛基，可与Schiff试剂反应，会造成非特异性背景着色。

d. 含有糖脂的组织其冰冻切片可用PAS染色显示。此外，在某些情况下，含有不饱和脂类的组织，碳碳双键也可被氧化成与Schiff试剂反应的醛基，而显色。然而，石蜡组织中的糖脂和不饱和脂类很少出现PAS阳性，因为在组织处理的过程中，这些分子可能会大量丢失。

温和PAS技术

温和PAS技术使用弱过碘酸进行氧化显示含有N-乙酰唾液酸的黏蛋白。其原理为唾液酸7~9碳侧链的羟基对过碘酸高度敏感（Roberts 1977）。稀释的过碘酸在短时间内选择性氧化唾液黏蛋白的唾液酸残基，而不氧化其他含有1,2-乙二醇的己糖。因此用0.01%的过碘酸水溶液代替常用的1.0%的溶液对标本进行氧化（Bancroft & Cook 1994）。使用标准的PAS染色技术时，不能显示O-乙酰唾液酸。

阿辛蓝

标准阿辛蓝技术

阿辛蓝是一种大分子共轭染料，最初用于纺织纤维染色。阿辛蓝由中央含铜的酞菁环与四个异硫脲基通过硫醚键相连而成（Scott et al 1964）。该异硫脲基呈中度碱性，使阿辛蓝带阳离子（Scott et al 1964）。过去已可生产很多不同的阿辛蓝染料，它们之间的区别是异硫脲基的数目以及稀释剂的成分不同（Scott et al 1964; Horobin & Kiernan 2002）。组织学染色时推荐使用阿辛蓝8GX（Scott & Mowry 1970）。

虽然阿辛蓝使碳水化合物着色的确切机制不明，但人们普遍认为是阳离子的异硫脲基通过静电与组织内的多聚阴离子相连（Pearse 1960; Quintarelli et al 1964）。Scott等人（1964）的文献也支持这一观点，阿辛蓝被证实可连接并沉淀透明质酸、硫酸软骨素和肝素。阿辛蓝不能沉淀糖原。硫酸软骨素、硫酸皮肤素、硫酸乙酰肝素和透明质酸的硫酸根或羧基在pH值为2.5时电离，因此带有一个负电荷。这导致结缔组织和软骨中的蛋白多糖/透明质酸与阿辛蓝在pH值为2.5时反应。同理，上皮酸性黏蛋白（如大肠的唾液黏蛋白和硫黏蛋白）也在pH值为2.5时与阿辛蓝反应。而中性黏蛋白（如胃黏膜和Brunner腺体部位的中性黏蛋白）不能与阿辛蓝反应。

阿辛蓝技术（modified Mowry 1956）

阿辛蓝溶液

阿辛蓝8GX	1g
3%的醋酸溶液	100ml

核固红

硫酸铝$Al_2(SO_4)_3\ 18H_2O$	5g
去离子水	100ml
核固红	0.1g

将硫酸铝溶解于去离子水中，加热，趁热加入核固红并过滤。

方法

1. 二甲苯脱蜡，通过梯度酒精入去离子水再水化。
2. 阿辛蓝溶液染色30分钟。
3. 流水冲洗5分钟。
4. 核固红复染10分钟。
5. 流水冲洗1分钟。
6. 梯度酒精脱水。
7. 二甲苯透明，混合封片剂封片。

结果

酸性黏蛋白（硫黏蛋白和唾液黏蛋白）	蓝色
蛋白多糖和透明质酸	蓝色
细胞核	红色

注意

若要选择性鉴别硫黏蛋白和蛋白多糖，应使用pH值低（pH值为1）的阿辛蓝。将1.0g阿辛蓝8GX加入0.1N盐酸中。染色程序和孵育时间与pH值为2.5的阿辛蓝操作相同。

低pH值阿辛蓝技术

不同pH值的阿辛蓝溶液对鉴定组织中酸性黏蛋白和蛋白多糖的亚型是非常有用的（Spicer 1960; Lev & Spicer 1964; Sorvari & Sorvari 1969）。羧基唾液黏蛋白和透明质酸的酸度不及硫黏蛋白和含硫酸根的蛋白多糖强，因此这些基团在pH≤1时不能电离，所以也就不带电荷。相反，硫黏蛋白和含硫酸根的蛋白多糖在pH值为1时可电离并带负电荷。因此，经pH值为1的阿辛蓝溶液孵育后的组织切片其染色强度主要取决于黏蛋白和蛋白多糖中的硫酸根数目。pH值为1的阿辛蓝溶液可着色的组织和细胞包括：软骨、大肠杯状细胞中的黏蛋白和支气管浆液性腺体中的黏蛋白。

不同电解质浓度的阿辛蓝

阿辛蓝也可与不同浓度的无机盐（如氯化镁）混合。这种改良方法的依据是临界电解质浓度或CEC现象。CEC是指在某一特定点时，电解质（如氯化镁）的数量足以阻止阿辛蓝染色。这是由于盐与染料中的阳离子竞争组织中的多阴离子位点（Scott & Dorling 1965）。虽然这一机制受到某些人的质疑（Goldstein & Horobin 1974），但是，独立的机制和合理的分类是可取的，因为不同酸度的碳水化合物具有不同的CEC值。

阿辛蓝溶液种类较多，配制时必须使用氯化镁、染色时间较长、需要过夜等缺点使阿辛蓝/CEC技术既耗时又耗力。因此实验室中常规的组织染色很少采用。然而，如果操作正确，根据分子中碳水化合物的酸度，阿辛蓝/CEC技术在鉴别黏蛋白和蛋白多糖时是非常有用的。

阿辛蓝-PAS联合

阿辛蓝和PAS技术联合使用可鉴别同一组织切片中的中性黏蛋白和酸性黏蛋白（Mowry 1963）。这种技术也常用作广泛检测黏蛋白的手段。该技术染色阴性，可明确断定该物质不是黏蛋白。

在大多数方法中，切片先经标准的阿辛蓝（pH值为2.5）染色，再使用PAS技术。阿辛蓝可将唾液黏蛋白、硫黏蛋白和蛋白多糖染成蓝色。PAS技术可将中性黏蛋白染成深红/红紫色，同时将既含中性黏蛋白又含酸性黏蛋白的组织和细胞染成深浅不同的紫色，这是由于阿辛蓝与Schiff试剂结合并反应。上述染色常可出现在含有中性黏蛋白和唾液黏蛋白的小肠杯状细胞中（Spicer 1960）。

阿辛蓝-PAS联合技术（Mowry 1956, 1963）

阿辛蓝溶液（溶剂为3%的乙酸）
见上文。

过碘酸溶液
见上文。

Schiff试剂配制
见上文。

方法
1. 二甲苯脱蜡，梯度酒精入至去离子水再水化。
2. 阿辛蓝溶液30分钟。
3. 流水冲洗5分钟，去离子水快速冲洗。
4. 过碘酸氧化5分钟。
5. 流水冲洗5分钟。
6. Schiff试剂15分钟。
7. 流水冲洗10分钟。
8. Mayer苏木素淡染细胞核。
9. 流水冲洗5~10分钟，适当返蓝。
10. 自来水冲洗5分钟。
11. 梯度酒精脱水，二甲苯透明，混合封片剂封片。

结果

糖原、中性黏蛋白、各种糖蛋白	红紫色
酸性黏蛋白（硫黏蛋白和唾液黏蛋白）	蓝色
蛋白多糖和透明质酸	蓝色

含有中性黏蛋白和酸性黏蛋白的细胞或组织可染成不同程度的蓝紫色至紫色。

注意

a. 苏木素淡染非常重要，目的是防止胞浆或黏蛋白着色而掩盖阿辛蓝的颜色。
b. 研究表明，阿辛蓝-PAS联合技术的染色顺序可影响最终结果（Johannes & Klessen 1984; Yamabayashi 1987）。PAS技术在阿辛蓝染色之前时，中性黏蛋白和糖原可染成紫色。与此相反，阿辛蓝染色在PAS技术之前时，则可将这些物质染成预期的红紫色。PAS染色后，中性碳水化合物获得亲阿辛蓝能力的原因不明。然而，有人认为，过碘酸氧化后形成的醛基可能与Schiff试剂中的亚硫酸盐反应形成一个阴离子，再与随后的阿辛蓝结合（Johannes & Klessen 1984）。

黏蛋白胭脂红法

这种方法是组织切片中显示黏蛋白的最古老方法之一（Mayer, 1986; Southgate 1972）。随着技术（如PAS、阿辛蓝、胶体铁）的发展，近50年来，该法的使用有不同程度下降。但在显示酸性黏蛋白时仍很有价值。

此法的活性染料分子是铝胭脂红酸复合物，称为胭脂红（Lillie 1977）。胭脂红酸是大分子多环物质，来源于雌性胭脂虫的干体内（Lillie 1977）。虽然确切机制未明，但普遍认为是，铝盐与胭脂红酸形成螯合物而使整个胭脂红复合物带正电荷并吸引多阴离子分子（如唾液黏蛋白和硫黏蛋白）。以下结果支持这一理论：若使用黏蛋白胭脂红染色，中性黏蛋白呈阴性；而采用硫酸盐法（Lauren & Sorvari 1969），中性黏蛋白则呈阳性。

此法可将组织切片中的羧基黏蛋白和硫黏蛋白染成深红色。蛋白多糖分子中的羧基和硫酸根带有密集的负电荷，理论上似乎也可被检测出来。但事实上，蛋白多糖和糖胺多糖在此法中反应较弱（Tighe 1963），其原因至今未明。

由于该技术可使上皮来源的黏蛋白特异性着色，同PAS和阿辛蓝一样，它可用来鉴别腺癌，尤其是消化道的腺癌。它也可用来显示新型隐球菌的荚膜。

黏蛋白胭脂红法（modified Soughgate 1927）

Soughgate黏蛋白胭脂红原液

胭脂红（明矾色淀）	1g
氢氧化铝	1g
50%的乙醇	500ml

将上述两种试剂和50%的乙醇加入500ml的耐热瓶中，摇匀并加入0.5g无水氯化铝。将瓶子放入沸水浴中加热至沸腾，持续2.5～3分钟并不断搅拌，流水冷却。过滤，4℃保存，稳定数月。

黏蛋白胭脂红工作液

Soughgate黏蛋白胭脂红原液	10ml
去离子水	90ml

酒精苏木素

苏木素	1g
乙醇（95%）	100ml

酸性氯化铁原液

氯化铁（$FeCl_3 \cdot 6H_2O$）	2.48g
去离子水	97ml
浓盐酸（HCl）	1ml

Weigert铁苏木素工作液

酒精苏木素	50ml
酸性氯化铁溶液	50ml

用前混合。

间胺黄工作液

间胺黄	0.25g
去离子水	100ml
冰醋酸	0.25ml

混合并储存于棕色瓶或铝纸包裹的瓶中。

方法

1. 二甲苯脱蜡，梯度酒精入水再水化。
2. Weigert铁苏木素工作液10分钟。
3. 流水冲洗10分钟。
4. 黏蛋白胭脂红工作液30分钟。
5. 去离子水冲洗2次。
6. 间胺黄工作液30～60秒。
7. 蒸馏水快速冲洗。
8. 梯度酒精脱水，二甲苯透明。
9. 混合封片剂封片。

结果

上皮酸性黏蛋白	深玫瑰红至红色
细胞核	黑色
背景	浅黄色

注意

若需要，黏蛋白胭脂红工作液染色时间可延长至60分钟。

胶体铁

胶体铁法早在1946年已被Hale首先用来检测酸性黏多糖。自此文献中报道了许多改良的方法（Muller 1946; Rinehart & Abul-Haj 1951; Mowry 1958）。但是所有方法都是基于胶体铁氧化物中的铁离子与负电荷羧基或硫酸根（酸性黏蛋白和蛋白多糖中的）相互吸引的原理。结合铁离子的组织随后经亚铁氰化钾处理形成亮蓝色的亚铁氰化铁或普鲁士蓝而显色。

几位学者已经证实：胶体铁法与阿辛蓝法在检测酸性黏液物质方面是同样敏感的（Mowry 1958; Korhonen & Makela 1968）。然而，对胶体铁法的选择性和特异性至今仍有争议。最初Hale认为，溶液中的二价铁离子可能与一些非碳水化合物的多聚阴离子复合物（如DNA和RNA）反应（Pearse 1960）。另外，也有人认为，高铁离子可能与组织结合蛋白中的羧基阴离子结合（Pearse 1960）。在Hale法基础上改良的方法都力图增强特异性或减少背景染色。增强特异性的方法包括降低胶体铁溶液的pH值以及胶体铁孵化后加入乙酸冲洗剂（Mowry 1958; Pearse 1960）。这些方法同时也减少了非特异性胞浆染色。胶体铁法也可与PAS技术联合使用。切片先经胶体铁孵育，然后用亚铁氰化钾染色，最后进行过碘酸氧化。如果用联合方式染色，则酸性黏蛋白、蛋白多糖及透明质酸与胶体铁/亚铁氰化钾反应形成亮蓝色，而中性黏蛋白和糖原与Schiff试剂反应呈红色/红紫色。

胶体铁法（modified Muller 1955; Mowry 1958）

胶体铁原液

将250ml去离子水煮沸，加入29%的氯化铁溶液（USP XI）4.4ml，继续煮沸至溶液呈暗红色时，冷却。该液可稳定保存1年。

胶体铁工作液

胶体铁原液	20ml
去离子水	15ml

冰醋酸	5ml

用前混匀。

醋酸（12%）溶液

冰醋酸	24ml
去离子水	200ml

亚铁氰化钾（5%）溶液

亚铁氰化钾	5g
去离子水	100ml

盐酸（5%）溶液

浓盐酸（HCl）	5ml
去离子水	95ml

亚铁氰化钾-盐酸

5%的亚铁氰化钾溶液	50ml
5%的盐酸溶液	50ml

用前混匀。

酸性复红原液（1%）

酸性复红	1g
去离子水	100ml

vG（van Gleson）工作液

1%的酸性复红原液	5ml
饱和苦味酸溶液	95ml

方法
1. 二甲苯脱蜡，梯度酒精入水。
2. 12%的醋酸溶液冲洗1分钟。
3. 胶体铁工作液1小时。
4. 12%的醋酸溶液冲洗4次，每次3分钟。
5. 切片放入亚铁氰化钾-盐酸溶液20分钟。
6. 流水冲洗5分钟。
7. 去离子水快速冲洗。
8. vG工作液5分钟。
9. 95%的酒精、无水酒精脱水各3次，二甲苯透明。
10. 封片。

结果

蛋白多糖、透明质酸、酸性黏多糖	亮蓝色
胶原	红色
肌肉和胞浆	黄色

注意
1. 胶体铁工作液的pH值至关重要。在pH≥2.0时，酸性碳水化合物之外的其他结构也会出现非特异性染色。
2. 有些实验要求透析胶体铁原液以去除游离酸和未水解（可电离）的铁盐。将25ml的胶体铁原液移至41mm的透析管，悬浮在去离子水中。透析24小时，中间换水2次。用优质滤纸（Whatman50号或类似物）过滤透析管中的成分，以去除颗粒状物质（Lillie & Fulmer 1976）。
3. 此法也可用核固红复染（见上文阿辛蓝技术）。
4. 胶体铁可与PAS技术联用。先染胶体铁，第7步之后切片用过碘酸氧化，随后的PAS步骤见上文（见上文）。
5. 每次实验应使用对照片。此片仅用亚铁氰化钾-盐酸溶液处理，以排除含铁血黄素形成的假阳性结果。
6. 如果根据药典配制的氯化铁溶液无法取得，可用2.73g的$FeCl_3 \cdot 6H_2O$溶解在4.4ml去离子水中代替（Lillie & Fulmer 1976）。

高铁二胺

Spicer的高铁二胺法非常适合检测强酸性的硫黏蛋白，电离的硫酸根对带有高密度负电荷的碳水化合物具有选择性，但不可显示透明质酸与唾液黏蛋白（Spicer 1965; Sylven 1969）。而当与阿辛蓝技术联合使用时，则很容易鉴别切片中的硫黏蛋白和唾液黏蛋白。这种染色的确切机制还不是很清楚。Spicer（1965）认为，二胺异构体氧化的结果是形成带正电的聚合物。铁离子具有潜在催化能力，并可与二胺形成螯合物。氯化铁能够将溶液的pH值降至1.3~1.4。在此pH值时，羧基电离受抑制或明显减少，而强酸性硫酸根则充分电离。这在一定程度上解释了此法对硫黏蛋白具有特异性的原因。该法一般不使核酸的磷酸根着色。Sorvari（1972）认为：磷酸根离子更易吸引铁离子而排斥二胺分子。

与标准阿辛蓝法联用，硫黏蛋白和蛋白多糖染成棕色至黑色，而唾液黏蛋白和透明质酸染成蓝色。这样，非常适合显示肠上皮细胞中唾液黏蛋白和硫黏蛋白的分布（Spicer, 1965）。

高铁二胺与阿辛蓝联合法（modified Spicer 1965）

高铁二胺溶液

N,N-二甲基-间-苯二胺二盐酸盐	120mg
N,N-二甲基-对-苯二胺盐酸盐	20mg

将上述试剂溶解在50ml的去离子水中，染色缸内注入1.4ml的N.F.10%的$FeCl_3$溶液。

阿辛蓝溶液（溶剂为3%的乙酸）

见上文。

方法

1. 二甲苯脱蜡，梯度酒精入去离子水。
2. 高铁二胺溶液18小时。
3. 流水冲洗5分钟。
4. 阿辛蓝溶液（pH值为2.5）30分钟。
5. 流水冲洗10分钟。
6. 梯度酒精脱水，二甲苯透明。
7. 混合封片剂封片。

结果

硫黏蛋白和蛋白多糖	棕黑色
唾液黏蛋白和透明质酸	蓝色

注意

1. 二胺盐有潜在毒性，处理时应非常谨慎，并保持在最低限度。
2. 核固红可增强细胞核的对比（见上文阿辛蓝技术）。
3. N.F.10%的氯化铁溶液，与62%的$FeCl_3·6H_2O$ w/v溶液相当（Lillie & Fulmer 1976）。

醛复红-阿辛蓝联合法

醛复红法已被用来显示多种组织成分，包括弹力纤维、胰岛β细胞、甲状腺胶体等（Gomori 1950；Thompson 1966）。几项早期研究也表明，醛复红可使富含硫酸根的黏液物质着色或呈异染性（Halmi & Davies 1953; Scott & Clayton 1953）。现在人们普遍认为，醛复红是与硫黏蛋白和硫酸蛋白多糖反应。这种方法主要是经验性的，因为对醛复红分子与硫酸根如何结合还不是很清楚。

醛复红法很少单独使用，因为低pH值阿辛蓝法在检测硫酸糖复合物时更特异、更可靠且更方便。但与阿辛蓝法联用后，可代替高铁二胺-阿辛蓝法来检测含有硫酸根和羧基的糖复合物（Spicer & Meyer 1960）。

联合法第一步是醛复红染色，使硫黏蛋白和含有硫酸根的蛋白多糖呈深紫色。使弱硫酸根黏蛋白、弹力蛋白、胰腺β细胞呈淡紫色。随后，应用阿辛蓝使透明质酸和唾液黏蛋白呈蓝色。

醛复红-阿辛蓝联合法（Spicer & Meyer 1960）

醛复红溶液

碱性复红	1g
70%的酒精	200ml
浓盐酸	2ml
副醛	2ml

碱性复红溶解于酒精，然后加入副醛和盐酸。室温放置2~3天，过滤，冰箱保存。有效期3~6个月，此液pH值为1.7。

阿辛蓝溶液（溶剂为3%de乙酸）

见上文。

方法

1. 二甲苯脱蜡，梯度酒精（70%的酒精为最低浓度）入水。
2. 醛复红溶液20分钟。
3. 70%的酒精冲洗。
4. 流水快速冲洗。
5. 阿辛蓝溶液（pH为2.5）30分钟。
6. 流水冲洗2分钟。
7. 梯度酒精脱水，二甲苯透明。
8. 混合封片剂封片。

结果

蛋白多糖和强酸性硫黏蛋白	深紫色
弱酸性硫黏蛋白	紫色
唾液黏蛋白和透明质酸	蓝色

注意

a. 随着醛复红使用时间的延长，背景颜色会加深，而硫酸根碳水化合物的特异性染色会减弱。
b. 配制醛复红溶液时，应使用主要含有副品红或碱性复红的染料（Mowry 1978）。

异染染色法

异染性就是染色后组织或组织成分着染的颜色与染料复合物的原有颜色明显不同且可形成鲜明对比（Pearse 1960）。一般染料复合物吸光后是向较短的波长转变，相反在颜色传播或散布时则向较长的波长转变。亚甲蓝、天青A和甲苯胺蓝是平面小分子阳离子染料，通常可将组织染成蓝色。在异染条件下，则将组织染成紫红色。使用这种染料鉴定带电荷的黏蛋白和蛋白多糖是最古老的碳水化合物染色方法之一。

一般认为，异染性是由特异性的染料聚集产生的，其特点是相邻的染料分子间形成新的分子间化学键（Pearse 1960），且仅在彼此位置非常相似的部位产生（Sylven 1954；Bergeron & Singer 1958）。如酸性黏蛋白或蛋白多糖的阴离子作用于阳离子染料。简言之，阴离子碳水化合物作为模板，促使高分子（分子间通过氢键或范德华力结合）染料形成。相邻染料分子间水分子的形成在异染现象中是必不可少的（Sylven 1954; Bergeron & Singer 1958）。

特定的分布模式和重复的阴离子密度对异染性是必要的（Pearse 1960）。富含硫酸根和羧基的蛋白多糖符合这些标准，与甲苯胺蓝、亚甲蓝和湛蓝等染料反应可产生异染染色。总之，酸性越强或硫酸蛋白多糖越多，异染性也就越强、越稳定（Tonna & Cronkite 1959; Thompson 1966）。

染色后，切片处理对异染染色的稳定性非常重要。脱水后异染颜色保留称为"酒精稳定"。反之，若消失则称为"酒精不稳定"（Pearse 1960）。因此，有人建议，切片在放入酒精前先放入水中检查。异染染色很大程度上已被阿辛蓝等方法取代。读者可参考以前的教科书，如Pearse、Lillie和Fulmer的教科书以及更早的文字（Kramer & Windrum 1955; Bergeron & Singer 1958）以详细了解这种方法。

天青A法（modified Kramer & Windrum 1955）

酒精天青A溶液

天青A	0.01g
30%的酒精	100ml

方法

1. 二甲苯脱蜡，梯度酒精入至去离子水。
2. 天青A溶液10分钟。
3. 去离子水冲洗。
4. 梯度酒精脱水，二甲苯透明。
5. 混合封片剂封片。

结果

酸性黏蛋白和蛋白多糖	紫色至红色
背景	蓝色

注意

0.1%的天青A溶液（0.1g天青A溶解于100ml的30%的酒精）可显示具有弱异染性的酸性碳水化合物。

凝集素和免疫组织化学

凝集素

凝集素最初归类为蛋白质，是从植物中提取的，能与哺乳动物的红细胞发生凝集反应（Sharon & Lis 1972）。凝集素分子可与细胞表面的多糖蛋白结合，从而交联红细胞产生凝集（Sharon & Lis 1972; Goldstein & Hayes 1978）。从组织化学的角度看，凝集素可定义为在组织标本上与碳水化合物的特殊基团结合的植物或动物蛋白。然而，凝集素方法在大多数组织学实验室并不常用，在此也仅做简要介绍。读者若想深入探讨和回顾，可参考以下文献（Sharon & Lis 1972; Goldstein & Hayes 1978; Spicer & Schulte 1992）。

现在凝集素已可从动物和植物中广泛提取。常用的凝集素包括刀豆素A（白凤豆中提取）、花生凝集素和荆豆凝集素（金雀花中提取）。凝集素主要与低聚糖的末端糖类分子或糖蛋白的多糖链结合（Goldstein & Poretz 1986）。然而凝集素的亲和力可能受到末端连接的单糖的影响。刀豆素A末端与甘露糖结合，而花生凝集素与半乳糖或半乳糖胺结合（Hennigar et al 1987; Spicer & Schulte 1992）。荆豆凝集素与L-岩藻糖特异性结合（Allen et al 1977）。

凝集素分子可用荧光染料标记，如荧光素或玫瑰红或组织化学检测酶（辣根过氧化物酶和碱性磷酸酶）（Gonatas & Avrameas 1973）。如此标记的凝集素现多用于组织学或病理诊断。尤其是荆豆凝集素，已作为一种重要探针，特异性标记正常或肿瘤组织的血管内皮细胞（Walker 1985）。然而，随着免疫组织化学和内皮细胞特异性抗体（如凝血因子Ⅷ、

CD31和CD34）的出现，荆豆凝集素的这一应用已经减少。

免疫组织化学

尽管免疫组织化学方法具有高敏感性和高特异性，但并不用来常规检测组织标本中的糖原或蛋白多糖。本章介绍的特殊染色才是这些物质的标准检测方法。免疫组织化学主要用来检测大量特异性黏蛋白以及黏蛋白样分子——是肿瘤进展的标志——主要包括上皮细胞膜抗原（EMA）和肿瘤相关糖蛋白（TAG-72）等。黏蛋白、黏蛋白样分子和糖蛋白的免疫组化评估方法很多，读者可参阅第23章以详细了解免疫组织化学在病理诊断中的应用。

酶消化法

各种酶消化法多用于增强或验证碳水化合物的特殊染色。例如，在实验室，消化糖原的淀粉酶常用来增强PAS技术的特异性。下面介绍的其他消化法（神经氨酸酶、透明质酸酶）在现今的病理学实验室并不常用，而是用于糖生物学的特定研究领域。

淀粉酶消化法

PAS技术是本章唯一可检测不同种类的黏液物质（如糖原、黏蛋白和糖蛋白）的方法，但PAS技术却不能区别黏蛋白和糖原。若要准确鉴别黏液物质（如黏蛋白或糖原），必须加入糖原消化步骤。一般来说，此时可用α-淀粉酶来催化糖原的糖苷键水解，形成水溶性的双糖-麦芽糖（Bernfeld 1951），最终在应用PAS技术之前将糖原从组织切片上除去。麦芽淀粉酶含有α-淀粉酶和β-淀粉酶，具有此功能（Lillie et al 1947）。虽然人类的唾液被认为是消化糖原的一种有效手段，但是出于安全以及缺乏标准唾液的考虑，不主张应用唾液。

糖原消化时需要两张相同的切片。脱蜡后，一张切片用含有淀粉酶的适当缓冲液处理，另一张仅用缓冲液处理。然后两张切片均用PAS法染色，消化后染色消失表明存在糖原。

淀粉酶消化法（Lillie & Fulmer 1976）

磷酸盐缓冲液

磷酸钠（一价碱）	1.97g
磷酸钠（二价碱）	0.28g
去离子水	1000ml

冰箱保存，可用数月。

淀粉酶溶液

麦芽淀粉酶	0.1g
磷酸盐缓冲液	100ml

方法

1. 两张相同切片，二甲苯脱蜡，梯度酒精入水。
2. 一张切片放入37℃淀粉酶溶液1小时。另一张不处理，作为对照放入水中1小时。
3. 流水冲洗两张切片各5~10分钟。
4. 之后使用PAS技术。

结果

未处理的切片，糖原呈亮红色/红紫色；淀粉酶处理的切片，糖原阴性。

注意

1. 需使用一张阳性对照片验证酶的活性。
2. 不同批次的淀粉酶其活性和纯度可能有很大差异。若被污染，除了消化糖原，还可消化其他物质。
3. α-淀粉酶可用麦芽淀粉酶代替。

唾液酸酶

唾液酸酶或唾液酸苷酶是从霍乱弧菌中分离出来的（Kiernan 1999）。这种酶专门裂解唾液黏蛋白和糖蛋白的末端唾液酸部分（Drzeniek 1973）。唾液酸酶处理后，PAS或阿辛蓝染色呈阴性则清楚地表明标本中存在唾液酸。如果唾液酸酶处理后，采用阿辛蓝-PAS联合技术，正常被阿辛蓝染成蓝色的唾液黏蛋白在PAS技术后则染成红色。如果将与阿辛蓝反应的阴离子羧基从黏蛋白中除去，则黏蛋白在PAS技术中呈阳性反应。

与此相反，若唾液酸酶未发挥相应的作用，原因则很难解释。可能是组织中不存在唾液酸，但也不排除拮抗唾液酸酶的O-乙酰唾液酸存在。拮抗型唾液酸在去乙酰化的过程中可转化为易被酶降解的类型（Ravetto 1968），使用碱性（氨）乙醇溶液可除去拮抗型唾液酸中的O-乙酰基。再经唾液酸酶处理，先前耐酶的唾液酸被裂解。使用阿辛蓝（pH值为2.5）法并联合唾液酸酶处理的切片对比染色会显示含有O-乙酰基的唾液酸的存在。

唾液酸酶消化法（Bancroft & Cook 1994）

唾液酸酶溶液

将从一单位/毫升霍乱弧菌中提取的唾液酸酶（唾液酸苷酶）用pH值为5.5的0.2M醋酸缓冲液1:5稀释，然后加入1%的w/v氯化钙。如果4℃保存，稀释酶的活性可维持数周。

方法

1. 两张阳性对照片和两张实验片均脱蜡入水。
2. 缓冲液冲洗后，一张阳性对照片和一张实验片用唾液酸酶37℃孵育16~24小时。剩下的一张阳性对照片和一张实验片仅用缓冲液37℃孵育16~24小时。
3. 流水冲洗5分钟。
4. 阿辛蓝（上文）或阿辛蓝-PAS（上文）法继续染色。

结果

在未处理的切片中，酶不稳定型唾液酸染成亮蓝色，酶处理的切片不着色。

阿辛蓝-PAS染色时，在未处理的切片，若黏蛋白中含有酶不稳定型唾液酸，则切片被染成亮蓝色，而中性黏蛋白染成红色至红紫色。处理的切片，PAS染色后，若黏蛋白中含有酶不稳定型唾液酸，则切片染成红色至红紫色（Spicer & Warren 1959）。

注意

1. 含O-乙酰基的唾液酸通常拮抗唾液酸酶。
2. 应使用阳性对照片以验证酶的活性。

透明质酸酶

透明质酸酶可裂解透明质酸的糖苷键，并根据酶的来源，裂解其他糖胺多糖的糖苷键。最常用的透明质酸酶是从公牛的睾丸中提取的。这种酶可裂解透明质酸，但也可裂解硫酸软骨素的糖苷键（Meyer & Rapport 1952）。该酶在阿辛蓝或胶体铁染色前，可用作标本预处理。与未处理的切片相比，若处理过的切片不着色，则表明组织中存在透明质酸或硫酸软骨素。若预处理没有产生影响，则有力地证明该物质不是透明质酸。因此尽管缺乏特异性，但对公牛睾丸的透明质酸酶呈阴性可排除透明质酸存在的可能性。

几种细菌中分离出的透明质酸酶也可用来鉴定透明质酸（Meyer & Rapport 1952）。这些酶比公牛睾丸透明质酸酶更具选择性和特异性。

透明质酸酶消化法（Gaffney 1992）

磷酸盐缓冲液

氯化钠	8g
磷酸钠（一价碱）	2g
磷酸钠（二价碱）	0.3g
去离子水	1000ml

透明质酸酶溶液

牛睾丸透明质酸	50mg
磷酸盐缓冲液	100ml

方法

1. 两张阳性对照片和两张实验片，均脱蜡入去离子水。
2. 将一张阳性对照片和一张实验片用透明质酸酶37℃孵育3小时。剩下的一张阳性对照片和一张实验片仅用缓冲液37℃孵育3小时。
3. 流水冲洗所有切片5分钟。
4. 继续染色，如阿辛蓝（见上文）。

结果

阿辛蓝（pH值为2.5）

未经透明质酸酶处理，含有硫酸软骨素和（或）透明质酸的结缔组织蛋白多糖染成亮蓝色。经酶处理的切片不着色。

注意

必须使用阳性对照片以检测酶的活性。

化学修饰和阻断法

许多技术可用来阻断碳水化合物的反应基团（如羟基、羧基和硫酸酯键），阻断后的碳水化合物不会与随后的试剂发生反应。如今这些方法已不常使用，但在确定组织切片中碳水化合物的具体类型时仍会使用。

甲基化

许多方法可用来鉴别黏蛋白中的酸性基团（羧基或硫酸根）。但是在所有这些方法中，切片均需酸性甲醇溶液处理。在所谓的"温和"法中，切片放入37℃酸性甲醇溶液中的时间相对较短（4小时）（Spicer 1960），之后黏蛋白中的羧基转变为甲基酯。阿辛蓝（pH值为2.5）染色后，标本呈阴性表明组织中的碳水化合物含有羧基。相反，若出现任何着色，则说明碳水化合物中含有硫酸根。

标本经60℃酸性甲醇溶液处理5小时或更长时间，羧基转变为甲基酯，同时也将黏蛋白和蛋白多糖中的O-硫酸盐及N-硫酸盐除去或水解。之后切片经阿辛蓝染色呈阴性。这种方法单独使用的价值不大，常与皂化法联用。

皂化

该技术使用含酒精的碱性溶液裂解耐酶唾液酸中的O-乙酰基。如上文所述的去乙酰化过程，该技术可使含有O-乙酰基的唾液酸对唾液酸酶敏感。O-乙酰基的去除及唾液酸7~9碳侧链羟基的形成恢复了唾液酸对PAS的反应性（Culling et al 1974）。

该技术也常用于逆转甲基化，即裂解甲基化过程中形成的甲基酯键，重新形成羧基（Spicer & Lillie 1959）。甲基化后的皂化反应将恢复阿辛蓝对羧基碳水化合物的染色。但是，硫酸酯键由于甲基化过强而不能被皂化反应恢复。皂化反应后阿辛蓝恢复着色是由于存在唾液黏蛋白或透明质酸。

温和甲基化法（Spicer 1960）

酸性甲醇溶液

浓盐酸（HCl）	0.8ml
甲醇	99.2ml

方法

1. 两张阳性对照片和两张实验片，均脱蜡并入去离子水。
2. 将一张阳性对照片和一张实验片用酸性甲醇37℃孵育4小时。剩下的一张阳性对照片和一张实验片仅用去离子水37℃孵育4小时。
3. 流水冲洗所有切片5分钟。
4. 阿辛蓝（pH值为2.5）染色。

结果

阿辛蓝（pH值为2.5）

未处理的切片中，硫黏蛋白、硫酸蛋白多糖、唾液黏蛋白和透明质酸染成亮蓝色。酸性甲醇处理后，切片颜色变淡，表明可着色的唾液黏蛋白和（或）透明质酸丢失。处理后残存的任何颜色是由于存在硫黏蛋白和（或）硫酸蛋白多糖。

注意

处理超过4个小时可导致硫酸根水解。
需要阳性对照片以验证甲基化程序的有效性。

甲基化-皂化联合法（Spicer & Lillie 1959）

酸性甲醇溶液

与温和甲基化过程中的甲醇溶液相同（见上述内容）。

皂化液

氢氧化钠	1g
乙醇	70ml
去离子水	30ml

方法

1. 三张阳性对照片和三张实验片，均脱蜡入水。
2. 将两张阳性对照片和两张实验片用酸性甲醇溶液60℃孵育5小时。剩下的一张阳性对照片和一张实验片仅用去离子水60℃孵育5小时。
3. 流水冲洗所有切片5分钟。
4. 将酸性甲醇处理过的阳性对照片和实验片放入皂化液中，室温30分钟。其他所有切片放入70%的乙醇溶液中，室温30分钟。
5. 切片冲洗5分钟。
6. 阿辛蓝染色（见上文）。

结果

阿辛蓝染色（pH值为2.5）：

a. 未甲基化或未皂化的切片：硫黏蛋白和羧基黏蛋白以及蛋白多糖和透明质酸染成亮蓝色。
b. 酸性甲醇处理但未皂化的切片：阿辛蓝着色很淡或不着色。

c. 酸性甲醇处理后皂化的切片：羧基黏蛋白和透明质酸在阿辛蓝染色后呈亮蓝色。与未经酸性甲醇处理或未皂化的切片（A组）相比，染色丢失是由于存在硫黏蛋白和（或）硫酸蛋白多糖。

注意

a. 需要使用硅烷载玻片。
b. 推荐使用火棉胶切片，以减少皂化过程中组织的丢失。

参考文献

Allen H.J., Johnson E.A., Matta K.L. (1977) A comparison of the binding specificities of lectins from *Ulex europaeus* and *Lotus tetragonolobus*. Immunology Communications 6:585–602.

Angervall L., Enzinger F.M. (1975) Extraskeletal neoplasm resembling Ewing's sarcoma. Cancer 36:240–251.

Baeckstrom D. (1997) Post-translational fate of a mucin-like leukocyte sialoglycoprotein (CD 43) aberrantly expressed in a colon carcinoma cell line. Journal of Biological Chemistry 272:11503–11509.

Bancroft J.D., Cook H.C. (1994) Manual of histological techniques and their diagnostic applications. New York: Churchill Livingstone.

Barger J.D., DeLamater E.D. (1948) The use of thionyl chloride in the preparation of Schiff's reagent. Science 108:121–122.

Bauer H. (1933) Microskopisch-chemischer Natwer's von Glykogen und einigen anderen Polysaccharden. Zeitschrift für mikroskopische-anatomische Forschung 33:143.

Bergeron J.A., Singer M. (1958) Metachromasy: an experimental and theoretical re-evaluation. Journal of Biophysical and Biochemical Cytology 4:433–457.

Bernfeld P. (1951) Enzymes of starch degradation and synthesis. Advances in Enzymology 12:379–428.

Cook H.C. (1974) Manual of histological demonstration techniques. London: Butterworths.

Cori G.T., Cori C.F. (1952) Glucose-6-phosphatase of the liver in glycogen storage disease. Journal of Biological Chemistry 199:661–667.

Culling C.F.A., Reid P.E., Clay M.G., Dunn W.L. (1974) The histochemical demonstration of O-acylated sialic acid in gastrointerstinal mucin. Their association with the potassium hydroxide–periodic acid–Schiff effect. Journal of Histochemistry and Cytochemistry 22:826–831.

Culling C.F.A., Allison R.T., Barr W.T. (1985) Cellular pathology technique, 4th edn. London: Butterworths.

David G. (1993) Integral membrane heparin sulfate proteoglycans. FASEB Journal 7:1023–1030.

Drzeniek R. (1973) Substrate specificity of neuraminidases. Histochemical Journal 5:271–290.

Gad A., Sylven B. (1969) On the nature of the high iron diamine method for sulfomucins. Journal of Histochemistry and Cytochemistry 17:156–160.

Gaffney E. (1992) Carbohydrates. In: Prophet E.B., Mills B., Arrington J.B., Sobin L.H., eds. Armed Forces Institute of Pathology: laboratory methods in histochemistry. Washington, D.C.: American Registry of Pathology.

Gallo R.L., Ono M., Povsic T. et al. (1994) Syndecans, cell surface heparin sulfate proteoglycans, are induced by a proline-rich antimicrobial peptide from wounds. Proceeding of the National Academy of Sciences (USA) 91:11035–11039.

Gendler S.J., Spicer A.P. (1995) Epithelial mucin genes. Annual Reviews of Physiology 57:607–634.

Goldstein I.J., Hayes C.E. (1978) The lectins: carbohydrate-binding proteins of plants and animals. Advances in Carbohydrate Chemistry and Biochemistry 35:127–340.

Goldstein D.J., Horobin R.W. (1974) Rate factors in staining by alcian blue. Histochemical Journal 6:157–174.

Goldstein I.J., Poretz R.D. (1986) Isolation, physiochemical characterization, and carbohydrate-binding specificity of lectins. In: Liener I.E., Sharon N., Goldstein J.J., eds. The lectins: properties, functions and applications in biology and medicine. Orlando, FL: Academic Press, pp. 35–248.

Gomori G. (1950) Aldehyde–fuchsin: a new stain for elastic tissue. American Journal of Clinical Pathology 20:665–666.

Gonatas N.K., Avrameas S. (1973) Detection of plasma membrane carbohydrates with lectin peroxidase conjugates. Journal of Cell Biology 59:436–443.

Habib N.A., Smadja C., Dawson P., Wood C.B. (1985) Histochemical changes of the intestinal mucus in benign and malignant lesions of the colon and rectum. Gastroenterology and Clinical Biology 9:491–494.

Hale C.W. (1946) Histochemical demonstration of acid mucopolysaccharides in animal tissues. Nature (London) 157:802.

Halmi N.S., Davies J. (1953) Comparison of aldehyde fuchsin staining, metachromasia and periodic acid–Schiff reactivity of various tissues. Journal of Histochemistry and Cytochemistry 1:447–459.

Harley R.A. (1987) Histochemical and immunochemical methods of use in pulmonary pathology. In: Spicer S.S., ed. Histochemistry in pathologic diagnosis. New York: Marcel Dekker.

Hennigar G.R. (1987) Techniques in nephropathology. In: Spicer S.S., ed. Histochemistry in pathologic diagnosis. New York: Marcel Dekker.

Hennigar L.M., Hennigar R.A., Schulte B.A. (1987) Histochemical specificity of β galactose binding lectins from *Arachis hypogaea* (peanut) and *Ricinus communis* (castor bean). Stain Technology 62:317–325.

Hers H.G. (1963) Glucosidase deficiency in generalized glycogen storage disease (Pompe's disease). Biochemical Journal 86:11–16.

Hollenbaugh D., Bajorath J., Aruffo A. (1999) Cell adhesion molecules and their cellular targets. In: Hect S.M., ed. Bioorganic chemistry: carbohydrates. New York: Oxford University Press, pp. 313–334.

Hooghwinkel G.J., Smits G. (1957) The specificity of the periodic acid–Schiff technique studies by a quantitative test-tube method. Journal of Histochemistry and Cytochemistry 5:120–126.

Horobin R.W., Kiernan J.A. (2002) Conn's biological stains. A handbook of dyes, stains and flourochromes for use in biology and medicine, 10th edn. Oxford, UK: BIOS Scientific Publishers.

Jass J.R. (1996) Mucin staining. Journal of Clinical Pathology 49:787–790.

Johannes M.L., Klessen C. (1984) Alcian blue/PAS or PAS/alcian blue? Remarks on a classical technique used in carbohydrate histochemistry. Histochemistry 80:129–132.

Kiernan J.A. (1999) Histological and histochemical methods: theory and practice, 3rd edn. Oxford: Butterworth Heinemann.

Kindblom L.G., Angervall L. (1975) Histochemical characterization of mucosubstances in bone and soft tissue-tumors. Cancer 36:985–984.

Korhonen L., Makela V. (1968) Carbohydrate-rich components in lung cancer and normal bronchial tissue: a histochemical study. Histochemical Journal 1:124–140.

Kramer H., Windrum G.M. (1955) The metachromatic staining reaction. Journal of Histochemistry and Cytochemistry 3:227–237.

Lauren P.A., Sorvari T.E. (1969) The histochemical specificity of mucicarmine staining in the identification of epithelial mucosubstances. Acta Histochemica 34:263–272.

Leblond C.P., Glegg R.E., Eidinger D. (1957) Presence of carbohydrates with free 1,2-glycol groups in sites stained by the periodic acid–Schiff technique. Journal of Histochemistry and Cytochemistry 5:445–458.

Lev R., Spicer S.S. (1964) Specific staining of sulfate groups with alcian blue at low pH. Journal of Histochemistry and Cytochemistry 12:309.

Lillie R.D. (1947) Reticulum staining with Schiff reagent after oxidation by acidified sodium periodate. Journal of Laboratory and Clinical Medicine 32:910–912.

Lillie R.D. (1951) Histochemical comparison of the Casella, Bauer and periodic acid oxidation leucofuchsin techniques. Stain Technology 26:123–136.

Lillie R.D. (1954) Histologic technique, 2nd edn. New York: McGraw-Hill.

Lillie R.D. (1977) H.J. Conn's biological stains. Baltimore, MD: Williams and Wilkins.

Lillie R.D., Fulmer H.M. (1976) Histopathologic technique and practical histochemistry, 4th edn. New York: McGraw-Hill.

Lillie R.D., Laskey A., Greco J., Jacquier H. (1947) Studies on the preservation and histologic demonstration of glycogen. Bulletin of the International Association of Medical Museums 27:23.

Longley J.B. (1952) Effectiveness of Schiff variants in the periodic Schiff and Feulgen nucleal technics. Stain Technology 27:161–169.

Mali M., Jaakkola P., Arilommi A.M., Jalkanen M. (1990) Sequence of human syndecan indicates a novel family of integral membrane proteoglycans. Journal of Biological Chemistry 265:6884–6889.

Manns E. (1958) The preservation and demonstration of glycogen in tissue sections. Journal of Medical Laboratory Technology 15:1–12.

Mason R.M., d'Arville C., Kimura J.H., Hascoll V.C. (1982) Absence of covalently linked core protein form newly synthesized hyaluronate. Biochemical Journal 207:445–457.

Mayer P. (1896) Uber schleimfarbung. Mitteilungeu aus der Zoologischen Station Zu Neapel 12:303.

McKusick V., Neufeld E.F. (1983) The mucodisaccharide storage diseases. In: Stanbury J.B., Wyngaarden J.B., Frederickson D.S. et al., eds. The metabolic basis of inherited disease, 5th edn. New York: McGraw-Hill.

McManus J.F.A. (1946) Histological demonstration of mucin after periodic acid. Nature (London) 158:202.

McManus J.F.A. (1948) The periodic acid routine applied to the kidney. American Journal of Pathology 24:643–653.

Meyer K., Rapport M.M. (1952) Hyaluronidases. Advances in Enzymology 13:199–236.

Moniaux N., Nollet S., Porchet N. et al. (1999) Complete sequence of the human mucin MUC4: a putative cell membrane-associated mucin. Biochemical Journal 338:325–333.

Mowry R.W. (1956) Alcian blue techniques for the histochemical study of acid carbohydrates. Journal of Histochemistry and Cytochemistry 4:407.

Mowry R.W. (1958) Improved procedure for the staining of acidic polysaccharides by Muller's colloidal (hydrous) ferric oxide and its combination with the Feulgen and the periodic acid–Schiff reactions. Laboratory Investigation 7:566–576.

Mowry R.W. (1963) The special value of methods that color both acidic and vicinal hydroxyl groups in the histochemical study of mucins, with revised directions for the colloidal iron stain, and the use of alcian blue 8GX and their combinations with the periodic acid–Schiff reaction. Annals of the New York Academy of Sciences 106:402–423.

Mowry R.W. (1978) Aldehyde fuchsin staining, direct or after oxidation: problems and remedies with special reference to human pancreatic β cells, pituitaries and elastic fibers. Stain Technology 53:141–154.

Muller G. (1946) Über eine vereinfachung der reaction nach Hale. Acta Histochemie 2:68–70.

Muller G. (1955) [Simplification of the reaction after Hale (1946).] Acta Histochemica 2:68–70.

Pearse A.G.E. (1960) Histochemistry, theoretical and applied. Boston: Little, Brown.

Perez-Vilar J., Hill R.L. (1999) The structure and assembly of secreted mucins. Journal of Biological Chemistry 274:31751–31754.

Quintarelli G., Scott J.E., Dellovo M.C. (1964) The chemical and histochemical properties of alcian blue II. Dye binding of tissue polyanions. Histochemie 4:86–98.

Ravetto C. (1968) Histochemical identification of N-acetyl-O-diacetylneuraminic acid resistant to neuraminidase. Journal of Histochemistry and Cytochemistry 16:663.

Rinehart J.F., Abul-Haj S.K. (1951) Improved method for histochemical demonstration of acid mucopolysaccharides in tissues. Archives of Pathology 52:189–194.

Ro J.Y., Amin M.B., Sahin A.A., Ayala A.G. (2000) Tumors and tumorous conditions of the male genital urinary tract. In: Fletcher C.D.M., ed. Diagnostic histopathology of tumors. New York: Churchill Livingstone, pp. 733–838.

Roberts G.P. (1977) Histochemical detection of sialic acid residues using periodate oxidation. Histochemical Journal 9:97–102.

Roden L. (1980) Structure and metabolism of connective tissue proteoglycans. In: Lennarz W.J., ed. The biochemistry of glycoproteins and proteoglycans. New York: Plenum Press, pp. 267–371.

Schauer R. (1982) Sialic acids: chemistry, metabolism and function. Cell Biology Monographs, Vol. 10, New York: Springer-Verlag.

Schroeder J.A., Thompson M.C., Mockenstrum Gardner M., Gendler S.J. (2001) Transgenic MUC1 interacts with epidermal growth factor receptor and correlates with mitogen-activated protein kinase activation in the mouse mammary gland. Journal of Biological Chemistry 276:13057–13064.

Scott H.R., Clayton B.P. (1953) A comparison of the staining affinities of aldehyde–fuchsin and the Schiff reagent. Journal of Histochemistry and Cytochemistry 1:336–352.

Scott J.E., Dorling J. (1965) Differential staining of acid glycosaminoglycans (mucopolysaccharides) by alcian blue in salt solutions. Histochemie 5:221–233.

Scott J.E., Harbinson R.J. (1969) Periodate oxidation of acid polysaccharides. II Rates of oxidation of uronic acids in polyuronides and acid mucopolysaccharides. Histochemie 19:155–161.

Scott J.E., Mowry R.W. (1970) Alcian blue: a consumer's guide. Journal of Histochemistry and Cytochemistry 18:842.

Scott J.E., Quintarelli G., Dellovo M.C. (1964) The chemical and histochemical properties of alcian blue. I. The mechanism of alcian blue staining. Histochemie 4:73–85.

Sharon N., Lis H. (1972) Lectins: cell-agglutinating and sugar-specific proteins. Science 177:949–959.

Sorvari T.E. (1972) Histochemical observations on the role of ferric chloride in the high iron diamine technique for localizing sulfated mucosubstances. Histochemical Journal 4:193–204.

Sorvari T., Sorvari R.M. (1969) The specificity of alcian blue pH 1.0–alcian yellow pH 2.5 staining in the histochemical differentiation of acid groups in mucosubstances. Journal of Histochemistry and Cytochemistry 17:291–293.

Southgate H.W. (1927) Note on preparing mucicarmine. Journal of Pathology and Bacteriology 30:729.

Spicer S.S. (1960) A correlative study of the histochemical properties of rodent acid mucopolysaccharides. Journal of Histochemistry and Cytochemistry 8:18–35.

Spicer S.S. (1961) The use of cationic reagents in the histochemical differention of mucopolysaccharides. American Journal of Clinical Pathology 36:393–407.

Spicer S.S. (1965) Diamine methods for differentiating mucosubstances histochemically. Journal of Histochemistry and Cytochemistry 13:211–234.

Spicer S.S., Lillie R.D. (1959) Saponification as a means of selectively reversing the methylation blockade of tissue basophilia. Journal of Histochemistry and Cytochemistry 7:123–125.

Spicer S.S., Meyer D.B. (1960) Histochemical differentiation of acid mucopolysaccharides by means of combined aldehyde fuchsin–alcian blue staining. American Journal of Clinical Pathology 33:453–460.

Spicer S.S., Schulte B.A. (1992) Diversity of cell glycoconjugates shown histochemically: a perspective. Journal of Histochemistry and Cytochemistry 40:1–38.

Spicer S.S., Warren L. (1959) The histochemistry of sialic acid mucoproteins. Journal of Histochemistry and Cytochemistry 8:135–137.

Sylven B. (1954) Metachromatic dye–substrate interactions. Quarterly Journal of Microbiological Science 95:327–358.

Thompson S.W. (1966) Selected histochemical and histopathological methods. Springfield, IL: Charse C. Thomas.

Tighe J.R. (1963) The histological demonstration of mucopolysaccharides in connective-tissue tumors. Journal of Pathology and Bacteriology 86:141–149.

Tonna E.A., Cronkite E.P. (1959) Histochemical and autoradiographic studies on the effects of aging on the mucopolysaccharides of the periosteum. Journal of Biophyscial and Biochemical Cytology 6:171–178.

Turani H., Lurie B., Chaimoff C., Kessler E. (1986) The diagnostic significance of sulfated acid mucin content in gastric intestinal metaplasia with early gastric cancer. American Journal of Gastroenterology 81:343–345.

Varki A, Cummings R., Esko J. et al., eds. (1999) Essentials of glycobiology. Cold Spring Harbor, NY: Cold Spring Harbor Laboratory Press.

Walker R.A. (1985) *Ulex europeus* I-peroxidase as a marker of vascular endothelium: its application in routine histopathology. Journal of Pathology 146:123–127.

Weiss S.W., Goldblum J.R. (2001) Enzinger and Weiss's soft tissue tumors, 4th edn. St. Louis, MO: Mosby.

Wesseling J., van der Valk S.W., Vos H.L., Sonnenberg A. (1995) Episialin (MUC1) overexpression inhibits integrin-mediated cell adhesion to extracellular matrix components. Journal of Cell Biology 129:255–265.

Woodman A.C., Sugiyama M., Yoshida K. et al. (1996) Analysis of anomalous CD44 gene expression in human breast, bladder and colon cancer and correlation of observed mRNA and protein isoforms. American Journal of Pathology 149:1519–1530.

Yamabayashi S. (1987) Periodic acid–Schiff–alcian blue: a method for the differential staining of glycoproteins. Histochemical Journal 19:565–571.

拓展阅读文献

Johnson W.C., Helwig E.B. (1963) Histochemistry of primary and metastatic mucus-secreting tumors. Annals of the New York Academy of Sciences 106:794–803.

12 脂 质

M. Lamar Jones 著

石岩译　谢建兰校

引言

脂质来源于意思为脂肪的希腊单词"lipos"。脂质可以定义为一组脂肪组织或脂肪样组织，具有不溶于水的特点。这些脂肪可以包括：

- 真正的脂肪——脂肪酸酯和甘油
- 脂质——磷脂、脑苷脂和蜡类
- 固醇——胆固醇和麦角固醇
- 碳氢化合物——鲨烯和胡萝卜素。

酯是一种由酸和酒精或无水苯酚反应生成的芳香化合物。脂质在正常细胞膜、髓磷脂、激素和分泌物中具有重要作用。当脂质出现异常或根本无法显示时，有必要证明血脂。在组织切片和细胞学制品中，组织化学技术是能够恰当证实脂质存在的最常用方法。理想状态下，组织化学技术可以联合其他技术（如生物化学和色谱法）来显示可在显微镜下识别的脂质的确切性质，然后尽可能量化。

不是所有的脂质都与脂肪类似。例如，熔点为144℃的游离胆固醇是晶状物，一些磷脂和神经节苷脂甚至是水溶性的。1955年，Lovern的有关脂质的定义现在仍然适用：脂质是游离脂肪酸及其代谢产物的实际或潜在衍生物。

1859年，Müller首次证实了组织切片中的脂质及多种脂肪染色。自1896年以来，苏丹染料一直应用于组织学。现在已有一系列组织化学技术可用于描述每一类脂质。对于某些病理情况的诊断（如脂质代谢紊乱），这是重要的一步。

分类

脂质是一组混合物质类型，这类物质的共性是可溶于有机溶剂。甲醛和福尔马林可以固定大多数脂质和脂肪，但是如果在这些溶液中长期储存，会除去或改变一些脂质。脂质可以分为单纯脂质、复合脂质或衍生脂质。

- 单纯脂质：脂肪酸与醇形成的酯，包括脂肪、油脂和蜡类。脂肪是具有饱和脂肪酸或不饱和脂肪酸的中性甘油酯。油脂可能类似于脂肪，但室温下是液态的。蜡类是由高级醇与长链脂肪酸形成的酯。人体内的单纯脂质通常是以能量的形式储存在脂肪组织中。蜡类常见于植物和动物中。
- 复合脂质：通常包括脂肪酸、醇类以及一组或多组物质（如磷和氮）。这些物质可以在脑和中枢神经系统中合成。
- 衍生脂质：脂肪酸可以通过单纯脂质和复合脂质的水解作用产生。例如，胆固醇、胆汁酸、性激素和肾上腺皮质激素。

脂质可以在细胞内以脂滴的形式出现或结合到其他组织实体里。游离脂滴能够被标准步骤证实，但如果暴露在酒精、丙酮、氯仿、二甲苯和石蜡中，它们就会被破坏。冰冻切片最适用于证明单纯脂肪。一些脂质能够结合其他组织成分或实体，从而抑制石蜡的处理过程，例如磷脂、脂褐质和白细胞的颗粒。这些脂质必须固定在中性缓冲福尔马林中。对于磷脂来说，应选择甲醛钙固定液。利用氧化、媒染技术或苏丹染色等化学处理方法都可以证实这些脂质的类型。脂质的固定在本章后面会做更详细的讨论。表12.1概述了具有一些特点和鉴别特征的脂质简单分类。

物理化学性质

在确定其行为的染色反应中有必要描述某种特定脂质的物理状态。已经证明，熔点低于染色温度的一些脂质可以用"脂肪染色"（一组重要的有机苏丹染料）来证明。不是"脂肪"的其他脂质要求用其他方法检测和鉴别。一种脂质的熔点与组成该脂质的脂肪酸链的长度成反比。

从组织化学角度来看，或许最有用的鉴别点就是疏水性和亲水性。脂质的表面特性决定了它们在水溶液或有机溶剂中的渗透性。磷脂含有极性的磷酰基和使这些脂质具有亲水性（水溶性）的碱基组。酸性糖脂（神经节苷脂和硫脂类）和中性糖脂（脑苷脂类）具有中度亲水性。未结合脂质（胆固醇和游离脂肪酸）和单纯酯具有非极性基团优势，这些脂质都是疏水性。这就意味着脂质-水交界面的表面张力可使脂质在水溶液中类似于球形。它们在水溶剂中不具有渗透性，但是对有机染料具有亲和性。疏水性脂质和亲水性脂质之间的明显不同在一些组织化学反应和大多数即将介绍的组织物理技术中是一个有用因素。

某种脂质的物理特性能够被其他脂质的混合物改变。脂质的混合物并不一定符合单纯脂质的"规律"。哺乳动物组织中的大多数脂质与蛋白质和多糖相连，或被表面活性磷脂分散。有些蛋白质有一个主要的疏水性成分，并且表现得像脂质，但却不含任何脂质成分，这些蛋白质称为脂蛋白。其他脂蛋白则含有脂质成分。脂蛋白类似于脂质，且包含有脂质。这些脂质通过蛋白水解酶除去复合蛋白质之后就能显示出来（Adams & Tuqan 1961）。这些脂蛋白通常可存在于石蜡包埋组织中。

表12.1 脂质的分类

分类	成员	影响组织化学的特征
非极性脂质		
1. 非结合脂质	脂肪酸	熔点和嗜苏丹性取决于双键的数量。疏水性。
	胆固醇	熔点144℃，因此在室温下没有嗜苏丹性。在偏光下具有双折性。疏水性。
2. 酯类	胆固醇酯、甘油一酯、甘油二酯和甘油三酯	熔点取决于脂肪酸成分的饱和度。疏水性。
	蜡类	
极性脂质		
1. 磷脂		
甘油基		磷脂包含磷酸、长链脂肪酸、多羟基乙醇和易变的含氮碱基。亲水性。
	磷脂酰基胆碱（卵磷脂）	脂肪酸通过酯键与甘油相连，具有碱性不稳定性。包括胆碱。碱性的。
	磷脂酰丝氨酸	酯键。酸性的。
	磷脂酰乙醇胺（脑磷脂）	酯键。碱性的。
	浆磷脂（主要磷脂酰基乙醇胺）	酯和醚键。碱性的。
鞘氨醇基	鞘磷脂	饱和脂肪酸通过加入磷酰基形成碱基拮抗的酰胺键（神经酰胺）与鞘氨醇基连接。碱性的。
2. 糖脂	脑苷脂类	脑苷脂类包括己糖，通常为葡萄糖，但是半乳糖存在于哺乳动物大脑的脑苷脂。中性的。
	硫脂类	脑苷脂中的硫酸酯。强酸。
	神经节苷脂	包括N-乙酰神经氨酸（唾液酸）。在混有蛋白质和（或）磷脂的情况下是水溶性的。酸性的。

固定

证明组织中含有脂质的最常用方法是用新鲜冰冻（恒冷切片机）切片。一定程度的固定可能是必要的，这样，脂质和组织切片本身才能够承受潜在的破坏或组织化学试剂的溶解作用。理论上，固定能够避免组织遭受细菌腐化和自溶，在显微镜下并不改变复合物的反应成分。真正能固定脂质的溶剂只有四氧化锇和铬酸，但都会明显改变脂质的化学反应性。为了保存脂质的化学性能，应选择甲醛钙作为固定液——可用2%的醋酸钙加入到10%福尔马林中制成。尽管用福尔马林溶液并不能绝对将脂质固定好，但它们在组织蛋白支持基质已经固定时，在切片中能更好地保留。

甲醛在化学上能够改变一些脂质（Brante 1949; Heslinga & Deierkauf 1961, 1962; Deier-kauf & Heslinga 1962; Jones 1969），特别是卵磷脂和缩醛磷脂，能够被慢慢地降解为水溶性衍生物。但后者在没有固定的切片中可以被证实，因为对于缩醛磷脂，染色技术最开始的步骤是氯化汞的水解作用，汞盐本身可以作为固定剂。福尔马林对中性脂质几乎没有作用，但是脂质在固定溶液（Hirsch & Peiffer 1957; Baker 1958）中延长浸泡时间或许会结晶，使得它们的原始物理特性也会失去。

尽管用福尔马林长时间固定有副作用，但是当这种物质是唯一可用的原料时，在检测标本并测定脂质成分方面仍然具有价值。事实上，已将一个150多年前Richard Bright医生经尸检切除的肾的博物馆标本制成组织切片并成功进行了油红O染色。首个描述Bright病的病例能够用显微镜清楚地显示出沉积在小管上皮内的脂质。

福尔马林在长时间贮存中可以被氧化成甲酸，建议用缓冲固定溶液，这样可以避免酸性基质促进的脂质水解。Lillie（1954）认为，醋酸钙在保持福尔马林的中性方面同磷酸盐缓冲液一样有效。将钙作为一种理想的添加剂还有一个原因。Baker（1944）指出通过加入额外的钙和镉离子，可利用蛋白质或黏蛋白形成磷脂复合团聚体的网状结构来保护磷脂。Baker使用1%的氯化钙，Lillie使用2%的醋酸钙，也能作为缓冲液，并且都已被认可。Wolman和Weiner（1965）已经证实，钙离子会降低髓磷脂的溶解性，然而事实上高浓度的一价阳离子（如钠离子）也会提高它们的溶解性。因此，当处理任何要求进行脂质检测的物质时，应避免使用常规的福尔马林盐溶液。意识到钙离子会使游离脂肪酸皂化成丙酮这种不能溶解的皂类很重要。

已经阐明不同时期的不同固定溶液对于髓磷脂的效应（Bayliss 1972）。不同的固定液固定一段时间之后，选用组织化学技术对小鼠脑组织切片进行染色。相比之下，髓磷脂的染色强度在强度上有微量的差异。最普通的脂质固定液是Baker的钙-镉-福尔马林溶液，但是最佳固定时间因脂质种类不同而不同。因此，没有一个单独固定液模式适合所有脂质和方法。选择固定液的目标是最大限度地保存组织结构和最小限度地改变脂质本身之间找到一个平衡点。理论上，当诊断中需要某种组织化学染色时，新鲜的冰冻组织的结果会最好，其不仅可用于酶和碳水化合物研究，也可用于脂质研究。在固定有帮助的地方，冰冻切片之后组织固定会更充分。固定时间取决于方法的严格性和待检测脂质的特性。表12.2列举了适于本书概述的各种固定方法的指南。

切片

用于组织化学染色的脂质切片要求采用冰冻或恒冷切片。因为常规石蜡或树脂保存的切片最终只能够从组织中提取一些与蛋白结合的脂质之外的所有物质。未固定的、新鲜冰冻恒冷切片可以提供较好的形态学表现，至少能够与常规石蜡切片的形态学表现一样。直接固定在载玻片上的恒冷切片可使用将介绍的技术进行处理。甲醛钙溶液固定的组织块也适用于恒冷切片，但是建议将这些组织固定在涂有铬-凝胶的载玻片上，因为内源性组织蛋白的黏附特性已经被固定液破坏了。在一些技术中，可能也需要将未固定的恒冷切片固定在铬-凝胶的载玻片上。"带有正电的"载玻片在冰冻切片中也很有用。

对照切片

对照切片在脂质的组织化学方法中与在其他组织化学方法中一样重要，可排除非脂质成分的交叉干扰（阴性对照），并证实染色物质的脂质特性。如果可能的话，所有方法均应采用一个已知的"阳性"对

表12.2 用于脂质组织化学的固定方法

脂质类型	方法	固定
脂肪	油红O*、苏丹黑*	无，或短效或长效FC
全部脂质	溴苏丹黑（R）	无，或短效或长效FC
缩醛磷脂（主要磷脂酰肌乙醇胺）	浆醛反应（R）	无
不饱和脂质	UV-Schiff（R）	无
脂褐素	苏丹黑、自发荧光	无，或任何
磷脂（包括脂肪和脂肪酸）	硫酸耐尔蓝溶液	无，或短效FC
磷脂（全部）	苏木精铁*、重铬酸氧化苏木素（R）	无，或短效FC
鞘磷脂	苏木精铁*或重铬酸氧化苏木素，在碱性水解之后	长效或短效FC
脂肪酸	铜-二硫代己二酰酸*、铜-pDMAB-罗丹宁*	短效FC
硫脂类	甲苯胺蓝/丙酮*、吖啶黄-DMAB（R）	短效或长效FC
神经节糖苷	PAS*、稀释的PA-Schiff（R）、氢硼化物-PAS（R）	无，或短效或长效FC
脑苷脂类	PAS*、改进的PAS（R）	无，或短效或长效FC
胆固醇（游离）	胆固醇结合剂*	无，或短效或长效FC
胆固醇和（或）酯	Schultz、PAN	FC，长效而不是短效
甘油三酯	钙-脂肪酶（R）	FC，长效而不是短效
磷酸甘油酯（卵磷脂和脑磷脂）	金羟肟酸（R）	FC，长效有利于组织，但是对于磷酸甘油酯是不利的

FC：福尔马林钙；R：研究方法；*：代表首选的方法；pDMAB：p-二甲氨基苯甲醛；PAN：高氯酸萘醌。

照，尤其是在这种方法很少使用的情况下。大多数包含一些脂肪在内的组织都可以用来作为内对照。

阴性对照

所有方法均应常规包括去脂质切片对照和正常切片，尤其是在创建某种方法的时候。在正常组织病理学实践中，这一步通常不必要，除非发现罕见的反应。阴性对照即将脂质从对照切片中提取出来，这样才能将没有处理过的切片中的反应产物归因于脂质或其他出现干扰的非脂质物。

去脂质作用

脂质可以通过使用氯仿：甲醇（2∶1；v∶v）溶液中加入1%的盐酸溶液释放出结合脂肪而完全提取出来。加入4%的水能够促进磷脂的提取。一般的脂质溶液包括：

氯仿 66ml

甲醇	33ml
蒸馏水	4ml
浓盐酸	1ml

室温下这个溶液能用1小时。

曾经认为利用脂质在有机溶液中的不同溶解度来鉴别单个脂质是可行的（Churukin & Ciaccio 1910; Keilig 1944; Ueda 1952）。然而，这种方法受到严格限制：可用于实验试管的方法并非都适用于组织切片（Lison 1936; Lovern 1955），因为结合或混合脂质的溶解特性不一定与它们的分离纯化成分相似。蛋白质结合型脂质在被盐水或蛋白水解酶掩盖时会抗拒提取（Adams & Tuqan 1961; Adams & Bayliss 1962; Wolman 1962; Maggi & Brander 1963）。酸化的溶液可用来破坏脂蛋白键，然而在钙盐反应的同时伴有脂质反应的技术中，不应忽略钙盐沉积物的提取。

任何一种固定液都会改变脂质的提取（Brante 1949; Edgar & Donker 1957; Pearse 1968）。延长在福尔马林中的暴露时间会导致游离脂肪酸不可逆的聚合作用（Jones 1969）。当固定液中含钙时，形成的脂肪酸皂会不溶于丙酮，因此，从丙酮中提取切片，就要求有一个去皂化的初始阶段（Archibald & Orton 1970; Elleder & Lojda 1971）。

丙酮提取

丙酮已被广泛用于选择性地去除疏水性脂质，但是Elleder和Lojda（1971）指出，市售丙酮的含量能够提取大量的磷酸甘油酯。他们建议，用无水丙酮（用无水氯化钙干燥的）在48℃处理干燥的切片20分钟以选择性地去除脂肪和胆固醇，保持不溶于丙酮的磷脂的完整性。可以看出采用这种方法可以使一定的组织化学方法选择性地用于磷脂。例如，Dunnigan（1968）对硫酸尼罗蓝技术的修改取决于丙酮去除疏水脂质，以使染色仅限于磷脂。同样溴-苏丹黑B方法中包括用丙酮提取的切片，在这种切片，磷脂可以选择性地得到证实（Bayliss High 1981）。

阳性对照

针对个别脂质染色方法的对照材料很难从已知的脂质贮积紊乱病例中获得，因此无论什么时候，这样的物质只能由活检或尸检提供。一些为了做对照的标本需要贮存在−70℃下。大多数市售的脂质的纯样本适用于滤纸，在有关的技术中可当成组织切片。这个系统已用于验证本章描述的组织化学方法。

另外，脂质可以悬浮在凝胶溶液中进行凝固、固定并制作出用于冰冻切片机的组织块，后者可以进行切片和作为阳性对照片（Gillian Lewis, personal communication）。按照惯例，多个组织切片可以由合成组织块制作并储存在−20℃，包括各种脂质成分的对照组织切片（表12.3）。

组织物理学方法

由于脂质具有不同的物理特性，可用显微镜鉴别一些脂质的种类，例如，晶体和液体脂质，疏水性和亲水性类型。

脂质的双折射

Lison（1936）指出，脂质不能单独通过光学特性来证实。然而在偏光下，用部分交叉的偏光来观察油红O染色的组织切片是有帮助的，可鉴别已被染色且为非双折射（单折射）的脂滴和保持不被染色但显示各向异型（双折射）的晶状脂质。显然，脂质的熔点决定着其偏光下的表现，但是实际上，在哺乳动物组织中发现的双折射脂质通常是游离胆固醇或晶状酯（Adam & Bayliss 1974）。

偏光显微镜检查法也被用于区分甘油酯（所谓的中性脂肪，主要是甘油三酯）和胆固醇酯。除了新鲜组织中的胆固醇酯，两组染色均与苏丹染色相同，显示出偏光下的不同类型的双折光，除非胆固醇酯是以晶体的形式出现（Hirsch & Peiffer 1957）。这种"Maltese交叉"双折射（圆锥形焦点各向异性）

表12.3 对照切片

建议的合成块	证明
脂肪肝	甘油三酯和游离脂肪酸
肾上腺、动脉粥样硬化的动脉	游离的和酯化的胆固醇
脑	髓磷脂

是由于脂质的液体-晶体结构，且这种物理状态与磷脂的混合物有关，并且受温度、固定和水的存在的影响（Weller 1967）。相反，甘油酯从来没有显示过Maltese交叉双折射：如果它们是更加饱和的脂质，则要么是单向折射的液体，要么是具有正常双折射的晶体。然而，在病理学中需注意，脂质的混合物是经常存在的，混合物不遵守上面提到的规则。还应该牢记一些非脂质结构也能显示双折射，如淀粉状蛋白（见第15章）和滑石粉（淀粉）。

脂肪染色和苏丹染料

以脂肪形式存在的脂质称作含油的和含脂的疏水性脂质，对苏丹染料有亲和力。很多年以来，许多这类复合物几乎是脂质染色的唯一方式，并且一些染料一直沿用至今。通常认为苏丹染色是一个简单的物理过程，因为与它们的染料溶液相比，这种染料更易溶于组织中的脂肪。然而一些证据显示，染色可能是通过吸附过程来实现的（Meier 1959）。Holczinger和Bálint（1962）的试管内试验支持并证实了这一观点，在苏丹黑染色的病例中，脂肪的吸收能力与染料的浓度、温度和脂肪的物理状态有关，染料的最大吸收率发生在燃料熔点附近。因此，只有在达到一定染色温度时，液体或半液体的脂质才会被染色；固体或晶体状态的脂质不受影响。

第一个引入组织化学的苏丹染色是苏丹Ⅲ（Daddi 1896），而Michaelis（1901）更喜欢较深的苏丹Ⅳ染色。油红O（French 1926）染色更强，但通常还是选择其他红色染料。所有染料中最敏感和最方便的是苏丹黑B，是由Lison和Dagnelie于1935年提出的。尽管溶液载体应该充分稀释以避免提取出它们自身的脂质，但是为了渗透脂肪，苏丹必须溶解在有机溶液中。多种溶液已经被认可，特别是异丙醇（Lillie & Ashburn 1943）、三乙基磷酸盐（Gomori 1952）和丙烯乙二醇（Callis et al 1951）。Whist Govan（1944）曾在一个含水的、酸化凝胶溶液中制备了这种染料的胶体悬浮液，以避免同时发生有机溶剂的溶解。

在普通用途上，70%的乙醇是油红O和苏丹黑的适当溶液。对于特殊研究，推荐使用丙烯乙二醇，因为通过丙烯乙二醇可以从染色的脂质中提取染料而不溶解脂质，这样就允许脂质再次着色。脂质混合物存

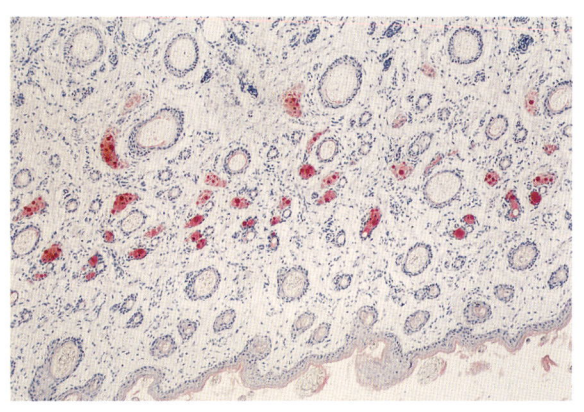

图12.1 皮肤的恒冷组织切片油红O染色显示巨噬细胞内的脂滴。（Courtesy of Ms Gayle M. Callis, Montana State University, USA.）

在且脂质沉积物局限在几个细胞时，这个操作是有用的。用70%的乙醇作为溶剂，一些中性脂质在染色过程中可能会丢失，但是这种丢失很少，一般不会影响精细定位。与其他苏丹染料不同，苏丹黑B对磷脂同对中性脂肪的染色一样。Lansink（1968）用色谱仪和红外线光谱学证明了这种染料中两种不同的成分：第一步将中性脂肪染成蓝黑色，然而第二个成分——一个碱性染料——可将磷脂染成灰色。如果在偏光下观察这个切片，这个灰色的反应会被加强，为青铜二色性（Diezel 1958）。脂褐素和磷脂也可以染成灰色，但是无双折射。

苏丹黑B不能着染胆固醇晶体，而且卵磷脂和游离脂肪酸易于溶解在乙醇染料的电解液中。如果染色过程中包括对溴的前期处理，则可以避免这些不足。Lillie（1954）已经采用溴使不饱和脂质不溶于有机溶剂。Bayliss和Adams（1972）将这种方法应用于苏丹黑。他们发现在染色过程中，脂肪酸和磷酸甘油酯保存在组织切片中，但是游离胆固醇也是嗜苏丹的。溴可将晶体胆固醇转化为在室温下的油状衍生物——能够渗透到苏丹染料中。因此，溴-苏丹黑B方法是一个检测所有主要脂质种类的简单敏感方法。如果丙酮提取阶段插入到溴化作用和染色过程中，只有抵抗丙酮的磷脂可保持在组织切片中并被苏丹黑显示（Bayliss High 1981）。脂肪的普通定位最好用油红O染色，表现为核染色（图12.1）。虽然在部分交叉的偏光下观察油红O染色的组织切片显示为无着色的分

布，但可以鉴别出双折射胆固醇的分布。脂肪和脂质的组织物理和组织化学染色方法大概分成两类：第一类是平常每天都用的方法，第二类是更好的适用于研究的方法。在下述方法中，这些方法分别被指定为"常规"方法和"研究"方法。

糊精中的油红O染色（modified by Churukian 2000）

固定
新鲜冰冻或中性缓冲甲醛（NBF），冲洗，冰冻。

组织切片
5μm厚，固定在磨砂玻璃上/加到载玻片上，空气干燥。

溶液
油红O溶液

油红O	0.5g
纯异丙基乙醇	100ml

允许过夜存放。

糊精溶液

*糊精	1g
蒸馏水	100ml

工作溶液

油红O原液	60ml
糊精	40ml

或

油红O溶液

油红O	0.9g
纯异丙基乙醇	180ml

搅拌并置放过夜。

糊精溶液

糊精	1.2g
蒸馏水	120ml

工作溶液

油红O溶液	180ml
糊精溶液	120ml

可以存放1天或数天。稳定存放数月，在使用之前过滤。

方法
1. 直接将切片放入过滤的糊精中的0.5%的油红O中染色20分钟，简单地用流水冲洗。
2. 用Gill Ⅱ苏木精复染20～30秒。用水冲洗，返蓝，用水化的封片剂封片。

结果

脂肪	亮红
细胞核	蓝色

*糊精，细菌学分级或σⅢ级，来源于玉米。糊精是水化的谷物淀粉。VWR（VWR科学的）也有少量；必须是最可溶的糊精形式。

用于脂肪和磷脂的标准苏丹黑方法

固定和组织切片
经甲醛钙固定的恒冷切片；短期固定的冰冻切片；没有固定的恒冷切片（首选）。

方法
1. 用70%的乙醇冲洗切片。
2. 在含有饱和苏丹黑B的70%的乙醇溶液中染色2小时。
3. 用70%的乙醇冲洗，去除多余的表面染料，并用自来水冲洗。
4. 用Kernechtrot染液复染细胞核2～5分钟。
5. 冲洗干净，用丙三醇胶封片。

结果
标准的苏丹黑染色可将不饱和酯和甘油三酯染成蓝-黑色。一些磷脂显示灰色，髓磷脂中的脂质在偏光下显示为青铜二色性。

溴化作用提高了这些脂质的反应并可使卵磷脂、游离脂肪酸和游离胆固醇着色。

注意
苏丹黑溶液不应过饱和，或切片应用细的沉积物覆盖。固定剂提高了磷脂的染色（存在于所有组织），但在日常应用中是不需要的；因此首选未固定切片。

用于脂质的溴化苏丹黑方法（Bayliss & Adams 1972）

固定和组织切片
在甲醛钙中固定1小时的恒冷切片；短期固定的冰冻切片。

方法
1. 将组织切片贴在载玻片上，然后晾干。
2. 室温下，在通风橱内将切片放在2.5%的含水溴溶液中30分钟。
3. 用水冲洗，并用0.5%的偏亚硫酸氢钠处理1分钟以去除多余的溴。
4. 标准的苏丹黑方法用蒸馏水彻底冲洗和处理切片，同时包括没有溴化的切片。

用于磷脂的溴-丙酮-苏丹黑方法（研究）（Bayliss High 1981）

1. 室温下，在通风橱内将切片用含水的2.5%的溴处理30分钟。
2. 冲洗干净并用0.5%的偏亚硫酸氢钠处理1分钟以去除多余的溴。
3. 彻底冲洗，将切片晾干。
4. 在48℃时，用无水丙酮提取中性脂肪20分钟。
5. 采用上面列出标准苏丹黑方法进行处理。

结果

磷脂	灰色
神经鞘磷脂	偏光下为青铜色

在脂质组织化学方面一个主要的进步就是硫酸尼罗蓝染色的提出（Smith 1908），这是第一个可同时区分两种脂质的方法。Lison（1936）指出染料包括两种成分：一种是溶于中性脂质的红色恶嗪酮，另一种是基本的、可与磷脂及游离脂肪酸反应的蓝色恶嗪。尽管有报道脂肪酸的染色在这两种颜色之间是不同的（Adams 1965; Dunnigan 1968; Bayliss High 1970）。Smith最先证实了在浓缩染料溶液中，恶嗪酮着染脂肪酸要比蓝色恶嗪更快，蓝色恶嗪能够同脂肪酸的羧基反应，因此，红色占优势。然而，如果这种染料溶液是稀释的（Cain 1947），以至于恶嗪酮相对不溶解，则得到脂肪酸的蓝色染色。为了控制磷酸基的结合，Lillie（1965）用pH值为0.9的染料使脂肪酸选择性着色。然而，理论上即使在这种条件下，一些磷脂仍会继续强着色。可通过使用酸水解的染料溶液来减少非脂质结构的干扰。

在组织切片中，硫酸尼罗蓝可以用作脂质类型存在的最初指示剂。在实践中，脂质的混合物倾向于被染成介于中间的紫色，因此，在Dunnigan对Menachik方法（1953）进行的修订中（1968），硫酸尼罗蓝这种染料得到了更有效的应用，借此脂肪酸可首先用丙酮提取出来，而硫酸尼罗蓝染色随后会局限在磷脂内。如果组织已经固定在甲醛钙中，则丙酮无法提取任何脂肪酸，因为这些脂肪酸的钙皂是不溶性的，并且会干扰磷脂的反应，除非它们已提前被转化成钙皂。

用于酸性和中性脂质的硫酸尼罗蓝方法（after Cain 1947; Dunnigan 1968）

固定和组织切片

在甲醛钙中固定1小时后的恒冷组织切片；短期固定的冰冻组织切片。

染色准备

将10ml的1%的H_2SO_4加入到200ml的1%的硫酸尼罗蓝中。在回流条件下煮沸2小时。这个溶液的pH值为2，这样非脂质反应可以降到最低。

方法
1. 在载玻片上将组织切片干燥。
2. 60℃下在硫酸尼罗蓝溶液中染色30分钟。
3. 组织切片在1%的乙酸中分化1~2分钟。
4. 充分冲洗，用1%的氯仿洗液甲基绿复染细胞核5分钟。
5. 充分冲洗，用甘油胶封片。

结果

不饱和疏水性脂质	粉红色
游离脂肪酸	粉红色到蓝色
磷脂	蓝色

用于磷脂的丙酮-硫酸尼罗蓝方法（Dunnigan 1968）

固定和组织切片

同上面提到的方法一样。

方法
1. 将切片放在载玻片上，自然晾干。
2. 用1M的HCL处理1小时，转化成游离脂肪酸的钙皂。
3. 冲洗并干燥组织切片。

4. 4℃下，用丙酮提取20分钟。
5. 迅速干燥切片，并且按照前面的方法继续进行，但复染细胞核是用Kernechtrot染液而不是用甲基绿。与脱脂的对照片进行比较。

结果

磷脂　　　　　　　　　　　　　　　　　　蓝色

组织化学方法

一旦发现标本中存在脂质，就可以用特殊组织化学方法来确定其特性。可以采用一种鉴定未知脂质的技术，最初是在偏光下观察脂肪染色及确定物理状态和主要种类的丙酮提取方法。根据所收组织的特性以及患者的临床病史，对期望了解的脂质类型通常都会有一定线索。

与前面描述的脂肪染色不同，组织化学方法包括与特殊基团、原子团的化学反应，或与脂质分子的结合，利用任何独特的构象来鉴别一类脂质中紧密相连的成分。这些方法的价值有时受非脂质物质干扰的限制，因此对照片很重要。60种技术的有效性已通过评估为加在滤纸上的纯脂质样本和组织切片本身所含的脂质样本进行证实。其中只有约半数的方法是可靠的（表12.4）。下面将详细介绍鉴别每种类型的脂质选用的方法，其他有关技术也将简单介绍。

游离脂肪酸

Benda（1900）对亚太地区游离脂肪酸与重金属离子结合形成皂的观察，使Fischler（1904）发明了一种技术，铜皂用Weigert的锂苏木精染色。为了同样的目的，Okamoto等（1944a.b）使用二甲基氨基苯甲醛罗丹宁染色。没有一种方法与Holczinger法（1959）一样特异地适应这个原则；他观察到了含红氨酸的铜皂，使用EDTA能去除外来的铜。然而，如果采用通过Holcainger的醋酸铜方法形成的钙皂Okamato的罗丹宁试剂染色，则可提供一个与红氨酸的特异性和敏感性相同的方法，且染色背景较少，与苏木素细胞核染色一致。钙和铁的沉积也基于铜的置换，但是可以通过它们在脱脂对照切片中的持久性与脂质区分。可以用1%的盐酸（相对于钙）或5%的草酸（相对于铁盐）提取物来证明它们的存在。

用于游离脂肪酸的红氨酸铜染色方法（Holczinger 1959）

固定

在甲醛钙中固定后的恒冷组织切片；固定的冰冻组织切片。

方法

1. 用载玻片黏附上相同的组织切片，空气干燥。
2. 室温下，用1M的HCL处理1小时以去皂化。
3. 用蒸馏水充分冲洗，空气干燥。
4. 在4℃下，用丙酮提取组织切片中的游离脂肪酸20分钟，迅速在空气中干燥。
5. 将两个切片浸入0.005%的二价铜的丙酮溶液3小时。
6. 用NaOH调节0.1%的EDTA至pH值为7.0，用此液体冲洗2遍，每次10秒钟。
7. 用蒸馏水充分冲洗。
8. 用含0.1%的红氨酸的70%的乙醇中处理组织切片10分钟，或是用含0.025%的P-二甲基氨基苯甲醛罗丹宁的70%的乙醇中处理组织切片18小时。
9. 70%的乙醇冲洗。
10. 用Kernechtrot染液（红氨酸）或用Carazzi苏木精（P-二甲基氨基苯甲醛罗丹宁）复染细胞核。
11. 用水冲洗并用甘油胶封片。

结果

游离脂肪酸-墨绿色（红氨酸）或红色（P-二甲基氨基苯甲醛罗丹宁）。这个反应在从丙酮提取的对照片中是不存在的。如果采用恒冷切片，这个提取在后固定之前处理最好。

胆固醇

1924年，Schultz采用Leibermann-Burchardt反应证实了组织切片中胆固醇的存在。经硫黄醋酸混合物处理的铁明矾在空气中氧化的结果是：使游离及酯化的胆固醇染成蓝色。Lewis和Lobban（1961）将这个方法改进了一些，但是即使如此，一些有害的试剂也会产生带有气泡的异常产物而使定位很困

表12.4 联合技术

方法	构成	显示的颜色
1. 重铬酸氧化苏木素	磷脂类（髓磷脂）	蓝色
油红O	脂肪（退化的髓磷脂）	红色
甲基绿	细胞核	绿色
2. 索罗铬花青苷	髓磷脂	蓝色
油红O	脂肪（退化的髓磷脂）	红色
3. 醋酸铜若丹宁	脂肪酸	红色
苏丹黑B	中性脂肪	蓝色
偏光	结晶胆固醇	双折射
4. PAS	糖脂类	粉红色
苏丹黑B	中性脂肪和髓磷脂	蓝色
5. β-半乳糖苷酶	溶酶体	绿松石色
油红O	脂肪	红色
6. 琥珀酸脱氢酶	线粒体	蓝色
油红O	脂肪	红色
甲基绿	细胞核	绿色
7. 酯酶	组织细胞和巨噬细胞	橘红色
苏丹黑B	中性脂肪和髓磷脂	蓝色
甲基绿	细胞核	绿色
8. 酸性磷酸酶	溶酶体	红色
苏丹黑B	中性脂肪和髓磷脂	蓝色

难。Roussouw等（1976）通过使用"前混合"试剂克服了一些与经典的Schultz方法相关的技术问题，这些试剂是氯化铁、醋酸铁、硫酸铁及磷酸的混合物。Okamoto等（1944a.b）描述了碘-硫酸技术，但着染的色彩会很快消失，而且部分会被碘遮蔽。

Adams的高氯酸-萘醌（PAN）方法（1961）随检测胆固醇的成分不同而变化，它的优点是敏感性、精密性方面更好，在组织保存上更令人满意。高氯酸被认为可以凝结胆固醇生成胆甾-3,5-二烯，后者可由1,2-萘醌转变成蓝色色素。理论上，游离胆固醇可以通过本身洋地黄皂苷化物的沉淀与其酯类区别开，与酯类不同的是，游离胆固醇是不溶于丙酮的，因此可以通过Schultz反应（Feigin 1956; Schnabel 1964）或更好的PAN方法（Adams & Bayliss 1974）。然而，除非组织块的最初固定包括洋地黄皂甙，洋地黄皂甙-胆固醇的结合速率才会比从溶液中提取胆固醇的速率慢一些，并且特异性可能要差一些。

应该强调的是，上面提到的方法只有在胆固醇被氧化的情况下才有效；氧化过程可以是与三价铁盐的化学反应，也可以是长期暴露在空气中的氧气中。根据Fieser方法（1953）和前面提到的方法（Adams & Bayliss High 1980），采用市售的二溴化物纯化的胆固醇是完全不反应的。

在胆固醇组织化学方面，一个有意义的改革是一种酶的方法（Emeis 1977）。这个方法分为两个操作阶段，首先是酯化的胆固醇通过胆固醇酯酶水解成自身的游离甾醇，然后胆固醇被胆固醇氧化酶氧化，释放过氧化氢，后者能够同时与二氨基联苯反应，在胆固醇位点上产生不能溶解的棕色聚合物。通过忽略酯水解作用的最初阶段才能看到游离甾醇。在任何游离胆固醇通过预先单独暴露于氧化酶而被灭活之后，胆固醇酯类可以被选择性地证实。也可用胆固醇酯酶从酶学上来检测酯化的胆固醇（Morii et al 1982），其方法类似于检测甘油三酯的钙脂酶方法。这些技术的实际价值在某种程度上受常规光学显微镜的成本和复杂性限制，尽管已经证实它们在电镜水平是有用的（见下文）。

最近的一个技术使用菲律平——一种类似于洋地黄皂甙的化合物，能够用于水介质中——与游离胆固醇结合产生一个强大的荧光化合物。这个技术已被用来检测C型神经鞘磷脂沉积病中培养的成纤维细胞中的游离胆固醇的积聚。这个方法也可应用于恒冷或冰冻组织切片（Butler et al 1987）。

这种插入染色可以稳定几个小时。通过洋地黄皂甙-PAN或菲律平方法，胆固醇能够与其他酯类鉴别开。

用于游离胆固醇的菲律平方法（Kruth & Vaughan 1980）

固定和组织切片

后固定的恒冷组织切片；固定的冰冻组织切片

试剂的准备

溶液的原料

将2.5mg的菲律平加到1ml的二甲基酰胺中

染色溶液

菲律平原料溶液	0.2ml
PBS（磷酸钠缓冲盐）	10ml

方法

1. PBS冲洗组织切片。
2. 在菲律平溶液中染色30分钟。
3. PBS冲洗2次。
4. 用PBS或甘油胶封片。
5. 用荧光显微镜观察（用515am屏障滤过物刺激BG12）。

结果

游离胆固醇显示银色强荧光。

用于胆固醇的高氯酸-萘醌方法（PAN）（Adams 1961）

固定和组织切片

甲醛钙固定的冰冻组织切片；用甲醛钙溶液进行后固定的冰冻组织切片。

试剂的准备

1,2-萘醌-4-磺酸	40mg
乙醇	20ml
60%的高氯酸	10ml
40%的甲醛	1ml
蒸馏水	9ml

混合后24小时之内使用。

方法

1. 空气干燥载玻片上的组织。
2. 用1%的氯化铁处理4小时。
3. 蒸馏水充分冲洗。
4. 用柔软的驼毛刷子将溶剂小心涂在组织切片上。（注：每次使用之后用水将刷子充分洗干净，晾干）。加热使切片表面温度达70℃，持续1~2分钟，直到产生颜色。这些切片通过逐次补充试剂而保持湿润。
5. 将一滴高氯酸滴在盖玻片上，盖在组织上。

结果

胆固醇和相关的类固醇	蓝色

用于游离胆固醇的洋地黄皂甙-PAN方法（研究）（Adams & Bayliss 1974, after Schnabel 1964）

固定

与前面的方法一样。

方法

1. 载玻片上干燥组织。
2. 在室温下，在含0.5%的洋地黄皂甙的40%的乙醇中沉淀游离胆固醇2小时。
3. 室温下用丙酮提取胆固醇酯1小时。
4. 继续按照前面描述的PAN技术操作。

结果

游离胆固醇	蓝色

不饱和脂质

脂肪酸链中的双键反应（乙烯基）可以用于鉴别饱和脂质和不饱和脂质。乙烯基可以通过过氧甲酸氧化成被Schiff着色的乙醛（Pearse 1951; Lillie 1952）；然而，过氧甲酸不仅对组织切片具有破坏性，而且对于一些脂质来说也可充当一种溶剂（Bayliss High 1972）。另外，反应的基础还有疑问，因此不应该再用于脂质组织化学中。作为一个可选择的方法，硝酸银的溴化作用可导致溴化银在双键中形成，随后可被还原为可以观察到的金属银（Mukherji et al 1960; Norton et al 1962）。在接下来的Schiff染色中，Belt和Hayes（1956）用紫外线将双键氧化成醛基，他们的方法为锇酸技术提供了一个有用的选择（见下文），因为避免了使用有毒且昂贵的锇。

用于不饱和脂质的紫外线-Schiff方法（Belt & Hayes 1956）

固定和组织切片

最好是没有固定的冰冻组织切片；或可使用短期固定的新鲜组织切片。

方法

1. 将组织贴在载玻片上，暴露在紫外线放射源下2小时。
2. 用Schiff溶剂处理15分钟，与一个没有受照射的对照切片一起处理，以除外非脂质的乙醛。
3. 用蒸馏水冲洗并用自来水充分清洗。
4. 用甘油胶封片。

结果

不饱和脂质　　　　　　　　　　　　　　紫红色

对于不饱和脂质来说，锇酸是一种更敏感和更可靠的检测物，而且可能显示出脂肪酸中的双键（Adams 1965）。Korm（1967）已经证实了锇和不饱和脂肪酸反应生成桥接的双锇酸盐，与Wigglesworth（1957）和Baker（1958）证实的一样。

用于不饱和脂质的锇酸方法

固定和组织切片

最好是没有固定的恒冷组织切片；此外可使用短期固定的冰冻切片。

方法

1. 室温下，在1%的水化的OsO4中浸泡1小时。
2. 蒸馏水充分冲洗并用甘油胶封片。

结果

不饱和脂质被染成棕色至黑色。饱和脂质和游离胆固醇不反应。

注意

锇溶液必须在通风橱内处理，以避免毒性蒸气对角膜和黏膜的作用。

锇通过这种方式可证实不饱和脂质，即通过脂肪酸乙烯键还原成黑色的下一级氧化物。在脂质组织化学中锇的主要应用来自于1886年Marchi的观察：极性电解质加入到锇溶液中（例如重铬酸盐）可阻止正常髓磷脂的染色，仅允许退变的髓磷脂的疏水胆固醇酯显示黑色。用于检测脱髓鞘作用的经典Marchi方法在实际应用中受到一定限制，因为所有组织切片都要较长时间受到锇染色的作用。当Adams（1959）在锇四氧化萘胺（OTAN）方法中采用了用于显微镜检查的Marchi方法时，解决了这个问题。Adams在一张切片上显示了正常的和退变的髓磷脂。

尽管OTAN方法可成功地应用于检测髓磷脂的退变、其他部位的胆固醇酯，例如粥样斑脂质的沉积显示橙色而不是黑色；这可能是它们物理状态和熔点的反映。对此方法进行的研究（Adams & Bayliss 1968; Elleder & Lojda 1968a,b; Bayliss High 1972; Adams & Bayliss 1974）都认为，OTAN方法不应再用于一般的组织化学。考虑到试剂花费的成本和毒性，下文将描述用于证实正常的和退变的髓磷脂的恰当替代方法，称为重铬酸-苏木精-油红O复合物。

甘油三酯

甘油三酯缺乏一个能够选择性地被染色出来的独特化学基团或物理特点，因此它成为最后一组找到合适方法显示的脂质。Adams等（1966）用胰脂肪酶将甘油三酯水解成脂肪酸。在有钙存在的情况下，用硫化铵转化成铅皂之后，可以观察到不溶于水的皂类生成。先前存在的钙和游离脂肪酸将会发生同样的反应,但是在非脂肪酶处理的对照组织切片也可以被检测出来。只要酶制品是纯的,这个技术对甘油三酯有很高的特异性,并且已经应用于电子组织化学(Adams et al 1966)。

用于甘油三酯的钙脂肪酶方法(Adams et al 1966)

固定和组织切片

在甲醛钙固定后的恒冷组织切片;甲醛钙固定的冰冻组织。

培养基的制备

pH8.0的Tris缓冲液	15ml
2%的氯化钙	10ml
蒸馏水	25ml
猪胰脂肪酶	50mg

加热溶液至37℃,在使用之前过滤。

方法

1. 37℃下,在脂肪酶培养基中培养自由浮动的冰冻组织或固定在载玻片上的恒冷组织3小时。
2. 充分冲洗组织,并固定在载玻片上。
3. 用1%的硝酸铅处理15分钟。
4. 用蒸馏水充分冲洗。
5. 在稀释的硫化铵中浸泡10秒钟(加入3滴到水染色缸中)。
6. 冲洗干净,用Carazzi苏木精或Mayer苏木精复染3分钟。
7. 自来水冲洗,再用蒸馏水冲洗。
8. 用丙三醇胶封片。

对照的组织切片从第三步开始。

结果

甘油三酯	棕色

注意

a. 应该证实脂肪酶没有被其他脂肪分解酶污染,通过检测在纸上的个别脂质。
b. 通过观察对照切片,可以将钙沉积和游离脂肪酸的反应与真正反应鉴别开。
c. 如果大量脂肪酸,它们会被预备的氢氧化钾–二氧杂环乙烷提取物选择性地去除(Archibald & Orton 1970)。
d. 因为脂解作用局限在水–脂肪的交界面,只有大脂滴的表面着染。

甘油基磷脂(磷酸甘油酯)

异羟肟酸技术(Adams & Davison 1959;Adams et al 1963;Gallyas 1963)推荐用于磷酸甘油酯(卵磷脂和脑磷脂)的选择性显示。碱性羟胺可将它们的酯键转换成异羟肟酸,后者能将硝酸银还原成可见的金属银,最后被金"调色"稳定。疏水性的脂酯是不被着色的,因为它们不能渗透到这个反应所使用的水溶剂中。理论上,如果它们以分散的亲水性形式出现,则会发生反应,但是它们可以通过在无水丙酮中的溶解性与磷酸甘油酯区分,因为碱性羟胺对组织有破坏性,因此必须充分地固定,但是因为卵磷脂对福尔马林特别敏感,应当最低限度的固定。

用于磷酸甘油酯的异羟肟酸金方法(Adams et al 1963)

固定和组织切片

在甲醛钙中固定1小时后的恒冷切片;短时间固定的冰冻组织。

试剂的制备

a. 羟胺溶液

氢氯化羟胺	2.5g
氢氧化钠	6g
蒸馏水	100ml

b. 银溶液

硝酸银	0.1g
硝酸铵	0.2g
蒸馏水	100ml

用稀释的氢氧化钠将pH值调到7.8。

方法

1. 在羟胺溶液中处理自由漂浮的冰冻组织或固定在载玻片上的恒冷组织(见注释)20分钟。
2. 用蒸馏水充分冲洗组织3次,每次5分钟。
3. 在室温下浸泡在银溶液中2小时。

4. 清洗干净，用1%的乙酸冲洗，再用蒸馏水冲洗。
5. 用0.2%的黄色的氯化金"上色"组织10分钟。
6. 用水冲洗。
7. 通过在5%的硫代硫酸钠浸泡5分钟去除未被还原的银。
8. 冲洗干净，将组织固定在载玻片上。
9. 用1%的甲基绿复染细胞核5分钟。
10. 用甘油胶封片或脱水透明，并用加拿大香脂或合成树脂封片。

结果

磷酸甘油酯（卵磷脂和脑磷脂） 紫色

注意

恒冷组织切片可能会与载玻片分离。此时，它们会自由漂浮，可用一个玻璃"曲棍球棒"慢慢地将它们从一种溶液转移到下一个溶液中，或将组织贴附在铬-明胶涂层的载玻片上。

缩醛磷脂

Feulgen和Voit（1924）使用氯化汞水解缩醛磷脂的不饱和醚键，生成被Schiff染色的乙醛。关于这个反应和同源体液素反应还存在很多争议（Verne 1929; Gérard 1935; Lison 1936; Cain 1949a,b; Hayes 1949; Elleder & Lojda 1970）。目前Cain对两个同时发生的反应的解释得到普遍接受：其一是特异性的氯化汞-Schiff的Feulgen反应，其二仅仅是双键的空气氧化作用而产生模拟体液素的乙醛。

理论上，Hayes的方法（1949）对于缩醛磷脂是特异的。任何一个非特异反应的程度都可以通过同非水解的对照组织切片比较来评估，但在实际中，模拟体液素的问题通过使用新鲜冰冻恒冷组织切片可以解决，而且不会延误时间。福尔马林固定液不仅可以诱导强烈的模拟体液素反应，而且可以逐渐破坏缩醛磷脂。但是，没有固定的恒冷组织切片更适合这个方法，因为用氯化汞进行的最初处理能有效地固定组织切片。

缩醛磷脂的体液素反应（after Hayes 1949）

固定和组织切片

没有固定的恒冷组织切片，尽可能在切片后立即染色。

方法

1. 空气干燥两个载玻片上的相同组织。
2. 用2%的氯化汞水解组织10分钟。
3. 用蒸馏水充分冲洗3次。
4. 用Schiff试剂将两个组织切片进行染色10分钟。
5. 用蒸馏水冲洗并用流水冲洗10分钟，显色。
6. 用Mayer苏木精复染细胞核3分钟。
7. 再一次用自来水冲洗，蒸馏水冲洗，并用甘油胶封片。

结果

缩醛磷脂（只要是磷脂酰乙醇胺） 紫红色

注意

任何模拟体液素的反应也会在对照中观察到，如果组织是完全新鲜的，并且与福尔马林无关，对照是不着色的。

神经鞘磷脂

Müller（1859）介绍了脂质染色的原则，但是Weigert的观察发现，髓磷脂在用含有铬酸盐的固定液处理后，对苏木精有更大的亲和力，这为一系列金属盐用作髓磷脂染料的媒介方法的奠定了基础（Deitrich, Smith, Pal, Kultchitsky）。Baker（1946）发明了一种酸化氧化苏木素方法，这种方法对固定、重铬酸处理和染色进行了精确安排，对于包含胆碱的磷脂（Adams 1965; Bayliss High 1972），或根据Roozemond（1971）对于处在特殊物理化学状态的极性脂质都有一定的特异性。可以通过与对照组织中提取的脂质比较来消减蛋白质的干扰。Baker的方法得到Elftman（1954）的进一步修订，但是，从理论上来说，不适合从脂质的角度来比较这两种方法。

检测含胆碱的磷脂的重铬酸氧化苏木素（DAH）方法（after Baker 1946）

固定和组织切片
推荐使用没有固定的恒冷组织切片；可以用短时间固定的冰冻组织切片。

染色的准备
0.1%的苏木精	50ml
1%的高碘酸钠	1ml

加热至沸腾，冷却，加入1ml冰醋酸。当天使用。

方法
1. 室温下，用含有1%的氯化钙的5%的重铬酸钾处理组织切片18小时，随后在37℃条件下进一步处理2小时。
2. 用蒸馏水充分冲洗30分钟。
3. 在37℃下，用酸性氧化苏木素溶液染色2小时。
4. 冲洗干净，并在含有0.25%的四硼酸钠和0.25%的铁氰化钾的水溶液中分化，37℃1小时。
5. 用1%的甲基绿（选择的）复染细胞核。
6. 冲洗干净并用甘油胶封片。

结果
卵磷脂和神经鞘磷脂	蓝色-黑色

注意
a. 应该包括用氯仿-甲醇脱脂的对照组织切片，以评估任何蛋白质着色的程度。
b. 要适时调整苏木素的需要量。

Baker最初为了保护卵磷脂采用铬酸盐处理组织块，卵磷脂是一种特殊的可溶解性磷酸甘油酯，但是这种处理方法妨碍了邻近切片在其他方法中的应用。因此习惯于全程使用切片（Hori 1963; Adams 1965）。当新鲜的冰冻恒冷组织直接被铬酸盐化时，卵磷脂可以很好地保存。酸性氧化苏木素反应通常可有效地结合油红O或红色苏丹染色，在相同的处理中同时显示中性脂质和磷脂（Bourgeois & Hubbars 1965; Kanwar 1968）。在对比颜色的过程中，双重程序在显示正常和退变髓磷脂方面尤其有价值（Bayliss High 1983）。

搔洛铬花青法中可以用油红O着染正常（蓝色）和退变（红色）的髓磷脂。

Elleder和Lojda（1973）介绍了关于金属苏木精原理的独特见解。这种三价铁苏木精（FeH）方法更简便、快速，并且明显比DAH技术更敏感。对于神经鞘磷脂来说，FeH尽管是一种可选方法，但是只有组织用丙酮脱脂后染色才是令人满意的，而且妨碍了联合油红O技术的应用。此外，FeH方法使细胞核染成同脂质一样的黑蓝色；在一些实例中可能是个缺点。

用于磷脂的三价铁苏木精（FeH）方法（Elleder & Lojda 1973）

固定和组织切片
理想状态是选择没有固定的恒冷组织切片；或者选用短时间固定的冰冻组织。

试剂的制备
溶液a

蒸馏水	298ml
浓HCl	2ml
$FeCl_3 \cdot 6H_2O$	2.5g
$FeSO_4 \cdot 7H_2O$	4.5g

溶液可以保存。

溶液b

蒸馏水	10ml
苏木精	0.1g

通过缓慢加热溶解。溶液必须是新鲜的。

工作溶液
三份a和一份b混合，在1小时之内使用。

方法
1. 如下处理两个组织切片：
   a. 室温下用氯仿：甲醇（2：1）浸泡一张切片1小时。
   b. 4℃用无水丙酮萃取另一个切片15分钟。
2. 在甲醛钙中固定两张切片30分钟。
3. 用蒸馏水冲洗。
4. 在三价铁苏木精溶液中染色7分钟。
5. 用蒸馏水冲洗。
6. 在0.2%的HCl中浸泡数次。
7. 用自来水冲洗。
8. 丙酮脱水、二甲苯透明并用DPX封片。

结果

磷脂	蓝色
细胞核	蓝色

这个方法可以改良为（Adams & Bayliss 1963）一种对神经鞘磷脂特异的方法。预先的碱性水解作用可破坏磷酸甘油酯，但是可保持碱性抵抗的鞘磷脂面的完整性，在接下来的过程中后者能够选择性地被染色。但是，神经鞘磷脂不受甲醛的影响（Heslinga & Deierkauf 1961, 1962），因为如果组织切片经受强碱的处理，那么固定好的组织切片是完全适合这项技术的。也推荐使用有固定涂层或可能带电的载玻片。

用于神经鞘磷脂的氢氧化钠-三价铁苏木精/DAH方法

固定和组织切片

同上面提到的一样，最好是置于铬-明胶-替代的载玻片上。

方法

1. 室温下用2M的氢氧化钠处理切片1小时。
2. 用大量的水缓慢、充分地冲洗。
3. 用1%的乙酸冲洗5秒钟。
4. 如果组织和载玻片分离，重新封固，然后按照前面描述的三价铁苏木精方法进行操作。

结果

神经鞘磷脂	蓝色

注意

如果有缩醛磷脂干扰，在碱性水解作用之前，可以在含有1%的氯化汞的1%的HCl中处理10分钟以排除干扰。

脑苷脂类

这些脂质可以通过它们的己糖分子的特异性反应而被证实。Diezel（1954）对应用于碳水化合物的Molisch和Bruckner的修正方法已经应用于糖脂的染色，但是这个方法对组织具有破坏性，以至于在组织化学中没有广泛应用。脑苷脂和相关的脂质采用PAS方法染色的最初目的是为了染上黏多糖（McManus 1946; Lillie 1947）。高碘酸可将己糖分子中的1,2-乙二醇基转化成能被Schiff染色的乙醛。其他化学结构也可能发生类似的反应，因此，也设计了一系列的封闭方法（Adams & Bayliss 1963）抑制所有干扰基团，以保证PAS阳性仅发生于己糖。氯胺-T可将氨基转化为羰基，过甲酸可用来将脂乙烯键氧化为乙醛，随后被同时含有乙醛的二硝基苯肼阻断；最后，PAS反应将己糖染色。糖脂和非脂质己糖之间的区别取决于与去脂对照组织切片的对比。尽管依赖这样一个"区分"方法似乎不可取，但实际上除了发生在肝的一些病例外——通过使用淀粉酶可排除来自于PAS阳性糖原的干扰，结果通常都非常明确。个人反对使用过甲酸（Elleder & Lojda 1970）促使Palladini和Lauro（1970）二人提出了一个新的方法：在原始技术中采用卤化作用代替过甲酸的氧化作用。尽管理论上这是一个很好的想法，并且对渗透脑苷脂具有特异性，但是这个方法不能检测髓磷脂中的脑苷脂，因此这里介绍的是原始的技术。

用于脑苷脂的改良PAS反应（Adams & Bayliss 1963）

固定和组织切片

在甲醛钙中固定之后的恒冷切片；固定的冰冻组织。

试剂的制备

过甲酸

98%的甲酸	45ml
100 vol过氧化氢	4.5ml
浓硫酸	0.5ml

在使用之前1小时准备，偶尔用玻璃棒搅动一下，在通风橱内，释放溶液中的气泡。

方法

1. 将相同的切片分别置于两张载玻片上，并在室温下用氯仿-甲醇（2:1 v/v）萃取其中一张切片1小时。
2. 37℃下，用10%的氯胺T水溶液将两张切片脱氨1小时。
3. 将切片立刻移入过甲酸中，用大量的水一次性地、尽可能快地仔细冲洗载玻片10分钟。冲洗必须快速、彻底，以避免组织发生膨胀而与载玻片分离。
4. 用蒸馏水冲洗。
5. 4℃下用2,4-二硝基苯肼的过滤的饱和溶液在M HCl中处理2小时。
6. 用水冲洗干净。
7. 用0.5%的高碘酸处理10分钟。
8. 用蒸馏水冲洗。
9. 用Schiff试剂染色15分钟。
10. 用蒸馏水冲洗并用自来水冲洗15分钟，返蓝。
11. 用Mayer苏木精或要求用的Carazzi苏木精复染细胞核。
12. 用自来水、蒸馏水冲洗，最后用甘油胶封片。

结果

脑苷脂　　　　　　　　　　　　　　紫红色

两张切片显示出不同的染色强度。

注意

a. 神经节苷脂或相关脂质的蛋白带也可以着色。
b. 在实践中，常规PAS反应是最好的。这里讲述的方法仅仅是在怀疑为脑苷脂时有用，并且常规PAS反应是阳性的。

硫苷脂

在用来显示脂类贮积病中脂质沉积的各种基本苯胺染料中，只有脑苷脂中的硫酸酯有足够的酸性来诱导异染性转换的脂质，所以脂类贮积病被称作异染性脑白质病。以甲酚紫为例（Hirsch & Peiffer 1957），与其他弱酸性髓磷脂的正色性颜色相比，硫苷脂显示橙色，但是在强紫色背景下，轻微的异染性是很难鉴别的。如果染色物在偏光下观察，硫苷脂就会呈现一个绿色的双色性（Dayan 1967）而有利于鉴别。

甲苯胺蓝是一种含有酸性聚合物的标准异染性染料，在异染性的脑白质病中，可将硫苷脂显示为黄色、棕色或紫色沉积。丙酮脱水步骤可减少低极性基团诱导的异染性（Bodian & Lake 1963）。

研究的硫苷脂方法是由（Kahlke 1967; Pearse 1968; P. Sourander, personal communication, 1969）Holländer（1963）修改的有关硫酸黏多糖（Takeuchi 1961, 1962）的吖啶黄染色反应。Holländer用一种只

有硫苷脂被染色的具有强酸性的试剂，除外肥大细胞颗粒——在氯仿-甲醇提取的对照组织切片中可以通过它们的持久性鉴别开来。吖啶黄-硫苷脂混合物在紫外线下显示橙色光，相反，反应产物转化成一种含有p-二甲基氨基苯甲醛的稳定红色色素，染色的硫苷脂在清晰的背景下可显示出非常好的定位。另一种用于硫苷脂黏蛋白的方法已经成功地应用于硫苷脂染色的冰冻组织切片，第11章已讲述过的高铁二胺法（Spicer 1965），此时硫苷脂染成紫色，而背景是淡蓝色。在脂质中，染色反应限定于硫苷脂，可以与去脂质的对照片进行比较来排除黏蛋白交叉反应干扰。

用于硫苷脂的甲苯胺蓝-丙酮染色方法（Bodian & Lake 1963）

固定和组织切片
　　固定后的恒冷切片；甲醛钙固定的冰冻组织。

试剂
　　含0.01%的甲苯胺蓝的磷酸-柠檬酸缓冲液，pH为4.7。

缓冲溶液

0.2M的Na_2HPO_4	96ml
0.1M的柠檬酸	104ml

方法
1. 将组织贴附在载玻片上。
2. 在甲苯胺蓝缓冲液中染色16~18小时。
3. 用水冲洗。
4. 用丙酮脱水5分钟。
5. 用DPX封片。

结果

硫苷脂沉积物　　　　　　异染性红色-棕色或黄色

用于硫苷脂的吖啶黄-DMAB方法（Holländer 1963）

固定和组织切片
　　固定后的恒冷组织切片；甲醛钙固定的冰冻组织。

试剂的制备
a. 吖啶黄原料溶液

吖啶黄	100mg
80℃蒸馏水	20ml

4℃暗室储存。

b. 吖啶黄工作溶液

0.1M的柠檬酸-HCl缓冲液，pH为2.5	99ml
吖啶黄储存溶液	1ml

c. DMAB溶液

p-二甲基氨基苯甲醛	0.6g
20%的盐酸	30ml
异丙醇	70ml

方法

1. 将组织贴附在载玻片上。
2. 在吖啶黄溶液中染色6分钟。
3. 70%的异丙醇分化1分钟。
4. DMAB试剂处理30~45秒钟。
5. 蒸馏水冲洗2~3分钟。
6. Mayer或Carazzi苏木精复染细胞核。
7. 自来水返蓝，蒸馏水冲洗，甘油胶封片。

结果

硫苷脂	红色

注意

a. 肥大细胞颗粒显示红色，但是采用氯仿-甲醇提取无效。
b. 另一种方法：异丙醇脱水后的第三步之后，二甲苯透明，用荧光介质封片。
c. 在紫外线下，硫苷脂在绿色的背景中呈现橙色。

神经节苷脂

神经节苷脂可以与其他糖脂区别开来，因为它们含有神经氨酸和酰基衍生物——唾液酸成分（Gottschalk 1957）。在用阿辛蓝着染己糖之前（Spicer&Warren 1960），需要先用神经氨酸苷酶将神经氨酸与邻近的己糖分开。然而，不是所有残余的唾液酸都接受神经氨酸苷酶的反应，其敏感性由其在己糖环上的位置决定。其他方法（Diezel 1957; Shear & Pearse 1963, 1964）经证实令人不满意，直到Ravetto（1964）成功采用了Svennerholm-Bial色谱仪试剂，在组织切片中将神经节苷脂染色。这种方法获得的是令人不满意的淡色，因而没有采用。含有硫酸铜和苔黑酚的浓HCl试剂已以喷雾的形式使用，以便可以保留组织中所谓的水溶性神经节苷脂。在代谢蓄积疾病中，在神经内蓄积的神经节苷脂是由磷脂、胆固醇和蛋白质混合而成，同游离的神经节苷脂一样不溶于水。因为神经节苷脂可解决重要的诊断问题，故而要求在组织化学方面可以显示神经节苷脂，而与游离糖脂的水溶性无关。

事实上，传统的PAS方法已经证实是检测神经节苷脂的最有实际意义和值得应用的方法，尽管PAS反应也会染上其他糖脂和非脂质的黏液物质。Roberts（1977）提出一个改良方法，借此Schiff染色可以限制在糖蛋白，包括唾液酸。通过降低氧化试剂的浓度（高碘酸）从1%到0.01%，使唾液基团的氧化速度比其他糖苷快，因此反应就局限于唾液酸。这一点轻微的改动，使这个方法可用来证实Tay-Sach疾病（Buk & Bayliss High 1986）中神经元内的神经节苷脂（唯一的唾液脂质）。

由于神经节苷脂的酸性唾液酸残留，神经节苷脂可以被碱性的氨基苯染料染色，如硫素、甲酚紫和硫酸尼罗蓝，但是这些染料没有特异性，还会着染磷脂，因为存在磷酸和硫酸基团的硫苷脂。

常规PAS反应可以作为首选的初筛方法，如果有必要做进一步鉴别，可以采用下面介绍的方法。

氢硼化物-高碘酸-Schiff（BHPS）方法

固定和组织切片

甲醛钙固定之后的恒冷组织切片；固定组织的冰冻切片。

方法

1. 室温下，通过含有0.1M四氢硼酸钠的磷酸氢二钠溶液的还原作用破坏存在的乙醛基1小时。
2. 蒸馏水充分冲洗。
3. 室温下，用1.2mM（0.03%）的高碘酸钠氧化30分钟。
4. 蒸馏水冲洗2次，每次5分钟。
5. 用Schiff试剂染色10分钟。
6. 蒸馏水冲洗，并用自来水充分冲洗。
7. 用Mayer或Carazzi苏木精复染。

8. 自来水返蓝，蒸馏水冲洗，甘油胶封片。

结果

神经节苷脂（在Tay-Scchs病和G_m1
　神经节苷脂沉积症中）　　　　　　红色
细胞核　　　　　　　　　　　　　　蓝色

注意

氯仿-甲醇提取的组织切片可以用作对照，以排除非脂质唾液黏蛋白的干扰。

脂褐素

在这里将简单介绍一下这些色素；Wolman（1964）和Pearse（1985）已对它们进行了全面综述，第14章对它们的显示进行了详细讨论。病理学中最有意义的脂色素是沉积在Batten病的神经元内。这种颗粒用苏丹黑B染色呈现灰色，PAS可能呈阳性，Luxol光蓝色和Ziehl-Neelsen染色也可能着色，并且它们在紫外线下有自发荧光。至少在两种疾病亚型中出现的物质是疏水线粒体蛋白，具有脂质（蛋白脂）的染色特性，在色素的自然磨损方面与脂褐素相似。根据不同的Batten亚型中可出现各种各样的染色反应，提出了一系列用于光学显微镜的染色方法（Lake 1976; 1981），包括酸性磷酸酶。脂褐素检测不用以上方法，而通过电子显微镜确认这些储存颗粒的存在是很重要的，此时这些可鉴别的超微结构模式可以明确地显示出来。这里将简单讨论这些方法，第30章还将对这些方法进行图解。

用于脂褐素的UV方法

固定和组织切片

恒冷组织切片（5~10μm）空气干燥；固定组织的冰冻切片；石蜡切片。

方法

1. 将切片放入二甲苯中，用DPX封固。
2. 用荧光显微镜（黑色背景传递）或表面光照来观察。激发滤光片300~370nm（UG5），屏障滤光器为410nm。

结果

脂褐素（自然磨损的色素）有橙色-黄色的荧光。Batten病中的蛋白脂有黄色或银色的自发荧光。

技术联合

尽管组织学家已经习惯使用多级多色技术在一个标本中用对照颜色来显示两个或更多的组织成分，但是组织化学方法还是传统地应用于单个系列的组织切片。当组织化学反应连续应用的时候，几乎不能相容，因为第一步可能会较好地灭活或提取后面要证实的成分。当然也有例外，例如鉴别硫酸盐和羧化黏液的高铁二胺-阿辛蓝技术，但是应用于脂质的双重技术相对少见。

油红O与Baker重铬酸氧化苏木素方法（Bourgeois & Hubbard 1965; Kanwar 1968）结合，正常髓磷脂的蓝色与在噬脂细胞染成红色的由脂肪退变而来髓磷脂比较时，即证实脱髓鞘作用，但是，这些工作者显然忽略了这个联合的重要应用。油红O也已结合循环酸-银二氨技术应用于神经胶质的染色质（Bayliss et al 1970），并且用地衣红来显示弹性纤维和粥样硬化动脉中的脂质（McKinney & Riley 1967），另外还可以采用Lillie（1954）的树脂酚-品红-油红O的联合。

对于一些酶组织化学方法来说，脂肪染色是一种有用的辅助手段，可显示病理脂质沉积与这些脂质引发的细胞反应之间的关系。溶酶体β-半乳糖苷酶（Lake 1974）和使用硝基蓝四唑盐的线粒体酶方法可以产生一个蓝色的能同油红O结合的最终产物。由苏丹黑B提供的蓝色适合玉补充红色和橙色反应，这些反应分别是由红色酸性磷酸酶和使用副品红的非特异性酯酶技术产生的。

表12.4列举了一些既能同时显示两种脂质又可以在同一个组织切片中描述脂肪和酶的活性的双重程序。对邻近组织切片来说，与分别采用同样技术相比，这些联合方法可以获得更多的信息。

脂质的免疫组织化学技术

近些年来，免疫过氧化物酶和免疫荧光技术给组织化学的很多方面带来了革新，与常规染色技术相比，现在已能够更精确地辨认组织成分。脂质一直不太受免疫学家的重视，最初是因为大多数脂质不具有抗原性。现在，神经节苷脂（神经组织中特异性的糖脂）和髓磷脂中的半乳糖脑苷脂已经能被免疫组织化学证实。培养对抗G_{m2}神经节苷脂的抗血清已被用于免疫组织化学，可以显示出Tay-Sachs脑中的神经节苷脂（Schwerer et al 1982），这个反应即使在石蜡组织切片也可采用。神经节苷脂首先由Baecque等（1976）用免疫组织化学方法证实。他们发现，培养的抗体（在这个病例中对抗G_{m1}神经节苷脂）可以半抗原（即要求其引出免疫反应之前可和蛋白质结合）的形式直接对抗神经节苷脂分子中的三糖苷部分。

期待这个具有前景的领域里有进一步的发展。与此同时，本章描述的传统的组织化学技术仍然是当前显微镜下定位和识别组织中脂质的最好方法。

病理学中脂质组织化学的应用

本章的很多方法已经应用于生物学、植物遗传生态学和食品科学的研究项目，但是最有价值的应用是诊断病理学，主要在神经系统疾病。髓鞘富于脂质，由紧密的细胞膜、胆固醇和磷脂的层状结构组成，因此脱髓鞘作用和脂质沉积性疾病在下文将进一步详细介绍，此外，本章还有一些神经系统之外的可以通过脂质组织化学研究的病理实例。

髓磷脂和脱髓鞘作用

当髓鞘受到感染性病原体、毒素或过敏性因素的损害时会发生原发性脱髓鞘病变，有些病例或许轴突保持完整；最熟悉的例子是多发性硬化症。髓鞘形成障碍意味着发育过程中髓鞘不能适当地合成。脱髓鞘作用和髓鞘形成障碍都可以通过髓磷脂的传统组织学方法在石蜡组织切片中证实（见第19章，有这个题目的详细讨论）。对于证明活跃的脱髓鞘作用，冰冻组织是比较好的，因为脱髓鞘作用的最重要特征是正常髓磷脂转化成巨噬细胞内含有胆固醇酯的脂滴——由于含有极性磷脂成分，具有特征性的亲水性特点——对苏丹染色具有亲和力。在正常成人，髓磷脂中的胆固醇完全处于游离状态，因此噬脂细胞中的这些酯类可以作为进行脱髓鞘作用的一个便利标志，使人们能够区分活动性病变和陈旧的游离脂肪痕迹。虽然Luxol光蓝色可以证实石蜡组织切片中的髓磷脂（可能是髓磷脂构成中的蛋白质），但是酒精溶剂可以提取胆固醇酯，因此要同时证实正常和退变髓磷脂，必需使用冰冻组织。推荐使用重铬酸-氧化苏木素-油红O混合物，它在噬脂细胞内的蓝色髓磷脂和红色酯类之间形成明显的色彩对比。同样，索罗铬（solochrome）花青苷方法也可以和油红O结合。用于正常和退变髓磷脂的方法包括专门为这个目的设计的四氧化锇-α-萘胺（OTAN）技术（Adams 1959）以及由Hirsch和Peiffer（1957）设计的PAS-苏丹红方法。单独应用苏丹黑B也能获得一个合理的鉴别，因为正常髓磷脂显示灰色，而退变髓磷脂显示强烈的蓝色。

中枢神经系统也是Parkinson病的受累部位，含有神经鞘磷脂的特征性的Lewy小体（den Hartog Jager 1969）可以通过氢氧化钠-酸性氧化苏木素方法证实，或更简单地通过苏丹黑B染色，在偏光下可以看到特征性的红色双折射——与神经鞘磷脂的存在有关。苏丹黑染色之后见到的红色双折射与脂质的物理结构有关，并不是为了辨别特殊的脂质。因此，Fabry病（三己糖酰基鞘氨醇）中的脂质沉积经苏丹黑染色也可显示红色双折射。

据报道，在另一种中枢神经系统的退变紊乱——Pick早衰性痴呆，神经节苷脂堆积在神经元内（de Groot & den Hartog Jager 1980）。

影响神经系统的代谢紊乱

曾认为是起源于退化的一组少见疾病现在则认为是遗传性疾病，原因是缺乏特定的溶酶体酶或与脂质分解代谢有关的联合因素。酶活性受损导致相关脂质或代谢产物蓄积在有缺陷步骤的代谢循环过程中。储存物质很可能是异质性的，因为酶并不总是底物特异性的（Hers 1965）。贮积病主要有三种类型：第一种是神经脂质沉积主要在神经元内；第二种脑白质病，脂质蓄积在大脑白质内的单核巨噬细胞系中；第三种是内脏脂质沉积，贮积主要在单核巨噬细胞系统。个别疾病在不同个体有着不同的临床和病理学表现和不同的发病年龄，发生在幼儿期的疾病通常是致命的。

鞘脂类代谢障碍是贮积病的一个最重要类型，表12.5显示了这些缺陷的相关的酶、蓄积的脂质、适合的活检部位以及证实方法。例如，在Tay-Sachs病，神经节苷脂是蓄积在神经元内的脂质，这种疾病是由己糖胺酶A或B的活性不足引起的，在直肠或阑尾活检

表12.5 脂质沉积紊乱（for further details see Lake 1992）

疾病	酶缺乏	蓄积的脂质	活检来源	组织化学	说明
神经节苷脂G_{M1}沉积症	β-半乳糖苷酶	G_{M1}神经节苷脂	直肠 阑尾	PAS、BHPS、硫素 pH 3、SB、EM	急性婴儿发病。精神发育迟缓；生存期短。也发生于儿童和成人
神经节苷脂G_{M2}沉积症（Tay-Sachs、Sandhoff）	缺乏己糖胺酶活性。很多亚型	G_{M2}神经节苷脂	直肠 阑尾	PAS、BHPS、SB、硫素、pH 3、EM	精神发育迟缓和失明。也发生在儿童和成人
Batten病（几个亚型）	不清楚	"蜡样质-脂褐素"，一种蛋白脂。ATP合酶的亚基C	直肠 阑尾 皮肤	SB、PAS、LFB、自发荧光、EM	基于亚型不同的生存率
Farbry脂肪性肉芽肿病	酸性神经酰胺酶	神经酰胺和G_{M3}神经节苷脂	皮肤 肝 肠	PAS、EM	在生命的第二年是致命的
Fabry病	神经酰胺己三糖苷酶（α-半乳糖苷酶）	神经酰胺三己糖苷酶	皮肤 肾	PAS、SB、偏光、PAN	紫色皮疹；肾衰竭；肢体末端烧灼痛，伴X染色体的；心肌病
Refsum综合征	植烷酸氧化酶	植烷酸	肝 神经	红氨酸铜*	治疗：限制绿色蔬菜的摄入
Wolman病	酸性酯酶	胆固醇酯和甘油三酯	肝 淋巴结 WBC	PAN、SB、ORO、钙-脂肪酶、酸性酯酶	第一年是致命的。肾上腺钙化
胆固醇酯蓄积病	酸性酯酶	胆固醇酯和甘油三酯	肝 淋巴结 WBC	PAN、SB、ORO、钙-脂肪酶、酸性酯酶	良性的；成人存活率是一致的
Tangier病	脱辅基蛋白A合成受损	胆固醇酯	扁桃体	PAN* PAN+洋地黄皂甙	伴随一个相当好的过程
Niemann-Pick病A和B型	鞘磷脂酶	鞘磷脂和胆固醇	骨髓 肝 直肠	SB-偏振光、NaOH-DAH/FeH、PAN、EM	肝脾大和精神发育迟缓B型，无神经累及
Niemann-Pick病C型	不清楚。胆固醇酯化作用缺陷	胆固醇；磷脂；己糖苷；脾的神经鞘磷脂	直肠 骨髓 肝	PAS、SB、NaOH-DAH/FeH、EM	60%的新生儿肝炎；共济失调；精神发育迟缓；肝脾大
Gaucher病（三种类型）	葡萄糖脑苷脂酶	葡萄糖脑苷脂	骨髓 肝	PAS、修正的PAS	肝脾大；精神发育迟缓
Krabbe脑白质病	半乳糖脑苷脂β-半乳糖苷酶	半乳糖脑苷脂	脑	PAS、修正的PAS	多核"球样"细胞环绕在血管周围；精神发育迟缓
异染性脑白质病	色氨酸合成酶A	硫苷脂	尿沉积 腓肠神经	甲苯胺蓝-丙酮 吖啶黄-DMAB 高铁二胺	髓磷脂丢失；精神发育迟缓；在第一个十年是致命的

ATP：三磷酸腺苷；BHPS：氢硼化物-高碘酸-Schiff；EM：电子显微镜；LFB：Luxol光蓝色；NaOH-DAH/FeH：氢氧化钠-重铬酸-氧化苏木素/三价铁苏木精；ORO：油红O；PAS：循环酸-Schiff；PAN：高氯酸萘醌；SB：苏丹黑；WBC：白细胞；*预测但是没有检验。

中，可以用PAS或氢硼化物-PAS方法来证实。现在的方法比以前使用的脑活检方法更优越，对怀疑神经脂质代谢障碍的病例可常规地进行直肠活检（Bodian & Lake 1963），因为胃肠道中的神经节细胞可方便地模拟其中枢神经系统成分的蓄积模式。

在这些疾病中，可以识别大多数的酶损害，因此主要通过测定白细胞中适当的酶来诊断。这类方法特别适用于普查缺陷基因携带者和检测"危险"妊娠；遗传咨询者的目标是防止遗传缺陷的进一步表达。好发于儿童的神经脂质代谢障碍有三个主要亚型，统称为Batten病。蓄积的物质有蜡样质或脂褐素的染色特点，因此也称为蜡样脂褐质沉积症。最好通过它们的超微结构特征来辨别亚型。

脑白质病包括异质性脑白质病（硫苷脂）和Krabbe脑白质病（半乳糖脑苷脂），二者均可通过表12.5列举的方法从组织化学方面证实，不同条件下需要选用不同的活检物质。

理论上，这些诊断问题的组织化学方法应该由相关的电镜、薄层色谱法和酶学来进一步证实，但是当缺乏生物化学分析设备时，组织化学可能是唯一的诊断方法，而且实际上，组织化学具有其他技术不具备的独特优势：即在单个细胞内定位代谢产物的能力。

心血管系统

导致动脉硬化的胆固醇沉积于人体的动脉壁，直接或间接与大量死亡有关。动脉粥样硬化累及的程度可以通过油红O将主动脉的整个区域染色粗略地评价出来。胆固醇以游离或酯的形式存在于动脉粥样硬化斑块中。用部分交叉偏光来观察油红O染色的切片，可以观察到染成红色的脂肪酯和没有染色的双折射结晶胆固醇。后者并不是合成游离胆固醇的必要成分，因为人类粥样斑脂质的典型胆固醇酯是油酸，在正常染色温度下是结晶状态的。

脂质可以沉积在病毒感染、酗酒和各种其他毒素引起的心肌病患者的心肌内。在这种情况下，有问题的脂质是甘油三酯，可以被任何脂肪染色证实和使用钙-肪酶方法确认。由于慢性贫血导致的"斑纹"心也可以出现甘油三酯，但是心肌的褐色萎缩要归因于脂褐素，可以用列举的一系列色素染色方法来证实。

骨骼肌

油红O被常规用来检测肌肉活检中的过量中性脂肪。也可以使用苏丹黑，如果组织切片是固定的冰冻组织或后固定的组织，那么线粒体中的磷脂也可以显示出来，这种情况可能不好解释。过量脂质可出现在原发性或继发性脂肪贮积肌病中，包括肉毒碱棕榈酰转移酶缺乏、酰基辅酶A脱氢酶缺乏和呼吸链疾病。

致谢

Olga Bayliss High编写了本章前3版的内容。第4版由Brian Lake更新。在此我们感谢他们所做出的贡献。

参考文献

Adams C.W.M. (1959) A histochemical method for the simultaneous demonstration of normal and degenerating myelin. Journal of Pathology and Bacteriology 77:648.

Adams C.W.M. (1961) A perchloric acid–naphthoquinone method for the histochemical localization of cholesterol. Nature (London) 193:331.

Adams C.W.M. (1965) Neurohistochemistry. Amsterdam: Elsevier, p. 16.

Adams C.W.M., Bayliss O.B. (1962) The release of protein, lipid and polysaccharide components of the arterial elastica by proteolytic enzymes and lipid solvents. Journal of Histochemistry and Cytochemistry 10:222.

Adams C.W.M., Bayliss, O.B. (1963) Histochemical observations on the localization and origin of sphingomyelin, cerebroside and cholesterol in normal and atherosclerotic human artery. Journal of Pathology and Bacteriology 85:113.

Adams C.W.M., Bayliss O.B. (1968) Reappraisal of osmium tetroxide and OTAN histochemical reactions. Histochemie 16:162.

Adams C.W.M., Bayliss O.B. (1974) Lipid histochemistry. In: Glick D., Rosenbaum R.M., eds. Techniques of biochemical and biophysical morphology. New York: Wiley-Interscience, Vol. 2, pp. 99–156.

Adams C.W.M., Bayliss High O.B. (1980) Preliminary oxidation in histochemical staining methods for cholesterol. Journal of Microscopy 119:427.

Adams C.W.M., Davison A.N. (1959) The histochemical identification of myelin phosphoglycerides by their ferric hydroxamates. Journal of Neurochemistry 3:347.

Adams C.W.M., Tuqan N.A. (1961) Elastic degeneration as a source of lipids in the early lesion of atherosclerosis. Journal of Pathology and Bacteriology 82:131.

Adams C.W.M., Bayliss, O.B., Ibrahim M.Z.M. (1963) Modifications to histochemical methods for phosphoglyceride and cerebroside. Journal of Histochemistry and Cytochemistry 11:560.

Adams C.W.M., Abdulla Y.H., Bayliss O.B., Weller R.O. (1966) Histochemical detection of triglyceride esters with specific lipases and a calcium lead sulphide technique. Journal of Histochemistry and Cytochemistry 14:385.

Archibald R.W.R., Orton C.C. (1970) Specific identification of free and esterified fatty acids in tissue sections. Histochemical Journal 2:411.

Baker J.R. (1944) Structure and chemical composition of the Golgi element. Quarterly Journal of Microscopical Science 85:1.

Baker J.R. (1946) The histochemical recognition of lipine. Quarterly Journal of Microscopical Science 87:441.

Baker J.R. (1958) Fixation in cytochemistry and electron-microscopy. Journal of Histochemistry and Cytochemistry 6:303.

Bayliss O.B. (1972) Fixation of tissues for lipid histochemistry. Proceedings of the Royal Microscopical Society 7:47.

Bayliss O.B., Adams C.W.M. (1972) Bromine Sudan black (BSB). A general stain for tissue lipids including free cholesterol. Histochemical Journal 4:505.

Bayliss O.B., Adams C.W.M., Hallpike J.F. (1970) The PASDORO method for simultaneously demonstrating DNA and lipids in brain. Histochemical Journal 2:87.

Bayliss High O.B. (1970) The validity of histochemical lipid techniques. F.I.M.L.T. Thesis. London.

Bayliss High O.B. (1972) Lipid histochemistry: validity of techniques. M. Phil. Thesis: London.

Bayliss High O.B. (1981) The histochemical versatility of Sudan black B. Acta Histochemica. Supplementband 24:247.

Bayliss High O.B. (1983) Degenerative diseases of the central and peripheral nervous system. In: Filipe I.M., Lake B.D., eds. Histochemistry in pathology. Edinburgh: Churchill Livingstone, p. 48.

Belt W.D., Hayes E.R. (1956) An ultraviolet–Schiff reaction for unsaturated lipids. Stain Technology 31:117.

Benda C. (1900) Eine makro- und mikrochemisch Reaction der Fett Gewebsnekrose. Virchow's Archiv fur Pathologische Anatomie und Physiologie und fur Klinische Medizin 161.

Bodian M., Lake B.D. (1963) The rectal approach to neuropathology. British Journal of Surgery 50:702.

Bourgeois C., Hubbard B. (1965) A method for simultaneous demonstration of choline-containing phospholipids and neutral lipids in tissue sections. Journal of Histochemistry and Cytochemistry 13:571.

Brante G. (1949) Studies on lipids in the nervous system. Acta Physiologica Scandinavica. Supplement 18:63.

Buk S.J.A., Bayliss High O.B. (1986) Periodate oxidation of glycolipids, a borohydride–periodate–Schiff method for gangliosides in tissue sections. Histochemical Journal 18:22–23.

Butler J. De B., Comly M.E., Kruth H.S. et al. (1987) Niemann–Pick variant disorders: comparison of errors of cellular cholesterol homeostasis in Group D and Group C fibroblasts. Proceedings of the National Academy of Sciences of the USA 84:556–560.

Cain A.J. (1947) Use of Nile Blue in the examination of lipoids. Quarterly Journal of Microscopical Science 88:383.

Cain A.J. (1949a) On the significance of the plasmal reaction. Quarterly Journal of Microscopical Science 90:75.

Cain A.J. (1949b) A critique of the plasmal reaction, with remarks on recently proposed techniques. Quarterly Journal of Microscopical Science 90:411.

Callis G., Chiffelle T.L., Putt F.A. (1951) Propylene and ethylene glycol as solvents for Sudan IV and Sudan Black B. Stain Technology 26:51.

Churukian C.J. (2000) Manual of the special stains laboratory, 8th edn. Rochester, NY: University of Rochester.

Churukin C., Ciaccio C. (1910) Contributo alla conoscenza dei lipoidi cellulari. Anatomischer Anzeiger 35:17.

Daddi L. (1896) Nouvelle méthode pour colorer la graisse dans les tissues. Archives Italiennes de Biologie 26:143.

Dayan A.D. (1967) Dichroism of cresyl violet-stained cerebroside sulfate (sulfatide). Journal of Histochemistry and Cytochemistry 15:421.

de Beacque C., Johnson A.B., Naiki M. et al. (1976) Ganglioside localization in cerebeller cortex: an immunoperoxidase study with antibody to GG_{M1} ganglioside. Brain Research 114(11):7.

de Groot P.A., den Hartog Jager W.A. (1980) A storage product in Pick's presenile dementia. Abstracts 6th International Histochemistry and Cytochemistry Congress, Royal Microscopical Society, 151.

Deierkauf F.A., Heslinga F.J.M. (1962) The action of formaldehyde on rat brain lipids. Journal of Histochemistry and Cytochemistry 10:79.

den Hartog Jager W.A. (1969) Sphingomyelin in Lewy inclusion bodies in Parkinson's disease. Archives of Neurology 21:615.

Diezel P.B. (1954) Histochemische Untersuchungen an primären Lipoidosen: Amaurotische Idiotie, Gargoylismus, Niemann-Picksche Krankheit, Gauchersche Krankheit, mit besonderer Berücksichtigung des zentral nerven Systems. Virchow's Archiv fur Pathologische Anatomie und Physiologie und fur Klinische Medizin 326:89.

Diezel P.B. (1957) Histochemical studies of primary lipidoses. In: Cumings J.N., ed. Cerebral lipidoses. Oxford: Blackwell, pp. 11–29.

Diezel P.B. (1958) Die Metachromasie mit verschiedenen Farbstoffen im Mischlicht und im polarisierten Licht. Acta Histochemica. Supplementband 1:134.

Dunnigan M.G. (1968) The use of Nile blue sulphate in the histochemical identification of phospholipids. Stain Technology 43:249.

Edgar G.W.F., Donker C.H.M. (1957) Influence of lipid solvents on sphingolipids (sphingomyelins, cerebrosides, gangliosides) in tissue sections. Acta Neurologica et Psychiatrica Belgica 5:451.

Elftman H. (1954) Controlled chromation. Journal of Histochemistry and Cytochemistry 2:1.

Elleder M., Lojda Z. (1968a) Remarks on the detection of osmium derivatives in tissue sections. Histochemie 13:276.

Elleder M., Lojda Z. (1968b) Remarks on the 'OTAN' reaction. Histochemie 14:47.

Elleder M., Lojda Z. (1970) Studies in lipid histochemistry III. Reaction of Schiff's reagent with plasmalogens. Histochemie 24:328.

Elleder M., Lojda Z. (1971) Studies in lipid histochemistry VI. Problems of extraction with acetone in lipid histochemistry. Histochemie 28:68.

Elleder M., Lojda Z. (1973) New, rapid, simple and selective method for the demonstration of phospholipids. Histochemie 36:149.

Emeis J.J., Van Gent C.M., Van Sabben C.M. (1977) An enzymatic method for the histochemical localization of free and esterified cholesterol separately. Histochemical Journal 9:197.

Feigin I. (1956) A method for the histochemical differentiation of cholesterol and its esters. Journal of Biophysical and Biochemical Cytology 2:213.

Feulgen R., Voit K. (1924) Ueber einen Weitverbreiteten festen Aldehyd seine Entstehung aus einer Varstufe, sein mikrochemischer Nachweis and die Wege zu seiner proparativen Darstellung. Pflügers Archiv für die gesamte Physiologie des Menschen und der Tiere 206:389.

Fieser L.F. (1953) Cholesterol and companions. VII. Steroid dibromides. Journal of the American Chemical Society 75:5421.

Fischler F.J. (1904) Über die Unterscheidung von Neutralfetten, Fettsäuren und Sefein in Gewebe. Zentralblatt für allgemeine Pathologie und Pathologische Anatomie 15:913.

French R.W. (1926) Azure C as tissue stain. Stain Technology 1:79.

Gallyas F. (1963) The histochemical identification of phosphoglycerides in myelin. Journal of Neurochemistry 10:125.

Gérard P. (1935) Sur la reaction plasmale. Bulletin d'Histologie Appliquée à Physiologie et à la Pathologie et de Technique Microscopique 12:274.

Gomori G. (1952) Microscopic histochemistry. Chicago: Chicago University Press.

Gottschalk A. (1957) Neuraminidase: the specific enzyme of influenza virus and *Vibrio cholerae*. Biochimica et Biophysica Acta 23:645.

Govan A.D.T. (1944) Fat-staining by Sudan dyes suspended in watery media. Journal of Pathology and Bacteriology 56:262.

Hayes B.R. (1949) A rigorous re-definition of the plasmal reaction. Stain Technology 24:19.

Hers H.G. (1965) Inborn lysosomal disorders. Gastroenterology 48:625.

Heslinga F.J.M., Deierkauf F.A. (1961) The action of histological fixatives on tissue lipids. Comparison of the action of several fixatives using paper chromatography. Journal of Histochemistry and Cytochemistry 9:572.

Heslinga F.J.M., Deierkauf F.A. (1962) The action of formaldehyde solutions on human brain lipids. Journal of Histochemistry and Cytochemistry 10:704.

Hirsch T., Peiffer J. (1957) In: Cumings J.N., ed. Cerebral lipidoses. Oxford: Blackwell, p. 68.

Holczinger L. (1959) Histochemischer Nachweis freier Fattsäuren. Acta Histochemica 8:167.

Holczinger L., Bálint S. (1962) Experimental data to the theory of fat staining. Histochemie 2:389.

Holczinger L., Bálint, Z. (1961) The staining properties of masked lipids. Acta Histochemica 11:284.

Holländer H. (1963) A staining method for cerebroside-sulphuric-esters in brain tissue. Journal of Histochemistry and Cytochemistry 11:118.

Hori S.H. (1963) A simplified acid hematein test for phospholipids. Stain Technology 38:221.

Jones D. (1969) The reactions of formaldehyde with unsaturated fatty acids during histological fixation. Histochemical Journal 1:459.

Kahlke W. (1967) In: Schetter G., ed. Lipids and lipidoses. Berlin: Springer, p. 310.

Kanwar K.C. (1968) Differential staining of phospholipids and fats in gelatin-embedded frozen sections. Stain Technology 43:119.

Keilig I. (1944) Uber Specifitätsbreite und Grundlagen der Markscheiden färbungen. Virchow's Archiv fur Pathologishe Anatomie und Physiologie und fur Klinische Medizin 312:404.

Korn E.D. (1967) A chromatographic and spectrophotometric study of the products of the reaction of osmium tetroxide with unsaturated lipids. Journal of Cell Biology 34:627.

Kruth H.S., Vaughan M. (1980) Quantification of low density lipoprotein binding and cholesterol accumulation by single human fibroblasts using fluorescence microscopy. Journal of Lipid Research 21:123–130.

Lake B.D. (1974) An improved method for the detection of β-galactosidase activity and its application to G_{M1}-gangliosidosis and mucopolysaccharidosis. Histochemical Journal 6:211.

Lake B.D. (1976) The differential diagnosis of the various forms of Batten disease by rectal biopsy. Birth Defects XII(3):455.

Lake B.D. (1981) Metabolic disorders: general considerations. In: Berry C.L., ed. Paediatric pathology. Berlin: Springer, p. 617.

Lake B.D. (1992) Lysosomal and peroxisomal disorders. In: Hume Adams J., Duchen W., eds. Greenfield's neuropathology, 5th edn. London: Arnold, p. 709.

Lansink A.G.W. (1968) Thin layer chromatography and histochemistry of Sudan Black B. Histochemie 16:68.

Lewis P.R., Lobban M.C. (1961) The chemical specificity of the Schultz test for steroids. Journal of Histochemistry and Cytochemistry 9:2.

Lillie R.D. (1947) PAS techniques. Journal of Laboratory and Clinical Medicine 32:910.

Lillie R.D. (1952) Ethylenic reaction of ceroid with performic acid and Schiff reagent. Stain Technology 27:37.

Lillie R.D. (1954) In: Histopathologic technic and practical histochemistry, 2nd edn. New York: Blakiston, p. 312.

Lillie R.D. (1965) In: Histopathologic technic and practical histochemistry, 3rd edn. New York: Blakiston.

Lillie R.D., Ashburn L.L. (1943) Supersaturated solutions of fat stains in dilute isopropanol for demonstration of acute fatty degeneration not shown by Herxheimer's technic. Archives of Pathology 36:432.

Lison L. (1936) Histochemie animale. Paris: Gauthier-Villars.

Lison L., Dagnelie J. (1935) Methods nouvelles de coloration de la myéline. Bulletin d' Histologie Appliquée à la Physiologie et à la Pathologie et de Technique Microscopique 12:85.

Lovern J.A. (1955) The chemistry of lipids of biochemical significance. London: Methuen, Ch. 1.

Maggi V., Brander W. (1963) A histochemical study of bound lipids of the arterial wall. Biochemical Journal 89:28P.

Marchi V. (1886) Sulle degenerazioni consecutive all Estirpazione totale e parziale del cervelletto. Rivista Sperimentale di'Freniatriae Medicina Legale delle Alienaziomi Mentali 12:50.

McKinney B., Riley M. (1967) An orcein–Oil red O stain for concomitant demonstration of elastic tissue and lipid. Stain Technology 42:245.

McManus J.F.A. (1946) Histological demonstration of mucin after periodic acid. Nature (London) 158:202.

Meier W. (1959) Untersuchungen zur Theorie de Fettfärbung. Zeitschrift fur Wissenschaftliche Mikroskopie und Mikroskopische Technik 64:193.

Menschik Z. (1953) Nile Blue histochemical method for phospholipids. Stain Technology 28:13.

Michaelis L. (1901) Ueber Fett-Farbstoffe. Virchow's Archiv fur Pathologische Anatomie und Physiologie und fur Klinische Medizin 164:263.

Morii S., Takigami S., Kaneda Y., Shikata N. (1982) Ultracytochemical analysis of cytoplasmic lipids by enzymic digestive methods. Acta Histochimica et Cytochemica 15:185.

Mukherji M., Deb C., Sen P.B. (1960) Histochemical demonstration of unsaturated lipids by bromine silver method. Journal of Histochemistry and Cytochemistry 8:189.

Müller H. (1859) Ueber glatte Muskeln und Nervengeflechte de Chorioidea un menschliche Auge. Verhandlungen der Physikalisch-Medizinischen Gesellschaft Zu Würzburg 10:179.

Norton W.T., Korey S.R., Brotz M. (1962) Histochemical demonstration of unsaturated lipids by a bromine–silver method. Journal of Histochemistry and Cytochemistry 10:83.

Okamoto K., Shimamoto H., Sonoda H. (1944a) (Cited by Pearse 1968). Japanese Journal of Constitutional Medicine 13:113.

Okamoto K., Ueda M., Kato A. (1944b) (Cited by Pearse 1968), Japanese Journal of Constitutional Medicine 13:102.

Page K. (1965) A stain for myelin using solochrome cyanin. Journal of Medical Laboratory Technology 22:224.

Palladini G., Lauro G. (1970) Histochemistry of complex lipids. I. Demonstration of vic-glycol groups. Histochemie 21:117.

Pearse A.G.E. (1951) A review of modern methods in histochemistry. Journal of Clinical Pathology 4:1.

Pearse A.G.E. (1968) Histochemistry, theoretical and applied. London: Churchill Livingstone.

Pearse A.G.E. (1985) Histochemistry: theoretical and applied, 4th edn. Edinburgh: Churchill Livingstone, Vol. 2, Ch. 16.

Ravetto C. (1964) Histochemical identification of sialic (neuraminic) acids. Journal of Histochemistry and Cytochemistry 12:306.

Roberts G.P. (1977) Histochemical detection of sialic acid residues using periodate oxidation. Histochemical Journal 9:97.

Roozemond R.C. (1971) The staining and chromium binding of rat brain tissue and of lipids in model systems subjected to Baker's acid hematein technique. Journal of Histochemistry and Cytochemistry 19:244.

Roussouw D.J., Chase C.C., Raath I., Engelbrecht F.H. (1976) The histochemical localization of cholesterol in formalin-fixed and fresh frozen sections. Stain Technology 51:143.

Schnabel R. (1964) Eine topochemische Methode zur Differenzierung des freien und veresterten Cholesterins. Acta Histochimica 18:161.

Schultz A. (1924) Eine Methode des mikrochemischen Cholesterin-nachweises an Gewebsschnitt. Zentralblatt fur allgemeine Pathologische Anatomie 35:314.

Schwerer B., Lassman H., Bernheimer, H. (1982) Antisera against ganglioside GM_2: immunochemical and immunohistological studies. Neuropathology and Applied Neurobiology 8:217.

Shear M., Pearse A.G.E. (1963) A direct histochemical method for the determination of sialic acid. Nature (London) 198:1273.

Shear M., Pearse A.G.E. (1964) Shear and Pearse method for direct histochemical demonstration of sialic acid. Nature (London) 201:630.

Smith J.L. (1908) On the simultaneous staining of neutral fat and fatty acid by oxazine dyes. Journal of Pathology and Bacteriology 12:1.

Spicer S.S. (1965) Diamine methods for differentiating mucosubstances histochemically. Journal of Histochemistry and Cytochemistry 13:211.

Spicer S.S., Warren L. (1960) Histochemistry of sialic acid-containing mucoproteins. Journal of Histochemistry and Cytochemistry 8:135.

Takeuchi J. (1961) Staining of sulphated MPS on filter paper by means of acriflavine. Stain Technology 36:159.

Takeuchi J. (1962) Staining of sulphated mucopolysaccharides in sections by means of acriflavine. Stain Technology 37:105.

Ueda M. (cited by Pearse 1985) In: Histochemistry: theoretical and applied, 4th edn. Edinburgh: Churchill Livingstone, Vol. 2, Ch. 16.

Verne J. (1929) Etude histochemique des substances aldéhydiques formées au cours du metabolisme des corps gras. Annales de Physiologie 5:245.

Weller R.O. (1967) Cytochemistry of lipids in atherosclerosis. Journal of Pathology and Bacteriology 94:171.

Wigglesworth V.B. (1957) The use of osmium in the fixation and staining of tissues. Proceedings of the Royal Society (London) B147:185.

Wolman M. (1962) Extraction of complexes from central and peripheral myelin in man. Journal of Neurochemistry 9:59.

Wolman M. (1964) Histochemistry of lipids in pathology. In: Handbuch der Histochemie. Stuttgart: Fischer, Vol. 5.

Wolman M., Weiner H. (1965) Structure of the myelin sheath as a function of concentration of ions. Biochimica et Biophysica Acta 102:269.

拓展阅读文献

Angermüller S., Fahimi H.D. (1982) Imidazole–buffered osmium tetroxide: an excellent stain for visualization of lipids in transmission electronmicroscopy. Histochemical Journal 14:823.

13

蛋白质和核酸

Jerry L. Fredenburgh、John D. Bancroft、William E. Grizzle 和 Russell B. Myers 著

金妍 译　周小鸽 校

引言

蛋白质和核酸是细胞和组织的主要组成成分。蛋白质是高度有机的复杂大分子,由20种普通氨基酸通过肽键连接在一起,在细胞和组织中分为单纯蛋白质和结合蛋白质。单纯蛋白质完全由氨基酸组成,如白蛋白、球蛋白、纤维结构蛋白和酶。纤维蛋白和酶分别在第10章和第20章讨论。结合蛋白质是氨基酸复合物,由氨基酸通过共价键与其他物质结合,如脂蛋白和黏蛋白。在组织中,脂蛋白和黏蛋白的鉴别通常基于各自表达的脂质成分和黏多糖;这些技术在第11和12章讨论。特殊的黏蛋白和脂蛋白可以通过免疫组织化学技术识别(见第20和21章)。

核酸主要分为两种:脱氧核糖核酸(DNA)和核糖核酸(RNA)。它们是氨基酸与嘌呤、嘧啶、糖和磷酸的复合物。组织化学技术证明,组织中的核酸是以核酸的全部组成成分为基础。然而,DNA和RNA能通过它们带负电荷的磷酸酯类与几乎任何一种碱性染料的亲和力在细胞内定位,特别是苏木素或甲基绿-派若宁(Spicer 1987)。RNA通常仅在细胞质富于这种核酸的细胞中明显(例如浆细胞和浆液性腺泡细胞)。毫无疑问,苏木素对DNA和RNA具有特异性,也能着染葡萄糖胺聚糖以及其他阴离子络合物。

在目前的组织学实验室中,用组织化学方法鉴别蛋白质和核酸对于研究和诊断的价值都是有限的。因为现有的组织化学方法缺乏特异性,并且免疫组织化学、原位杂交和蛋白质组学方法在进步。固定在证实蛋白质和核酸的能力中也起重要作用。不同的固定剂的变性和交联作用对蛋白质的分子结构有很大影响。所有交联固定剂均与特殊的氨基酸侧链反应,并且这些相同的侧链是大部分交联发生的位点。有关蛋白质的固定作用在第4章详述。

本章的重点在于通过识别构成氨基酸侧链的功能性基团的组织化学方法鉴别简单蛋白质。核苷酸的鉴别受到组织化学技术水平的限制,但有一张对选择的核蛋白质特异的抗体图表。原位杂交将在第26章讨论。本章并不包括检测蛋白质和核酸的所有组织学技术;要全面回顾见Pearse(1986)和Kiernan(1999)。

蛋白质

全部氨基酸都有一个以碳原子为中心的共同结构,其中一个氨基基团、一个羧酸基团、一个氢原子和侧链共价结合。不同氨基酸的侧链不同(图13.1)。

大多数检测蛋白质的组织化学技术,即使不是全部,都是基于氨基酸侧链上存在的少数功能性基团或基于这些侧链上产生功能性基团的技术。这些基团与

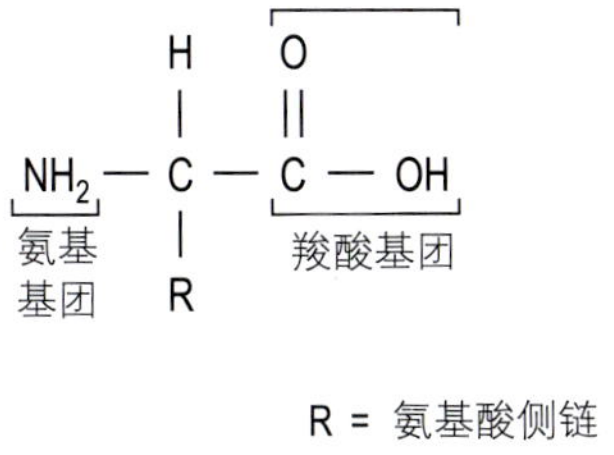

$$NH_2 - \underset{\underset{R}{|}}{\overset{\overset{H}{|}}{C}} - \overset{\overset{O}{\|}}{C} - OH$$

　氨基　　　　　　　　羧酸基团
　基团

R = 氨基酸侧链

图13.1 氨基酸的基本结构。

特定的试剂产生显色反应。图13.2代表本章给出的组织化学染色方法所利用的氨基酸及其功能性基团。与显示侧链功能性基团的组织化学方法不同，显示氨基基团的茚三酮-Schiff 法（Ninhydrin-Schiff method）是一个例外；通过茚三酮与氨基反应生成醛，之后用Schiff反应（游离酮呈色反应）显示醛的这一方法可以证实所有与蛋白质结合的氨基基团。大多数情况下，与氨基酸功能基团的显色反应是非特异性的，必须应用阻断技术。

阻断技术

阻断技术是用化学方法改变氨基酸的功能基团，从而使它们不再参加产生发色团的反应。许多阻断技术不具有特异性，而且偶尔有必要运用多种阻断方法暴露位点或通过排除法显示单一功能基团的存在。详见Kiernan（1999）的综述。

氨基酸的组织化学法

与蛋白质结合的氨基

与蛋白质结合的氨基可以用茚三酮-Schiff反应证明。在中性pH值和37℃条件下，茚三酮可与α氨基末端反应产生醛基，之后醛基可以用Schiff试剂证明。

显示氨基的茚三酮-Schiff法（Yasuma & Itchikawa 1953）

固定

中性缓冲福尔马林；甲醛蒸气（用于冷冻干燥组织）。

切片

石蜡、恒冷切片机或冰冻切片。

溶液

0.5%的水合茚三酮溶入无水酒精

Schiff试剂

方法

1. 切片入70%的酒精。
2. 用水合茚三酮溶液处理，37℃过夜。
3. 用流动水洗涤。
4. 用Schiff试剂处理45分钟。
5. 用流动水洗涤。
6. 用明矾苏木素复染。
7. 蒸馏水洗；酒精脱水，二甲苯透明，用含二甲苯的封固剂封固。

结果

氨基　　　　　　　　　　　　　　　　　　　　粉紫色

注意

a. 控制切片以除外其他PAS阳性物质。

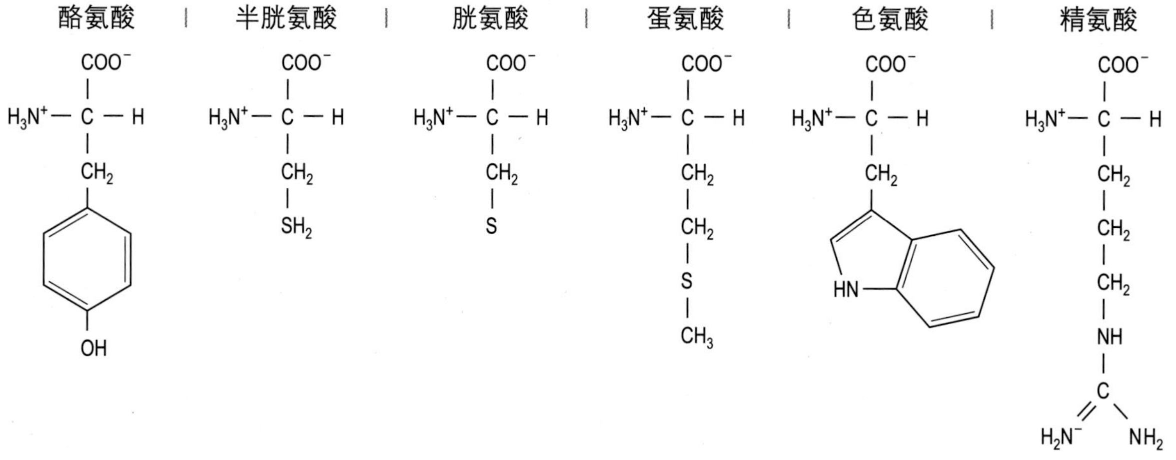

图13.2 氨基酸功能基团举例。

b. 也可以通过Weiss等（1954）的羟萘酸盐法证实氨基，尽管非福尔马林固定剂固定的组织使用这一技术更合适。

苯基

苯基可以通过修改的著名的生物化学实验Millon反应（Baker1956）来证明。组织切片（含苯基的片段）经过热硫酸汞-硫酸-亚硝酸钠混合液处理，会在蛋白质中含有酪氨酸的位点显示红色或粉红色。酪氨酸是唯一含有能用组织化学方法证实的羟苯基团的氨基酸。因此这一方法被认为对酪氨酸具有特异性，但是由于酪氨酸几乎是构成所有组织蛋白的恒定成分，Millon反应成为一般蛋白质检测的适宜方法。Millon反应的显色反应通常不强，玻片上组织切片的显色反应可能更困难。一种多数人不熟悉但更可靠的技术是重氮化偶联反应法（Glenner & Lillie 1959）。

显示酪氨酸的Millon反应（Baker 1956）

固定

中性缓冲福尔马林；甲醛蒸气（用于冷冻干燥组织）。

组织切片

石蜡切片，固定的恒冷切片机切片，冰冻干燥切片或火棉胶切片。

溶液

溶液a

在90ml蒸馏水和10ml浓硫酸的混合液中加入10g硫酸汞，之后加热溶解。在冷却到室温后，加入100ml蒸馏水。

溶液b

将250mg亚硝酸钠溶解在10ml的蒸馏水中。

染液

在50ml溶液a中加入5ml溶液b。

方法

1. 石蜡切片脱蜡入水。
2. 将切片浸入在小烧杯中的染液，逐渐加热至沸腾；保持缓慢沸腾2分钟。
3. 冷却至室温。
4. 蒸馏水换洗3次，每次2分钟。
5. 酒精脱水，二甲苯透明并封片。

结果

含有酪氨酸的蛋白质　　　　　　　　红色或粉红色

注意

a. 胰腺组织可以用作阳性对照。
b. 含汞试剂必须依法处置。
c. 用水稀释硫酸时要小心。

酪氨酸的重氮化偶联法

酪氨酸的重氮化偶联法利用8-氨基-1-萘酚-5-磺酸作为结合胺，与经酪氨酸亚硝化作用产生的亚硝酸重氮盐偶联。在实验过程中要求孵育期必须避光并保持低温。在我们看来，此方法比以前的技术得出的结果更好也更强。

显示酪氨酸的重氮化偶联法（Glenner & Lillie 1959）

溶液

孵育液a

亚硝酸钠	3.5g
浓醋酸（冰醋酸）	4.4ml
蒸馏水	47ml

孵育液b

8-氨基-1-萘酚-5-磺酸	0.5g
氢氧化钾	0.5g
氨基磺酸铵	0.5g
70%的酒精	50ml

方法

1. 将石蜡切片置于水中。
2. 将切片放入孵育液（a），4℃避光孵育24小时。
3. 在4℃下，蒸馏水冲洗4次。
4. 将切片转移入孵育液（b）中，4℃避光孵育1小时。
5. 用0.1M的HCL液洗涤3次，每次5分钟。
6. 自来水冲洗10分钟。
7. 必要时复染。
8. 经酒精脱水，二甲苯透明并封片。

结果

含有酪氨酸的蛋白质　　　　　　　　紫色和红色

二硫化物和巯基键

氨基酸中的半胱氨酸和蛋氨酸以及衍生氨基酸胱氨酸中存在二硫化物和巯基键。该二硫键发生在两个硫原子（—S—S—）之间以及巯基基团的硫原子和氢原子（—S—H）之间。通过还原二硫键可产生巯基。一些反应，如Schmorl铁氰化物法（见第14章），能从组织化学上证明这两种含硫的基团。下面提供的方法是一致的，并使用共同的试剂。为了证实一个阳性反应是由于巯基的存在而产生的，在使用此技术前，应在室温下将完全相同的片段（对照）用氯化汞饱和水溶液处理24小时。汞能特异性浓缩巯基并提供一个可靠的阴性对照。

过甲酸阿辛蓝法（Adams & Sloper 1955）

固定

中性缓冲福尔马林；甲醛蒸气（用于冷冻干燥组织）。

组织切片

石蜡切片，冷冻干燥切片，冰冻切片。

溶液

过甲酸溶液

浓甲酸	40ml
30%的过氧化氢	4ml
浓硫酸	0.5ml

阿辛蓝溶液

阿辛蓝	1g
浓硫酸	2.7ml
蒸馏水	47.2ml

方法

1. 石蜡切片脱蜡到水，轻吸去掉多余水。
2. 浸入过甲酸溶液5分钟（见注意a）。
3. 用自来水轻洗10分钟（见注意b）。
4. 于60℃烘箱加热至切片刚好变干。
5. 自来水冲洗。
6. 室温下在阿辛蓝染液中染色1小时。
7. 自来水洗。
8. 必要时复染（如中性红）。
9. 自来水洗。
10. 酒精脱水，二甲苯透明并封片。

结果

二硫化物　　　　　　　　　　　　　　　　蓝色

蓝色的程度取决于二硫化物的数量。

注意

a. 实验中所用过甲酸溶液应新鲜配置，用前放置1小时。
b. 切片应充分并轻柔冲洗，用过甲酸处理之后如果太用力洗，可能掉片。干燥过程减少了掉片的危险。
c. 角蛋白含有大量包含二硫化物的氨基酸，所以长有毛发的皮肤可以作为适当的阳性对照组织。脑垂体的一些嗜碱细胞会呈阳性，因此是另一个可作阳性对照的组织。

吲哚基

吲哚基能通过氨基酸色胺和色氨酸的组织化学反应证实。最可靠的方法是Adams的对-二甲氨基苯甲醛-亚硝酸盐法（1957）（图13.3）。冰冻干燥的切片可以获得最好的结果（即最强的显色和最精确的定位），但是石蜡切片也能得到令人满意的结果。这一方法的原理是：色氨酸与对-二甲氨基苯甲醛（DMAB）反应产生一种称为β-咔啉的物质，然后β-咔啉被亚硝酸盐溶液氧化产生深蓝色色素。

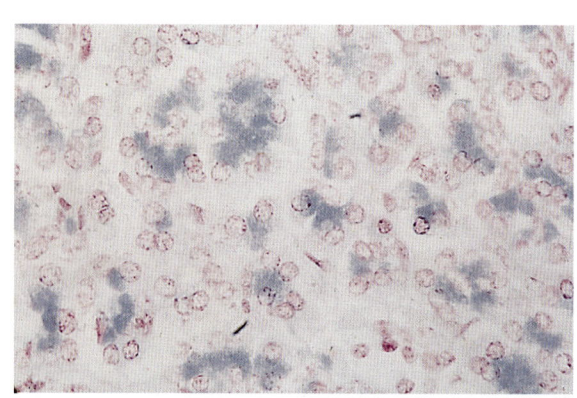

图13.3　正常胰腺外分泌部显示胞质的色氨酸深蓝色、细胞核红色。DMAB–亚硝酸盐法用中性红复染。

用于色氨酸的对-二甲氨基苯甲醛-亚硝酸盐法（Adams 1957）

固定

中性缓冲福尔马林；甲醛蒸气（用于冷冻干燥组织）。

切片

石蜡切片，冷冻干燥切片，冰冻切片。

溶液

DMAB溶液

5g对-二甲氨基苯甲醛溶于100 ml 浓盐酸中。

亚硝酸盐溶液

1g亚硝酸钠溶于100 ml 浓盐酸中。

方法

1. 切片入无水乙醇。
2. 用0.5%的火棉胶来胶化。
3. 将切片放入DMAB溶液1分钟。
4. 转移切片至亚硝酸盐溶液中1~2分钟。
5. 自来水轻柔洗涤30秒。
6. 酸性酒精漂洗15秒。
7. 水洗，可选择用1%的中性红水溶液复染5分钟。
8. 酒精脱水，二甲苯透明并封片。

结果

色氨酸	深蓝色
细胞核	红色

注意

a. 胰腺是极好的阳性对照组织。
b. 这是最令人满意并值得尝试的氨基酸组织化学方法之一。
c. 这种试剂会发出有毒烟雾，应该在通风橱内配制（如果可能，使用时也应在通风橱内）。

胍基

组织中的胍基能够通过基于坂口反应的组织化学方法鉴别。在这种方法中，当精氨酸与α-萘酚和碱性次氯酸盐溶液起反应时产生一种橘红色。这种颜色迅速褪色，因此在染色步骤后必须立即检查切片。因为精氨酸是唯一含有胍基的氨基酸，所以是能用这一组织化学方法证实的唯一氨基酸。

用于精氨酸的改良坂口（Sakaguchi）反应（Baker 1947）

固定

中性缓冲福尔马林；甲醛蒸气（用于冷冻干燥组织）。
甲醛混合物。

切片

（见注意a）。石蜡切片，冷冻干燥切片，固定恒冷箱切片。

孵育液

1% 的氢氧化钠	2ml
70%的乙醇加入1%的α-萘酚	2滴
蒸馏水中加入1%的次氯酸钠	4滴

吡啶-氯仿溶液

吡啶	30ml
氯仿	10ml

方法

1. 切片入水。
2. 70%的乙醇内漂洗。
3. 切片浸入孵育液15 分钟。
4. 将切片上的水流净并轻轻吸干。
5. 切片浸入吡啶-氯仿溶液 2分钟。
6. 用新鲜的吡啶-氯仿溶液封固，并用澄清指甲油围绕盖玻片一圈封片。

结果

精氨酸	橘红色

注意

a. 大约12~15mm厚的切片可以获得最好的结果。
b. 使用涂了甲硅烷的载玻片。
c. 显色反应常常很弱。
d. 睾丸组织含有丰富的精氨酸，是最合适的阳性对照组织。
e. 由于颜色褪色快，尽可能快地检查切片是至关重要的。
f. 此方法可靠性差。

氨基酸组织化学概论

现在证实组织中的特殊氨基酸已很少使用这些组织化学方法。因此，在之前的说明中，除苯基外，对于每种类型的基团或链接只有一种约定方法。一般而言，尽管不一定具有特异性，这里讲述的方法是我们掌握的最简单的且已证明是最可靠的方法。还有许多其他方法，虽然这些方法通常比上面讨论的更复杂。读者如想进一步了解这些方法，可以参考 Pearse（1968）、Bancroft（1975）以及 James 和 Tas（1984）的文章。根据我们的经验，使用冰冻干燥的切片可以获得氨基酸组织化学方法的最好结果；色彩强度通常更强且定位也更准确。因此即使热甲醛蒸气通常被认为比甲醛溶液更可能破坏反应基团，但在冰冻干燥组织的固定过程中仍必需使用。这些方法是定位蛋白质亚型的基础。当前的技术则可利用免疫组织化学和蛋白质组学更好地定位蛋白质，特别是蛋白质/肽的亚型。

鉴别蛋白质的免疫组织化学方法

组织内蛋白质/肽的鉴别已经由非特殊染色进展为更为特异的方法，归类在"蛋白质分析法"这个术语之下，例如免疫组织化学方法。免疫组织化学方法能对特殊蛋白质进行特异性鉴别和定位，如免疫球蛋白、酶和激素。这一类技术可对特殊蛋白质和多肽进行精确的鉴别和定位。免疫组织化学的原则和方法在第21章详细讨论。

蛋白质组学/基因组学

"蛋白质组"是一个细胞或组织中全部蛋白质的总和，蛋白质组学是研究部分或全部蛋白质组的学科。用生物化学方法能够从组织中特异性提取出多种类型的分子。组织提取物通过在凝胶基质上电泳能从凝胶剂电解转移（印迹）到纤维素膜上。这些膜可用一般用于蛋白质的染料（如银染色）染色，或用可更特异性地证实蛋白质抗体（蛋白质印迹法，Western blots）的染色。组织提取物也能在双向凝胶电泳试验中分离出来，既可以用蛋白质非特异性染色也可以用抗体染色来区分蛋白质（磷蛋白）。使用方法是拿正常组织的二维凝胶电泳图谱和病变组织的图谱对照来鉴别仅与某种疾病相关的蛋白质或多肽。同样，组织或细胞提取物的多种蛋白质可以利用多种免疫测定法、抗体芯片法或基质辅助的/表面增强的激光解吸/离子化（matrix-assisted/surface-enhanced laser desorption/ionization, MALDI or SELDI）飞行时间质谱分析方法（Grizzle et al 2005）进行分析。同时，基因表达的改变能与这些基因的蛋白质水平比较。最近多种免疫分析法和多种RT-PCR（反转录酶-聚合酶链反应）法的发展已使多种蛋白质或mRNA（最多100种）分析就在这两种测定方法中同时进行（Steg et al 2006）。组织提取方法正在迅速改进，包括适用于从石蜡包埋组织中提取蛋白质和mRNA的方法（Hood et al 2005）。这些方法学的最新进展已使许多确定一般类别的蛋白质的组织化学方法过时。

核酸

核蛋白是由碱性蛋白（鱼精蛋白和组蛋白）和核酸组成的复合物。核酸分为脱氧核糖核酸（deoxyribonucleic acid，DNA）和核糖核酸（ribonucleic acid，RNA）两种。DNA主要分布在核内，RNA主要分布在细胞质的核糖体内。DNA和RNA分子均由糖基、磷酸基以及与每个糖基相连的含氮碱基交替连接而成。DNA中的糖是五碳脱氧核糖；RNA中的是五碳核糖。

DNA中通常有四种含氮碱基，包括嘌呤和嘧啶，嘌呤有腺嘌呤和鸟嘌呤，嘧啶有胸腺嘧啶和胞嘧啶；而在RNA中，嘌呤有腺嘌呤和鸟嘌呤，嘧啶是尿嘧啶和胞嘧啶。核酸在水解作用下产生：（1）磷酸基；（2）糖；（3）含氮碱基。证实核酸取决于磷酸基染料的染色反应或脱氧核糖产生醛基的反应。没有可用于证明含氮碱基的组织化学方法。

核酸的显示

固定

一般而言，核酸最好保存在酒精和酸性固定剂中，含有酒精和冰醋酸的Carnoy固定液是一个好的例子。甲醛溶液除了在日常工作中提供可接受的结果之外，与DNA和RNA仅有少许反应。当进行分子生物学研究时，重要的是了解，用中性福尔马林缓冲液低温（4℃）固定可以阻止由细胞核酸酶造成的DNA降解（Tokuda et al 1990）。

脱钙作用

由于核酸是组织通过强无机酸——如含氮或盐酸——的处理逐步提取出来的,应避免用Bouin固定剂。标准的特殊染色通常允许使用有机酸进行短时间的脱钙,以得到合适的结果;例如一个环钻的骨活检标本用5%的甲酸处理大约8小时,再用甲基绿-派洛宁染色可得到可接受的结果。单独使用EDTA(乙二胺四乙酸)脱钙可以得到最好的结果,但过程较慢。使用酸类物质过度脱钙的最显著效应之一是:组织用甲基绿-派洛宁染色时细胞核变得嗜派洛宁。换言之,非天然DNA染色呈红色而不是细胞核通常的绿色。

嗜碱性

DNA和RNA用大多数阳离子染料即碱性染料染色着色很强。例如在pH值为3.0~4.0范围条件下,通过使用亚甲蓝可以完成选择性染色。通过诸如中性红和亚甲蓝的单纯阳离子染料与核苷酸形成的链接,与通过诸如明矾苏木素的金属络合物染料(Marshall & Horobin 1973)形成的核染色已可进行鉴别。前一类型的染色可以被通过用酸性物质作前期处理而显著减弱,本质上被认为主要是库伦(静电)作用。细胞核的明矾苏木素染色很少受组织预先酸处理的影响。这种部分抗酸作用是由于金属络合物染料与核酸也可形成非静电的相互结合,如疏水键和范德华引力。有意义的是,在核酸显示强嗜碱性的同时,用标准异染性染剂染色,如甲苯胺蓝或天青A,它们通常不显示异染性。

脱氧核糖核酸(DNA)

证明DNA的经典方法可通过Feulgen法——可证实脱氧核糖,也可通过甲基绿-派洛宁法——是在酸性pH值条件下使磷酸盐和碱性染料甲基绿结合。DNA也能通过使用吖啶橙的荧光法证实,尽管这种方法的可靠性不如前面方法。DNA和RNA都能使用樟氰宁-铬明矾法证明;这种方法不能区分这两种核酸,并且必需使用合适的组织提取技术。鉴别DNA的确定的、最敏感技术是原位杂交法(见第26章)。

Feulgen反应

Feulgen和Rossenbeck法(1924)是证明脱氧核糖的标准方法。常用温和的酸性水解作用打破嘌呤-脱氧核糖结合键,即在60℃条件下,用1M的盐酸"暴露"醛基,然后使用Schiff试剂证实醛基。含有DNA的成分染成紫红色。水解作用不影响核糖-嘌呤结合键,因此不能证明RNA(图13.4)。

水解作用是Feulgen和Rossenbeck法的关键部分,随着水解时间的延长,反应逐渐增强直到达到最适宜反应条件。之后反应变弱,如果水解作用继续进行,反应可能完全失败。在选择恰当的水解时间中,最重要的因素是固定剂的使用。Bouin固定剂由于在固定过程中常常造成核酸过度水解而不适用。Bauer(1932)讨论了不同固定剂的水解反应时间;部分内容如表13.1所示。

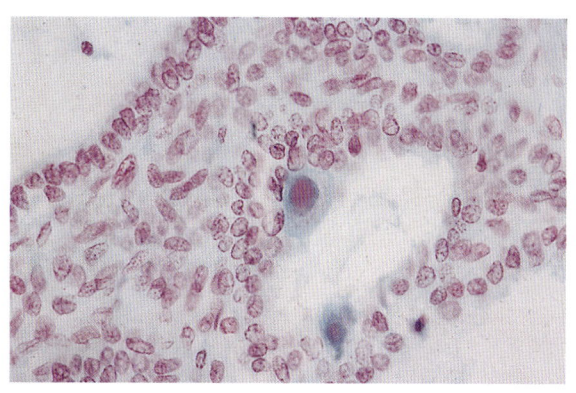

图13.4 核内巨细胞病毒包涵体呈红紫色但体积较小。Feulgen法用淡绿色复染。

表13.1 在预热至60℃的1M盐酸中的水解反应时间

固定剂	时间(分钟)
Bouin液	不适宜的
Carnoy 6.3.1液	8
铬酸	14
Flemming液	16
甲醛蒸气	30~60
福尔马林	8
Formal sublimate	8
Helly液	8
Newcomer液	20
Regaud液	14
Regaud sublimate	8
Susa液	18
Zenker液	5
Zenker formal	5

用于DNA的Feulgen核反应（Feulgen & Rossenbeck 1924）

固定

不重要，但不能使用Bouin固定剂（见表13.1）。

溶液

a. 1M的盐酸溶液
   - 盐酸（浓缩） 8.5ml
   - 蒸馏水 91.5ml
b. Shiff试剂（见171页）
c. 重亚硫酸盐（Bisulfite）溶液
   - 10%的偏重亚硫酸钾 5ml
   - 1M的盐酸 5ml
   - 蒸馏水 90ml

方法

1. 切片入水。
2. 室温下在1M的盐酸中冲洗切片。
3. 切片放入60℃的1M的盐酸溶液中（见表13.1）。
4. 室温下在1M的盐酸中冲洗切片1分钟。
5. 切片放入Schiff试剂中，45分钟。
6. 在重亚硫酸盐溶液中冲洗切片2分钟。
7. 在重亚硫酸盐溶液中反复冲洗切片2分钟。
8. 在重亚硫酸盐溶液中反复冲洗切片2分钟。
9. 在蒸馏水中充分冲洗。
10. 必要时用1%的亮绿复染，2分钟。
11. 水洗。
12. 经酒精脱水，二甲苯透明并封片。

结果

DNA	紫红色
细胞质	绿色

注意

a. 水解时间很重要（见表13.1），并且应使用恰当的固定时间。
b. 1M的盐酸应预先加热至60℃。
c. Elias等（1972）在室温下用5M的盐酸进行水解作用，水解时间比在60℃时长。
d. Schiff试剂后可选择用重亚硫酸盐洗涤，在我们的经验中省略此步骤是安全的。

萘（甲）酸酰肼-Feulgen（NAH）法

NAH法可用作标准Feulgen反应的一种控制方法。在Feulgen法中，切片是在1M的盐酸中进行水解反应。通过这一水解作用产生的醛基与2-羟基-3-萘酸配对，之后依次与重氮盐及快蓝B配对。这种方法的结果与真正的Feulgen反应完全相同。

用于DNA的萘（甲）酸酰肼-Feulgen（NAH）法（Pearse 1951）

固定

不重要。

溶液

a. 1M的盐酸
   - 浓盐酸 8.5ml
   - 蒸馏水 91.5ml
b. NAH溶液
   - 2-羟基-3-萘酸酰肼 50mg
   - 无水酒精 47ml
   - 醋酸（浓缩） 3ml
c. 快蓝B溶液
   - 快蓝B 50mg
   - 巴比妥醋酸盐缓冲液，pH 7.4（见附录Ⅲ） 50ml

此溶液必需新鲜配制。

方法

1. 所有切片入水。
2. 在1M的盐酸中短时间冲洗。
3. 切片放入60℃的1M的盐酸溶液中（见表13.1）。
4. 室温下在1M的盐酸中冲洗切片1分钟。
5. 在蒸馏水中冲洗切片1分钟。
6. 在50%的酒精中冲洗切片1分钟。
7. 室温下将切片放入NAH溶液中3~6小时。
8. 在50%的酒精中冲洗切片10分钟。
9. 在50%的酒精中冲洗切片10分钟。
10. 在50%的酒精中冲洗切片10分钟。
11. 在蒸馏水中冲洗切片1分钟。
12. 将切片放入新鲜配制的快蓝B溶液中，3分钟。
13. 经酒精脱水，二甲苯透明并封片。

结果

DNA	蓝色至淡蓝紫色
蛋白质成分	紫红色

用于DNA倍数研究的蓝硫素-Feulgen反应

尽管Feulgen反应仅有有限的诊断作用，这一方法常与显微光密度测定法结合起来研究癌细胞核的形态学和倍数（Poulin et al 2003）。Feulgen反应在倍数研究中有用是因为这一方法可以重现DNA的化学计量。在反应中，参数改变为诸如在光谱中细胞核被染成纯蓝色而没有任何红色成分。这点是很重要的，因为仪器操作依赖于完全分离红-蓝光谱成分。例如，这一方法可用于显示某些淋巴瘤细胞中的DNA成分与肿瘤预后之间的反相关关系（Vuckovic et al 1990）。

用于DNA的蓝硫素-Feulgen反应

固定

福尔马林。
后固定在Boehm-Sprenger固定剂中。

溶液制备

a. Boehm-Sprenger固定剂
   甲醇　　　　　　　　　　　　　　80ml
   甲醛（37%）　　　　　　　　　　15ml
   冰醋酸　　　　　　　　　　　　　5ml

b. 5N的盐酸
   5N的盐酸（浓缩）　　　　　　　41.7ml
   蒸馏水　　　　　　　　　　　　58.3ml

c. 1N的盐酸
   盐酸（浓缩）　　　　　　　　　8.5ml
   蒸馏水　　　　　　　　　　　　91.5ml

d. 硫素（蓝）Schiff试剂
   硫素　　　　　　　　　　　　　0.25g
   蒸馏水　　　　　　　　　　　　220ml

将硫素溶于蒸馏水中并加热至煮沸5分钟。之后冷却至微温后加入：

第三丁醇　　　　　　　　　　　　220ml
1N的盐酸　　　　　　　　　　　　65ml
亚硫酸氢钠　　　　　　　　　　　4.3g

搅拌1.5小时并在室温下至少放置20小时。使用前过滤。

e. 亚硫酸氢钠分化液
   亚硫酸氢钠　　　　　　　　　　1.5g
   蒸馏水　　　　　　　　　　　　285ml
   1N的盐酸　　　　　　　　　　　15 ml

方法

1. 切片入水。
2. 后固定的样本在Boehm-Sprenger固定剂中固定10分钟。
3. 在蒸馏水中短时间的冲洗切片。
4. 在5N的盐酸中水解样本60分钟。
5. 将切片转移到硫素Schiff试剂中60分钟。
6. 亚硫酸氢钠分化液冲洗3次，总共10分钟。
7. 蒸馏水冲洗2次。
8. 经酒精脱水，二甲苯透明，封片。

结果

DNA　　　　　　　　　　　　　　蓝色
细胞质　　　　　　　　　　　　　未染色

核糖核酸（RNA）

证实RNA的一个可选择的方法是甲基绿-派洛宁法。RNA与DNA一起，加上合适的提取过程，也可以被吖啶橙和樟氰宁-铬明矾技术证实。

甲基绿-派洛宁

此方法可以证实DNA和RNA，最初是由Pappenheim（1899）发布，后来由Unna（1902）加以改良。自那时起，最初的方法经历了相当多的争论和许多修改。甲基绿是一种不纯的染料，含有甲基紫。当甲基紫通过氯仿洗涤去除后，纯甲基绿（在微酸的pH值条件下使用时）显示对DNA有特异性。

该技术的原理是：甲基绿和派洛宁这两种染料都是阳离子染料；当联合使用时，甲基绿会优先并特异性地与DNA结合，而派洛宁则与RNA结合（图13.5）。甲基绿的特异性反应归因于染料的NH_2基与DNA双螺旋上的磷酸根的空间对齐性。另一方面，派洛宁染色没有表现出这种空间的亲和力，带负电荷的任何组织成分都会被染成红色。在实践中，不仅RNA被染色：上皮细胞和软骨中出现的酸化黏蛋白也会被染色。

必须使用严格控制的条件。染色溶液的pH值以及两种染料的浓度都是至关重要的。最后的脱水也很重要。大多数方法会在染色后水洗，此处应避免。染色后使用93%的乙醇脱水会得到核的更绿的染色效

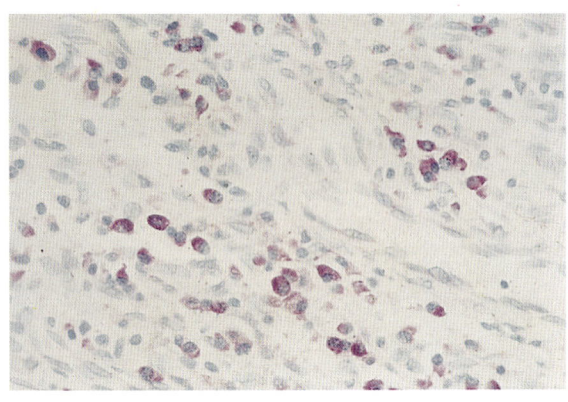

图13.5 正常浆细胞核DNA显示绿色，胞质RNA显示红色。甲基绿-派洛宁法最后用93%的乙醇冲洗。

果。Elias（1969）提出，第一次用冰水洗，随后用丁三醇进一步分化可得到更好的结果。下面给出的方法可得到好的结果，连同一个标准方法——来自于Bancroft和Cook（1994）。对这种方法的进一步讨论读者可以参考Horobin（1988）。

甲基绿-派洛宁法（Pappenheim 1899; Unna 1902 from Bancroft & Cook 1994）

固定
　　首选Carnay，但福尔马林也可以接受。

溶液
甲基绿-派洛宁Y

2%的甲基绿溶于蒸馏水（氯仿洗过）	9ml
2%派洛宁Y溶于蒸馏水	4ml
pH为4.8的醋酸亮丙瑞林缓冲液	23ml
甘油	14ml

　　充分混合后使用。

方法
1. 切片至水。
2. 用pH为4.8的醋酸亮丙瑞林缓冲液冲洗。
3. 置于甲基绿-派洛宁Y溶液25分钟。
4. 缓冲液冲洗。
5. 吸干。
6. 93%的酒精冲洗，然后浸入无水酒精。
7. 二甲苯冲洗，封片。

结果

DNA	绿蓝色
RNA	红色

注意
a. 有些黏液细胞可能会被派洛宁染色。
b. 虽然据说酸的脱钙作用（如对骨）会干扰甲基绿-派洛宁Y方法（见较早前对脱钙影响的讨论），但通过调整两种染料的比例得到令人满意的结果。通常，甲基绿需要增加而派洛宁Y要减少。

甲基绿-派洛宁Y替换方法（Pappenheim 1899; Unna 1902; Elias 1969）

溶液
甲基绿溶液

甲基绿	1g
pH为4.1的醋酸亮丙瑞林缓冲液	200ml
（见附录Ⅲ，缓冲液表）	

　　用氯仿洗，直到甲基紫完全去除。

染色溶液

甲基绿溶液	100ml
派洛宁Y	200mg

　　充分搅拌该溶液，4℃保存，并在使用前过滤。

方法
1. 切片入蒸馏水。
2. 在37℃，浸入染色溶液1小时。
3. 在1℃蒸馏水冲洗2秒钟。
4. 吸干切片。
5. 丁三醇冲洗。
6. 丁三醇脱水2次，5分钟。
7. 二甲苯透明，封片。

结果

DNA	绿蓝色
RNA	红色

注意
　　清洗所用的蒸馏水的温度是至关重要的。

其他技术

樟氰宁-铬明矾

这种技术依赖于在酸性pH条件下核酸的正磷酸残余物质与樟氰宁的结合。如果有需要，可使用萃取技术来证实DNA或RNA（见下文）。

证实RNA 和 DNA 的樟氰宁-铬明矾方法 （Einarson 1932, 1951）

染色溶液

铬明矾	5g
蒸馏水	100ml
樟氰宁1	50mg

先将铬明矾溶于蒸馏水中，添加樟氰宁，然后慢慢加热溶液直至沸腾。允许沸腾5分钟。当溶液冷却到室温时，调整容积到100ml。该溶液过滤后使用。

方法

1. 切片至水。
2. 樟氰宁-铬明矾溶液染色18~48小时。
3. 自来水洗。
4. 酒精脱水并封片。

结果

RNA、DNA	蓝色

注意

在pH值为1.0时，此方法不区分RNA和DNA，而显示对核酸特异（Pearse 1968）。在pH值为1.64的标准情况下，樟氰宁也会将细胞核核浆中的非核酸物质染色（Clark 1969）。

核酸的消化方法

特定的酶可用于消化组织切片中的DNA和RNA。纯脱氧核糖核酸酶会去除DNA，而核糖核酸酶会消化RNA。在纯状态下，这些酶不会影响其他核酸。

DNA的酶提取（Brachet 1940）

固定

重铬酸钾将抑制消化，应该避免。

消化溶液

脱氧核糖核酸酶	10mg
0.2M pH为7.6的氨基丁三醇（Tris）缓冲液	10ml
蒸馏水	50ml

方法

1. 受检和对照切片都入水。
2. 受检切片浸入提取溶液，对照切片浸入pH为7.6的氨基丁三醇（Tris）缓冲液；受检和对照切片在37℃下均孵育4小时。
3. 自来水冲洗。
4. 使用Feulgen染色法染色这两类切片。

结果

受检切片	DNA 阴性
对照切片	DNA 红色

RNA的酶提取（Brachet 1940）

固定

因为重铬酸钾和氯化汞抑制消化，应避免使用。

消化溶液

核糖核酸酶	8mg
蒸馏水	10ml

方法

1. 受检和对照切片都入水。
2. 受检切片浸入核糖核酸酶溶液，对照切片浸入蒸馏水，受检和对照切片在37℃下均孵育1小时。
3. 蒸馏水冲洗。
4. 应用甲基绿-派罗宁方法。

结果

受检玻片	RNA 阴性，DNA 绿色
对照玻片	RNA 红色，DNA 绿色

核酸的化学提取方法

使用高氯酸提取核酸是一种非常经济但无特异性的方法。

使用高氯酸提取核酸

溶液

溶液a

高氯酸	2.5ml
蒸馏水	47.5ml

溶液b

高氯酸	5ml
蒸馏水	45ml

溶液c

无水碳酸钠	1g
蒸馏水	100ml

方法

只去除RNA：

1. 切片至水。
2. 在4℃下，将切片浸入10%的高氯酸溶液（溶液b）过夜。
3. 蒸馏水简单冲洗。
4. 转移至碳酸钠溶液中（溶液c）5分钟。
5. 自来水冲洗。
6. 应用核酸方法。

如果要去除RNA和DNA，在第二阶段，在60℃把切片浸入5%的高氯酸溶液（溶液a）30分钟，然后继续方法下面的步骤。

三氯乙酸提取核酸

切片入水，在正好90℃下，使用4%的三氯乙酸处理15分钟。清洗并使用甲苯胺蓝染色。两种类型的核酸都可被此过程提取。

盐酸提取核酸

切片入水，在37℃下，使用1M的HCl处理3小时。清洗并使用稀释的亚甲蓝在pH为5.7的条件下染色12～24小时，或使用任何其他合适的碱性染料，染色时间短一些。这种方法可去除两种类型的核酸。

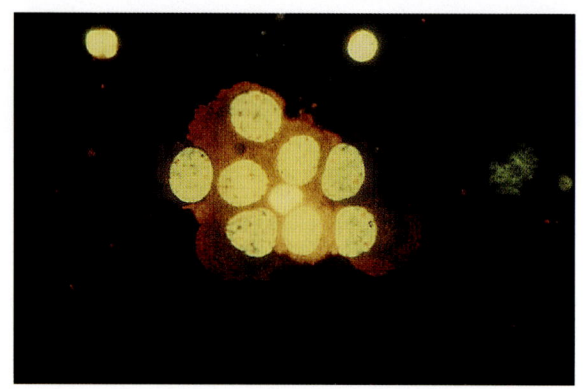

图13.6 浆液中的一团恶性细胞显示增多的红色RNA成分，核DNA为黄色。吖啶橙荧光检查法。

用于DNA和RNA的荧光法

荧光法已经被用来证实核酸；最常用的是吖啶橙法（Bertalanffy & Von Nagy 1962），其中DNA被染成黄绿色，RNA被染成红色（图13.6）。结果不能持久，并且该方法不能成功地应用于福尔马林固定的组织。因此，该方法在通常用途上没有什么价值，尽管它已被用于脱落细胞诊断学和酒精固定的组织。更新的方法利用荧光法分析核的形态和（或）细胞在三维空间中的倍性（Huisman et al 2005）。

可用于核酸研究的另一种荧光染料是吖啶黄。在酸水解之前，它可以用作0.01%的醇溶液（Levinson et al 1977），也可以在酸水解之前用作Schiff试剂中碱性品红的替代物。在这两种Feulgen类型的反应中，DNA被荧光黄染色，其中后者具有可接受的特异性（Tanke & Van Ingen 1980）。

鉴别核蛋白质的免疫组织化学方法

这些技术是特异性的，可精确地鉴别和定位核蛋白质。免疫组织化学的原理和方法在第21章讨论。

致谢

John Bancroft 和 Alan Stevens撰写前3版本章的内容，Harry Cook 和 John Bancroft更新了第4版的有关内容，John Bancroft更新了第5版的有关内容。感谢他们为此所作的贡献。

参考文献

Adams C.W.M. (1957) A *p*-dimethylaminobenzaldehyde–nitrite method for the histochemical demonstration of tryptophane and related compounds. Journal of Clinical Pathology 10:56.

Adams C.W.M., Sloper J.C. (1955) Technique for demonstrating neurosecretory material in the human hypothalamus. Lancet i:651.

Baker J.R. (1947) The histochemical recognition of certain guanidine derivatives. Quarterly Journal of Microscopical Science 88:115.

Baker J.R. (1956) The histochemical recognition of phenols, especially tyrosine. Quarterly Journal of Microscopical Science 97:161.

Bancroft J.D. (1975) Histochemical techniques, 2nd edn. London: Butterworths.

Bancroft J.D., Cook H.C. (1994) Manual of histological techniques and their diagnostic application. Edinburgh: Churchill Livingstone.

Bauer H. (1932) Die Feulgensche Nuklealfärbung in ihrer Anwendung auf cytologische Untersuchungen. Zeitschrift für Zellforschung und Mikroskopische Anatomie 15: 225.

Bertalanffy F.D., Von Nagy K.P. (1962) Fluorescence microscopy and photomicrography with acridine orange. Medical Radiography and Photography 38:82.

Brachet J. (1940) La détection histochimique des acides pentose-nucléiques. Comptes Rendus des Séances de la Société de Biologie et de ses Filiales 133:88.

Clark G. (1969) Neuron staining by basic dyes versus basic metal–dye complexes: differences shown by histochemical blocking reactions. Stain Technology 44:15.

Einarson L. (1932) A method for progressive selective staining of Nissl and nuclear substances in nerve cells. American Journal of Pathology 8:295.

Einarson L. (1951) On the theory of gallocyanin–chromalum staining and its application for quantitative estimation of basophilia. Acta Pathologica et Microbiologica Scandinavica 81:256.

Elias J.M. (1969) Effects of temperature, poststaining rinses and ethanol–butanol dehydrating mixtures on methyl green pyronin staining. Stain Technology 44:201.

Elias J.M., Conkling K., Makar M. (1972) Cold feulgen hydrolysis: its effect on displacement of tritiated thymidine. Acta Histochemica et Cytochemica 5:125.

Feulgen R., Rossenbeck H. (1924) Mikroskopischchemischer Nachweis einen Nucleinsaure von Typus der Thymonucleinsaure und die darauf berhende elektive Färbung von Zellkernen in microskopischen Prepäraten. Zeitschrift fur Physiologische Chemie 135:203.

Glenner G., Lillie R.D. (1959) Observations on the diazotization-coupling reaction for the histochemical demonstration of tyrosine: metal chelation and formazan variants. Journal of Histochemistry and Cytochemistry 7:416.

Grizzle W.E., Semmes O.J., Bigbee W. et al. (2005) The need for review and understanding of SELDI/MALDI mass spectroscopy data to analysis. Cancer Informatics 1(1):86–97.

Hood B.L., Darfler MM., Guiel T.G. et al. (2005) Proteomic analysis of formalin-fixed prostate cancer tissue. Molecular and Cellular Proteomics 4:1741–1753.

Horobin R.W. (1988) Understanding histochemistry. Chichester: Horwood.

Huisman A., Ploeger L.S., Dullens H.F. et al. (2005) Development of 3-D chromatin texture analysis using confocal laser scanning microscope. Cell Oncology 27(5–6): 335–345.

James J., Tas J. (1984) Histochemical protein methods. RMS Handbook D4. London: Oxford University Press.

Kiernan J.A. (1999) Histological and histochemical methods: theory and practice, 3rd edn. Oxford, UK: Butterworth-Heinemann.

Levinson J.J., Retzel S., McCormick J.J. (1977) An improved acriflavine–feulgen method. Journal of Histochemistry and Cytochemistry 25:355.

Marshall P.N., Horobin R.W. (1973) The mechanism of action of 'mordant' dyes—a study using preformed metal complexes. Histochemie 35:361–371.

Pappenheim A. (1899) Vergleichende Untersuchungen über die elementare Zusammensetzung des rothen Knockenmarkes einiger Säugenthiere. Virchows Archiv für Pathologische Anatomie und Physiologie 157:19.

Pearse A.G.E. (1951) Review of modern methods in histochemistry. Quarterly Journal of Microscopical Science 92:393.

Pearse A.G.E. (1968) Histochemistry, theoretical and applied. London: Churchill Livingstone.

Poulin N., Frost A., Carraro A. et al. (2003) Risk biomarker assessments for breast cancer progression: replication precision of nuclear morphometry. Analytic Cellular Pathology 25(3):129–38.

Spicer S.S. (1987) Histochemistry in pathologic diagnosis. Oxford: Marcel Dekker.

Steg A., Wang W., Blanquicett C. et al. (2006) Multiple gene expression analyses in paraffin-embedded tissue by TaqMan low-density array: application to hedgehog and Wnt pathway analysis in ovarian endometrioid adenocarcinoma. Journal of Molecular Diagnostics 8(1):76–83.

Tanke H.J., Van Ingen E.M. (1980) A reliable Feulgen–acriflavine–SO_2 staining procedure for quantitative DNA measurements. Journal of Histochemistry and Cytochemistry 28:1007.

Tokuda Y., Nakamura T., Satonaka K. et al. (1990) Fundamental study on the mechanism of DNA degradation in tissues fixed in formaldehyde. Journal of Clinical Pathology 43:748–751.

Unna P.G. (1902) Eine Modifikation der Pappenheimschen Färbung auf Granoplasma. Monatshefte für Praktische Dermatologie 35:76.

Vuckovic J., Dubravcic M., Matthews J.M. et al. (1990) Prognostic value of cytophotometric analysis of DNA in lymph node aspirates from patients with non-Hodgkin's lymphoma. Journal of Clinical Pathology 43:626–629.

Weiss L.P., Tsou K.C., Seligman A.M. (1954) Histochemical demonstration of protein-bound amino groups. Journal of Histochemistry and Cytochemistry 2:29.

Yasuma A., Itchikawa T. (1953) Ninhydrin–Schiff and alloxan–Schiff staining. Journal of Laboratory and Clinical Medicine 41:296.

14

色素和矿物质

Charles J. Churukian 著

金妍 译 周小鸽 校

引言

在生物学中，色素被定义为活体中能吸收可见光的物质。各种色素的成因、化学组成以及生物学意义有很大差异。将这些色素归为一组，是因为它们都在400~800nm窄光谱带中吸收电磁能量。色素可以是有机复合物，也可以是无机复合物，不溶于大多数溶剂。色素可分为以下几类。

1. 内源性色素

这些色素或者于组织内产生具有生理功能，或者是正常代谢过程中的副产物。它们可以进一步分为：

- 血源性（血细胞衍生）色素
- 非血源性色素
- 内源性矿物质。

2. 人工色素

人工色素是由某些组织成分和一些化学物质（如固定剂福尔马林）之间相互作用产生的物质沉积。其中部分色素（如福尔马林色素和疟色素）有时被分类为内源性色素亚型。

3. 外源性色素和矿物质

这些物质是偶然进入体内，无任何生理学功能。它们可以通过呼吸进入肺中，也可以通过移植进入皮肤。大部分外源性色素是矿物质，而矿物质多数没有色素。

尽管上述分类在科学意义上不是非常精确，却是用来识别色素的简易方法。需要牢记的是：同一种色素在组织切片中有各种不同的表现形式。以铁为例，在铁超负荷的肝切片中，它表现为内源性色素；但在弹片伤的病例中，它却表现为外源性色素。因此，在进行各种染色和组织化学反应识别某种色素之前，需要注意这种色素的形态学、组织位置以及相关的临床资料。

内源性色素

血源性色素

此组包括以下血液衍生的色素：

- 含铁血黄素
- 血红素
- 胆色素
- 卟啉。

含铁血黄素

含铁血黄素通常位于细胞内，呈黄色至褐色。含铁血黄素中的铁以氢氧化铁的形式存在于蛋白质结构中，可通过不同的化学试剂显示出来。铁为人体中极其重要的成分，是红细胞中携氧血红素的重要组成成分。体内60%的铁位于红细胞中。铁也存在于肌红蛋白和某些酶中，如细胞色素氧化酶和过氧化物酶。

正常的和异常的铁代谢

饮食中的铁被小肠吸收，由蛋白质分子运输到身体的相应部位利用或储存。大约30%的铁储存在网状内皮系统中，尤其是在骨髓中。骨髓同时也是体内利用铁的主要部位。在红细胞的形成过程中，铁在骨髓被并入血红蛋白分子。老化红细胞的正常破坏释放铁，这些铁会回流到不同的储存铁的地方以进一步利用。正常情况下，这个有效的铁回收通常意味着铁缺乏症很少发生。上皮脱落、毛发脱落和出汗会有极少量的铁流失。铁流失的主要原因是出血。后者或以慢性出血的形式，如消化性溃疡、胃癌或结肠癌；或以女性月经的形式，大约有25%的女性贫血。如果食谱中含有过量的铁，小肠通常只吸收足够弥补铁流失的量。但是在过度出血的情况下，对于需求来说，饮食中的铁可能相对不足。此时，即使吸收系统全力有效地工作，仍然会发生临床铁缺乏。在铁缺乏的情况下，骨髓中的储存铁将用尽，缺铁导致血红蛋白制造不足。此时红细胞中就没有足够数目的血红蛋白而发展成贫血症。铁缺乏可表现为骨髓中缺少可染铁。

目前还没有一种有效的方法可将铁从体内排出。铁过剩少见，因为在正常情况下，当体内已经有多余的铁时，肠道就不会从饮食中再吸收铁。然而，治疗上无论是铁注射还是输血，都不受这个机制控制。如果通过这种方法获得了过量的铁，铁的储存可能会超负荷。过多的含铁血黄素会沉积在以网状内皮组织为主的器官里（如胰、骨髓、肝）。这种情况被称为含铁血黄素沉着。一种更为罕见的引起铁超负荷的原因是血色素沉着。患有血色素沉着这种疾病时，上述控制机制在小肠吸收阶段就被破坏了，铁吸收量的多少与身体中铁储存状态无关。在这种紊乱的情况下，大量的含铁血黄素沉积在多个器官里，通常会影响器官的结构和功能。

含铁血黄素和铁的证实

在未固定的组织中，含铁血黄素不溶于碱溶液，但易溶于强酸溶液。经福尔马林固定后，铁可缓慢溶解于稀释的酸溶液中，尤其是草酸。含酸但不含福尔马林的固定剂能去除含铁血黄素或使铁的反应变成阴性。组织中某些类型的铁使用传统技术不能证实，这是因为铁非常紧密地结合在蛋白质络合物中。血红蛋白和肌红蛋白就是这样的蛋白质络合物。如果使用过氧化氢（100vol）处理，铁可以被释放出来，然后可以使用Perls普鲁士蓝反应证明（图14.1）。如果亚铁

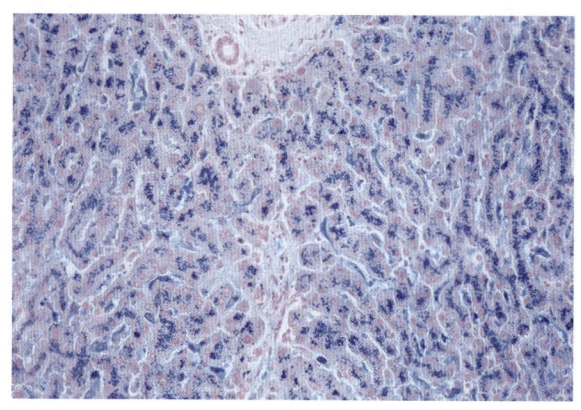

图14.1 血色病患者的肝切片，其中的三价铁通过Perls（普鲁士蓝）法识别，三价铁染成蓝色。放大100倍。

氰化酸溶液被加热到60℃，也可以得到同样的结果。不管是使用水浴、烘箱还是用微波炉来加热都可以。然而，通过加热的方法有时会导致切片上和组织上出现细小的蓝色沉淀物。在室温下染色则不会出现这些沉淀物。因工业接触而于组织中见到的金属铁沉淀或惰性铁氧化物，通过酸性亚铁氰化物溶液处理则无反应。因为组织反应，通过不同的机制可释放出一些可证实的铁，这些沉着物都有含铁血黄素围绕。在几乎所有可证实组织中铁存在的例子中，铁都是以三价铁盐的形式存在。在极少数情况下，铁存在于其还原态的亚铁盐中，Lillie（1965）法可用于通过Turnbull蓝反应在组织切片显示铁的存在（图14.2）。

Hukill 和 Putt（1962）引入了对血清铁技术的

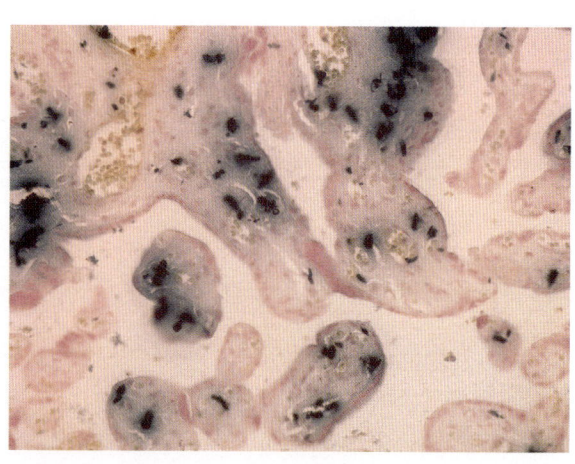

图14.2 胎盘切片经过硫酸亚铁处理和通过识别二价铁的Lillie法染色。二价铁染成深蓝色。放大200倍。

一种有趣、有时有效的修改，可用来证实组织切片中二价铁和三价铁。这种方法在检测二价铁盐和三价铁盐时比传统方面更灵敏，但在证实铁的存在方面还不能成功地替代传统的方法。这种方法使用了Bathophenanthroline（血清铁测定），组织中以任何形式存在的铁都显示为鲜红色。

用于识别三价铁的Perls普鲁士蓝反应（Perls 1867）

这个方法被认为是第一个经典的组织化学反应。使用亚铁氰化物酸溶液处理可使三价铁暴露成氢氧化物的形式——$Fe(OH)_3$，然后三价铁与稀释的亚铁氰化钾溶液反应，生成一种不溶解的蓝色化合物——三价铁的亚铁氰化物（普鲁士蓝）。

固定

避免使用酸性固定剂。铬酸盐处理也会妨碍铁的保存。

切片

适用于所有种类的切片，包括树脂切片。

亚铁氰化物溶液

1%的亚铁氰化钾水溶液	20ml
2%的盐酸水溶液	20ml

使用前新鲜配制更理想。

方法

1. 将受检切片及对照的切片放入水中。
2. 把切片放入新配制的亚铁氰化物酸溶液中10～30分钟（见下面的注意a）。
3. 用蒸馏水彻底冲洗干净。
4. 用0.5%的中性红水溶液或0.1%的核固红将细胞核淡染。
5. 用蒸馏水快速冲洗。
6. 脱水、透明及合成树脂封固。

结果

高价铁	蓝色
细胞核	红色

注意

a. 根据高价铁的量调整着色时间。
b. 一些实验室分开配制这两种液体，将它们储存在冰箱中。这两种溶液不能存储时间过长，注意这一点才能确保溶液的有效性。
c. 至关重要的是：所有检查切片都应使用同一个阳性对照切片。选择适合的对照非常重要。尸检肺组织是一个很好的对照，包含相当数量的铁阳性巨噬细胞（心衰细胞）。刚生成的铁的沉积物可能会溶解于盐酸。

用于识别二价铁和三价铁的Lillie法（Lillie & Geer 1965）

固定

避免使用酸性固定剂。铬酸盐处理也会妨碍铁的保存。

切片

石蜡、冰冻和树脂。

方法

1. 将受检切片及对照切片放入蒸馏水中。
2. 测试三价铁时，将400mg的亚铁氰化钾溶解于40ml的0.5%的盐酸；测试二价铁时，用400mg的铁氰化钾代替亚铁氰化钾。在使用前配制。暴露切片30分钟。
3. 蒸馏水彻底冲洗。
4. 用0.1%的核固红水溶液染色胞核5分钟。
5. 蒸馏水冲洗。
6. 脱水、透明、合成树脂封固。

结果

三价铁	深普鲁士蓝
二价铁	深滕氏蓝
胞核	红色

用于识别二价铁和三价铁的Hukill和Putt方法（Hukill & Putt 1962）

固定

不重要，但避免暴露在酸性固定剂中时间过长。

切片

可用于包括树脂在内的所有类型的切片。

溶液

Bathophenanthroline（4,7-联二苯-1,10-二氮菲）	100mg
3%的醋酸水溶液	100ml

放入60℃烘箱保持24小时，固定间隔时间搅拌。

冷却至室温并过滤。这种溶液可以保持4周。在使用之前，添加巯基乙酸使其浓缩到0.5%（由于它在空气中会很快氧化，因此每次使用时必需充满）。

方法
1. 将受检切片及对照切片放入蒸馏水中。
2. 室温下，红菲绕啉溶液染色切片2小时。
3. 蒸馏水冲洗干净。
4. 0.5%的亚甲蓝水溶液复染2分钟。
5. 蒸馏水冲洗干净。
6. 竖立放置载玻片至彻底晾干。
7. 二甲苯蘸湿载玻片，合成树脂封固。

结果

二价铁	红色
胞核	蓝色

注意
a. 重要的是红菲绕啉必须完全溶解后才能使用。
b. 酒精脱水可消除此结果中的红色着色。

血红蛋白

血红蛋白是一种基本结合蛋白，在血流中主要负责氧和二氧化碳的运输。它由珠蛋白和血红素组成。珠蛋白是一种无色的蛋白质，血红素是一种含有红色色素的成分。四个血红素分子依附在一个珠蛋白分子上。

血红素由原卟啉组成，而原卟啉则是一种由吡咯环和二价铁结合构成的物质。要想用组织化学方法来证明二价铁的存在，就必须割裂血红素分子间的紧密结合。使用过氧化氢处理可以达到这个目的，这种方法在实践中尚未被采用。因为正常情况下，血红蛋白存在于红细胞中，在组织学上这种证实通常没有必要。某些病理情况下可能存在证实血红素的需求，如在血红蛋白尿或活动性肾炎病例中，需得到肾小管管腔的模型。

血红蛋白的证实

两类方法可用来对组织切片中的血红蛋白进行染色。第一种方法是证实血红蛋白过氧化物酶，这种酶相当稳定，能够经受短时间的固定和石蜡处理。这种过氧化物酶的活性最初是通过联苯胺-硝基氢氰酸盐法证实，但由于联苯胺有致癌性，不再推荐和使用这类方法。Lison（1938）引入了Patent蓝方法，Dunn和Thompson（1946）（图14.3）后来对这个方法进行了改进。Tinctorial方法也一直被用来证实血红蛋白；Amido black 技术（Puchtler & Sweat 1962）和Kiton red-Almond绿技术（Lendrum 1949）也值得一看。

用于识别血红蛋白的Leuco Patent蓝V法（Dunn & Thompson 1946）

固定

福尔马林或甲醛汞溶液。Drury和Wallington提到过与Heidenhain's Susa液在一起不宜保存（1980）。

溶液

储存溶液

1%的Patent 蓝V 水溶液（CI 42045）	25ml
锌粉	2.5g
冰醋酸	0.5ml

在磁力搅拌器上混合，溶液会变成淡蓝绿色。过滤并存储在3℃~6℃的冰箱。溶液可以保持1周。

操作溶液

储存溶液	10ml
冰醋酸	2ml
3%的过氧化氢	1ml

配制后立即使用。

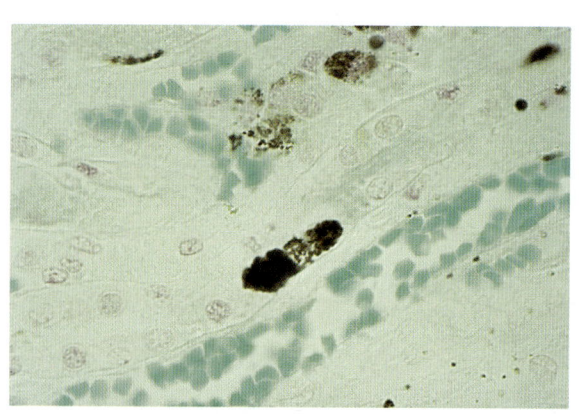

图14.3 一位有血红蛋白尿的患者的肾切片，使用识别血红蛋白的Lison法染色。血红蛋白染成蓝色。放大400倍。

方法

1. 将受检切片及对照切片放入蒸馏水中。
2. 室温下在Patent蓝溶液染色5分钟。
3. 蒸馏水冲洗。
4. 在0.5%的中性红水溶液或0.1%的核固红水溶液淡染1分钟。
5. 蒸馏水冲洗。
6. 脱水、透明、合成树脂封片。

结果

血红蛋白过氧化物酶（红细胞和中性粒细胞）　深蓝
胞核　　　　　　　　　　　　　　　　　　　　红色

注意

a. 经验显示，以这种方法着染血红蛋白的颜色更倾向于呈蓝绿色。
b. 在一些实例中，如果染色溶液在切片上停留时间太久，可能会开始褪色。
c. 固定时间超过36小时可致结果不可靠。
d. 这个方法能证实过氧物酶活性，包括存在于别的血细胞中的过氧物酶，特别是多形核白细胞中的溶酶体和它们的前体。也能证实组织过氧物酶。

胆色素

红细胞的寿命通常为120天，可在网状内皮系统中被分解。在红细胞胞膜破裂后，血红蛋白被释放出来。血红蛋白降解后，蛋白、珠蛋白和铁成分可以在身体内回收利用。亚铁血红素从珠蛋白中分离出来后，亚铁血红素分子中的四吡咯环断开，由四个吡咯连接成一条链。随着四吡咯环的打开，铁成分释放并储存到专门储存铁的组织中。在红细胞形成过程中，这种铁成分可以结合到血红蛋白中去。不含铁成分的已打开的四吡咯环称为胆绿素。这些残基在网状内皮系统（特别是骨髓和胰）的吞噬细胞中形成。胆绿素被运输到肝，在那儿被用来合成胆红素。此时胆红素不溶于水，但当它与葡萄糖醛酸结合后会形成一种溶于水的化合物——胆红素-葡萄糖醛酸苷。这个过程是在葡萄糖醛酰基转移酶的催化下在肝细胞内进行的。结合胆红素经由肝细胞到胆小管，然后通过肝管到达储存它的胆囊。胆红素流经胆总管，通过十二指肠乳头胆道口壶腹排放入十二指肠。

讨论不同染色技术时，许多作者使用"胆色素"这个术语来表述所有类型的胆色素，暗指所有胆色素以相同的方式作出反应，但事实并非如此。"胆色素"包含结合胆红素、非结合胆红素、胆绿素和类胆红素。在化学结构上所有这些物质都不相同，它们也具有不同的物理性质，特别是在水和酒精中的可溶性。任何包含"胆色素"的肝切片在显微镜下几乎肯定显示是胆绿素、结合胆红素和非结合胆红素的混合物。当肝含有过量的胆色素时常见，无论是由于胆管阻塞，例如结石或肿瘤，还是由于罕见的先天性酶紊乱造成的胆红素-胆绿素代谢异常，或由于大量的肝细胞坏死或退化。如果下文中不特别指明，则胆汁用来表示胆绿素、结合胆红素和非结合胆红素。

在HE染色的肝切片中，如有胆汁，在早期肝细胞中常呈黄褐色小球状，随后在胆小管中呈稍大的、光滑圆头的柱状或球状，后者有时被称为胆栓（多数病理学家认为这个术语不准确）。肝切片中出现胆栓是一个组织病理学指征，表明由于胆汁从肝到胆囊而后到肠道的正常流径被阻塞，形成了梗阻性黄疸。可能是由胆结石或胰头癌造成的。在显微镜下，如果肝小管中出现大量胆汁，通过形态学特征和位置很容易辨别。肝细胞胆汁必须与脂褐素鉴别，后者在这些细胞中通常也呈黄褐色小球。当怀疑肝移植患者患有脓毒症而做肝活组织检查时，区别肝细胞中胆汁和脂褐素尤为重要。值得注意的是，在Schmorl的三价铁的铁氰化物的还原试验中（Golodetz & Unna 1909），胆汁和脂褐素都呈阳性。胆汁亦可见于胆囊的HE染色切片中，为无定形的、黄褐色块状物黏附在黏膜上，或为黄褐色小球状物包含在胆囊的上皮Aschoff-Rokitansky窦中。胆汁也可和胆固醇一起存在于胆结石。

Virchow（1847）首次描述了在陈旧性出血区内的细胞外黄褐色晶体和无定形团块。他称之为类胆红素。Pearse（1985）对胆色素的组织化学特性进行了综述。显微镜下陈旧性脾梗死中，类胆红素通常呈亮黄色，与暗灰色的梗死组织可形成鲜明对比。类胆红素也出现于脑部的陈旧性出血部位。记住以上的不同点，几乎可以肯定，类胆红素与胆红素和胆绿素都有关，尽管类胆红素和它们在形态学上和化学上都存在不同。有观点认为，亚铁血红素在这些区域经历了化学变化并留在这里，从而防止它被运送到肝加工成胆红素。

胆色素和类胆红素的证实

在肝的组织学检查中，需要鉴别胆色素是胆色素还是脂褐素很重要。在HE染色的石蜡切片中它们都呈黄褐色，需要记住的是，胆绿素的绿色往往被伊红所掩盖。在这种病例中，用适当的苏木精（如Mayer）对未染色的石蜡或冰冻切片做淡淡的复染可以证明。胆色素不会自动发荧光，也不能在偏振光（单折射）的平面旋转，而脂褐素可以自动发荧光。最常用的证实胆色素的常规方法是改良的Fouche技术（Hall 1960），此法通过三氯醋酸存在下三氯化铁的氧化作用，可使胆绿素呈绿色，胆青素呈蓝色（图14.4）。Fouchet技术简单易用，当使用van Gieson溶液复染时，绿色会加重。

用于识别肝胆色素的改良的Fouchet法（Hall 1960）

固定

任何合适的固定剂。

切片

任何切片。

溶液

Fouchet溶液

25%的三氯醋酸水溶液	36ml
10%的三氯化铁水溶液	4ml

使用前新鲜配制。

Van Gieso染液

用100ml的苦味酸饱和水溶液溶解100mg的酸性品红（CI 42685）（见下面的注意c）。

方法

1. 将受检切片及对照切片放入蒸馏水中。
2. 使用新鲜配制的Fouchet溶液处理10分钟。
3. 流动的自来水冲洗1分钟。
4. 蒸馏水冲洗。
5. van Gieson溶液复染2分钟。
6. 脱水、透明、合成树脂封固。

结果

胆色素	翠绿至蓝绿色
肌纤维	黄色
胶原纤维	红色

注意

a. 两个对照切片和受检切片一起染色，其中一个使用Fouchet试剂和van Gieson染色，另一个只使用Fouchet试剂染色。
b. 尽管Fouchet试剂有一定的贮藏期，经验表明现配现用的溶液能得到更稳定的结果。
c. 胆汁可能存在于肝以外的环境中，如出现在Aschoff-Rokitansky窦中，或出现在出血和血管梗死区域。使用这种方法，这些区域可能没有颜色变化。这种类型的色素可以使用Gmelin（见下文）或Stein技术来显示。Sirus红F3B（CI 35780）可以用来取代酸性品红。胆汁是一种还原物质，因此可以用Masson-Fontana 和 Schmorl技术染色。

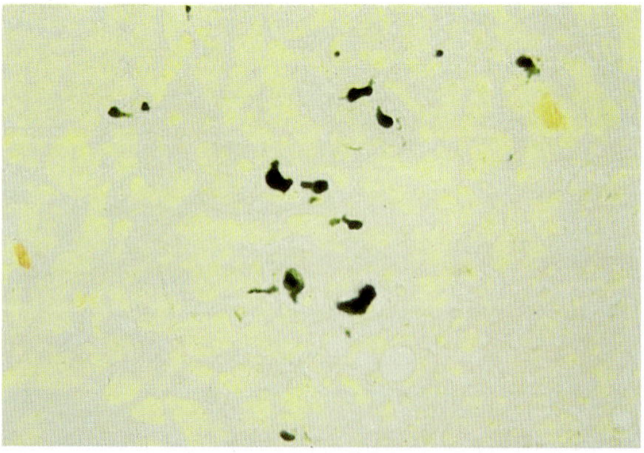

图14.4 肝切片中的胆汁，使用识别胆红素的Hall法染色。胆红素染成翡翠绿色。放大100倍。

Gmelin 技术（Tiedermann & Gmelin 1826）

这种技术是唯一一种对肝胆汁、胆囊胆汁和类胆红素显示相同结果的方法。该方法难于操作、无常，结果不稳定。含胆色素的组织切片脱蜡后，经硝酸处理，可以产生不同的颜色谱。由于它不可靠，建议在接受阴性结果之前重复实验3次。这个技术的一个常见改良技术是Lillie 和 Pizzolato技术（1967），其中使用四氯化碳中的溴来做为氧化剂。

切片

石蜡。

方法

1. 切片至蒸馏水，并在蒸馏水中封片。
2. 把封好的切片放置到显微镜下，物镜使用合适的焦距。
3. 在盖玻片的一侧滴2~3滴浓硝酸，在另一侧用一张吸墨纸吸。
4. 去除过剩的溶液，观察色素的颜色变化。

结果

胆色素将逐渐产生如下的颜色谱：黄、绿、蓝、紫、红色。

注意

a. 这种方法是暂时性的，不需要保存切片。
b. 该反应可能很快，但通过使用50%~70%的硝酸溶液可以减慢反应速度。
c. 此方法也可以使用硫酸。

各种氧化方法是将胆红素转换为绿色的胆绿素来证实胆红素。实践中，这些方法产生的往往是暗橄榄绿色，而不是常用的Fouchet技术产生的亮蓝绿色。这些氧化方法对于常规外科病理学没有多大价值，很少有人使用。另一组用来证实胆色素的方法是一组重氮基方法，它们以先前用于化学病理学的著名的称为van den Burgh试验为基础。这种方法是基于胆红素和重氮化的对氨基苯磺酸之间的反应来检测血液中的胆红素。Raia（1965，1967）使用冷冻切片来改良了此方法，但由于试剂的制作复杂，切片的损耗高，所以使用有限。

卟啉色素

这些物质通常只是少量存在于组织中。它们被认为是血红蛋白中血红素部分的前体。卟啉症是一种罕见疾病，是由卟啉和血红素的生物合成障碍引起的。

在红细胞生成性原卟啉症中，在肝切片上，卟啉色素呈灶状沉着，为密集的深褐色色素；而在新鲜的冰冻切片中，卟啉色素呈亮红色荧光，可因暴露在紫外线下而迅速消退。在石蜡切片中使用偏振光观察时，这种色素呈亮红色，并且在中心处有黑色的马尔他十字（Maltese cross）。

非血源性的内生色素

这组色素包含以下几种：

- 黑色素
- 脂褐素
- 嗜铬素
- 假黑变病（结肠黑色素沉着）
- Dubin-Johnson色素
- 蜡样质类的脂褐素
- Hamazaki-Weisenberg小体。

黑色素

黑色素是一组颜色从浅棕色到黑色的色素。这种色素通常出现在皮肤、眼睛、大脑的黑质和毛囊中（下文描述其更全面的分布部位）。在病理情况下，这种色素也可出现在良性痣细胞瘤中和恶性黑色素瘤中。黑色素的化学结构复杂，不同类型结构不一样。黑色素的产生还不完全清楚，但普遍接受的观点是：黑色素是由酪氨酸通过一种酪氨酸酶（多巴氧化酶增效剂）反应而产生。此酶作用于酪氨酸可缓慢产生一种称为多巴（左旋多巴）的物质，多巴随后在同种酶的快速作用下产生一种中间色素，然后这些中间色素聚合而产生黑色素。黑色素生成的后期阶段仍主要是推测性的，最近出现了许多有关黑色素生物合成的研究，但评估这些研究超出了本章的范围。Pearse（1985）给出了一个更详细有关黑色素生成的论述。

黑色素与蛋白质结合，这些复合物在细胞质内被称为"黑色素颗粒"。Ghadially（1982年）在超微结构水平上将这些颗粒描述为黑素体发展的最后阶段。其过程如下：

1. 酪氨酸在高尔基片层中被合成并被收入小囊泡，没有黑色素存在。
2. 在这一阶段，格子样的外形特征变得很明显。
3. 黑色素开始沉积。
4. 完全成熟的颗粒的结构因黑色素而变得模糊。

酪氨酸酶在成熟颗粒中不能被证实。
黑色素最常出现在如下地方：

1. 皮肤。在皮肤中，黑色素由分散在表皮基底层的黑色素细胞产生。在某些炎症性皮肤病中，黑色素也可能出现在真皮浅层中的吞噬细胞("噬黑色素细胞")中。噬黑色素细胞也可能吞噬其他物质(如脂褐素和脂蛋白)而产生一种混合物,变性后可能出现难以预料的染色结果。在良性病变中,黑色素的病理沉积称作痣或"胎记"。对应的恶性痣就是恶性黑色素瘤。正是由于这种重要的肿瘤的诊断和转移,组织学证实黑色素有着最重要的实际应用意义(图14.5)。黑色素也会出现在深色头发的人的毛囊中。

2. 眼睛。在眼睛中,黑色素通常出现在脉络膜、睫状体和虹膜中。在视网膜上皮细胞中也可发现有类似的黑褐色色素,但其是否就是黑色素还不确定。黑色素瘤可以发生在眼睛中,但这些肿瘤非常罕见。

3. 大脑。在大脑中,黑色素主要出现在黑质中,肉眼可见中脑的两侧各有一条黑色条纹。在长期患有帕金森症的患者身上,这种区域明显减少。黑色的黑色素也出现在覆盖某些人类大脑的蛛网膜斑中,已被描述为具有"乌黑"外观。

许多方法可用于识别黑色素和黑色素生成细胞,其中最可靠的有:

1. 还原方法,如Masson-Fontana银技术和Schmorl三价铁-铁氰化钾还原试验。
2. 酶方法(例如多巴反应)。
3. 溶解度和漂白特性。
4. 荧光方法。
5. 免疫组织化学。

黑色素和黑色素前体能够还原银溶液和铁氰化钾酸溶液。它还有一个显著的物理性质,即完全不溶解于大多数有机溶剂——几乎可以肯定是由于黑素体中已形成的黑色素可与蛋白质紧密结合。黑色素另一个物理性质是能够被强氧化剂漂白,尽管这个过程是缓慢的。已形成的黑色素具有这两个物理特性,而黑色素前体则没有。

酪氨酸酶可被多巴反应证实,因此它在任何可合成黑色素的细胞中都是可证实的。可生成大量黑色素的细胞和其中黑素体充满色素的细胞,被认为不再显示酪氨酸酶活性,但一些研究人员发现,酪氨酸酶在大多数细胞中具有活性,即使黑色素可能大量存在。

荧光方法依赖于某些生物胺(包括多巴和多巴胺)的能力,它们在接触甲醛后会显示荧光(福尔马林感应荧光)。因此,这种方法可证实黑色素的前体,而不是形成的黑色素。对于黑色素细胞病变的识别,抗体生成的最新进展已经提供更好的免疫组织化学标志。

用于黑色素的还原方法

黑色素是一种强大的还原剂,可利用此特性通过两种方式来证实黑色素:

1. 不使用外部还原剂,利用氨银溶液的还原形成金属银的反应被称为嗜银反应。Masson法(1914)(使用Fontana银溶液)及其各种改良方法现在已广泛用于常规目的,它们都是利用黑色素的嗜银特性。酸性硝酸银溶液可使黑色素变黑。黑色素具有嗜银性,这意味着镀银染色法(使用外部还原剂)可以把黑色素染成黑色。这不认为是一个具有诊断价值的特性。

2. 在三价铁盐存在的普鲁士蓝反应中,黑色素会把铁氰化物还原成亚铁氰化物(Schmorl反应)。这种反应也可见于一些其他的色素(如一些脂褐素、胆汁和神经内分泌细胞颗粒)。

3. 证实黑色素的其他方法有:Lillie的亚铁离子吸收(详见Lillie & Fullmer 1976)和Lillie的尼罗蓝A(1956)。

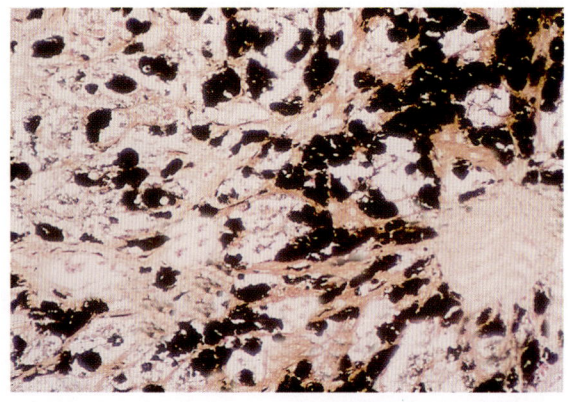

图14.5 肝切片来自一位恶性黑色素瘤肝转移患者,使用识别黑色素的Churukian法染色。黑色素染成黑色。放大400倍。

用于识别黑色素的 Masson-Fontana 法（Fontana 1912; Masson 1914）

固定
福尔马林是最好的固定液，应当避免使用铬酸盐和氯化汞。

切片
所有类型的切片都可以处理，树脂切片可能需要做一些调整。

银溶液的制备（Fontana之后）
将20ml的10%的硝酸银溶液放置于玻璃烧瓶中。使用细头滴液吸管一滴一滴地添加浓氨水，并不断搅动，直至形成的沉淀物几乎全部溶解。要使该方法保持有效，滴定至关重要。在滴定终点时可见到微弱的乳色存在，最好在黑色背景下使用反射光观察。如果不小心添加了过多的氨，则再添加几滴10%的硝酸银溶液以恢复乳色。在这个正确滴定的溶液中加入三份20ml的蒸馏水，然后将其溶液倒入一个深色的瓶子中。把溶液瓶子储存于冰箱中并在4个星期内使用。如果储存不当，氨银溶液有潜在的爆炸性。

方法
1. 将受检切片及对照切片放入蒸馏水中。
2. 在一个用铝箔覆盖的玻片染色缸中用氨银溶液处理切片，在56℃下放置30～40分钟，或在室温下放置一夜。
3. 蒸馏水多次洗净。
4. 5%的硫代硫酸钠（海波）水溶液处理切片1分钟。
5. 流动水冲洗2～3分钟。
6. 用0.5%的中性红水溶液或0.1%的核固红水溶液轻轻复染5分钟。
7. 蒸馏水冲洗。
8. 脱水、透明、合成树脂封固。

结果
黑色素、嗜银素、嗜铬素和一些脂褐素　　　　黑色
胞核　　　　　　　　　　　　　　　　　　　红色

注意
a. 要使用彻底清洁的玻璃器皿，因为银溶液可能会与玻璃器皿中留下的任何残余污染物发生反应。
b. 长期暴露在56℃下在切片上可能会产生细小的沉着物。
c. 脆的物质可能需要涂上一层火棉胶，因为在银溶液中的氨可能会导致切片从载玻片上翘起。

用于识别嗜银素和黑色素的微波氨银法（Churukian 2005）

见图14.5。

固定
10%的中性福尔马林缓冲液。

切片
石蜡。

溶液制备
氨银
将5ml的0.8%的氢氧化锂一水化合物加入10ml的2%的硝酸银中。然后添加28%的氢氧化铵，一滴一滴地添加并不停摇动，直到沉淀物几乎全部溶解。添加蒸馏水至溶液为200ml并将其储存在冰箱中，温度保持在3℃～6℃。此溶液至少可保持稳定1个月。
0.2%的水合氯化金
2%的水合硫代硫酸钠

方法
1. 将玻片放入蒸馏水。
2. 在盛有40ml冷藏的氨银溶液的塑料玻片染色缸中放入玻片，微波设置为6（360 W），加热35秒。轻轻地搅拌染色缸约15秒。微波设置为6再次加热35秒。再一次轻轻搅拌染色缸约15秒。保持玻片在热溶液中（约80℃）2～3分钟或至切片出现浅棕色。
3. 蒸馏水冲洗4次。
4. 载玻片浸入0.2%的氯化金水溶液中1分钟。
5. 蒸馏水冲洗2次。
6. 载玻片浸入2%的硫代硫酸钠水溶液中1分钟。
7. 蒸馏水冲洗4次。
8. 0.1%的核固红水溶液复染3分钟。
9. 蒸馏水冲洗3次。
10. 脱水、透明、合成树脂封固。

结果
黑色素、嗜银素、嗜铬素、脂褐素和
　其他还原银物质　　　　　　　　　　　黑色
胞核　　　　　　　　　　　　　　　　　红色

注意
a. 用这种方法获得的结果与用Masson-Fontana技术获得的结果相似。
b. 在制作氨银溶液时，必须小心，不要添加太多氢

氧化铵。添加到沉淀几乎溶解就行。

c. 此方法中使用的微波炉的最大输出功率是600瓦,有多种功率设置。此方法也可使用较高或较低功率的微波炉,不过要相应的调整微波的加热时间。

Schmorl反应 (taken from Lillie 1954)

见图14.6。

固定
10%的中性福尔马林。

溶液
现制的0.4%的铁氰化钾水溶液	4ml
现制的1%的氯化铁水溶液（或1%的硫酸铁）	30ml

注意此溶液混合后马上使用。

方法
1. 将受检切片及对照切片放入蒸馏水中。
2. 三价铁的铁氰化物溶液处理切片5~10分钟。
3. 流动水冲洗数分钟,以确保所有铁氰化物残留从切片中完全去除。
4. 0.5%的中性红水溶液或0.1%的核固红水溶液轻轻复染5分钟。
5. 脱水、透明、合成树脂封固。

结果
黑色素、嗜银细胞、嗜铬素、一些脂褐素、甲状腺胶体和胆汁	深蓝色
胞核	红色

注意
a. 相对于传统的方法,这种改良的方法更好一些,因为它更容易控制且背景染色更少。
b. 反应所需要的时间取决于所需证实的物质,黑色素的反应速度通常比脂褐素的快。这一事实不应被视为一个确定的诊断指标,只应作为一个一般指示。
c. 在选择对照切片时,重要的是要记住,还原三价铁的铁氰化物时,黑色素的速度比其他还原性物质的要快。因此,对照切片与受检切片应始终相匹配。如果测试色素被认为是黑色素时,不应使用脂褐素控制。

酶方法

能产生黑色素的细胞可以用多巴（左旋多巴）方法来证实。这些细胞中的酪氨酸酶通过氧化多巴可形成一种不溶的黑褐色色素。使用冰冻后固定切片可以得到最好的结果,使用新鲜固定的组织块也可以得到一个有用但相对不太可靠的结果。

过去能够产生黑色素的细胞一直是通过多巴氧化酶方法证实。这些细胞中的酪氨酸酶可氧化DOPA形成一种不可溶的棕黑色的色素。这些方法是针对用于组织切片的Bloch法（1917）、Laidlaw 和 Blackberg（1932）方法,以及针对组织块的Bloch法（1917）、Rodriguez 和 McGavran（1969）法。虽然有关这些方法的内容在本书以前的第5版中包含,但现在它们已都不再使用。

溶解度和漂白方法

黑色素不溶于大多数有机溶剂,也不溶于任何会明显破坏它所在组织的溶剂。黑色素显示出的不溶性是由于它与蛋白质成分之间的紧密结合。使用强氧化剂可以漂白黑色素,如使用高锰酸盐、氯酸盐、铬酸、过氧化物和过氧乙酸,尽管这个过程比较缓慢,需要16个小时。黑色素越黑,漂白这些色素所需的时间越长。在石蜡切片中漂白脂褐素需要的时间往往比漂白黑色素需要的时间更长。可使用过氧乙酸,但使用0.25%的高锰酸钾,然后使用2%的草酸也同样有效。

甲醛诱发荧光法 (FIF)

当某些芳香族胺（如5-羟色胺、多巴胺、肾上腺

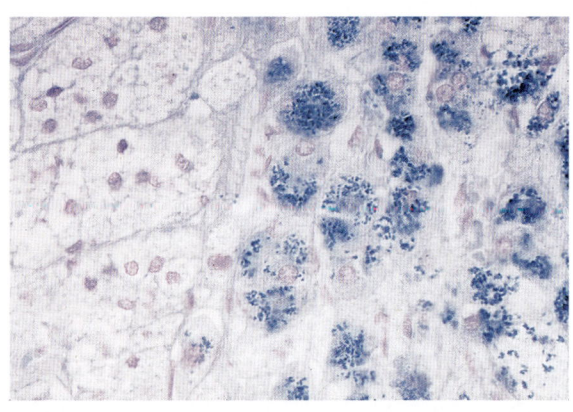

图14.6 肾上腺切片,使用Schmorl法识别其中减少的物质。嗜铬素被染成蓝色。放大400倍。

素、去甲肾上腺素和组胺）暴露在甲醛中时会发出一种黄色的固有荧光。这在识别无黑色素的恶性黑素瘤时特别有用，因为这些肿瘤不含色素，所有使用常规方法很难诊断。任何黑色素前体出现时都会形成一种脱氢的等碳衍生物，并会发出黄色荧光。采用冷冻干燥的组织（见第7章），然后用多聚甲醛蒸气固定可得到最好的结果。福尔马林固定的冰冻组织可得到可接受结果。石蜡包埋组织可以使用，但荧光很弱不易观察到。

用于识别黑色素前体细胞的甲醛诱发荧光法（Eranko 1955）

固定
10%的缓冲中性甲醛。

切片
冷冻切片或5μm石蜡切片。

方法
1. 切片在二甲苯中脱蜡。将固定的冰冻切片浸入10%的甲醛缓冲溶液中5分钟，脱水，浸入二甲苯。
2. 新鲜的二甲苯冲洗。
3. 使用无荧光的介质封固。
4. 使用带有BG38、UG1和吸收滤片的荧光显微镜观察。

结果
黑色素前体细胞　　　　　　　　　　淡黄色荧光

注意
a. 如果使用表面照明，可见一个更明亮的图像。
b. 一些市售的封固剂不太适合，因为它们能发出荧光，会混淆结果。
c. FIF起初是用来证明存档的石蜡标本是否有黑色素的前体细胞的证据。但因为得到的结果不太好，所以没有被广泛使用。

其他证实黑色素的方法

用于识别黑色素的亚铁离子摄取反应（Lillie & Fullmer 1976）

见图14.7。

固定
福尔马林最好，避免使用铬酸盐固定剂。

切片
石蜡。

溶液
2.5%的硫酸亚铁
1%的醋酸中加1%的铁氰化钾

方法
1. 将受检切片及对照切片放入蒸馏水中。
2. 浸入2.5%的硫酸亚铁中1小时。
3. 蒸馏水洗6次。
4. 浸入1%的醋酸和1%的铁氰化钾混合液中30分钟。
5. 蒸馏水洗4次。
6. 用0.5%的中性红水溶液或0.1%的核固红溶液复染。
7. 蒸馏水冲洗2次。
8. 脱水、透明、合成树脂封片。

结果
皮肤、眼睛、Pina和神经黑素中的黑色素　　深绿色
胞核　　　　　　　　　　　　　　　　　　红色

注意
a. 据Lillie的说法，这个方法是黑色素特有的。
b. 此方法不能使三价铁和脂褐素染色。

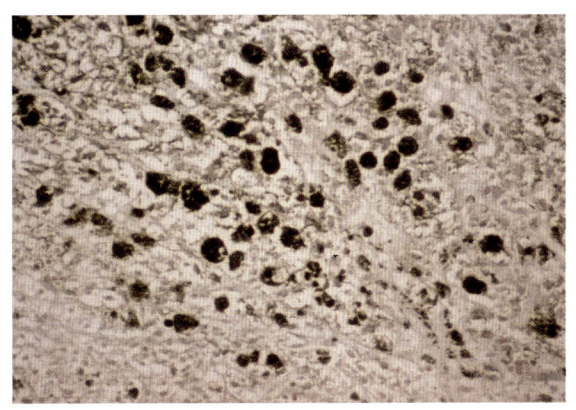

图14.7 肝切片来自一位恶性黑色素瘤患者，使用识别黑色素的Lillie铁离子摄取反应方法染色。黑色素染成黑色。放大200倍。

用于识别黑色素和脂褐素的尼罗蓝法（Lillie 1956）

见图14.8和14.9。

固定
10%的中性福尔马林。

切片
石蜡。

溶液
将 0.05g 尼罗蓝（CI 51180）溶解于99ml蒸馏水中，然后加入1.0ml硫酸。

方法
1. 将受检切片及对照切片放入蒸馏水中。
2. 浸入尼罗蓝溶液20分钟。
3. 蒸馏水洗4次。
4. 水性封固剂封固（如甘油凝胶）。

结果

黑色素	深蓝色
脂褐素	深蓝色
胞核	蓝色或无染色

注意
a. 使用此方法，部分尼罗蓝样本可能无法产生令人满意的结果。
b. 使用冰冻切片，此方法会将中性脂类（甘油三酯、胆固醇酯和类固醇）染成红色至粉红色。酸性脂肪（脂肪酸和磷脂）染成蓝色。

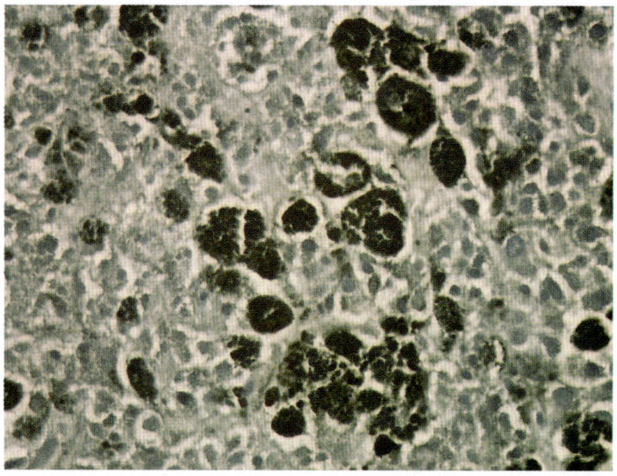

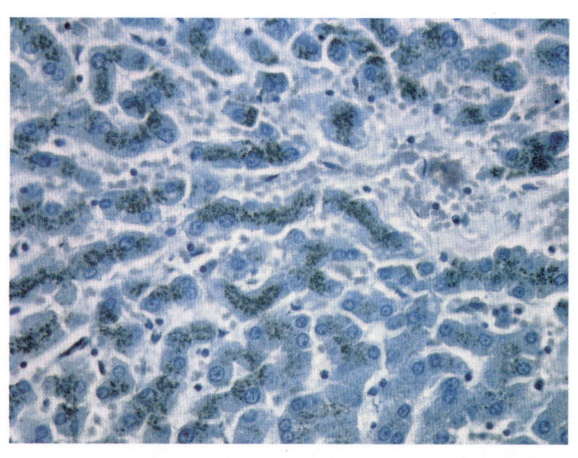

图14.8 肝切片来自恶性黑色素瘤患者，使用识别黑色素的Lillie尼尔蓝方法染色。黑色素呈深蓝色。放大200倍。

图14.9 肝切片使用识别脂褐素的Lillie尼尔蓝方法染色。肝细胞内脂褐素染成深蓝色。放大200倍。

免疫组织化学

有几种抗体可以用来证实黑色素细胞病变，但没有一种是绝对特异性的。比较广泛使用的抗体是S100、HMB-45、Melanin A，较少使用的是PGP 9.5。据说HMB-45可证实黑素体的形成，因此也可证实黑素细胞分化。它是一种黑色素细胞抗原而不是一种黑色素瘤的抗原（Skelton et al 1991）。

脂褐素

这些黄棕色至红褐色的色素广泛地出现在身体的各处，它们被认为是由脂质和脂蛋白氧化产生的。氧化过程是缓慢的，而且是逐步发生的，因此色素呈现出不同的染色反应、不同的颜色，形状和大小也变化不一，这些似乎跟色素所处的环境有关。这种类型的色素可见于以下部位：

- 肝细胞，有时是与其他类型的色素混合在一起。
- 心肌细胞，特别是在细胞核周围。在操劳过度的老年人的小的褐色心脏中，可发现大量脂褐素，这种病被称为"褐色萎缩心脏"。
- 在正常的肾上腺皮质的内网状层，色素转变成褐色，这在久病和应激性疾病后将死的患者身上尤为显著。
- 睾丸，特别是睾丸的Leydig间质细胞中，使睾丸组织呈褐色。
- 卵巢，在退化的黄体壁和黄体周围的一些巨噬细胞中。在这种情况下含铁血黄素往往更常见。
- 脑、脊髓和神经节中的神经元的细胞质内含物。
- 脑出血或梗死的边缘。
- 一些脂肪沉积病症，如Batten病。
- 其他组织，如骨髓、不随意肌、子宫颈和肾。

脂褐素的证实

需要记住的是，由于脂褐素是由脂质和脂蛋白缓慢氧化逐步形成的，色素所处的氧化程度不同，因此应用技术证实时，组织化学反应会有所不同。因此，建议应用多种不同的技术证实受检色素是脂褐质。脂褐素可以与各种组织化学方法和染色方法反应，最常见和有用的是：

- PAS法
- Schmorl高铁-铁氰化物还原试验（见上文）
- Long Ziehl-Neelsen法（见下文）
- 苏丹黑B方法
- Gomori 醛复红技术（见图14.10）
- Masson-Fontana银法（见上文）
- 嗜碱性，使用甲基绿
- Churukian银法
- Lillie硫酸尼罗蓝法。

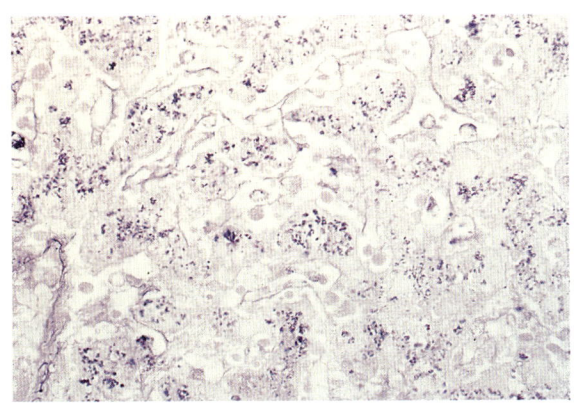

图14.10 肝切片使用Gomori醛复红技术染色。脂褐素染成紫色。放大400倍。

Long Ziehl-Neelsen法（Pearse 1953）

固定
任何固定剂。

切片
所有类型的组织切片都适用。

方法
1. 玻片至蒸馏水。
2. 在玻片染色缸中，用过滤后的石灰酸品红进行染色（见第17章），60℃水浴3小时，或在室温下过夜。
3. 流动水洗净。
4. 放置在1%的酸性酒精中分化直至背景染色被去除。
5. 流动自来水洗净。
6. 0.25%的亚甲蓝水溶液和1%的醋酸水溶液复染胞核1分钟。
7. 脱水、透明、合成树脂封片。

结果
脂褐素	红紫色
蜡样质	红紫色
胞核	蓝色
背景	淡红紫或淡蓝色

注意
a. 经验表明，如果在恒温控制的水浴条件下进行染色，可以得到更可靠的结果。
b. Lillie（1954年）提出了此法一个有效的改良，将其中的染色溶液由Victoria蓝变为碱性品红。有时区分品红的红色和色素的赤褐色是非常困难的，而区分脂褐质的蓝色与Victoria蓝的蓝色可能更容易。

醛复红技术（Gomori 1950）

见图14.10。

固定剂
10%的中性福尔马林缓冲液。

切片
石蜡。

溶液
酸化高锰酸钾溶液（0.25%的高锰酸钾水溶液和0.1%的硫酸）

2%的草酸水溶液

醛品红

将1g副品红（CI 42500）溶解在100ml的70%的乙醇水溶液中。添加1ml浓盐酸和2ml副醛或乙醛，彻底摇匀混合物。室温下放置3~5天或更长时间，接近自然光，以便溶液变成蓝色。4℃存储溶液。该溶液可保持活性约2个月。任何背景染色增加均表明该染色液变质。

方法

1. 切片至蒸馏水。
2. 酸化高锰酸钾溶液处理5分钟。
3. 蒸馏水洗净并在草酸溶液漂白切片2分钟。
4. 蒸馏水洗净。
5. 70%的酒精冲洗。
6. 醛品红染色切片5分钟。如果溶液陈旧，则需要更长的染色时间。
7. 用70%的酒精冲洗，然后用蒸馏水冲洗3次。
8. 脱水、透明、合成树脂封固。

结果

脂褐素	紫红色
弹力蛋白	紫红色

注意

a. 应该使用刚刚开封的副醛（Moment 1969）。后者在冰箱冷冻室储存时保持良好。如果没有副醛，可以使用乙醛，乙醛无须冷藏。
b. 其他组织成分，诸如胰腺和脑垂体中的β细胞、弹力蛋白、硫酸化黏蛋白、胃的主细胞和神经分泌颗粒，可也用这种方法染色。
c. 碱性品红和新品红都和副品红相近。但只有副品红在此过程中有令人满意的染色结果。

嗜铬素

这种色素正常存在于肾上腺髓质细胞内，为深棕色颗粒物质。这种色素在肾上腺髓质肿瘤（嗜铬细胞瘤）中也可出现。

不建议使用福尔马林进行固定，并且应避免使用含有酒精、氯化汞或醋酸的固定剂。推荐使用Orth或其他重铬酸盐固定剂。嗜铬细胞可以通过以下方法证实：Schmorl反应、Lillie 尼罗蓝A、Masson-Fontana、Churukian微波氨银方法以及过碘酸-Schiff（PAS）技术。

假黑变病色素（结肠黑色素沉着）

这种色素有时可见于大肠和阑尾的黏膜固有层的巨噬细胞中。关于其实质提出了一些不同的理论。目前的看法是：它是一种内生的脂色素，其反应与典型的蜡样质脂褐素的一样。它似乎与泻药蒽醌（"波希鼠李皮"）有密切的关系。有时区别它与黑色素可能很重要。假黑变病通常可以用那些用于证实脂褐素的方法来染色，如Masson-Fontana法和Schmorl法。

Dubin-Johnson色素

这种色素是在患有Dubin-Johnson综合征的患者的肝中被发现的，是由于运输胆红素的小管缺陷引起的。其特征是位于小叶中心的肝细胞中存在细胞内棕黑色颗粒状色素。该色素的实质尚未明确，但组织化学上认为其类似于脂褐素，虽然它们的超微结构存在差异。

蜡样质脂褐素

Lillie等（1941，1942）首次描述了在饲料不足的动物的硬化肝中存在蜡样质。Lillie认为，蜡样质与脂褐素不同，因为它不能被三价铁的铁氰化物染色。Pearse（1985）指出，蜡样质其实是处于氧化早期阶段的脂褐素。进一步的氧化会产生相应的脂褐素。

Hamazaki-Weisenberg小体

这些小的黄褐色的纺锤形结构主要出现于淋巴结窦中。要么散在分布，要么是细胞质包涵体，作用尚不确定。Hamazaki（1938）首先描述了这种物质——被描述为出现在结节病患者淋巴结上（Weisenberg 1966）。进一步的研究表明，它们可在许多疾病中出现（Boyd & Valentine 1970）。Hall和Eusebi（1978）报告，它们的出现与结肠黑色素沉着有关。在组织化学上，它们类似于脂褐素；在超微结构水平上，它们的外观表明它们可能是巨溶酶体的残余体（Doyle et al 1973）。

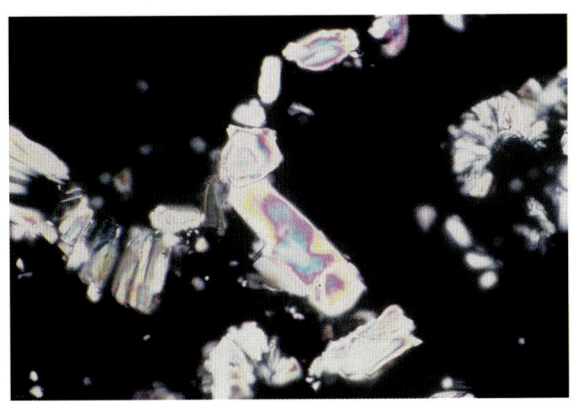

图14.11 使用偏光显微镜观察肾切片中的草酸盐晶体。放大400倍。

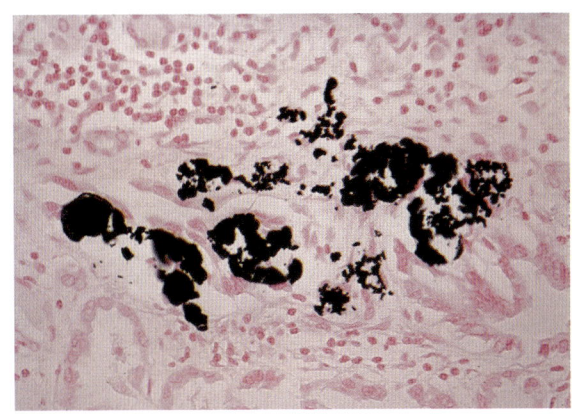

图14.12 肾切片，使用识别钙的von Kossa硝酸银方法染色。这个方法中使用了紫外线。钙被染成黑色。放大400倍。

内源性矿物质

铁的讨论见本章开头部分的"血源性色素"。

钙

不溶性无机钙盐是骨骼和牙齿的正常成分，它们的识别见第18章。从组织化学的角度看，血液中以自由离子形式存在的钙不能被识别。钙的异常沉积物可以出现在与下列疾病相关的组织坏死区：肺结核、梗死（Gandy-Gamna小体）、血管的动脉粥样化斑和膀胱软化斑（Michaelis-Gutman小体）。最常见的钙盐形式是磷酸盐和碳酸盐。钙盐通常是单折射的，但草酸钙是双折射的（图14.11）。当使用HE染色时，钙一般呈紫蓝色。

许多研究人员使用不同的染料来与钙形成螯合物。这些染料包括茜素红S、红紫素、萘铬绿B和核固红。一般来说，这些染料在识别中至大量的钙时，效果要优于轻微染色的微量钙沉积。但茜素红S是一个例外，它往往对少量的沉积物可得到更可靠的结果。这些染料都不适用于钙盐，虽然茜素红S被认为在pH值为 4.2时可以。在常规的石蜡切片证实方法中，倾向于选择使用硝酸银的von Kossa（1901）经典方法（图14.12）。

它只用于证实磷酸盐和碳酸盐原子团，无论对体积大的还是体积小的钙沉积物都可得到良好的结果。该方法不是特异性的，因为黑色素也会还原银而得到黑色沉积物。作为一般规则，含钙沉积物的组织固定时最好使用非酸性固定剂，如缓冲中性福尔马林、福尔马林酒精或酒精。

用于识别钙的茜素红S法（Dahl 1952; McGee-Russell 1958; Luna 1968）

固定
中性福尔马林、福尔马林酒精和酒精。

切片
石蜡或冰冻。

溶液
将1%的茜素红S溶液（CI 58005）用氢氧化铵调至pH为 4.2 或 6.3～6.5（见注意 c）。

将0.05%的固绿 FCF（CI 42053）溶于 0.2%的醋酸。

方法
1. 切片至95%的酒精。
2. 载玻片竖立放置，彻底风干。
3. 切片置于盛满茜素红S溶液的玻片染色缸中5分钟（见下面的注意）。
4. 蒸馏水快速冲洗。
5. 固绿复染1分钟。
6. 蒸馏水冲洗3次。
7. 脱水、透明、合成树脂封固。

结果

钙沉积物	橘红色
背景	绿色

注意

a. 染色时间取决于钙出现的量。
b. 经过茜素红S染色后,钙沉积物是双折射的。
c. McGee-Russell推荐在pH为4.2时使用茜素红S,Dahl则认为在pH为6.36~6.4时使用。Churukian同意Dahl的pH值高一些的说法,并认为在pH高至7.0时会产生好的结果。
d. 这个方法在辨别和检测少量钙时特别有用,如肾中的异常钙化(尿钙过多)。这种类型的组织也是极好的对照物。

铜

如果没有铜的话,人体内的许多酶将不能正常工作,虽然铜缺乏是非常罕见的。铜的蓄积与Wilson病有关,这是一种最重要的铜代谢障碍。这种疾病是一种罕见的常染色体隐性遗传病。它会引起铜沉积于肝、大脑的基底神经节和眼睛。如果在眼睛的角膜(Descemet膜)见到Kayser-Fleischer环(一个铜沉积的褐色环),则可诊断为这种疾病。铜在肝中沉积也与原发性胆汁性肝硬化和某些其他肝疾病有关。

铜使用Mallory的未成熟的苏木精染色时,像许多金属阳离子一样,能形成一种蓝色湖。Uzman(1956)改良了Okamoto-Utamura rubeanate方法(1938),并在福尔马林固定的组织上获得了的非常好的结果。Rhodanine法(Lindquist 1969)也被用来证实铜及铜相关蛋白(CAP)。虽然试银灵(DMABR)试剂的质量差异很大,它仍被认为是首选方法。CAP也可被Shikata orcein法(Shikata et al 1974)很好地证实。

用于识别铜的红氨酸法(Okamoto & Utamura 1938; Uzman 1956)

固定

10%的中性福尔马林。

溶液

将0.1%的红氨酸(二硫代草酰胺)溶于	
无水酒精	5ml
10%的醋酸钠水溶液	100ml

使用前新鲜制备。

方法

1. 受检切片和阳性对照切片放入蒸馏水。
2. 在37℃下,切片浸入盛满红氨-醋酸基溶液的染色缸中至少16小时,时间可能需要延长,且该方法最好在水浴中进行。
3. 70%的酒精冲洗。
4. 蒸馏水简单冲洗。
5. 使切片上的水流干并吸干。
6. 用0.5%的中性红溶液或0.1%的核固红溶液轻轻复染1分钟。
7. 蒸馏水冲洗。
8. 脱水、透明、合成树脂封固。

结果

铜	墨绿色
核	淡红色

注意

a. 选择正确的固定剂至关重要。可以用中性福尔马林,但要避免使用酸性福尔马林或含有汞和铬盐的固定剂。
b. 为了证实结合在CAP中的铜,脱蜡切片方向朝下放置在盛有浓盐酸的烧杯上15分钟。无水酒精洗净这些切片,然后转移到红氨-醋酸盐溶液。
c. 该方法最好在恒温控制的水浴条件下进行。

改良的硫氧酸技术(Lindquist 1969)

固定

10%的中性福尔马林。

切片

石蜡。

溶液

硫氧酸储存液

5-p-二甲基苄基-硫氧酸	0.05g
无水乙醇	25ml

使用前新鲜制备并过滤。

工作溶液

将5ml硫氧酸储存溶液添加到45ml的 2%的醋酸钠三羟化物中。

硼砂溶液

二钠四硼酸盐	0.5g
蒸馏水	100ml

方法

1. 将受检切片和对照切片放至水中。
2. 在56℃下浸入硫氧酸工作溶液3小时，或37℃烘箱中过夜。
3. 蒸馏水冲洗3分钟，数次。
4. 酸化Lillie-Mayer或其他明矾苏木素中染色10秒。
5. 蒸馏水简单冲洗，立即放入硼砂溶液15秒。
6. 蒸馏水冲洗干净。
7. Apathy封固剂封片。

结果

铜和铜相关蛋白	红至橘红色
胞核	蓝色
胆汁	绿色

注意

a. 某些合成的封固剂会导致已归档材料中的铜和CAP褪色。当切片使用Apathy封固剂封片时没有褪色现象发生。
b. 由有经验者操作，该方法可获得最一致的结果。
c. 结果有助于区分胆汁和铁色素（Irons et al 1977）。
d. 在进行这项技术时，建议使用分析级试剂和三重蒸馏水。
e. 对照最好从以下疾病患者的肝中获取：Wilson病、原发性胆汁性肝硬化、其他形式的慢性胆汁淤积。妊娠末三个月的胎儿肝（图14.14）用中性福尔马林固定不超过36小时，是一个不错的阳性对照。

尿酸和尿酸盐

尿酸是人体内嘌呤（核苷酸）代谢的分解产物，但有一小部分是从饮食中获得的。大多数尿酸但并非全部是由肾排出。尿酸以尿酸单钠的形式在血液中循环，在痛风患者尿酸单钠的含量高，可形成过饱和溶液。高水平的尿酸单钠含量可能会导致尿酸盐沉积，这些沉积在组织中溶于水，可造成：

- 皮下结节性尿酸盐结晶沉积物（"痛风石"）
- 滑膜炎和关节炎
- 肾病和结石。

另一种偶尔与痛风相似的情况被称为假痛风或软骨钙质沉着，也称为焦磷酸盐关节病。这是焦磷酸钙结晶在软骨关节沉积导致的。此沉积的原因尚不确定，更普遍发生于老年人，主要影响大关节（如膝关节）。重要的是：痛风和假性痛风是可以区分的。为了帮助诊断，一个配有一个石英一级红补偿器的偏振光显微镜被证明是有用的。焦磷酸盐呈阳性双折射，而尿酸盐结晶呈阴性双折射。尿酸盐可以由饱和的

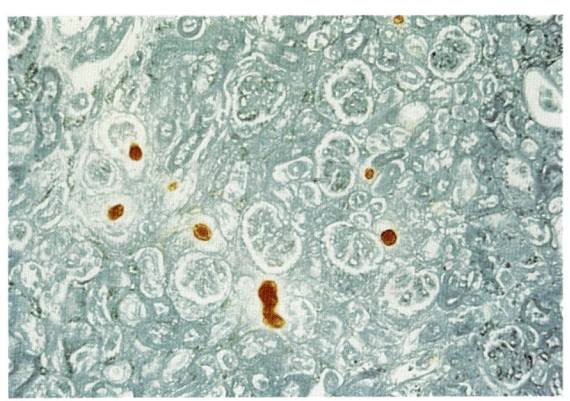

图14.13 肾切片在pH为6.4下时使用Dahl茜素红S方法染色。钙染成橘红色。放大100倍。

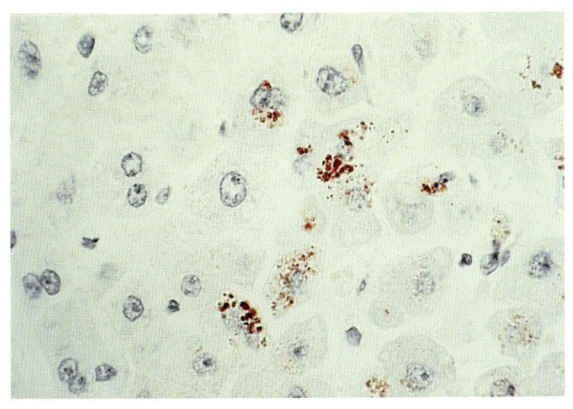

图14.14 妊娠末三个月的胎肝切片，使用识别铜的Lindquist方法染色。铜染成红色至橘红色。放大400倍。

碳酸锂水溶液提取（Gomori 1951）而不影响焦磷酸盐。如果将这种提取顺序与Grocott改良的Gomori六亚甲基四胺银技术结合使用，这两种类型的晶体通常可以识别。

碳酸锂提取-六亚甲基四胺银技术（Gomori 1936, 1951; Grocott 1955）

固定剂

尿酸盐晶体溶于水，因此酒精固定会得到更为特异反应。

切片

石蜡、冰冻或火棉胶。

溶液

Grocott六亚甲基四胺银溶液
饱和的碳酸锂水溶液
2%的硫代硫酸钠水溶液（海波）
0.05%的固绿水溶液（CI 42053）溶入0.2%的醋酸

方法

1. 两个受检切片和两个对照切片置入70%的酒精。
2. 从每对切片中取出一个浸入饱和的碳酸锂水溶液30分钟。
3. 蒸馏水冲洗所有的切片。
4. 在45℃下，将所有切片浸入盛有六亚甲基四胺银溶液的玻片染色缸1小时。
5. 蒸馏水洗所有切片。
6. 海波处理切片30秒。
7. 固绿溶液复染1分钟。
8. 水洗、脱水、透明、合成树脂封固。

结果

被提取过的切片	只提取了非晶形尿酸盐
未提取过的切片	尿酸盐和可能存在的焦磷酸盐变黑
背景	绿色

注意

a. 因为非晶形尿酸盐的亲银属性，还原银溶液。
b. 可通过温控水浴更精确地控制孵化温度。

人工色素

这组色素包括：

- 福尔马林
- 疟疾
- 血吸虫
- 汞
- 氧化铬
- 淀粉。

福尔马林色素

在酸性福尔马林固定组织中，这种色素为棕色或棕黑色的沉积物。该沉积物通常出现在血液丰富的组织中（如脾）、出血的损伤区域和充满血的大血管中。此色素的形态不同，但通常呈现为一种微晶沉积物，具有非单折射性（双折射性）。它与酸性高铁血红素有关，但在分光镜下有别于盐酸和醋酸高铁血红素（Herschberger & Lillie 1947）。

从切片中去除该色素的一个方法是：使用含酒精饱和苦味酸来处理未染色的切片。氢氧化钠和氢氧化钾酒精溶液都可以去除这种色素，但可能对随后的染色技术有一些不利影响。使用10%的氨水和70%的酒精处理5~15分钟可去除这种色素，相对其他氢氧化物来说，这种方法对组织切片的损害更少。使用中性福尔马林缓冲液色素沉积最少。长时间固定富含血液的器官（如脾）往往会增加福尔马林色素形成的数量。在这种情况下，建议定期更换固定剂。

疟色素

这种色素在形态上与福尔马林色素相似，偶尔可相同，尽管它们的产生稍有不同。疟色素位于含有疟原虫的红细胞内或附近区域。由于感染恶性疟原虫，脑型疟中疟色素可以出现在脑部细小毛细血管内的红细胞中或表面。该色素有时可能大量沉积，以至于可它能掩盖对疟原虫的观察。疟色素还可以出现在吞噬感染的红细胞的吞噬细胞中，因此应该仔细检查肝Kupffer细胞、淋巴结和脾的窦衬里细胞、骨髓中的吞噬细胞。疟色素和福尔马林色素相似，具有双折射性，可以被含酒精饱和苦味酸溶液从组织切片中去除，但通常需要12~24小时的处理才能完成去除。

如上所述，用10%的氨水去除色素使用时间更短。

福尔马林色素和疟色素的祛除方法

溶液
  10%的氨水溶液溶于70%的酒精。

方法
1. 切片至70%的酒精。
2. 切片浸入盛有氨-酒精溶液的玻片染色缸5~15分钟。
3. 蒸馏水洗净。
4. 应用所需的染色方法。

注意
 a. 根据福尔马林色素存在的量，去除所需的时间有所不同。
 b. 疟色素通常需要至少15分钟或更长时间的处理。

血吸虫色素

  这种色素偶尔可见于血吸虫感染的组织切片中。这种色素通常呈大块状，特性上与福尔马林色素和疟色素两者相似。

汞色素

  这种色素可见于使用含汞固定剂固定的组织中，但很少见于使用Susa液（Heidenhain）固定的组织中。汞色素外观有时会变化，但通常为棕黑色的细胞外结晶体。虽然通常呈现单折射，偶尔可为双折射，特别是当使用福尔马林固定的组织再次使用福尔马林汞进行固定时。

  一个鲜为人知的发现是：含汞色素切片染色后，如果存放的时间过长，会引起色素结构的变化。这种色素可从结晶型变为球型（H.C. Cook, personal xommunication）。原因目前尚不清楚，可能是色素与固定剂相互作用引起的。此外，这个球型还呈现出马尔他十字状双折射。

  去除色素的经典方法是使用碘溶液处理，如Lugol碘。随后使用弱硫代硫酸钠（海波）溶液漂白来完成处理。

  最好不要在Gram法染色前使用碘溶液去除汞色素。因为这样会导致结缔组织吸收晶紫，而后阻止丙酮脱色。如果染色（例如磷钨酸苏木素）前使用了"海波"，染色可能受影响。

氧化铬

  这种色素在组织切片中非常罕见，也极难人工形成。在组织中为细小的黄棕色颗粒。通常是由于使用铬酸或重铬酸钾固定剂固定组织而不用水冲洗产生的结果。在随后的组织酒精分级处理中，如在组织处理机中进行的处理，可能会导致铬盐还原成不溶于酒精的氧化铬。这种色素是细胞外单折射色素，使用1%的酸性酒精可以从切片中去除。

淀粉

  这种色素是由外科医生、护士或病理学工作者手套上的滑石粉带入的。淀粉PAS染色和Gomori六胺银（GMS）染色呈阳性。淀粉可通过其特征性的外观和偏振时产生马尔他十字而容易识别。

外源性色素和矿物质

  下列物质虽然为外源性色素，实际上大部分是无色的。它们有些是惰性和无活性的，其他则可通过各种组织化学方法在组织切片中观察到。这些方法通常不太可靠和稳定。多数常规外科病理实验室很少能见到这类物质。有些类型的矿物质是通过吸入、食入或皮肤植入的方式进入人体的，通常是工业暴露的结果。由于文身，有些矿物质可以以染料复合物的形式出现在皮肤和附近的淋巴结中。矿物质沉积物有时也可能是由于药物或伤口敷料导致的。当需要识别这类物质时，比如在工伤保险索赔时，使用电子探针分析仪（EDAX）证明是最可靠的方法。教学和研究实验室通常配备这种专业设备。

  在组织中最为常见的矿物质是碳、硅和石棉。其他出现在组织中的少见矿物质有铅、铍、铝、汞、银和铋。

文身色素

  出现在皮肤和附近的淋巴区域。使用反射光查看，可以看到用于制造文身的染料色素的各种色彩。

汞合金文身

  口腔中的棕黑色色素沉着区域可能是在牙科手术

中从银汞合金中创伤性引入的汞和银导致的。在组织学上，棕色颗粒沉积在胶原、基膜、神经鞘、血管壁及弹力纤维里。分布的模式类似于皮肤银质沉着病中见到的。

碳

这种外源性物质是组织中最常见的矿物质，容易在切片中识别。常见于城市居民和吸烟者的肺和邻近淋巴结中，其主要来源是汽车废气和家庭与工业烟囱排出的烟雾。吸烟者可吸入碳颗粒，也会使旁边的人吸入一些稀释的颗粒。吸入的碳颗粒一般都黏附在鼻、咽、气管及支气管黏膜的黏液上。少量颗粒会进入肺泡并被肺泡巨噬细胞吞噬。一些碳颗粒也会进入细支气管周围的淋巴系统和淋巴结。

肺的黑色色素沉着（碳肺）被认为是煤矿工人和一些城市居民肺中大量碳沉积的结果。目前还没有证据表明碳会造成组织损伤。煤矿工人由于吸入的碳量最大，肉眼检查使其肺部看起来几乎是黑色的。这种被称为煤矿工人尘肺病的肺部疾病是由于吸入二氧化硅造成的，二氧化硅与煤和其他矿石有关。煤矿工人工作时也容易被割伤和擦伤，因此皮肤上存在碳沉积是相当普遍的。

碳是惰性和非活性的，传统的组织学染色和组织化学方法无法证实。碳沉积物的位置和性质使其识别相对容易。碳沉积与黑色素沉积容易混淆，但漂白剂处理对前者无影响，而黑色素会被溶解。

二氧化硅

硅以硅酸盐的形式存在，因为硅酸盐出现在含硅的岩石里或附近，因而与大多数矿石有关。煤矿工人吸入大量的二氧化硅时可引起矽肺。这种疾病表现为渐进性的肺纤维化，导致肺的功能受损，甚至导致肺完全失去功能。石头、沙子中也存在丰富的硅酸盐，任何与磨石或喷砂相关的产业工人都有患矽肺的风险。二氧化硅是非活性的，因而也不能被组织学染色和组织化学方法证实。当使用偏振光检查时，它具有非单折射性（双折射性）。

石棉

石棉是一种特殊形式的二氧化硅，多年来被用于作为耐火和绝缘材料。它作为制动衬片广泛应用于汽车业。石棉有好几种类型，其中造成人类肺部疾病的纤维被称为闪石。最危险的一种类型是钠闪石（南非石棉）。这些纤维长5~100μm，直径只有0.25~0.5μm，可以在肺边缘的肺泡中聚集。这些纤维是非单折射性的，但当它们为石棉小体时不表现出双折射，因为蛋白质外衣覆盖了这些纤维。在肺部切片中，石棉小体的外观特征为棕黄色哑铃形串珠状。其蛋白质外衣含有含铁血黄素，Perl普鲁士蓝处理呈阳性。过去使用微焚化技术来证实石棉纤维，因为它们能经受住加热炉产生的高温。当怀疑患者有石棉沉着但石棉纤维或石棉体不容易被证实时，可使用40%的氢氧化钠来溶解肺下叶组织。然后离心和水洗由此产生的淤渣。制作沉积物的涂片，用偏振光观察。对于识别石棉纤维和石棉体，该方法已被证明是可靠的。还有其他方法，把肺组织的厚石蜡切片（20μm）固定在黏性物涂布的玻璃载玻片上。将这些切片脱蜡、不染色固定，然后用偏振光观察。在观察到一个阳性结果之前可能需要许多这样的厚切片。

铅

近来由于铅导致的环境污染已大大减少。家庭供水所用的铅管已被替代材料取代。涂料、电池和汽油中的铅都被制造商减少了。铅中毒的情况很少发生，通常疑似病例的血清是用生物化学方法诊断。在慢性铅中毒病例中，过量的铅可沉积在许多组织中，特别是骨骼和肾小管。多年来，已有各种各样的方法被用来证实组织切片中的铅，最常用的方法是玫棕酸法（Rhodizonate法）（Lillie 1954）（图14.15）。其他证实铅的方法包括：Timm的硫化银法（1958）与Mallory 和 Parker 的（1939）不成熟苏木精法，但这些方法都不是证实铅的特效方法。

用于识别铅盐的玫棕酸法（Rhodizonate法）（Lillie 1954）

固定

避免使用含汞的固定剂。对含铅盐的骨骼可用含有5%~10%的硫酸钠的5%~10%的硫酸来脱钙。该程序可将铅沉积物转换成不溶的硫酸铅。

切片

石蜡。

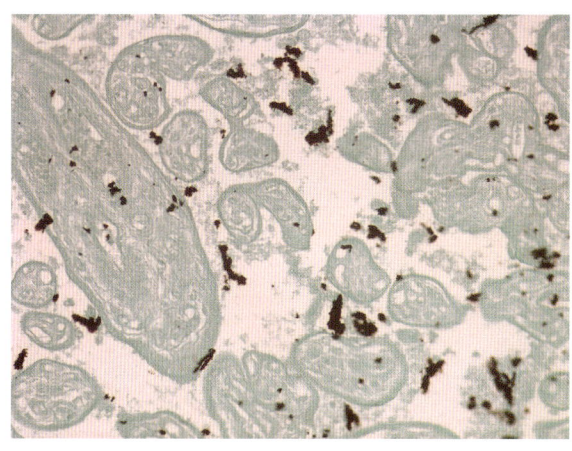

图14.15 胎盘切片，通过硝酸铅处理，使用识别铅的Lillie玫棕酸方法染色。铅染成黑色。放大200倍。

过吸入或皮肤创伤进入身体。可形成异物肉芽肿，外观往往类似结节病。也可见到贝壳状小体，但这不是铍特有的。这些小体通常会与Perls普鲁士蓝呈阳性反应。铝罕见于组织中，但可以与铍类似的方式进入人体。铝也可见于因为慢性肾衰竭而常规行血液透析治疗的脑病患者的骨髓活检中。长时间的透析可导致该区域骨营养不良。后者呈隐袭性发展，可能会伴有非特异性疼痛。最严重的疼痛是由于与铝沉积相关的骨软化症（Brenner 2004）。铍和铝都可以通过与单铬天青形成一种深蓝色螯合物来证实。铝同其他矿物质一样，如钙、钡和锆，应用荧光桑黄素法（Pearse 1985）呈阳性。萘铬绿也可以用来证实铍和铝，但与单铬天青法相比特异性差，因为能形成其他金属染料锭。

用于识别铍和铝的单铬天青法（Pearse 1957）

固定
不重要。

切片
石蜡或冰冻。

溶液的制备
A. 0.2%的单铬天青（又称纯蓝B）。
B. 0.2%的单铬天青溶入标准氢氧化钠。

方法
1. 两受检切片至蒸馏水。
2. 一切片使用溶液A染色，另一切片浸入溶液B中染20分钟。
3. 蒸馏水冲洗。
4. 0.5%的中性红水溶液或0.1%的核固红水溶液轻轻复染5分钟。
5. 蒸馏水洗，合成树脂封固。

结果

溶液A：铝和铍	蓝色
溶液B：只有铍	蓝黑色
胞核	红色

注意
a. 这个方法稳定可靠且可得到始终一致的结果。
b. 如果可以的话，应常规使用对照切片。
c. 在碱性pH值下，铝将无法反应。
d. 它的一个改良方法适用于未脱钙的骨的树脂切片。

溶液

玫棕酸钠	100mg
蒸馏水	50ml
冰醋酸	0.5ml

0.05%的固绿FCF（42053）溶入0.02%的醋酸

方法
1. 切片至蒸馏水。
2. 浸入玫棕酸溶液1小时。
3. 蒸馏水冲洗干净。
4. 用0.05%的固绿水溶液和0.2%的醋酸复染1分钟。
5. 蒸馏水冲洗3次。
6. 脱水、透明、合成树脂封固。

结果

铅盐	黑色
背景	绿色

注意
a. 这种方法依赖于存在的铅盐当使用螯合剂玫棕酸钠处理时会形成一种红色的螯合物。
b. 这种方法可以使用微波炉加热溶液至60℃～65℃，并允许载玻片在热溶液中停留5分钟。

铍和铝

这两种金属可用相同的方法来证实。因此，将它们放在一起讨论。铍可用于荧光灯管的制造。铍可通

用于识别铝的铝试剂法（Lillie & Fullmer 1976）

切片
未脱钙的乙二醇异丁烯酸或石蜡切片，切为5μm的厚度。

溶液
pH为5.2的缓冲液。将40g的醋酸铵和28g的氯化铵溶解于210ml的蒸馏水中。添加27ml的6M（50%）的盐酸。用盐酸或28%的氨溶液来调节pH值至5.2。保存在3℃~6℃的冰箱中。

铝试剂溶液
加热到80℃~85℃，将0.8g的铝试剂（金精三羧酸）溶解于40ml的pH 5.2的缓冲液中，使用前准备。

脱色溶液
将15.4g的碳酸铵溶于蒸馏水，然后加至100ml制成1.6M的碳酸铵溶液。将8ml的1.6M的碳酸铵溶液添加到22ml的pH值5.2的缓冲液中。

固绿复染液
将0.05g的固绿FCF（CI 42053）溶解在100ml的0.2%的醋酸中。

方法
1. 切片至蒸馏水。
2. 新鲜配制的铝试剂溶液加热到80℃~85℃，倒入塑料玻片染色缸。将载玻片浸入溶液。
3. 把玻片染色缸置于600W的微波炉中，设置2档（120W）微波30秒。使载玻片停留在溶液中10分钟。
4. 蒸馏水冲洗3次。
5. 浸入新鲜的脱色溶液中5秒。
6. 蒸馏水冲洗3次。
7. 固绿溶液复染3分钟。
8. 蒸馏水冲洗3次。
9. 立着放载玻片至风干。
10. 浸一下二甲苯，然后合成树脂封固。

结果
铝　　　　　　　　　　　　　　　红色
背景　　　　　　　　　　　　　　绿色

注意
a. 目前可用的微波炉最大功率为900~1500W，因此当使用功率大于600W的微波炉时，第3步中暴露

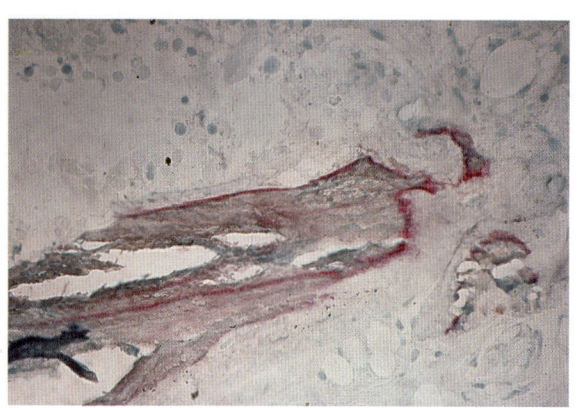

图14.16　未脱钙骨的塑料切片，使用识别铝的Lillie铝试剂方法染色。铝染成红色。放大400倍。

于微波的时间应当减少。
b. 复染溶液也可用亚甲蓝，因为它与固绿相似，可与红色的阳性染色（图14.16）有很好的对比。

银

银很少是由于工业接触而出现在工人的皮肤中。现在更常见的是口腔中的局部改变（汞合金文身，见上文）或银耳环戴在不适当的耳洞造成。由此产生的永久性蓝灰色色素沉着称为银质沉着，在阳光下相当明显。在未染色和HE染色的切片中，银表现为细微的深褐色或黑色的颗粒，特别是在基底膜和汗腺中。Okamoto 和 Utamura（1938）法——一种利用二甲基氨基苯亚甲基-硫氧酸的金属螯合方法——可证实银。该法结果往往反复无常，并且可能引起的螯形络合物的扩散。使用冰冻切片结果最好。

用于识别银的硫氧酸法（Okamoto & Utamura 1938）

固定
不重要，但避免使用含汞固定剂。

切片
石蜡、冰冻（见下面的注意a.）。

孵育溶液

p-二甲基氨基苯亚甲基-硫氧酸（90%的饱和溶液）	3.5ml
M-硝酸	3ml
蒸馏水	93.5ml

方法

1. 石蜡切片至蒸馏水。
2. 在37℃下，浸入硫氧酸溶液孵育切片24小时。
3. 蒸馏水洗净。
4. 甘油凝胶封固。

结果

银沉积物	赤褐色

注意

a. 在37℃，使用0.2%的硫氧酸溶液和0.1%的硝酸混合溶液来处理自由浮动的冰冻切片2小时，可得到更好的效果。

b. 反应产物并非是完全不溶解的，会出现一些扩散。因此，应立即查看切片。长时间孵育会导致定位不好。

致谢

Alan Stevens撰写了本书前3版中的本章内容；Alan Stevens和Brian Chalk更新了第4版的本章内容。感谢他们做出的贡献。

参考文献

Bloch B. (1917) Des Problem Pigmentbildung in der Haut. Archives Dermato-Syphiligraphiques 124:129.

Boyd J.F., Valentine J.C. (1970) Unidentified yellow bodies in human lymph-nodes. Journal of Pathology 102:58–60.

Brenner B.M., ed. (2004) Brenner and Rector's the kidney, 7th edn. Philadelphia: Saunders.

Churukian C.J. (2005) Manual of the special stains laboratory, 10th edn. Rochester: University of Rochester, pp. 101, 102.

Dahl L.K. (1952) A simple and sensitive histochemical method for calcium. Journal of Experimental Medicine 95:474–479.

Doyle W.F., Braham H.D., Burgess J.H. (1973) The nature of yellow–brown bodies in peritoneal lymph nodes. Histochemical and electron microscopic evaluation of these bodies in a case of sarcoidosis. Archives of Pathology 96:320–326.

Drury R.A.B., Wallington E.A. (1980) Carleton's histological technique, 5th edn. Oxford: Oxford University Press.

Dunn R.C., Thompson E.C. (1946) A simplified stain for hemoglobin in tissue and smears using patent blue. Stain Technology 21:65.

Eranko O. (1955) Distribution of adrenalin and noradrenalin in the adrenal medulla. Nature 175:88.

Fontana A. (1912) Verfahren zur intensiven und raschen Färbung des Treponema pallidum und anderer Spirochaten. Dermatologische Wochenshrift 55:1003.

Ghadially F.N. (1982) Ultrastructural pathology of the cell and matrix. London: Butterworth, 602.

Golodetz L., Unna P.C. (1909) Zur Chemie der Haut III. Das Reduktionsvermogen der histologischen Elemente der Haut. Mh. Prakt. Dermatogie 48:149.

Gomori G. (1936) Microchemical demonstration of iron. American Journal of Pathology 13:655.

Gomori G. (1950) Aldehyde fuchsin: a new stain for elastic tissues. American Journal of Clinical Pathology 20:665.

Gomori G. (1951) Methods in Medical Research 4:3.

Grocott R.G. (1955) A stain for fungi in tissue sections and smears. American Journal of Clinical Pathology 25:975.

Hall M., Eusebi V. (1978) Yellow–brown spindle bodies in mesenteric lymph nodes: a possible relationship with melanosis coli. Histopathology 2:47–52.

Hall M.J. (1960) A staining reaction for bilirubin in tissue sections. American Journal of Clinical Pathology 34:313.

Hamazaki Y. (1938) Uber eine neues, saurefeste Substanz führendes Spindelkörperchen der menschlichen Lymphdrusen. Virchows Archiv fur Pathologische Anatomie und Physiologie 301:490–522.

Herschberger L.R., Lillie R.D. (1947) Physical properties of acid formalin hematin, or formalin pigment. Journal of Technical Methods and Bulletin of the International Association of Medical Museums 27:162.

Hukill P.B., Putt, F.A. (1962) A specific stain for iron using 4,7-diphenyl-1,10-phenanthroline. Journal of Histochemistry 10:490.

Irons R.D., Schenk E.A., Lee J.C.K. (1977) Cytochemical methods for copper semiquantitation screening procedure for identification of abnormal copper levels in liver. Archives of Pathology and Laboratory Medicine 101:298.

Laidlaw G.F., Blackberg S.N. (1932) Melanoma studies; DOPA reaction in normal histology. American Journal of Pathology 8:491.

Lendrum A.C. (1949) Staining of erythrocytes in tissue sections; a new method and observations on some of the modified Mallory connective tissue stains. Journal of Pathology and Bacteriology 61:443.

Lillie R.D. (1954) Histopathologic technic and practical histochemistry. New York: Blakiston.

Lillie R.D. (1956) A Nile blue staining technic for the differentiation of melanin and lipofuscin. Stain Technology 31:151.

Lillie R.D. (1965) Histopathologic technic and practical histochemistry, 3rd edn. New York: McGraw-Hill.

Lillie R.D., Fullmer H.M. (1976) Histopathologic technic and practical histochemistry, 4th edn. New York: McGraw-Hill, pp. 526–527.

Lillie R.D., Geer J.C. (1965) On the relation of enterosiderosis pigments of man and guinea pig, melanosis and pseudomelanosis of colon and villi and the intestinal iron uptake and storage mechanism. American Journal of Pathology 47:965–1007.

Lillie R.D., Pizzolato P. (1967) A stable histochemical Gmelin reaction of bile pigments with dry bromine carbon tetrachloride solution. Journal of Histochemistry and Cytochemistry 15:600.

Lillie R.D., Daft F.S., Sebrell W.N.J. (1941) Cirrhosis of liver in rats on deficient diet and effect of alcohol. Public Health Reports 56:1255.

Lillie R.D., Ashburn L.L., Sebrell W.H.J. et al. (1942) Histogenesis and repair of hepatic cirrhosis in rats produced on low protein diets and preventable with choline. Public Health Reports 57:502.

Lindquist R.R. (1969) Studies on the pathogenesis of hepatolenticular degeneration. II: Cytochemical methods for the localisation of copper. Archives of Pathology 87:370.

Lison L. (1938) Zur Frage der Ausscheidung und Speicherung des Hämoglobins in der Amphibienniere. Beitrage zur Pathologischen Anatomie und zur Allgemeinen Pathologie 101:94.

Luna L.G. (1968) Manual of histologic staining methods of the armed forces institute of pathology, 3rd edn. New York: McGraw-Hill, pp. 175–176.

Mallory F.B., Parker F. (1939) Fixing and staining methods for lead and copper in tissues. American Journal of Pathology 16:517.

Masson P. (1914) La glande endocrine de l'intestine chez l'homme. Comptes Rendus Hebdomadaires des Séances de l'Académie des Sciences 158:59.

McGee-Russell S.M. (1958) Histochemical methods for calcium. Journal of Histochemistry and Cytochemistry 6:22.

Moment G.B. (1969) Deteriorated paraldehyde: an insidious cause of failure in aldehyde fuchsin staining. Stain Technology 44:52–53.

Okamoto K., Utamura M. (1938) Biologische Untersuchen des Kupfers über die histochemische Kupfernachweiss Methode. Acta Scholae Medicinalis Universitatis Imperialis in Kisto 20:573.

Pearse A.G.E. (1953) Histochemistry, theoretical and applied. London: Churchill.

Pearse A.G.E. (1957) Solochrome dyes in histochemistry with particular reference to nuclear staining. Acta Histochimica 4:95.

Pearse A.G.E. (1960) Histochemistry, theoretical and applied. London: Churchill.

Pearse A.G.E. (1985) Histochemistry: theoretical and applied, Vol. 2. Edinburgh: Churchill Livingstone.

Perls M. (1867) Nachweis von Eisenoxyd in geweissen Pigmentation. Virchows Archiv fur Pathologische Anatomie und Physiologie und fur Klinische Medizin 39:42.

Puchtler H., Sweat F. (1962) Amido black as a stain for hemoglobin. Archives of Pathology 73:245.

Raia S. (1965) Histochemical demonstration of conjugated and unconjugated bilirubin using a modified diazoreagent. Nature (London) 205:304.

Raia S. (1967) PhD Thesis. London: University of London.

Rodriguez H.A., McGavran M.H. (1969) A modified DOPA reaction for the diagnosis and investigation of pigment cells. American Journal of Clinical Pathology 52:219.

Shikata T., Uzawa T., Yoshiwara N. et al. (1974) Staining methods for Australia antigen in paraffin sections—detection of cytoplasmic inclusion bodies. Japanese Journal of Experimental Medicine 44:25.

Skelton H.G., Smith K.J., Barrett T.L. et al. (1991) HMB-45 staining in benign and malignant melanocytic lesions. American Journal of Dermatopathology 13(6):543.

Tiedermann F., Gmelin L. (1826) Die Verdauung nach Versuchen. Heidelberg: K. Gross, Vol. 1, p. 89.

Timm F. (1958) Zur Histochemie der Schwermetalle; das Sulfid-silberverfahren. Deutsche Zeitschrift für die Gesampte Gerichtliche Medizin 46:706.

Uzman L.L. (1956) Histochemical localisation of copper with rubeanic acid. Laboratory Investigations 5:299.

Virchow R. (1847) Die pathologischen pigmente. Archiv fur Pathologische Anatomie und Physiologie Kinische Medizin 379.

von Kossa J. (1901) Ueber die im Organismus kuenstlich erzeugbaren Verkakung. Beiträge zur Pathologischen Anatomie und zur Allgemeinen Pathologie 29:163.

Weisenberg W. (1966) Über saurefeste 'Spindelkorper Hamazaki' bei Sarkoikose der Lymphknoten und über doppellichtbrechende Zelleinschlusse bei Sarkoidose der Lungen. Archiv für Klinische und Experimentelle Dermatologie 227:101–107.

15

淀粉样物

Geoffrey H. Vowles 著

张晓敬 译　杨艳 校

引言

淀粉样物是一种无定形的细胞外嗜酸性物质，可存在于不同的组织和器官导致的疾病称为淀粉样变。淀粉样物可以有微沉着物出现，也可形成斑点或融合成斑块并逐步取代受累器官实质。病变器官肉眼可见变大、变硬，表面苍白，随着功能的逐步丧失，最终导致器官衰竭及死亡。受累器官切面似蜡样，所以早先的病理学家将这种情况称为"蜡样变性"或"蜡状变性"（Von Rokitansky 1842）。19世纪尸检时经常发现这种病变，死者往往患有慢性感染性疾病，如结核，但淀粉样变在死者生前很少被诊断。早期因技术的限制，无法确定这种蜡样物质的性质。Virchow（1853）在受累器官上使用碘反应后呈现紫色，从而命名为淀粉样蛋白。在植物学中，相似的碳水化合物也使用这个术语。此后很快有人指出，"淀粉样变的肝和脾含有较高比例的氮，因此得出淀粉样物具有蛋白质的性质"，也就是说，含有蛋白质成分（Friedrich & Kékulé 1859）。接下来一百年间，因无法获得适当纯度的样本，对淀粉样物成分的进一步探寻受到了阻碍，结果分析不清楚或经常出现矛盾。20世纪随着技术的发展，研究者们取得了一致意见，认为淀粉样物大多含有不同数量的蛋白质（1%～5%）和多种黏多糖。

后来有多种技术应用于组织学中淀粉样物的识别，包括早期使用的甲基紫和后来的刚果红——最初它们用于大体识别，后来用于组织学（Bennhold 1922），由于接下来发现在偏振光下观察时，刚果红染色的淀粉样物表面可见一种罕见的眩光，即"苹果绿"的双折射光（Divery & Florkin 1927）。

在20世纪50年代和60年代，使用电镜技术观察到：淀粉样物有一种独特的原纤维超微结构。这种结构的出现不依赖解剖学位置、产物模式或种属起源，不同于以前描述的其他任何原纤维超微结构。

在20世纪60年代，利用淀粉样物提取物的X线衍射发现，纤维中蛋白质的排列呈反向平行的β-折叠层构象（Eanes & Glenner 1968）。所有的淀粉样物都有这种构象，如果β-折叠层结构的完整性被破坏，淀粉样物原有的性质将会消失（Harada et al 1971），后来淀粉样物的这种构象得到了一致的确定。

淀粉样物：

- 是一种细胞外的通常无定形的嗜酸性物质
- 刚果红染色后在偏振光下呈"苹果绿"的双折射
- 有独特的原纤维超微结构特征
- 大部分由β-折叠层构象的蛋白质构成。

在近代医学实践中，淀粉样物和淀粉样变是很重要的。虽然19世纪与淀粉样物相关的炎性疾病现在已很少见到，但淀粉样物在其他情况下还是经常见到的，如类风湿性关节炎、糖尿病以及在现代病理学实践中最常见到的Alzheimer病中的淀粉样物（Glenner 1983）。事实上，淀粉样物是这几类重要疾病的不可或缺的原因，对于淀粉样物及其形成的研究从来没有像现在这样深入。

组成

随着相应提取技术的发展（Pras et al 1968; Glenner et al 1972），大块淀粉样物是由蛋白质组成已经很明确。通过X线衍射技术发现，这种蛋白质排列大部分呈反向的β-折叠层构象（Eanes & Glenner 1968）。

为了鉴定淀粉样物，进行了很多尝试。1970年确定了初级淀粉样物和免疫球蛋白轻链为一种同源性物质（Glenner et al 1970）。通过对淀粉样物排序发现，次级淀粉样物中含有淀粉状蛋白A的成分。后来同源的血清蛋白经鉴定也命名为血清淀粉样蛋白A（Husby et al 1973a）。自此，经鉴定有25种正常人的蛋白可形成淀粉样物（表15.1）。其中除了一组载脂蛋白外，大部分这类蛋白之间没有明显的联系，它们也没有能力去形成淀粉样纤维。

淀粉样物还含有15%的无纤维糖蛋白，这种糖蛋白被称作淀粉样物质P（AP），它们同循环血浆中的蛋白是完全相同的，又称为血清淀粉样物质P（SAP）。SAP是钙依赖性配体结合蛋白，是组成基底膜和弹力纤维的正常成分，具有结合氨基葡聚糖（GAG）、纤维连接素和其他细胞内外成分的功能（Pepys & Baltz 1983; Pepys 1992）。SAP是称为pentaxins的血浆蛋白家族的一员，这个家族具有特征性的五辐四价结构，而SAP是由两个相同的五辐环相互结合而成。虽然曾经有人认为它同氨基葡聚糖结合后总是出现在淀粉样物里（Pepys 1992），或它形成淀粉状蛋白原纤维结合体，但SAP为什么会出现在淀粉样物里还不清楚（Holck et al 1979; Inoue & Kisilevsky 1996）。

虽然氨基葡聚糖常常出现在淀粉样物里（Hass 1942），但是受早期提取技术的限制，淀粉样物中其他成分的分析结果是很不稳定的。经过进一步分析，氨基葡聚糖包括硫酸肝素、硫酸软骨素和硫酸皮肤素（Bitter & Muir 1966; Muir & Cohen 1968）。在超微结构水平，氨基葡聚糖和淀粉纤维蛋白之间有着直接的联系（Snow et al 1987），氨基葡聚糖可能参与了淀粉样物基因的调控，但仍需继续进行积极的研究（Ancsin 2003）。氨基葡聚糖中碳水化合物的存在为组织学方法检测淀粉样物的染色反应提供了合理的解释。

超微结构

电子显微镜研究显示，所有的淀粉样物都呈现独特的原纤维排列结构。在用于常规电子显微镜检查的病理材料中，淀粉样物为大量细胞外的、不分支的细丝，排列趋向经常随机，偶尔平行排列。每条纤维都包括两个直径为2.5～3.5nm的电子致密丝，致密丝间隔2.5nm，纤维总直径为8～10nm，长度变化可达几纳米（Cohen & Calkins 1959; Glenner 1981）。

关于淀粉样物构象的研究发现了一个问题：为什么显然没有联系的大小和性质不同的蛋白构成的原纤维在尺寸和形态上是完全相同的（Snow et al 1987）？进一步的研究发现，多数淀粉样纤维包含的GAG和AP成分可能具有复杂的结构组成（Holck et al 1979; Kisilevsky 1990）。

现代原纤维的制备方法可使基本的原纤维提纯，但是现在对淀粉样纤维的结构还没有一致的结论。试验中小鼠体内合成的淀粉样纤维由SAP纤维轴组成，纤维轴被硫酸软骨素蛋白多糖组成的螺旋环绕，外面覆盖硫酸乙酰肝素蛋白多糖，然后构成表面有AA蛋白的β-折叠聚合体（Inoue & Kisilevsky 1996）。在对一项实验产生的SH3淀粉样物体外研究中，原纤维由四根原丝构成，似乎形成β-折叠——折叠链垂直于原纤维轴，并且β-层平行于原纤维轴线，并环绕中空轴排列（Jimenez et al 1999）。这个图形和最近的X线纤维衍射研究一致（Sunde et al 1997）。

分类

对于早期的病理学家来说，淀粉样物经常与易感疾病相关，而且呈局限性或全身性的分布。由此产生了早期的分类方案，例如，1856年Wilks提出的原发性淀粉样变和"与梅毒、风湿等相关的"淀粉样变的分级（referred to by Husby 1994）。

直到20世纪80年代，主要采用的分类方案是Reimann等（1935）的分类，即把淀粉样物分为四类：

1. 原发性淀粉样变常出现在无明显诱因的疾病中，常累及中胚层起源的组织，如肌肉、心脏、皮肤和舌，且呈局限性分布。脾、肝和肾很少以这种形式被累及。
2. 继发性淀粉样变与一系列易感或共存的病理因素有关。过去这些常为慢性传染性疾病，如梅毒或结核病，但现在炎症性疾病相对更普遍，如类风湿关节炎。淀粉样物在体内呈全身性分布，可在

表15.1　淀粉样蛋白

缩写	蛋白质前体	相关疾病
AA	血清淀粉样物A	反应性继发性淀粉样变 家族性地中海热
AL	免疫球蛋白轻链	原发性淀粉样变 骨髓瘤相关淀粉样变
AH	免疫球蛋白重链	原发性和骨髓瘤相关的淀粉样变
ATTR	甲状腺激素结合蛋白（前白蛋白）	老年性心脏淀粉样变 家族性多发性神经病——葡萄牙和丹麦类型
AApoAI	载脂蛋白AI	家族性多发性神经病——Iowa型 独立性主动脉淀粉样变
AApoAII	载脂蛋白AII	家族性淀粉样变性
AApoAIV	载脂蛋白AIV	散发性衰老性淀粉样变
AGel	肌动蛋白	家族性淀粉样变——芬兰型
ACys	半胱氨酸蛋白酶抑制剂C	家族性CAA——冰岛型
Aβ	淀粉样蛋白β前体——AβPP（或βAPP）	Alzheimer病、CAA Down 综合征
Aβ_2M	β_2微球蛋白	透析相关的淀粉样变
APrP	朊病毒蛋白质	朊病毒病、CJD
ACal	降钙素	甲状腺髓样癌相关的淀粉样蛋白
AANF	心房利钠因子	老年性心房淀粉样变
AIAPP	淀粉不溶素	2型糖尿病淀粉样变、胰岛素瘤
AFib	纤维蛋白原α链	遗传性肾淀粉样变
ALys	溶菌酶	家族性淀粉样变，胃线虫属型
APro	催乳素	老年性脑垂体催乳素瘤
ALns	胰岛素	医源性疾病
ABri	ABriPP	家族性CAA——英国型
ADan	ADanPP	家族性CAA——丹麦型
AMed	乳凝集素	老年性动脉淀粉样变
ALac	乳铁蛋白	角膜淀粉样变
AKer	角膜上皮素	家族性角膜淀粉样变
APin*	不明确	Pindborg牙源性肿瘤

以上为2005年3月已知的淀粉样蛋白。CAA：大脑淀粉样血管病；CJD：痉挛性假性硬化。ADan和ABri来自相同的基因。

*初步的命名。参考了在"淀粉样蛋白"（Sipe 2005）中能找到的关于淀粉样基因蛋白的发现和综述，需等待国际淀粉样变协会命名委员会的确认。

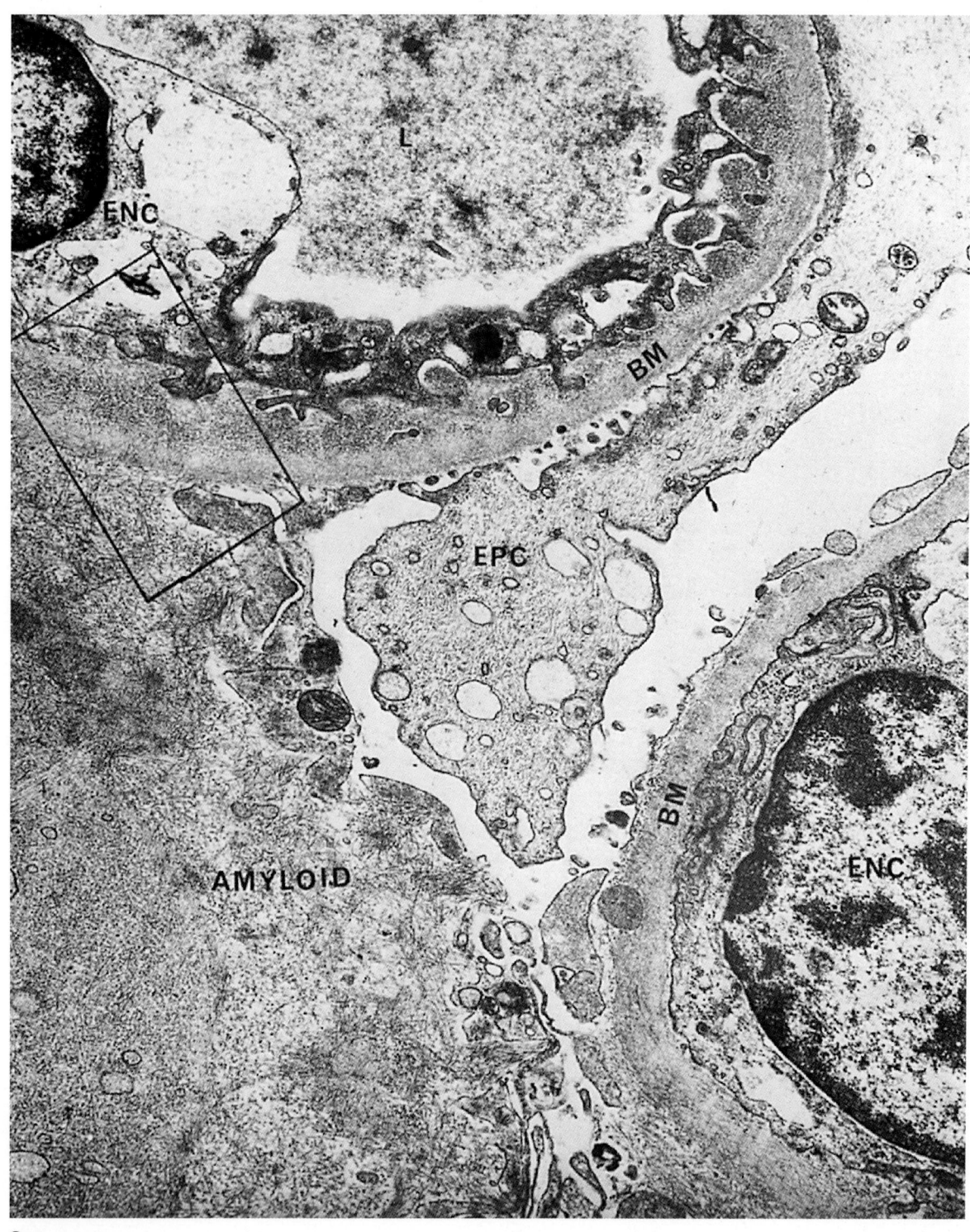

a

图15.1 （a）此图为电子显微镜照片，来自一个累及肾的淀粉样变性的病例。两个肾小球的毛细血管袢都能见到毛细血管基底膜（BM）、内皮细胞（ENC）和毛细血管腔（L）。一个拉伸的上皮细胞胞浆从照片一端开始延伸，足突依附在其中一个的基底膜上。大量的淀粉样原纤维出现在泌尿系统内（戊二醛/锇固定，醋酸双氧铀和柠檬酸铅染色）。

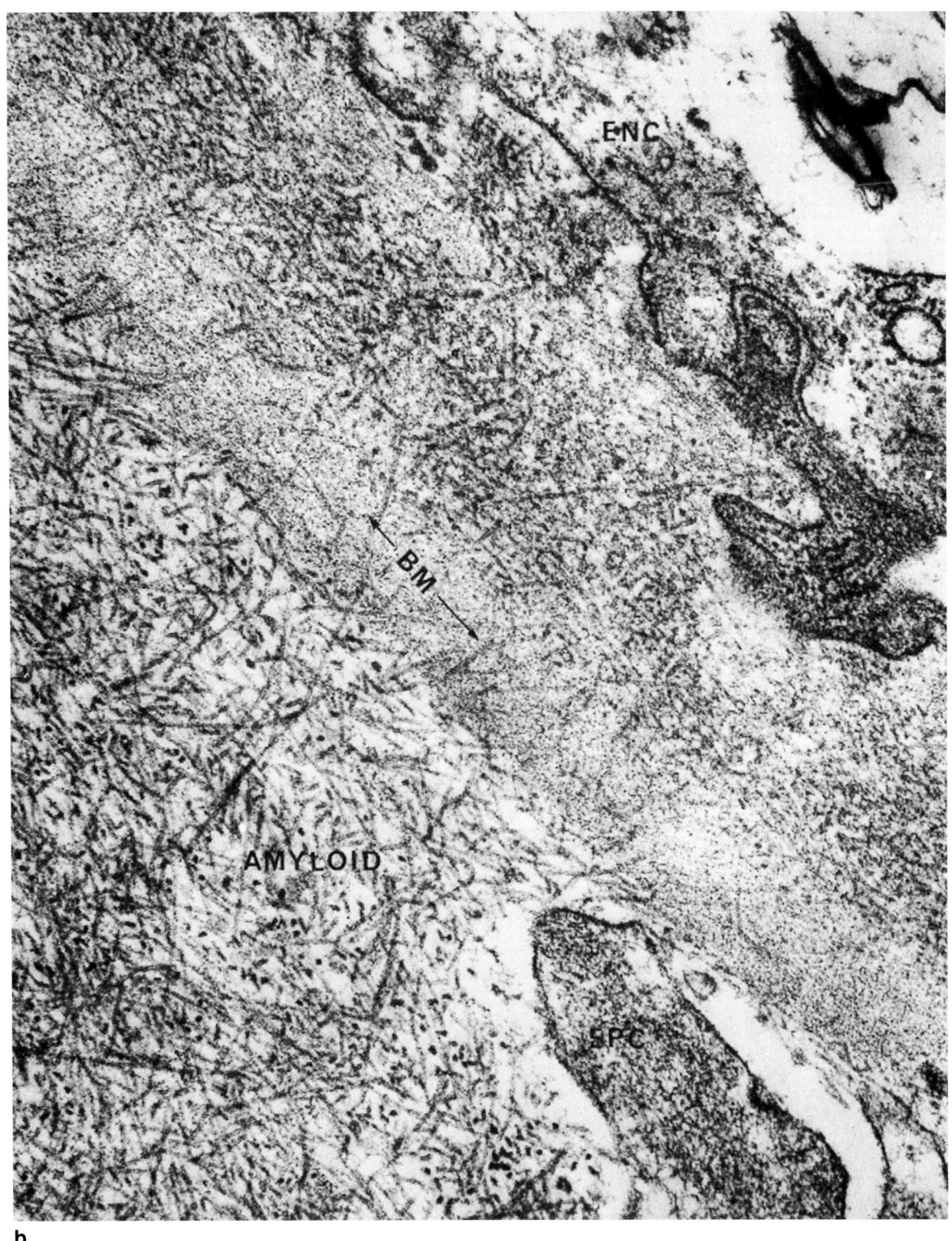

b

图15.1（续） （b）此图为矩形区域的高倍放大图像（54 000倍）。在上皮和毛细血管基底膜（BM）内皮侧均可以清楚地看见淀粉样原纤维呈交叉排列。原纤维穿过基底膜。在一些地方可见到双倍的原纤维细丝结构。

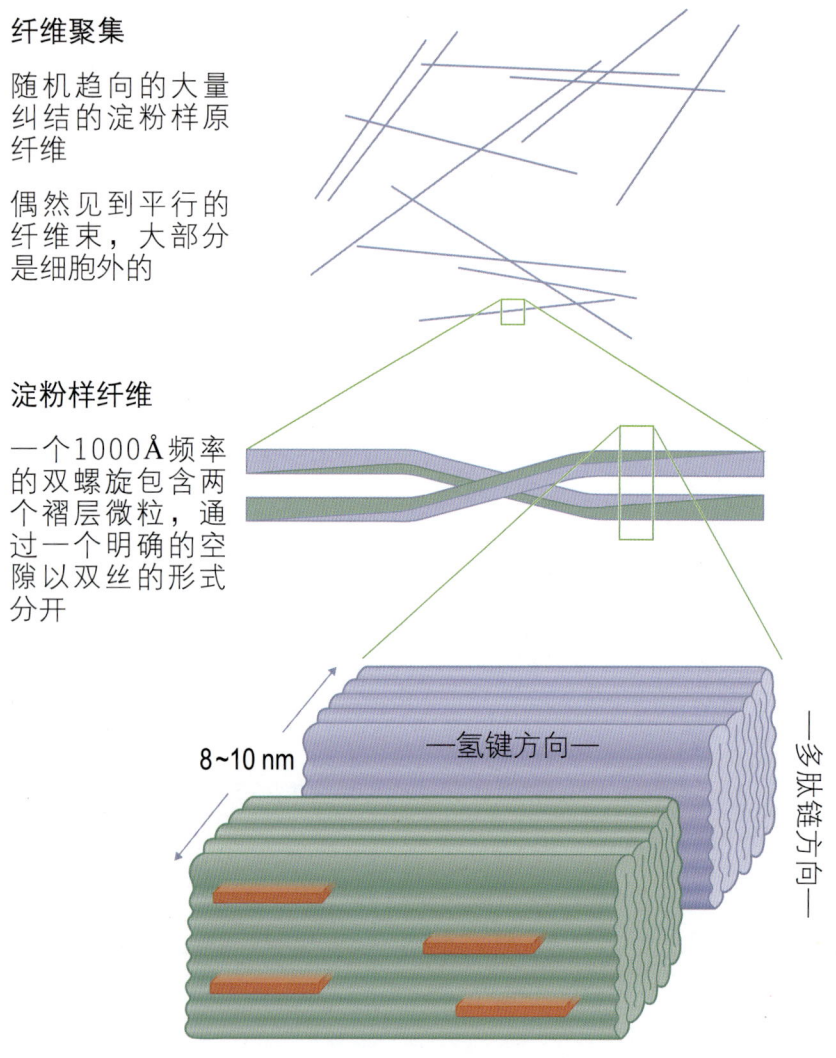

图15.2 淀粉状蛋白的结构示意图。

肝、脾、肾和肾上腺中发现。
3. 肿瘤相关的淀粉样物。
4. 骨髓瘤相关的淀粉样物，在有浆细胞疾病的一部分患者中发现，例如多发性骨髓瘤。

后来发现淀粉样变还有其他的分类，如与内分泌相关的淀粉样变、家族性淀粉样变以及与衰老有关的淀粉样变；并且，以前淀粉样纤维的蛋白质成分已确定，传统分类方案越来越无法满足现在的需要，于是有人提出根据淀粉样纤维的蛋白质亚单位进行分类（Husby 1980）。直到1990年，经鉴定发现了形成淀粉样物的一些其他蛋白质，这些蛋白质的发现引起扩大分类方案的提议（Husby et al 1990; Husby 1992）。1993年，这个方案被世界卫生组织和国际免疫学会联合会（WHO-IUIS）的命名小组委员会采用，即为当前公认的淀粉样变分类。淀粉样物可以用起源蛋白的缩写表示，并且前面加上大写字母A。表15.1列出了25种当前已知的人类淀粉样物，包括它们的缩写、蛋白质的前体，以及相关的大多数疾病。目前，淀粉样变国际学会执行这个方案，并且定期在淀粉样物杂志中进行评论（Westermark et al 2002, 2005）。

发病机制

是什么原因使这些包含在淀粉样物中的蛋白质从正常功能蛋白质转变为沉积的淀粉样物是大多数研究的焦点。这些蛋白质之间很少有关联；尽管一些蛋白的原始结构内含有大量β-折叠层构象，一种朊病毒蛋白质不包含β-折叠，但新生成的β-折叠层构象是朊病毒疾病的病理结构。在其他淀粉样变疾病中，母蛋白可能与血清淀粉样蛋白A有关，或者可能通过蛋白水解作用生成较小的淀粉样物碎片AβPP。在甲状腺素转运蛋白淀粉样变中，正常的蛋白质是四聚体，病理状态下表现为单体释放。最近，我们回顾了淀粉样变的发病机制（Sipe 2005）。

"构象疾病"或"蛋白折叠紊乱"

Robin Carrell教授认为，淀粉样变和其他一些疾病的主要特征是相关蛋白构象在翻译后的改变，概括来讲即"构象疾病"。构象疾病是由于大量β-折叠层继发构象形成，引发了蛋白质的自聚焦或聚合而导致蛋白质沉淀。但人们对这样的归类是否有助于理解迟发性或散发性淀粉样变疾病的病因及由此展现出的治疗前景仍存在争议——如认识到细菌是一些感染性疾病的致病因子并由此提出抗生素的治疗方法，或甾体类激素适用于所有炎症性疾病的看法不一样（Carrell & Lomas 1997; Carrell & Gooptu 1998）。在这种情形下重要的是要记住，与Aβ和朊病毒蛋白结合的"设计者"肽的形成能够阻止甚至逆转造成疾病的构象改变（Soto et al 2000）。淀粉样物是一种可定义的和与人类疾病相关的一组错误折叠或异常改变的蛋白质沉积疾病，这一概念已逐步明确并被人们所接受（表15.2）。

诊断

临床上有明显的特征怀疑淀粉样变时，确诊需在活检组织中确认淀粉样物（Westermark 1995; Buxbaum 1996; Falk et al 1997）。明显受累器官的活体组织检查会提供很好的阳性结果，如进行透析的肾，或怀疑淀粉样变的糖尿病患者，或家族性多发性神经病的腓肠神经，但是这种方法不适用于受累的脑和心脏病患者。许多解剖部位是识别淀粉样物的最佳部位。研究显示，系统性淀粉样变的肾活检检出率最高；然而，利用更小的侵入技术——直肠活检也有很高的检出率（Fentem et al 1962; Tribe 1966; Delgado & Mosqueda 1989）。其他技术包括腹部皮下脂肪的细针抽吸活检（Westermark & Stenkvist 1973）。在系统性AA或AL型淀粉样变时，超过90%的直肠和（或）皮下活检组织中含有淀粉样物（Pepys 1992）；相反，在皮肤和牙龈的活检中很少出现（Kyle & Greipp 1983）。因为淀粉样物经常出现在黏膜下层的小血管壁上，所以直肠活检时获得足够的厚度是很重要的。由于不可避免的抽样误差和不同部位淀粉样物沉积的差异性，结果呈阴性也不能除外淀粉样变的可能性。

同位素标记的SAP是一种特殊的淀粉样物示踪剂，可用于活体内检测（Hawkins et al 1990）。应用这项技术观察活体组织内的淀粉样物是很重要的，提高了人们对不同疾病中淀粉样物分布的认识。有关淀粉样沉积物进展和消退的直接证据可通过治疗监控成像技术获得（Pepys 1992; Hawkins et al 1993; Hawkins 1994）。目前，这项技术的应用还是有限的。

验证

多数含淀粉样物的组织都经常规福尔马林固定和石蜡包埋，不需要特殊的固定和处理程序。但是长时间的福尔马林固定会使一些染色反应变得不敏感。当验证淀粉样物时，使用已知的阳性对照去证实染色液的反应是重要的。对照应是相对较新的切片，因为长时间的储存会使它们失去反应性。经过长时间累积的大量沉积物不如小的新形成的沉积物组织化学染色效果好。

在HE染色的切片中，淀粉样物是一种细胞外的无定形的、嗜酸性的、具有微弱折射性的物质。淀粉样物在PAS染色反应中呈阳性，在强光源下有微弱的双折射性。这些方法没有一种是用来鉴别淀粉样物的。在HE染色的切片中，大的沉积物很好辨认；但

表15.2 蛋白质构象疾病

疾病	受累的蛋白质	相关的疾病
淀粉样变	25种已知的人类蛋白——见表15.1	
丝氨酸蛋白酶抑制病（Serpinopathies）	α1-抗胰蛋白酶 神经丝氨酸蛋白酶抑制剂	α1-抗胰蛋白酶贮积病
血红蛋白病	血红蛋白	镰状细胞性贫血 药物和衰老诱导的身体溶血
Lewy 体病	α-Synuclein	Parkinson病
神经元包涵小体	Tau	Alzheimer病 Pick病 进行性核上性麻痹
	超氧化物歧化酶 铁蛋白	运动神经元疾病，AML 家族性神经变性障碍
Hirano小体	肌动蛋白	Alzheimer病
多聚谷氨酰胺重复序列	Huntington蛋白 共济失调蛋白 雄激素受体	Huntington病 脊髓小脑性共济失调 脊髓肌萎缩
朊病毒病	朊病毒蛋白	Creutzfeldt-Jacob病（CJD） 变异型CJD Gerstmann-Straussler-Scheinker综合征 Kuru病 致命性家族性失眠症 日本型CAA

小的沉积物一般会被忽视。淀粉样物和其他无定形的嗜酸性物质是很难区别的，如玻璃样变和类纤维蛋白。

验证淀粉样物的最早的特殊染色是Virchow碘染色；现在这个方法已很少使用了，读者如感兴趣，可以查阅这本书早期版本中的有关方法和讨论。

甲基紫或结晶紫的异染性

三苯甲烷染料和甲基紫是用于验证淀粉样物的第一个人工合成染料（Cornil 1875）。染色原理到现在仍然是未知的。以前一直认为淀粉样物中包含的黏多糖对染色反应意义重大，但现在并不是这样认为。

甲基紫是四、五、六甲基副品红碱的混合物，淀粉样物的染色可能是由于它选择性地对某种有色成分具有亲和力；因此多染性比异染性能更好地解释这个反应（Windrum & Kramer 1957）。淀粉样物的反应还远远不是特异性的，因为缺乏同其他组织成分区分的显著的颜色变化。小的淀粉样沉着物可能被漏掉，尤其直肠的活检标本，因为黏蛋白也显示相似的红紫色。甲基紫染色切片以水溶性封固剂封固是很必要的，因为局部的脱水作用会破坏红色的多染性。建议在封固前检查切片是否保持湿润。一些早期淀粉样变中的淀粉样物不呈阳性反应。因为这个方法灵敏度低且缺乏特异性，所以现在不推荐用于淀粉样物的检测和诊断（Westermark et al 1999）。

结晶紫法（Hucker & Conn 1928）

在这个方法中可以使用甲基紫，也可以使用结晶紫。草酸铵据称可加强染色的多色效果。后续步骤中，用Apathy封固剂可减少染料的显著扩散，其作用优于甘油。

试剂的配制

先用20ml的95%的酒精溶解2g结晶紫，然后加入80ml的1%的草酸铵水溶液。稍微加热使其溶解，然后冷却、过滤。

方法

1. 切片脱蜡至水，必要时除去色素。
2. 浸入结晶紫染液5分钟。
3. 水洗，然后用0.2%的醋酸水溶液分化，在显微镜下控制分化程度，最后用水停止分化。重复这一过程，直到淀粉样物和背景有明显的对比。
4. 水洗，用改良的Apathy封固剂封固（见附录V中Highman改良法）。

结果

淀粉样物、黏蛋白和肾的玻璃样物	紫红色
背景	蓝色

注意

a. 因为小的沉积物比较关键，所以在Apathy封固剂封固之前，切片应该保持湿润。
b. 在改良的甲酸-结晶紫染色法中，由于染色液和分化液中存在甲酸，加强了组织的多染效果（Fernando 1961）。

刚果红法

1992年Bennhold介绍了刚果红法，由于刚果红对淀粉样物有很强的亲和力且在偏光显微镜下能观察到绿色双折射，所以这一方法经常被用来验证淀粉样物，事实上这些性质已成为淀粉样物判断标准的一部分。刚果红法第一次应用是活体内淀粉样物的诊断，然后同年应用到组织切片（Bennhold 1922）。1884年，刚果红第一次引入是用于棉织工业。刚果红是一种酸性重氮基染料，包括两个完全相同的部分，每一部分都含有一个苯环，彼此通过一个重氮基与萘相连。两个苯环通过一个联苯带连在一起，成为一个线性分子，具有很强的疏水性（Turnell & Finch 1992）。

很多年来对刚果红染色反应的原理都不是很明确，现已发现，刚果红与淀粉样物是通过氢键连接，

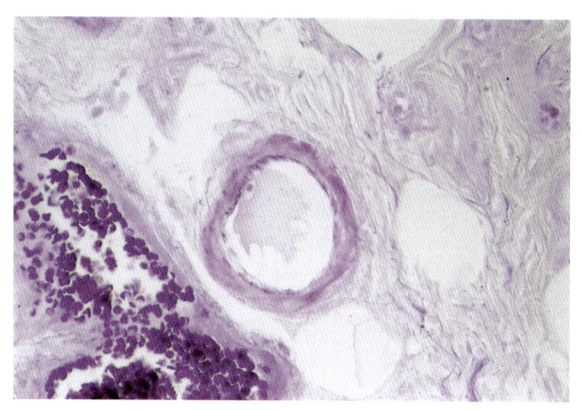

图15.3 此图为系统性淀粉样变患者的直肠活检标本，在一个小动脉壁上可以看到淀粉样物，通过Hucker和Conn结晶紫染色法显示了淀粉样物紫红色的异染性。放大217倍。

而不是染料和其他组织成分之间形成电化学键。可溶性刚果红可使很多组织成分着色，但与淀粉样物有更强的亲和力。回顾早期对Bennhold染色法的改良，例如使用碱性含醇的溶剂（Highman 1946），或利用含盐溶液的竞争性抑制作用（Puchtler et al 1964），抑制其他组织成分的电化学染色，具有增强氢键和提高对淀粉样物的选择作用。对提纯的淀粉样物进行实验，结果显示反应是可以进行化学计算的，可用于原纤维的定量检测（Pras et al 1968）。

刚果红-淀粉样物反应有两个重要因素：染料分子的线性结构和β-折叠层构型。如果有任何一种物质的空间构型发生改变，即使化学基团保留完整，这个反应也会失败。此外，刚果红介导的淀粉样物阳性双折射反应意味着染料分子是并联排列的（Romhanyl 1971）。最近的研究证实：氢键对于维持β-折叠层聚合体来说很重要，刚果红是通过断裂氢键，嵌入两个毗邻的反向平行的β-折叠层之间，同时通过蛋白质和染料之间形成新的氢键来维持结构的完整性（Carter & Chou 1998）。

以前的记录显示，延长甲醛固定时间可以降低刚果红染色的强度。使用三甲基苯酚 WLS和刚果红对归档组织染色时，可以防止这个问题的发生，但是这种方法没有在保存超过1年的组织中验证（Meloan & Puchtler 1978）。

与刚果红相比，在采用纺织工业使用的其他棉

织品染料进行的实验中，一些染料较好，尤其是天狼星红（Puchtler et al 1964；Sweat & Puchtler 1965）。作者认为，天狼星红比刚果红染色反应更强烈，但它一直没有被广泛应用，因为与刚果红相比，它的那些优点都是不重要的。与刚果红不同，它没有荧光染料染色的性质——这个性质可以加强可疑的微弱染色（Puchtle & Sweat 1965；Cohen 1967）。

最近，在UK的NEQUAS组织学外部质量控制方案实施期间，对几种刚果红的染色方法进行了比较，Stokes法（1976）得分最高。

Highman刚果红法（Highman 1946）

这个方法简单且已广泛应用。这种试剂相对稳定，在实际操作中提供了较高程度的选择性。

固定

没有特殊要求，福尔马林溶液可以达到令人满意的效果。

溶液

0.5%的刚果红溶于50%的酒精
0.2%的氢氧化钾溶于80%的乙醇

方法

1. 切片脱蜡至水，必要时除去色素。
2. 浸入刚果红染液5分钟。
3. 用氢氧化钾酒精溶液分化3~10秒钟。
4. 水洗，用明矾苏木素染细胞核，分化和返蓝。
5. 脱水，透明和封固。

结果

淀粉样物、弹力纤维、嗜伊红颗粒	红色
细胞核	蓝色

注意

第3步的分化在水里停止，如果需要，可以重新开始。可能发生过度分化。

碱性刚果红染色法（Puchtler et al 1962）

这种方法因为含有高浓度的氯化钠，避免了分化这一步；它减少了背景的电化学染色，增强了刚果红和淀粉样蛋白之间的氢键，是一种高选择性的方法。试剂应该现配现用。

固定

没有特殊要求。

原液

原液A

饱和的氯化钠溶于80%的酒精。

原液B

饱和的刚果红溶于80%的酒精，然后加入氯化钠至饱和。

1%的氢氧化钠溶液。

工作液

100ml原液A加入1ml的1%的氢氧化钠水溶液，过滤。
100ml原液B加入1ml的1%的氢氧化钠水溶液，过滤。

方法

1. 切片脱蜡至水，必要时除去色素。
2. 在明矾苏木素里染细胞核，分化和返蓝。
3. 浸入碱性氯化钠溶液20分钟。
4. 直接浸入碱性刚果红溶液20分钟。
5. 用酒精冲洗，透明和封固。

结果（见图15.4a）

淀粉样物、弹力纤维、嗜伊红颗粒	红色
细胞核	蓝色

注意

原液可以保存2个月，工作液不能保存，应该在20分钟内使用。

刚果红法（Stokes 1976）

因刚果红在碱性醇溶液里使用，所以这种方法没有分化这一步。最初使用Harris苏木素作为复染剂，除此之外，任何一种明矾苏木素都可以满足需要。

固定

没有特殊要求。

试剂的配制

染色液

将0.5g的氢氧化钠溶于50ml的蒸馏水，然后加入200ml无水酒精，最后加入刚果红直至饱和（约3g）。静置过夜后再使用，3个月后丢弃。

方法

1. 切片脱蜡至水，必要时除去色素。
2. 在过滤的刚果红试剂中染色25分钟。
3. 蒸馏水冲洗后，流水冲洗5分钟。
4. 在Harris苏木素里染细胞核1分钟。
5. 返蓝和分化。如需要，再入苏木素，返蓝。
6. 脱水，透明，封固。

结果

淀粉样物、弹力纤维和嗜伊红颗粒	红色
细胞核	蓝色

天狼星红法（Llewellyn 1970）

这种方法是Sweat法的改良法，使用直接棉织品染料天狼星红F3B。作者通过检测淀粉样物，比较了天狼星红法和刚果红法。其染色机制和刚果红是相似的。虽然这种改良法比原先的方法简单，但这种染色液不易保存，在配制过程中容易产生沉淀。

固定

没有特殊要求。

试剂的制备

将0.5g的天狼星红F3B溶于45ml的蒸馏水，然后加入50ml无水乙醇和1ml的1%的氢氧化钠。充分搅拌溶液，缓慢加入20%的氯化钠（约4ml），直至逆光观察可以看见细微的沉淀物。溶液放置过夜，过滤。

方法

1. 切片脱蜡至水，必要时除去色素。
2. 在明矾苏木素里染细胞核，分化，返蓝。
3. 分别用水和70%的酒精冲洗。
4. 用天狼星红试剂染色1小时。
5. 用自来水冲洗10分钟。
6. 脱水，透明，封固。

结果

淀粉样物、弹力纤维、嗜伊红细胞和Paneth细胞颗粒	红色
细胞核	蓝色

注意

染色液易于沉淀，尤其当配制过程中加入的氯化钠超过20%时。

偏光显微镜和刚果红

当使用偏振光和分析偏振滤波器观察时，刚果红染色的淀粉样蛋白显示特征性的亮绿色双折射，通常被称为"苹果绿双折射"（见图15.4b）。其他含有β-折叠层结构的蛋白质也具有这个性质——是这一构象的特异性表现。

双折射是非均质性物质的一种光学特性，即不同方向有不同物理性质的物质。在结晶物质中可以观察到这种特性，这种特性已被广泛用于矿物学中不同矿物的定性试验。这种光学活性物质有两种不同的折射率（RI），所以垂直的两条振动光是以不同的速度穿过物质，因而可产生一条较快和一条较慢的光线。当较慢光线（较大RI）的振动平面平行于纤维或结晶的长轴时，呈现双折射；反之，当较慢光线的振动平面垂直于纤维的长轴时，不呈现双折射。通常通过交叉偏振滤光器观察，双折射物质在黑暗背景下呈无色（白色），但是遇到结晶或纤维的厚度不均匀时，两个光线通过分析器再结合就会产生干扰色。这种颜色是特有的，可用于被观察物质的鉴定。有关偏光显微镜和双折射的实用性讨论见第3章。

当使用强光源观察时，未染色切片中的淀粉样物看起来有很微弱的双折射；微弱的双折射还可以在甲基紫、甲苯胺蓝和伊红染色中见到。这种双折射通常是微弱的、不可靠的，而且是非特异性的，所以很少在诊断中使用。相反，在刚果红染色中，容易看到淀粉样物的亮苹果绿双折射，有很高的选择性，很多人认为这是淀粉样物最可靠的诊断特征（Missmahl & Hartwig 1953; Cohen 1967; Pearse 1968）。Divery 和 Florkin（1927）首先发现这种苹果绿双折射，并认为这是淀粉样物原纤维-刚果红复合物的内在特性。切片的厚度是很关键的，理想状态是8～10μm（Wolman & Bubis 1965）。切片太薄会显示微弱的红色；切片太厚，或光学系统滤过双折射，或原纤维的方向倾斜于偏光镜的方向时，会呈黄色双折射。

观察微弱的双折射时使用具有矫正颜色作用的高质量光学显微镜是很重要的。建议使用旋转平台和抑制背景光。应该使用尽可能强的光源；以我们的经验来说，大多数实验室的显微镜都没有很强的光源，所以切片应该首先使用现代的显微照相机观察，大多数这种照相机都配有理想的光学元件和强光灯。只有使用这样的装置，才能鉴别最小的淀粉样物。

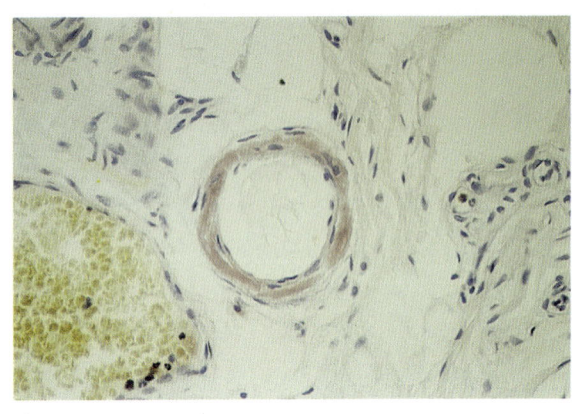
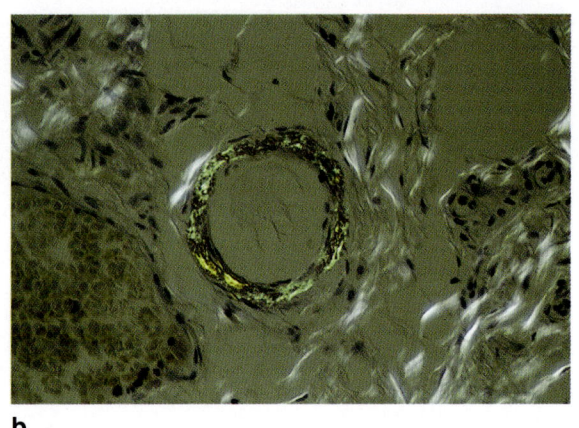

图15.4 （a）此图显示和图15.3完全相同的血管，使用Puchtler和Sweat刚果红法染色可以看到小动脉壁上嗜刚果红的淀粉样物。（b）在偏振光下照相，显示了淀粉样物特征性的"苹果绿"双折射。放大217倍。

在其他纤维结构中也可以看到苹果绿双折射，最值得注意的是Alzheimer病和其他脑退行性疾病中的神经原纤维缠结，以及肾上腺皮质细胞中的包涵体（Eriksson & Westermark 1990）。这些结构具有许多与淀粉样蛋白相似的特性，但现在认为并不是这样，这一点仍存在争议（Westermark et al 2005）。纤维素和甲壳质也可显示绿色双折射，二者都易于结合刚果红。在形态学上，它们都很容易和淀粉样物鉴别。偶尔其他结构也可以出现绿色双折射，通常是密集的胶原。其可通过淀粉样物的白色光鉴别，还可通过使用推荐厚度的切片来加强二者的差异。

刚果红是一种荧光染料，如果切片用非荧光封固剂封固，这个性质可以用来检测小的淀粉样物。淀粉样物的特性不是荧光性，而是用偏光显微镜看到的苹果绿双折射（Puchtler & Sweat 1965; Westermark et al 1999）。

不同淀粉样物的区别

随着我们认识到不同疾病伴随有不同的淀粉样物，我们希望在组织结构上鉴别特殊的沉积物。在刚果红染色使用前，人们使用胰岛素或高锰酸钾对切片进行预处理的方法（Wright et al 1976, 1977）。经过预处理后，一些淀粉样物失去了对刚果红的亲和力，最主要的是AA淀粉样蛋白，然而AL淀粉样蛋白是有抵抗力的。在实际应用中，这种方法总有一定的不确定性，但使用免疫组织化学方法鉴别特殊相关蛋白是特异和可靠的。

已获得的荧光法

Chiari（1947）发现了通过荧光染料处理后淀粉样物与荧光染料的结合能力，但直到Vassar和Culling（1959）推荐使用基本的荧光染料硫黄素T，这种性质才被加以应用。除了用于肾小管骨髓瘤管型和肥大细胞颗粒的染色，这种方法具有不需要显微镜鉴别的优点，专门用于淀粉样物的染色。

硫黄素T染色作为淀粉样物的筛选方法已经普及，因为其荧光较强，最小的沉积物也能清晰见到。但这种方法的特异性最初被过高估计了，因为其他组织成分对这种染料也有亲和力，包括类纤维蛋白、小动脉玻璃样变、角质素、肠黏液吞噬细胞、Paneth细胞和酶原颗粒。

在pH为5.7的0.1%的硫黄素T溶液中加入0.4 M的氯化镁，通过竞争性离子抑制作用可提高选择性（Mowry & Scott 1967）。使用pH为1.4的硫黄素T可以获得相似的结果，蓝色荧光染料成分对淀粉样物的荧光反应很重要（Burns et al 1967）。

硫黄素T和淀粉样物的结合机制还不明确，但硫黄素T与提纯的淀粉样物及合成的淀粉样物结合的体外研究结果显示，与染料相互作用的是β-折叠四级结构，而不是蛋白质部分，因此这个结合不依赖任何的氨基酸顺序（LeVine 1995）。

一种相关的荧光染料——硫黄素S已被广泛应用于淀粉样物的验证（Schwartz 1970）；但现在认为它是非特异性的，不推荐使用（Puchtler et al 1985）。

硫黄素T法（Vassar & Culling 1959）

固定
无特殊要求。

试剂的制备
1%的硫黄素T水溶液。

方法
1. 切片脱蜡至水，必要时除去色素。
2. 浸入明矾苏木素2分钟。
3. 水洗，在硫黄素T溶液里染色3分钟。
4. 用水冲洗，在1%的乙酸里放置20分钟，分化背景中多余的荧光染料。
5. 充分水洗，脱水，透明，用非荧光封固剂封固。

结果（见图15.5）
使用紫外线光源（水银蒸气灯）、UG1主控振荡滤波器、BG38红色抑制滤波器和K430屏障滤光片：淀粉样物、弹性组织等为银蓝色荧光。

使用蓝色的水晶-碘荧光或含BE12激光滤色片和K530屏障滤光片的水银蒸气灯：淀粉样物、弹性组织等为黄色荧光。

注意
a. 第二步消除细胞核的自身荧光。
b. 封固剂必须是非荧光的，例如甘油-盐溶液（1:9）或DPX。避免使用自发荧光的加拿大树胶。
c. 硫黄素T易变质，尤其在阳光下放置和染色切片长久保存时。

pH为1.4的硫黄素T（Burns et al 1967）

酸性pH可以增加荧光染液和淀粉样物结合的选择性，抑制非淀粉样物的荧光染色。

方法
同上，但需要使用新鲜制备的溶液，即含0.5%的硫黄素T的0.1M的盐酸液。

结果
通过使用过滤器，淀粉样物、Paneth细胞和泌酸细胞呈银蓝色或黄色荧光。

其他方法

一些染料，特别是常用来鉴定黏多糖的阿辛蓝和甲苯胺蓝，已用于含淀粉样物的组织切片，以证实黏多糖的组织化学性质，并对组织的淀粉样组织提取物进行生物化学测定。但多数情况下结果是令人失望的；这些染料的吸收是微弱和不稳定的。不同的电解质浓缩物（Mowry & Scott 1967）和部分胃蛋白酶消化（Windrum & Karmer 1957）可增强阿辛蓝的吸收和甲苯胺蓝的异染性，但是染色不强，判读困难。PAS染色常有较强的信号，原来认为可以证实淀粉样物原纤维中糖类的存在，但其结果是不定的，因此现在这一点已被否定了，现在糖蛋白AP被认为是阳性的原因。

阿辛蓝-硼酸钠和天青石蓝-苏木明矾染色剂以及van Gieson复染剂能证实一些淀粉样蛋白，但这种方法并不特异（Lendrum et al 1972）。

现有几种已用于证实淀粉样蛋白的镀银染色法，例如King染色法（1984）。还有一些用于中枢神经系统组织的银染法，可用来检测Alzheimer病中的淀粉样物斑块（和神经原纤维缠结）。已有几篇关于这些方法的综述（Lamy et al 1989; Wisniewski et al 1989; Wilcock et al 1990; Vallet et al 1992），Haga乌洛托品银法已在第19章神经系统中讨论。

淀粉样物的免疫组织化学检测

鉴于所有淀粉样原纤维的主要成分都是蛋白质，自20世纪70年代免疫组织化学方法的应用成为主流组织学技术早期起，人们就期望也许可以用免疫组织化学方法对各种淀粉样沉淀物进行特异性识别。然而免疫组织化学方法对淀粉样物的检测并不适用，因为淀粉样原纤维中的蛋白质构象是可改变的，从而可能掩盖了许多抗原基。似乎多数淀粉样蛋白中β-折叠层

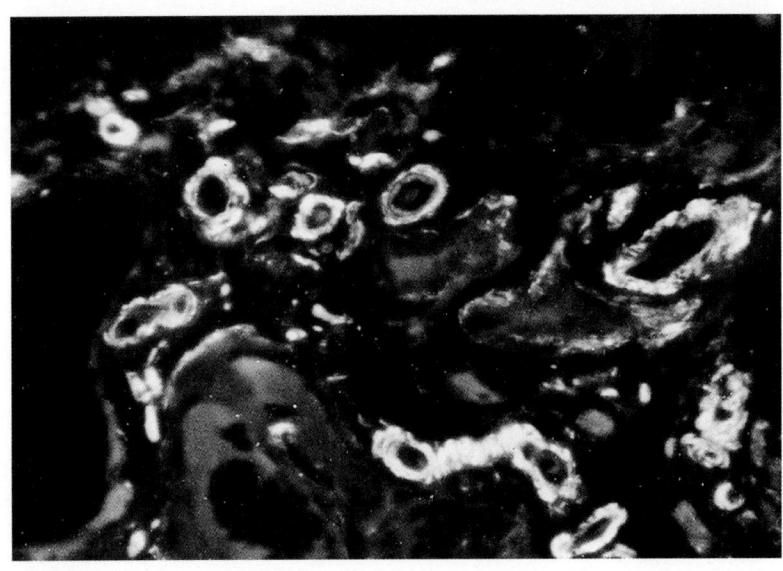

图15.5 此图为一组黏膜下层血管,来自患有继发性类风湿性关节炎并怀疑有淀粉样变的患者的直肠黏膜活检。即使在低倍镜下,这些血管壁内淀粉样物的硫黄素T荧光也是很明显的。

构象本身"隐藏"着抗原基,而不是由于固定产生的氨基酸侧链交联不具有抗原性。因此常规的交联破坏酶消化技术和加热处理本身可能不能充分暴露淀粉样沉积物中的抗原基,即使这类抗原基修复在非淀粉样物的验证中对相同的蛋白质和抗体是非常有效的。

人们一直希望能发现一种可用于鉴定所有淀粉样物的蛋白质。淀粉样物P成分——AP——已能满足这项功能。AP以不同比例存在于所有淀粉样物中;它是一种非原纤维成分,没有β-折叠层构象,并且它是一种稳定的抗原。SAP能与诸如基底膜多种组织成分结合,所以尽管AP的抗血清法迅速有效并能通过免疫组织化学方法来验证淀粉样物,但在图像判读中要小心。现在大多数实验室仍然使用偏光显微镜和刚果红检测淀粉样物,使用AP的免疫组织化学方法作为辅助。

因为淀粉样物被认为来自不同的蛋白质并出现在不同的疾病中。所以为了表现不同疾病的特征,进一步区分不同的淀粉样物很重要。

由于淀粉样物的抗原性不同,早期尝试使用免疫组织化学方法鉴别不同的淀粉样物时的成功率也不同(Fujihara et al 1980; Livni et al 1980; Shirahama et al 1981)。对于甲状腺激素结合蛋白衍生的淀粉样物来说,以胰蛋白酶和链霉蛋白酶作为抗原修复法是无效的;反之,蛋白质变性剂是成功的,例如高摩尔浓度的尿素和胍(Costa et al 1986)。浓缩的甲酸常用来暴露抗原Aβ、AA、APrA和ATTR(Kitamoto et al 1987),而Aβ和APrP用微波加热处理会有很好的结果(Sherriff et al 1994; Liberski et al 1996)。因为每一种抗体识别的抗原决定簇不同,所以尝试对每种抗血清和每种测试的淀粉样物有效的抗原修复法是很重要的。市售的抗血清已可以测试25种淀粉样物蛋白。在普通实验室进行这种抗血清测试是很不经济的,只有几种与疾病相关的淀粉样蛋白更常见,在日常医院工作中很重要(图15.6)。在临床上鉴别炎症相关淀粉样蛋白AA和骨髓瘤相关淀粉样蛋白AL很重要,在大多数医院,二者时常发生;而多发性神经病相关的淀粉样蛋白ATTR、AApoAI、AGel、ALys和AFibrin的鉴别最好在专科实验中心进行。应结合患者的疾病和临床表现,有目的地选择相关的抗血清。

无论使用哪一种抗原修复法,AL沉积都显示很广泛的阳性;大约有一半的AL沉积可以用κ、λ抗血清验证。人们认为,AL沉着物是由免疫球蛋白分子轻链片段组成,这些片段对于各自的单克隆蛋白有特异性(Pepys 1992)。

蛋白酶传染性因子衍生的淀粉样物——APrP——的验证尤其困难。我们实验室按照Creutzfeldt-Jakob

方法评估　237

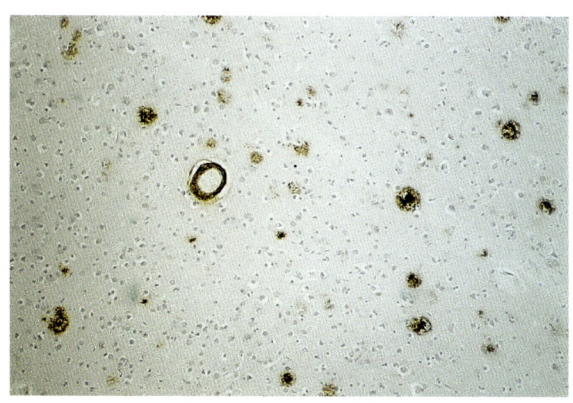

图15.6　此图为一位Alzheimer病患者的脑组织切片。使用Aβ抗血清，通过甲酸抗原修复和免疫过氧化物酶-DAB染色。可以看到Alzheimer病的典型斑块和并发的大脑淀粉样血管病。放大87倍。

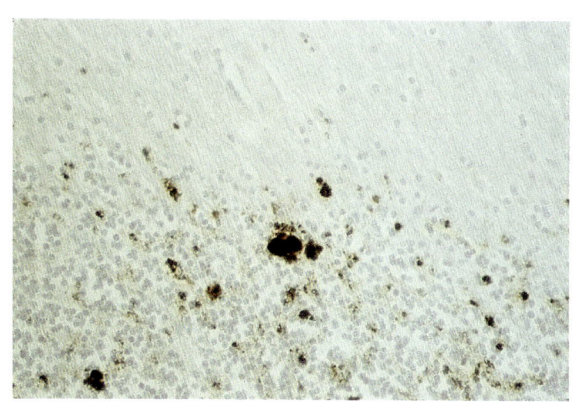

图15.7　此图为一位Creutzfeldt-Jakob病患者的小脑切片。使用朊病毒蛋白抗血清KG9，通过高压灭菌、甲酸和4M胍基硫氰酸盐抗原修复和免疫过氧化物酶-DAB染色。放大87倍。

病监控单位的统一标准操作，取得了一致的好结果（Bell et al 1997；见图15.7）。按照这些标准操作是很重要的，这样才可以避免由正常朊病毒蛋白造成的假阳性干扰，值得注意的是，淀粉样沉积中的蛋白质不同于大多数正常的前体蛋白，这种差异是由构象改变造成的，而不是由任何抗原决定簇的特征造成的。

在沉积物中，例如在淀粉样物AL中，少量AA淀粉样物存在的可能性已大大增加了，并且这类沉积物可以被免疫组织化学方法检测（Husby et al 1973b）。它们不应模糊了淀粉样物的本质特征。

方法评估

淀粉样物的公认检测标准仍然是使用刚果红染色，以"苹果绿"双折射为阳性结果。Stokes刚果红染色法是首选。假阳性和假阴性都可能发生，但要注意此处的细节，尤其是当将强光学显微镜当作偏光显微镜使用时。天狼星红是一种可灵活选择的染料，但自从以刚果红染色阳性确定淀粉样物后，这种方法已成为备选方法。硫黄素T和其他荧光染料在淀粉样物检测中有较高的灵敏度；但它们比刚果红的特异性小，玻璃样变和纤维蛋白样变也能呈现阳性结果（Cooper 1969）。

AP抗血清免疫组织化学方法应与刚果红染色联合使用，而不是作为淀粉样物检测的替代物。每种淀粉样物的免疫组织化学特征有必要进一步验证。如果发病原因未知，则要查明临床。治疗的选择和成功可能主要依靠这种鉴别。如果一个实验室不能进行这种鉴别，应该考虑去专科淀粉样物鉴定中心。

致谢

Robert Francis撰写了本书第4版的本章，并且参与编写了第5版的本章。在此向他表示感谢。

参考文献

Ancsin J.B. (2003) Amyloidogenesis: historical and modern observations point to heparin sulfate proteoglycans as a major culprit. Amyloid: Journal of Protein Folding Disorders 10:67–79.

Bell J.E, Gentleman S.M, Ironside J.W. et al. (1997) Prion protein immunocytochemistry—UK five centre consensus report. Neuropathology and Applied Neurobiology 23(1):26–35.

Bennhold H. (1922) Eine specifische amyloid-färbung mit kangorot. Münchener Medizinische Wochenschrift 33:1537–1541.

Bitter T., Muir H. (1966) Mucopolysaccharides of whole human spleens in generalised amyloidosis. Journal of Clinical Investigation 45:963.

Burns J., Pennock C.A., Stoward P.J. (1967) The specificity of the staining of amyloid deposits with thioflavine T. Journal of Pathology and Bacteriology 94:337–344.

Buxbaum J. (1996) The amyloidoses. Mount Sinai Journal of Medicine 63(1):16–23.

Carrell R.W., Gooptu B. (1998) Conformational changes and disease—serpins, prions and Alzheimer's. Current Opinion in Structural Biology 8(6):799–809.

Carrell R.W., Lomas D.A. (1997) Conformational disease. Lancet 350(9071):134–138.

Carter D.B., Chou K.C. (1998) A model for structure-dependent binding of Congo red to Alzheimer beta-amyloid fibrils. Neurobiology of Aging 19(1):37–40.

Chiari H. (1947) Ein Beitrag zue sekundaren fluorezenzdesogen localen Amyloids. Mikroskopie 2:79.

Cohen A.S. (1967) Amyloidosis. New England Journal of Medicine 277:522–530.

Cohen A.S., Calkins E. (1959) Electron microscopic observations on a fibrous component in amyloid of diverse origins. Nature 183:1202–1203.

Cooper J.H. (1969) An evaluation of current methods for the diagnostic histochemistry of amyloid. Journal of Clinical Pathology 22(4):410–413.

Cornil V. (1875) Cited by Cohen A.S. (1965) CR (Paris) 80:1288.

Costa P.P, Jacobsson B., Collin V.P. et al. (1986) Unmasking antigen determinants in amyloid. Journal of Histochemistry and Cytochemistry 34(12):1683–1685.

Delgado W.A., Mosqueda A. (1989) A highly sensitive method for diagnosis of secondary amyloidosis by labial salivary gland biopsy. Journal of Oral Pathology and Medicine 18(5):310–314.

Divery P., Florkin M. (1927) Sur les propriétés optiques de l'amyloide. Comptes Rendus des Séances de la Société de Biologie et des Filiales 97:1808–1810.

Eanes E.D., Glenner G.G. (1968) X-ray diffraction studies on amyloid filaments. Journal of Histochemistry and Cytochemistry 16:673–677.

Eriksson L., Westermark P. (1990) Age-related accumulation of amyloid inclusions in adrenal cortical cells. American Journal of Pathology 136(2):461–466.

Falk R.H., Comenzo R.L., Skinner M. (1997) The systemic amyloidoses [see comments]. New England Journal of Medicine 337(13):898–909.

Fentem P.H., Turnberg L.A., Wormsley K.G. (1962) Biopsy of the rectum as an aid in the diagnosis of amyloid. British Medical Journal 1:364.

Fernando J.C. (1961) A durable method of demonstrating amyloid in paraffin sections. Journal of the Institute of Science Technology 7:40.

Friedrich N., Kékulé A. (1859) Zur Amyloidfrage. Virchows Archiv fur Pathologische Anatomie und Physiologie und fur Klinische Medizin 16:50.

Fujihara S., Balow J.E., Costa J.C. et al. (1980) Identification and classification of amyloid in formalin-fixed, paraffin-embedded tissue sections by the unlabeled immunoperoxidase method. Laboratory Investigation 43(4):358–365.

Gewurz H., Zhang X.H., Lint T.F. (1995) Structure and function of the pentraxins. Current Opinion in Immunology 7(1):54–64.

Glenner G.G. (1981) The bases of the staining of amyloid fibers: their physico-chemical nature and the mechanism of their dye–substrate interaction. Progress in Histochemistry and Cytochemistry 13(3):1–37.

Glenner G.G. (1983) Alzheimer's disease. The commonest form of amyloidosis. Archives of Pathology and Laboratory Medicine 107(6):281–282.

Glenner G.G., Harbaugh J., Ohma J.I. (1970) An amyloid protein: the amino-terminal variable fragment of an immunoglobulin light chain. Biochemistry and Biophysical Research Communications 41(5):1287–1289.

Glenner G.G., Terry W., Harada M. (1971) Amyloid fibril proteins: proof of homology with immunoglobulin light chains by sequence analyses. Science 172(988):1150–1151.

Glenner G.G., Harada M., Isersky C. (1972) The purification of amyloid fibril proteins. Preparative Biochemistry 2(1):39–51.

Harada M., Isersky C., Cuatrecasas P. et al. (1971) Human amyloid protein: chemical variability and homogeneity. Journal of Histochemistry and Cytochemistry 19:1.

Hass G. (1942) Studies on amyloid. II. The isolation of a polysaccharide from amyloid-bearing tissues. Archives of Pathology 34:92–105.

Hawkins P.N. (1994) Studies with radiolabelled serum amyloid P component provide evidence for turnover and regression of amyloid deposits in vivo. Clinical Science (Colch) 87(3):289–295.

Hawkins P.N., Lavender J.P., Pepys M.B. (1990) Evaluation of systemic amyloidosis by scintigraphy with ^{123}I-labeled serum amyloid P component. New England Journal of Medicine 323(8):508–513.

Hawkins P.N., Richardson S., Vigushin D.M. et al. (1993) Serum amyloid P component scintigraphy and turnover studies for diagnosis and quantitative monitoring of AA amyloidosis in juvenile rheumatoid arthritis. Arthritis and Rheumatism 36(6):842–851.

Highman B. (1946) Improved methods for demonstrating amyloid in paraffin sections. Archives of Pathology 41:559.

Holck M., Husby G., Sletten K. et al. (1979) The amyloid P-component (protein AP): an integral part of the amyloid substance? Scandanavian Journal of Immunology 10(1):55–60.

Hucker G.J., Conn H.J. (1928) Gram stain. I. A quick method for staining Gram-positive organisms in the tissues. Archives of Pathology 5:828.

Husby G. (1980) A chemical classification of amyloid. Correlation with different clinical types of amyloidosis. Scandanavian Journal of Rheumatology 9(1):60–64.

Husby G. (1992) Nomenclature and classification of amyloid and amyloidoses. Journal of International Medical Research 232(6):511–512.

Husby G. (1994) Classification of amyloidosis. Baillieres Clinical Rheumatology 8(3):503–511.

Husby G., Blomhoff J.P., Skrede S. et al. (1973a) Detection of immunoglobulins in paraffin-embedded liver biopsies. Studies in 100 patients with special regard to immunological findings in active chronic hepatitis. Scandanavian Journal of Gastroenterology 8(7):621–629.

Husby G., Natvig J.B., Michaelsen T.E. et al. (1973b) Unique amyloid protein subunit common to different types of amyloid fibril. Nature 244(5415):362–364.

Husby G., Araki S., Benditt E.P. et al. (1990) The 1990 guidelines for the nomenclature and classification of amyloid and amyloidosis. In: Natvig J., Forre O., Husby G., eds. Amyloid and amyloidosis. Dordrecht: Kluwer Academic Publishers, pp. 7–11.

Inoue S., Kisilevsky R. (1996) A high resolution ultrastructural study of experimental murine AA amyloid. Laboratory Investigation 74(3):670–683.

Jimenez J.L., Guijarro J.I., Orlova E. et al. (1999) Cryo-electron microscopy structure of an SH3 amyloid fibril and model of the molecular packing. EMBO Journal 18(4):815–821.

Kazatchkine M.D., Husby G., Araki S. et al. (1993) Nomenclature of amyloid and amyloidosis. Bulletin of the World Health Organization 71(1):105–108.

King L.S. (1948) Atypical amyloid disease, with observations on a new silver stain for amyloid. 45th Annual Meeting of the American Association of Pathologists and Bacteriologists. Philadelphia: AAPB.

Kisilevsky R. (1990) Heparan sulphate proteoglycans in amyloidosis: an epiphenomenon, a unique factor, or the tip of a more fundamental process? Laboratory Investigation 63(5):589–591.

Kitamoto T., Ogomori K., Tateishi J. et al. (1987) Formic acid pretreatment enhances immunostaining of cerebral and systemic amyloids. Laboratory Investigation 57(2):230–236.

Kyle R.A., Greipp P.R. (1983) Amyloidosis (AL). Clinical and laboratory features in 229 cases. Mayo Clinic Proceedings 58(10):665–683.

Lamy C., Duyckaerts C., Delaere P. et al. (1989) Comparison of seven staining methods for senile plaques and neurofibrillary tangles in a prospective series of 15 elderly patients. Neuropathology and Applied Neurobiology 15(6):563–578.

Lendrum A.C., Slidders W., Fraser D.S. (1972) Renal hyaline. A study of amyloidosis and diabetic vasculosis with new staining methods. Journal of Clinical Pathology 25:373.

LeVine H.I. (1995) Thioflavin T interaction with amyloid β-sheet structures. Amyloid 2(7):6.

Liberski P.P., Yanagihara R., Brown P. et al. (1996) Microwave treatment enhances the immunostaining of amyloid deposits in both the transmissible and non-transmissible brain amyloidoses. Neurodegeneration 5(1):95–99.

Livni N., Laufer A., Levo Y. (1980) Demonstration of amyloid in murine and human secondary amyloidosis by the immunoperoxidase technique. Journal of Pathology 132(4):343–348.

Llewellyn B.D. (1970) An improved Sirius red method for amyloid. Journal of Medical Laboratory Technology 27:308.

Meloan S.N., Puchtler H. (1978) Demonstration of amyloid with Mesitol WLS–Congo Red: application of a textile auxiliary to histochemistry. Histochemistry 58(3):163–166.

Missmahl H.P., Hartwig H. (1953) Polarisation-optische untersuchungen an der amyloidsubstanz. Virchows Archiv fur Pathologische Anatomie und Physiologie und fur Klinische Medizin 324:489.

Mowry R.W., Scott J.E. (1967) Observations on the basophilia of amyloids. Histochemie 10:8.

Muir H., Cohen A.S. (1968) Symposium on amyloidosis, Amsterdam: Excerpta Medica.

Pearse A.G.E. (1968) Histochemistry: theoretical and applied. Edinburgh: Churchill Livingstone.

Pepys M.B. (1992) Amyloid P component and the diagnosis of amyloidosis. Journal of International Medical Research 232(6):519–521.

Pepys M.B., Baltz M.L. (1983) Acute phase proteins with special reference to C-reactive protein and related proteins (pentaxins) and serum amyloid A protein. Advances in Immunology 34:141.

Pras M., Schubert M., Zucker-Franklin D. et al. (1968) The characterization of soluble amyloid prepared in water. Journal of Clinical Investigation 47(4):924–933.

Puchtler H., Sweat F. (1965) Congo red as a stain for fluorescence microscopy of amyloid. Journal of Histochemistry and Cytochemistry 13(8):693–694.

Puchtler H., Sweat F. (1966) A review of early concepts of amyloid in context with contempory chemical literature from 1839 to 1859. Journal of Histochemistry and Cytochemistry 14:123.

Puchtler H., Sweat F., Levine M. (1962) On the binding of Congo red by amyloid. Journal of Histochemistry and Cytochemistry 10:355.

Puchtler H., Sweat F., Kuhns J.G. (1964) On the binding of direct cotton dyes by amyloid. Journal of Histochemistry and Cytochemistry 12:900.

Puchtler H., Sweat Waldrop F., Meloan S.N. (1983) Application of thiazole dyes to amyloid under conditions of direct cotton dyeing: correlation of histochemical and chemical data. Histochemistry 77(4):431–445.

Puchtler H., Sweat Waldrop F., Meloan S.N. (1985) A review of light, polarization and fluorescence microscopic methods for amyloid. Applied Pathology 3(1–2):5–17.

Reimann H.A., Koucky R.F., Eklund C.M. (1935) Primary amyloidosis limited to tissue of mesodermal origin. American Journal of Pathology 11:977.

Romhanyi G. (1971) Selective differentiation between amyloid and connective tissue structures based on the collagen specific topo-optical staining reaction with Congo red. Virchows Archiv. A: Pathology. Pathologische Anatomie 354(3):209–222.

Schwartz P. (1970) Amyloidosis: cause and manifestation of senile deterioration. Springfield, IL: Charles C. Thomas.

Sherriff F.E., Bridges L.R., Jackson P. (1994) Microwave antigen retrieval of beta-amyloid precursor protein immunoreactivity. Neuroreport 5(9):1085–1088.

Shirahama T., Skinner M., Cohen A.S. (1981) Immunocytochemical identification of amyloid in formalin-fixed paraffin sections. Histochemistry 72(2):161–171.

Sipe J.D., ed. (2005) Amyloid proteins. The beta sheet conformation and disease. Weinheim: Wiley-VCH.

Snow A.D., Willmer J., Kisilevsky R. (1987) Sulfated glycosaminoglycans: a common constituent of all amyloids? Laboratory Investigation 56(1):120–123.

Soto C., Kascsak R.J., Saborio G.P. et al. (2000) Reversion of prion protein conformational changes by synthetic beta-sheet breaker peptides. Lancet 355(9199):192–197.

Stokes G. (1976) An improved Congo red method for amyloid. Medical Laboratory Sciences 33:79.

Sunde M., Serpell L.C., Bartlam M. et al. (1997) Common core structure of amyloid fibrils by synchrotron X-ray diffraction. Journal of Molecular Biology 273(3):729–739.

Sweat F., Puchtler H. (1965) Demonstration of amyloid with direct cotton dyes. Experiences with a new method for the selective staining of amyloid by Sirius red F3BA and Sirius supra scarlet GG-CF. Archives of Pathology 80(6):613–620.

Tribe C.R. (1966) Modern trends in rheumatology. London: Butterworth.

Turnell W.G., Finch J.T. (1992) Binding of the dye Congo red to the amyloid protein pig insulin reveals a novel homology amongst amyloid-forming peptide sequences. Journal of Molecular Biology 227(4):1205–1223.

Vallet P.G., Guntern R., Hof P.R. et al. (1992) A comparative study of histological and immunohistochemical methods for neurofibrillary tangles and senile plaques in Alzheimer's disease. Acta Neuropathologica 83(2):170–178.

Vassar P.S., Culling F.A. (1959) Fluorescent stains with special reference to amyloid and connective tissue. Archives of Pathology 68:487.

Virchow R. (1853) Weitere mittheilungen über das vorkommen der planzlichen cellulose beim menschen. Virchows Archiv für Pathologische Anatomie und Physiologie und für Klinische Medizin 6(246).

Von Rokitansky C.F. (1842) On the abnormalities of the liver. Vienna: Braumuller Seidel.

Westermark G.T., Johnson K.H., Westermark P. (1999) Staining methods for identification of amyloid in tissue. Methods in Enzymology 309:3–25.

Westermark P. (1995) Diagnosing amyloidosis. Scandinavian Journal of Rheumatology 24(6):327–329.

Westermark P., Stenkvist B. (1973) A new method for the diagnosis of systemic amyloidosis. Archives of Internal Medicine 132(4):522–523.

Westermark P., Benson M.D., Buxbaum J.N. et al. (2002) Amyloid fibril protein nomenclature. Amyloid: Journal of Protein Folding Disorders 9:197–200.

Westermark P., Benson M.D., Buxbaum J.N. et al. (2005) Amyloid: towards terminology clarification. Report from the Nomenclature Committee of the International Society of Amyloidosis. Amyloid 12(1):1–4.

Wilcock G.K., Matthews S.M., Moss T. (1990) Comparison of three silver stains for demonstrating neurofibrillary tangles and neuritic plaques in brain tissue stored for long periods. Acta Neuropathologica 79(5):566–568.

Windrum G.M., Kramer H. (1957) Fluorescence microscopy of amyloid. Archives of Pathology 63:373.

Wisniewski H.M., Wen G.Y., Kim K.S. (1989) Comparison of four staining methods on the detection of neuritic plaques. Acta Neuropathologica 78(1):22–27.

Wolman M., Bubis J.J. (1965) The cause of the green polarization color of amyloid stained with Congo red. Histochemie 4(5):351–356.

Wright J.R., Humphrey R.L. Calkins E. et al. (1976) Different molecular forms of amyloid histologically distinguished by susceptibility or resistance to trypsin digestion. Amyloidosis: Proceedings of the Fifth Sigrid Fuselius Foundation Symposium. London: Academic Press.

Wright J.R., Calkins E., Humphrey R.L. (1977) Potassium permanganate reaction in amyloidosis. A histologic method to assist in differentiating forms of this disease. Laboratory Investigation 36(3):274–281.

16

弥散的神经内分泌系统、细胞质颗粒和其他细胞器

William E. Grizzle 和 John D Bancroft 著

陆鸣 译　刘炎 校

神经内分泌系统

引言

复杂动物的进化产生了细胞、组织以及多细胞器官和组织之间多样的信息交流形式。其中局部系统的作用主要是通过可溶性肽类物质/蛋白质在相同类型细胞之间（自分泌信息传递）和不同类型细胞之间（旁分泌信息传递）完成局部信号传递。另外，远隔细胞和组织之间通过内分泌系统传递信号，其中类固醇、胺类和肽类/蛋白质等物质通过血管系统运输至远隔部位发生作用。此外，神经系统的进化还体现在电冲动刺激可沿细胞突起（如轴突）形成的网络在大脑和外周神经细胞间双向传输信号。神经系统信号是通过类似胺和多肽的化学物质在封闭的神经细胞突起之间传递。神经系统的染色在第19章详述。

有关这类分布于全身、相互传递信息的细胞组织学和生理学概念的研究在20世纪早期就已有报道。Feyrter（1938）是最早提出存在于支气管树、胃肠道以及其他器官的嗜银细胞和嗜铬细胞是弥散的上皮性内分泌系统的组成部分。随后，神经激素控制垂体功能的描述进一步发展，将广义的神经激素细胞包括其中。Pearse及其同事提出这些细胞有一个共同的生物化学特征，即摄取生物胺前体并脱羧形成吲哚胺，包括儿茶酚胺和相关分子。Pearse把这些细胞定义成是"摄取胺前体和脱羧酶"（APUD）系统的一部分（Pearse 1966, 1968, 1969, 1977; Pearse et al 1970）。但是研究没能证实之前提出的APUD细胞的胚胎起源，特别是神经嵴起源。尽管如此，这些细胞是一个相互关联的整体的概念深化了对其生化特征的认识，其中包括合成和释放调节肽或神经递质的能力。为了维持这些类似的联系，这些细胞常常被定义为弥散的神经内分泌的组成部分（Pearse 1977; Tischler 1989）。

弥散的神经内分泌系统

弥散神经内分泌系统（diffused neuroendocrine system, DNS）的细胞组成和器官分布如表16.1所示。它们的生物化学特征和标记物如表16.2所示。许多DNS细胞，但不是全部，组织化学银染色呈阳性。同样，由这些DNS细胞发生的肿瘤在形态学、功能和生物化学上是相关的，并且对银染色方法有相似的染色特征（Pearse 1966, 1968, 1969, 1977; Pearse et al 1970; Woodti & Hedinger 1976; Polak & Bloom 1980; Smith & Haggitt 1983; Tischler 1989; DeLellis & Dayal 1991; Grizzle 1996）。直到广泛应用免疫组化方法，银染色方法一直被用作识别DNS细胞及其肿瘤的筛查方法。发生于DNS的肿瘤往往是高分化的并与来源细胞有相同表型特征。

尽管DNS细胞胚胎来源不同，但是有理由认为DNS的细胞成分是一个相互关联的群体，而不是多个相关的群体。一些DNS细胞的共同特征如表16.2所示。与DNS有关的家族性肿瘤综合征如表16.3所示。

> **表16.1 弥散的神经内分泌系统的组成**
>
> 1. 交感和副交感神经系统的神经节细胞包括肾上腺髓质；交感或副交感神经系统肿瘤包括嗜铬细胞瘤/副神经节瘤、神经母细胞瘤、神经节母细胞瘤、神经节瘤和前述两种成分构成的混合性肿瘤。这些细胞都来自胚胎时期神经脊。
> 2. 内分泌胰腺细胞和胰岛细胞肿瘤/胰腺类癌；产生胰高血糖素的细胞（α细胞）及其胰高血糖素瘤；产生胰岛素的细胞（β细胞）及其胰岛素瘤；其他产生激素的胰岛细胞及其相关肿瘤，如生长抑素瘤。
> 3. 腺垂体细胞和垂体腺瘤。
> 4. 甲状旁腺细胞及其肿瘤。
> 5. 甲状腺C细胞和甲状腺髓样癌。
> 6. 胃肠道神经内分泌细胞及其肿瘤。
> 7. 肺支气管树神经内分泌细胞及其肿瘤，包括支气管类癌、神经内分泌肿瘤和小细胞未分化癌/燕麦细胞癌。
> 8. 感觉神经细胞——视网膜视觉细胞、内耳毛细胞、嗅细胞、味蕾感觉细胞。
> 9. 泌尿生殖道神经内分泌细胞以及前列腺、子宫颈、膀胱和卵巢/睾丸小细胞未分化肿瘤（Turbat-Herrera et al 1988）。
> 10. 松果体细胞和松果体瘤。
> 11. Merkel细胞和皮肤Merkel细胞瘤。
>
> Information from (Pearse 1966, 1968, 1969, 1977; Pearse et al 1970; Woodti & Hedinger 1976; Polak & Bloom 1980; Smith & Haggitt 1983; Tischler 1989; DeLellis & Dayal 1991; Grizzle 1996)

DNS的形态学和超微结构

DNS的内分泌细胞HE染色是特征的，细胞排列有极向以便将分泌物释入毛细血管、细胞间液或组织中。通常内分泌细胞呈梨形，基底部较宽，与毛细血管紧邻。基底部胞浆内有许多被膜包裹的分泌颗粒。这些细胞中的一些可以通过其狭窄、有限的表面接触管腔，此种细胞为"开放型"细胞，而"闭合型"细胞只有基底部可以排出分泌物，不能到达管腔表面。此外，源于它们的功能，每个细胞都有丰富的胞浆。大多数神经内分泌细胞嗜银染色呈阳性（Grizzle 1996）。但是正如大多数种类的神经激素细胞产生特异性激素一样，神经内分泌细胞一般也产生一些相同的分子，包括各种神经激素细胞谱系（见表16.2）。免疫组织化学染色也可用于检测这类细胞的细胞成分。神经激素细胞超微结构特征是有众多有膜包被的神经内分泌胞浆颗粒，其内容物即激素产物。这些神经内分泌颗粒有特征性的形状，与其包含的特异性激素和（或）分子有关。这些颗粒通常包含一种或多种激素（如甲状腺细胞内降钙素）、调节肽（如垂体嗜碱性细胞促肾上腺皮质激素）或神经递质（如肾上腺髓质细胞去甲肾上腺素），并且这些胞浆激素是分泌到血液或组织间液。这些颗粒也包含或与特异性多肽/蛋白质（如嗜铬素A和突触素）相关。这些内分泌细胞中的一部分表达蛋白质/多肽（如神经微丝或神经元特异性烯醇化酶），这一特征与神经元相似。由这些细胞发生的神经内分泌肿瘤通常与其来源细胞具有相同细胞学、超微结构和免疫学特征。家族性神经内分泌肿瘤与特异性遗传学异常有关，可参见Maitra和Abbas的综述（2005）。

胰腺内分泌细胞

胰岛组成胰腺的神经内分泌部分，主要由四种细胞构成：分泌胰高血糖素的α细胞（A细胞）和分泌胰岛素的β细胞（B细胞）是两种最多见的细胞。这两种细胞以1α∶4β的比例存在于胰尾、胰体和胰头前部的胰岛中，如图16.1a和b所示。α细胞位于胰岛外周部，嗜银染色阳性。β细胞位于胰岛中心部，乙醛副品红着色，嗜银染色阴性。免疫组化标记可以清楚地显示胰高血糖素细胞和胰岛素细胞的分

表16.2　常见但不是必需的弥散的神经内分泌系统的细胞特征
嗜银/亲银染色剂染色
表达生物标记物包括：
神经元特异性烯醇化酶
嗜铬素A
突触素
神经微丝
淋巴网状组织抗原（Thy-1、Leu-7）
其他特征性抗原：蛋白基因产物9.5
生物化学特征
合成调节肽（如激素）
APUD（表达芳香族氨基酸脱羧酶，aromatic amino acid decarboxylase）
α-甘油脱氢酶
接触胺前体前后福尔马林诱导胺荧光情况
细胞色素a561
破伤风毒素结合位点
非特异性脂酶或胆碱酯酶
其他特征
电压依赖性钙或钠离子通道
电兴奋性
Information from（Pearse 1966, 1968, 1969, 1977; Pearse et al 1970; Woodti & Hedinger 1976; Polak & Bloom 1980; Smith & Haggitt 1983; Tischler 1989; DeLellis & Dayal 1991; Grizzle 1996）

布（图16.1）。胰头后部的胰岛细胞分泌胰多肽（PP细胞）而不是胰高血糖素。嗜银染色可以显示PP细胞（Bloodworth & Greider 1982; Bordi 1987）。胰岛中第四种细胞是分泌生长抑素的δ细胞（D细胞）。

D细胞可以用免疫组化方法显示（图16.1c），但包括嗜银染色、亲银染色和乙醛副品红染色方法都不能显示。在一些明显正常的胰岛细胞中可能可以探查到稀疏的含有胃肠激素的细胞。胰岛也产生许多种肽/蛋白质，包括存活素（survivin）、凝聚素（丛生蛋白，clusterin）和肿瘤坏死因子相关凋亡诱导配体（TRAIL）死亡受体DR-4和DR-5（图16.1f）。

胰岛细胞肿瘤可以产生一种或多种主要胰腺激素、胃泌素、血管活性肠肽（VIP）、5-羟色胺以及其他较为少见的肽类激素，如促肾上腺皮质激素和生长激素释放激素。胰岛细胞肿瘤产生的多种激素都可以用免疫组化方法确定，这些肿瘤的命名是依据患者出现的特征性临床症状或肿瘤所产生的主要激素。这两点对确定肿瘤预后很重要。胰岛细胞肿瘤的典型临床症状如表16.4所示。胰腺发生的无功能型胰岛细胞肿瘤称作胰腺类癌。

自主神经系统的神经节和肾上腺髓质

交感和副交感系统的神经节分布于全身，包括交感链、主动脉弓（如主动脉体）、颅神经节（如颈动脉体）、Zuckerkandl器（位于肠系膜下动脉周围）以及膀胱周围区（Carney 1997; Tischler 1997）。肾上腺髓质是交感神经系统的一部分，类似于交感神经节。肾上腺髓质细胞和交感及副交感神经节神经元嗜银染色均为阳性。

肾上腺髓质主要由嗜铬细胞构成，此外还有支持细胞和散在德神经节细胞。嗜铬细胞和神经节细胞嗜银染色阳性，免疫组化法表达嗜铬素A、突触素、神经元特异性烯醇化酶（NSE）以及神经微丝（NF）。支持细胞表达S-100（Carney 1997; Tischler 1997）。

交感和副交感神经系统肿瘤以及肾上腺髓质肿瘤主要发生在儿童，包括神经母细胞瘤和节细胞神经

表16.3　与弥散的神经内分泌系统相关的家族性肿瘤综合征				
	多发性内分泌肿瘤			Von Recklinghausen病（神经纤维瘤病）
	Ⅰ型	Ⅱ型	Ⅲ型（Ⅱb）	
	垂体腺瘤	甲状腺髓样癌	甲状腺髓样癌	神经纤维瘤
	胰岛细胞瘤	嗜铬细胞瘤	嗜铬细胞瘤/副神经节瘤	嗜铬细胞瘤/副神经节瘤
	甲状旁腺岛状增生	甲状旁腺增生	黏膜神经瘤	神经纤维肉瘤
	相关类癌		少见甲状旁腺增生	恶性外周神经鞘瘤

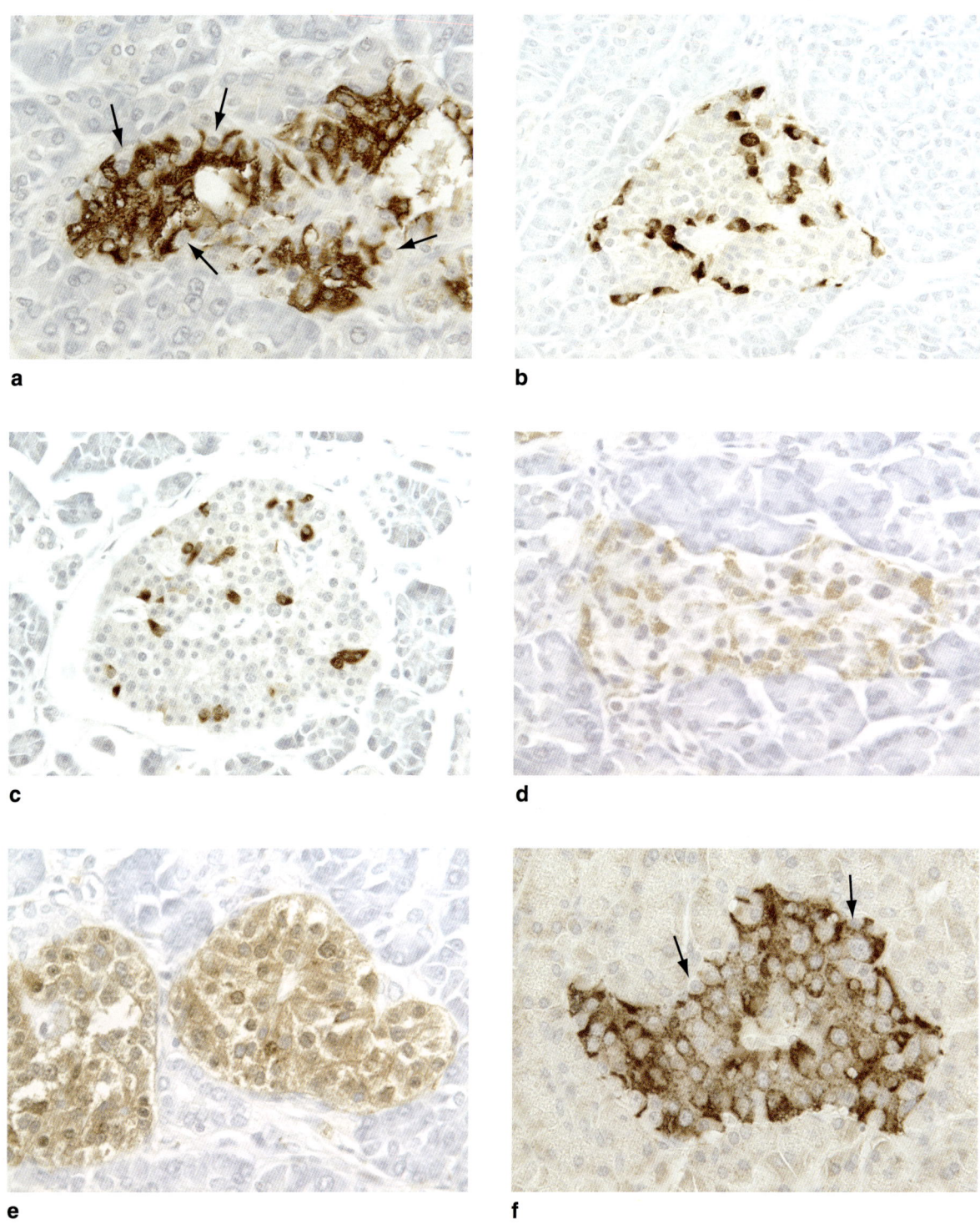

图16.1 （a）（放大600倍）显示胰岛的胰岛素的免疫组化染色。表达胰岛素的细胞在胰岛的中心部分，而胰岛的周边细胞（箭头）不着色。这些细胞可能是α细胞。（b）（放大400倍）显示胰岛的胰高血糖素的免疫组化染色。阳性表达的α细胞在胰岛外周。（c）（放大400倍）胰岛生长抑素细胞（δ-细胞）的免疫组化染色。（d）（放大600倍）显示一个生长抑素受体的胰岛染色。（e）（放大600倍）胰岛神经元特异性烯醇化酶染色。（f）（放大600倍）肿瘤坏死因子相关凋亡诱导配体（TRAIL）的死亡受体5的抗体染色。注意箭头所示胰岛周边细胞不着色。

表16.4 胰岛肿瘤中的胰腺或胃肠激素（Bloodworth & Greider 1982; Bordi 1987; Klimstra 1997）

激素（肿瘤名称）	多数病例中的主要细胞类型和比例	主要细胞嗜银染色表达	颗粒类型	生物学行为	典型临床症状
胰岛素（胰岛素瘤）	β（70%）	阴性	不定；多数伴有宽晕的晶体核心	绝大多数良性	低血糖
胃泌素（胃泌素瘤）	G（20%）	阳性		低度恶性	严重消化性溃疡病，肿瘤常多发，切除一个肿瘤不一定能缓解症状
血管活性肠肽（VIPoma）	VIP（3%~5%）	阳性		低度恶性	严重水样便，胃酸过少，酸中毒（WDHA综合征）
胰多肽（PPoma）	PP（1%）	阳性	较小，圆形伴非常致密核心	通常良性	中度腹泻，部分无症状
胰高血糖素（胰高血糖素瘤）	α（<1%）	阳性	大小不一，圆形伴偏心致密核心	如果有症状，则为低度恶性	胃炎，坏死溶解性皮肤红斑，糖耐量降低，消瘦，贫血，低血糖症
生长抑素（生长抑素瘤）	δ（<1%）	阴性	圆形，窄晕，核心不如α和β细胞致密	如果有症状则为低度恶性	糖耐量降低，胆囊结石，贫血，腹泻
5-羟色胺（类癌）	肠嗜铬细胞（<1%）	阳性		低度恶性	类癌综合征——潮热、腹泻、气短、腹痛、支气管痉挛

母细胞瘤。相关的良性肿瘤——神经节瘤在儿童和成人都可发生。这些肿瘤细胞嗜银染色阳性，免疫组化标记如NSE和嗜铬素A都呈阳性。成年人交感和副交感神经肿瘤以及肾上腺髓质发生的肿瘤是典型的副神经节瘤。肾上腺髓质发生的副神经节瘤通常称作嗜铬细胞瘤。副神经节瘤常用嗜银染色和神经内分泌免疫组化抗体NSE、嗜铬素A及突触素标记（Glenner & Grimley 1974; Gould & Summers 1982; Sano & Saito 1990; Carney 1997; Tischler 1997）。更罕见的是神经节瘤、神经纤维瘤、神经鞘瘤可以发生在肾上腺区，反映了交感和副交感神经系统的神经节和副神经节的定位（Carney 1997; Tischler 1997）。

胃肠道类癌

类癌这一名称适用于四类神经内分泌/神经外胚层肿瘤，包括发生在前肠、中肠、后肠以及"其他"类型的类癌——包括发生于肺和胰腺的肿瘤（表16.5）。胃肠道系统类癌最有可能是由散在分布于整个胃肠道上皮层的神经内分泌细胞发生的。包括生长抑素和胃泌素的20余种已被识别的激素可出现在这些细胞中，这些细胞已被进一步分类为19种细胞。

胃肠道类癌可以产生异位激素，特别是诸如ACTH和蛋氨酸-脑啡肽的肽类激素。对于大多数DNS成分，免疫过氧化物酶染色可用于识别DNS标记。有些免疫过氧化物酶方法可分别识别每一种肽/蛋白质，例如ACTH；而另一些，诸如NSE，可识别绝大多数神经内分泌细胞。Grimelius染色或快速嗜银染色以及过氧化物酶染色（如NSE）是最常用于筛查多种神经内分泌颗粒和神经内分泌细胞的染色方法（Lechago 1982; Kameya 1990; Ulich & Lewin 1990）。

通常肺、胰腺、胃和直肠发生的类癌嗜银染色阳性、亲银染色阴性。胃肠道中肠区发生的类癌含有尚未确认的能还原银离子的物质，而且分泌颗粒染色结

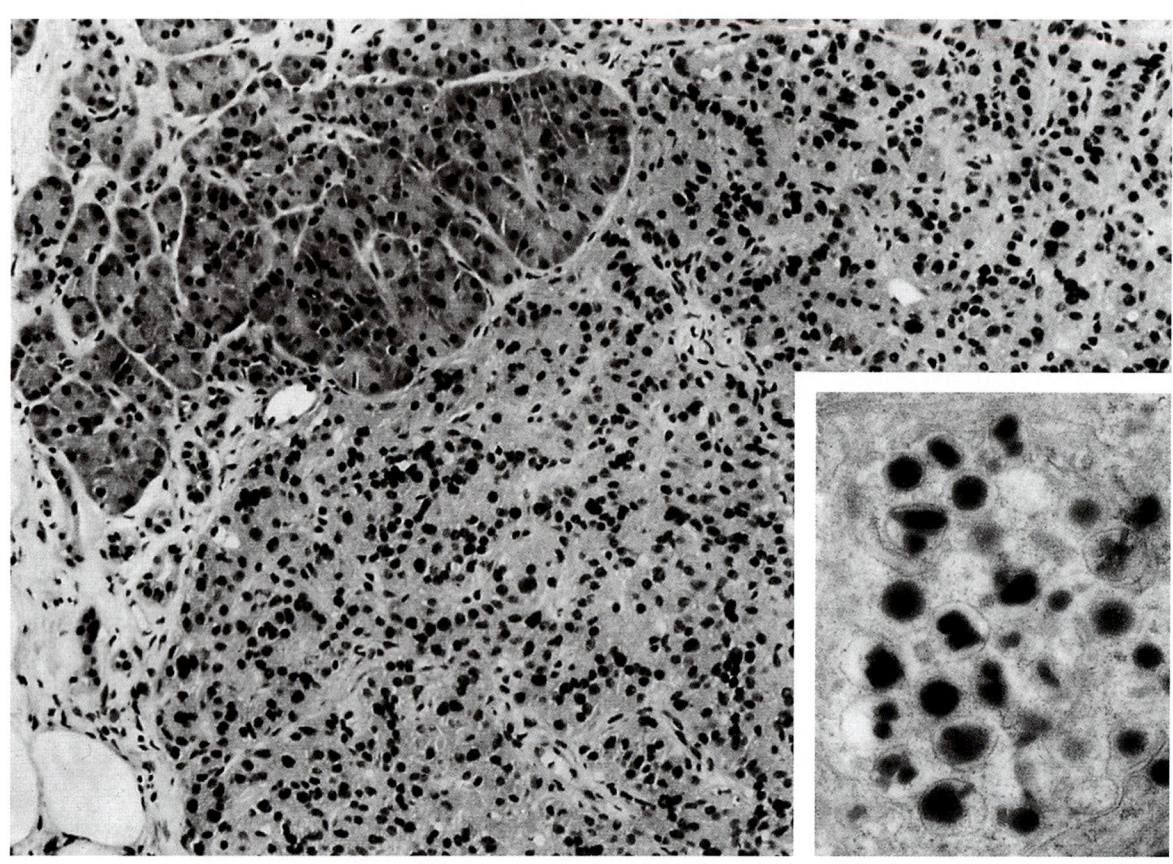

图16.2 显示胰腺胰岛细胞肿瘤的呈梁状密集排列的肿瘤细胞，细胞中度多形性。图左上角是残留的胰腺腺泡；HE染色。插图显示透射显微镜下同一肿瘤可见泡状神经内分泌颗粒（平均300nm），呈密度不一、有角的核心。这些是胰岛素颗粒的特征。临床上由于胰岛素异常过度分泌，病人可突发低血糖。

表16.5 类癌的特征（Glenner & Grimley 1974; Gould & Summers 1982; Sano & Saito 1990）			
	前肠	中肠	后肠
嗜银染色	阳性	阳性	阳性，有时弱阳性或阴性
亲银染色	通常阴性	阳性	经常阴性
NSE	阳性	阳性	阳性
5-羟色胺（血清素）	低	高	很少检见
5-羟色氨酸	经常	罕见	非常罕见
尿5-羟基吲哚乙酸	高	高	常正常
肝转移	常见	常见	常见
骨和皮肤转移	常见	罕见	常见
类癌综合征	10%	10%	非常罕见

果与胃肠道肠嗜铬细胞相似。因此一些研究者认为，胃肠道类癌发生于肠嗜铬细胞。小肠和阑尾发生的类癌是亲银染色阳性肿瘤，但其嗜银染色也呈阳性，因为当使用银离子溶液染片时，银离子被还原为银元素沉淀。在嗜银染色余下的过程中银元素保留在切片中。

呼吸系统的神经内分泌细胞

肺的神经内分泌细胞呈单个和小群分布（神经上皮集合体）。同胃肠道一样，单个神经内分泌细胞也分为闭合型和开放型。神经上皮集合体和单个细胞可以分泌铃蟾肽、胃泌素释放肽、降钙素和5-羟色胺，而单个细胞更可能含有亮氨酸脑啡肽（leu-enkephalin）（DeLellis & Dayal 1997）。

肺发生的神经内分泌肿瘤最有可能来自DNS细胞，这些肿瘤包括类癌、神经内分泌癌和小细胞癌（燕麦细胞肿瘤）。在异型增生和肿瘤发展过程中，肿瘤性神经内分泌细胞产生生长抑素、ACTH和血管活性肠肽。分泌ACTH的肺神经内分泌肿瘤最为常见。因为ACTH是一种活性肽，临床可以引起Cushing综合征。总之，肺内正常的和肿瘤性神经内分泌细胞的染色特征与胃肠道的相似。

甲状旁腺

甲状旁腺通过分泌甲状旁腺素调节体内钙水平。90%的人有四个甲状旁腺，罕见个体有2~12个。甲状旁腺由三种类型的细胞组成：主细胞胞浆空亮至嗜双色性，嗜酸细胞胞浆强嗜酸性，还有成熟脂肪细胞。电镜下可以观察到主细胞胞浆内的分泌颗粒。主细胞可以用嗜铬素A染色和嗜银染色，被认为可以产生和分泌PTH。与此相反，嗜酸细胞胞浆内几乎没有分泌颗粒，只是密集排列的线粒体，被认为无激素活性，嗜铬素A染色和嗜银染色均呈阴性。

甲状旁腺腺瘤和甲状旁腺增生时，嗜酸细胞和主细胞呈结节状，脂肪细胞减少或消失。嗜银染色在主细胞区呈阳性，而嗜酸细胞区则呈阴性。

甲状腺滤泡旁细胞

甲状腺C细胞（滤泡旁细胞）典型者为3~5个细胞一群，散在分布于甲状腺滤泡间质（约占甲状腺的0.1%）。偶尔排列在滤泡上皮之间。C细胞较滤泡细胞大，胞浆浅染、颗粒状（Mendelsohn 1987; LiVolsi 1991）。C细胞产生降钙素，是一种钙调节通路激素。降钙素和NSE以及嗜银染色都可以用于检测这些细胞。

发生于甲状腺滤泡旁细胞的肿瘤是甲状腺髓样癌（MCT）。这些肿瘤是散发性的或家族性的，后者继发于Ret基因突变，包括MEN II 和 MEN III（DeLellis et al 1986; 见表16.3）。同C细胞一样，甲状腺髓样癌可以产生和分泌降钙素，嗜银染色阳性。所以，嗜银染色和降钙素免疫组化标记都可以将髓样癌与滤泡上皮发生的肿瘤以及头颈部其他肿瘤鉴别开。甲状腺髓样癌也可以产生异位激素，如ACTH（Mendelsohn 1987; LiVolsi 1991）。

腺垂体

腺垂体（垂体前叶）包含几种类型的细胞，它们各自分泌不同的肽类激素，如生长激素（growth hormone, GH）、催乳素（prolactin, PRL）、甲状腺刺激素（thyroid stimulating hormone, TSH）或前阿黑皮素原（Pro-opiomelanocortin）相关的激素，包括ACTH。还有一种细胞，分泌卵泡刺激素（follicle-stimulating hormone, FSH）和（或）黄体生成素（luteinizing hormone, LH）。

多种特殊染色可以用于确定腺垂体的不同类型的细胞及其肿瘤。分泌生长激素和催乳素的细胞HE以及橘黄G和亮绿染色呈嗜酸性。分泌TSH、FSH/LH以及ACTH的细胞HE和PAS染色呈嗜碱性。HE染色时着色不良的细胞是嫌色细胞。这些细胞可能是由于分泌颗粒数量少的缘故（表16.6）。免疫组化和免疫荧光染色技术进一步发展了组织化学染色方法，使垂体细胞的进一步分类成为可能（Ezrin et al 1982; MeKeever & Spicer 1987; Pernicone et al 1997）。本章包括几种曾经用于区分腺垂体细胞类型的经典组织化学染色。

腺垂体促肾上腺皮质激素分泌细胞及其肿瘤嗜银染色阳性。如果选择的条件适当，PAS阳性细胞可以用氧化-还原银染色方法确定。但是，与HE染色、PAS染色、乙醛硫堇-PAS-橘黄G以及其他特殊组织化学染色相比，银染色并不能提供更多的信息（Ezrin et al 1982;

McKeever & Spicer 1987; Pernicone et al 1997)。

嗜银染色和亲银染色过程

过去一直用嗜银染色和亲银染色技术确定DNS的细胞类型及其肿瘤。嗜银染色是依靠细胞器从碱性染液中吸附银盐。在还原剂作用下银离子（Ag⁺）还原为金属银（Ag⁰）沉淀在吸附部位。若不加还原剂银离子会被洗脱。亲银染色是细胞本身有活化还原基团位点，如醛基，可以将银离子还原为金属银沉淀显色。用亲银方法染片时，当银溶液进入细胞后，银离子被还原为金属银，沉淀在还原部位；亲银染色不需外源性还原剂。亲银染色阳性细胞嗜银染色同样阳性（Grizzle 1996），但是分类为亲银阳性细胞，因为亲银反应是其着色原因。

嗜银染色和亲银染色成功的关键是：采用适当的阳性和阴性对照（表16.7）并关注染片过程细节。配制染液和洗片时要使用纯净水，器皿要彻底清洁。加温（Grizzle 1996）尤其重要，能缩短染色时间并使着色稳定。

最初显示嗜银颗粒的浸银技术是用于神经组织染色（Van Campenhout 1933; Dawson & Barrnett 1944; Gorgas & Bock 1976）。随后发明了更有效的嗜银染色方法。最常用的方法是基于Hellerström和Hellman（1960）、Singh（1964）和Grimelius（1968a）的技术，但Grimelius法后来变得最为常用（Grimelius 1968a, 1968b; Grimelius & Wilander 1980）。Pascual（1976）、Lack和Mercer（1977）以及Churukian和Schenk（1979）提出的改良建议通过改变银浓度和

表16.6　腺垂体细胞主要染色反应

细胞	颗粒	酸性染料（如伊红）	红色酸性染料红霉素	嗜碱性PAS	溴化阿辛蓝	免疫组化
生长激素细胞	致密	++	−	−	−	GH
	疏松	−	−	−	−	GH
泌乳激素细胞	致密	++	++	−	−	PRL
	疏松	−	−	−	−	PRL
促肾上腺皮质激素细胞	致密	−	−	+	++	ACTH
	疏松	−	−	−	−	ACTH
促性腺激素细胞	常疏松	−	−	+/−	−	FSH、LH

表16.7　嗜银染色的对照

正常细胞（嗜银性）	胰岛、肾上腺髓质、神经节
小肠	类癌（嗜银性）
胰腺	胰岛细胞瘤（胰岛素瘤、胃泌素瘤、胰高血糖素瘤、胰多肽素瘤）
阑尾	肠类癌
甲状腺	甲状腺髓样癌
胃（幽门区）	胃泌素瘤
支气管	支气管类癌、内分泌癌、小细胞癌
垂体	垂体腺瘤
肾上腺	副神经节瘤/嗜铬细胞瘤、神经母细胞瘤、节神经母细胞瘤、神经节瘤、外周神经鞘瘤

两次浸银步骤提高了染色方法的可重复性。之后，Brinn（1983）及其他人通过用微波炉加温提高染液温度，缩短了染片时间，从而降低了非特异银沉淀，并且解决了染色过程中组织脱片问题（Sheehan & Hrapchak 1980; Koski 1981; Pickett & Roggli 1982; Staples & Grizzle 1986, 1987; Staples & Clark 1990）。如果使用新制备并冷却至70℃以下的蒸馏水配制银染液、用低浓度银染液能快速（10分钟）获得优质的染片效果，则不必使用微波炉（Staples & Grizzle 1987）。

用低浓度银染液（<1%）快速嗜银染色方法可靠，重复性强。甲基绿等复染，与棕黑色嗜银阳性产物对比鲜明，效果好（Staples & Grizzle 1986）。

用于识别神经内分泌颗粒的快速嗜银染色步骤（Staples & Grizzle 1987; Staples & Clark 1990）

固定
10%的中性福尔马林缓冲液，对照组织以同样方法处理。

溶液配制
2%硝酸银溶液

硝酸银晶体	2g
蒸馏水	100ml

银工作液

2%的硝酸银溶液	2ml
蒸馏水	50ml

用前配制。用加热盘或微波炉将蒸馏水煮沸，倒入塑料染色缸，冷却至70℃，加入硝酸银溶液。

还原液

亚硫酸钠	2.5g
对苯二酚	0.5g
蒸馏水	50ml

用前配制。用加热盘或微波炉将蒸馏水煮沸，倒入塑料染色缸，冷却至70℃，加入亚硫酸钠。充分搅拌至结晶完全溶解。加入对苯二酚充分混合。

1%的酸化甲基绿

甲基绿（C.I. 42590）	1g
蒸馏水	99ml
冰醋酸	1ml

将冰醋酸和甲基绿放入蒸馏水充分混合，用滤纸快速将其滤过。此试剂可存放数月。

染色方法
1. 脱蜡、水化切片至蒸馏水。
2. 将切片置于硝酸银工作液（60℃~70℃）2分钟。
3. 蒸馏水快速冲洗切片。
4. 将切片置于还原液中（60℃~70℃）1分钟。
5. 用蒸馏水彻底冲洗切片数次。
6. 将切片再次置于硝酸银工作液中1分钟。
7. 蒸馏水冲洗切片然后将切片再次置于还原液中。
8. 流动水冲洗切片。
9. 酸化甲基绿复染1分钟（Staples & Grizzle 1986）。
10. 自来水冲洗。
11. 酒精逐级快速脱水至纯酒精，二甲苯透明，合成介质封片。

结果

神经内分泌颗粒	棕色至黑色
细胞核	蓝绿色
背景	浅绿色

Fontana-Masson 亲银反应

对照
用成人（不可用婴儿和儿童）正常阑尾、皮肤或小肠。黑色素瘤必须用黑色素瘤病例作对照，漂白或不漂白均可。

固定
10%的中性福尔马林缓冲液。

注意
不可用酒精固定，因为酒精可以溶解亲银颗粒。

溶液配制
硝酸银储存液

将1g硝酸银结晶溶解于100ml蒸馏水中。取出5ml，向其余95ml溶液中加浓缩的氢氧化铵直至液体清亮，沉淀消失。再将剩余5ml逐滴加入使溶液出现絮状物。试剂配制好后可立即使用，但如放置过夜再用，则效果更好。储存液应室温避光保存；储存约1个月是稳定的。

银工作液
　　使用前将12.5ml硝酸银储存液加入38.5ml蒸馏水中。

0.2%的氯化金

1%的氯化金储存液　　　　　　　　　　　10ml
蒸馏水　　　　　　　　　　　　　　　　　40ml

5%的硫代硫酸钠水溶液

核固红（Kernechtrot）溶液

方法

1. 脱蜡、水化切片至蒸馏水。
2. 预热银工作液：微波炉HI档（400W）45秒，或用加热盘加热至60℃～70℃。溶液温度应在60℃～75℃。将切片浸在预热过的溶液中5分钟。也可将切片浸在室温的溶液中2小时。显微镜下观察切片有银着色后进行下一步。
3. 蒸馏水冲洗切片。
4. 将切片置于0.2%的氯化金液中调色10秒。
5. 蒸馏水冲洗切片。
6. 将切片置于5%的硫代硫酸钠水溶液1分钟。
7. 蒸馏水冲洗切片。
8. 核固红复染5分钟。
9. 蒸馏水冲洗切片，乙醇脱水，透明，合成介质封片。

结果

亲银细胞颗粒　　　　　　　　　　　　　　黑色
细胞核　　　　　　　　　　　　　　　　粉红-红色
细胞质　　　　　　　　　　　　　　　　　浅粉色

Singh改良Masson-Hamperl 亲银技术（Singh 1964）

固定
　　甲醛、戊二醛或苦味酸酒精。

切片
　　石蜡切片。

银溶液制备
　　向10ml的10%的硝酸银溶液中滴加浓氨水，直至溶液中沉淀物刚刚溶解。再逐滴加入10%的硝酸银溶液至出现微弱的乳白色。使用时用蒸馏水以1∶10的比例稀释。最好新鲜配制。

方法

1. 二甲苯脱蜡，无水乙醇洗去二甲苯。乙醇逐级水化，将切片置于蒸馏水。
2. 将切片浸在预热60℃的银溶液中15～30分钟。每隔5分钟观察切片，直至切片呈现浅棕色，倾去染液。
3. 蒸馏水彻底洗片。
4. 将切片浸入1%的硫代硫酸钠溶液1分钟。
5. 自来水彻底洗片。
6. 0.5%的中性红水溶液短时复染切片。
7. 自来水洗片。
8. 乙醇逐级脱水，二甲苯透明，树脂封片剂封片。

结果

亲银颗粒　　　　　　　　　　　　　　　　黑色
细胞核　　　　　　　　　　　　　　　　　红色

注意

a. 制备银溶液时，用洗涤剂清洗玻璃器皿。
b. 用微量加样器滴加银溶液可以更精确地控制染液量。
c. 用水浴控制银溶液孵育温度可以更好地控制染片温度。

显示神经内分泌细胞的其他技术

　　在应用免疫组化技术之前，曾采用过一些行之有效的显示神经内分泌细胞的方法。其基本原理仍不甚清楚。但大多数人认为是由于神经内分泌细胞内存在某些胺和肽类物质所致。以下列举几种我们认为最为常用的方法。没有一种单一技术能显示全部神经内分泌细胞，并且，低分化肿瘤可能不具备神经内分泌细胞特征。

荧光组织化学方法

　　这些组织化学方法的原理是紫外光照射诱导荧光而识别单胺（如儿茶酚胺、5-HT）和多肽特异性残基。由于大多数生物活性胺可以自其所在胞浆神经内分泌颗粒快速弥散，用快速冻干、蒸气固定的方法可以将其保存。与其他大多数单氨酸相比，5-HT弥散慢并能更好地与多聚甲醛和甲醛反应而产生β咔啉（Barter & Pearse 1955），因此用紫外光照射时，能产生明亮的黄色荧光（吸收峰为410nm；发射峰为525nm）。

甲醛诱导的荧光（Falck & Owman 1965）

固定
将冻干组织置于容量为1升的密闭盒子中。放入5g 多聚甲醛粉剂。将盒盖盖严，然后置于60℃的烤箱1~3小时。

切片
组织固定后，将组织从容器中取出，石蜡真空包埋。为了能获得更薄的制片，有人喜欢在石蜡中加入高浓度塑料聚合物。切片并贴附于清洁玻片上。

方法
在60℃的烤箱中烤片后，二甲苯脱蜡，适当的封片介质封片。用BG38、UG1和滤色片荧光显微镜观察切片。

结果
生物活性胺　　　　　　　　　　亮黄荧光色

证实神经内分泌细胞的经验性染色方法

多年来已经发明了许多显示神经内分泌系统不同细胞的染色方法。这些方法是经验性染色法而不是特异性针对内分泌细胞及其多肽产物的。它们对于证实垂体和胰腺细胞尤其有用，在日常实验室工作中仍然有用。推荐如下：

PAS-橙黄G技术（Hotchkiss 1948）

固定
绝大多数固定方法均适用。

切片
石蜡和冰冻切片均可。

溶液配制
过碘酸溶液
过碘酸	0.4g
乙醇	35ml
蒸馏水	10ml

0.2M的醋酸钠溶液
（将2.72g的含水醋酸钠溶解于100ml蒸馏水中）

向45ml过碘酸溶液中加入5ml的0.2M的醋酸钠溶液。0℃避光保存。室温下使用。染液呈棕色时弃去。

还原液
碘化钾	1g
硫代硫酸钠	1g
无水乙醇	30ml
蒸馏水	20ml
20%的盐酸水溶液	20ml

将碘化钾和硫代硫酸钠溶解于乙醇和蒸馏水混合液中，加入盐酸溶液。0℃储存备用。使用14天后，无论是否有沉淀出现都应弃去。

橙黄G溶液
橙黄G	2g
5%的磷钨酸	100ml

将二者混合后静置24小时，用前过滤。

雪夫试剂（见第11章）

方法
1. 脱蜡、乙醇逐级水化。
2. 将切片置于蒸馏水中。
3. 70%的乙醇彻底清洗切片。
4. 过碘酸溶液浸片5分钟。
5. 70%的乙醇冲洗切片。
6. 还原液浸片3~5分钟，更换液体至少2次。
7. 70%的乙醇彻底清洗切片。
8. 雪夫试剂浸片6分钟。
9. 流动自来水洗片10分钟。
10. 铁苏木素染细胞核，分化，自来水返蓝。
11. 橙黄 G溶液染片10秒钟。
12. 自来水分化切片30秒，直至嗜酸细胞呈红色，血细胞呈黄色。
13. 脱水，透明，非水溶性封片剂封片。

结果
垂体中间部囊泡胶质及嗜碱细胞	洋红色
细胞核	蓝黑色
红细胞和嗜酸细胞	黄色
嫌色细胞	浅蓝-灰白色

注意
推荐此染色法用于显示腺垂体细胞，而不建议用于显示糖原和其他PAS阳性物质。此外还原液有防止一些结构的胶原蛋白之间相互反应的优点，可以使切片背景干净。

显示腺垂体的OFG法（Slidders 1961）

固定
首选纯化液：甲醛、Helly液和Bouin液也可。

切片
石蜡切片（较薄，3~4μm）。

溶液配制
橙黄G

橙黄G	500mg
磷钨酸	2g
无水乙醇	95ml
蒸馏水	5ml

酸性品红

酸性品红	500mg
冰醋酸	0.5ml
蒸馏水	99.5ml

天青石蓝溶液

天青石蓝B	2.5g
铁硫酸铵	2.5g
甘油	70ml
蒸馏水	500ml

硫酸铁铵溶解于冷蒸馏水中，加入天青石蓝B混合并煮沸数分钟。待溶液冷却后过滤，再加入甘油。

方法
1. 处理切片至自来水。
2. 用天青石蓝染细胞核5分钟。
3. 蒸馏水冲洗。
4. 明矾苏木素（如Mayer液或Cole液）染片5分钟。
5. 自来水洗片。
6. 盐酸酒精分化。
7. 流动自来水洗片。
8. 95%的乙醇冲片。
9. 橘黄G染片2分钟。
10. 蒸馏水洗片。
11. 酸性品红溶液染片2~5分钟。嗜碱性细胞着色很强。
12. 自来水洗片。
13. 1%的磷钨酸溶液浸片5分钟。
14. 自来水洗片。
15. 在1.5%的乙酸制备的1.5%的亮绿液浸片1分钟。
16. 自来水洗去多余的染料。
17. 无水乙醇洗片。
18. 二甲苯透明。
19. 非水溶性封片剂封片。

结果

嗜酸性细胞	橘黄-黄色
嗜碱性细胞	紫色-红色
嫌色细胞	浅灰-绿色
红细胞	黄色
细胞核	蓝色-黑色

注意
此染色法需一定专业技术方能取得满意染色结果。若以汞剂固定，效果更好。

显示腺垂体的AB-OFG法（Slidders 1961）

固定
任何固定方法均可。

切片
石蜡切片3~4μm。

溶液配制
溴水

10%的氢溴酸水溶液	45ml
2.5%的高锰酸钾水溶液	5ml

阿辛蓝溶液

阿辛蓝	100mg
硫酸（浓）	1ml
冰乙酸	9ml
蒸馏水	90ml

将阿辛蓝缓慢加入硫酸，小心用玻璃棒搅拌混合染液。缓慢加入冰乙酸，继续用玻璃棒搅拌混合染液。将此酸性染液缓慢加入蒸馏水并混匀。将溶液补至100ml，过滤。

方法
1. 处理切片至自来水。
2. 将切片置于溴水5分钟。
3. 流动自来水冲洗切片5分钟。
4. 蒸馏水冲洗切片。
5. 阿辛蓝溶液染片1小时。
6. 自来水冲洗切片。
7. 继续以OFG方法染片（见上文）。

结果

嗜酸性细胞	橙黄-黄色
嗜碱性细胞（S）	深绿-蓝色
嗜碱性细胞（I）	洋红-红色
嫌色细胞	浅灰-绿色
细胞核	灰色-蓝色
红细胞	黄色

鉴别嗜酸性细胞的淡红-橘黄G-羊毛绿技术（Brookes 1968）

溶液配制
将1%的酸性红L溶解在1%的乙酸中

用95%的乙醇制备2%的磷钨酸液，再制成饱和橘黄G溶液

将0.5%的羊毛绿S加入0.5%的乙酸中

方法
1. 处理切片至自来水。
2. 将切片置于44℃10%的硫酸铜水溶液中2小时。
3. 自来水清洗切片10～20分钟，将切片置于蒸馏水中。
4. 酸性红液染片30分钟。
5. 蒸馏水洗片。
6. 95%的乙醇洗片。
7. 橘黄G溶液染片5～30分钟。用橘黄G置换生长激素细胞中的酸性红。用95%的乙醇和2%磷钨酸液交替洗片并在显微镜下观察以控制染片程度。
8. 蒸馏水洗片。
9. 再次用淡红液染片5分钟。
10. 蒸馏水洗片，羊毛绿溶液复染10分钟。
11. 蒸馏水洗片，用1%的乙酸浸片2分钟，洗去多余的羊毛绿。
12. 脱水、透明、树脂性封片剂封片。

结果

生长激素细胞	黄色
催乳素细胞	红色
红细胞	红色
嗜碱性细胞	绿色

注意
此染片技术需要一定专业技能以获得好的结果，从而将分泌生长激素和分泌催乳素的嗜酸性细胞区别开。

铬明矾苏木素-焰红染色（Gomori 1941）

固定
最好用Bouin液或Helly液固定薄片组织。如果组织已用10%的NBF液固定，经过二次处理仍然可获得较好的染片效果。

切片
石蜡切片。

溶液配制
铬（明）矾苏木素溶液

苏木素	500mg
铬（明）矾	1.5g
5%的重铬酸钾	2ml
0.5M的硫酸	2ml
蒸馏水	100ml

试剂制备48小时后可以使用，或当染液置于染色瓶中24小时表面逐渐形成一层金属色光泽的薄膜时可以使用。染液可使用4～8周，每次用前过滤。

方法
1. 处理切片至自来水。
2. 将切片置于Bouin液中16～24小时。
3. 自来水彻底清洗切片，洗去苦味酸。
4. 等量0.3%的高锰酸钾和0.3%的硫酸混合液浸片1分钟。
5. 5%的亚硫酸氢钠溶液脱色。
6. 流动自来水彻底清洗切片。
7. 铬明矾苏木素溶液染片10分钟，显微镜下观察直至β细胞呈深蓝色。
8. 自来水清洗切片，1%的盐酸乙醇分化1分钟洗去背景染色。
9. 流动自来水洗片，直至组织呈现鲜明的蓝色。
10. 5%的焰红溶液染片5分钟。
11. 自来水洗片，5%的磷钨酸浸片1分钟。
12. 流动自来水清洗切片5分钟，直至组织颜色再次变红。
13. 95%的乙醇分化切片。如果组织太红，α细胞显示不清，可用80%的乙醇洗片10～20秒。
14. 无水乙醇脱水，二甲苯透明，非水溶性封片剂封片。

结果

B细胞	蓝色
A细胞	红色
D细胞	粉红色-红色

改良的乙醛品红染色（Halami 1952）

固定
　　生理盐水或Bouin液。

切片
　　薄石蜡切片。

溶液配制

乙醛品红

复染液

亮绿	200mg
橘黄G	1g
磷钨酸	500mg
冰乙酸	1ml
蒸馏水	100ml

　　这是一种稳定液。

方法
1. 处理切片至自来水。
2. Luglo碘液氧化10分钟。
3. 自来水洗片，2.5%的硫代硫酸钠漂白。
4. 自来水洗片后用70%的乙醇洗片。
5. 乙醛品红染片15～30分钟。
6. 95%的乙醇洗片后用自来水洗片。
7. 天青石蓝和苏木素铝矾染细胞核。
8. 水洗切片，盐酸乙醇分化，自来水彻底洗片。
9. 蒸馏洗片，橘黄G-亮绿溶液复染45秒。
10. 0.2%的乙酸洗片，95%的乙醇浸片。
11. 无水乙醇脱水，二甲苯透明、树脂封片剂封片。

结果

B细胞	紫红色-深紫色
A细胞	黄色
D细胞	绿色
细胞核	蓝色

屏蔽异染性

　　许多神经内分泌细胞有屏蔽异染性。这种屏蔽可以预先通过热酸水解处理组织切片而打开。在处理过程中，多肽释放羧基而能自由地发生化学反应并改变碱性染料（如甲苯胺蓝和天青A）的颜色。

屏蔽异染性法（Solcia et al 1968）

固定
　　福尔马林、多聚甲醛、戊二醛、Bouin液或Helly液。

切片
　　石蜡切片。

溶液配制

天青A溶液
　　用蒸馏水配制0.005%的天青A。

甲苯胺蓝溶液
　　用20mM的McIlvaine缓冲液（pH为5）配制0.01%的甲苯胺蓝溶液。

用于水解的酸溶液
　　0.2M盐酸

方法
1. 处理石蜡切片至蒸馏水。
2. 用0.2M的盐酸溶液水解组织。若用福尔马林、多聚甲醛或Bouin液固定组织，则60℃水解3～4小时。若用戊二醛或Helly液固定组织，则60℃～65℃水解12小时。
3. 蒸馏水彻底清洗切片。
4. 甲苯胺蓝或天青A溶液染片6小时。
5. 蒸馏水彻底清洗切片。
6. 要么用甘油凝胶封片，要么印干水分，将玻片浸在无水异丙醇中1分钟。二甲苯透明、树脂封片剂封片。

结果

内分泌细胞颗粒	紫红-红色

铅苏木素法

　　MacConaill铅苏木素技术经Solcia等（1969）改良后已被广泛应用。经验丰富的人使用此技术能可靠地显示许多神经内分泌细胞。与遮蔽异色性方法相似，此技术可能是与羧基反应，但不需要打开遮蔽。

铅苏木素法（Solcia et al 1969）

固定
　　10%的NBF、戊二醛或苦味酸戊二醛。

切片

　　石蜡切片。

溶液制备

稳定铅溶液

5%的硝酸铅水溶液	50ml
饱和醋酸铵水溶液	50ml

　　充分混合，过滤后加入2ml的甲醛（37%）。

铅苏木素染色液

稳定铅溶液	10ml
0.2g苏木素加入到95%的乙醇	1.4ml
蒸馏水	10ml

　　按上述顺序加入试剂，充分混合，反复搅动。静置30分钟后滤过。将滤液混合于75ml蒸馏水。

方法

1. 乙醇逐级水化切片至蒸馏水。
2. 37℃铅苏木素染色液染片2~3小时，或45℃染液1~2小时。
3. 蒸馏水洗片，脱水，透明，树脂封片剂封片。

结果

内分泌细胞颗粒	深蓝-黑色
肌肉、神经和其他组织结构也可以着色	蓝-黑色

注意

a. 醋酸铵水溶液饱和点高（>100g/100ml）。
b. 要用新甲醛配制稳定铅溶液，否则染色结果差。
c. 陈旧苏木素粉（深棕色）绝对不可使用，浅黄色苏木素才能染出最佳效果。
d. 如果组织是用多聚甲醛或Helly液固定，染色时间应适当延长。
e. 尽管稳定铅溶液可以使用数周，但新鲜制备的染液可以得到更好的染色效果。
f. 如果染色前用酸水解（详见屏蔽异染性方法），可以得到更好的染色效果。

碱性重氮

　　碱性重氮方法用于显示富含5-HT的细胞。如前所述，某些固定液（如甲醛、多聚甲醛）可以使5-HT产生β咔啉。这些还原剂可与重氮盐反应，产生不溶性偶氮染料，其颜色取决于所用重氮盐的种类。

碱性重氮法（Gomori 1952）

固定

　　甲醛、多聚甲醛。

切片

　　石蜡切片。

溶液制备

重盐溶液

1%的固红B盐水溶液	5ml
饱和碳酸锂水溶液	2ml

　　使用前配制并冷却至4℃。
　　染色前将溶液混合、过滤后立即使用。

方法

1. 乙醇逐级水化切片至蒸馏水。
2. 将切片置于4℃重氮溶液1分钟。
3. 4℃蒸馏水彻底洗片。
4. Mayer苏木素轻染细胞核。
5. 自来水彻底洗片。
6. 脱水、透明、树脂封片剂封片。

结果

亲银颗粒	橘黄-红色
细胞核	蓝色
背景	黄色

注意

a. 此染色法需在4℃进行。如果在室温下操作，背景会较深而遮盖阳性结果。
b. 新鲜固定外科标本可以获得最好效果。此法极少用于死后组织。
c. 其他重盐也可使用，如固紫酱GBC。
d. 苏木素过染容易遮盖阳性反应。

细胞器

　　细胞器既包括大多数细胞中的线粒体、溶酶体，又包括特殊细胞、病变时或某些情况下出现的特异性细胞特征。细胞器数量增多或体积增大可以使细胞形态发生改变。例如，细胞嗜酸性变或嗜酸瘤细胞（即胞浆呈鲜红色的细胞）发生在如下几种情况下：甲状旁腺增生（腺瘤）、甲状腺Hürtle细胞肿瘤、肾嗜酸细胞瘤以及桥本甲状腺炎时甲状腺滤泡细胞嗜酸性变。在上述情况下,细胞浆由于积蓄了大量线粒体而继发嗜酸性变。同样,溶酶体在胞浆内蓄积也可发生细胞嗜酸性变。

线粒体

线粒体是细胞能量的来源。其形态可以有较大变化(从杆状到圆形)。线粒体体积很小,只有借助电子显微镜才能观察到。线粒体包含遗传性母体DNA。其数量、大小和形状依动物细胞类型而有差异。线粒体有两层膜壁,内层向中心突出形成皱襞-嵴。皱襞包含多种活性酶,参与氧化磷酸化过程和三羧酸循环(Krebs循环)。线粒体也是细胞凋亡通路的一个重要成分。

观察线粒体的最佳方式是用电子显微镜(图16.3),组织病理学方法如Altmann技术(Piva et al 2003)是有帮助的。但是,免疫组化已经取代了组织化学和酶技术,如琥珀酸脱氢酶技术(见第20章)。抗细胞色素C抗体(Clone CTC05)对检测人和小鼠细胞的线粒体非常有用,除此之外,还有许多其他种线粒体免疫组织化学标记物。

用组织化学方法成功显示线粒体取决于以下几个因素:组织必须新鲜固定,切片薄(2~3μm)。由于当细胞缺氧或死亡后线粒体是发生退行性变最早的细胞器之一,快速固定至关重要。适当的染色方法中以Champy-Kull方法结果最好,但是染色技术较复杂。Altmann酸性品红-苦味酸方法较简单,Heidenhain铁苏木素方法需要精确分化。

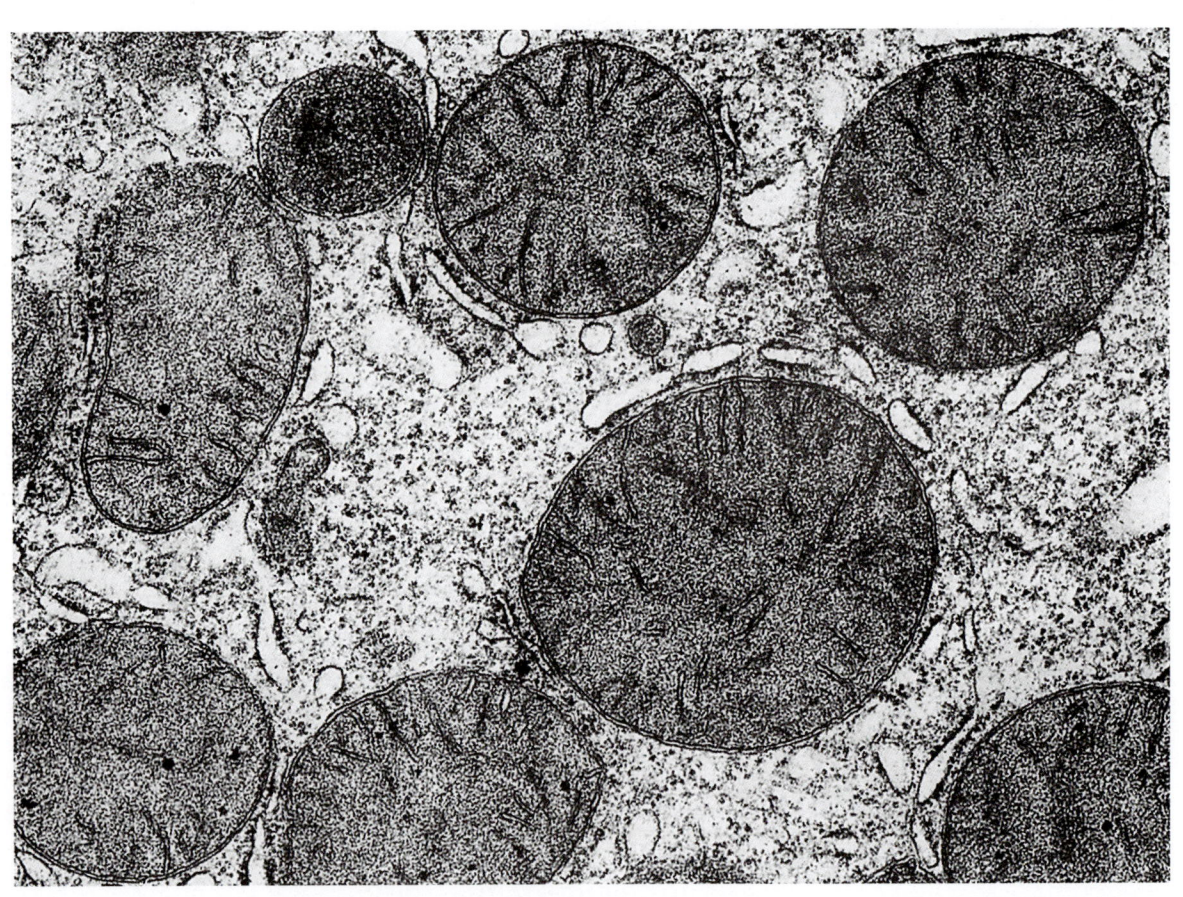

图16.3 电镜观察大鼠肝细胞线粒体,呈圆形至椭圆形,有双层膜和嵴。如此众多而明显的线粒体用组织学染色方法也可以观察到(见下文)。

显示线粒体的Altmann染色技术（Altmann 1894）

固定

通常推荐Champy液，但Helly液效果也非常好。

切片

石蜡切片（厚3μm）。

溶液配制

Aniline苯胺-酸性品红

用5%的苯胺水溶液配制酸性品红饱和溶液。要获得好的染色效果，关键是有最高浓度的酸性品红液。饱和液浓度大约是15%。24小时内缓慢加入酸性品红。染液用前过滤。

分化液1

饱和乙醇苦味酸液	10ml
30%的乙醇	40ml

分化液2

饱和乙醇苦味酸液	5ml
30%的乙醇	40ml

方法

1. 处理切片至自来水。
2. 将切片浸泡于苯胺-酸性品红液中。
3. 稍微加热切片至有热气出现后放置5分钟。
4. 自来水冲洗切片。
5. 在分化液1中分化至过染的红色褪去。
6. 用分化液2充分分化，显微镜下控制染色程度。
7. 无水乙醇快速脱水2次。
8. 二甲苯透明、非水溶性封片剂封片。

结果

线粒体	红色
红细胞和细胞核	红色
背景组织	黄色

注意

应仔细，以使背景呈黄色。

溶酶体/核外颗粒体

溶酶体是有膜的胞浆细胞器，其功能是酶解吞噬物和退化的细胞器。自体吞噬性破坏细胞器常导致脂褐素颗粒和溶酶体残留物的残体出现。溶酶体可以通过溶酶体所含的酶确定，特别是酸性磷酸酶（见第20章）。新的免疫组化技术确定溶酶体是靠显示蛋白质，如溶酶体相关膜蛋白（LAMP 1和LAMP 2）。与溶酶体相似的还有外来体——是一种膜性小囊泡（接近100nm），由细胞释放，其功能可能与细胞间信号传导有关（Liu et al 2006）。

Russell小体

Russell小体是一些出现在浆细胞胞浆中的光滑圆形小体，特别是在慢性炎症组织和浆细胞肿瘤、多发性骨髓瘤或浆细胞瘤中。每个细胞可以有2~3个，有时Russell小体较大，使细胞增大，甚至遮盖细胞核，好像是细胞外小体。Russell小体可被伊红染成亮橘黄色，PAS染色总是强阳性。其化学性质主要是蛋白质，因此Millon反应呈阳性。因为Russell小体存在于浆细胞胞浆中，它们自然含有RNA，因此有变化的嗜派洛宁性。相关染色反应如表16.8所示。

毛发、角蛋白和透明角质

毛发和皮肤表层角蛋白由不溶性蛋白质组成，不溶性蛋白质又由许多高硫基和二硫化物氨基酸组成。透明角质是表皮颗粒层细胞质中的嗜碱性颗粒。毛发和角蛋白HE染色呈红色。透明角质则染成深蓝色。因为它们都含有高硫成分，所以毛发和角蛋白都可以用氨基酸组织化学方法显示二硫化物和巯基基团，如过甲酸-阿辛蓝技术。角蛋白保留嗜焰红染色，所以Lendrum焰红染料-酒石黄技术是一个适当的显示方法（见第17章）。毛发和透明角质通常革兰染色阳性，但角蛋白只是弱阳性。毛发用PAS反应可染成紫色，但角蛋白和透明角质为阴性。

表16.8　Russell小体染色反应

方法	结果
PAS	阳性
Gram	阳性*
Ziehl-Neelsen	不定
Millon反应	阳性
Phloxine-tartrazine	阳性

*需用丙酮分化。

皮肤组织中的角蛋白是高分子量，非复层上皮（如乳腺上皮）中的角蛋白常是低分子量。角蛋白有20多种亚型，角蛋白的不同亚型是有用的生物标记物，已经用于不同来源肿瘤的检测（见免疫组化技术，第21章）。

酒精透明小体

酒精透明小体是一种少见的蛋白物质，其确切的化学性质尚不清楚。常出现在由于过量饮酒导致的肝病患者的肝细胞胞浆中。酒精透明小体表现为核周浅染带，常为灰白色。用Mallory焰红染料方法或Laqueur改良Altmann法可显示（Lillie 1965）。

核仁组成区

核仁组成区（NORs）是染色体上一个片段，编码核糖体RNA，存在于DNA特异性环上，向核仁凸入。在电子显微镜下观察，表现为在电子致密区中的一个境界不清的浅染区域。组织切片上的核仁组成区可以用硝酸银染色方法确定，可显示与此区域有关的酸性蛋白。重要的是应该认识到：这些银染色NOR相关的蛋白（AgNOR）位点只代表在每个核仁中的部分核仁组成区。此外，正常或良性细胞核仁AgNOR倾向于紧密聚集，因而在石蜡切片尚在核仁中见到的这些点状银反应颗粒每一个代表一个以上AgNOR位点。AgNOR的研究曾经风靡一时，用于肿瘤病理学诊断，AgNOR位点的数量增加与细胞增殖性增加有关，对于良恶性肿瘤鉴别诊断有一定价值。

显示AgNOR蛋白位点的硝酸银方法（after Ploton et al 1986）

切片
福尔马林固定，石蜡切片，片厚2~3μm。

溶液配制
50%的硝酸银溶液
硝酸银　　　　　　　　　　　　　　　　　　50g
蒸馏水　　　　　　　　　　　　　　　　　　100ml

明胶溶液
明胶　　　　　　　　　　　　　　　　　　　2g
甲酸　　　　　　　　　　　　　　　　　　　1ml
蒸馏水　　　　　　　　　　　　　　　　　　100ml

工作液
硝酸银溶液　　　　　　　　　　　　　占总体积的2/3
明胶溶液　　　　　　　　　　　　　　占总体积的1/3

临用前按上述比例制备工作液，用量由待染切片数而定。

方法
1. 切片经二甲苯脱蜡、乙醇水化至蒸馏水。
2. 蒸馏水洗片。
3. 在室温下用新鲜配制的工作液孵育切片45分钟。
4. 蒸馏水洗片1分钟。
5. 脱水、透明、非水溶性封片剂封片。

结果
AgNOR位点　　　　　　　　　　　　　核内黑色点状
背景组织　　　　　　　　　　　　　　浅黄色

注意
可以用中性红或卡红明矾染液稍微复染切片，复染过重会遮盖AgNOR位点。切片可以用1%的氯化金调色。工作液放置会快速退化，所以配制后应尽快使用。硝酸银溶液价格较贵，制备工作液时应掌握好用量，批量染色比较经济。

肥大细胞

尽管全身组织都有肥大细胞分布，还是以血管、神经周围以及上皮下组织较多见，尤其是真皮组织。肥大细胞内可见有膜的分泌颗粒，内含组织胺、蛋白酶、细胞因子、肝素和生物素。肥大细胞时常聚集在皮肤，尤其是在儿童（肥大细胞增生症）。肥大细胞瘤是狗最常见的皮肤肿瘤，可以用改良的银染色方法（Piva et al 2003）确诊。有几种方法可用于显示肥大细胞，包括：将生物素-抗生物素蛋白-过氧化物酶复合物用于二氨基联苯胺（DAB）之后的显色方法，Del-Rio Hortega碳酸盐方法的微波版本可通过减少1%

表16.9 肥大细胞染色反应	
方法	结果
Toluidine蓝	紫色
天青A	红色
硫素（Thionin）	蓝色或红色，依肥大细胞成熟程度而异
Csaba阿辛蓝砂红	紫色-红色
醛品红	黄色-棕色
PAS	不定
革兰	阴性
Schmorl	阴性
Ziehl-Neelsen（ZN）	阴性
氯乙酸酯酶（快速蓝RR）	深蓝色
氯乙酸酯酶（副品红）	深粉红-红色

的福尔马林得到改善，酸化甲苯胺蓝方法，阿新兰染色等（Cook 1961; Csaba 1969; Churukian & Schenk 1981; Duffy等1998; Churukian et al 2000; Henwood 2002）。在免疫组化检测方面，抗人肥大细胞胰蛋白酶抗体或抗鼠肥大细胞蛋白酶6抗体也是有用的。检测肥大细胞的经典方法如表16.9所示。

Paneth细胞

Paneth细胞呈金字塔形，尖端朝向肠腔。HE染色可以显示细胞核上方胞浆内密集排列大量嗜酸性颗粒。Paneth细胞主要位于小肠隐窝基底部，并可散在分布于升结肠及阑尾。Paneth细胞颗粒包含溶酶体、免疫球蛋白以及多量锌。苦味酸和其他酸性固定液（Hollande液和Bouin液）不利于HE显示Paneth细胞颗粒，因为此类固定液会破坏这些颗粒。Lendrum（1947）的焰红-酒石黄技术或Masson三色法能够很好地显示Paneth细胞。

致谢

本章合并了前一版两章的内容。John Bancroft 和 Alan Stevens为第1版至第4版编著了有关胞浆颗粒、细胞器和特殊组织的内容。第2版的APUD系统为Ian Dawson所著，第3版和第4版的神经内分泌一节为Philip Wilson和Brian Chalk所著。在此对他们作出的贡献表示感谢。

参考文献

Altmann R. (1894) Die Elementaroganismen und ihre Beziehunger zu den Zellen, 2nd edn. Leipzig: Veit.

Barter R., Pearse A.G.E. (1955) Mammalian enterochromaffin cells as the source of serotonin (5-hydroxytryptamine). Journal of Pathology and Bacteriology 69: 25–31.

Bloodworth J.M.B., Greider M.H. (1982) The endocrine pancreas and diabetes mellitus. In: Bloodworth J.M.B., ed. Endocrine pathology—general and surgical. Baltimore, MD: Williams and Wilkins, pp. 556–721.

Bordi C. (1987) Endocrine pancreas. In: Spicer S.S., ed. Histochemistry in pathologic diagnosis. New York: Marcel Dekker, pp. 457–479.

Brinn N.T. (1983) Rapid metallic histological staining using the microwave oven. Journal of Histotechnology 6:125–129.

Brookes L.D. (1968) A stain for differentiating two types of acidophil cells in the rat pituitary. Stain Technology 43:41–42.

Carney J.A. (1997) Adrenal gland. In: Sternberg S.S., ed. Histology for pathologists, 2nd edn. New York: Lippincott-Raven Press, pp. 1107–1131.

Churukian C.T., Schenk E.A. (1979) A modification of Pascual's at gyrophil method. Journal of Histotechnology 2:102–103.

Churukian C.J., Schenk E.A. (1981) A toluidine blue method for demonstrating mast cells. Journal of Histotechnology 4:85–86.

Churukian C.J., Frank M., Horobin RW. (2000) Alcian blue pyridine variant—a superior alternative to alcian blue 8GX: staining performance and stability. Biotechnic and Histochemistry 75:147–150.

Cook H.C. (1961) A modified thionin technique for mast cells in tissue sections. Journal of Medical Laboratory Technology 18:188.

Csaba G. (1969) Mechanism of the formation of mast cell granules. Acta Biologica Academiae Scientiarum Hungaricae 20:205.

Dawson A.B., Barnett J. (1944) Bodian's protargol method as applied to other than neurological preparations. Stain Technology 19:115–118.

DeLellis R.A., Dayal Y. (1991) Neuroendocrine system. In: Sternberg S.S., ed. Histology for pathologists. New York: Raven Press, pp. 347–362.

DeLellis R.A., Dayal Y. (1997) Neuroendocrine system. In: Sternberg S.S., ed. Histology for pathologists, 2nd edn. Philadelphia, PA: Lippincott-Raven Press, pp. 1133–1151.

DeLellis R.A., Dayal Y., Tischler A.S. et al. (1986) Multiple endocrine neoplasia syndromes: cellular origins and interrelationships. International Review of Experimental Pathology 28:163–215.

Duffy J.P., Smith P.J., Darton S.J. et al. (1998) Combination of specific histochemical staining of eosinophils and mast cells with immunohistochemical demonstration of neural antigens. Journal of Histotechnology 21(1):29–31.

Ezrin C., Kovacs K., Horvath E. (1982) Pathology of the adenohypophysis. In: Bloodworth J.M.B., ed. Endocrine pathology—general and surgical. Baltimore, MD: Williams and Wilkins, pp. 101–132.

Falck B., Owman C.A. (1965) A detailed methodological description of the fluorescence method for the cellular distribution of biogenic monoamines. Acta Universitatis Lundensis 7(sect 11):5–23.

Feyrter F. (1938) Uber Diffuse Endokrine Epithaliale Organe. Leipzig: Barth.

Glenner G.G., Grimley P.M. (1974) Tumors of the extra-adrenal paraganglion system (including chemoreceptors). In: Firrninger H.I., ed. Atlas of tumor pathology. Washington, DC: Armed Forces Institute of Pathology.

Golden A., Kerwin D.M. (1982) The parathyroid glands. In: Bloodworth J.M.B., ed. Endocrine pathology—general and surgical. Baltimore, MD: Williams and Wilkins, pp. 205–220.

Gomori G. (1941) Observations with differential stains on human islets of Langerhans. American Journal of Pathology 17:395.

Gomori G. (1952) Microscopic histochemistry. Chicago: Chicago University Press.

Gorgas K., Bock P. (1976) Improved methods for the light microscopic study of enterochromaffin cells, in endocrine, gut and pancreas. In: Fujita T., ed. Endocrine gut and pancreas. Amsterdam: Elsevier Scientific, pp. 1–11.

Gould V.E., Summers S.C. (1982) Adrenal medulla and paraganglia. In: Bloodworth J.M.B., ed. Endocrine pathology—general and surgical. Baltimore, MD: Williams and Wilkins, pp. 473–511.

Grimelius L. (1968a) A silver nitrate stain for α-2 cells in human pancreatic islets. Acta Societatis Medicorum Upsaliensis 73:243–270.

Grimelius L. (1968b) The argyrophil reaction in islet cells of adult human pancreas studied with a new silver nitrate procedure. Acta Societatis Medicorum Upsaliensis 73:271–294.

Grimelius L., Wilander E.D. (1980) Silver stains in the study of endocrine cells of the gut and pancreas. Investigative and Cell Pathology 3:3–12.

Grizzle W.E. (1996) Silver staining methods to identify cells of the dispersed neuroendocrine system. Journal of Histotechnology 19(3):225–234.

Halami N.S. (1952) Differentiation of the two types of basophils in an adenophpophysis of the rat and the mouse. Stain Technology 27:61.

Hellerström C., Hellman B. (1960) Some aspects of silver impregnation of the islets of Langerhans in the rat. Acta Endocrinologica 35:518–532.

Henwood A. (2002) Improved demonstration of mast cells using alcian blue tetrakis (methylpyridium) chloride. Biotechnic and Histochemistry 77(2):93–94.

Herrera G.A., De Moraes H.P., Grizzle W.E., Han S.G. (1984) Malignant small bowel neoplasm of enteric plexus derivation (plexosarcoma). Light and electron microscopic study confirming the origin of the neoplasm. Digestive Diseases and Sciences 29(3):275–284.

Hotchkiss R.D. (1948) A microchemical reaction resulting in the staining of polysaccharide structures in fixed tissue preparations. Archives of Biochemistry 16:131.

Kameya T. (1990) Spectrum of neuroendocrine marker substance production in carcinoid tumors revealed by immunohistochemistry. In: Lechago J., Kameya T., eds. Endocrine pathology update. (distributed by WW Norton & Co, New York) Field and Wood, Medical Publishers, pp. 151–169.

Klimstra D.S. (1997) Pancreas. In: Sternberg S.S., ed. Histology for pathologists. Philadelphia, PA: Lippincott, Williams & Wilkins, pp. 613–647.

Koski J.P. (1981) Silver–methenarnine borate (SMB): cost reduction with technical improvements in silver nitrate–gold chloride impregnations. Journal of Histotechnology 4:115–120.

Lack E.R., Mercer L. (1977) A modified Grimelius argyrophil technique for neurosecretory granules. American Journal of Surgical Pathology 77:275–277.

Lechago J. (1982) The endocrine cells of the digestive and respiratory systems and their pathology. In: Bloodworth J.M.B., ed. Endocrine pathology—general and surgical. Baltimore, MD: Williams and Wilkins, pp. 513–555.

Lendrum A.C. (1947) The phloxine–tartrazine method as a histological stain and for the demonstration of inclusion bodies. Journal of Pathology and Bacteriology 59:399.

Lillie R.D. (1965) Histopathologic technique and practical histochemistry, 3rd edn. New York: McGraw-Hill.

Liu C., Yu S., Zinn K. et al. (2006) Murine mammary carcinoma exosomes promote tumor growth by suppression of NK cell function. Journal of Immunology 176(3): 1375–1385.

LiVolsi V.A. (1991) Thyroid. In: Sternberg S.S., ed. Histology for pathologists. New York: Raven Press, pp. 301–310.

Maitra A., Abbas A.K. (2005) The endocrine system. In: Robbins and Cotran pathologic basis of disease, 7th edn.

Philadelphia, PA: Elsevier-Saunders.

McKeever P.E., Spicer S.S. (1987) The pituitary: contributions of cytochemistry to pathological diagnosis. In: Spicer S.S., ed. Histochemistry in pathologic diagnosis. New York: Marcel Dekker, pp. 603–645.

Mendelsohn G. (1987) Diagnostic histochemistry and immunohistochemistry of the thyroid, parathyroid, and adrenal glands. In: Spicer S.S., ed. Histochemistry in pathologic diagnosis. New York: Marcel Dekker, pp. 647–664.

Pascual J.S.F. (1976) A new method for easy demonstration of argyrophil cells. Stain Technology 51:231–235.

Pearse A.G.E. (1966) Common cytochemical and ultrastructural characteristics of cell producing polypeptide hormones, with particular reference to calcitonin and the thyroid C cells. Veterinary Record 79:587–590.

Pearse A.G.E. (1968) Common cytochemical and ultrastructural characteristics of cells producing polypeptide hormones (the APUD series I) and their relevance to thyroid and ultimobranchial C cells and calcitonin. Proceedings of the Royal Society B 170:71–80.

Pearse A.G.E. (1969) The cytochemistry and ultrastructure of polypeptide hormone-producing cells of the APUD series and the embryologic, physiologic, and pathologic implications of the concept. Journal of Histochemistry and Cytochemistry 17:303–313.

Pearse A.G.E. (1977) The diffuse neuroendocrine system and the APUD concept: related endocrine peptides in brain, intestine, pituitary, placenta and anuran cutaneous glands. Medical Biology 55:115–125.

Pearse A.G.E., Coulling I., Weavers B., Friesen S. (1970) The endocrine polypeptide cells of the human stomach, duodenum and jejunum. Gut 11:649–658.

Pernicone P.T., Scheithauer B.W., Horvath E., Kovacs K. (1997) Pituitary and sellar region. In: Sternberg S.S., ed. Histology for pathologists. Philadelphia, PA: Lippincott-Raven, pp. 1053–1074.

Pickett J.P., Roggli C.V. (1982) Rapid histological staining procedures for materials from immune-suppressed patients. American Journal of Medical Technology 48:893–902.

Piva J.R., Canal A.M., Piva C.E. et al. (2003) Microwave-assisted silver-stain method in the diagnosis of canine mast cell tumors: correlation with traditional methods by digital image analysis. Journal of Histotechnology 26(1):31–35.

Ploton D., Menager M., Jameson P. et al. (1986) Improvement in the staining and visualization of the argyrophilic proteins of the nucleolar organizer region at the optical level. Histochemical Journal 18:5.

Polak J.M., Bloom S.R. (1980) Peripheral localization of regulatory peptides as a clue to their function. Journal of Histochemistry and Cytochemistry 28:918–924.

Roth S.I., Abu-Jawdeh G.M. (1997) Parathyroid glands. In: Sternberg S.S., ed. Histology for pathologists, 2nd edn. Philadelphia, PA: Lippincott-Raven, pp. 1093–1105.

Sano T., Saito H. (1990) Peptide hormones in pheochromocytoma. In: Lechago J., Kameya T., eds. Endocrine pathology update. (Distributed by WW Norton & Co. New York), Field and Wood, Medical Publishers, pp. 119–131.

Sheehan D.C., Hrapchak B.D. (1980) Theory and practice of histotechnology, 2nd edn. St. Louis, MO: C.V. Mosby, p. 277.

Singh I. (1964) A modification of the Masson–Hamperl method for staining argentaffin cells. Anatomischer Anzeiger 115.

Slidders W. (1961) The OFG and BrAB-OFG methods for staining the adenohypophysis. Journal of Pathology and Bacteriology 82:532.

Smith D.M. Jr., Haggitt R.C. (1983) A comparative study of generic stains for carcinoid secretory granules. American Journal of Surgical Pathology 7:61–68.

Solcia E., Vassallo G., Capella C. (1968) Selective staining of endocrine cells by basic dyes after acid hydrolysis. Stain Technology 43.

Solcia E., Capella C., Vassalo G. (1969) Lead haematoxylin as a stain for endocrine cells. Significance of staining and comparison with other selective methods. Histochemie 20:116.

Staples T.C., Clark L. (1990) Dilute ammoniacal silver solutions for the demonstration of reticulum and argentaffin granules. Journal of Histotechnology 13:137–139.

Staples T.C., Grizzle W.E. (1986) A methyl green nuclear stain for argyrophil procedures. Laboratory Medicine 17:532–534.

Staples T.C., Grizzle W.E. (1987) Effect of temperature on argyrophil impregnation: development of a high temperature rapid argyrophil procedure. Stain Technology 62:41–49.

Tischler A.S. (1989) The dispersed neuroendocrine cells: the structure, function, regulation and effects of xenobiotics on this system. Toxicology and Pathology 17:307–316.

Tischler A.S. (1997) Paraganglia. In: Sternberg S.S., ed. Histology for pathologists, 2nd edn. New York: Lippincott-Raven, pp. 1153–1172.

Turbat-Herrera E.A., Herrera G.A., Gore L. et al. (1988) Neuroendocrine differentiation in prostatic carcinomas. Archives of Pathology and Laboratory Medicine 112: 1100–1105.

Ulich T.R., Lewin J.K. (1990) The carcinoma–carcinoid spectrum. In: Lechago J., Kameya T., eds. Endocrine pathology update. (Distributed by WW Norton & Co. New York), Field and Wood, Medical Publishers, pp. 133–150.

Van Campenhout E. (1933) Argentaffinic cells of the pancreas. Proceedings of the Society of Experimental Biology and Medicine 30:617–618.

Woodtli W., Hedinger C. (1976) Histologic characteristics of insulinomas and gastrinomas: value of argyrophilia, metachromasia, immunohistology, and electron microscopy for the identification of gastrointestinal and pancreatic endocrine cells and their tumors. Virchows Archiv. A: Pathological Anatomy and Histology 371:331–350.

拓展阅读文献

Grizzle W.E. (1996) Theory and practice of silver staining in histopathology. Journal of Histotechnology 19(3): 183–195.

Singh I. (1964) A new argyrophile method for the rapid staining of enterochromaffin cells in paraffin sections. Acta Anatomica 59:290–296.

17

微生物

Jeanine H. Bartlett 著

谢建兰 译　石岩 校

引言

我们都听过这么一句话，"世界正变得越来越小"。微生物世界更加真实地体现出这句话。微生物是具有微观生物特征的有机体。正常情况下，大多数微生物对人体不会致病，当微生物以一种偏利共生状态存在时，其对人体只有一点或没有益处；当微生物以共生状态存在时，双方都会得到某种益处。病原体是引起疾病的病因，可分为以下五种主要类型（Microbiology at Leicester website）：

- 病毒
- 细菌
- 真菌
- 原虫
- 寄生虫。

随着更有效的新型抗生素的出现、环境卫生条件的改善和微生物学技术的提高，人们曾经认为对组织中病原体的诊断需求会不再重要。然而这种想法低估了病原体在基因组变异方面的无限潜能，后者可以让病原体在宿主免疫力低下或消失时找到新的传播感染的机会。以下是当前影响传染性疾病出现的最重要因素：

- 旅行、移民和国际贸易等越来越多的世界人口流动已经改变了感染的自然地理界限，暴露出宿主在防御和认识方面的弱点。像埃博拉（Ebola）之类的病毒已经存在很多年，但直到1976年首次在人类大爆发才有记载。以前的爆发可能是突发的并很快消失殆尽，因而被限制在狭小的范围内没有被检测出来。
- 免疫缺陷状态是自然疾病的一部分，如获得性免疫缺陷综合征（AIDS）；另外，还可能引起医源性疾病。当治疗对人体变得越来越具有侵袭性时，宿主的免疫功能也会受到抑制，使得毒性低的微生物也能危及生命，并让潜伏感染在人体内不断地反应和蔓延。
- 像结核杆菌和葡萄球菌之类病原体的出现、复发及其抗生素耐药性一直受到关注。
- 微生物中发生的适应性突变，可以让它们跨越种属之间的界限和寻找新的生活环境，以逃避宿主的抵抗力并增强抗药性。
- 自从2001年"911事件"后，生物恐怖袭击成为全世界关注的焦点。世界公共卫生系统和初级卫生保健提供者必须随时准备上报各种各样的生物病原体，包括一些发达国家罕见的致病菌。高度优先报告的病原体应包括对国家安全构成威胁的生物，因为它们：
  - 易于播散或在人群间进行传播。
  - 有高致死率，大多数对公共健康有潜在影响。
  - 可能引起公众恐慌和社会混乱，需要采取特别行动进行公众卫生防备。

以下是美国疾病控制和预防中心列出的高危生物病原体：

- 炭疽
- 天花
- 肉毒杆菌
- 土拉菌
- 病毒性出血热。

这些病原体单独或联合作用时，会出现感染性疾病不断变化的局面，临床表现可能包括多种病理过程、罕见微生物和通过破坏免疫平衡状态改变宿主反应。

大小

微生物这个词在本章会不断给予论述。篇幅有限无法对这一主题进行深入探讨，读者可以参考其他文献（such as von Lichtenberg 1991）以得到更深的认识。表17.1对这些微生物进行了讨论，并介绍了证实它们的相应技术。

安全性

大部分病原体直接放在中性福尔马林盐溶液中就会变得无害。标准的固定程序足以杀死微生物，除了一种来自Creutzfeldt-Jakob病（CJD）患者标本中的病菌不能被杀死。现已发现，来自CJD患者的组织经过标准固定、石蜡包埋和组织切片染色再导入易感动物体内时，仍然具有感染性。用96%的甲酸处理固定的组织或切片1小时，充分冲洗，可以灭活这类病原体而不会影响切片的质量（Brown et al 1990）。实验室的安全方案应该包括实验室所有区域、停尸房/尸检室的感染控制，因为这些地方不可避免地要处理一些没有固定的标本。有时，未固定的组织标本应该送去做微生物培养，这样可以为快速而准确地找出病原菌提供最佳机会，即使在重大细菌污染可能发生的情况下也要进行培养。

表17.1　病原体的大小

病原体	大小
病毒	20～300nm
支原体	125～350nm
衣原体	200～1000nm
立克次体	300～1200nm
细菌	1～14μm
真菌	2～200μm
原虫	1～50μm
后生动物	3～10mm

检测与识别

诊断传染性疾病首先应该观察患者的临床表现，多数情况下不取组织标本就能做出诊断。实验室的标本有的从来自尸检，尸检标本相对充足，很少出现取材误差，也有的到来自宫颈涂片，细胞成分相对较少，有的病变可能会漏诊。完整的临床病史非常重要，尤其是一些关于患者的种族、免疫状况、近期出国旅行史和当前用药情况等细节。组织的大体所见能够为感染提供依据，如脓肿、脓液形成、空腔、角化过度、脱髓鞘、假膜或纤维素形成、局灶坏死和肉芽肿。这些表现往往没有特异性，但是，在包囊虫病或一些寄生虫感染中偶尔会出现这些具有诊断性的特征表现。低倍显微镜下观察常规染色切片通常可以为感染提供一些间接证据，如中性粒细胞或淋巴细胞浸润、肉芽肿、微脓肿、嗜酸性粒细胞聚集，Charcot-Leyden晶体和干酪样坏死的出现。其中，一些表现可以为最初临时诊断提供依据，甚至可以在没有确定可疑病菌（尤其在结核病例中）的性质时就能指导治疗。

细胞水平上，巨细胞（如Warthin-Finkeldy或Langhans巨细胞）出现可能提示为麻疹和结核。其他细胞改变，包括挖空细胞的胞浆水肿、皮肤棘层松解、大脑的海绵状变性、染色质边集、合胞体核出现、核或浆的毛玻璃样变性和包涵体的出现，都能提示相应的感染病因。这些改变的某个阶段可能会发现可疑的微生物。好的常规HE染色可以着染许多微生物。巴氏染色、罗氏染色与Giemsa染色一样，在背景细胞着染的同时，也可以着染许多微生物。其他一些病原体很少能够通过常规染色观察到，这可能与微生物的体积微小有关。这些病原体需要借助特殊技术来发现它们的存在，有些病毒甚至需要依赖电镜来观察。有时，像分枝杆菌、螺旋体、隐球菌这类微生物具有疏水性或弱电荷，可以采用特殊的组织化学方法来检测。当微生物数量较少时，荧光染料可以用来增强显微技术的敏感性。此外，有两种有关适当菌株水平的技术可以用来辨别特殊微生物的存在；有关**抗血清荧光标记**的生物特异性蛋白目录在不断增加，其能够通过免疫组织化学技术来显示微生物。有关原生生物、衣原体和病毒微生物的技术已经在组织病理学诊断中得以应用和发展；但是，无疑将来一定会发生变化。

原位杂交技术在微生物检测方面具备较大潜力，应用单链核苷酸探针识别细胞内潜伏病毒的基因印迹，为病毒检测提供了更大的可行性，并且增加了我们对疾病的了解，AIDS和HIV就是很好的例子。聚合酶链反应（PCR）技术不仅能够提高敏感性，还能够利用贮存的蜡块和切片来研究感染性疾病的演变过程，这项技术现在已广泛应用于各项科学研究，今后用于证明感染性疾病的方法可能会落在这些技术上。尽管现代的高新技术具有诸多优越性，但关键还是要提高显微镜工作者从好的HE染色片中找到可疑线索的能力。随着越来越多患者出现免疫抑制和对感染仅有微弱反应或不恰当反应，以及镜下形态越来越复杂，证明特殊染色的推测性作用是有效的，如对来自AIDS患者组织的特殊染色可辨别分枝杆菌和真菌。需要我们牢记于心的是，出于各种各样的原因，病原体鉴定为阴性结果并不能完全排除其存在的可能性。例如，患者在活检前服用了抗生素，可能成为活检组织中微生物检测阴性的原因之一。

细菌的检测与识别

微生物一般都不可见或因细胞碎片而变得模糊，当脓肿或心瓣膜赘生物上出现大量细菌时，HE染色可表现为蓝-灰色肉芽肿。球菌、杆菌等化脓菌对革兰染色的反应加上形态学表现可以为基本的分类提供基础，见表17.2。

对照切片的应用

在所有显示微生物的特殊染色方法中，有必要使用已知的阳性对照切片。缺乏阳性对照的染色结果是不可信的，并且应被视为无效结果。对于可疑存在微生物感染的组织切片，应该尽可能合理地使用阳性对照。例如，用含有肺囊虫的对照切片检测肺囊虫；革兰染色的对照切片中应该同时含有革兰阳性和革兰阴性的微生物。尸检组织常常可以成为阳性对照切片的来源。当然还有一个来源是：将革兰阳性和革兰阴性微生物的悬浮液注入即将被处死的大鼠的大腿肌肉内进行培养。革兰阳性和革兰阴性的微生物也可以在微生物培养基中大量繁殖，用10%的中性福尔马林缓冲液悬浮，离心，加入少量绞碎的正常肾组织，再与其他组织块一起进行化学处理（Swisher & Nicholson 1989）。

革兰染色

尽管自1884年Gram描述这项染色技术以来已过去了100多年，其化学原理仍然不清楚。可能与一些因素的混合有关，其中最重要的是组织切片厚度增加、化学成分和革兰阳性菌细胞壁的功能完整性。当这些细菌死亡时，其革兰染色则变成阴性。以下的处理过程仅适用于显示脓液和痰液涂片中的细菌，这项技术可以快速检测出引起肺脓肿、伤口感染、败血症

表17.2 重要细菌的简单分类

革兰阳性菌		革兰阴性菌		
球菌	杆菌	球菌	杆菌	球杆菌
葡萄球菌	杆状菌	奈瑟菌属	埃希杆菌属	布鲁杆菌属
链球菌（肺炎球菌）	梭状芽孢杆菌		克雷白杆菌属	博代菌属
	棒状杆菌		沙门杆菌属	嗜血杆菌属
	分枝杆菌（弱阳性）		志贺菌属	
	乳酸菌（共生）		变形菌	
	李斯特菌属		假单胞菌属	
			弧菌属	
			巴斯德菌属	

脓肿和脑膜炎的微生物，对在尸检室工作的病理医师可能有一定的价值。

细菌涂片的革兰染色法

方法

1. 通过在火焰上烘烤3次或放在加热板上来固定干燥的薄膜。
2. 在1%的甲紫或甲基紫溶液中染色15秒，然后倒去多余液体。
3. 用卢戈碘液浸泡30秒，倒去多余液体。
4. 浸泡在丙酮中，不要超过2~5秒，立即用清水冲洗。
5. 反复用酒精脱色，直到没有更多的染色出现时，再用清水冲洗。
6. 用稀释的苯酚品红复染20秒，或用新滤过的中性红复染1~2分钟。
7. 清水冲洗，风干切片直至干燥。

结果

革兰阳性菌	蓝黑色
革兰阴性菌	红色

用于石蜡玻片中革兰阳性和阴性菌的改良的Brown-Brenn染色法（Churukian & Schenk 1982）

切片

福尔马林固定，4~5μm，石蜡包埋切片。

溶液

甲紫溶液（市售）

甲紫、10%的酒精	2ml
蒸馏水	18ml
1%的草酸铵溶液	80ml

按以上比例混匀后贮存，使用前应先滤过。

修正的革兰碘溶液（市售）或

碘	2g
碘化钾	4g
蒸馏水	400ml

先在少量蒸馏水中溶解碘化钾，再加入碘进一步溶解，最后将所有蒸馏水加入。

酒精丙酮溶液

纯酒精	50ml
丙酮	50ml

市售0.5%的碱性品红溶液（储存）或

碱性品红/副品红	0.5g
蒸馏水	100ml

加热溶解并用磁力搅拌器搅拌均匀。

碱性品红溶液（工作液）

碱性品红溶液（储存）	10ml
蒸馏水	40ml

苦味酸丙酮溶液

苦味酸	0.1g
丙酮	100ml

注意

实验室内干燥的苦味酸具有爆炸性，建议在配制苦味酸溶液前临时购买，几乎所有的组织学供应商都能提供货物。

丙酮-二甲苯溶液

丙酮	50ml
二甲苯	50ml

染色方法

1. 在梯度酒精和蒸馏水中进行脱蜡和水化。
2. 用过滤后的甲紫溶液染色1分钟。
3. 蒸馏水充分冲洗。
4. 碘溶液浸泡1分钟。
5. 蒸馏水冲洗，吸干组织周围切片上的水分。
6. 在酒精丙酮溶液中蘸一蘸进行脱色，直到蓝色不再褪去（只需蘸1~2次）。
7. 碱性品红溶液（工作液）中复染1分钟。开始计时前，需在碱性品红溶液充分振动玻片。
8. 蒸馏水冲洗，吸干组织周围切片上的水分。
9. 在丙酮溶液中蘸一次。
10. 浸在苦味酸-丙酮溶液中，直到切片呈现淡黄/淡粉色。
11. 在丙酮-二甲苯中蘸几次，此时，需根据对照片进行适当地分化（如果需要进一步分化，可以回到苦味酸-丙酮溶液中）。
12. 在二甲苯中透明、封片。

结果

革兰阳性菌、纤维素、一些真菌、Paneth细胞颗粒、透明角质和角蛋白	蓝色

革兰阴性菌	红色
细胞核	红色
其他组织成分	黄色

在染色过程中，绝不允许组织切片干燥。在碘处理后如果发生干燥，脱色将很难进行，并且不均匀。

Gram-Twort 染色（Twort 1924; Ollet 1947）

切片

福尔马林固定，石蜡包埋。

溶液

甲紫溶液（参照之前的方法）

革兰碘液（参照之前的溶液）

Twort 染色剂

1%的中性红乙醇	9ml
0.2%的固绿乙醇	1ml
蒸馏水	30ml

使用前迅速混匀。

方法

1. 在梯度酒精和蒸馏水中进行脱蜡和水化。
2. 在甲紫溶液染色3分钟。
3. 用缓流的自来水冲洗。
4. 放在革兰碘溶液中3分钟。
5. 自来水冲洗，吸干，并放在高温处干燥。
6. 放在预热的乙酸酒精中分化，直到不再有颜色褪去为止（在纯酒精中加入2%的乙酸，56℃预热）。这可能需要15～20分钟，玻片应该呈现出浅褐色或草黄色。
7. 蒸馏水冲洗。
8. 在Twort液中染色5分钟。
9. 蒸馏水冲洗。
10. 在乙酸酒精中冲洗，直到组织玻片不再有红色褪去，需几秒钟。
11. 在新配的纯酒精中冲洗，透明、封片。

结果

革兰阳性菌	蓝黑色
革兰阴性菌	粉红色
细胞核	红色
红细胞和大部分细胞的胞浆	绿色
弹性纤维	黑色

分枝杆菌的染色技术

革兰染色方法很难显示分枝杆菌，因为这类细菌有一层含长链脂肪酸（分枝菌酸）的荚膜，使其具有疏水性。脂质荚膜可影响酸和酒精的渗入，并可对抗染色剂的清除（酸的坚牢度和酒精的坚牢度），而且这个菌属的不同种类其脂质荚膜具有不同的能力。酚酸及反复加热处理可以降低荚膜的表面张力，增加通透性，这样染料就可以渗入荚膜。在酸性酒精中初始染色的分化速度与脂质外衣的厚度成比例。在麻风分枝杆菌的染色方法中，应该避免使用一些脱脂试剂或溶剂（如酸性酒精和二甲苯）以尽量保护这层脆弱的脂质荚膜。

分枝杆菌的细胞壁含有糖类成分，因此，PAS染色呈阳性。但是，只有当存在大量微生物时，才会出现阳性结果。这些微生物死亡时，脂质荚膜就会丢失，结果苯酚品红染色呈阳性。这些糖类也可被Grocott六胺银着染，当抗酸染色呈阴性时，尤其是当患者已经接受抗结核治疗时，使用这种方法可能会有效。

抗酸杆菌污染的一个来源可能是由于其可在黏稠物质中生长——在水龙头或在各种与水龙头相接的橡胶管内。这些微生物都是抗酸和抗酒精的，显微镜下观察这些微生物，其外观上类似于凝集块或漂浮物，经常容易被误认为是污染物。

用于分枝杆菌属的Ziehl-Neelsen染色（Kinyoun 1915）

切片

福尔马林固定或非卡诺固定液固定，石蜡包埋。

溶液

苯酚品红市售液或

碱性品红	0.5g
纯酒精	5ml
5%的含水苯酚	100ml

按以上比例混匀贮存，使用前先过滤。

酸性酒精

盐酸	10ml
70%的酒精	1000ml

甲基蓝溶液（存贮液）市售液或

甲基蓝	1.4g
95%的酒精	100ml

甲基蓝溶液（工作液）

甲基蓝溶液（存贮液）	10ml
自来水	90ml

方法

1. 在梯度酒精和蒸馏水中进行脱蜡和水化。
2. 放入苯酚品红溶液中30分钟。
3. 自来水冲洗。
4. 酸性酒精分化，直到溶液变成淡粉色（一般只需蘸2~5次）。
5. 自来水冲洗8分钟，然后放入蒸馏水中。
6. 用甲基蓝溶液（工作液）复染，直至玻片呈淡蓝色。
7. 自来水冲洗，然后再浸入蒸馏水中。
8. 脱水，透明、封片。

结果

分枝杆菌、毛干、Russell小体、围绕放线菌的Splendore-Hoeppli 免疫球蛋白和一些真菌类微生物	红色
背景	淡蓝色

注意

a. 当出现广泛的干酪样坏死时，蓝色复染可能会呈斑片状。应当小心操作，避免过度复染，因为少量的微生物很容易被忽略。
b. 用强酸进行脱钙可能会破坏抗酸性，最好使用甲酸脱钙。
c. 工作人员色盲会影响观察，可以用Victoria蓝替代苯酚品红和苦味酸复染。

用于分枝杆菌属的荧光染色法（Kuper & May 1960）

切片

福尔马林固定，石蜡包埋。

溶液

金胺O	1.5g
罗丹明B	0.75g
甘油	75ml
晶体苯酚（50℃液化）	10ml
蒸馏水	50ml

方法

1. 脱蜡（麻风杆菌采用1份花生油和2份二甲苯配制液进行脱蜡）。
2. 在预热时（60℃）注入已过滤的染色溶液，10分钟。
3. 自来水冲洗。
4. 用0.5%的盐酸酒精分化（结核杆菌），或用0.5%的盐酸水溶液分化（麻风杆菌）。
5. 自来水冲洗2分钟。
6. 用0.5%的高锰酸钾去除荧光背景，2分钟。
7. 自来水冲洗，晾干。
8. 脱水（麻风杆菌不用），透明，用非荧光封片剂封片。

结果

抗酸杆菌	金黄色（使用530nm蓝色荧光束）
背景	暗绿色

注意

这项技术敏感性特别强，但荧光显微镜的设置却给这项技术带来不便。制片暴露在紫外线下会渐渐褪去生成的荧光染色。

用于麻风杆菌和诺卡尔菌的改良Fite染色法

固定

10%的中性福尔马林缓冲液（NBF）。

切片

4~5μm石蜡切片。

溶液

苯酚品红（市售）或

将0.5g的碱性品红溶解在5ml的纯酒精中，加入100ml的5%的苯酚，使用前混匀、过滤。

每次使用1号滤纸进行过滤。

在25%的酒精中加入5%的硫酸

25%的酒精（乙醇）	95ml
浓硫酸	5ml

甲基蓝（贮存液）市售或

甲基蓝	1.4g
95%的酒精	100ml

甲基蓝（工作液）

甲基蓝（贮存液）	5ml
自来水	45ml
二甲苯花生油	1份油：2份二甲苯

方法

1. 在两个二甲苯-花生油染缸中脱蜡，各6分钟。
2. 用吸水纸吸干玻片，然后用温水、自来水冲洗3分钟（残存的油可以保护玻片，更有助于突显杆菌的抗酸性）。
3. 室温下用苯酚品红溶液染25分钟（溶液可以倒回瓶中反复使用）。
4. 用流动的温水冲洗3分钟。
5. 用吸水纸吸干玻片上多余水分。
6. 用25%的酒精和5%的硫酸配制液脱色，在两个染缸内分别放置1.5分钟（切片应该脱色成淡粉色）。
7. 用流动的温水冲洗5分钟。
8. 在甲基蓝（工作液）中复染，快速浸蘸1次（切片应该染成淡蓝色）。
9. 用流动的温水冲洗5分钟。
10. 去除切片周围的水分，然后放入50℃~55℃的烤箱中干燥5分钟。
11. 干燥后，快速在二甲苯中浸一下。
12. 用持久的封片剂封片。

结果（图17.1）

包括麻风杆菌在内的抗酸杆菌	鲜红色
细胞核及其他组织成分	淡绿色

质量控制/注意

　　甲基蓝染色时应避免过染，在进行苯酚品红和酸性酒精染色期间要避免切片干燥。

用于螺杆菌属的甲酚紫醋酸盐染色法

切片

　　福尔马林固定，石蜡包埋。

方法

1. 在梯度酒精和蒸馏水中进行脱蜡和水化。
2. 过滤0.1%的甲酚紫醋酸盐溶液，滴在切片上或放入染色缸内，5分钟。

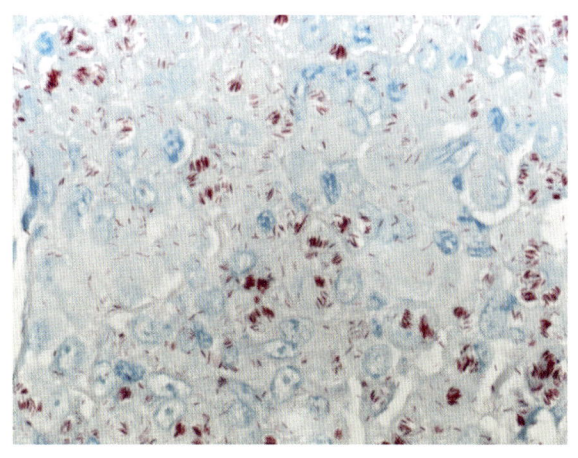

图17.1　改良的Fite方法对证实麻风分枝杆菌是很必要的，因为该病原体具有脆弱的脂肪荚膜（放大63倍）。

3. 蒸馏水冲洗。
4. 吸干水分，酒精可进行快速脱水，透明和封片。

结果

螺杆菌和细胞核	蓝紫色
背景	淡淡的蓝紫色

注意

　　这项简单的染色方法可以有效地鉴别出幽门螺杆菌和其他微生物。

用于幽门螺杆菌的Gimenez染色法（Gimenez 1964; McMullen et al 1987）

切片

　　福尔马林固定，石蜡包埋。

溶液

缓冲液（pH为7.5的磷酸盐缓冲液或0.1M）

0.1M的磷酸二氢钠	3.5ml
0.1M的磷酸氢二钠	15.5ml

苯酚品红贮存液

市售的冷冻抗酸杆菌染色液或

碱性品红	1g
纯酒精	10ml
5%的含水苯酚	10ml

　　按以上比例混匀贮存，使用前应先滤过。

苯酚品红工作液
磷酸盐缓冲液	10ml
苯酚品红贮存液	4ml

使用前应先滤过。

孔雀绿溶液
孔雀绿	0.8g
蒸馏水	100ml

方法
1. 在梯度酒精和蒸馏水中进行脱蜡和水化。
2. 在苯酚品红工作液中染2分钟。
3. 自来水冲洗。
4. 孔雀绿溶液中染15~20秒。
5. 蒸馏水彻底冲洗。
6. 重复第4、第5步骤，直至肉眼观察切片呈蓝绿色。
7. 吸干切片，干燥，放在空气中完全干燥。
8. 透明和封片。

结果
螺杆菌	红色-紫红色
背景	蓝绿色

注意

使用孔雀绿溶液染色法的最大问题是出现过染/染色不均现象。这种染色方法可以有效地显示尸体肺涂片中的军团菌。

用于幽门螺杆菌的Sorenson缓冲液甲苯胺蓝染色法

切片

福尔马林固定，石蜡包埋。

溶液

pH为6.8的Sorenson磷酸盐缓冲液中甲苯胺蓝液
pH为6.8的Sorenson磷酸盐缓冲液	50ml
1%的含水甲苯胺蓝液	1ml

方法
1. 在梯度酒精和蒸馏水中进行脱蜡和水化。
2. 甲苯胺蓝缓冲液染20分钟。
3. 蒸馏水彻底冲洗。
4. 脱水，透明和封片。

结果
螺杆菌	多彩的蓝背景中呈现深蓝色

用于螺旋体的Warthin-Starry 染色法（Warthin & Starry 1920）

切片

福尔马林固定，石蜡包埋。

溶液

乙酸缓冲液，pH为3.6
醋酸钠	4.1g
醋酸	6.25ml
蒸馏水	500ml

含1%的硝酸银的pH 为3.6的乙酸缓冲液

冲洗液

在10ml的pH为3.6的缓冲液中溶解3g苯二酚，取1ml该溶液与15ml加热的5%苏格兰胶或明胶混匀，40℃保存。取2%硝酸银3ml加入到pH为3.6缓冲溶液中，55℃保存。

使用前再将两种配制液立即混匀。

方法
1. 在梯度酒精和蒸馏水中进行脱蜡和水化。
2. 在0.5%的火棉胶中火棉化，晾干，蒸馏水硬化1分钟。
3. 浸透在预先加热至55℃~60℃的银溶液（b）中，约90~105分钟。
4. 在水浴缸中制备和预热显色剂。
5. 在55℃环境下，显色剂处理3.5分钟（溶液C）。此时切片应呈金褐色。
6. 从显色剂中取出切片，用55℃~60℃自来水冲洗几分钟，然后将切片置入缓冲液中，放置在室温下。
7. 置入0.2%的氯化金中进行调色。
8. 脱水，透明，封片。

结果
螺旋体	黑色
背景	金黄色

注意

为了确保得到最佳浸透时间，最好多用几张切片，采用不同的孵育时间。

用于丝状菌和非丝状菌的改良的Steiner染色法
（Steiner & Steiner 1944; modified Swisher 1987）

切片
福尔马林固定，石蜡包埋。

溶液
1%的硝酸铀酰溶液（市售）或

硝酸铀酰	1g
蒸馏水	100ml

1%的硝酸银溶液

硝酸银	1g
蒸馏水	100ml

现配现用，使用前先用1号或2号滤纸过滤。

0.04%的硝酸银溶液

硝酸银	0.04g
蒸馏水	100ml

配制后冷藏，有效期为1个月。

2.5%的凝胶脂溶液（市售）或

凝胶脂	2.5g
纯酒精	100ml

使用前需溶解24小时，再过滤，直至为亮黄色。残留未用的溶液需冷藏。

2%的对苯二酚

对苯二酚	1g
蒸馏水	25ml

现配现用。

还原液
将10ml的2.5%的凝胶脂溶液、25ml的2%的对苯二酚溶液和5ml纯酒精混合在一起。在使用前配制，并用4号滤纸过滤。再加入2.5ml的0.04%的硝酸银溶液，这个溶液不需要过滤。加入凝胶脂溶液后，溶液将变成牛奶状。

方法
1. 在梯度酒精和蒸馏水中脱蜡和水化。
2. 室温下，将切片置入1%的水化硝酸铀酰溶液中激活，再将溶液放入微波炉中，直至溶液加热至沸点，但应于未沸腾时取出，时间为20～30秒。另一种方法是将切片放入60℃水浴中的1%的硝酸铀酰溶液内预热15分钟，也可放在1%的硝酸铀酰溶液中，微波炉加热至沸点，但应于未沸腾时取出。此外，也可以用含2%的硫酸锌的3.7%的福尔马林溶液。
3. 室温下用蒸馏水冲洗，直至洗尽硝酸铀酰残留液。
4. 室温下将切片置入1%的硝酸银溶液，用微波炉加热直至沸点，但不要煮沸。取出后松开广口瓶盖，然后将切片置入热的硝酸银溶液中放置6～7分钟。另一种方法是在60℃水浴中预热硝酸银溶液20～30分钟，再加入切片，浸透1.5小时。
5. 蒸馏水冲洗3次。
6. 在95%的酒精和纯酒精中各脱水2次。
7. 放入2.5%的凝胶脂溶液中，5分钟。
8. 空气自然干燥，5分钟。
9. 蒸馏水冲洗2次。准备还原液时，切片可以放在一旁。
10. 将切片置入在45℃水浴中预热的还原液中进行还原，10～25分钟；或当切片染色达到满意状态时——即亮黄色背景中出现黑色微生物。避免出现过强的染色背景。
11. 蒸馏水冲洗，中止反应。
12. 脱水，透明，封片。

结果

螺旋体、猫抓病病原体、Donovan小体、嗜肺军团菌的非放线菌	深棕黑色
背景	亮黄至金黄色

注意
染色前，将所有溶液放在室温下解冻。所有接触过硝酸银的玻璃容器都应进行化学清洗。银溶液中避免使用金属镊子。进行细菌筛选时，革兰对照片和诊断片应同时进行。因为螺旋体显色需要很长时间，除了螺旋体对照，革兰对照片也应使用。当革兰对照片出现黄色外观时，将其取出，用蒸馏水冲洗，并在显微镜下寻找微生物。如果没有明显阳性，再返回到银溶液中重复进行，因为螺旋体染色需要很长时间。大部分溶液可以一次性地大量配制及冷藏。

一些重要的细菌

金黄色葡萄球菌可能是这组细菌中最主要的病原体。金黄色葡萄球菌可引起烧伤、创伤和烫伤伤口的感染，在成人和儿童中还可形成空洞性肺炎，有时也

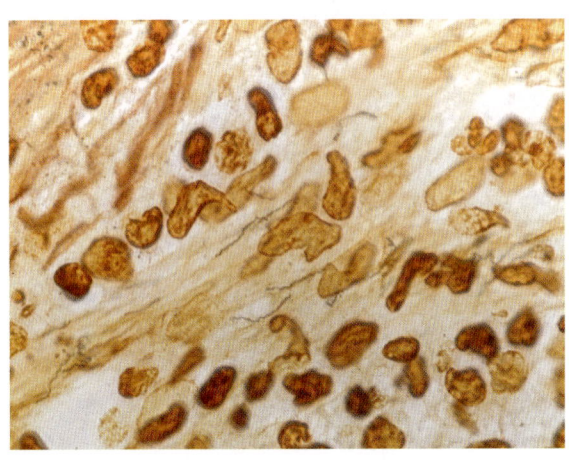

图17.2 采用改良的Steiner技术证实梅毒杆菌及梅毒螺旋体。螺杆菌属、螺旋菌和军团杆菌属均不着色（放大100倍）。

可引起败血病和多发性脓肿形成。金黄色葡萄球菌一般成簇分布（参照链球菌），有时对抗生素产生多重耐药性。

脑膜炎奈瑟菌（脑膜炎球菌）是脑膜炎的一个常见病因，有可能引起暴发性败血症。在脑膜炎球菌性脑膜炎的组织切片中有可能看见病原菌，但由于它们经常位于中性粒细胞的胞浆中，一般很难看见。

淋病奈瑟菌（淋球菌）是导致淋病的病因。在感染淋病的宫颈、子宫内膜和输卵管切片中可以看见多形性的病原菌，但是很难找到。虽然奈瑟菌属成员在新鲜脓液和脑脊液涂片中很容易找到，往往特征性地成对出现，但在一般组织切片中很难看见。采用Gram-Twort染色法可以很容易检测到奈瑟菌。

乳酸杆菌（Doderlein菌）是一种寄生在人体阴道的正常菌落，分泌期的宫颈涂片中可以看见。

阴道棒状球菌是一种革兰阴性的短小菌属，可以引起宫颈炎，可见于大约6%的育龄期妇女的宫颈中。宫颈涂片巴氏染色可以看见鳞状上皮表面聚集的蓝色物质；这些细胞又被称为线索细胞。

幽门螺杆菌在消化道内镜活检时常可以看到。在许多由病原菌引起的慢性胃炎病例中可以看到大量的明显的螺旋弧菌。这种病原菌非常小，呈弱嗜酸性，常成簇分布在胃腺体腔内，黏附在腔内上皮细胞表面。实际工作中，HE染色就可以看见这类病原菌，但是Warthin-Starry、Steiner、Gimenez、甲苯胺蓝和甲紫酸染色可以将它们显示得更清楚。近来，有一种特殊的市售的抗血清液已用于证实此类病原菌。

难辨梭状芽孢杆菌可引起假膜性结肠炎和大肠炎。这是源于广谱抗生素的滥用，正常肠道厌氧菌的平衡被打破，导致病原菌无限制地增殖。难辨梭状芽孢杆菌很难着色，但是肠上皮和固有层的化脓性爆炸样坏死灶类似于微火山常可提示此类病菌的感染。

单核细胞增多性李斯特菌是引起罕见类型脑膜炎的一种病因，也可引起人类败血症。伴有巨噬细胞的坏死灶内可见胞内微小杆菌排列成"汉字样"以及革兰染色的多变性是这类疾病的特征。

结核分枝杆菌仍然是发达国家干酪样肉芽肿病变的一个重要病原菌，其中可以见到大小为1～2μm、两端钝圆的抗酸抗酒精杆菌。在非洲和其他国家，这种病菌常可伴随AIDS出现机会性感染，是导致死亡的一个重要原因。

鸟型/细胞内分枝杆菌代表了一组细胞内机会性分枝杆菌，常常出现在患者免疫功能抑制的晚期，尤其与AIDS有关。即便采取积极治疗也很难杀灭这类细菌，往往对人体造成致死性打击。病变中有非干酪样坏死，周边可见较多空泡状组织细胞聚集，其内吞噬较多病原体。有时，HE染色片中很少有细胞内反应的线索，病原菌只能通过抗酸染色才能显示，如Ziehl-Neelsen法，可以将AIDS患者组织中的病菌显示出来。这组病菌还包括堪萨斯分枝杆菌。

麻风杆菌是一类专门寄生在细胞内、嗜神经性的分枝杆菌，可攻击和破坏神经，尤其是皮肤的神经。人体对麻风的反应主要依赖于自身的免疫状态；少量麻风杆菌可以以新月状或点状形式储存在巨噬细胞胞浆内（麻风结节），也可以是胞浆内含有稀少病菌，但表现出多样的肉芽肿反应（结核样麻风）。麻风杆菌只抗酸，标准的Ziehl-Heelsen技术常常可以着染麻风杆菌。

军团菌是一种罕见的高致死率肺炎的病因，1977年首次被识别出来。这种革兰阴性小球杆菌来源于不流动的水池中，通过气溶胶传播，经常驻留在空调内。常规染色很难看见这种细菌，只有通过Dieterle染色、改良的Steiner法和特殊的抗血清染色显示。

苍白螺旋体是梅毒的病原体，在梅毒早期或硬疳期的活检标本内很少能看见。8～13μm的螺旋样病原体中间扭结在一起时，暗光显微镜下就可以明显看到。Dieterle染色、Warthin-Starry、改良的Steiner银染法和特殊的抗血清染色法都可以着染苍白螺旋体。

钩端螺旋体可引起钩端螺旋体病或Weil病。螺旋状、在大鼠和狗的尿道内传播是其特征，常可引起高热、深度黄疸，有时会导致死亡。疾病的急性期可以通过Warthin-Starry和改良的Steiner染色法看到致密的、末端蜷曲的病原体，长13μm，类似于牧羊人的曲柄牧棒。

肠道螺旋体表现为由短螺菌属（Tomkins et al 1986）螺旋体引起的直肠腔面大片感染。其长2~6μm，紧密盘绕、垂直分布于肠腔表面，HE染色可见一层模糊的嗜苏木素外衣。这种螺旋体的出现往往不伴有细胞反应，Warthin-Starry、改良的Steiner染色法可以很好地显示。

猫抓病是一种自限性疾病，猫抓咬后2周左右可以出现局部或单个淋巴结病。组织学上可见灶状坏死或微脓肿形成。目前发现与两种革兰阴性细菌有关（阿菲彼亚猫和汉赛巴尔通体）。因为病原体的成熟或时间等因素，石蜡切片很难找到病原体，但是Warthin-Starry、改良的Steiner染色法可以很好地将病原体显示出来。

真菌感染

大量真菌广泛存在于自然界中，人类时时刻刻都在接触各种属的孢子，然而最常见的疾病是表层皮肤真菌病，即真菌感染皮下组织或角质层或毛干导致诸如脚气或足癣之类的疾病。这些嗜表皮的真菌属于小孢子菌属和发癣菌属，通常可在角蛋白内以酵母菌或菌丝的形式出现。HE染色常可以很好地显示它们，但Grocott和PAS染色更明显。当伴发其他感染时，免疫系统功能缺乏或抵抗力低的患者数量增加，真菌会乘虚而入，可导致系统性真菌病发病率增加，通常为低毒力病菌，但有时也会导致死亡。

与球形酵母或孢子一样，组织中的真菌以低级的无性（不完全）生殖形式繁衍。有些真菌可能以植物生物模式繁衍，就像小管菌丝的出芽和分隔生殖，这些都是鉴别不同类型的真菌的重要形态学特征。大量交织的菌丝被称为真菌菌丝。少数情况下，当真菌累及开放性空腔、体表或腔缘表面（如支气管）时，产生的真菌就像芽孢样子实体，称为孢子囊或分生孢子。

真菌的识别

一些真菌可引起一系列的宿主反应，如渗出、坏死和肉芽肿；另一些真菌则很少引起显现它们的存在的细胞反应。幸运的是大多数真菌体积相对较大，细胞壁富含多聚糖，后者可以通过氧化反应转化成丙醛，这样就可以通过Schiff试剂或六胺银溶液显示。真菌一般呈弱嗜苏木素性，如孢子丝菌类真菌，可被一种星状、嗜伊红、折光的Splendore-Hoeppli小体围绕，这种小体是宿主免疫球蛋白和降解的嗜酸性粒细胞沉淀物。

现今已有很多荧光标记的特殊抗体用于检测真菌，可在真菌学实验室用于新鲜和石蜡切片的真菌检测。但是这些抗体还没有广泛投入使用，对于固定组织中的真菌检测，仍然主要依赖传统的染色方法。

当经验不足时用一张HE染色切片、一张六胺银染色（GMS）切片、一张没有染色的切片观察色素和用一个好的彩色图谱，足以诊断大多数真菌感染（Chandler et al 1980）。然而，这还是无法取代微生物培养的作用。

用于真菌和肺囊虫类生物的六胺银染色（Gomori 1946; Grocott1955; Swisher & Chandler 1982）

切片

福尔马林固定，石蜡包埋。

溶液

4%的铬酸溶液（市售）或

铬酸	4g
蒸馏水	100ml

1%的亚硫酸氢钠溶液

亚硫酸氢钠	1g
蒸馏水	100ml

5%的硫代硫酸钠溶液

硫代硫酸钠	5g
蒸馏水	100ml

0.21%的硝酸银溶液（贮存液）

硝酸银	2.1g
蒸馏水	1000ml

冷藏3个月。

（A）六胺银硼酸溶液（贮存液）

六亚甲基四胺	27g

硼酸钠（硼砂）	3.8g
蒸馏水	1000ml

冷藏3个月。

（B）六胺银硼酸钠溶液（工作液）

将溶液A和溶液B等比例混合，现配现用，使用前先过滤。

0.2%的品绿溶液（贮存液）

品绿	0.2g
蒸馏水	100ml
冰醋酸	0.2ml

品绿溶液（工作液）

品绿溶液（贮存液）	10ml
蒸馏水	50ml

工作液使用时，现配现用。

方法

1. 在梯度酒精和蒸馏水中进行脱蜡和水化。
2. 在4%的铬酸溶液（三氧化铬）中氧化30分钟。
3. 简单地用蒸馏水冲洗。
4. 短暂地浸入1%的亚硫酸氢钠溶液中。
5. 用蒸馏水冲洗干净。
6. 放入已预热的工作液银溶液中（水浴56℃~60℃）15~20分钟。15分钟后观察，如果切片呈棕色，可马上用蒸馏水冲洗并在显微镜下观察；如果没有染色或效果不理想，可浸入蒸馏水，再放回银溶液中。弹力纤维不应被染成黑色，每间隔2分钟检查一次（见说明a）。
7. 用蒸馏水冲洗干净。
8. 置入0.1%的氯化金中上色5秒，再用蒸馏水冲洗。
9. 置入5%的硫代硫酸钠溶液中5秒。
10. 自来水彻底冲洗。
11. 在品绿工作液中复染，直至切片变成中等程度的绿色（5~15秒）。
12. 脱水，透明，封片。

结果

真菌、肺囊虫、黑色素	黑色
真菌的菌丝和酵母类细胞	明显一圈黑色
黏液和糖原	灰褐至暗灰色
背景	淡绿色

注意

a. 孵育时间根据固定类型、时间和需染色的生物类型而不同。在显微镜下控制浸渗时间，至真菌染成深棕色，此时背景是没有颜色的。孵育时间过长会导致弹力蛋白和真菌染色过强，可能会使菌丝间隔内的精细细节变得模糊不清。这些细节对于识别真菌非常重要，并且在未浸渗的切片中可以看得很清楚。为了避免肝切片中糖原被过度浸渗，切片在孵育前应该先消化，水浴可以有效地保证一个恒定的孵育温度。

b. 硼酸能提供一个碱性环境。

c. 亚硫酸氢钠溶液用来去除多余铬酸。

d. 有的工作人员喜欢较鲜明的HE复染。当一个会诊病例仅存一张玻片时，这就显得十分有价值了，可以为病理医师提示形态学细节。

e. 溶液A和B需要放在化学清洁（用20%的硝酸溶液）的玻璃器皿中配制和储存，工作液也一样。这包括量杯和染色缸。不要使用金属镊子。

f. 使用各种溶液前，应先将溶液放在室温下慢慢升温。

用于糖原和真菌胞壁的McManus的PAS染色法

固定

10%的NBF。

切片

3~5μm的石蜡切片。

溶液

雪夫试剂（见第11章），也可用市售液

0.5%的过碘酸溶液

过碘酸	0.5g
蒸馏水	100ml

0.2%的品绿溶液（贮存）

品绿	0.2g
蒸馏水	100ml
冰醋酸	0.2ml

这个贮存液与用于GMS染色配制法的相同。

品绿溶液（工作液）

品绿溶液（贮存）	10ml
蒸馏水	50ml

工作液使用时，需现配现用。

方法

1. 在梯度酒精和蒸馏水中进行脱蜡和水化。

2. 放入过碘酸溶液中氧化5分钟。
3. 用蒸馏水冲洗。
4. 放入雪夫溶液中15分钟。
5. 用流动自来水冲洗10分钟，直到褪成粉红色。
6. 在品绿工作液中复染几秒钟。
7. 在95%的酒精、纯酒精中脱水，二甲苯透明。
8. 用树脂基封片剂封片。

结果

糖原和真菌菌壁　　　　　　紫红色至赤红色
背景　　　　　　　　　　　淡绿色

质量控制/注意

　　雪夫液染色过程中，加入5%的次氯酸钠溶液可以减少过染。

常见的真菌和放线菌

伊氏放线菌属于寄生细菌，普遍存在口腔和扁桃体隐窝内。伊氏放线菌可引起慢性化脓性感染和放线菌病，多处窦道引流脓肿是其重要特征。放线菌病性脓肿可发生在肝、阑尾、肺和颈部等部位。伊氏放线菌革兰染色阳性，嗜苏木素性，不抗酸，分枝菌丝直径约为1μm。当病原菌侵入机体时，它们就会包裹上一层棒状Splendore-Hoeppli蛋白，这种棒状物呈嗜伊红性，抗酸性，宽1～15μm，长达100μm，免疫球蛋白染色呈多克隆性。成簇的放线菌或真菌排列在一起，大小为30～3000μm，被嗜伊红蛋白围绕着，称为硫黄颗粒，是特殊真菌感染的重要识别标记。有时肉眼也可见这些颗粒，黄色是诊断的重要辅助依据。

星形诺卡菌是另一类放线菌。星形诺卡菌呈丝状，HE染色可见，但Grocott染色阳性，用识别麻风杆菌的改良Ziehl-Neelsen染色呈现出不确定的抗酸性；当然，即使是抗酸杆菌，也很难着染。抗酸杆菌病理上与放线菌有类似之处，但比放线菌分布更分散。

白色念珠菌是一种常见真菌，免疫功能抑制时常引起系统性疾病。口腔感染表现为鹅口疮，食管和阴道感染表现为念珠菌病，皮肤、指甲和移植心瓣膜也可被感染。白色念珠菌形态学上像出芽的卵圆形酵母菌样细胞，3～4μm，更常表现为3～5μm的具有稀疏分隔、没有分支的菌丝和假菌丝。尽管HE染色很难识别，但是这个病原体革兰染色强阳性，而且Grocott染色和PAS染色都可以看得很清楚。

黑曲霉菌是一种土壤腐生菌，可栖息在支气管树上。黑曲霉菌容易感染陈旧性肺空洞（图17.3），或在患者免疫功能抑制时引起系统性病变。这类真菌宽3～6μm，双边性，显示二级分支（45℃）的分隔菌丝。这可能与Splendore-Hoeppli蛋白有关，有时在组织内可以形成真菌球。HE有时可以见到，Grocott染色和PAS染色可以看得很清楚。当它暴露在空气中生长时，分生孢子体可以看成是黑曲霉菌，这是一种可以引起中耳炎的黑色病原体。

接合菌病是一种罕见的疾病，主要由一组为毛霉菌属类的菌丝样真菌引起。它们拥有非双边的薄壁菌丝（很少分隔），直径为3～25μm，不规则分支，经常可以看到空心样球状菌丝肿胀。Grocott染色和PAS染色都是可供选择的染色方法（图17.4和17.5）。

新型隐球菌只存在于酵母样细胞内，直径2～20μm，常呈卵圆形、椭圆形或新月形。一层广泛的黏多糖外壳围绕着酵母菌，在常规组织处理过程中大部分会被溶解掉，但是，采用Mayer或Southgate黏蛋白胭脂红染色处理时，病原体表面可见一层空晕。酵母可单一存在或寄生在巨细胞胞浆内，HE染色较弱，Grocott染色和PAS染色可以很好地显示这些细胞。脑实质、软脑膜以及肺组织内经常可见此类病原体存在，往往感染免疫功能抑制的患者。

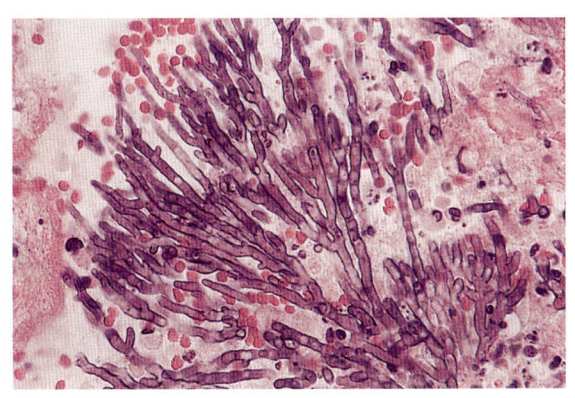

图17.3　很多病原体的细微结构可以通过强苏木素来显示（Ehrlich和eosin染色）。陈旧性肺结核空洞中的曲霉菌的菌丝结构（放大100倍）。

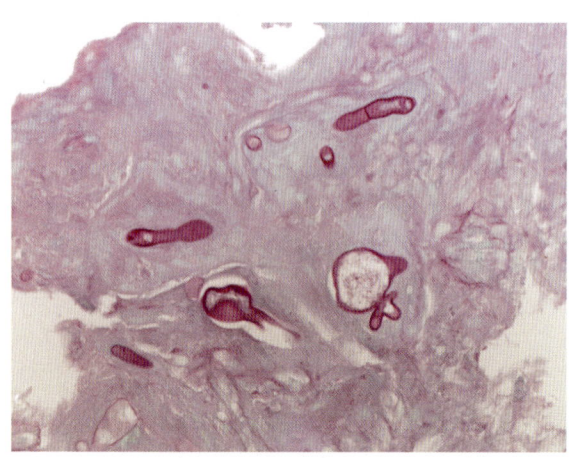

图17.4 采用品绿复染的PAS染色很好地证实了根毛霉菌（广泛存在的丝状真菌）。

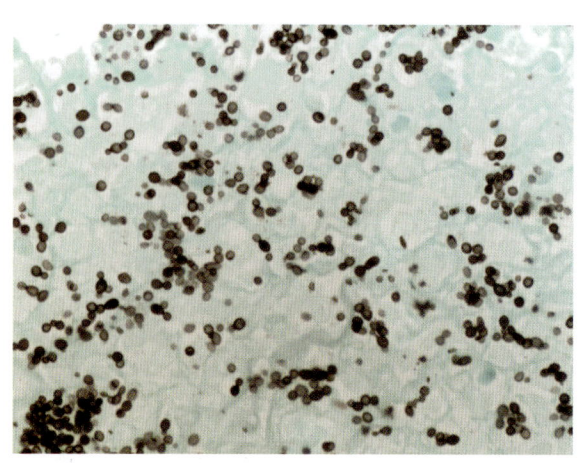

图17.6 Grocott六胺银染色法可以着染多种病原体。这张图片是用品绿复染的六胺银染色法来证实荚膜组织胞浆菌（二肽真菌）（放大63倍）。

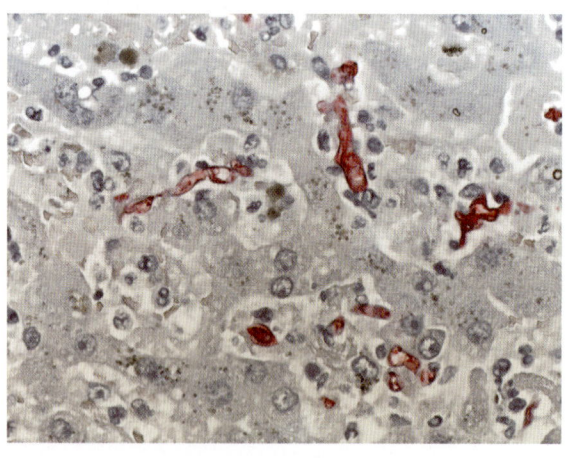

图17.5 采用标记的特异性抗体的免疫组化染色已经开始广泛用来证实微生物的存在。这张图片用坚固红染料证实了接合菌（一种快速生长的真菌）（放大20倍）。

荚膜组织胞浆菌是另一种土生性酵母菌，可引起人类系统性感染，称为组织胞浆菌病。荚膜组织胞浆菌在鸟类较多的地方常见，尤其是美国南部边境一带。这种病原菌常见于巨噬细胞胞浆内，规则、小而实性、2～5μm的酵母样细胞，HE染色和Gimsa染色可见薄层空晕围绕。有时可见由Langhans巨细胞形成的非干酪样肉芽肿，Grocott染色和PAS染色可以明显看到这类真菌（图17.6）。

卡氏肺孢子虫。这类微生物的分类仍然存在争议，虽然近来其RNA染色体分析认为其更接近于真菌而不是原虫（Edman et al 1988）。在20世纪60年代，肾移植后相关的免疫抑制治疗患者常出现以这类病原菌为主的感染，并可对AIDS的并发症构成生命威胁。最常引起的疾病是肺炎，其肺泡逐渐被具有双嗜性、泡沫样寄生虫栓子和细胞碎片充填。卡氏肺孢子虫仅在肠道和淋巴结等少数部位才能见到。这种孢囊在HE染色切片中无法看到，在巴氏染色切片中也很难见到，因为它们在显微镜聚光器下发生折光。可用特殊抗血清染色来检测，另外推荐采用六胺银染色。

只有电镜或树脂包埋的HE染色薄切片才能显示它们的内部结构。孢囊直径为4～6μm，有5～8个囊内点样小体。当孢囊破碎裂解时，可以释放出滋养体，在好的HE染色片或Gimsa染色片中可以看见小的嗜苏木素小点，可以黏附在肺泡上皮表面。

立克次体的证实

立克次体常引起Q热、落基山斑疹热或伤寒，几乎不需要组织切片来诊断。有时可以通过Gimsa染色见到，也可采用Macchiavello技术显示一些病毒包涵体（图17.7）。

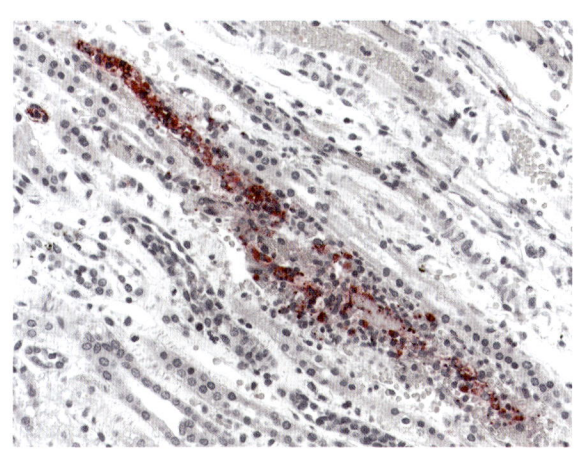

图17.7 免疫组化法证实了肾的落基山斑疹热。该病是由蜱类携带的立克次体引起（放大20倍）。

第30章讨论。一些聚集在细胞内的病毒形成病毒包涵体，可位于细胞胞浆内、胞核内或两者内。核内包涵体常呈嗜酸性，胞浆内包涵体常呈嗜碱性。最特异的染色方法是改良的三色法，即使用酸性和碱性对比染料来突显包涵体和宿主细胞的不同。这类方法包括检测Negri小体的Mann甲基蓝-伊红染色、Machiavello技术和Lendrum荧光桃红-酒石黄染色法。然而，对这些染色方法的不同光学需求可能会增加染色技术的出错率。

无论是常见的还是特殊的病毒，使用抗病毒的市售的单克隆抗体检测方法已给组织中病毒的检测带来了革命性进步。乙肝病毒就是应用这项技术的最典型代表，乙肝病毒表面抗原（HBs/澳抗）和核心抗原（HBc）可以采用特殊的免疫组织化学染色来检测，这为疾病诊断分期提供了重要的临床信息。近年来，核酸原位杂交探针已普及，可用于在冰冻或福尔马林固定细胞和组织中检测基因插入的病毒原位核苷酸。然而，值得注意的是，使用核酸探针检测微生物并不像特异性的生物素抗血清，并不一定提示为活动期病变。

用于立克次体和病毒包涵体的改良马氏技术（Culling 1974）

切片
　　福尔马林固定，石蜡包埋。

方法
1. 在梯度酒精和蒸馏水中进行脱蜡和水化。
2. 在0.25%的碱性品红中染色30分钟。
3. 在0.5%的柠檬酸中分化3秒。
4. 自来水冲洗2分钟。
5. 用1%的甲基蓝复染15～30秒。
6. 自来水冲洗。
7. 脱水，透明，封片。

结果
立克次体和一些病毒包涵体　　　　　　　红色
背景　　　　　　　　　　　　　　　　　蓝色

检测病毒包涵体的荧光桃红-酒石黄染色技术（Lendrum 1947）

切片
　　福尔马林固定，石蜡包埋。

溶液
荧光桃红溶液
荧光桃红　　　　　　　　　　　　　　　0.5g
氯化钙　　　　　　　　　　　　　　　　0.5g
蒸馏水　　　　　　　　　　　　　　　100ml

酒石黄溶液
　　2-乙氧基乙醇或乙二醇二醚的酒石黄饱和溶液。

方法
1. 在梯度酒精和蒸馏水中进行脱蜡和水化。
2. 用明矾苏木素（Carazzi液或Harris液）着染细胞核10分钟。
3. 流动的自来水冲洗5分钟。
4. 放入荧光桃红溶液中染色20分钟。
5. 自来水冲洗，吸干玻片。
6. 显微镜下控制染色，当酒石黄溶液将病毒包涵体

病毒的检测与识别

　　在一张好的HE染色切片中，虽然病毒引起的细胞病变经常可以看见，有时某种病毒还可表现出特殊性，但单个病毒颗粒太小了，光镜下无法识别，需要用电镜来显示它们的内部结构。病毒感染需要快速而准确的诊断，有关电镜在病毒病变诊断中的价值将在

染成鲜红色时停止染色，一般需要5~10分钟。
7. 用95%的酒精冲洗。
8. 脱水，透明，封片。

结果

病毒包涵体	鲜红色
红细胞	橙色-红色不等
细胞核	蓝灰色
背景	黄色

注意

所有的组织都会被荧光桃红溶液染成红色，但是当在酒石黄溶液中复染时，部分红色会被替换出来，从而将组织区别开来。首先褪去红色的是肌肉组织，随后是其他结缔组织。Paneth细胞、Russell小体和角蛋白与病毒包涵体一样，很难褪去红色，因此成为观察病毒包涵体的一个主要干扰因素。

乙肝表面抗原的Shikata苔红素染色法（modified Shikata et al 1974）

切片

福尔马林固定，石蜡包埋。

溶液

酸性高锰酸盐溶液

0.25%的高锰酸钾	95ml
3%的硫酸水溶液	5ml

苔红素溶液

苔红素（合成）	1g
70%的酒精	100ml
浓盐酸（pH 为1~2）	1ml

2-乙氧基乙醇或乙二醇二醚的酒石黄饱和溶液。

方法

1. 在梯度酒精和蒸馏水中进行脱蜡和水化。
2. 放入酸性高锰酸盐溶液中5分钟。
3. 用1.5%的草酸溶液漂白至无色，约30秒。
4. 蒸馏水冲洗5分钟，再放入70%的酒精中。
5. 室温下，用苔红素溶液染4小时，或者放入预热至37℃苔红素溶液染色缸中90分钟。
6. 用蒸馏酒精冲洗，在显微镜下观察控制，以便达到期望的染色强度。
7. 用乙二醇二醚溶液冲洗，酒石黄溶液复染2分钟。
8. 用乙二醇二醚溶液冲洗，透明和封片。

结果

感染乙肝病毒的细胞，弹力纤维和黏液蛋白	棕黑色
背景	黄色

注意

这项染色技术的成功很大程度上与使用苔红素的特殊剂量和溶液的新鲜配制有关。这个方法的原理是：利用高锰酸将含硫蛋白氧化成与苔红素反应的磺酸盐。与标记抗体染色法获得的结果相比，本法敏感性好，但仍是次要选择。

免疫组织化学染色

现在在组织病理实验室中，免疫组织化学染色已成为检测许多微生物的一项常规和重要技术。市场上有很多有关病毒、细菌和寄生虫的抗体。大多数方法采用的是（链霉素）卵白素-生物素技术。这些方法是基于（链霉素）卵白素（链霉亲和素）和卵白素（鸡蛋清）与含生物素之间的高亲和性。它们都有四个与生物素的结合位点，因为结合位点的分子定位比生物素实际结合位点的四个分子少。试剂使用的基本顺序：一抗，生物素标记的二抗，抗生物素-生物素复合物（ABC）技术中的（链霉素）卵白素-生物素酶复合物或用酶标记的链霉亲和素。两者都属于底物溶液。辣根过氧化物酶和碱性磷酸酶都是最常用的酶标物。（Handbook of Immunohistochemical Staining Methods, 3rd edn. DAKO Corporation.）

一些重要的病毒感染

在外科和尸检组织病理学和细胞病理学中可能遇到的病毒概述如下（表17.3）。

病毒性肝炎。至今为止，已经报道了五种肝炎病毒，即肝炎病毒A、B、C、D和E，它们在生物学上有很大的多样性，其中三种亚型不完全具有特征性。肝是肝炎病毒的靶器官，病毒株系造成的损伤有很多种，从肝细胞的急性广泛性坏死到慢性"碎片状"坏

表17.3 组织病理学中可见的病毒感染

病毒	种属	基因组	疾病
麻疹	副黏病毒	SS RNA	麻疹
水痘带状疱疹	疱疹	DS NDA	水痘、带状疱疹
单纯疱疹	疱疹	DS DNA	感冒疮
生殖器疱疹	疱疹	DS DNA	生殖器疱疹
巨细胞病毒（CMV）	疱疹	DS DNA	巨细胞包涵体病
EB病毒	疱疹	DS DNA	腺热、非洲Burkitt淋巴瘤
人类T细胞白血病病毒（HTLV-1）	反转录	SS RNA	成人T细胞白血病
成人T细胞白血病	反转录	SS RNA	AIDS
人类乳头状瘤病毒（HPV）	组病毒	DS DNA	人类疣病毒
JC病毒	组病毒	DS DNA	侵袭性多灶状白质脑病
脊髓灰质炎病毒	茶尺蠖病毒	SS DNA	脊髓灰质炎
软疣病毒	痘病毒	DS DNA	传染性软疣
狂犬病病毒	杆状	SS RNA	狂犬病

DS：双链；SS：单链。

死，最后引起肝硬化。一些肝细胞胞浆内可见嗜伊红的毛玻璃样小体，因为扩张的滑面内质网内含有管状乙肝表面抗原。正是这种复合物可以通过特殊抗血清染色或Shikata苔红素染色法显示出来。

疱疹病毒感染初期引起的临床症状不明显，而后进入潜伏期，在免疫应激状态下，病毒可被激活。这些病毒可引起皮肤和黏膜的水疱、溃疡，也可引起全身系统性病变，包括脑炎、免疫功能低下和营养不良。疱疹病毒引起的细胞病变在水疱内的液体的Tzanck涂片上可以看到，包括核膜旁染色体边集现象、A型Cowdry包涵体（猫头鹰眼）和巨细胞内合胞体样或葡萄样细胞核。巨细胞病毒（CMV）有时在AIDS患者因系统性机会性感染而被见到。其在上皮细胞内主要以形成核内包涵体为主，而当包涵体溢出胞浆时就形成嗜苏木素颗粒。巨细胞病毒感染可引起细胞明显肿胀。所有的疱疹病毒在电镜下都呈一致的球形，长120nm，含有膜包被的颗粒。

乳头瘤病毒是一类大约有50种疣状病毒的家族，可引起皮肤乳头状疣、表皮疣或生殖器扁平湿疣。细胞学上常可见到角化亢进和挖空细胞（细胞核不规则性增大，胞浆挖空化，形成核周空晕）。皮肤疣状增生常与HPV 1~4菌株有关，生殖器扁平湿疣与HPV 6、11、16和18有关，宫颈癌与HPV 16和18有关。这些脱壳病毒大约55nm，常位于核内，应用电镜或在组织切片中加入免疫过氧化物酶或基因探针均可以检测到病毒。

JC病毒又称为"乳多空病毒"，常引起AIDS和其他免疫功能抑制患者发生进行性多灶性白质脑病和脱髓鞘病。有时，在肿胀的少突胶质细胞内可见到核内嗜苏木素包涵体。

传染性软疣病毒常引起儿童和青少年传染性软疣，称为触染性软疣。在成熟的角化细胞内可见大而嗜酸性胞浆内包涵体，荧光桃红-酒石黄染色可以看得很清楚。1μm的大病毒颗粒有典型的痘病毒结构：8字形核酸序列结构重叠成砖样。

狂犬病毒在大脑海马区神经元的轴丘处很容易见到这种嗜神经棒状病毒样胞浆内嗜伊红包涵体。最好采用PAS染色、Machiavello染色、荧光桃红-酒石黄染色和Mann甲基蓝-伊红染色来观察。

人类免疫缺陷病毒（HIV）至少含有两个反转录病毒株。常寄生在淋巴细胞内。在AIDS患者的脑膜炎内可见特征性神经病理病变，由小胶质细胞结节或星形胶质细胞结节构成，包括巨细胞、小胶质细胞和星形胶质细胞。合成的核酸探针可用来检测HIV基因组。

流感病毒是一种传染性呼吸道疾病的病毒（图

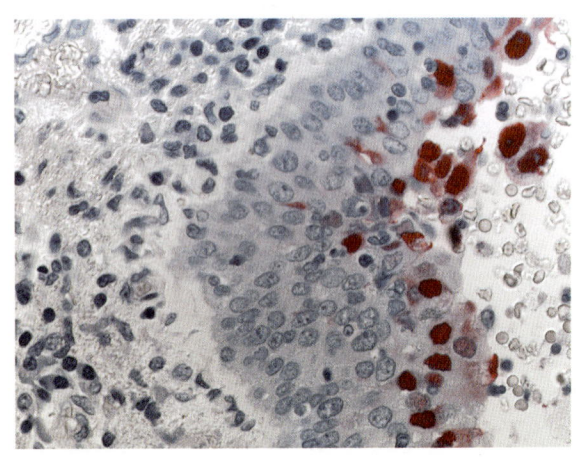

图17.8 免疫组化证实了支气管的A型流感（由流感病毒引起）（放大40倍）。

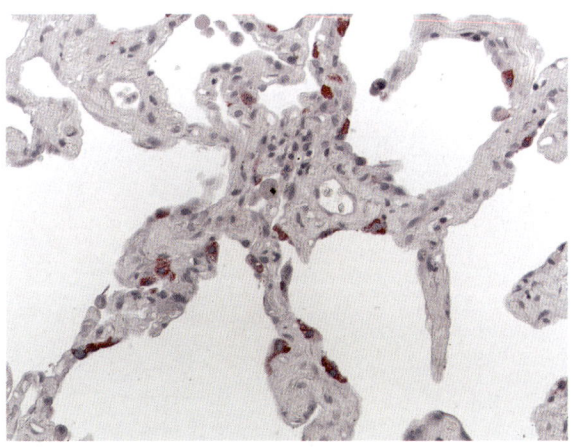

图17.9 免疫组化法证实了先前没有被认识的SARS相关的冠状病毒，该病毒与严重急性呼吸器官综合征（SARS）有关（放大20倍）。

17.8）。症状轻重不等，有时还会引起死亡。以下为美国疾病预防控制中心调查显示的每年发病情况：

- 每年5%～20%的人口感染流感病毒。
- 超过200 000人口因流感并发症入院治疗。
- 约36 000人死于流感。

老年人、儿童和健康状态欠佳的特殊人群是流感严重并发症的高危人群。SARS（严重急性呼吸器官综合征）是一种由称为SARS相关冠状病毒引起的病毒性呼吸道疾病（图17.9）。2003年2月在亚洲首次报道。在随后的几个月里，SARS在北美洲、南美洲、欧洲和亚洲超过24个国家和地区蔓延，最后引起了全球性暴发。

朊病毒病

迄今为止，已经至少发现八种可传播的神经变性疾病可以影响中枢神经系统（CNS）。朊病毒导致的疾病包括：Creutzfeldt-Jakob病（CJD）和变异的CJD疾病（vCJD）、Germann-Straussler-Shienker病、致死性家族性失眠症以及人类kuru、牛海绵状脑病（BSE，也叫疯牛病）、羊瘙痒病（见于山羊和绵羊）和慢性消瘦症（CWD）（见于骡鹿和麋鹿）。此外，朊病毒并不是通常意义上的微生物，因为它们不是活的，但它们导致的疾病却可以从一种动物传播给另一种动物。所有被感染的脑组织都表现为特征性的海绵状变性、神经坏死和星形细胞增生症。这类传染性病原体是一种小分子蛋白肽，严格地说，是一种没有核酸和部分正常跨膜糖蛋白的病毒。现在已从这些疾病的朊病毒蛋白内提取出抗体，可用来标记疾病内聚积的异常蛋白（Lantos 1992）。

美国的CJD监控中心是美国监控和检测人类朊病毒疾病的重要机构。这个中心由疾病控制中心和神经病理学协会共同组办。要具体了解如何呈送标本进行检测可以访问相关网站Http://www.cjdsurveillance.com。在美国，实验室标本检测均免费。此外，疾病控制中心和世界卫生组织也提供了有关可疑和已知朊病毒病例的指南，相关网站为：Http://www.cdc.gov，可以搜索CJD网页和其他相关信息。WHO提供了手动下载的有关实验室出现可疑或阳性病例时应该如何处理的指南的pdf文件：http://who.int/bloodproducts/TSE-manual2003.pdf。切记，在常规实验室处理这类病例是不明智的，应该在当地健康中心的指导下进行。

原虫和其他微生物的证实

原虫的识别常依赖HE染色所见到的形态特征，

尤其是Giemsa染色。像阿米巴虫、弓形虫和利什曼原虫等微生物抗血清试剂的应用，已使一些疑难病例的诊断变得更容易。

用于原虫的Giemsa染色

切片

固定液并没有统一的标准，但最好用B5或Zenker来固定；石蜡薄切片（3μm）。（如果没有用Zenker固定液，那么在染色前将切片用媒染剂处理后放入Zenker溶液中，在60℃烤箱中放置1小时）

Giemsa贮存液（市售）或

Giemsa染色粉	4g
甘油	250ml
甲醇	250ml

在60℃的甘油中溶解染色粉，轻微摇动，加入甲醇后，混匀，可以保存7天，使用前先过滤。

用于原虫的Giemsa染色工作液

Giemsa贮存液	4ml
pH为6.8的乙酸缓冲蒸馏水溶液	96ml

方法

1. 在梯度酒精和蒸馏水中进行脱蜡和水化。
2. 用pH为6.8的乙酸缓冲蒸馏水溶液冲洗。
3. 用Giemsa染色工作液染色，过夜。
4. 蒸馏水冲洗。
5. 用0.5%的醋酸溶液冲洗，直至切片褪成粉色。
6. 自来水冲洗。
7. 自然晾干或吸干。
8. 快速在酒精中脱水，透明，封片。

结果

原虫和其他微生物	深蓝色
背景	粉-淡蓝色
细胞核	蓝色

原虫

溶组织内阿米巴虫 这种微生物可以引起阿米巴性结肠炎或细菌性痢疾，可在阿米巴性肝脓肿和感染的结肠溃疡中发现。阿米巴滋养体（成虫）长为15～50μm，有一个小的细胞核，并有泡沫状胞浆，

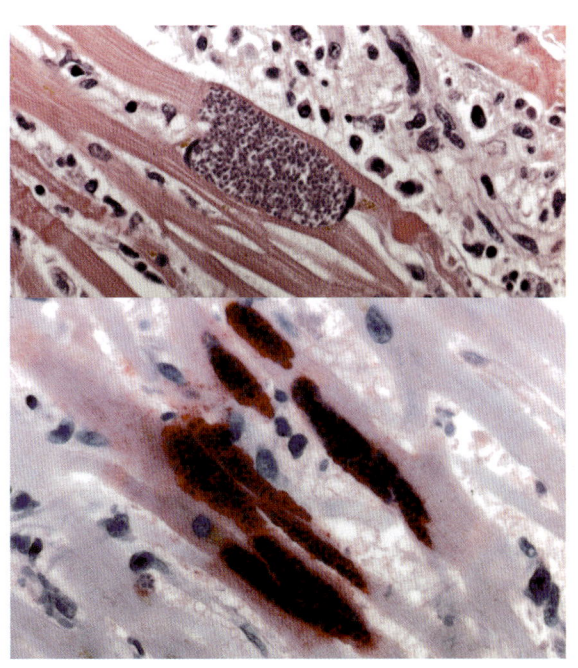

图17.10 HE染色和免疫组化法显示出心脏单一细胞内的寄生虫（弓形体）（放大40倍）。

胞浆内有吞噬的红细胞和白细胞碎片。它们可见于溃烂的肉芽组织内，或出现在被覆黏液上皮的黏膜组织腔内，PAS染色阳性；在1%的酸性间胺黄溶液中复染可以突显出吞噬的红细胞。

弓形虫是一种通过猫的脱落物传播的常见微生物，可引起亚临床性急性淋巴结病。感染的淋巴结显示非特异性变化，并且没有病原体。在AIDS和其他免疫抑制患者，这种原虫可引起脑膜炎等系统性疾病，坏死的脑组织中可以见到囊内裂殖体和游离速殖体。心肌等其他组织HE染色也可见到这类孢囊，大小约为40μm，其中速殖体有4～6μm。也可用Giemsa染色来显示，但是推荐使用已标记的特异性抗血清。

利什曼原虫经沙蝇叮咬传播，可引起皮肤慢性炎症，又称为黑热病。在病变早期，真皮内聚集的多发性肿胀的组织细胞胞浆中，可以见到很多大小为2μm、以嵌入式寄生模式或无鞭毛模式存在的利什曼原虫。一种相关的微生物——杜氏利什曼原虫可引起系统性内脏感染——黑热病，这种病原虫嗜苏木素，可在脾、淋巴结、肝和骨髓的组织细胞中见到。Giemsa染色可以显示得很清楚。

十二指肠贾第鞭毛虫（贾第虫属）是一类有鞭毛的原虫，通过饮用被粪便污染的饮用水摄入以包囊形式存在的病原体；而后滋养体寄居在十二指肠，可导致剧烈的腹泻和吸收不良。鞭毛原虫在HE染色片中很容易被遗漏，它们呈嗜伊红性，模糊的核上可见镰刀样白斑，寄生在肠黏膜表面，几乎看不到炎症的迹象。但在新鲜的十二指肠抽出物的Giemsa染色片上，鞭毛原虫似风筝，大小为11~18μm，双核，并且有微弱的末端鞭毛。

阴道滴虫也是一种鞭毛原虫，在巴氏染色片中经常可以见到。在尿道炎和女性宫颈炎中，滴虫周围常伴有炎症细胞和轻度变性的鳞状上皮细胞。

隐孢子虫是原虫（包括等孢子虫和微孢子虫）中的一类（包括等孢子球虫属和小孢子菌素），可以引起AIDS患者严重持续性腹泻。HE染色中，可以见到隐孢子虫的配子像蓝点样排列在黏膜表面。成熟的孢囊藏在粪便中，大便涂片Zieho-Neelsen染色中，孢囊是抗酸的。

蠕虫

血吸虫属可以引起血吸虫病，血吸虫病的表现依据具体的血吸虫属的不同而不同，但是在肝、小肠、膀胱黏膜表面和肺内都可以见到含有血吸虫卵的肉芽肿。虫卵有一层厚而折光的嗜伊红外壳，在HE切片中很容易识别。PAS、Grocott和Zieho-Neelsen染色中虫卵均呈阳性。如果切片平面够宽，埃及血吸虫可见到虫卵的端刺，而曼氏血吸虫和日本血吸虫可见到侧刺。任何好的三色染色都可观察到蠕虫的发育过程。

包虫病。棘球蚴虫是一种寄生在狗身上的绦虫，人和羊作为中间宿主，可能发展为包囊肿病。这些孢囊可以在许多器官内形成，尤其在肺和肝。由蠕虫而不是宿主产生子代孢囊，呈重叠分布。囊壁弱嗜伊红，PAS染色和刚果红染色阳性，显示为绿色双折光。这些Scolicial hooklets残存在老而用尽的孢囊内，是重要的形态学诊断，可被苦味酸染成亮黄色。

致谢

Alan Stevens 编写了本书前三版的本章内容，并且他和Bob Francis更新了第4版的有关内容。Billie Swisher编写了第5版的本章内容。在此我们感谢他们的贡献。我还要感谢Sherif Zaki、Jeannette Guarner和Mitesh Patel对编写本章提供的帮助。

参考文献

Brown P., Wolff A., Gajdusek D.C. (1990) A simple and effective method for inactivating virus infectivity in formalin-fixed samples from patients with Creutzfeldt–Jakob diseases. Neuropathology 40:887.

Chandler F.W., Kaplan W., Ajello, L. (1980) A colour atlas and textbook of the histopathology of mycotic diseases. London: Wolfe Medical, pp. 109–111.

Churukian C.J., Schenk, E.A. (1982) A method for demonstrating Gram-positive and Gram-negative bacteria. Journal of Histotechnology 5(3):127.

Crowder C, Taylor H. (1996) Modified Fite stain for demonstration of mycobacterium species in tissue sections. Journal of Histotechnology 19(2):133–134.

Culling C.F.A. (1974) Handbook of histopathological and histochemical techniques, 3rd edn. London: Butterworths.

Edman J.C., Kovacs J.A., Masur H. et al. (1988) Ribosomal RNA sequence shows *Pneumocystis carinii* to be a member of the fungi. Nature 334:519.

Gimenez D.F. (1964) Staining rickettsia in yolk sac cultures. Stain Technology 39:135–140.

Gomori G. (1946) A new histochemical test for glycogen and mucin. American Journal of Clinical Pathology 16:177.

Grocott R.G. (1955) A stain for fungi in tissue sections and smears. American Journal of Clinical Pathology 25:975.

Kinyoun J.J. (1915) A note on Uhlenhuth's method for sputum examination for tubercle bacilli. American Journal of Public Health 5:867–870.

Kuper S.W.A., May J.R. (1960) Detection of acid-fast organisms in tissue sections by fluorescence microscopy. Journal of Pathology and Bacteriology 79:59.

Lantos P.L. (1992) From slow virus to prion; a review of the transmissible spongioform encephalopathies. Histopathology 20:1.

Lendrum A.C. (1947) The phloxine–tartrazine method as a general histological stain for the demonstration of inclusion bodies. Journal of Pathology and Bacteriology 59:399.

McMullen L., Walker M.M., Bain L.A. et al. (1987) Histological identification of campylobacter using Gimenez technique in gastric antral mucosa. Journal of Clinical Pathology 464–465.

Ollett W.S. (1947) A method for staining both Gram positive and Gram negative bacteria in sections. Journal of Pathology and Bacteriology 59:357.

Shikata T., Uzawa T., Yoshiwara N. et al. (1974) Staining methods of Australia antigen in paraffin section—detection of cytoplasmic inclusion bodies. Japanese Journal of Experimental Medicine 44:25.

Steiner G., Steiner G. (1944) New simple silver stain for demonstration of bacteria, spirochetes, and fungi in sections of paraffin embedded tissue blocks. Journal of Laboratory and Clinical Medicine 29:868–871.

Swisher B.L. (1987) Modified Steiner procedure for microwave staining of spirochetes and nonfilamentous bacteria. Journal of Histotechnology 10:241–243.

Swisher B.L., Chandler F.W. (1982) Grocott methenamine silver method for detecting fungi: practical considerations. Laboratory Medicine 13:568–570.

Swisher B.L., Nicholson M.A. (1989) Development of staining controls for *Campylobacter pylori*. Journal of Histotechnology 12:299–301.

Tomkins D.S., Foulkes S.F., Goodwin P.G.R., West A.P. (1986) Isolation and characterization of intestinal spirochetes. Journal of Clinical Pathology 39:535.

Twort F.W. (1924) An improved neutral red, light green double stain for staining animal parasites, microorganisms and tissues. Journal of State Medicine 32:351.

von Lichtenberg F. (1991) Pathology of infectious diseases. New York: Raven Press.

Warthin A.S., Starry A.C. (1920) A more rapid and improved method of demonstrating spirochetes in tissues. American Journal of Syphilis, Gonorrhea, and Veneral Diseases 4:97.

网站

'Man and Microbes'. Microbiology at Leicester. Available: http://www.microbiologybytes.com/iandi/1a.html

拓展阅读文献

Boenisch T., ed. (2001) Immunochemical staining methods handbook, 3rd edn. Carpinteria, CA: DAKO Corporation.

Luna L., ed. (1968) Manual of histologic staining methods of the Armed Forces Institute of Pathology, 3rd edn, New York: McGraw-Hill, pp. 158–159.

Neelsen F. (1883) Ein Casuistischer Beitrag zur Lehre von Tuberkulose. Zentralblatt fur die Medizinischen Wissenschaften 21:497.

Ziehl F. (1882) Zur Farbung des Tuberkelbacillus. Deutsche Medizinische Wochenschrift 8:451.

18

骨

Gayle M. Callis 著
谢建兰 译　石岩 校

正常骨结构

在正常成人骨骼中肉眼可辨认两种类型的骨质。一种是皮质骨或密质骨，是固态的、质硬且非常坚固的骨，构成长骨的骨干（如股骨、胫骨等）以及扁骨（如肋骨和头颅骨）的外表层。

骨小梁、松质骨或网状骨位于长骨的骨干、骨骺和骨髓腔及椎骨和扁骨的中央部。网状结构由约1mm厚的骨小梁构成，虽然看上去没有皮质骨坚固，但是骨小梁的排列方式形成了几乎理想的承重构架，尤其是在股骨头和椎骨内的排列方式。

骨的三种主要成分分别为：矿物质、细胞和细胞外有机基质（即胶原纤维和基质）。这些成分都是动态的组成成分，因为当细胞即将死亡或被取代时，健康成年人体内的胶原和矿物质不断地被破坏和重建。这个过程称为重塑，只有吸收与沉积之间保持平衡，骨的大小和外形才能保持一定的稳定。在老年人，骨的重塑过程减慢，骨沉积与骨吸收可能无法保持一定的平衡，由此可导致骨疏松和骨脆性增高，在极端情况下还可导致骨质疏松。

按重量计算，骨主要由大约70%的矿物质和30%的有机成分构成。与骨髓细胞相比，骨细胞相对稀少。

骨胶原

骨胶原与人体内的其他胶原不同，最终会矿化，并呈带状或彼此大致平行的板状沉积下来。在同一骨板内胶原纤维相互平行，但相邻骨板的胶原纤维则相互成角。只有在翻转处或黏合线处的切片上，才可以看到这些勾勒出纤维框架的牙骨质或蛋白多糖基质。胶原骨板的结构有利于识别骨的不同显微解剖形态，而且在偏振光显微镜下更容易识别（图18.1）。

环骨板是最简单的骨形态，存在于密质骨的骨外膜和骨内膜表面，并且存在于管状骨或非哈弗系统，其骨板基本平行于骨膜表面。皮质骨由骨单元（哈弗系统）构成。骨单元由围绕中央管（Volkmann管）的呈同心圆排列的骨板构成，中央管内含有一根或多根血管。骨内这些小管结构呈纵向排列，其间紧密充斥着不规则的裂隙，后者内有陈旧性骨单元残余（图18.2）。缝合线勾勒出骨单元、一些骨小梁和环状骨板的边界。

另一种胶原纤维排列形成非板状骨或编织状骨，可见于不成熟骨和一些病理状况。这种胶原不是以板状形式沉积，而是以厚、短、随机成簇的方式沉积。用偏振光显微镜观察时，这种胶原纤维看上去比较粗糙，就像是编织状粗花面料。

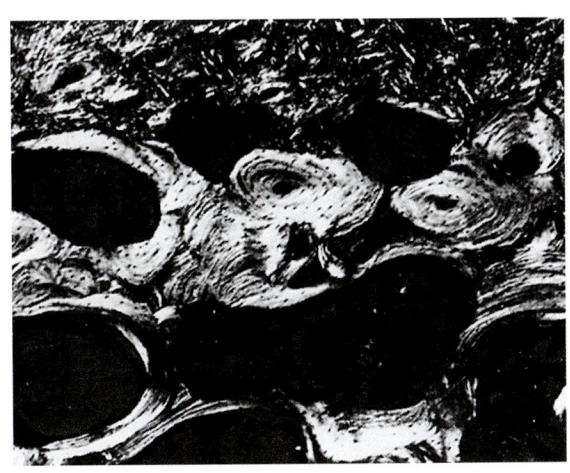

图18.1　一位2岁半儿童的正常肋骨的层状骨和非层状（编织）骨。火棉胶切片；偏振光。

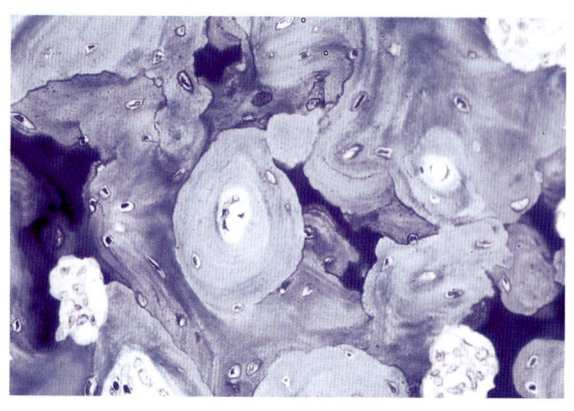

图18.2 哈弗系统（骨单元，Volkmann管和骨细胞），用甲基丙烯酸甲酯包埋的未脱钙骨的骨磨片，酸侵蚀/用Sanderson快速表面骨染色（放大40倍）。

有机胶原（类骨质）在新生骨表面构成界限或缝合线，并且在类骨质沉积后及在其逐渐矿化之前有一段停滞期。正常情况下，类骨质厚约15μm，仅覆盖在少量骨表面，但在一些疾病（如佝偻病和骨软化）情况下，类骨质可以较厚且分布广泛。在无活性骨表面，类骨质一般很薄，很难看见，而在其被重吸收的地方是完全看不见的。

骨的矿物质

骨的主要矿物质成分是钙和磷，它们与氢氧根离子结合形成羟基磷灰石结晶。矿物质中钙盐约占38%，在初始矿化阶段，主要以无定形的磷酸钙盐形式沉积。后者通过加入氢氧根离子可转化成结晶结构的羟基磷灰石，其中碳酸盐、枸橼酸盐和氟离子以及镁、钾和锶可被取代或包括。碳酸盐占大部分比例，但是可能只存在于水化膜和结晶表面。

羟基磷灰石是由大约22nm长的细针样结晶构成，可形成巨大的结晶总表面积。因此，矿物质可以起到提供强度和硬度的重要功能，即使大约20%的矿物质是以无定形的形式存在，也可为保持人体内化学平衡提供快速的缓冲作用，如pH和酶系统。

骨细胞

骨细胞有三种类型，不同于造血系统的骨髓细胞。

成骨细胞

虽然名称提示为幼稚型细胞，但成骨细胞是一种完全分化的细胞，通过分泌和沉积类骨质来执行骨形成的主要功能。成骨细胞分布于活跃的成骨骨组织表面，胞体较大，胞质呈嗜碱性，细胞核偏位远离骨组织一端。其胞浆因为含有核糖核酸，并且在完全分化之前常含有糖原，所以呈嗜碱性。成骨细胞及其周围组织中可见酸性磷酸酶，但后者在钙化初始阶段会逐渐减少。骨形成过程接近完成时，大多数成骨细胞转化成一种静止的未分化状态并存在于异源细胞群之间。

骨细胞

一方面，成骨细胞的确代表了未成熟细胞，因为一些成骨细胞陷于其产生的骨样基质中，然后逐渐变成成熟的骨细胞，存在于狭小的空间或骨陷窝内。骨陷窝彼此相连并通过小管与血管腔相通。这些微小管道参与骨细胞分化过程，其主要作用是为细胞代谢运输体液和必需的可溶性物质（见图18.6）。

破骨细胞

破骨细胞有溶解和吸收骨基质的功能。破骨细胞是一种多核巨细胞，胞浆中含有大量线粒体和碱性磷酸酶。这些破骨细胞常以小簇状或单个形式分布于骨表面，发挥着吸收功能，并且经常可以见到它们聚集在陷窝内（Howship陷窝）执行溶骨功能。破骨细胞表面不规则，缺乏类骨质（图18.3）。骨质的吸收方向是随机的，与骨板的结构无关。破骨细胞可对骨骼的力学应力改变和生长作出反应，它们的活性对骨的重塑可产生影响。破骨细胞对既能刺激又能抑制它们活性的激素也可作出相应的反应。当骨吸收停止时，骨形成过程则重新开始（类骨质、矿化等）。在陈旧骨和新生骨之间的连接处可出现骨黏合线。

发生和发育

骨发生根据骨的形状和部位有两种不同方式。骨

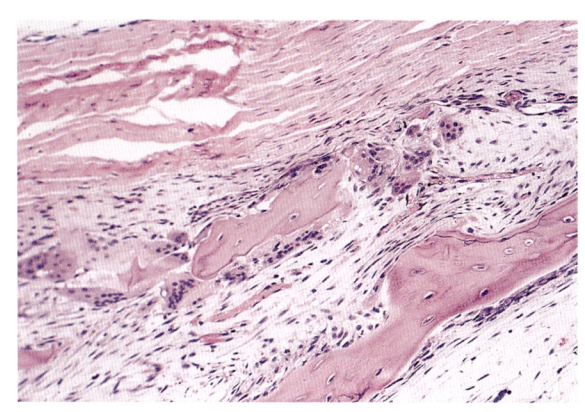

图18.3 排列在骨小梁周围的破骨细胞。脱钙的牛肋骨，3μm的石蜡切片。苏木素-伊红染色（放大40倍）。

发生始于胚胎早期，直到15岁左右完成。

膜内成骨

扁骨以这种方式发生，如颅骨、胸骨和盆骨。在骨的形成位点首先出现纤维膜，间充质细胞在此分化形成成骨细胞，后者产生类骨质，即开始骨形成过程。类骨质开始呈小岛状，随后逐渐融合成小梁状，最终形成致密骨的外层。

软骨内成骨

长骨和大部分骨骼以此方式发生。这种类型的骨发生始于间充质细胞在骨形成位点的分化。但是，这种骨是由与骨的最终形状相似的软骨雏形产生。这种软骨雏形被覆结缔组织外鞘或软骨膜，通过附着和充填而成熟。开始朝着骨外层附着性生长或沉积更多软骨，使骨的直径越来越粗；而充填性生长是通过软骨雏形内细胞不断分化且主要是朝骨两端分化，从而使骨的长度不断增长。

在雏形的中心部，细胞持续分化，软骨开始钙化，血管长入，并且软骨分解成条带状。骨化始于围绕雏形中心的初始骨化点，是通过软骨膜细胞分化成成骨细胞。成骨细胞进入钙化的软骨基质条带和沉积的将开始钙化的类骨质中。这个过程一直持续，次级骨化中心在骨雏形两端形成，与通过软骨生长的新生骨体或具有间质生长能力的骺板分离。骨组织一旦骨化，就只能通过附着形式生长。骨的重塑是一个持续过程。在一些部位，沉积多于吸收；而在另一些部位，吸收多于沉积；这就形成了骨组织的特征形态。当骨组织完全成熟后，三个骨化位点就会结合，软骨生长板则会消失。

骨组织技术

与其他组织相比，显示骨组织及其组成成分的技术可能更困难、更易变，主要包括以下两种：

- 用于脱钙骨：冰冻切片、石蜡切片或火棉胶切片以及透射电镜
- 用于矿化骨：冰冻切片、塑料组织的微切或骨磨片以及扫描和透射电镜

矿化骨切片主要用于显微放射图像和组织形态学研究以及光学显微镜和荧光显微镜形态学研究。骨组织检查技术的选择主要受临床最初诊断、疾病紧急程度以及检查范围的影响。

送到实验室的标本大小变化较大，有细针穿刺取得的几毫米长的活检小标本，也有截下的整个手臂和股部的大标本，有的大标本需要马上处理。

活检

活检可用于诊断肿瘤、造血异常和感染等疾病。除了骨活检组织需要脱钙（为制作石蜡切片）外，活检组织的处理与软组织的处理基本一致。无论何时，大的或多种骨片的样本放射影像学资料都有助于选择需要处理的样本。代谢性骨病常用Jamshidi针（贾姆希迪）进行骨髓穿刺活检来诊断。代谢性骨病的诊断需穿刺髂骨嵴的骨小梁，在这个部位，骨小梁容易穿刺，可以代表整体骨骼的情况。用骨环锯（Byers & Smith 1967）进行活检，可以穿出一个6~8cm×2 cm 的骨组织，足以用于骨组织计量学（见下文）。

切片需要评估矿化骨和非矿化骨（类骨质）之间的关系。因此，在诊断代谢性骨病时，最好将矿化骨切片用甲基丙烯酸甲酯（MMA）塑料包埋（见下文）。从未脱钙的骨组织活检同样也有可能制作出合适的冰冻切片（见下文）。虽然Tripp和McKay（1972）的镀银染色法可显示脱钙、石蜡包埋的骨组织切片中的骨和类骨质成分，但MMA包埋的骨组织

仍然是首选方法。

截肢标本

肿瘤、慢性骨髓炎和坏疽会导致截肢。通常截肢标本切除后会立即送到病理实验室。这些标本通常没有放入任何容器中，也没有进行固定，必须尽快处理。肢体的大部分通常会被废弃，有明显病变的区域或疾病处理过程中可疑累及的区域要保留，直至作出最终诊断。皮肤、多余的肌肉和结缔组织应切除，一些剩余的骨或病变上下的脱臼关节也应切除。这些相关的部分应该浸入一个盛有大量固定液的容器中以确保充分固定。如果不能在接收标本后几个小时内处理标本，则必须将标本放在4℃的冰箱冷藏。采用停尸间有两个优点，即不仅可以保留肢体标本，还能在已有的尸检台上进行相应的样本制备。

手术切除标本

良性或低级别恶性肿瘤和股骨头关节炎类似于大的活检标本，经常已经有了明确诊断，并不是很紧急。

固定

除了快速诊断需要冰冻外，所有骨组织标本在进行任何脱钙和处理前都必须充分固定。完全固定有助于保护骨和周围软组织不受脱钙液中酸的损伤。10%的中性甲醛缓冲液（NBF）适用于石蜡和MMA中非四环素标记的骨组织，可用一些固定液保存以进行特殊处理。酒精甲醛溶液或70%的乙醇固定液可用于固定MMA中四环素标记的矿化骨，但是并不推荐应用于采用酸脱钙的骨组织，因为酒精会减缓或阻碍脱钙过程。含有氯仿（Carnoy）和汞（B-5、Zenker、Susa）的固定液应该避免使用，因为汞除了会使骨组织具有不透射线性而不适于影像学标本外，而且还有大量化学毒性。

减少骨组织的尺寸、切开骨组织以及去除病变周围多余的皮肤和软组织可以加快固定的进程。大标本可以切开或用锯子切成多个切片来减少尺寸，然后快速放入固定液中，或在开始固定后不足48小时内，再将组织切成小块并置入新配制的固定液中。

锯

质量好的带锯是骨组织实验室中必不可少的工具。便利店或杂货店卖得便宜的、小而轻便的台式带锯是用于切割木头、塑料、橡胶和一些薄金属的。这些带锯可以用来慢慢切开皮质骨，切开深度不足7.5cm，这些专用于切开干燥材料的锯条在切湿润的、含脂肪的骨组织时，可能需要砂轮调节器来预防锯条的滑动。一种"Wetter"或切肉锯条可克服这些问题，是通过使用加重的、坚固的、固定的构造、更深的粗齿锯条来切、清理锯条和收集碎片。这种切肉锯条可以用凉水降温来预防由于快速锯开骨组织产生的热损伤，并且还能够全长切开长骨和附属组织，如股骨、胫骨和足。

与宽约1.25cm、每英寸（1英寸=2.54 cm）6个锯齿的大锯条相比，合适的小锯条规格为宽约0.5cm，每英寸12~16个锯齿，这种小锯条可以切得更精细、更干净。这种特殊的锯条需要从工具制造厂商处购买。

应该在肌腱等软组织和致密结缔组织锯开之前切除或用锯条将其去除。第一刀应该在正中切面切开，然后平行于第一切口、每隔3~5mm切开。用锯子引导板或木头块抵住第一个切口，可以确保获得平坦的切片。对于工作人员来说，在两个不会损坏锯条的木块之间抓住薄薄的骨组织更安全。锯子应缓慢匀速行进，以便与锯条切开骨组织的速度配合。移动骨组织可能会导致切面不平，还有可能堵塞或弄断锯条。

骨板应该多固定24~48小时，尤其是当它们表现为粉红色或部分固定时。骨组织锯开后，任何附着于骨板表面的骨尘或碎片均应用缓慢的水流和软毛刷清除干净。清洗时一定要小心，不要将碎片带入骨髓腔，也不要在骨完全固定之前过度冲洗组织切片。

精细标本的放射影像学

骨板、骨块或骨片的放射影像学在以下四方面很有价值：

1. 检测病变的性质和范围。
2. 在选择组织块处理之前，提供病变示意图。
3. 检查脱钙的程度，即脱钙终点测试。
4. 证实外源性物质的存在，如假体装置和外伤引起的金属或玻璃碎片的植入。

放射影像学上，与整个骨标本或临床影像学相比，薄骨片的表现更加清晰。使用"软"X线（低千伏）和高对比度X线胶片可以提供更精细的细节和清晰度（Fornasier 1975）。细颗粒胶片也可以用，但比X线胶片慢，而且显影后未放大的接触影像照片必定来自负片。如果操作是在其最低千伏设置下进行，就可以使用标准的临床X线仪，但长时间照射要求使用缓慢、高对比度的胶片，而这种胶片不太适合获得精确结果。

用于骨组织和乳腺造影的"Faxitron"（Faxitron Inc. USA）柜式X线系统，是一个宽56 cm×深51 cm×高89cm的工作台面。能量输出为10～110kV/3mA管道电流。除了手动曝光功能外，这个系统应该配备一个5秒到60分钟之间、间隔为1秒的自动曝光计时器。这种柜式系统有可调整高度的架子，可满足胶片到放射源的距离范围为31～61mm，这足以使操作人员远离X线。如果在操作过程中门被打开，一种特殊的门-安全连锁装置会自动关闭X线光束。

标本的放射线摄影需要用X线胶片（柯达高速X线胶片洗片器2，即用型Pak；柯达有限公司）。开始骨板应该用自动曝光计时器进行射线照相，然后记录下曝光时间、千伏（kV）和毫安（mA）。这样可以排除对首次曝光的推测，并可为再次射线照相或随后邻近相同厚度的骨板的手动曝光提供准确的曝光时间和千伏（kV）。

手动曝光的要求如下：

- 放在聚乙烯平板上（防潮层）的骨板约3～5 mm厚
- 柯达高速X线胶片洗片器2，即用型Pak（柯达有限公司）
- 胶片距放射源的距离（FTSD）为50cm（最低架子高度）
- 条件为30kV（3mA）
- 曝光时间将近1分钟。

曝光时间长短取决于标本厚度（标本越厚时间越长）、胶片距离放射源的距离（距离越远曝光时间越长）和所用胶片的类型。大的整个的骨组织，如有金属假肢的股骨近端，可以用高速X线胶片洗片器2、FTSD（上层架子）、更长的曝光时间（将近8分钟）和更高的千伏（70kV）来进行放射线摄影。在X线照射下，软组织、软骨和肿瘤可以更容易地看到，有助于评估骨肿瘤侵犯周围软组织的情况，如成骨肉瘤。X光片可以在放射科迅速冲洗，不会拖延观察时间。

蜡块选择

在怀疑肿瘤或感染的紧急情况下，应设法选择一个矿化程度最低的样本，以便提供最快的可能性诊断。这种样本可以被固定、迅速脱钙和处理以满足紧急需求。

髂骨环钻活检可纵向切开：一半用来脱钙和进行石蜡技术处理，另一半没有脱钙的骨组织可以用来制作甲基丙烯酸甲酯（MMA）切片。然而，实验室对代谢性骨病通常将整体钻骨核心进行塑料包埋。Buehler Isomet低速锯（Buehler Lte., USA）使用一个采用冷水浸浴的超薄金刚石刀片，这是一个纵向切开活检标本的理想工具。这种冶金锯可以精确地、不产生碎片地进行切割，可将骨内核、其他皮质或骨小梁和MMA包埋的骨标本切至8mm厚。手术刀片、磨损的金属丝或宝石工人的锯条都已被用来切取环钻活检标本，但是会产生一些破坏。这些切割器材可能会压碎或折断细小的骨小梁，造成人工骨折假象并促使骨碎片进入骨髓腔而破坏骨的组织学。Jamshidi针吸活检组织应保持完整以进行石蜡及塑料包埋。

如果有标本的影像学资料，可以根据X光片作出病变的示意图或"地图"，然后根据定位选择感兴趣的区域进行处理。

理想的骨片厚度是3～5mm。如果骨板过厚，与切片过程中极易从石蜡中散出的非常薄的骨片（少于2mm）相比，其脱钙和处理时间都会延长。石蜡往往很难充分渗透到致密的胶原基质中，这样在组织切片过程中，在软石蜡包埋介质中薄片组织无法保持牢固。

脱钙

为了获得满意的石蜡或火棉胶骨切片，必须从有机胶原基质、钙化软骨和周围组织中去除无机钙，这个过程称为脱钙。脱钙需要使用化学制剂，可以通过酸形成可溶性钙盐，也可以用螯合剂来结合钙离子。但是即使脱钙后，致密的皮质骨的胶原密度仍然十分坚硬，而且经石蜡处理后，往往会变得更硬。偶尔，石蜡包埋或冰冻组织中的小钙化灶也可以进行切片，不会对刀片带来明显损坏，也不会破坏周围组织。苏木素染色后，这些病灶通常会出现裂纹和伴有淡紫色空晕的深紫色颗粒。

脱钙剂的选择受四个相互依赖因素的影响：病例的紧急程度、矿化程度、检查范围和染色技术要求。

任何一种酸对组织的着色能力都会有一些损伤效应，即使是充分缓冲的。这个问题随着溶液酸性的增加（即较低的pH）和脱钙时间延长而加重。快速脱钙对接下来要进行的染色更容易产生负面影响。对细胞核的影响最明显，表现为核染色质无法着染苏木素和其他碱性染料，因此，软组织从来不放入酸性溶液中，以免影响着色。用酸性染料染色也会受到一定影响，但伊红可以使组织染上没有太多色度差别的不理想的深的砖红色。这些因素对HE染色的影响可通过脱钙终点测试、脱钙后脱酸和染色程序调整来减轻（见下文）。

脱钙剂

如前所述，有两种主要类型的脱钙剂，即酸和螯合剂，尽管Gray（1954）列出了50多种混合物。这些混合物中许多已被开发用于特殊用途，其中一种是用作固定剂和脱水剂。其他混合物含有以下试剂：缓冲盐、铬酸、甲醛或乙醇等，可用于中和组织中的酸，从而避免酸带来的肿胀效应。现在许多常用的混合物来源于许多年前制定的配方（Evans & Krajian 1930; Kristensen 1948; Clayden 1952）。从实用的角度出发，现今的实验室在日常工作中似乎更喜欢使用单纯的溶液。假设骨组织标本已完全固定，经过合适的脱钙剂处理可以达到去除其内大量矿物质的目的，那么简单的混合物就比复杂的混合物更有效。

酸性脱钙剂

酸性脱钙剂可分为两类：强（无机）和弱（有机）酸。正如Brain（1966）提出的，许多实验室让每类脱钙剂都保持一定酸性，既可以用于快速诊断，也可以用于较慢的常规工作。

专有脱钙剂

专有脱钙剂溶液的成分往往是商业秘密。制造商会提供材料安全数据表（MSDS）——往往提示酸的种类和浓度。他们在产品数据表中通常会说明溶液起效快慢脱钙方法以及延期使用的警告。具有快速作用特性的溶液常见的有盐酸（HCl），而具有缓慢作用特性的混合物则含有缓冲甲酸或福尔马林/甲酸。一项研究（Callis & Sterchi 1998）发现，一种专有HCl溶液的稀释液不会影响它的脱钙或染色功能，因此，如果认为强效混合物浓度过高，可以对其液进行稀释。虽然专有混合物与实验室制备的溶液相比并没有明显优势，但在当今日益繁忙的实验室中用得越来越频繁，因为它们可靠、省时和有效，还能避免处理和储存高浓度酸，从而达到一种安全状态。

强无机酸，如硝酸、盐酸

这些酸可以当成单纯水溶液来使用，推荐浓度为5%~10%。它们脱钙迅速，但会导致组织肿胀，并且如果使用时间超过24~48小时，还会严重损害组织的着色性能。放置时间长的硝酸溶液尤其有害，应该用新鲜的储存溶液。对于免疫组织化学染色来说，强酸往往更易损害组织抗原，酶有可能完全丧失。

强酸适用于针吸和小的活检标本，有利于24小时或更少时间内的快速诊断。强酸还可用于大型或严重矿化的皮质骨标本的脱钙，要通过脱钙端点测试来仔细监测脱钙过程（Callis & Sterchi 1998）。

硝酸水溶液，5%~10%（Clayden 1952）
硝酸	5~10ml
蒸馏水加至	100ml

Perenyi液（Perenyi 1882）
10%的硝酸	40ml
无水乙醇	30ml
0.5%的铬酸	30ml

使用前的一段时间内配制；铬酸需要适当处置和收集。

甲醛溶液-硝酸（在通风柜内使用）
甲醛（37%~40%）	10ml
蒸馏水	80ml
硝酸	10ml

弱有机酸，如甲酸、乙酸、苦味酸

在这些溶液中，甲酸是唯一一种重要的、广泛用作脱钙剂使用的弱酸。乙酸和苦味酸会导致组织肿胀，不能单独作为脱钙剂使用，但它们是Carnoy固定剂和Bouin固定剂的成分。这些固定剂可以作为一种临时脱钙剂，尽管作用较弱，但可以用于只有少量钙化的紧急病例。甲酸溶液可以水化（5%~10%），可以缓冲或结合福尔马林。10%的甲醛-甲酸混合液同时具有固定作用和脱钙作用，建议用于非常小的骨片或Jamshidi针吸活检标本。然而仍然建议在使用酸性脱钙剂之前进行充分的固定。一些盐添加到甲酸溶液中可制成"酸性"缓冲液，如甲酸钠（Jamshid 1948）或枸橼酸钠（Evans & Krajian 1930）。缓冲液可用来抵消酸的有害作用，但是除了浓度低于4%~5%的甲酸之外，这些缓冲液都会延长完全脱钙时间。与盐酸或硝酸相比，甲酸性能相对温和，作用缓慢，适用于大多数常规手术标本，尤其适用于免疫组织化学染色。但甲酸仍然有一定的破坏组织、抗原和酶组织化学染色的副作用，所以仍然需要进行终点测试。脱钙通常在1~10天内完成，时间取决于骨的大小、类型和酸的浓度。致密的皮质骨或长骨在15%的水化甲酸和4%的盐酸-4%的甲酸混合液中（Callis & Sterchi 1998）可达到有效脱钙。

水化甲酸

90%的储存甲酸	5~10ml
蒸馏水加至	100ml

甲酸-甲醛（after Gooding & Stewart 1932）

90%的储存甲酸	5~10ml
甲醛（37%~40%）	5ml
蒸馏水加至	100ml

缓冲甲酸（Evans & Krajian 1930）

20%的枸橼酸钠水溶液	65ml
90%的储存甲酸	35ml

这个溶液的pH约为2.3。

螯合剂

用于脱钙的螯合剂是乙烯-二胺四乙酸（EDTA）。虽然EDTA被称为"酸"，但并不具有无机酸或有机酸的活性，而是结合金属的离子，尤其是钙和镁。EDTA在pH低于3时无法与钙离子结合，但在pH为7~7.4时可以与钙离子较快地结合。虽然pH为8和8以上是最佳结合条件，但pH越高，更可能损害碱性敏感蛋白质链接（Callis & Sterchi 1998）。EDTA可结合磷灰石晶体外层的钙离子，当晶体外层缺损时，会有更多的钙离子从内部变形；在脱钙过程中晶体会逐渐变小。这是一个非常缓慢的过程，并不损害组织及其着色性能。如果时间允许，EDTA是一个极好的骨脱钙剂，有利于免疫组织化学染色、酶染色和电镜观察。酶需要在特定的pH条件下以保持活性，EDTA溶液可以调整至酶染色所需的特定pH值。EDTA可以灭活碱性磷酸酶，但其活性可以通过加入氯化镁来恢复。

EDTA和乙二胺四乙酸二钠（10%）或乙二胺四乙酸四钠（14%）都接近饱和，可以被简单水化或溶解缓冲至中性pH（7~7.4），或是加入福尔马林。乙二胺四乙酸四钠溶液为碱性，应用高浓度的乙酸将其pH调整为7.4。虽然小碎骨在1周内可能可以达到完全脱钙，但是密质骨皮质完全脱钙所需的时间可能需要6~8周或更长的时间。

福尔马林–EDTA（Hillemann & Lee 1953）

EDTA、钠盐	5.5g
蒸馏水	90ml
甲醛（37%~40%储存）	10ml

EDTA（水化）pH为7.0~7.4

EDTA、钠盐	250g
蒸馏水	1750ml

如果溶液浑浊，可以用25g左右的氢氧化钠将pH调整至7，此时溶液会变得清亮。

脱钙率的影响因素

有些方法可以加快或减缓一些因素对脱钙率的影响。激活剂的浓度和容量以及发生反应的温度在任何时候都是重要因素。其他有助于加快骨脱钙的因素包括：患者的年龄、骨骼类型、标本大小和溶液的激活作用。成熟皮质骨的脱钙时间要比不成熟、发育中的皮质骨或骨小梁的要长。诸多因素中，激活作用的影响仍存在争议。

脱钙剂的浓度

一般而言，酸溶液的浓度越高，脱钙的速度越快，对组织的损伤也越大。这在酸的水溶液中尤为明显，因为存在各种添加剂，如用于保护组织的酒精或缓冲液可减慢脱钙率。记住：1N和1M的盐酸、硝酸或甲酸溶液是等效的。Brain（1966年）发现，4M的甲酸溶液的脱钙速率是1M甲酸溶液的两倍，而且不会影响组织染色，并且感觉使用高浓度的甲酸混合物有更多优点。如果用含有固定剂的酸性脱钙溶液，其脱钙速率不能超过固定速率，否则在固定完成之前，酸就会损伤或浸渍组织。因此，脱钙混合物应当在预期效果（如速度）与不良效果（如浸渍、受损的染色过程）之间取得平衡。

在所有病例中，必须避免酸或螯合剂与钙反应而完全消耗的情况。使用比组织体积相对更多的液体（通常推荐前者与后者的比例为1：20）并在脱钙过程中更换几次液体就可以达到这个目的。但Brain认为，如果使用充足的液体（100ml/g组织），就没有必要更新脱钙剂，因为在大量的液体中，消耗已经不明显了。

理想的情况是：进行酸性溶液的终点测试和每日更换试剂，以确保更新脱钙剂和组织放在酸性溶液中的时间不是太长或过度暴露于酸中，即"脱钙过度"。

温度

增加温度可以加速多种化学反应，包括脱钙过程，但也会增加酸对组织的有害影响，60℃时骨骼、软组织和细胞在进行脱钙的同时也可能完全软化。

酸脱钙最适温度并没有明确，虽然Smith（1962a）建议以25℃为标准温度，但在实际工作中，18℃～30℃范围的室温（RT）都可以接受。相反，温度较低会降低反应速度，Wallington（1972）建议，周末的时候当组织还没有达到完全脱钙时，应当将组织放在4℃的酸性脱钙液内度过周末。这种做法可能会导致组织"过度脱钙"，即使是采用甲酸溶液也会出现这种情况。一个更好的建议是：通过简单冲洗骨组织以去除酸来中止脱钙过程，并将其放入NBF液中，于下一个工作日继续脱钙。微波、超声处理和电解方法会产生热量，因此必须仔细监测，以防温度过高而损害组织（Callis & Sterchi 1998）。

温度升高还会增强EDTA的脱钙作用而无组织软化的风险，但是这可能不被接受，因为涉及热敏感抗原和酶的保存或电镜操作。Brain（1966）认为，如果骨组织固定充分，在60℃条件下也可以保证EDTA的脱钙性能。

搅拌作用

虽然普遍认为，机械搅拌能影响组织内部的液体交换以及组织周围与其他试剂的交换，但是搅拌对脱钙的影响仍然存在争议。因此，搅拌能够加速脱钙似乎是一个合乎逻辑的假设，相应的研究也试图去证明这个理论。Russell（1963）采用组织处理器以每分钟一次的速度进行旋转并报告，脱钙周期由5天减少到1天。其他研究包括Clayden（1952）、Brain（1966）和Drury与Wallington（1980），重复或进行了类似的实验，但并没有证实脱钙时间缩短。超声处理可以将标本与液体进行充分搅拌，其中一项研究指出，经超声处理后，在容器底部有细胞碎片，这可能是从标本中脱离下的重要组织（Callis & Sterchi 1998）。通过低速旋转、振动、搅拌或将空气注入溶液中可以达到轻轻搅拌的效果。即使各种研究还没有一个结论，但搅拌仍然是个好办法，而且只要组织能够保持完整性，就没有负面影响。

悬浮

标本的所有表面都应该能够接触脱钙液，而且扁骨组织切片彼此不应该接触或触及容器底部，否则会妨碍液体在组织切片平面之间的流动。骨组织样本可以用线或用线系着的布袋进行分离并悬浮在液体中。有些工作人员设计了巧妙穿孔的塑料平面，可增加容器底部的样本与液体的接触面。

完成脱钙

理想的情况是：在骨内钙质完全清除时尽快将骨从酸性溶液中取出，这需要经常监测。然而，样本的外层部分仍有可能在酸中过度暴露，尽管这部分通常与最后完成脱钙的内层部分染色无异。不管矿物质是否已被完全去除，只要组织在酸中的时间过长或酸浓度过高，都有可能出现过度脱钙带来的影响。

因此实验室通过脱钙终点测试来控制脱钙过程是非常重要的，当脱钙不完全时，能及时更新脱钙剂。如果实验室没有执行终点测试，应建议他们做这项工作。当使用甲酸、盐酸或硝酸脱钙接近终点时，建议每天检测，然后再尽可能每5小时检测一次。如果使用EDTA，那么每周检测一次就够了，除非经常更换溶液。微小钙化组织和Jamshidi针吸活检组织用强酸脱钙时可能只需检测一次。紧急病例允许缩短脱钙时间，但必须仔细挑选标本，这样仍然可能出现脱钙不完全的情况。如果组织在石蜡包埋和切片后仍有轻微钙化，可以进行表面脱钙。应能识别有问题的蜡块，以便给予适当的处理以满足进一步的显微切片的要求。

脱钙终点测试

有几种方法可以用来测试脱钙是否完成，其中两种被认为是最可靠的。其一是标本放射影像学方法，应用一个X线单位和化学方法来测试酸与EDTA溶液。另一个首先用于检测硝酸的方法是重量减少、重量增加方法，可以为所有的酸和EDTA提供相对好而快速的结果（Mahwhinney et al 1984; Sanderson et al 1995）。虽然"物理"测试仍在使用，但这种方法被认为不够准确并对组织有害。探测、"针刺"、切割、弯曲或挤压组织都可能造成人工假象，如针迹、破坏骨的软组织肿瘤或出现可能造成误诊的细小骨小梁假阳性显微裂痕。"泡沫"测试带有主观性，取决于工作人员的解释。

酸性脱钙液的化学检测方法可以检测骨中释放出来的钙盐。如果没有检测出钙或结果阴性，则说明脱钙完全，可能在实际完成之后可以额外使用另一种脱钙液。EDTA可以通过酸化已用过的溶液来进行化学终点检测；这可使EDTA通过草酸铵的沉淀作用释放钙（Rosen 1981）。

草酸钙检测（Clayden 1952）

这种方法可以通过不溶性的氢氧化钙或草酸钙的沉淀作用来检测酸性溶液中的钙含量，但这种方法不适用于酸性成分达10%以上的溶液，即使通过稀释可以降低酸性含量，也会影响检测的敏感性。

溶液

氢氧化铵，浓缩型。
饱和的草酸铵水溶液。

方法

1. 取5ml已使用的脱钙液，加入一张石蕊试纸或使用带有磁力搅拌器的pH计。
2. 逐滴加入氢氧化铵，每加入一滴轻轻摇晃，直到试纸提示溶液达到中性（pH为7）。
3. 加入5ml的饱和草酸铵，充分摇匀。
4. 让溶液放置30分钟。

结果

如果加入氢氧化铵后立即形成白色沉淀物（氢氧化钙），说明溶液中存在大量的钙，就没必要再进行到第3步，因为第3步同样也是阳性结果。此时，可以停止测试，更新脱钙溶液。如果第2步结果阴性或加入氢氧化铵后溶液仍然清亮，可以继续执行第3步，添加草酸铵。如果加入草酸铵后出现沉淀，说明基本上没有钙。存在少量的钙时，则需要更长时间才能形成沉淀物。因此，如果30分钟后溶液仍然保持清亮，那么可以认为脱钙作用是完全的。

"泡沫"检测。酸与骨骼中的碳酸钙发生反应时可产生二氧化碳，骨表面可以看见一层泡沫。搅拌或摇动后气泡消散，但可以再次出现，随着碳酸钙的减少，气泡变得越来越小。作为一种终点测试，泡沫检测具有主观性和不可靠性，但可以用来指导检测脱钙的进展情况，即微小气泡说明钙含量少。

放射线摄影。这是检测骨组织或钙化组织中钙含量的最敏感方法。该方法与标本放射线摄影所使用的FAXITRON相同，采用的方法是手动曝光约1分钟、30千伏和柯达的高速X射线胶片洗片器底架上X线胶片。同一时间可以照射数个标本。该方法需先冲洗样品中的酸，在X光片表面的聚乙烯防水层上仔细定位要检测的骨组织，根据指示来拍摄，以及胶片冲洗完毕检测好钙化情况后，才能收起骨标本。形状不规则和厚度不一的骨有时会误导工作人员对结果的解释。比较检测片与预先脱钙标本摄片并检查可疑的钙化灶可以解决这个问题。钙化灶很容易辨认，但微小钙化灶需要借助手持式放大镜来观察。锯片上的金属颗粒在X线上表现为不透射线的斑片，境界异常清楚，大小不会发生改变。它们不受脱钙的影响，在骨表面表现为灰色斑点，易清除。金属骨针、金属涂料以及因损伤而刺入组织的玻璃在X线上境界也很清楚，但只有破坏组织才能够清除。拍片只能提示存在更深的异物，在切片过程中应该小心，以免损坏刀片。

脱钙后的处理工作

脱钙完成后，需要清除或中和组织中的酸。化学中和是将脱钙后的骨标本放入饱和碳酸锂溶液或 5%～10% 的碳酸氢钠水溶液中数小时。许多实验室则是简单地用自来水冲洗标本一段时间。Culling（1974）建议在进行脱水处理之前，应将标本放在两个 70% 的乙醇容器中清洗 12～18 个小时，虽然脱水过程会连同水一起清除酸，但是这种方法可以避免污染脱水溶剂。

为了不延误接下来的处理工作，需要用水充分冲洗标本，一般小样本需要 30 分钟，大标本需要 1～4 小时。需要立即处理的标本，如针吸活检标本，在进入第一个脱水溶液之前，可吸干或进行快速冲洗以去除表面酸。第一个脱水溶液对于避免酸污染十分重要，因此一定要冲洗骨组织，哪怕是短时间的冲洗，尤其是对一些大的骨组织块。

用于冰冻切片的酸性-脱钙组织必须用水彻底清洗或存储于含 15% 的蔗糖的福尔马林盐溶液中，或存储于含 15%～20% 的蔗糖的 PBS 溶液中，在冷冻前 4℃ 存放。这样可以避免组织中的残余酸腐蚀金属刀。

采用 EDTA 溶液进行脱钙的组织不应直接放入 70% 的乙醇中，因为剩余的 EDTA 会沉淀在乙醇溶液和组织中。在洗涤过程中如果 EDTA 已被清除，则似乎不会出现沉淀，因此不会影响组织染色。当沉淀在蜡块表面形成一层结晶时，在切片或贮存过程中可能会比较明显。脱钙后用水冲洗或放在福尔马林盐溶液、NBF 或 PBS 中过夜保存，可以阻止这种情况发生。

表面脱钙

在石蜡切片过程中，如果发现软组织中有部分钙化骨或未预料的矿物质沉积，则需要进行表面脱钙。这种技术可以防止损伤刀片和撕裂组织切片。找到钙化灶后，将石蜡块上暴露的组织面朝下放置在 1% 的盐酸、10% 的甲酸或特定酸溶液中 15～60 分钟，接着冲洗以去除这些腐蚀性酸，再切片。酸可以去除组织表面约几微米的钙盐，在切片机上需对蜡块进行仔细调整，再切出几张切片，避免浪费薄薄的脱钙层表面。

脱钙骨的处理

当今的实验室拥有真空和压力选项的自动化电脑处理装置，可大大提高组织处理的效率和质量，特别是对骨组织。带有搅拌功能的开放旋转式传送带装置可以有效地处理骨组织标本，但也会出现一些问题，如大量石蜡渗透致密骨皮质和厚骨板。用于脱水（乙醇、异丙醇、特定乙醇和试剂的混合物）和透明（二甲苯与二甲苯代用品）的溶剂对于骨和软组织的处理都能发挥很好的效果。近年来，石蜡已得到了很好的改善，加入了塑料聚合物和其他化学品，有益于浸蜡和切片。用硬石蜡渗透和包埋的脱钙骨在切片时会更容易一些。所有采用常规石蜡渗透的骨组织通常可以用硬石蜡进行包埋，有助于切片过程中给予骨组织一个更坚固的支持。含有极少量皮质骨的小骨组织和针吸活检组织标本，可以与软组织一同处理。

过大且厚的骨组织块需要延长处理时间，以便获得充分的脱水、透明和石蜡渗透。一些专门从事整形手术的实验室发现，采用一个专门的装置来延长骨的处理时间很方便，可避免干扰每天软组织的常规处理。配备一个封闭的自动处理装置，这样每一次脱水、去除试剂和石蜡所需的时间可以在 2～4 小时之内，较大的骨组织块需要的时间最长。许多工作人员更喜欢手工处理真空干燥器的脱水和透明的简单过程，在加热的真空干燥箱中浸蜡 3 次，每次达 8 小时。如果骨样品已在终点检测指导下完成脱钙，但在切片过程中仍有白垩状、糊状碎片从蜡块上脱落下来，说明脱水、透明及浸蜡过程不充分。此时可以将蜡块熔化，重新浸蜡 8 小时，看能否改善切片。另一种可行的方法是：熔化骨组织中的石蜡，再经过两个二甲苯溶液和两个 100% 的乙醇溶液，以清除残存水分，最后再回到石蜡中。

采用配有塑料组织包埋盒的金属模具进行包埋的现代包埋方法，几乎排除了将石蜡包埋的组织固定在木头、硬橡胶块及金属固定器上的可能性。标记的包埋盒容纳组织后，经过一系列处理和包埋，蜡块的塑料背面与切片机包埋盒的夹钳相吻合。由较大包埋盒、模具及特殊的蜡块支持器组成的大盒式系统适用于滑动切片机。大标本是包埋盒的一个限制性因素，因此有人提出一些创意：将过大的骨标本放在充满石蜡的金属平盘或类似的容器中进行包埋，温热的硬木块直接放在骨的上面，任其变硬。这样背面就会很硬，包埋的组织块可以直接牢固地夹在切片机上，避免夹在软石蜡上，否则会在过大的钳夹压力下断裂。

切片机和刀片

骨组织活检标本和以松质骨为主的小标本可以采用任何一种合理保养的切片机进行切片。许多较新的切片机功能更强大、更自动化，能够对石蜡及塑料包埋的骨蜡块进行切片。较大和较硬的密质骨标本难以用小切片机进行切片，大的滑动轴或重型机动滑动切片机（Polycut, Leica, USA）更容易切片。

有多种可供选择的切片机刀片，包括重型"C"剖面钢和普遍应用的可调换式刀片。可调换式刀片是方便的、极其尖锐的一次性刀片，能够较好地将脱钙和处理的石蜡包埋骨标本进行切片。较新的切片机配备一次性刀片持刀器或可以买到的老式切片机用的一次性刀片刀柄嵌入器。高剖面的一次性刀片要比低剖面刀片略微厚一些和宽一些，这样在切密质骨时可减少"颤动"或摆动。适用于小切片机的重钢刀片为16～18cm，适用于Polycut基式滑动切片机的特制重钢刀片为200～300cm。由于钢刀需要经常磨，如果这些钢刀常规使用，自动磨刀机则是个成本效益高、节省时间的设备。

切片术

小的骨标本和骨组织活检标本采用常规为软组织切片设定的刀片角度就能切出很好的切片。一般来说，生产商推荐使用专门为高剖面或低剖面刀片制作的一次性刀片，这样切出的片子效果很好。如果常规用于切取软组织切片的刀片角度无法用于切取致密的皮质骨，可以尝试根据切片人员的判断轻微调整刀片角度。刀片必须经常更换，往往在切到一个丝线或几张皮质骨的切片后即要更换。在切任何一种骨标本时，只有锋利的刀片才能切出平整、不受压、不折叠的切片来，而且操作人员还必须有耐心和良好的切片技能。

当刀片顺着骨纹理或骨长轴与刀片成直角时，纵向切皮质骨的效果可能会更好。有些呈矩形的骨标本可以包埋或定位在蜡块盒中，以保证先切出标本的小切面，再切出更大的切面。这样可以避免标本在切过程中被过多修掉，并且还能减少刀片的振动。当存在软骨时，应将其置于近蜡块表面或略微倾斜，以免挤压较软的软骨，导致石蜡进入致密骨而导致切片出现皱褶。一般来说，如果融化的冰块冷却后水渗透在组织表面，硬组织更容易切片。过度浸泡则会导致组织肿胀，突出蜡块表面，虽然切片变得更容易了，但组织在水浴器中容易分离。用水填充聚乙烯储存袋做成的平面冰冻组织块，或将骨组织蜡块放在-20℃的冷藏箱中短暂冷却，可以使组织块在冷却过程中保持干燥。

骨组织切片的最佳厚度与软组织切片一样为4～5μm，是从常规处理的蜡块上切出。骨髓活检为了能够更好地辨认骨髓细胞，切片厚度应为2～3μm，滑动切片机切片厚度在6～10μm之间。

展片和捞片

在载玻片表面涂上某种类型的黏合剂可以让骨组织切片更好地黏附在载玻片上。现在许多实验室使用市售的带电荷的硅烷化®（Erie Scientific, NH）、多聚赖氨酸涂层载玻片或实验室特制载玻片。一种简单的涂片方法是：先洗好载玻片，然后将其浸泡在明胶和重铬酸钾"胶层"溶液中，空气干燥，并将载玻片保存在清洁干燥的盒内（Drury & Wallington 1980），需要时使用。当要对大量的骨组织蜡块进行切片时，可将10ml的铬胶层溶液加入2L水中进行浸泡，或在加热的水中加入一些明胶颗粒。如果有些载玻片仍然没有黏附性，用一种含支链淀粉（一种淀粉）（Steedman 1960）的溶液或含高分子量225涂层明胶的铬胶层混合物溶液可能会更有效。明胶不宜过多，否则切片及其周围会被苏木素染上蓝色背景。

当软骨和骨的切片在水中漂浮时，它们膨胀的程度要大于石蜡和其他成分，因此当切片干燥时有可能形成小皱褶。为避免这种情况发生，应该将水浴温度降到石蜡熔点以下，即10℃～15℃。通过在水浴中将切片黏附在载玻片上而进行展片，然后将载玻片放到烤片机上，以熔解石蜡和蒸发水分，这个操作要谨慎。因为骨切片可能会"爆炸"，使骨皮质与骨小梁分开而破坏总体形态学。可将组织片放在RT 10%的乙醇中，以降低水的表面张力，然后将切片捞在载玻片上，并立即（而不是缓慢地）将切片置于温水浴中，让切片慢慢展开。如果出现软骨卷角，将干燥的切片在37℃下平放过夜或更长时间也许可以解决这个问题。只要按照预定的程序将组织处理好并采用锋锐的刀片进行切片，大多数骨组织切片在展平和干燥过程中不出现问题或不需要进行特殊处理。

火棉胶和双重包埋

火棉胶或硝基纤维包埋方法适用于制备较大的脱钙骨组织和脑组织切片，很少用于日常工作中，许多实验室已经基本上用甲基丙烯酸甲酯方法取代火棉胶包埋未脱钙的骨组织切片。火棉胶包埋的组织比较柔韧、具有弹性，不会使骨皮质硬化，可以让具有不同黏度的组织连接在一起，可避免切片过程中组织与载玻片分离。与石蜡切片相比，用火棉胶包埋的骨组织在显示骨小管及黏合线的一些染色中更具有优势（见图18.6）。双重包埋法是将火棉胶和石蜡合在一起，此法与火棉胶包埋具有类似的优点和缺点（Stevens et al 1996），但如果使用硬石蜡，则要进一步处理，并且要使用较新的、功能强大的切片机才能切出更好的片子。

火棉胶的缺点包括：费用高，硝基纤维的应用减少，化学安全问题（如有毒的氯仿和不稳定的挥发性乙醚和硝基纤维），延长制备时间，切片过厚不适合较好地观察细胞的细节，需要专门用于切割火棉胶刀片的滑动切片机。诸类缺点导致这种包埋方法很少应用于常规诊断和其他工作中。火棉胶处理和包埋的标准处理程序在本书第2版和第3版上有相关介绍。当工作人员采用这种方法时，更愿意选用质地更硬的低黏度硝基纤维（LVN）。

脱钙骨组织切片的染色方法

脱钙骨组织切片染色可以采用未经修改的、常规适用于软组织的染色方法。酸的脱钙作用对HE染色和一些特殊染色具有负面作用，尤其在延长时间或使用产热方法（如微波炉、超声或电解法）时。当脱钙温度超过37℃时，Giemsa染色可能太浅，而用于DNA染色的Feulgen法可能会由于过多的蛋白质被水解而呈阴性。经过EDTA处理后，染色可以顺利进行，但是这种处理的脱钙率较慢，不支持快速酸处理方法。HE染色仍然是用于最终诊断的首选染色方法，有时需要借助特殊染色方法。现在，免疫组织化学染色已成为病理诊断的一个重要方面，脱钙的骨肿瘤、骨髓和软骨也经常用到免疫组化染色方法。

苏木素-伊红染色方法（HE染色法）

当适当脱钙的组织进行切片染色时，无须对标准的HE染色技术进行修改。有几种方法可以解决因酸导致的核弱着色问题并使苏木素染色更深。新鲜配制的苏木素染色效果即比将要到期的溶液染色要深，特别是一些随时间延长而失去效能的混合物（如Harris、Gill Ⅱ和Ⅲ）。常规苏木素染色时间可以被加倍或延长至30分钟，也可以用蒸馏水以1：10比例稀释苏木素，着染几个小时或过夜。在尝试过夜染色之前，可以尝试将水化切片浸泡在4%~5%的碳酸氢钠溶液中10分钟到2小时，这样可以恢复嗜碱性染色，再用水冲洗，然后着染苏木素。着染苏木素后的酸分化步骤可以缩短至在0.5%的酸性酒精中快速浸一两下或完全取消这一步。泛蓝溶液应该呈弱碱性，如用Scott自来水替代液或饱和碳酸锂，以避免由于氨水泛蓝导致的骨组织切片脱失。如果持续存在苏木素染色效果不理想的问题，建议重新评估脱钙方法并做适当的调整，以避免影响染色效果。0.5%~1%的酒精伊红溶液常会使骨和周围组织染色过红，因此，染色时间可由1分钟缩短至30秒，甚至缩短为快速浸入伊红溶液10~20次。另一个非常好的骨成分鉴别染色的复染剂是伊红Y-荧光桃红B。

通常大多数苏木素溶液都可以很好地着染骨组织切片，包括无汞的Harris液、Ehrlich液、Mayer液、Cole液、Gill Ⅱ或Ⅲ液和许多特定的混合液。有些工作人员更喜欢用Ehrlich苏木素，它可以使细胞核更特异地着色，如Mayer液（图18.4）可以使关节和骺板软骨染上更深的蓝紫色，与周围的粉红色胶原和其他组织形成鲜明对照。一般而言，在新生骨组织、Paget病的骨组织和快速形成和重建的骨组织中，只要苏木素染色足够深，用苏木素溶液就可以染上脱钙骨组织的骨黏合线。只要小心操作，HE染色就能显示所有细胞和包括类骨质在内的骨组织成分，从取得最佳染色效果。

胶原染色

在某些肿瘤及骨折的骨痂中，用胶原蛋白染色可以显示成熟纤维和较细的未成熟纤维。Van Gieson（VG）苦味酸-品红可以使未成熟纤维染上非常淡的橙色，而成熟纤维则呈现深红色。三色染色法（如Masson染色法）仍然是显示胶原纤维、骨、细胞和其

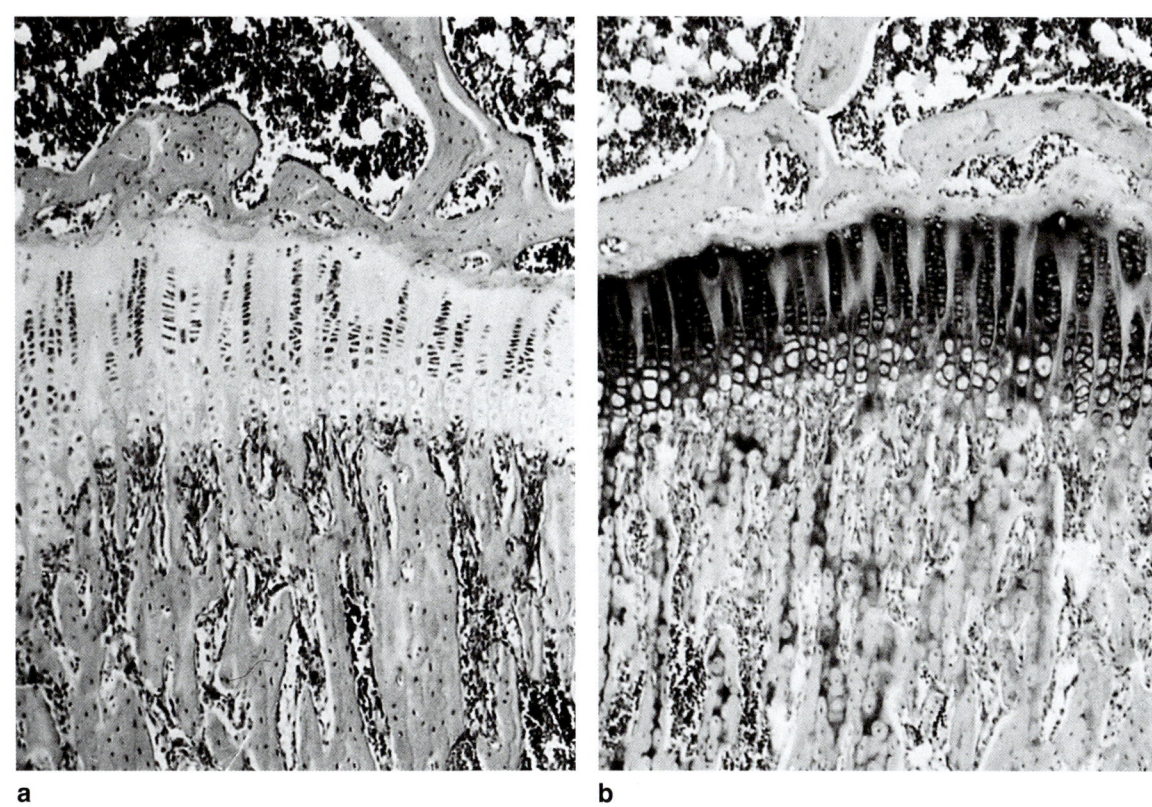

图18.4 （a）Mayer苏木精-伊红法。（b）Ehrlich苏木精-伊红法。11周的小鼠股骨近端的骨骺生长板（放大40倍）。

他软组织的广泛应用的标准及方法。未成熟的胶原纤维显示为明显的淡蓝色或绿色，而成熟的纤维染色则染色更深。成人或成熟骨组织用三色法染色时，常表现为蓝色或绿色染色背景中伴有一些鲜红的区域，后者与骨组织结构没有任何关系。类骨质通常采用甲苯胺蓝或浅绿色纤维染色法来染色。

Van Gieson染色可以显示组织的低倍显微解剖结构，在火棉胶包埋的组织尤其明显。偏光显微镜可能更有利于识别胶原，因为用常规光镜无法显示出纤细纤维的不同颜色。

软骨和酸性黏多糖

软骨可以用各种变色性染色方法或Hughesdon发明的湛蓝法（1949年）来显示黏多糖，这些方法具有较好的选择性和稳定性。

Scott和Dorling提供的一种临界电解质浓度的方法可以更精确地证明软骨中的酸性黏多糖（1965）。

他们将0.05%的8GX阿辛蓝放入含有0.4~0.5M的氯化镁的醋酸盐缓冲液中（pH为5.8），可明显地将硫酸黏多糖染成蓝色。另一种方法是番红O-快绿染色（Rosenberg 1971），可用于显示关节炎和其他疾病中退变的关节软骨基质，其中软骨可被染成为不同色调的红色。甲苯胺蓝（0.1%~1%的水溶液）也常用于NBF固定软骨的染色（图18.5）。工作人员应该知道，EDTA、一些固定剂和酸性脱钙剂以及萃取蛋白多糖等，可导致用番红O-快绿染色的软骨弱着色，而且可能会出现假阴性的定量分析结果（Callis & Sterchi 1998）。

PAS反应可使新骨的黏多糖、钙化软骨和一些早期成骨细胞内的糖原染成红色。PAS在一些黏液转移瘤和含有糖原的原发肿瘤的诊断中具有辅助作用，用糖原消化淀粉酶可以更好地识别低分化的原发肿瘤。PAS反应不受脱钙的影响，但应避免强酸处理时间过长。网状纤维染色（银浸渍网状纤维）有助于骨肿瘤、转移至骨的肿瘤和骨髓纤维化的诊断。网状纤维染色不受脱钙试剂的影响，但氨溶液有可能使载玻片上的组织脱落，因此，有必要使用性能更强的组织切片黏合剂。

骨小管

包括石蜡切片HE染色在内的大多数染色中，脱钙骨组织的骨细胞和骨陷窝都很容易识别。在HE中很难显示出以骨陷窝为中心、呈放射状排列的微小的骨小管，但骨小管可以通过对甲酸脱钙、石蜡包埋的骨组织切片采用改良后的Holme镀银染色法来显示（Taylor et al 1993）。虽然通常用苏木素重复着染较厚的火棉胶组织切片可以看到骨小管，但后一种方法不需要火棉胶或双重包埋性能，更有利于工作人员操作。

在显示骨小管中，主要问题是要试图通过对周围骨组织的常规染色来更好地展示组织空间，因此有必要采用某种物质来填充空间，该物质在较亮或没有染色的背景上呈暗色。简单的"空气注入"法（Gatenby & Painter 1934）是采用干燥的未脱钙的骨磨片，用加热融化加拿大香脂封片以吸引空气进入到骨小管。与未着色的骨组织和香脂相比，这些骨小管看起来呈黑色线样，如果切片过薄或香脂过多，空气将被置换出来。

虽然建议采用冰冻或火棉胶切片，但苦味酸-硫素法（Schmorl 1934）取决于骨陷窝和骨小管内硫素沉淀物的沉积（图18.6）。Drury和Wallington（1980）发现，与石蜡切片相比，冰冻或火棉胶切片内很少出现骨小管收缩，染料沉淀物很容易渗透。当冰冻或火棉胶切片不是常规使用时，对于脱钙骨组织的石蜡切片采用Taylor等（1993）或Tornero等（1991）发明的染色方法，为工作人员提供了更多适用于常规石蜡工作的选择。与Schmorl方法相比，Tornero小组使用微波苦味酸-硫素方法更加准确，骨小管的染色更均匀。

在较新的文献中Schmorl建议采用0.125%的硫素水溶液，并指出碱性溶液可以加快和增强染色，即使用前在约10ml的染色溶液中加入1滴或2滴浓缩氨水。Culling（1974）指出硫素溶液的pH值至关重要，染色结果是否成功取决于氨水加入的量，建议每100ml溶液中加入1滴氨水。Drury和Wallington（1980）指出，硫素染料的批次变化大，因此有必要在不同批次硫素内调整染色溶液中氨的含量，以获得理想的染色，这样其他染料也会出现好的结果，特别是天青A。

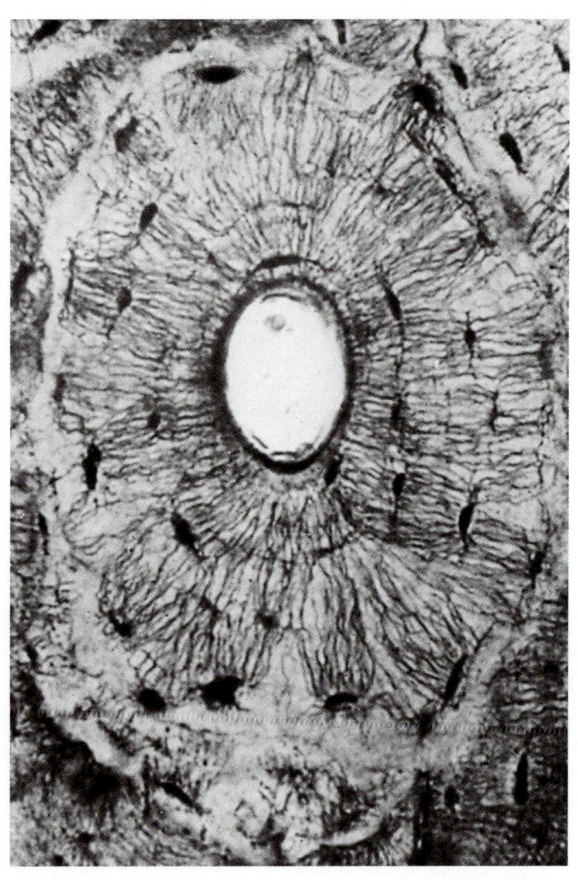

图18.6 Schmorl 苦味酸-品红染色显示骨小管。正常股骨干的火棉胶切片。

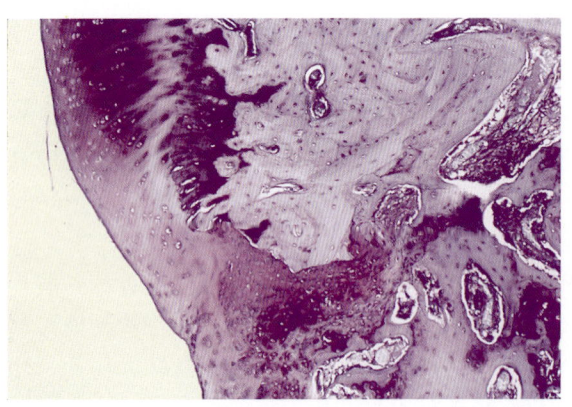

图18.5 关节软骨和骨组织的甲苯胺蓝染色。甲酸-脱钙的兔股骨。石蜡切片（放大40倍）。

Schmorl 苦味酸-硫素法（Schmorl 1934）

固定
　　除氯化汞以外的任何固定液。

脱钙
　　任何脱钙溶液。

组织切片
　　冰冻或火棉新鲜切片。

溶液
原液
　　0.25%的硫素水溶液。

工作液
　　0.125%的硫素：过滤50ml原液，用50ml蒸馏水稀释。在使用前，加入1滴或2滴浓氨水。

苦味酸饱和水溶液

方法
1. 用蒸馏水冲洗切片10分钟。
2. 用硫素溶液染色5~20分钟或更长时间。
3. 蒸馏水冲洗。
4. 将切片置于苦味酸溶液中30~60秒。
5. 蒸馏水冲洗。
6. 在70%的乙醇中分化，直到出现云样的蓝绿色便终止，5~10分钟或更长的时间。
7. 迅速脱水，二甲苯透明，用持久的封片剂封片。

结果

骨陷窝和骨小管	深棕黑色
骨基质	黄色或黄褐色
细胞	红色

注意
a. 在步骤3~6中，轻轻搅动切片。第6步尤其重要，要经常更换70%的乙醇溶液。
b. 在分化过程（步骤6）中，如果骨基质脱色，可以在进行脱水之前，将切片放回苦味酸溶液内几秒钟恢复黄色。

进行儿童骨组织染色时，用0.125%的硫素溶液取代含有磷钨或磷钼酸的苦味酸溶液的Schmorl改良方法比较适合。Culling（1974）使用改良方法，建议延长放入碱性硫素溶液的时间，然后再放入酸性溶液中处理几秒钟，随后再用稀释的氨水来固定染料。这种染色结果是在天蓝色的背景中出现蓝黑色的骨小管和骨陷窝。

免疫组织化学染色

诊断过程中，经常需要对石蜡包埋的脱钙骨组织切片（如骨髓活检、肿瘤和软骨）进行免疫组织化学染色，所用染色方法和材料与用于软组织的免疫组织化学染色方法相同。必须注意妥善固定骨组织标本，并采用短时间内对抗原损害最小的脱钙液，以防酸破坏抗原。免疫组化染色尽可能选用2μm厚的甲基丙烯酸甲酯切片，在温热的二甲苯完全清除塑胶（Hand & Church 1998）和高压锅抗原修复法后进行。但是，无法清除乙二醇甲基丙烯酸酯（GMA），后者可能会抑制足够抗体或免疫球蛋白进入到抗原位点。

矿化骨的制片

要显示骨无机盐成分及其与未矿化骨成分间关系的切片，必须采用不影响矿物质的方法进行制备，如未脱钙的骨组织切片。矿化骨必须用顶端装有碳化钨的刀片切割，并且需要特殊的、坚固的支撑物，以免组织切片有裂隙或块状崩落。石蜡和火棉胶太软，不能与骨的硬度匹配，因此需要提供坚固的固体载体来避免矿化组织切片破碎。

丙烯酸树脂和塑料已广泛应用，是未脱钙骨组织优先选择的包埋剂；它们的用途在如何检测骨组织方面发生了革命性的变化。冰冻切片可为松质骨提供一些支持，但是即使可以从软组织成分中做出诊断，骨组织自身仍然易于破坏或有一定程度的破碎。

胶带方法

在切片过程中，胶带方法或胶带转移方法已被用来维持双重包埋、未脱钙骨组织切片的完整性。两种方法都是用于切片困难的蜡块，一种用于甲基丙烯酸甲酯（Hardt 1986）包埋的未脱钙骨组织，另一种用于石蜡包埋的脱钙骨组织（Eurell & Sterchi 1994）。如果将透明的黏性包装胶带覆盖在整齐的蜡块表面，在切片过程中及切片之后，胶带会与蜡块表面始终粘连。然后将胶带-切片贴合面贴附于涂有黏合剂的载玻片上，置于热板上烘干或紧紧夹在聚乙烯板之间，放在60℃烤箱中过夜。染色过程中，胶带在二甲苯中可释放出来，使切片"转移"到载玻片上以进行接下来的染色。塑料包埋切片也可以转移到载玻片上或直接在胶带上染色。一种特殊的胶带转移系统也可用于骨组织冰冻切片。

组织块浸渍显示类骨质

该方法仅适用于未能显示类骨质的组织。在该方法中，矿化骨组织中的钙在进行脱钙和石蜡切片之前要被银盐替代。组织块浸渍技术有先天的缺陷，即组织周围或近表面部分过度浸渍，而组织深部却反应不完全。只要在完成的制片中发现这些假象，就可以看到界限清楚的红色类骨质黏合线在黑色矿化骨周边明显出现。位于深部中心的骨小梁呈苍白色，只有骨陷窝和一些黑色骨小管的轮廓。这种方法的优点是：比较容易制备出优质的石蜡切片。

骨组织脱钙前的银染（Tripp & Mackay 1972）

固定
99%的乙醇。

组织
1～2mm的骨切片。

溶液
2%硝酸银溶液。

还原剂

次磷酸钠	5g
0.1M的氢氧化钠	0.2ml
蒸馏水	100ml

5%的硫代硫酸钠溶液（无水）

脱钙剂

10%的甲酸水溶液

van Gieson苦味酸-品红（见第10章）

方法
1. 蒸馏水冲洗数次，4小时。
2. 置于2%的硝酸银溶液中避光放置48小时。
3. 蒸馏水冲洗3次，每次15～20秒。
4. 用自来水冲洗4小时。
5. 置于还原剂中48个小时。
6. 用自来水冲洗1小时。
7. 置于硫代硫酸钠溶液中24小时。
8. 用自来水冲洗1小时。
9. 放在10%的甲酸溶液中脱钙。
10. 进行石蜡包埋、切片和捞片。
11. 脱蜡，将切片置于水中。
12. 用van Gieson染料染色2分钟。
13. 脱水、透明和封片。

结果

矿化骨组织边缘	黑色
骨	棕色至黄色
类骨质	红色

注意
a. 为了观察细胞的细节，用中性福尔马林缓冲液固定、未浸渍的邻近的组织块也要进行处理。
b. 如果出现放射-不透明银沉积的骨组织，不能使用放射影像学脱钙终点测试。
c. 硝酸和盐酸可能会破坏银沉淀。
d. 只要切片在浸渍之前用蒸馏水将甲醛完全清洗干净，就可以用NBF液固定骨组织。

冰冻切片

使用现代冰冻切片机，耐心，缓慢稳定的切片速度和顶端配有碳化钨的钢刀片，就可以轻松地对皮质骨及骨小梁的环钻活检组织和皮质骨及骨小梁的Jamshidi针吸活检组织进行冰冻切片制作，这样对切片的影响较小。碳化钨刀片的刀刃比钢刀的刀刃还硬，因此在切割钙化的骨组织时不会使骨组织切片碎裂或损坏刀刃。为了能够较好地展示骨髓内细胞、肿瘤和钙化的骨组织成分，可以进行HE染色，苏木素可以使细胞核和矿化骨组织染成蓝色，伊红可以使类质骨和其他软组织染成红色。在一些骨代谢性疾病，如Paget病、肾性骨营养不良和甲状旁腺功能亢进，骨组织冰冻切片的HE染色表现为进行性改变或伴有中至重度骨软化的病态，可以快速诊断。冰冻切片还可以做其他染色，包括用于骨重塑和软骨发育模型的改良Romanowsky法（Dodds & Gowen 1994），酶和免疫组织化学染色方法。用偏振光来观察未染色切片，可以看见骨组织呈编织状和层状排列模式。

没有使用甲基丙烯酸甲酯（MMA）包埋技术的实验室人员可能会发现，骨组织的低温切片术很有价值，并且当应用MMA技术时，可以用冰冻切片对一些骨骼疾病进行快速诊断。用液氮制冷2-甲基丁烷丁醇（异戊烷）来快速或"急速"冰冻的骨标本时要小心操作，因为在极度寒冷的温度下（-120℃），有的骨头会碎裂。在骨组织表面涂4%的聚乙烯醇水溶液（PVA，水溶液，124 000MW）或采用最适切割温度复合物（OCT）包埋的骨组织，用干冰/异戊烷浴（-70℃）急速冻结骨组织，骨组织就不会碎裂。可以用己烷代替异戊烷（Dodds 1994）。简要方法如下：

1. 软木固定骨组织或用OCT在冰冻模型中包埋。
2. 用液氮（-120℃）或干冰/异戊烷（-70℃）将异戊烷冷却至"浆糊状"（融化状态），再用异戊烷小心、快速地冻结组织。
3. 骨组织放置在恒冷切片机中，温度调至-30℃～-35℃。再将冰冻的骨组织重新固定在具有最适切割温度的金属卡夹内，以便在切片过程中提供最大限度的稳定性。
4. 切片约5～7μm，将切片贴附在载玻片上，并选择性地选用固定剂固定。用95%的酒精进行后固定5分钟，去除脂肪。
5. 在Harris、Gill Ⅱ或Ⅲ液中染色1分钟或更长，或根据理想的强度进行调整。
6. 用水漂洗或泛蓝试剂来退染切片，避免使用氨水。
7. 放入1%的酒精伊红中10～30秒或根据期望强度进行调整。
8. 脱水、透明，并用持久的封片剂进行封片。

注意

a. 福尔马林固定活检标本可以冲洗，在进行冰冻和改善切片质量（冰冻保护）之前，可以将标本浸泡在4℃的15%～20%的蔗糖溶液中1～8小时，以置换出组织中的水分。
b. 新鲜冰冻切片可进行固定，冲洗，在免疫组化染色之前用10%的EDTA进行脱钙。
c. 可以在固定的或不固定的切片上进行酶染色。
d. 已有一个特殊的胶带转移系统（Cryojane；Instrumedics, MO）可应用于未脱钙骨和其他较难进行切片组织的冰冻切片中，可以让切片保持完整并黏附在有特殊聚合物涂层的载玻片上（Schiller 1999）。
e. Carazzi或其他苏木素染色可以根据工作人员的喜好来选择不同的染色强度。

塑料包埋

当包埋剂与骨的硬度匹配时可以切出完整的组织切片，这种矿化骨的组织切片最适于研究，可以用于检查骨密度或矿化骨的成分缺陷与骨细胞、软骨、类骨质和其他软组织之间的关联。EM（环氧树脂）和光学显微镜塑料（GMA, MMA）的合成树脂可以达到上述效果。环氧树脂只适合于小骨片组织的超薄切片，因为其疏水性影响染料渗入组织。

异丁烯酸在用作切片的支持媒介之前，主要用于博物馆整体固定标本的展示。虽然Woodruff和Norris（1955）主张使用n-丁基/乙基异丁烯酸混合物，但目前甲基丙烯酸甲酯（MMA）仍是未脱钙骨组织首选的塑料包埋剂。混有聚乙二醇或邻苯二甲酸二丁酯的MMA（Boellaard & von Hirsch 1959）会变得更加柔软和富有弹性。乙二醇异丁烯酸是一种比MMA要软的塑料，应用于骨活检组织包埋时，用玻璃刀片切割会出现"梯状"骨组织切片。与脱钙骨组织的石蜡处理过程相比，矿化骨标本需要延长脱水、透明和MMA渗透的时间。

虽然有些工作人员会"清洗"单体内的聚合抑制剂（Difford 1974），但现在大多数人使用非清洗单体的方法，这种方法适合于微切或锯下的骨磨片（D. Sterchi, private communication, 1996）。

封闭自动处理器不应使用有毒的甲基丙烯酸甲酯（MMA）单体，虽然骨科实验室使用这些处理器来完成酒精和二甲苯的步骤，但是需要使用真空干燥器和真空源来手工完成MMA的渗透步骤。手工处理通常需要完成所有处理步骤。所有处理步骤中在每种溶剂内的时间取决于骨大小，小：24～30小时；中等（3～5mm）：48小时或以上；大：3～7天。通风柜和细致的化学处理过程是必须施行的保护措施，可以避免人员受到有毒MMA气体和其他化学品的伤害。

由Sterchi提出的MMA处理和包埋的程序（1996）与第29章Sterchi描述的方法相似。后者是用95%和100%的乙醇；二甲苯或（1:1）MMA单体/100%的乙醇。MMA渗透时间与处理时间相同。Sterchi的渗透混合物与第29章所述的不同，后者用100ml的单体并加入：混合物1号，仅1g的过氧化苯甲酰（BPO）；混合物2号，包括5ml邻苯二甲酸二丁酯、1g BPO和15g多聚甲基丙烯酸甲酯粉剂（996 000 MW; Aldrich, MO）；混合物3号（与混合物2号相同），但BPO为1.5g。用新鲜的3号混合剂包埋，在室温或在37℃水浴（小骨）中进行聚合，在60℃下固化组织块4～6小时，然后将组织块冰冻2小时，拿走聚丙烯容器（Sanderson 1997）。

甲基丙烯酸包埋骨组织的切片

MMA包埋的骨组织，可以用切片机进行切片或锯磨厚切片（1mm至20μm）。显微放射显影技术需要厚的骨磨片（见下文），含有金属或其他植入材料的骨和非常大的骨不能进行切片。大型滑动切片机（Polycut E; Leica, USA）上的超磨片仪可以精确磨出15～20μm的平整切片。必须小心使用超磨片和磨削下的废骨。用专为塑料工作设计的机动切片机切割薄骨切片更容易。

锯切

用虎钳夹紧组织块进行手工锯切和研磨，用钢丝锯切割出平面来，然后研磨这个平面，做出一个薄切片，以便进行染色和显微镜检查。手工做的骨磨片会较厚或厚薄不均，并可出现较深的划痕，需要进一步磨削以获得光滑的切片。这个工作很浪费时间，并且会浪费更多的标本，而且即使有足够的组织切片，还是需要经验及细心操作的锯切/磨削技术。

推荐使用专为切割冶金样品而设计的锯片，以获得一个精细、平整而薄的切片。Donath（1988a,b）专门为骨组织病理工作设计了一个微磨削系统（EXAKT Technologies, Oklahoma, USA），这个系统全部采用的是塑料包埋介质、塑料切片、专门的锯片和磨床/抛光器。带有金刚钻浸渍切割刀片的低速或高速冶金锯（Isomet, Buehler Ltd., IL, USA），可以很容易地切开带有或不带有金属种植体的骨组织块，而且做出的骨切片不需要过多打磨。这些设备可以将切片切割至100μm厚的组织，并可通过重设微米连续精密地进行切片。这些锯片用凉水来冷却切割产生的热量，同时凉水可以持续清洗刀片和去除组织块表面的骨碎片。

刀片厚度（切痕）随着刀片直径增大和每一次切割的损耗而增加，组织损耗与刀片本身的厚度基本相符（切痕损耗）。最好尽可能用直径较小、最薄的刀片。较大的组织块一般需要用更坚硬、直径较大的刀片，以便对组织块进行适当切割，虽然切痕损耗会更大，但是在切片过程中刀片不会发生扭曲。

铣刀和精密切割设备（Malvern Microslice, UK）可以使切片达到近150μm厚。锯刀切片要进行磨片和抛光才能做出理想厚度并消除划痕，而超碾磨切片不需要进一步研磨或抛光。MMA包埋平面切片需要用氰基丙烯酸酯胶粘在白色或透明塑料载玻片上（Sanderson 1997）。对于工作人员来说，使用玻璃载玻片存在一定危险，因为玻璃载玻片在磨削的压力下会粉碎。

研磨和抛光

机动冶金研磨器/抛光器非常适于完成MMA包埋骨组织切片的最后处理，可将组织块切至适合光镜观察和显微放射显影所需要的厚度。这些机器可以进行变速调整，能自动旋转基板来控制自身黏附研磨纸或抛光布，能开自来水冲洗碎片，甚至在研磨过程中能用特殊的适配器来持拿标本。划痕可以经由粗砂纸到细砂纸研磨来去除（360、400和600磨粒），为达到镜面样的光滑面，再用一种1μm的氧化铝水溶液进行抛光处理。在显微放射照相和染色切片的表面，残留的细小划痕会导致不好的图像。指针式测径仪可以在整个研磨过程中检测切片的厚度。手工磨片虽然价格便宜、简单，在制作过程中可以制作出充足的切片，但自动磨片机有快速制作平整切片的优势。未包埋的皮质骨没有塑料支撑，在粗糙玻璃板上进行手工研磨时会导致骨断裂，将细小的骨小梁、细胞和软组织研磨掉而没有完全去除划痕。

未脱钙骨组织的切片

自动切片机（Leica 2165, Leica USA, or Olympus Cut 4060E, Triangle Biomedical Systems, NC）和一个D剖面顶端配有碳化钨的钢刀片进行切片，MMA和GMA均可。碳化钨刀片可以避免骨组织切片出现使用玻璃刀之后产生的那种"梯带状"改变。大组织块需要使用较大的、带有特殊碳化钨刀片的滑动电动切片机进行切片（Leica Polycut E or S）。

甲基丙烯酸甲酯包埋的骨组织染色

甲基丙烯酸甲酯包埋的骨切片可以采用两种染色方法，这取决于所提供的切片类型。5～10μm厚的切片经软化或清除塑料后，贴在涂有胶粘剂的载玻片上进行染色。由于组织切片的脱失是常见问题，切片可以通过游离漂浮于器皿中或贴附在胶带上进行染色。超碾磨片或骨磨片20~200μm厚，黏在塑料载玻片上可以被"表面"染色，这是观察矿化骨及其组成部分的一个有效的独特方法。

未染色的薄切片在偏振光下观察，可以显示骨组织的胶原形态。MMA骨组织切片有许多染色方法，包括必须从矿化成分中鉴别出类质骨的方法。显微放射照相术评估可以在100μm厚的切片上进行，然后对同一切片进行表面染色，并用显微镜检查和评估两种方法的相关性。MMA切片采用石蜡染色方法效果并不理想，要想达到较好的染色结果，可以延长染色时间或去除塑料（"去塑"）或用溶剂软化（"侵蚀"），以便染料渗透。

钙的染色最重要，包括苏木素、搔洛铬花青和von Kossa硝酸银染色法。三色染色法用苏木素和纤维染色使钙化骨着色，细胞质染色使类骨质着色，从而将它们区别开来。因此Masson三色法可使骨组织染成蓝色，类骨质染成红色。Goldner（1937）制订出了该方法的修改方案，可以将破骨细胞、成骨细胞和骨髓或肿瘤中的细胞显示得更加清晰。一些工作人员认为，修改的MacNeal四色法和Movat五色法在鉴别类骨质和矿化骨方面有更优越的染色结果（Schenk et al 1984）。

pH范围为7~9之间的各种甲苯胺蓝方法通常专门用来着染骨小梁矿化锋面、软骨和其他骨组织成分。

骨的四环素荧光检测可以在任何未染色切片或进行Villanueva矿化骨染色（Sanderson 1997）的切片上进行。

20~200μm厚的抛光骨MMA切片的表面染色方法是将切片固定在白色塑料载玻片上，这样有利于观察尺寸过大或含有金属植入物的骨切片。这个染色技术可为观察细胞细节提供十分清晰的图像，通常用于研究骨组织与金属植入物的接触面。表面染色需先轻柔地脱去裸露骨组织表面的钙（酸"侵蚀"），可将骨组织浸在1%的甲酸中1分钟来清除表面几微米的钙层，这样可以让染料更好地渗透到骨中，从而提高骨的染色效果。MMA具有较强的疏水性，实际上只有某些低分子量的染料才能渗透MMA，在加热或碱性染料溶液（pH为7~9）的帮助下，MMA才可适用于软组织成分的染色。用于表面染色的方法包括亚甲蓝-碱性品红、高锰酸钾-氧化亚甲蓝（Sanderson快速骨染色法，Surgipath, USA）、修订的MacNeal四色法（Schenk et al 1984）和磷酸盐缓冲液（pH为7~8）中0.75%的甲苯胺蓝（Eurell & Sterchi 1994）。这些方法可以清晰地着染钙化骨及其成分，包括类骨质、钙化前缘、骨陷窝、骨小管、骨单位、破骨细胞、成骨细胞、骨髓细胞、胶原蛋白和其他软组织，这些组织呈不同的黑色至淡蓝色或蓝绿色色度；软骨呈深紫色至淡紫色。在这些方法中，碱性品红、浅绿色和van Gieson用作复染剂。

染色后的封片处理

脱塑料后的染色切片进行封片的方法与石蜡切片相同，都需经过酒精脱水、二甲苯透明，并用合成的封片剂进行封片。自由浮动的切片往往容易出现皱褶，但可以在透明过程中用刷子展平，或在平滑的滤纸之间碾压平整，然后用合成树脂进行封片，借助盖玻片的重量压放在树脂表面，待树脂变干后就可封片。坚固的夹紧装置可以简单地保持组织切片平整，但在贮存期间容易导致封片剂回缩。用松油醇进行切片透明，用萜烯类化合物来封片，没有合成树脂那么坚硬，因此会导致封片的不稳固。

MMA包埋切片的表面染色也要经过脱水、透明和封片过程。甲基丙烯酸甲酯可被酒精软化，可溶于二甲苯和其他封片剂中。使用这些溶剂会导致组织切片内部及周围的塑料开裂。如果想观察表面染色的切片，需在干燥切片表面盖上盖玻片，并用显微镜上最亮的光线进行观察。浸油可以用来对这些切片进行封片，但只是暂时的，时间长了会在切片上留下油渍。

MMA包埋组织的HE染色

怀疑骨软化症时，可以用这种方法来鉴别矿化骨和类骨质，其中细胞核和其他软组织染色方法与脱钙骨的石蜡切片相同。

HE（Wallington 1972）

试剂
1%的Cole苏木素溶液（见第9章）。

方法

1. 用二甲苯去除组织切片内的塑料，将切片放入蒸馏水中水化。
2. 用刚过滤的Cole苏木素溶液染色60分钟，不时地搅拌。
3. 用碱性自来水洗涤。
4. 用伊红溶液染色30分钟。
5. 自来水冲洗。
6. 脱水、透明和封片。

结果

类质骨	粉红色
钙化骨	紫褐色
细胞核	蓝色

搔洛铬花青

搔洛铬花青染色方法可以区别类骨质和新生骨及老化骨（图18.7）。与含1%的搔洛铬花青R的2%的醋酸溶液（Matrajt & Hioco 1966）相比，下面的方法可提供更强、更灵敏的染色（Matrajt & Hioco 1966），但程序基本相同。

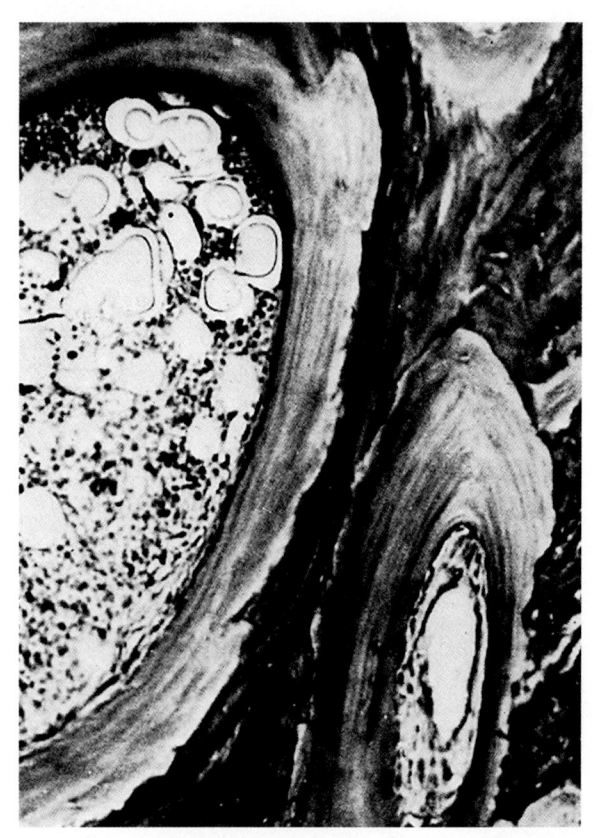

图18.7 搔洛铬花青法显示类骨质和矿化骨。骨软化症患者的髂骨嵴活检，经甲基丙烯酸甲酯包埋的未脱钙骨组织切片。

搔洛铬花青染色（Hyman & Poulding 1961）

溶液

搔洛铬花青R	1g
浓硫酸	2.5ml

充分混合染料，直至染料完全与浓硫酸融合成"泥"状。加入500ml的0.5%的铁矾水溶液（铁硫酸铵）。混合并过滤。

方法

1. 用二甲苯去除组织切片内的塑料，将切片放入蒸馏水中水化。
2. 用搔洛铬花青溶液染色60分钟。
3. 在显微镜下用温热（30℃）碱性自来水进行分化，直到看见矿化区出现蓝色和其他区域变成浅红色。过度分化会导致所有区域都成蓝色。
4. 脱水、透明和封片。

结果

矿化骨	淡蓝色
钙化前缘	深蓝色
类质骨	浅红色-橙色
大量的类质骨	浅红色-橙色伴有淡蓝色和橙色条带
细胞核	蓝色

骨矿物质的染色

经典的von Kossa（1901）银染方法可用来染骨组织中的无机成分（磷酸钙），含有钙盐的成分出现黑色银沉淀，而类质骨为阴性。类质骨可用van Gieson液或番红O进行复染（图18.8和18.9）。这种方法也可用于骨磨片的表面染色，但是不需要酸的"侵蚀"作用来去除钙质。

矿化骨的制片 305

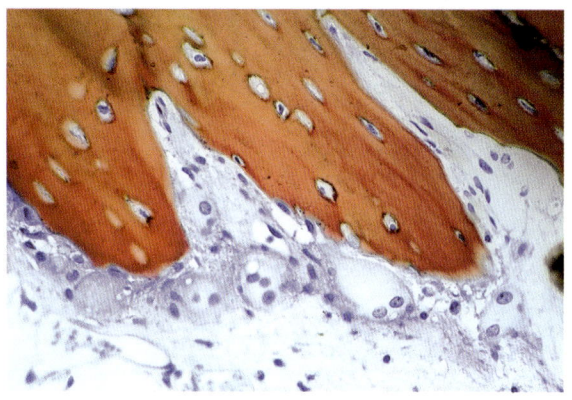

图18.9 犬骨表面染色。用van Gieson复染的快速骨染色。骨（红色），骨细胞和破骨巨细胞（蓝色）。甲基丙烯酸甲酯包埋的未脱钙骨组织磨片（放大40倍）。

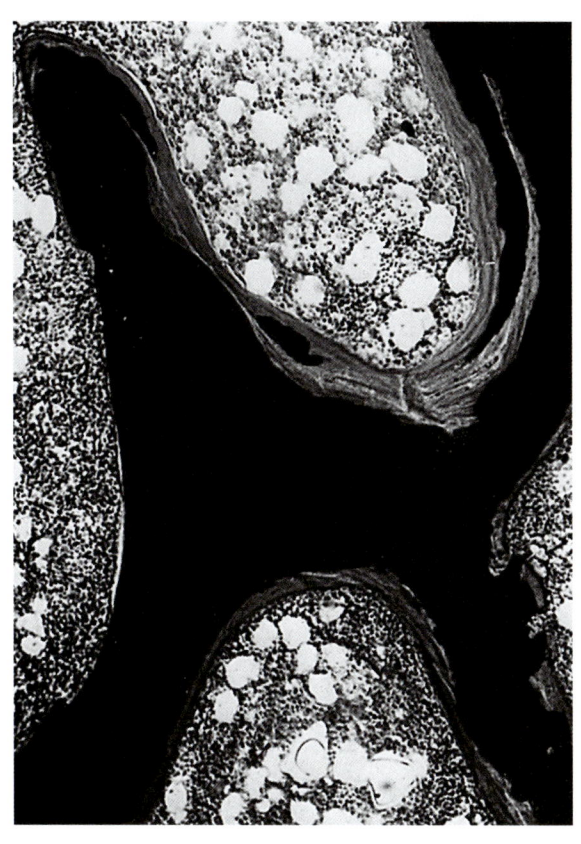

图18.8 用番红O复染的von Kossa银沉积法，显示类骨质阴性。骨软化症患者的髂骨嵴活检，经甲基丙烯酸甲酯包埋的未脱钙骨组织切片。骨磨片。

结果

矿化骨　　　　　　　　　　　　　　　　　　　　黑色
类质骨　　　　　　　　　　　　　　　　　　　　红色

注意

a. 采用太阳光的长波长紫外线或石英卤素的显微镜灯比用钨丝电灯泡更优越，可以加快反应。
b. van Gieson苦味酸-品红复染可能会受类骨质双折射的干扰。

von Kossa法（modified von Kossa 1901）

溶液

1%的硝酸银溶液
2.5%的硫代硫酸钠
1%的番红O或van Gieson 苦味酸-品红

方法

1. 用二甲苯去除组织切片内的塑料，将切片放入蒸馏水中水化。
2. 放入硝酸银溶液中，强光照射10～60分钟，并观察矿化骨由深褐色变成黑色，这说明反应完成。
3. 蒸馏水冲洗3次。
4. 放在硫代硫酸钠溶液中5分钟。
5. 用蒸馏水充分冲洗。
6. 按需要进行复染。
7. 脱水、透明和封片。

Goldner三色法

在代谢性疾病（如Paget病、肾性骨营养不良和甲状旁腺功能亢进）的研究方面，这种染色技术比von Kossa染色法更有价值，因为细胞染色效果更好。很容易评估成骨细胞和破骨细胞的活性，对于诊断和通过反复骨活检来评价这些疾病的治疗效果来说，是一个重要因素。另外一个优点是在骨髓中很容易认出转移性肿瘤细胞。

溶液

Weigert铁苏木素（见第9章）
丽春红-品红-偶氮焰红染料储存液
丽春红二甲基苯胺溶液
丽春红二甲基苯胺　　　　　　　　　　　　　0.75g

酸性品红	0.25g
醋酸	1ml
混匀后加入蒸馏水至	100ml

偶氮焰红染料溶液

偶氮焰红染料	0.5g
醋酸	0.6 ml
混匀后加入蒸馏水至	100ml

最后工作染色溶液

丽春红-品红溶液	5~10ml
偶氮焰红染料	2ml
0.2%的醋酸溶液	88ml

品绿溶液

品绿	1g
醋酸	1ml
混匀后加入蒸馏水至	500ml

磷钼酸橙黄G溶液

磷钼酸	3g
橙黄G	2g

溶于500ml的蒸馏水中,加入麝香草酚结晶。

方法

1. 用二甲苯来去除组织切片内的塑料,将切片放入蒸馏水中水化。
2. 将切片置于碱性乙醇溶液(80%的乙醇90ml和25%氨水10ml)1小时。
3. 水冲洗15分钟。
4. 用Weigert铁苏木素染色1小时。
5. 自来水冲洗10分钟。
6. 蒸馏水冲洗5分钟。
7. 用最终的丽春红-品红-偶氮焰红染料溶液染色5分钟。
8. 用1%的醋酸冲洗15秒。
9. 磷钼酸橙黄G溶液染色20分钟。
10. 用1%的醋酸冲洗15秒。
11. 用品绿溶液染色5分钟。
12. 1%的醋酸冲洗3次。
13. 蒸馏水冲洗,吸干和封片。

结果

矿化骨	绿色
类质骨	橙色-红色
细胞核	蓝色-灰色
软骨	紫色

铝的显示

因慢性肾衰竭接受血液透析的患者骨头内的矿化位点可能会出现铝沉积,导致出现软骨病样模式。铝既可以通过铝试剂也可以通过搔洛铬天青方法来显示,而且后者被认为是最可靠的。这两个较新的方法弃用游离漂浮切片的染色(见下面的方法),而采用黏附在玻璃载玻片上的组织切片。一个是改良的酸性搔洛铬天青染色方法,适用于GMA包埋的骨组织切片(Huffer et al 1996),另一个是用于研究尿毒症的骨的铝方法(Maloney et al 1982),适用于用NBF固定(而不是无水乙醇)和MMA包埋的骨组织。

检测骨活检标本中铝成分的铬天青色苯胺法 (modified from Denton et al 1984)

切片
用MMA包埋的未脱钙骨组织。

溶液

储存液

1%的铬天青色苯胺水溶液(CI 143830),静置较长一段时间。

工作液

用25%的醋酸对1%的铬天青色苯胺储存溶液进行pH调整,使pH达到5。形成一种染色所需的重要沉淀物,不需过滤溶液。在使用前立即配制工作液,使用后丢弃。

方法

1. 将自由浮动的MMA切片放于蒸馏水中。使用小型培养皿盛溶液,用于游离漂浮组织切片的全程染色。
2. 室温下,用工作液(pH为5.0)对切片染色18小时或过夜。
3. 用蒸馏水轻轻冲洗20~30秒。
4. 用1%的中性红复染。
5. 蒸馏水冲洗。
6. 吸干并放在烘箱中过夜。
7. 用合成封片剂封片。

结果

铝	深蓝色-紫色
细胞核和背景	红色色调

铝试剂法染色（after Irwin 1955）

固定
用无水乙醇固定骨。

切片
MMA，自由浮动切片。

溶液

缓冲溶液

5M的氯化铵	60ml
5M的醋酸铵	60ml
6M的盐酸	10ml

混匀，并校正pH值（应接近5.2）。

工作染色溶液

金精三羧酸（"铝"）	2g
上述缓冲溶液	100ml

用几毫升的缓冲液溶解铝，并用剩余的缓冲液将总量加至100ml。加热至60℃，使用前先过滤。

分化溶液

上述缓冲溶液	50ml
1.6M的碳酸铵	22ml

调整pH值至7.2左右。

方法

1. 将切片放入水中。
2. 在60℃条件下染色5~10分钟，使用新鲜过滤的染色剂，预热至60℃（见说明a和b）。
3. 蒸馏水冲洗。
4. 放于分化溶液中3~5秒。
5. 蒸馏水冲洗。
6. 用1%的亚甲蓝水溶液复染1分钟。
7. 蒸馏水冲洗。
8. 用酒精脱水，并用合成树脂封片。

结果

铝沉积点	鲜红色
背景	蓝色

注意

a. 用MMA和其他丙烯酸树脂包埋的切片，如LR White，在60℃溶液中可能会与载玻片分离。
b. 自由浮动的MMA切片在60℃溶液中易起皱褶，建议准备多张切片并细心处理。

显微放射造影术

显微放射造影术具有高分辨率，对薄骨磨片的X线细节接触可对骨矿物质密度和分布进行评估。高密度、高矿化区域几乎表现为白色，因为仅有少量X射线穿透，但在密度较低、非矿化区域在胶片黑色背景中表现为淡黄色-灰色-黑色逐渐变化的色调（图18.10）。

虽然显微放射造影术与精细标本放射影像方法类似，但显微放射造影术的要求更严格：一个相当强大的、可控源的"软"X射线（低电压），在操作中，整个切片厚度和高分辨率胶片或摄影板都是必不可少的。

首选平整的、用MMA包埋的矿化骨切片，70~130μm厚，没有碎片和划痕。厚的切片会出现模糊图像，而更薄的切片则会传输过多的X射线。切片必须与胶片密切接触，并且要在控制条件下进行洗

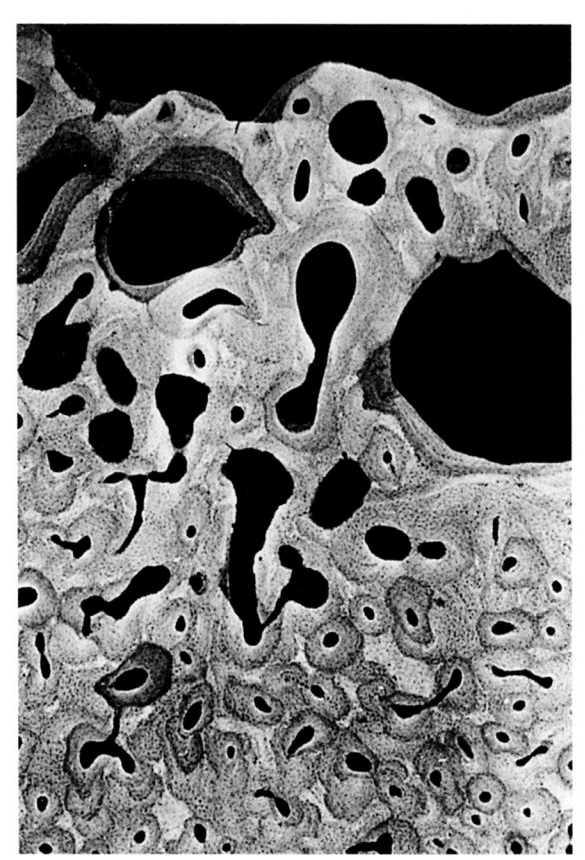

图18.10 正常股骨干的显微放射造影显示矿化成分的不同密度。最亮的区域提示为矿物沉积最严重。

片，以便更好地进行比较工作。

显微放射造影术曾用过X射线晶体单元，虽然不是所谓显微放射造影术，但通过BSEM或散射电子成像扫描电子显微镜可以得到更高的分辨率（Bloebaum et al 1990）。这种X射线单元检测系统可产生令人满意的结果，而且Dunn等（1974）描述的标准程序采用的就是这种单元，即20kV，胶片至放射源的距离为20cm（FTSD），用5cm×5cm的柯达玻璃高分辨率底片75分钟，1A型。不幸的是，适合显微放射造影术的照相底片和胶片经常不连续。工作人员应该找到一种2000线/毫米以上分辨率的替代胶片，而且要具有高对比度、细颗粒乳剂以及帮助减少曝光时间的性能（Boivin & Baud 1984）。一些工作人员成功使用了用于乳腺造影法的胶片（Kodak MIN R 2000; Kodak, Rochester NY），即在更高电压、更长FTSD条件下缩短曝光时间（L. Jenkins, personal communication, 2000）。借鉴上述例子，工作人员应该具备适应任何新胶片或照相底片所需进行调整的能力。

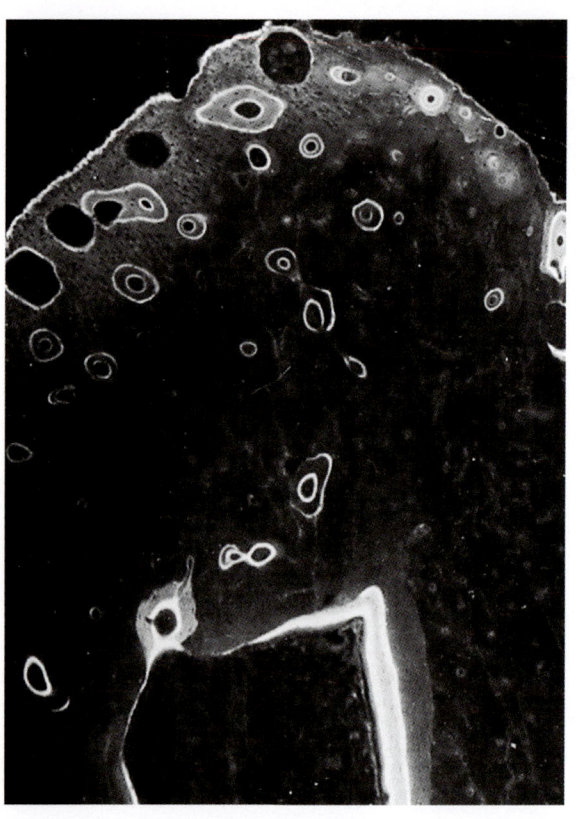

图18.11 四环素标记的大鼠尺骨。给药2次，间期为4周，7天后大鼠进行安乐死处理。酒精固定，矿化，甲基丙烯酸甲酯包埋切片，400nm波长的紫外线照射。

检测系统中使用乳腺X线片的显微放射造影术的例子（L. Jenkins, personal communicaton, 2000）

骨组织切片厚约100μm，在真空储片夹内与胶片紧密地压紧。

柯达MIN R 2000钼靶X线片。

胶片与放射源距离（FTSD）50cm（最低架水平）。

55kV的管。

管内电流为3mA。

曝光时间大约是5秒。

曝光后，乳腺X线片或底片必须遵照制造商的说明书进行冲洗，采用适合这些产物的特定溶液和温度，然后晾干切片。晾干的切片切割成适合较大载玻片的大小，用较大的盖玻片进行封片，边缘用胶带固定。照相底片上曝光的区域采用盖玻片及Eukitt或等效介质进行封片。最好在黑屋子里用10倍目镜观察切片。

骨组织内的矿物质沉积处（Milch et al 1957, 1958），并且在这些区域提供有效的骨形成体内追踪剂。药物在骨或牙齿新矿化位置快速定位，在紫外光下表现为一条明亮的荧光线。在已知的间期内，给予患者两个或更多的药物剂量可以评估骨重建的速率（Frost 1983a）。测量平行吸收线之间的距离，可以提示每次用药间期内沉积的骨量（图18.11）。为了保留四环素标记，矿化骨要固定在70%的乙醇或酒精福尔马林中，MMA包埋，切片，未染色进行封片，并用360～400nm波长的紫外线光镜进行观察。经过紫外线评估后，切片可以用甲苯胺蓝染色以进一步镜检。

骨组织形态计量学

形态计量学的一般原则和方法在本书第31章列出，本章节则简单地介绍一些评估骨功能紊乱的技术

荧光标记

四环素类抗生素与钙可形成荧光络合物，定位在

应用，尤其是代谢性骨病（MBD）。

含有骨小梁的正常骨组织会经历反复的重塑或破骨细胞的再吸收和成骨细胞形成的过程。在疾病状态下，重塑过程受到扰乱，可影响骨的这些动态过程中的一个或多个过程。

骨小梁、类质骨、吸收和沉积（并置）的相对数量可以通过显微镜对组织切片的主观观察来评估。变化明显时，这个方法就足够了，细微的变化则可能需要精确的测量方法来检测。代谢性骨病在进行活检前，在特定时间内给予四环素来帮助确定骨组织中活性矿化成分的数量（见图18.11），然后再进行髂骨嵴活检并进行MMA包埋。简而言之，骨组织形态计量学可用于检测和评估疾病的严重程度或代谢性骨病的治疗效果，如绝经后骨质疏松症。Recker（1990）列举了八种进行骨活检适应证的代谢性骨病，尽管预计会随着知识更新和代谢性骨病的治疗而不断扩展。

组织形态计量学分析可以采用人工、半自动化或自动化方法进行。人工方法包括一个含有目镜刻度的标准显微镜、数字化表格（图像显示）、图像存储器和用于数据存储和输出的计算机。现在带有摄像机的现代自动化计算机图像分析系统、含有网格面积计算的屏幕和专为骨组织工作而设计的软件的应用日益增多，以减少所需的测量时间和最终结果的计算。

Parfitt（1988）总结了一个有关术语、符号和骨组织形态计量学单位的标准化通用系统，并建议工作人员熟悉和使用这一系统。这是一个主要涉及测量体积、表面、厚度、矿化率、生成率等术语的名单。基本测量局限于骨小梁和以下几项：

a) 骨小梁容积和表面
b) 侵蚀（吸收）表面
c) 类质骨表面
d) 矿化骨表面
e) 类质骨厚度
f) 壁厚（形成位置的新骨层厚度）
g) 矿化沉积率（钙化率）（Recker 1983）。

计算收集到的数据（Parfitt et al 1987）其结果与各种疾病密切相关。第31章介绍了如何将测量面积与容积测量在数值上等同起来。这些值的一些计算方法如下所示：

$$骨体积（\%）= \frac{骨小梁面积}{骨小梁和骨髓腔的面积}$$

$$类骨质体积（\%）= \frac{类骨质面积}{骨小梁和骨髓腔的面积}$$

$$类骨质表面积（\%）= \frac{类骨质覆盖骨小梁表面的长度}{骨小梁表面的总长度}$$

$$类骨质指数（\%）= \frac{类骨质体积}{类骨质表面积}$$

$$表面吸收率（\%）= \frac{类骨质覆盖骨小梁表面的长度}{骨小梁表面的总长度}$$

Frost还描述了许多用于骨动力学的其他参数（1983b）。

不同年龄的正常男性和正常女性组织形态计量值，以及年龄和性别匹配的各种疾病与对照组对应的组织形态计量值，已经发布并已推荐用作参考指南（Melsen et al 1983）。关键是要认识到，骨组织形态计量学的技术陷阱；这些在Recker的书中都已有详细讨论（1983）。其中一个例子是有关一种严重疾病的病理活检，如Paget病，即使是在同一块骨中，发病部位不同，病变表现也不同。重要的是，每个实验室都要建立一套自己的正常值，而且还要有详细的标准操作规范（SOP）：样品制备、染色技术和用于骨组织形态计量的显微镜。如果没有采用标准化的染色或放大倍数，同一活检采用不同的测量方法，也可能会出现不同数值。即使已解决骨表面的细小皱褶问题，必须使用标准化的放大倍数评估表面数值，否则随着放大倍数的增加，会产生更高的数值。对骨组织形态计量学的详细讨论可参考《骨组织形态计量学：技术与解释》（Recker 1983），骨组织形态计量学的国际研讨会纪要（Jee & Parfitt 1980），以及Revell的一篇有价值的综述（1986）。

牙齿

同骨骼一样，牙齿的大部分区域主要由矿化胶原构成，其主体牙冠和牙根主要由大量的牙本质构成。牙本质由高度矿化的胶原带构成，其间又有牙小管

（类似于骨组织中的骨小管）贯穿。后者穿过位于中央腔的成齿质细胞达到牙本质外表面。与骨组织骨细胞相比，牙齿内没有细胞。牙冠的牙本质表面覆盖一层牙釉质，这是人体内最硬的一种无细胞物质。牙釉质内仅含少量有机物质，主要由矿物质和少量支持性胶原组成。

牙齿的根部覆盖着一层牙骨质层，位于颚骨腔或牙周韧带构成牙槽窝内。牙周韧带由胶原纤维构成，后者植于牙骨质以及牙髓腔周围的骨组织中。

牙髓形成牙本质的中央轴，周围排列成齿质细胞，其内充满含有神经和血管的疏松结缔组织。

同骨组织一样，牙齿在进行切片之前需要进行相同的处理。固定和脱钙后，可以选用石蜡、火棉胶或MMA包埋和处理，但是MMA包埋的组织可以做出薄切片，这是研究牙齿及其相关软组织的必要条件。虽然MMA包埋和延长石蜡的处理时间可以进行牙齿或骨内的原位牙齿的研究，但火棉胶包埋的组织更有利于这项研究。MMA包埋的或未包埋的骨磨片是进行矿化成分研究所必需的。塑料包埋可以更好地保持软组织的完整性，可以避免在磨削未包埋的牙齿时出现软组织缺失的情况。Smith（1962a,b）已讨论了冰冻切片用于脱钙牙齿和神经支配示范的牙科材料的优势。

固定

牙齿应该完全固定于NBF中。成人牙齿需要固定4天，年轻人的牙齿，由于牙髓腔更加开放，可能固定24小时就够了。

脱钙

由于牙釉质具有高密度的矿物质，因此需要经过一个完整的脱钙过程，牙釉质几乎不可能保留。Brain（1966）将3mm的牙切片放在pH值为3.55的4M的醋酸钠-盐酸缓冲溶液中进行较长时间的脱钙过程（约12周）。他将牙齿切片脱钙到X线检查下牙本质和骨组织变为透明为止，此时牙釉质已变软但仍然不透光，足以用于石蜡切片。观察质硬的牙釉质、牙齿填充物或植入物采用塑料包埋的骨磨片可能是更好的选择。

如是只为一般用途，有些工作人员更喜欢用EDTA或缓冲甲酸溶液脱钙，但Smith（1962a）建议用5%的三氯乙酸脱钙液。选用其他脱钙液会受到一些因素影响，这些因素通常被认为与影响骨组织的因素相同，请参考骨组织。

追踪脱钙进展和终点测试的理想方法是放射线摄影，后者还能显示汞合金或金属充填物的存在，但不能显示一些植入性树脂材料。大的填充材料经常在脱钙过程中被去除。

处理

由于牙齿主要由致密的物质构成，石蜡、塑料、火棉胶的处理时间都应延长，具体处理方法类似于骨组织的。

切片切割和黏附

用于骨组织的切割和黏附技术也适用于牙齿（见上文）。

染色

适用于脱钙或未脱钙骨组织和软组织的染色方法也可用于牙齿。

HE	一般或诊断工作
三色法	牙周韧带内的胶原纤维
van Gieson法	牙周韧带内的胶原纤维
Picro-thionin	牙小管
"空气注射"	牙小管
银浸渍	牙髓内的神经纤维
苏丹黑	脂肪和髓鞘
显微造影术	矿物质密度

参考文献

Bloebaum R.D., Bachus K.N., Boyce, T.M. (1990) Backscattered electron imaging: the role in calcified tissue and implant analysis. Journal of Biomaterial Applications 5:56–85.

Boellaard J.W., von Hirsch T. (1959) Die Herstellung histologischer Schnitte von nicht enkalkten Knochen mittles Einbettung, Methacrylsaureester. Mikroskopie 13:386.

Boivin G., Baud C.-A. (1984) Microradiographic methods for calcified tissues. In: Dickson G., ed. Methods of calcified tissue preparation. New York: Elsevier, Ch. 11, p. 403.

Brain E.B. (1966) The preparation of decalcified sections. Springfield, IL: C.C. Thomas, pp. 86–89.

Byers P.D., Smith R. (1967) New appliances: trephine for full-thickness iliac-crest biopsy. British Medical Journal 1:682.

Callis G.M., Sterchi D.L. (1998) Decalcification of bone: literature review and practical study of various decalcifying agents, methods and their effects on bone histology. Journal of Histotechnology 21(1):49–58.

Clayden E.C. (1952) A discussion on the preparation of bone sections by the paraffin wax method with special reference to the control of decalcification. Journal of Medical Laboratory Technology 10:103.

Culling C.F. (1974) Handbook of histopathological and histochemical techniques, 3rd edn. London: Butterworths, p. 65.

Denton J., Freemont A.J., Ball J. (1984) Detection and distribution of aluminium in bone. Journal of Clinical Pathology 37:136–142.

Difford J. (1974) A simplified method for the preparation of methyl methacrylate embedding medium for undecalcified bone. Medical Laboratory Technology 31:79–81.

Dodds R.A., Gowen M. (1994) The growing osteophyte: a model system for the study of human bone development and remodeling in situ. Journal of Histotechnology 17(1):37–45.

Donath K. (1988a) Preparation of histologic sections by a cutting–grinding technique for hard tissue and other material not suitable to be sectioned by routine methods, 2nd edn. Norderstedt: EXAKT-Kulzer Publication, pp. 1–16.

Donath K. (1988b) Die Trenn-Dünnschliff-Technik zur Herstellun hisologische Präparate von nicht schniebaren Geweben und Materialien. Der Präpauator 34:197–206. German report, translated and published by EXAKT-Kulzer Publication.

Drury R.A.B., Wallington E.A. (1980) Carelton's histological technique, 5th edn. London: Oxford University Press, pp. 199–220.

Dunn E.G., Bowes D.N., Rothert S.W., Greer R.B. III (1974) An inexpensive x-ray source for the microradiography of bone. Calcified Tissue Research 15:329.

Eurell J., Sterchi D.L. (1994) Microwaveable toluidine blue stain for surface staining of undecalcified bone sections. Journal of Histotechnology 17(4):357–359.

Evans N., Krajian A. (1930) A new method of decalcification. Archives of Pathology 10:447.

Fornasier V.L. (1975) Fine detail radiography in the examination of tissue. Human Pathology 6(5):623–631.

Frost H.M. (1983a) Choice of marking agent and labelling schedule. In: Recker R.R., ed. Bone histomorphometry: techniques and interpretation. Florida: CRC Press, pp. 37–52.

Frost H.M. (1983b) Bone histomorphometry: analysis of trabecular bone dynamics. In: Recker R.R., ed. Bone histomorphometry: techniques and interpretation. Florida: CRC Press, pp. 109–132.

Gatenby J.B., Painter T. (1934) In: The microtomist's Vade Mecum, 10th edn. London: Churchill, p. 427.

Goldner J. (1937) A modification of the Masson trichrome technique for routine laboratory purposes. American Journal of Clinical Pathology 20:237–243.

Gooding H., Stewart D. (1932) A comparative study of histological preparations of bone which have been treated with different combinations of fixatives and decalcifying fluids. Laboratory Journal 7:55.

Gray P. (1954) The microtomist's formulary and guide. London: Constable, pp. 256–260.

Hand N.M., Church R.J. (1998) Superheating using pressure cooking: its use and application in unmasking antigens embedded in methyl methacrylate. Journal of Histotechnology 21(3):233.

Hardt A.B. (1986) Modification of the tape transfer technique: reduced shattering and distortion of hard tissue sections. Journal of Histotechnology 13(3):125–126.

Hillemann H.H., Lee C.H. (1953) Organic chelating agents for decalcification of bone and teeth. Stain Technology 28:285.

Huffer W.E., Zhu J.M., Ruegg P. (1996) Modified acidic solochrome azurine stain for video image analysis of aluminum lines in bone biopsies. Journal of Histotechnology 19(2):115–119.

Hughesdon P.E. (1949) Two uses of uranyl nitrate. Journal of the Royal Microscopical Society 69:1.

Hyman J.M., Poulding R.H. (1961) Solochrome cyaniniron alum for rapid staining of frozen sections. Journal of Medical Laboratory Technology 18:107.

Irwin D.A. (1955) The demonstration of aluminum in human tissues. American Medical Association Archives of Industrial Health 12:218–220.

Jee W.S.S., Parfitt A.M., eds. (1980) Bone histomorphometry, 3rd International Workshop. Metabolic Bone Disease and Related Research 2(Suppl).

Kristensen H.K. (1948) An improved method of decalcification. Stain Technology 23:151.

Maloney N.A., Ott S.M., Alfrey A.C. et al. (1982) Histological quantification of aluminium in lilac bone from patients with renal failure. Journal of Laboratory and Clinical Medicine 99:206–216.

Matrajt H., Hioco D. (1966) Solochrome cyanine R as an indicator dye of bone morphology. Stain Technology 41:97.

Mawhinney W.H., Richardson E., Malcolm A.J. (1984) Control of rapid nitric acid decalcification. Journal of Clinical Pathology 37:1409–1415.

Melsen F., Mosekilde L., Kragstrup J. (1983) Metabolic bone diseases as evaluated by bone histomorphometry. In: Recker R.R., ed. Bone histomorphometry: techniques and interpretation. Florida: CRC Press, pp. 265–285.

Milch R.A., Rall D.P., Tobie J.E. (1957) Bone localization of the tetracyclines. Journal of the National Cancer Institute 19:87.

Milch R.A., Rall D.P., Tobie J.E. (1958) Fluorescence of tetracycline antibiotics in bone. Journal of Bone and Joint Surgery 40A:897.

Parfitt A.M. (1988) Bone histomorphometry: standardization of nomenclature, symbols and units (summary of proposed system). Bone 99:67–69.

Parfitt A.M., Drezner M.K., Glorieux F.H. et al. (1987) Bone histomorphometry: standardization of nomenclature, symbols, and units. Journal of Bone and Mineral Research 2:595–610.

Perenyi J. (1882) Über eine neue Erhärtungsflussigkeit.

Zoologischer Anzeiger 5:459.

Recker R.R. (1983) Bone histomorphometry: techniques and interpretation. Florida: CRC Press.

Recker R.R. (1990) Bone biopsy and histomorphometry in clinical practice. In: Clinical evaluation of bone and mineral disorders, primer on the metabolic diseases and disorder of mineral metabolism, 1st edn. Virginia: American Society for Bone and Mineral Research, William Byrd Press, pp. 101–104.

Revell P. (1986) Quantitative methods in bone biopsy examination. In: Pathology of bone. Heidelberg: Springer.

Rosen A.D. (1981) End-point determination in EDTA decalcification using ammonium oxalate. Stain Technology 56:48–49.

Rosenberg L. (1971) Chemical basis for the histological use of safranin O in the study of articular cartilage. Journal of Bone and Joint Surgery 53A:69–82.

Russell N.L. (1963) A rapid method for decalcification of bone for histological examination using the 'Histette'. Journal of Medical Laboratory Technology 20:299.

Sanderson C. (1997) Entering the realm of mineralized bone processing: a review of the literature and techniques. Journal of Histotechnology 20(3):259–266.

Sanderson C., Radley K., Mayton L. (1995) Ethylenediaminetetracetic acid in ammonium hydroxide for reducing decalcification time. Biotechnics and Histochemistry 70:18.

Schenk R.K., Olah A.J., Herrmann W. (1984) Preparation of calcified tissues for light microscopy. In: Dickson G., ed. Methods of calcified tissue preparation. Amsterdam: Elsevier, pp. 1–56.

Schiller B. (1999) A cost-effective system for paraffin-quality frozen sections. American Clinical Laboratory 18:8.

Schmorl G. (1934) Die Pathologisch-Histologischen Untersuchungsmethoden. Berlin: Vogel, p. 259.

Scott J.E., Dorling J. (1965) Differential staining of acid glycosaminoglycans (mucopolysaccharides) by Alcian Blue in salt solutions. Histochemie 5:221.

Smith A. (1962a) The use of frozen sections in oral histology Part I. Journal of Medical Laboratory Technology 19:26.

Smith A. (1962b) The use of frozen sections in oral histology Part II. Journal of Medical Laboratory Technology 19:89.

Steedman H.F. (1960) Section cutting in microscopy. Oxford: Blackwell.

Sterchi D.L. (1996) Kodak methylmethacrylate replacement (letter). Journal of Histotechnology 19(1):88.

Stevens A., Lowe J., Bancroft J.D. (1996) Bone. In: Bancroft J.D., Stevens A., eds. Theory and practice of histological techniques, 2nd edn. London: Churchill Livingstone, pp. 320–321.

Taylor R.L., Flechtenmacher J., Dedrick D.K. (1993) Variation of the Holmes method for histologic staining of bone canaliculi. Journal of Histotechnology 16(4):355–357.

Tornero G., Latta L.L., Godoy G. (1991) Use of microwave radiation for the histological study of bone canaliculi. Journal of Histotechnology 14(1):27–30.

Tripp E.J., Mackay E.H. (1972) Silver staining of bone prior to decalcification for quantitative determination of osteoid in sections. Stain Technology 47:129.

von Kossa J. (1901) Nachweis von Kalk. Beitrage zur pathologischen Anatomie und zur allgemeinen. Pathologie 29:163.

Wallington E.A. (1972) Histological methods for bone. London: Butterworths.

Woodruff L.A., Norris W.P. (1955) Sectioning of undecalcified bone with special reference to radiautographic applications. Stain Technology 30:174.

拓展阅读文献

Chappard D., Blouin S., Libouban H., Baslé M.F., Audran M. (2005) Microcomputed tomography of hard tissues and bone biomaterials. Microscopy and Analysis 19(3):23–25(AM).

Chevrier A., Rossomacha E., Buschmann M.D., Hoemann C.D. (2005) Optimization of histoprocessing methods to detect glycosaminoglycan, collagen Type II and collagen Type I in decalcified rabbit osteochondral sections. Journal of Histotechnology 28(3):165–175.

Dotti L.B., Paparo G.B., Clarke B.E. (1951) The use of ion exchange resin in decalcification of bone. American Journal of Clinical Pathology 21:475.

Fornasier V.L., Ho C.L. (2003) Radiological examination of calcified tissues with emphasis on bone. In: An Y.H., Martin K.L., eds. Handbook of histology methods for bone and cartilage. Totowana, NJ: Humana, pp. 531–535.

Frost H.M. (1976) Histomorphometry of trabecular bone 1. Theoretical correction of appositional rate measurements. In: Meunier P.J., ed. Bone histomorphometry, second international workshop. Toulouse: Société de la Nouvelle Imprimerie Fournie, pp. 361–370.

Mawhinney W.H., Richardson E., Malcolm A.J. (1984) Control of rapid nitric acid decalcification. Journal of Clinical Pathology 37:1409–1415.

Rittman B.R.J. (2000) Teeth and their associated tissues. Microscopy Today 00–1:18–20.

Sobel A.E., Hanok A. (1951) Rapid method for determination of ultramicro quantities of calcium and magnesium. Archives of Pathology 44:92–95.

Sudhaker Rao D. (1983) Practical approach to obtaining a bone biopsy. In: Recker R.R., ed. Bone histomorphometry: techniques and interpretation. Florida: CRC Press, pp. 3–11.

Thomas C.B., Jenkins L., Kellen J.F., Burg J.L. (2003) End-point verification of bone demineralization for tissue engineering applications. Tissue Engineered Medical Products (TEMPs), ASTM STP 1452, Picciolo, G.L.

Villanueva A.R. (1980) Bone, Part II. Basic preparation and staining in decalcified bone. In: Sheehan D.C., Hrapchak B.B., eds. Theory and practice of histotechnology. London: C.V. Mosby, pp. 96–98.

19

神经病理学技术

Scott L. Nestor 著

石岩 译　谢建兰 校

引言

经典的神经病理学很大程度上需要应用大量实验性染色技术，以证实中枢神经系统的特殊结构。虽然很多传统的染色技术仍然有用，例如，在Alzheimer病中，Bielschowsky 银染可以证明神经炎斑块和神经原纤维缠结，勒克司光蓝（the luxol fast blue）染色可证实髓磷脂，但神经病理学技术也取得了大量新进展，特别是在传统的研究实验室，已有一些更敏感、更特异的技术和标记物去鉴别、诊断病理物质，并且在一些病例中可以去评估一些有临床意义的生物学行为，尤其是在肿瘤病理学领域。这些技术大多数包含利用抗体直接对抗特殊蛋白标记物的免疫组化方法或更特异的原位杂交技术，以证实异常基因（见第26章）。

本章讨论在常规神经病理学实践中遇到的细胞和组织检查及其合适的实验室方法。首先要描述的是神经系统的主要组成部分的标记，包括肿瘤，然后是痴呆、神经变性疾病和骨骼肌肉的病理学检查。有关银浸润技术基本原则的详细讨论，读者可以参考本书第5版。

神经系统组成成分的标记

中枢神经系统的主要区域划分（CNS）是：脑（包括小脑）、脑干和脊髓。存在于这些区域之外的神经则构成外周神经系统（PNS）。神经系统内的主要细胞结构包括：

- 神经元（神经细胞）
- 少突胶质细胞（CNS）或Schwann细胞（PNS）（髓磷脂产物）
- 星形细胞（支持细胞）
- 室管膜细胞（排列在脑室和椎管）
- 小胶质细胞（单核-巨噬细胞）。

神经细胞和轴突

神经元通过跳跃传导接收并传递电信号。大多数神经元通常有三个共同元件：

- **细胞体**：是细胞的主要部分，包括细胞核
- **轴突**：一个单独的从细胞体携带信号离开的伸长的突起
- **树突**：通过同其他神经细胞连接而接收输入信号的一个或多个突起。

这些元件的形态学根据神经元各自的特异功能而不同。**运动神经元**从中枢神经系统传递信号到终器和肌肉。**感觉神经元**从专门感受器传递信号到中枢神经系统。中间神经元作为交接中心，合成数字输入信号，产生合适的输出信号。

神经元细胞体包括一个具有皱褶核膜的大细胞核、稀疏的染色质和一个明显的核仁。在细胞体中，细胞质是**尼氏颗粒**，即能够代表粗面内质网（Palay & Palade 1955）并在很多神经元中产生特异的斑点状嗜碱性表现的嗜碱性颗粒。尼氏颗粒的分布模式随着神经元疾病的不同而发生变化。如果神经元发生损害，则广泛分散在整个胞浆的尼氏颗粒将以称作"中央染色质溶解"的过程移到细胞周围。

在神经元中可以见到色素。神经元中的黑质和蓝

斑的神经元胞浆可能包含神经黑素——一种不可溶解的黑色小分子，被认为是儿茶酚胺新陈代谢的氧化产物，并且是这些神经元中可辨别的黑色或灰色的根源（Fasano et al 2006）。在神经元细胞体中经常发现脂褐素（脂色素或"老化的色素"）。这些神经元细胞存在于海马层的锥体细胞和老年人大脑中的Meynert细胞的基底细胞核内。这些颗粒是棕黄色的，可自发荧光，对抗酸染色有弱的亲和力。与神经黑素不同，脂褐素颗粒不是均质嗜银，仅仅边缘染色。偶尔，在老年人的大脑中和Alzheimer病患者的大脑中，这些颗粒在小空泡内可能会凝聚，这种情况被描述为"颗粒空泡变性"。大量脂褐素样的色素以各种各样的形式蓄积在遗传性溶酶体贮积病、Batten病、神经元蜡样脂褐素沉积症中（Bennett & Hofmann 1999）。

神经元纤维是一个用来描述蔓延于细胞浆内的原纤维的复杂网络和神经元突起的名词，银渗透着色。染色的模式归因于三种主要细胞支架成分的存在：微管[由α-微管蛋白、β-微管蛋白、微管相关蛋白（MAP）和tau蛋白构成]、神经微丝（神经元特异的中间丝）和微丝（肌动蛋白）（Matus 1987）。在明确的变性疾病中，例如在Alzheimer病中，神经原纤维在细胞体中缠绕形成，由异常磷酸化蛋白（tau蛋白）对齐到配对的螺旋丝构成（Kosik et al 1986）。

神经细胞突起有两个主要类型：轴突和树突。轴突（神经纤维）通常是单独的，起源于神经元的圆锥形突出部分（"轴丘"）。在运动神经元中，轴突可长达1米，以髓磷脂的绝缘层形式纳入鞘中（见下文）。轴突包括神经原纤维但无尼氏颗粒。树突是大量短的细胞突起，这些突起在突触处与其他神经元广泛接触呈树枝状分支。与轴突的突起相比，树突的突起可能包含尼氏颗粒。轴突末梢要么终止在细胞体，要么与另一个神经元的树突形成突触，或在一个特殊神经末梢终止，如肌肉运动终板。

神经元染色技术

神经元结构一般可以通过常规的苏木精伊红染色观察。苏木精和Van Gieson技术是一种很普及的染色，因为它们可以突出血管变化，重点是髓磷脂的染色，而且可提供清晰细胞学。用于硝酸纤维素组织的苏木精和Van Gieson技术的一个应用方法已经在本书前几版详细介绍过，这里不再介绍。

尼氏物质的染色技术

尼氏染色可以单独应用，也可以结合勒克司光蓝色髓磷脂染色应用，不是要证实尼氏物质，而是作为一种细胞染色模式以评价神经元的数量（Schchet & McCormick 1979）。尼氏颗粒可以用很多基础的染色来证实，例如中性红、亚甲基蓝、天蓝、派洛宁、硫素、甲苯胺蓝和甲基紫。染色的变异、pH和分化的时间使一些染色既可以仅突出尼氏物质，也可以包括神经元的细胞核和神经胶质。颗粒分散于胞浆和神经元的树突；对于实际工作来说，脊髓索的前角细胞具有丰富的大颗粒物质，理论上适合实施这些染色（图19.1）。Einanson（1932）用于核酸的培花青方法是一个染色进步，尤其是对通过大量染色证实石蜡组织切片中的尼氏物质有用。因为它是缓慢渐进地达到最佳染色的效果方法，因而不太会过度染色（Kellett 1963）。

酒精固定的组织染色效果较好，特别是用硫素染料，但是这个染料不能达到甲苯胺蓝染色（图19.1）或福尔马林固定组织甲基紫染色的效果。

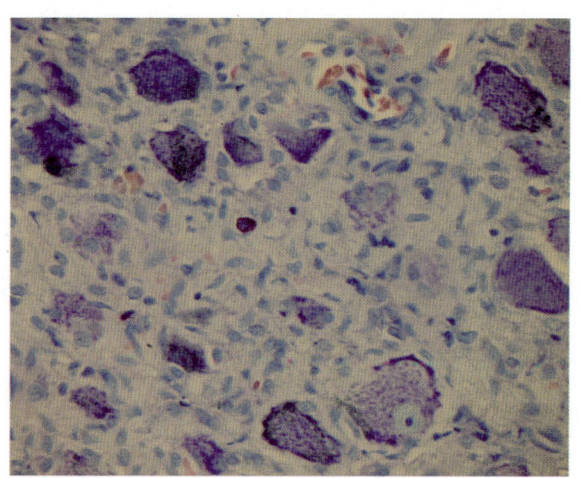

图19.1 前角细胞。注意它们的胞体大，有明显的核仁。石蜡切片，甲苯胺蓝染色。同样的效果可以通过甲基紫染色获得。

石蜡组织切片甲基紫（尼氏）染色

固定

酒精、Carnoy或中性福尔马林盐溶液。

组织切片

石蜡切片7～10μm或25μm（见注释b）。

染色剂的制备

甲基紫	0.5g
蒸馏水	100ml

分化溶液

冰醋酸	250μl
乙醇	100ml

方法

1. 将切片脱蜡，然后置入水中。
2. 用甲基紫涂片，染色10～20分钟。
3. 蒸馏水冲洗。
4. 用0.25%的乙醛分化，直到大部分染色被消除（4～8秒）。
5. 直接经过纯酒精至二甲苯，显微镜下观察。
6. 如果有必要，重复步骤4和5，重复时给予少量分化。
7. 在二甲苯中充分冲洗，用加拿大香脂或DPX封片。

结果

尼氏物质	紫黑蓝色
神经元	淡紫蓝色
细胞核	紫蓝色

注释

a. 如果只要证实尼氏物质，那么染色要用0.25%的醋酸酸化。
b. 皮质神经元密度的评估要用25μm厚的切片。

神经元的免疫组化

有几个免疫组化标记可以应用于神经元的检测。这些方法中有很多暗示神经内分泌分化的标记物，因此包括很多弥漫内分泌系统的细胞[胺前体摄取和脱羧作用（APUD）细胞]。主要的免疫组化标记物可以分成四组：

1. 神经元核蛋白。神经元相关的Hu蛋白家族（HuC、HuD和HelNl）是RNA相关蛋白质，这些蛋白质仅限于神经元细胞核，遍及轴突。这些染色可使神经元细胞核和神经内分泌组织的染色具有明显优势，并可避免细胞质和细胞支架染色（Gultekin et al 2000）解释的缺陷。另一个细胞核蛋白——NeuN——是一个神经元特异的DNA相关蛋白质，也具有作为细胞核染色的优点。NeuN在神经元分化终末阶段的起始期变得明显（Mullen et al 1992）。

2. 神经元支架蛋白质。神经微丝蛋白质是神经细胞特异的中间微丝，并且神经微丝蛋白质的抗体可识别成熟神经元细胞（Trojanowski et al 1984）。神经微丝有三种主要类型：NF70（L）、NF150（M）和NF200（H），每一种都有不同的分子量，都能被磷酸化作用修饰（Phry）（Nixon 1993）。因此有几种不同抗体可用于检测的神经微丝蛋白，可能是直接对三种分子量类型中的一个，也可能是对通过磷酸化作用翻译后修饰的变异。在神经元不同区域这些不同类型的神经微丝的分布不同，例如200-kDa磷酸化抗原决定簇局限于轴突，通常不会在核周体区域见到（Schlaepfer 1987）。这意味着一些神经微丝抗体不能识别神经元细胞体，而不仅是轴突。有很多供应商可提供具有或不具有磷酸化作用的低、中、高分子量的市售抗体。一组至少有两个不同的抗体，即一个对抗磷酸化作用和非磷酸化作用，一个对抗非磷酸化作用，可用于组织中神经微丝表达的广谱检测。因此，对于抗神经微丝抗体染色的结果要慎重解释，要注意对抗的是什么抗体。

3. 神经元特异性细胞质蛋白质。PGP9.5和神经元特异性烯醇化酶（NSE）是在神经元中高水平表达并通过市售抗血清能可靠检测出来的蛋白质的例子。然而，它们对神经元组织并不是特异的，因此，对于阳性染色的解释必须要谨慎（Ghobrian & Ross 1986; Van Eldik et al 1986; Wilson et al 1988）。它们最好是作为一组抗体中的一部分确定一个完全细胞表型。

4. 与神经分泌颗粒相关的蛋白质借助免疫组化有助于确定细胞神经内分泌分化。嗜铬素A是一种神经分泌颗粒基质的高密度核心蛋白质，其抗体可以用来识别包含高密度核心小囊泡的细胞（Nolan et al 1985）。突触素是一种在突触前膜的神经分泌小囊泡中可以见到的跨膜糖蛋白。这种蛋白质的抗体可以在正常大脑和小脑皮质的突触连接处部位、在细胞突起中和成神经细胞瘤的细胞核周体进行免疫染色（Gould et al 1986）。通常神经元细胞体仅仅是弱染色（图19.2）。它也着染转移的神经内分泌肿瘤细胞，并且是神经内分泌分化的一个有用标记（Wiedenmann et al 1988）。突触蛋白Ⅰ和突触蛋白Ⅱ是可以通过免疫组化检测的突触囊泡相关的蛋白质（Thiel 1993）。对特异递质的免疫染色在神经系统的解剖和病理方面可提供额外的信息。酪氨酸羟化酶、5-羟基色胺、生长抑素、P物质、肠道血管活性肽、甲硫氨酸脑啡肽、神经降压素和血清素的抗体在神经元起源的肿瘤中已经被识别，在组织切片中可以用于定位递质（Pearson 1983; Takahashi et al 1989）。

中枢神经系统中轴突和神经元突起的染色技术

有多种方法可以用于证实神经元中的各种特异性结构，包括轴突、树突、终结（突触结构）、树突树、树突脊、退化的轴突和结、外周神经末梢和胚胎组织。组织学上，最原始的方法是蜡块方法，可以将细胞突起和细胞体染色。Bielschowsky（1902）开创了使用初期致敏银溶液的现代方法，该溶液为诱导阶段选择物。采用了在氨银溶液中第二次浸润以加强结果，最后在福尔马林中还原。一些方法中加入了吡啶（Hortega），可能是因为它是一种脂肪溶剂，有助于渗透。加入明胶可以减少银沉淀。在染色之前用氨水冲洗切片可以减少背景染色。为了着染外周神经系统的轴突，Palmgren方法使用硝酸钾抑制网硬蛋白着色。要得到成功的结果，就要注意银染技术细节，例如清洁玻璃器皿、纯化蒸馏水。像碳酸钠、氢氧化钠和碳酸锂等储存试剂要妥善保存，但不要超过几个月。证实胚胎神经组织最好采用一些使用摄影原理的方法。例子可以在Gallyas的"显影"方法（1979）和Pearson与O'Neill方法（1946）中找到。

氨银溶液

哪一步加入氨以溶解银沉淀至关重要。通常，开始最好不断摇动并迅速加入氨，临近终点时，在加入氨之前，要一次加入少量并充分摇匀以保证完全反应。在有少量颗粒仍未溶解时停止最好。

仅包含氨和硝酸银的银溶液更容易控制。在这些溶液中，在沉淀溶解之后，加入一滴或两滴硝酸银可以吸收过量的氨。如果需要进行超额返滴，最终溶液可能不会有相同的银离子最佳浓度，可能导致一个"脏"制品。因为使用含银的氨溶液是有危险的，因此要求当天制备并尽快遗弃。

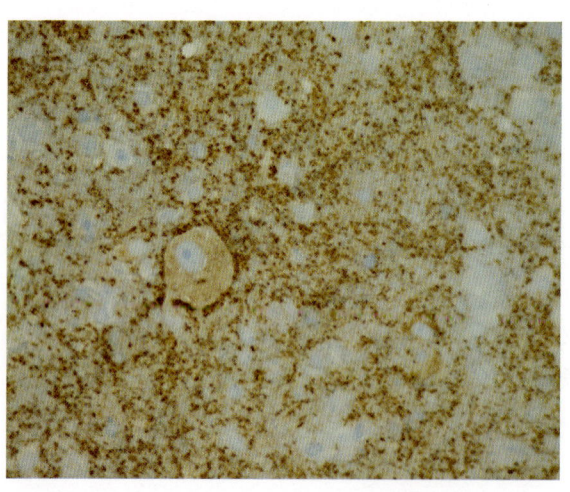

图19.2 皮层发育不良的大神经元突触素染色。注意神经纤维内的强烈染色和胞浆的弱染色。

用于神经原纤维、树突和轴突的石蜡和冰冻组织切片的改良的Bielschowsky银染色（Chan & Lowe 2002）

下面是一个改良的Bielschowsky方法，旨在证实石蜡组织切片中的神经原纤维、树突和轴突。一个可重复的方法不要求太多的专业技术。这个方法在显示中枢神经系统深部细胞核嵌入的神经元方面尤其好。要清楚地显示神经元内的纤细神经原纤维是一个很费力的工作。为了加强染色而不导致颗粒出现，在用硝酸银进行最初处理之后，要引入一种非常稀薄的连苯三酚溶液进行先驱还原的步骤。这可使渗透在进一步加强之前，银更多地聚集在神经原纤维中。Bielschowsky氨银溶液的Da Fano改良方法已经应用，因为它似乎能显示一个更清楚的神经元细胞体，使内部纤细的神经原纤维能清晰地看到。通常强烈着色的Glees、Marsland和Erikson或Palmgren制剂会显示神经原纤维，但对于这个特殊目的，它们的应用是不可靠的。

固定

福尔马林盐溶液。

切片

石蜡组织切片，7~10μm。冰冻组织切片，10~15μm。

溶液

银A

20%的硝酸银。

还原剂A（新鲜制备）

连苯三酚	100mg
福尔马林	10ml
80%的乙醇	1200ml

还原剂B（新鲜制备）

甲醛	5ml
蒸馏水	95ml

银B（新鲜制备）

将5ml的20%的硝酸银加入到200μl的40%的氢氧化钠中。加入20ml蒸馏水，充分摇匀。持续2分钟，丢弃表层混浊液。重复冲洗5~6次，然后加入20ml的蒸馏水和500μl的氨以溶解黑色沉淀物。充分摇匀，加入20μl的氨，一次一份，在每次加入之间充分摇匀直到仅剩少量黑色颗粒。用蒸馏水加至80ml备用。没有加入过量的氨是很重要的。

5%的硫代硫酸钠

0.2%的氯化金

方法

1. 将切片放入蒸馏水中。
2. 37℃湿盒里用银A涂片1~2小时。每张切片滴加1~2ml。
3. 蒸馏水冲洗2次，在还原剂A瓶中冲洗3~5分钟。有规律地搅拌。切片应该变为黄色。由于是低浓度连苯三酚，因此溶液要经常更换，也就是说每3张切片用100ml还原剂。
4. 蒸馏水冲洗3次，每次大约1分钟。
5. 放置在银B中30秒钟。避免处理时间过长，因为可能会导致沉积。
6. 用蒸馏水简单冲洗并在还原剂B瓶中冲洗切片2~5分钟。
7. 蒸馏水冲洗。显微镜下观察并重复步骤4~6，直到神经元呈现黑棕色。
8. 蒸馏水冲洗并用0.2%的氯化金上色2~3分钟。
9. 蒸馏水冲洗。
10. 5%的硫代硫酸钠固定5分钟。
11. 自来水冲洗。
12. 脱水，透明并用DPX封片。

结果

神经原纤维、树突和轴突　　　　　　　　　　　黑色

注意

要掌握渗透作用终点的判断，建议全程使用对照切片，每一个不同强度的染色都做比较。福尔马林固定的冰冻组织贴附在铬明胶载玻片上染色。

用于轴突的石蜡包埋组织的Marsland、Glees和Erikson法（Marsland et al 1954）

这个方法由于它的可信度而很受欢迎。这个方法的一些变型使用了自来水制备还原溶液。由于不同的地方水供应的溶液成分不同，这些变型的应用可能不会广泛成功。

固定

10%的福尔马林盐溶液。

切片

石蜡组织切片10~15μm。

溶液

氨银溶液

纯乙醇	20ml
20%的硝酸银	30ml

返滴加入0.88氨，直至生成的沉淀刚好溶解。再额外滴入5滴氨。

还原溶液

福尔马林	10ml
蒸馏水	100ml

方法

1. 二甲苯脱蜡。在第二缸二甲苯中冲洗。
2. 纯酒精冲洗。

3. 滴入0.5%~1.0%的火棉胶。移动载玻片倒去过量的火棉胶。从载玻片后面除去火棉胶并用70%的乙醇冲洗1~5分钟至其变硬。
4. 蒸馏水冲洗。
5. 37℃下放置在20%的硝酸银中15~60分钟。
6. 10%的福尔马林冲洗10~15秒钟。切片会由淡黄色变至棕色。
7. 晾干载玻片，不冲洗，将切片浸泡在氨银溶液中30秒钟。
8. 晾干银溶液并浸泡在10%的福尔马林中1~2分钟。显微镜下观察，如有必要，重复步骤7和8。
9. 蒸馏水冲洗。
10. 5%的硫代硫酸钠固定1~5分钟。
11. 冲洗，脱水。用纯酒精去除火棉胶。透明并用DPX封片。

结果
神经纤维　　　　　　　　　　　　暗棕黑色
背景　　　　　　　　　　　　　　明亮的棕色

注意

在银染色方法中，胶化石蜡切片是一个常规的步骤。一些工作者认为，火棉胶膜有助于阻止可能形成的各种沉淀，并在封片之前的脱水过程中可以用酒精去除。但是，这一步被认为是适当的，因为它可增大组织的基质密度，这样在步骤8主要部分晾干后可保持更多一点的银溶液，可减慢福尔马林渗透到组织切片中。这在某种程度上也扩大了反应中组织成分之间的分化率（见上面关于银渗透作用的正文）。这解释了一个事实：如果使用高浓度的火棉胶——会形成一个厚膜——其结果可能是阻止染色。如果需要，切片可以被上色。

如果染色不足，重复步骤7和8，在步骤8中使用1%的福尔马林。另外在步骤8之后，通过将10μl的氨银溶液和10ml的10%的福尔马林混合并立即浸泡载玻片，染色可以有控制地得到进一步增强。轻轻搅拌30秒钟至1分钟。这个过程可以重复数次，不影响背景着色。

外周神经系统中轴突的染色技术

对于外周神经系统，有很多效果很好的银渗透方法。这些方法经过改良后可以抑制胶原和网硬蛋白着染方法，它们不存在用于中枢神经系统方法中的问题。Bodian（Mallory 1961）法在金属铜溶液中加入了蛋白银（弱蛋白银）。当溶液中的铜通过结缔组织损害吸收时，蛋白银可渗透到轴突中。伴随着苯二酚的形成，可获得一个很好的定位。由于蛋白银溶液的成分有变化，这个技术的成功应用取决于仔细检测选择可用的弱蛋白银批次。为了充分染色，Holmes法（1943）使用包含吡啶的硼酸缓冲渗透溶液去得到恰当的pH值。用PGP9.5抗体的免疫组化染色可很好地显示轴突。用于200-kDa磷酸化神经微丝蛋白的免疫染色可很好地显示轴突。然而，在最初使用glutaldehyde固定的活检组织中，常规使用银染色可能会有更好的结果。

用于神经纤维的石蜡包埋材料的Palmgren法（Palmgren 1948）

固定
福尔马林盐溶液或Bouin固定液。

切片
石蜡或双面包埋的切片，6~10μm。切片应该用硝酸纤维素涂片。

溶液的制备
酸性福尔马林

40%的甲醛	25ml
蒸馏水	75ml
1%的硝酸	0.2ml

银溶液

硝酸银	15g
硝酸钾	10g
蒸馏水	100ml
5%的乙酸	1ml

还原剂

连苯三酚	10g
蒸馏水	450ml
纯酒精	550ml
1%的硝酸	2ml

在使用之前可以放置24小时。

调色电解液

氯化金	1g
蒸馏水	200ml
冰醋酸	0.2ml

增强剂
50%的乙醇 100ml
苯胺油 2滴

固定电解液
5%的硫代硫酸钠。

方法
1. 将组织切片放在蒸馏水中。
2. 用酸性福尔马林冲洗切片5分钟或更长。
3. 蒸馏水冲洗3次，5分钟。
4. 放置在20℃～25℃的银溶液中15分钟或35℃银溶液中4～5分钟。
5. 不用冲洗，晾干切片，加入已经加热至40℃～45℃的还原剂。轻轻摇动载玻片，加入新鲜还原剂。放置1分钟。在这一阶段，最好将烧杯放在平底锅上。
6. 50%的乙醇冲洗5～10秒钟。
7. 蒸馏水冲洗3次。显微镜下观察，如果有必要，从步骤2起重复，减少在银溶液中的时间及将还原剂的温度降低至30℃。
8. 氯化金上色直到棕黄色褪色。
9. 直接移至增强剂中15秒或更长。仅包含神经组织的切片应该在先前的2%的草酸冲洗之后进行增强。
10. 自来水冲洗。
11. 5%的硫代硫酸钠固定几秒钟。
12. 用水冲洗。
13. 脱水并用纯酒精去除硝酸纤维素。透明并封片。

结果
神经纤维 棕色或黑色

注意
a. 在步骤7之后切片可以固定在硫代硫酸钠中（步骤11），可不通过上色即封片。
b. 还原剂保存几个月。
c. 如上所述，在步骤5中，还原剂和使用的硝酸银之间的比例会大大影响制品之间的差异。

显示软组织和矿化组织的石蜡切片中神经的 Linder 法（Linder 1978）

固定
福尔马林盐溶液、福尔马林钙溶液或Brouin液。

切片
石蜡，6～10μm。矿化的组织用甲酸或EDTA脱钙。

溶液的制备
储存缓冲液
2,4,6-甲基吡啶 6.6ml
蒸馏水 450ml

用10%的硝酸将pH值调到7.2～7.4，用蒸馏水制备500ml溶液。

稀释的缓冲液
储存缓冲液 8ml
蒸馏水 92ml

氰酸银渗透溶液
蒸馏水加热至60℃ 84ml
1%的硝酸银 4ml
0.38%的氰酸钠 4ml
储存缓冲液 8ml

物理显色剂储存溶液
亚硫酸钠（$NaSO_3 \cdot 7H_2O$） 20g
四硼酸钠（$Na_2B_4O_7 \cdot 10H_2O$） 4.75g
蒸馏水 450ml

加热溶液至50℃左右，加入明胶（比利时金标志）10g。

物理显色剂工作溶液
物理显色剂储存溶液 95ml
2%的二氢奎宁 5ml
1%的硝酸银 2ml

加入硝酸银，不断地搅动。

方法
1. 脱蜡，胶化切片，放入蒸馏水中。
2. 放在稀释的缓冲液中，软组织60℃放置10～20分钟，脱钙组织在40℃～45℃过夜。
3. 直接移至银渗透溶液中；软组织60℃孵育10～30分钟，脱钙组织40℃～45℃孵育90分钟。
4. 蒸馏水冲洗几次，总时间约3分钟。
5. 25℃下将切片移入物理显色剂工作溶液中。显色的过程可以通过蒸馏水冲洗及在显微镜下检测来控制。当结果判断为最佳时，切片可以用蒸馏水冲洗、脱水、二甲苯透明，用加拿大香脂或DPX封片。

结果
有髓鞘的和无髓鞘的神经纤维 黑色
有横纹的肌纤维 棕色

注意

本技术可以在平底锅上进行。

当加入硝酸银至物理显色剂工作液中时,不断地搅动是很重要的,这样可以避免产生白色沉淀物。

氰酸钠要遵照安全规定小心处置。

退化神经纤维的染色技术

已发明了几种抑制正常轴突的染色而提高退化轴突染色的方法(Glees 1946; Nauta 1950; Nauta & Gygax 1951; Chambers et al 1956; Fink & Heimer 1967)。Eager的工作与这些技术的发展有密切关系(Eager & Barnett 1966; Eager 1970; Eager et al 1971)。这些方法当应用于追踪试验解剖学中描记研究及试验病理学中轴突和神经元研究时起到很好的效果,如同在Chan和Scholtz(1988)以及Iizuka等(1990)的例子中见到的一样。

这里给出的方法依赖于在氨银渗透作用之前对经福尔马林固定的含硝酸双氧铀的冰冻组织的处理,并且接下来是在乙醇溶液中还原。这个方法在已知退化纤维存在的时候是有用的,其中性质相似的对照材料可以用于仔细地监测此方法。然而,由于该技术不稳定,作为一种用于退化纤维的"探查染色"通常是不可靠的。组织的半薄树脂包埋的切片更适于检测不正常的外周神经系统的神经纤维。在单神经分离制备中,轴突的退化表现为线样簇集的灰色至黑色颗粒。

近来已有检测退化轴突的方法,是适用于福尔马林固定的脑组织的冰冻切片的物理显色。这种方法包括碱性羟胺预处理、乙酸冲洗、在有铁离子存在的硝酸银中渗透、柠檬酸冲洗、物理显色和乙酸冲洗(Gallyas et al 1980)。

用于退化轴突的Eager法(Eager 1970)

固定

福尔马林盐溶液。

切片

冰冻,30μm。

溶液的制备

氨银溶液

1.5%的硝酸银	40ml
95%的乙醇	24ml
氨	4ml
2.5%的氢氧化钠	3.6ml

还原剂

纯酒精	90ml
蒸馏水	810ml
1%的柠檬酸	27ml
10%的福尔马林	37ml

方法

1. 将冰冻切片放置在2%的福尔马林中。
2. 蒸馏水冲洗切片。
3. 将切片移至2.5%的硝酸双氧铀中5分钟。
4. 用蒸馏水冲洗并放入氨银中。放置直至呈棕色,3~5分钟。
5. 直接移至还原剂中,放置直至颜色发生进一步改变,2~5分钟。
6. 蒸馏水冲洗。
7. 0.5%的硫代硫酸钠固定。
8. 冲洗、脱水、透明并封片。

结果

退化的纤维	棕色至黑色
正常纤维	淡黄色

注意

可以用0.5%的磷钼酸代替硝酸双氧铀。

采用亚甲基蓝的神经纤维和末梢的重要染色

由于Coers(1952)的工作,已经开始重新关注肌肉活检的神经纤维和终板的重要染色。根据Ehrlich(1886),该技术的原理是:注入肌肉的亚甲基蓝被吸收并通过在碱性溶液中的还原试剂转化成无色基;形成的无色基通过氧化作用重新氧化成亚甲基蓝(图19.3)。对于活检组织,外科医生负责定位动力点并将染料注入已经剪断但近段仍然依附着的肌肉末梢。注射之前,用最细的针钉住从身体切除的组织片,注射10~20ml亚甲基蓝。Coers和Woolf(1959)在生理盐水中使用0.03%~0.05%的亚甲基蓝(游离锌),但

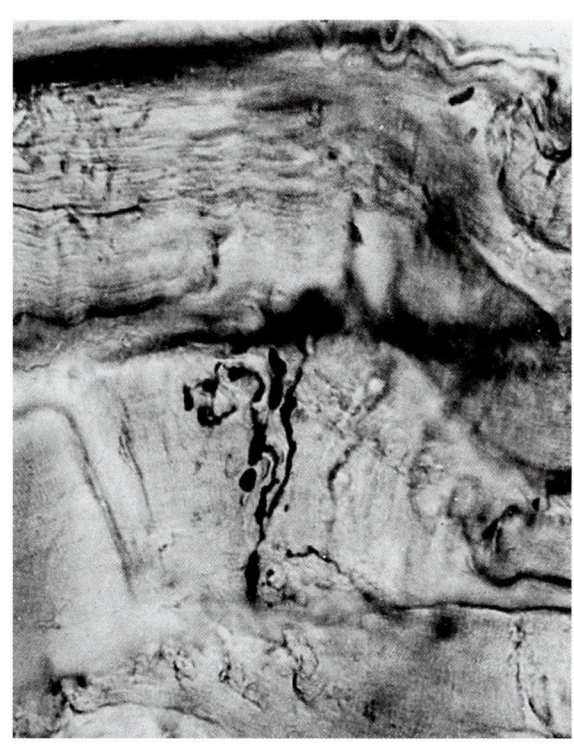

图19.3 有大量枝芽的神经纤维。用亚甲基蓝染色的冰冻组织切片。

是对于活体外的染色，亚甲基蓝的浓度通常是要提高的。

除了外周神经末梢的重要染色外，还有金属渗透方法，例如Schofield银渗透技术（cited in Drury & Wallington 1980）。免疫组化证实S-100蛋白有时通过强调这些结构周围的支持细胞来显示这些结构的框架。

神经纤维和末梢的离体活体染色

溶液的制备
亚甲基蓝溶液

医用亚甲基蓝（游离锌）	50mg
蒸馏水，无热源	100ml
氯化钠	0.85g

按照上述的顺序溶解。

钼酸铵（在4℃~6℃储存）

钼酸铵	8g
蒸馏水	100ml

方法
1. 在组织中注入亚甲基蓝，放置5~10分钟。
2. 切取组织并纵向切成条状，厚不超过3mm。
3. 将组织放在培养皿中盐溶液浸泡的Kleenex切片上。将一个大小合适的漏斗倒置在标本上，氧气以每分钟1~4L的速率通过，持续1小时。在这段时间内应该翻动组织以暴露所有的切面。
4. 将组织移至冰钼酸铵中，4℃~6℃过夜。
5. 蒸馏水冲洗几次，持续30分钟。压制切片（见下面的注释e）或新鲜制备冰冻组织切片。
6. 在10%的福尔马林中固定24小时。
7. 以50~100μm切取冰冻组织。
8. 切片在纯酒精中脱水并用二甲苯透明。

结果

神经纤维和末梢	蓝色

注意
a. 如果氧化作用不充分，神经末梢将不着色。
b. 过量的氧化作用将会导致亚细胞器着色而使图像混乱。
c. 应在氧化作用之前去除多余脂肪组织。
d. 水冒泡的氧气有助于保持标本湿润；否则必须加入盐滴以避免干燥。
e. 压制切片可以通过下面的方式进行（Bone 1972）。

在步骤5之后，将组织切开以获得细长的纤维。将它们放在滤纸上，用另一张滤纸压在其上，并在试验台上将组织整体压缩。展平组织并去掉滤纸，放在两个载玻片之间，然后放入盛有纯酒精的器皿中。在酒精中将载玻片严密地压缩在一起。最后将载玻片分开，在返回新鲜的纯酒精之前将组织吸干。组织在二甲苯中透明并用加拿大香脂或DPX封片。

Golgi组织块渗透技术

最初由Golgi发明的组织块渗透技术是人们对神经元及其突起的三维特性有了深入的了解。许多年来，这些方法除了历史意义外已不再使用，但是近年来人们发现，这些方法在评价大脑皮质中神经元的树状分支及树突脊密度的缺失方面有作用，例如在神经退行性疾病和痴呆中（Scheibel 1978；Garey et al 1998）。随着组织块的渗透，厚切片要切薄并封固。使这个有效方法无法解释的现象是：只有几个细胞被渗透，却可以显示被细胞突起环绕而无杂乱排列的神经元结构的清晰图像。单个神经元及其突起的形态学也可以通过将荧光染料注入固定的脑切片中的细胞内来证实。这个技术应用压电式控制微调器定位加样。染料是通过微量离子电渗仪进入到单个细胞（Buhl 1992）。Golgi（1873）最初的方法是用重铬酸钾硬化组织，然后将组织在硝酸银中浸泡（"慢方法"）。在后来的改良方法中（Golgi 1875），在镀银之前，用四氧化锇和重铬酸钾来硬化组织（"快速法"）。在联合方法中，Golgi最初是在重铬酸盐中固定组织，接着是在四氧化锇和重铬酸盐混合物中固定组织，然后镀银（"混合方法"）。Golgi（1879）在重铬酸盐硬化后使用氯化汞能够获得相同的结果，但是Cox方法（1891）最成功。

Moliner（1957，1958）通过在渗透溶液中加入钨酸盐修改了Golgi-Cox方法。Fox Clement等（1951）在重铬酸锌-甲酸电解液中使用福尔马林固定的组织、薄切切片及在硝酸银中浸泡。Bertram（1958）报道了一些来源的重铬酸锌的失败。Tunturi（1973）用Golgi技术在银电解之后处理了用福尔马林固定的组织，接着是在硝酸银中进行第二步渗透，最终是用10%的福尔马林再进行一次处理。因为这个修改，有髓鞘的神经元也可被染色。

这项技术应用了多种复染的方法（Turcotte & Ramon-Moliner 1965；Smyser 1973）。组织固定不充分以及长时间推迟尸检都是影响染色质量和形态结构的不利因素。该技术也曾用于塑胶切片（Kirby 1978）。最近，这一项技术采用了石蜡包埋，可以联合免疫组化染色使用。

适用于石蜡包埋的Golgi-Cox法（Pugh & Rossi 1993）

运用在这种方法时，组织切片浸入Golgi-Cox溶液后是用石蜡包埋组织。蜡块切片后，切片组织会变黑，可能需要复染。组织切片在硫代硫酸碘/硫代硫酸钠非浸透之后，Golgi蜡块还可用于其他目的。通过这个方式，常规的组织学通过Golgi-Cox方法可用于补充渗透的连续切片。渗透作用的范围和程度随蜡块的厚度和渗透持续时间而不同。

固定

见方法。

切片

不包括新鲜组织切片。

溶液的制备

Golgi-Cox固定/渗透溶液

a. 5%的氯化汞（$HgCl_2$）	20ml
b. 5%的重铬酸钾水溶液（$K_2Cr_2O_7$）	20ml
c. 5%的铬酸钾水溶液（$KCrO_4$）	20ml
d. 蒸馏水	40ml

将a和b混合。将c和d混合，然后加入到a和b的混合物中。

方法

1. 将厚度不超过5mm的新鲜组织切片放置在玻璃棉层上置入Golgi-Cox液体中，暗处20℃~25℃存放16周。
2. 组织块用1%的$K_2Cr_2O_7$冲洗，过夜。
3. 石蜡组织块按下面的程序操作：

70%的乙醇	2小时
100%的乙醇	4次×2小时更换
氯仿	3次×2小时更换
蜡（56℃）	4次×2小时更换

4. 组织切片在5~200μm之间。

黑化作用

1. 在二甲苯中脱蜡并放在水中。
2. 晾干并放置在完全饱和的氨溶液中。不超过10μm的切片放10分钟，不超过30μm的切片放15分钟，超过30μm的切片放30分钟。
3. 流动水冲洗5分钟。
4. 在15%的Amfix中浸泡脱去黑色背景（约10分钟）。
5. 流水冲洗5分钟。
6. 脱水、透明并用DPX封片。

结果

神经元和树突的部分	黑色
软膜下层中偶见的星形胶质细胞	黑色
白质中偶见的星形胶质细胞	黑色

注意

a. 要求纯氯化汞并通过煮沸溶解（危险）。
b. 在步骤6之前，薄一点的切片可以用标准的HE技术或0.1%的甲苯基紫复染。切片也可以进行联合免疫组织化学操作。
c. 黑化或去黑化的切片可以是非渗透的，允许通过如下传统方法染色：
   a) Lugol碘，5分钟。
   b) 流水冲洗，1分钟。
   c) 5%的硫代硫酸钠，5分钟。
   d) 流水冲洗，1分钟。

髓磷脂

证实髓磷脂的技术

髓磷脂是中枢和外周神经系统中沿轴突分布的有助于电子快速传导的绝缘层。在中枢神经系统，一个单独的少突胶质细胞可以支持近50个髓磷脂鞘，而在外周神经系统，多个Schwann细胞形成单个轴突所需的髓磷脂鞘，在轴突周围细胞缠绕形成近100层非常特异的细胞膜的同心层。从化学上说，髓磷脂包括特殊蛋白质、脂质和脑苷脂。组织学技术可证实正常的髓磷脂，也有证实疾病过程产生的退化髓磷脂的特殊方法（见第12章）。目前已有检测存在于髓磷脂鞘的特殊蛋白质的免疫组织化学方法和利用适当mRNA探针的原位杂交技术。然而，目前大多数临床神经病理实践中还没有常规应用这些技术。

组织学上，用于证实髓磷脂的经典方法包括组织处理后的组织媒染剂处理、苏木精染色和在高锰酸钾、草酸和硫酸钠中进行分化。通过这个与Weigert、Pal和Kultschitsky名字相关的方法可以得到极好的染色，但是在实践中这个方法是很耗时的。还有其他几个方法可以用于福尔马林固定、石蜡处理的组织，由于这些方法容易运用，它们已基本取代了原来的技术。一定的髓磷脂染色可以同尼氏染色结合起来去证实髓磷脂和神经元的位置。

Loyez的方法（1910）在4%的硫酸铁铵中使用媒染剂，接着是碳酸锂-苏木精染色和随后的分化。Weil的方法（1928）同时使用硫酸铁铵和苏木精获得了相同的结果。在这两个技术中，组织切片是逆行染色并分两个阶段进行分化。第一，4%的硫酸铁铵在游离媒染剂的溶液中可轻易去除约束性染色；第二，硼酸钠-铁氰化物溶液（Weigert分化剂）充当氧化剂并可去除非特异性约束性染色沉淀。

勒克司光蓝色是一种铜酞菁染料，可应用于石蜡处理组织的髓磷脂染色中（Kluver & Barrera 1953），并且可以同尼氏染色、PAS和苏木精方法联合应用（图19.4）。

单铬花青染色是一种简单的证实髓磷脂的快速技术，既可用于中枢神经系统，也尤其可用于外周神经系统（见第18章）。

要证实外周神经系统中有髓鞘纤维需要用显微镜进行控制，因为个别纤维在组织学评价中是非常重要的。用于正常髓磷脂的脂质组织化学技术是基于含有神经鞘磷脂，已经在第12章讨论过了，用于证实正常和退化髓磷脂的联合技术的应用见第12章。

髓磷脂的免疫细胞化学染色可以通过S-100蛋白抗体（Van Eldik et al 1986）和Leu-7（一种最初是作为一种淋巴细胞亚型的标记物来描述的）显示，但是与髓磷脂相关的糖蛋白有交叉反应（Swanson et al 1987）。通过少突胶质细胞染色证实髓磷脂的其他物质包括：半乳糖脑苷脂（Raff et al 1978），髓磷脂基础蛋白（MBP）（Sternberger et al 1977），髓磷脂相关糖蛋白（MAG），碳酸酐酶C（Ghandour et al 1980），P0、P1、P2蛋白（Mukai 1983），以及αβ

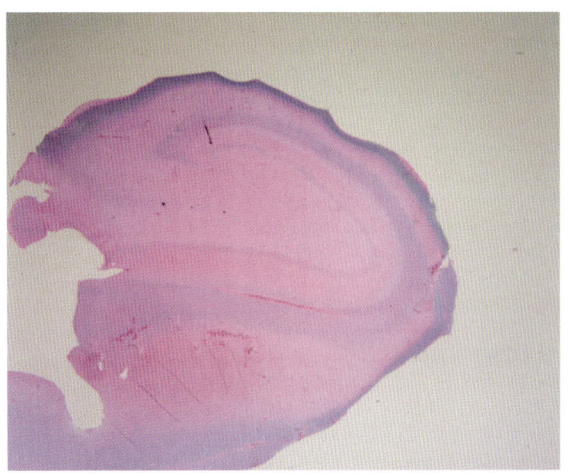

图19.4 显示髓磷脂含量区域差异的人海马显微切片。勒克司光蓝和苏木精。

晶体蛋白（Iwaki et al 1989）。这些细胞免疫化学方法中没有一种可以取代传统的髓磷脂染色；然而，S-100蛋白免疫反应的检测在识别外周神经（Schwann细胞）中形成髓磷脂的细胞来源的肿瘤是有用的（Swanson et al 1987）。此外，髓磷脂间基蛋白的证实可以应用于不成熟的脑组织，避免发生微小的、稀疏的有髓鞘结构的过度分化。一般的说，同福尔马林固定的石蜡组织相比，冰冻和glutalaldehyde固定的石蜡组织中髓磷脂结构的染色更完全。

用于髓磷脂鞘的Weil法（Weil 1928）

在这个方法中，在染色溶液中混合媒染剂和染料。

固定

含盐福尔马林或福尔马林钙。

切片

石蜡，10～15μm。冰冻，20～30μm。硝酸纤维素，20～30μm。

冰冻组织要放入酒精，然后是二甲苯，再返回到水中。

染色剂的制备

4%的硫酸铁铵水溶液	50ml

用10%的含酒精的苏木精（5ml）和蒸馏水（45ml）制成的1%的苏木精50ml。

使用之前立即将它们混合在一起。

方法

1. 蒸馏水冲洗组织切片。
2. 50℃～60℃下将组织切片放在染料中10～45分钟。
3. 自来水充分冲洗。
4. 4%的硫酸铁铵分化，时间足够长以区分灰质或退化的区域。
5. 蒸馏水充分冲洗几次。
6. 用Weigert的硼酸钠-铁氰化物溶液完成分化（见附录1）。
7. 用蒸馏水冲洗几次，然后用自来水冲洗。
8. 脱水、透明并封片。

结果

髓磷脂	黑色
背景	黄色

注释

这是一个用于冰冻组织的很好方法。由于都采用苏木精染色，要用酸性乙醇分化组织切片。

用于髓磷脂石蜡组织切片的搔洛铬花青技术（Page 1965）

固定

福尔马林盐溶液或福尔马林钙。

切片

石蜡，6～10μm。恒冷组织切片，10μm。

溶液的制备

搔洛铬花青染色溶液	0.2g
蒸馏水	96ml
10%的硫酸铁铵	4ml
浓硫酸	0.5ml

方法

1. 将组织切片放在水中。
2. 室温下染色10～20分钟。
3. 流动水冲洗。
4. 5%的硫酸铁铵分化，直至细胞核不着色。蒸馏水频繁冲洗并观察。
5. 流动水冲洗。
6. 如果需要，进行复染。
7. 脱水、透明并封片。

结果

髓磷脂鞘	蓝色

注意

a. 染色溶液要保持新鲜。
b. 硼酸钠-铁氰化物可以用来分化，但是它的活性很低。
c. 中性红、Piero-Ponceau S或van Gieson可以用来复染。

采用尼氏复染剂的髓磷脂的Kluver和Barrera勒克司光蓝染色（Kluver & Barrera 1953）

固定

福尔马林。

切片

　　石蜡，10～15μm。

溶液的制备

勒克司光蓝

勒克司光蓝	1g
甲醇（纯的）	1000ml
10%的乙酸	5ml

　　混合试剂并过滤。在使用之前，溶液储存不超过18个月。

甲苯基紫溶液

甲苯基紫	0.5g
蒸馏水	100ml

　　使用之前过滤。

甲苯基紫分化剂

酒精	100ml
冰醋酸	250μl

方法

1. 将组织放在载玻片上，放入95%的酒精中（不是水）。
2. 用勒克司光蓝溶液染色，60℃下2小时，或37℃过夜。
3. 70%的酒精冲洗。
4. 自来水冲洗。
5. 在饱和碳酸锂溶液中分化，直到灰质和白质区分开。通过使用0.05%的碳酸锂，随后用95%的酒精，控制可能相对容易。
6. 自来水冲洗。
7. 在显微镜下检查分化。如果必要，重复步骤5。
8. 用甲苯基紫溶液染色，10～20分钟。
9. 自来水冲洗。
10. 甲苯基紫分化剂分化，4～8秒。
11. 显微镜下检查分化（仅尼氏体和细胞核）。
12. 脱水、二甲苯透明并封片。

结果

髓磷脂	蓝色-绿色
细胞	紫色-粉红色

退化髓磷脂的染色方法

　　在一些脱髓鞘疾病过程中或在神经死亡后，轴突和（或）相关的髓磷脂死亡；这些退化的物质可以通过几种方法来检测：

1. 用于早期退化产物的Marchi技术（受损伤后10～15天）。
2. 用于晚期退化产物的中性脂质染色（受损伤后5～6天）（见第12章）。
3. 用于正常髓磷脂丢失的一种确定的技术染色（Weil, Kluver & Barrera）。

　　髓磷脂丢失可以发生在梗死形成、多发性硬化、5-氟尿嘧啶和左旋咪唑化疗后，以及几种中枢神经系统的原发性退化性疾病；因此，髓磷脂丢失的检测在神经病理实践中非常重要。在正常状态下，髓磷脂是亲水性的，因为其极性磷脂含量高，但是随着退化进展，髓磷脂可通过形成胆固醇酯而变为疏水性的。正常髓磷脂和退化髓磷脂都可以通过四氧化锇来染色；然而，正常髓磷脂的嗜锇性可通过采用强氧化剂预处理而阻断，利用这个现象可以通过Marchi技术检测退化髓磷脂。随着髓磷脂的丢失，退化的产物被巨噬细胞吞噬。髓磷脂的碎片在巨噬细胞胞浆中可以很明显，可以通过这些方法来证实，偶尔也可以采用常规髓磷脂染色。偶尔利用免疫组织化学标记物来确认巨噬细胞的存在也是有用的，如用HAM-56或CD68（KP-1）。利用Bielschowsky的银染色对轴突保存的评估有时对区分纯粹的脱髓鞘作用和像梗死这样的更具有破坏性的病变是有用的。

　　在福尔马林固定的冰冻组织中，中性脂质的染色，例如油红O，在髓磷脂-脂质吞噬作用过程中可以有效地证实髓磷脂的退化作用。当怀疑髓磷脂的阴性染色且实验室还没有确立Marchi方法时，这是一个寻找退化进展的有效方法。脂质联合方法已在第12章讨论过了。

显示退化髓磷脂的Marchi方法

　　通过用重铬酸钾处理有可能选择性地阻断正常髓磷脂的锇染色这个发现是Marchi技术的基础。这种方法因为使用不同氧化剂有三个变型，即Marchi技术中的重铬酸钾、Swank-Davenport技术中的铬酸钾和Busch技术中的碘酸钠。Marchi方法有形成人工产物的倾向，即所谓的"假颗粒"。Busch的方法可能过氧化而产生一个非常弱的结果。Swank-Davenport方法似乎可以得到最可靠的结果。Smith等（1956）调查了关于Marchi方法在发生病变和死亡之间的时间间隔和固定时间长短方面产生的效果。他们指出，在福尔马林中储存超过8年的标本仍然能显示清楚的阳性染色，尽管这依赖于阳性物质是在细胞内还是在细胞外。在髓磷脂退化之后，Marchi阳性物质最初是在细胞外，大约保存10周，超过这个时间之后，Marchi阳性物质被吞噬，因此就在细胞内了。Marchi技术有一些缺点，主要是四氧化锇弱的渗透能力（需要使用薄的组织块）、四氧化锇的毒性和昂贵的成本以及偶尔出现的假阳性人工产物。Smith等（1956）详细地描述了这些人工产物并指出怎么将它们与真正的退化区别；建议读者参考这篇文章。下面的方法可能会减少人工产物的出现。

人工产物的预防

1. 组织必须按最低限度拉伸或研碎的方式来处理。
2. 组织不能干燥。
3. 大组织块厚不能超过3mm。小组织块可以厚达5mm。
4. 不能让组织在Marchi溶液中重叠。组织必须平放。
5. 渗透作用必须在暗处进行。
6. 如果每天都翻动组织，渗透效果更好。
7. 在渗透之后，至少用流水冲洗组织24小时。
8. 冰冻组织比包埋的组织的人工产物少。尽量切冰冻组织，如果需要，再进行包埋。

Marchi法，Swank-Davenport修订（Swank & Davenport 1935）

固定

福尔马林盐溶液。

切片

冰冻。

渗透溶液的制备

1%的四氧化锇	20ml
1%的铬酸钾	60ml
甲醛	12ml
冰醋酸	1ml

锇具有剧毒性，必须在通风橱中使用。

方法

1. 薄切组织切片，厚3~5μm。
2. 用1%的铬酸钾冲洗组织5~10分钟。
3. 将组织移至渗透溶液中，室温下、暗处放置7~12天。
4. 流动水冲洗1~2天。
5. 冰冻组织切片，厚25~90μm。用甘油胶封片，或脱水、透明、用加拿大香脂封片，或
6. 脱水并用石蜡或硝酸纤维素包埋。

结果

退化髓磷脂——黑色（图19.5）。根据脱髓鞘作用的时间长短，反应产物可以是环形的、粗糙的、不规则的细胞外颗粒，或吞噬细胞内的细小的细胞内颗粒。

正常髓磷脂　　　　　　　　　　　　　　亮棕色

注意

在既定时间内，渗透作用的次数并不重要。

化学药品的比例是关键的，混合物的浓度不是关键的。

Poirer等（1954）指出，如渗透溶液过于浓烈，可以稀释到原始浓度的1/3。

切片可以用亮绿复染（如果是使用冰冻组织），也可以用苏丹红染料。

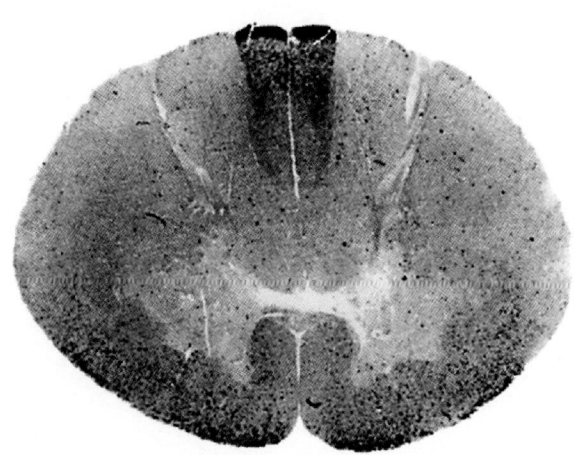

图19.5　显示颈髓早期髓磷脂退变的区域。火棉胶切片，Swank-Davenport方法染色。

支持细胞：神经胶质

神经胶质是指中枢神经系统的支持细胞，包括四种主要类型：室管膜细胞、星形胶质细胞、少突胶质细胞和小胶质细胞。

室管膜细胞的染色技术

这些细胞是排列在脑室和脊髓中央管的具有纤毛的上皮样细胞。用传统的染色（HE）可以很好地显示它们。与其他上皮样细胞不同，室管膜细胞缺乏基底膜，但有纤毛基体（生毛体），可以通过磷钨酸苏木精显示（PTAH）（Rubinstein 1972）。通过免疫过氧化物酶方法，室管膜细胞和室管膜肿瘤细胞通常表达波形蛋白、S-100和中间丝蛋白、胶质细胞原纤维酸性蛋白（GFAP）。偶尔室管膜肿瘤的腔表面可显示上皮膜抗原的免疫反应性，但不表达上皮中间丝（细胞角蛋白）。在室管膜肿瘤的分级中，通过使用增殖标记物MIB-1（Ki-67）（在细胞周期的G1、S、G2和M期表达）和核磷蛋白p53（一种细胞周期调控蛋白）来证实细胞核免疫活性是有用的，高级别的肿瘤细胞更多表达这些标记物（Rushing et al 1998）。一个相对新的技术——显色原位杂交（CISH）已经用来显示室管膜肿瘤的一些组织学分型的7号染色体的多体性（Santi et al 2005）。与荧光原位杂交技术（FISH）不同，这个技术不要求使用荧光显微镜来观察异常。

星形胶质细胞的染色技术

星形胶质细胞是多突起的"星状"细胞。在正常组织中，这种形态只有通过特殊染色才能看到，因为在HE染色的切片通常只能看见细胞核呈椭圆形、空泡状、有小的染色质颗粒。现在已有几种用于星形胶质细胞的染色技术。通过金渗透染色（如Cajal的金纯化物）可以识别两种星形胶质细胞：纤维型和原生质型。纤维型星形胶质细胞主要在白质中，其在染色之后具有包含金属渗透性纤维的细长突起的小细胞体。原生质型星形胶质细胞比纤维型星形胶质细胞具有更常见的较短和较厚的突起。它们的突起内也缺乏纤维。一些星形胶质细胞突起的末梢终止在小血管壁周围，作为特异的足突形成血脑屏障的一部分。特异的星形胶质细胞被命名为"Bergmann星形细胞"，存在于小脑皮质并具有朝着一个方向排列的放射状突起。

证实星形胶质细胞的免疫组织化学方法主要是通过胶质细胞**原纤维酸性蛋白（GFAP）**（中间丝蛋白的一种）的染色来完成。星形胶质细胞也可以用S-100蛋白、αβ-晶体蛋白和谷氨酰胺合成酶的抗体来检测。

在神经病理中确认星形胶质细胞是非常重要的，因为它们对局部组织损伤会马上做出反应，例如通过增加体积对脑水肿或代谢紊乱（肝衰竭）做出反应。星形胶质细胞特征性地表现为明显的粉红色胞浆，细胞核是偏位的，并且突起变得明显。这些细胞被命名为"反应性星形胶质细胞"。随着中枢神经系统的损害，星形胶质细胞会增殖并填充胶质细胞原纤维特异性神经组织缺失导致的缺陷，这被称做星形细胞的神经胶质增生。在分析中枢神经系统疾病中，它的确认是非常重要的（图19.6）。

正常星形胶质细胞和反应性星形胶质细胞或胶质瘤的星形胶质细胞可以通过星形胶质细胞染色来证实，但是后者通常是用来证实星形胶质细胞肿瘤中的肿瘤性星形胶质细胞，例如星形细胞瘤、间变性星形细胞瘤、多形性胶质母细胞瘤或混合性肿瘤，如少突胶质星形细胞瘤、神经节胶质细胞瘤等。

对于证实正常星形胶质细胞，Cajal金纯化方法可

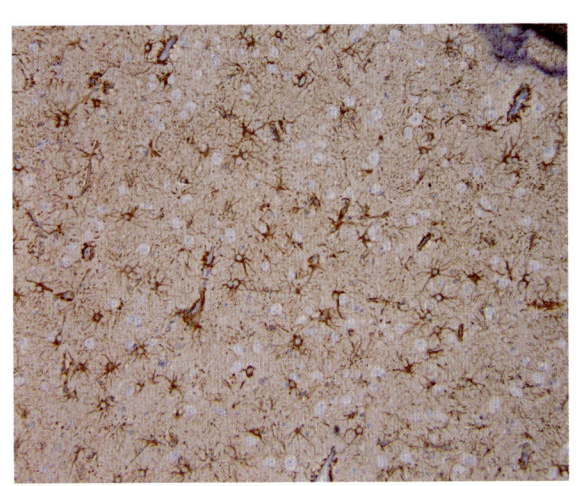

图19.6 白质中的反应性星形胶质细胞，抗GFAP免疫过氧化物酶技术染色，苏木精细胞核复染。含有突起的细小的GFAP形成了一种针毡样的簇，其中星状细胞体很明显。

显示突起的精细染色；该法也可以用来证实反应性星形胶质细胞。原生质型星形胶质细胞可以用物理显影技术的银染方法来染色（Gallyas 1981）。

对于证实神经胶质增生，尤其是在大块组织中，Holzer技术或Hortega碳酸锂技术都是非常有效的，尽管Holzer方法使用了需要小心处理的苯胺。已经有用于石蜡组织的银染方法，可以很好地检测病理性星形胶质细胞（Kitoh & Matsushita 1980）。与正常的星形胶质细胞不同，反应性的星形胶质细胞用PTAH染色效果好，但是相关髓磷脂的染色限制了其对灰质或髓磷脂丢失区域中的星形胶质细胞的使用。

要更敏感更特异地证实肿瘤中星形胶质细胞的分化，前面讨论的染色是不够的。这些肿瘤细胞可显示各种各样的阳性免疫反应，例如中间丝蛋白、波形蛋白、GFAP以及一些细胞角蛋白（AE1-AE3）（Cosgrove et al 1989）。细胞角蛋白免疫反应性缺失对于排除转移性的癌经常是有帮助的。细胞角蛋白CAM 5.2（CK8-CK18）的应用限制了交叉反应，因此是一种用于排除转移性癌的更好选择。钙结合蛋白S-100的免疫反应性通常是以与GFAP相似的模式来证实，但是这种标记物在很多其他的肿瘤中也可以表达，包括黑色素瘤。证实GFAP免疫反应性最有用，是大多数实验室证实星形胶质细胞分化的方法，但其在室管膜细胞瘤、一些少突胶质细胞肿瘤和脉络丛病变中也可以表达（Eng & Rubinstein 1978; Velasco et al 1980; Eng & DeArmond 1983; Dogliani et al 1987）。GFAP的免疫反应性对星形胶质细胞不是特异性的，其阳性免疫染色必须谨慎地结合形态学来解释。谷氨酰胺合成酶的免疫过氧化物酶证实也被用来作为一个星形胶质细胞分化的标记物（Pilkington & Lantos 1982）。除星形胶质细胞肿瘤形成外，涉及增殖活性和基因变异的附加信息可能有助于肿瘤的分类和分级。MIB-1（Ki-67）增殖标记通常可以用来帮助鉴别不同分级的肿瘤，高级别的肿瘤标记了更多细胞周期内的细胞，但是已经证实肿瘤分级之间有一定的重叠。p53蛋白和上皮生长因子受体（EGFR）的免疫-反应性是相互排斥的，一直被用来区分从低级别肿瘤进展来的星形胶质细胞肿瘤（即继发性胶质母细胞瘤）到起源于胶质母细胞瘤的肿瘤（原发性胶质母细胞瘤）（Watanabe et al 1996）。除p53和EGFR之外，已经证实其他标记物（p16、MDM2和Bcl-2）在这些高级别肿瘤的更详细的评估中没有评估生存的价值，至少有一个研究是这样（Newcomb et al 1998）。

福尔马林固定的组织可以获得好的结果。然而，如果用于Cajal和Hortega方法的组织最初或后来在福尔马林溴化铵中固定，用于Mallory的PTAH和Holzer的结晶紫染色的组织在Helly固定液中，可能会有改进。另外，福尔马林固定组织的切片可以通过使用氨水和氢溴酸的Globus方法（1927）进行预处理。请参考本书第4版关于用于星形胶质细胞的Globus方法和Hortega银渗透技术。

星形胶质细胞的PTAH染色

固定

福尔马林。

切片

石蜡，5~10μm。

溶液

PTAH（自然成熟的）

苏木精	1g
磷钨酸	20g
蒸馏水	1000ml

高锰酸盐

高锰酸钾	1g
蒸馏水	100ml

草酸

草酸	5g
蒸馏水	100ml

方法

1. 将组织放入水中。
2. 50℃下用Zenker媒染剂处理切片60分钟。
3. 流动水冲洗15分钟。
4. 放置在Lugol碘中，15分钟。
5. 95%的酒精脱色60~90分钟。
6. 蒸馏水冲洗3次。
7. 在高锰酸盐溶液中氧化3~5分钟。
8. 在草酸溶液中脱色5分钟。
9. 在PTAH溶液染色，室温下12~24小时。
10. 96%的酒精迅速冲洗。
11. 在三个替换的纯酒精中迅速脱水。
12. 二甲苯透明，封片。

结果

星形胶质细胞原纤维	蓝色
细胞核	蓝色
髓磷脂	蓝色
神经元	粉红色

注意

在汞固定剂中放入媒染剂，例如Zenker，可以加强神经胶质纤维的染色。

星形胶质细胞石蜡组织切片的改良的Cajal金纯化法（Chan & Lowe 2002）

在反应中，涉及的化学基团是不清楚的。在金电解液中存在氯化汞是成功渗透的关键。这点可以通过在滤纸上进行一个斑点测试来证实，氯化汞可诱导氯化金还原成金属金。随着氯化金溶液迅速向外扩散，当达到适当的浓度时，就可形成黑色。进一步向外扩散时，就可发生紫色着色。由此可形成两个同心环，一个是紫色的，一个是黑色的，并且有一个不着色的中心。当将氯化汞加入到溶液中重复斑点测试时，不仅还原反应加快了，而且斑点中心也会模糊地着色，尽管程度较低。此外，外环产生红宝石样的红色。这个现象显示了氯化金浓度的重要性和汞在影响方法成功方面的作用。后者可形成一个含金离子的复合物，因此它们可以很容易地被还原。同通过使用氯化金得到的颜色相比，该方法也能改变背景颜色的着色。

Naoumenko和Feigin（1961）通过在福尔马林溴化铵中固定组织和降低渗透溶液中氯化金的浓度改进了用于石蜡组织切片的Cajal方法。然而，方法是可变的。为了加强渗透作用，有各种重金属加入到渗透溶液中，pH值也因此变化。已经发现，加入铜能加速和增强反应，而乙酸能够抑制非特异性背景的渗透。这个发现通过斑点测试已经证实。使用自由漂浮的石蜡组织是因为化学物能够更好地渗透到组织中。

固定

福尔马林盐溶液。

切片

松散的石蜡组织切片，15~20μm。冰冻组织，20μm。

溶液

a. 5%的氯化汞

   用温热的蒸馏水来溶解制备。

b. 氯化金溶液

1%的棕色氯化金	8ml
蒸馏水	40ml

c. 5%的硫酸铜，含水

d. 冰醋酸

e. 福尔马林溴化铵

溴化铵	0.6g
福尔马林	14ml
蒸馏水	100ml

金纯化渗透溶液

溶液b	10ml
溶液e	40ml

方法

1. 松散的石蜡组织切片放在二甲苯中脱蜡，通过梯度酒精，将它们放置在蒸馏水中。
2. 蒸馏水冲洗组织切片数次。
3. 放置在福尔马林溴化铵中3天。组织不可以重叠。
4. 蒸馏水充分冲洗。
5. 将组织放置在金纯化渗透溶液中，并在室温下（20℃~22℃）避光存放1.5小时。组织必须展平，不能重叠；每个组织切片要有10ml的溶液。渗透电解液则每10ml溶液加入120μl冰醋酸和40μl溶液c。充分混合以确保组织保持展平而没有重叠。全部渗透3小时后，规律间隔时间进行显微镜下观察。如果清楚地看到了星形胶质细胞，则继续进行；否则将组织返回到金电解液中进一步染色，持续8小时。
6. 将组织放在1%的乙酸中30分钟。
7. 蒸馏水冲洗。
8. 将组织放置在5%的硫代硫酸钠中10分钟。
9. 蒸馏水冲洗切片、脱水、透明、封片。

结果

纤维型和原生质型星形胶质细胞	黑紫色至黑色
背景	紫色

注意

松散的组织进行封片时，可以将它们剥离至载玻片上。充分晾干并用一小包3~4层的吸墨纸吸干几次

（这可防止组织黏附在纸上）。在酒精中小心地浸泡组织，并再一次吸干。用二甲苯重复这个步骤。

建议采用几个组织切片，每一次渗透采用不同的时间，以便得到一个合适的结果。

已有一些Cajal方法的变型。一些变型可见表19.1。作者已经应用了用于神经胶质肿瘤的这个方法。该法对分化好的肿瘤成分染色效果好，然而不分化的细胞呈淡灰色。

石蜡组织切片的星形胶质细胞染色（Kitoh & Matsushita 1980）

这个方法适用于福尔马林固定、石蜡包埋组织切片的星形胶质细胞的染色。

固定
福尔马林固定石蜡处理的组织。

切片
组织切片厚5～10μm。

试剂
2%的含水硝酸银（步骤7）
氨银溶液（步骤8）

纯酒精	20ml
20%的硝酸银	30ml

逐滴加入强氨水，直至产生的沉淀物刚好溶解。再额外加入5滴氨水。

方法
1. 固定之后置入56℃、5%的氯化汞溶液中30分钟至1小时。
2. 置入0.5%的碘酒精中5分钟。
3. 置入0.5%的硫代硫酸钠中5分钟。
4. 置入0.25%的高锰酸钾中浸泡3分钟。
5. 置入2%的草酸中2分钟。
6. 在2%的硫酸铁铵中用媒染剂处理45秒钟。
7. 置入2%的硝酸银溶液中30分钟。
8. 置入56℃、新鲜的氨化硝酸银溶液中渗透10～15分钟。
9. 在中性福尔马林缓冲液和2%的硫酸铁铵中还原。
10. 用0.2%的氯化金上色。
11. 在5%的硫代硫酸钠中固定。
12. 脱水、透明、用DPX封片。

结果
星形胶质细胞　　　　　　　　　　　　　　黑色

神经细胞、少突胶质细胞的细胞核、小神经胶质细胞也可以微弱着色。

星形胶质细胞突起和神经胶质纤维的Holzer法的Steart的改进方法

这个方法起源于Holzer的技术（1921），由Steart进行了改良以适用于玻片上的石蜡组织（personal communication 1988）。一些作者使用媒染剂是有益的；但还没有发现媒染剂是必需的，以作者的经验而言，要用固定1年以内的组织。

固定
福尔马林、Helly或Bouin固定剂。

切片
石蜡，6～10μm。

溶液的制备
媒染剂

1%的磷钼酸	10ml
纯酒精	40ml

氯仿-乙醇混合物

氯仿	160ml
纯酒精	40ml

结晶紫染色

结晶紫	2g
纯酒精	20ml
氯仿	80ml

分化溶液

苯胺油（危险的）	80ml
氯仿	120ml
氨水，浓缩的	10滴

使用前过滤。

方法
1. 将组织切片放入纯酒精中。
2. 用媒染剂冲洗载玻片5～10分钟。
3. 倾倒媒染剂并用纯酒精冲洗。
4. 用氯仿-乙醇混合物冲洗载玻片。
5. 晾干并迅速注入结晶紫染料，搅拌30秒。
6. 晾干载玻片并迅速用流动水冲洗掉过量的染料。

7. 注入10%的溴化钾溶液至没有绿色污点存在。
8. 晾干载玻片并用干燥的没有软毛的滤纸吸干。也可以空气干燥。
9. 在分化溶液中分化直至背景接近无。这个过程的时间变化很大，应当在显微镜下控制。有拖延的病例要倾倒分化剂并加入新鲜的。
10. 二甲苯充分冲洗。
11. 用合成的封片剂封片。

结果

神经胶质纤维　　　　　　　　　　　蓝色
细胞核　　　　　　　　　　　　　　淡蓝色
背景　　　　　　　　　　　　　　　无色

注意

a. 在这个方法中，结晶紫的质量很重要，每批染料在保留和分化方面有变异。如果有问题，建议改变染料溶液的浓度并重复操作。
b. 在一些病例中，尤其是在福尔马林固定拖延的病例中，加入使用Anderson媒染剂这个步骤是有帮助的，详见下面。
c. 这个技术应当在通风橱中进行，因为苯胺油有危险。
d. 在分化溶液中加入氨水或乙酸有助于神经胶质纤维的染色。有些变异与盐酸有关，其似乎可加强反应性星形胶质细胞的染色。

Anderson的神经胶质媒染剂

溶液
溶液1

亚硫酸钠（晶体）	5g
草酸	2.5g
碘化钾	5g
碘	2.5g
蒸馏水	100ml

按上面的顺序溶解，然后加入乙酸5ml。

溶液2
5%的氯化铁

使用前立即混合等量体积的溶液1和2。

方法

1. 将组织切片放入水中。
2. 将组织切片置入Anderson媒染剂中10分钟。
3. 移至Lugol碘中5分钟。
4. 蒸馏水冲洗。
5. 用5%的硫代硫酸钠漂白，3～5分钟。
6. 将组织切片置入0.25%的高锰酸钾中5分钟。
7. 用0.25%的草酸漂白2～5分钟。
8. 自来水冲洗，然后用蒸馏水冲洗。
9. 将组织切片返回至95%的酒精中，用上面的Steart方法染色，从步骤2开始。

用于证实少突胶质细胞的技术

少突胶质细胞是中枢神经系统白质内形成髓磷脂的细胞。一个单独的少突胶质细胞或许要负责大量神经纤维的髓磷脂。也可以在灰质中见到少突胶质细胞，在那里它们通常被认为是神经元的支持细胞。在HE染色的组织切片和尼氏染色的组织切片中，少突胶质细胞是通过其小的（7μm）、密集的、圆形的细胞核来辨认。同周围组织相比，细胞质是不容易辨认的，但是在福尔马林固定和石蜡处理之后可以形成一个围绕细胞核的人工"空晕"。

证实少突胶质细胞通常是解剖学/组织学操作，并且通过金属渗透技术证实少突胶质细胞很少用于诊断目的。Penfield的碳酸银方法使用了福尔马林固定的冰冻组织切片，可在非常新鲜的人类组织中显示少

表19.1　Cajal方法的变型

	Cajal	Davenport	Drury & Wallington	Penfield & Cone
氯化汞AR	0.5g	0.5g	0.4g	1.0g
蒸馏水	60ml	50ml	60ml	50ml
1%的氯化金（棕色）	10ml	10ml	10ml	10ml

突胶质细胞的突起。不幸的是，尸检标本的自溶过程常常会导致不好的结果。Weil和Davenport的方法（见下文）可能可以应用于石蜡组织，但是同样会遇到少突胶质细胞迅速自溶的相同问题而出现不好的结果。少突胶质细胞可能可以通过免疫组织化学方法来证实，即使用半乳糖脑苷脂、髓磷脂碱蛋白或碳酸酐酶C的抗体（Sternberger et al 1977; Raff et al 1978; Ghandour et al 1980）。源自少突胶质细胞的肿瘤通常对这些抗体无反应（Schwechheimer et al 1992）。然而，在GFAP、波形蛋白、S-100和突变型p53表达上，少突胶质细胞肿瘤可能表现出多变的免疫活性，因为星形胶质细胞肿瘤显示出相同的染色活性。但是目前还没有足够敏感和特异的适当标记物来证实源自少突胶质细胞的肿瘤。有一个在低级别少突胶质细胞瘤和少突胶质星形细胞瘤中识别的肿瘤标记物，与许多其他抗体不同，可以通过它预测特定的甲基苄肼、洛莫司汀和长春新碱（PCV）联合化疗的反应性。这个标记物是1p/19q缺失，可通过FISH技术很容易地证实（Buckner et al 2003）。

证实小胶质细胞的技术

小胶质细胞是位于中枢神经系统的单核巨噬细胞系统中的细胞，在正常情况下是不明显的。反应状态下，在HE切片中，它们可以表现为神经纤维中的小的、密集的、杆状核。对这些细胞的起源还有争论，一些人认为是神经外胚层起源（Oehmichen 1982）。然而，近来的工作支持其起源于混合在中枢神经系统中的处于发育阶段的单核细胞（Perry et al 1985; Cuadros & Navascues 1998）。不反应的小胶质细胞在正常的中枢神经系统中是静止的细胞，有一种树突的形态，通常被称做"静止的"细胞。随着脑损伤，这些不反应的小胶质细胞通过表达细胞表面标记物而经历了表型转换，变得具有吞噬性，更像上皮样巨噬细胞。损伤区域的巨噬细胞量是通过起源于血液中的单核细胞来补充的，作为炎症过程的一部分，血液中的单核细胞从血管壁进入到中枢神经系统。

免疫组织化学上静止的小胶质细胞表达巨噬细胞标记物，也弱表达表面主要组织相容性抗原（MHCⅡ）。这种细胞可能是中枢神经系统的抗原呈递细胞，与皮肤中的Langerhans细胞和淋巴滤泡中的树突状细胞类似（Matsumoto et al 1986; Woodroofe et al 1986; Hayes et al 1987; Lowe et al 1989a,b）。正常的小胶质细胞是三磷腺苷酶阳性、非特异性酯酶阴性、酸性磷酸酶阴性、HLA-DR阳性、LCA阳性、CD1（T6）阳性、CD4（T4）弱阳性（Lowe et al 1989a,b）。在炎症情况下见到的大多数吞噬性的小胶质细胞是典型的起源于血管的单核细胞，有原始的吞噬功能。因为中枢神经组织包含大量脂质，这些吞噬性的小胶质细胞具有脂质空泡的泡沫细胞表现。

在传统染色的切片中，神经系统中的小胶质细胞表现为杆状核。在碳酸银染色的标本中，固定的小胶质细胞可见到大量的分枝状突起（树突状形态）且在正常脑组织中可以见到。吞噬性的小胶质细胞通过银染技术也可以得到很好的证实。尽管银渗透方法（例如Penfield以及Weil和Davenport方法）证实细胞具有树突形态，但不幸的是，它们是非特异性的并有相当大的变异，取决于固定剂和染色状态。很多证实小胶质细胞的渗透技术都源于Ramon、Cajal及其学生Del Rio Hortega的研究。他们只引用了几个技术，有关这些方法的综合处理，读者可参考Penfield和Cone（1937）和Cox（1973）。

免疫组织化学

免疫组织化学是证实小胶质细胞的最可靠的方法。小胶质细胞用检测CD68（KP-1）（一种外周巨噬细胞标记物）的抗血清染色呈阳性着色；EBM/11（Dakopatts）对冰冻组织切片起作用，而KP-1（Dakopatts）（Pulford et al 1989）对福尔马林固定石蜡处理的组织切片起作用。运用HLA-DR抗体，小胶质细胞也可以被MHCⅡ抗血清染色（Woodroofe et al 1986; Hayes et al 1987; Graeber et al 1994）；这种染色在静止细胞中低表达，而在反应性细胞中高表达。**白细胞共同抗原**（CD45）在静止的小胶质细胞中呈弱阳性，因此在正常脑组织中着色弱。单核细胞抗体Ki-M1P也着染小胶质细胞（Paulus et al 1992）。小胶质细胞也可以通过凝集素染色来证实，即使用蓖麻凝集素-1或槲寄生凝集素-1（Mannoji et al 1986; Suzuki et al 1988）。小胶质细胞也可以通过免疫组织化学方法来检测，即检测铁蛋白、反应性小胶质细胞和巨噬细胞，抗铁蛋白染色比静止细胞强烈（Kaneko et al 1989）。白细胞共同抗原（LCA）的免疫过氧化物酶染色对于明确证实中枢神经系统中淋巴来源肿瘤是最可靠的方法（以前称做小神经胶质细胞瘤，现在称做大脑淋巴瘤）。同所有的淋巴瘤一样，肿瘤的表型可以通过进一步的免疫化学技术来证实。

Penfield的少突胶质细胞和小胶质细胞的结合法（Penfield 1928）

新鲜的、充分固定的组织是证实这些细胞和它们的突起的关键。病理状态更容易渗透。

固定
福尔马林溴化铵或福尔马林盐溶液。

切片
冰冻组织，15～20μm。

溶液的制备
碳酸银溶液

10%的硝酸银	5ml
5%的碳酸钠	20ml

加入氨水，至沉淀物溶解。
蒸馏水加至 75ml

使用之前过滤。

方法
1. 将组织切片放入1%的氨水中过夜以去除福尔马林。
2. 直接移至5%的氢溴酸中，37℃放置1小时。
3. 蒸馏水冲洗3次。
4. 将切片放入5%的碳酸钠中1小时或更长时间。
5. 用碳酸银溶液浸泡切片3～5分钟。
6. 直接移至1%的蒸馏水配制的福尔马林中。
7. 蒸馏水冲洗。
8. 用0.2%的氯化金上色直至呈灰色。
9. 水冲洗。
10. 5%的硫代硫酸钠固定2～5分钟。
11. 冲洗、脱水、透明，用加拿大香脂封片。

结果
小胶质细胞和少突胶质细胞　　　暗灰色

注意
步骤1～3仅适用于福尔马林固定的组织。

如果渗透时间延长，星形胶质细胞将弱着色。

小胶质细胞和少突胶质细胞之间的鉴别要通过形态学。

用于小胶质细胞和少突胶质细胞的Weil和Davenport法（Scott的用于石蜡和冰冻组织的修订方法）

这是对Stern方法（1932）的改良方法。通过加入硝酸银至氨水中，氨银溶液生成，没有过量的氨水。Scott（1971）使用没有封固的石蜡组织切片，宣称采用5%的硝酸银制备渗透溶液会取得更好的结果。

固定
福尔马林溴化铵或福尔马林盐溶液。

切片
石蜡组织切片15～20μm，并要直接将切片移至两个连续的二甲苯电解液中。将切片放入纯酒精中，然后是50%的酒精。蒸馏水冲洗。冰冻组织切片要切成20～25μm，在染色之前放入10%的氨水中2小时。

溶液的制备
将5%的硝酸银加入至2ml的氨水中，直至形成少量的恒定混浊物。溶液应该是橘黄色－棕色。

方法
1. 蒸馏水充分冲洗切片。
2. 将切片置入银溶液中浸泡3～4秒。
3. 将切片移至蒸馏水配制的3%的福尔马林中，不断地振动切片，持续30秒。
4. 蒸馏水冲洗。
5. 5%的硫代硫酸钠固定2～5分钟。
6. 冲洗、脱水、透明，加拿大香脂封片。

结果
少突胶质细胞、小胶质细胞和星形胶质细胞　黑色

注意
a. 使用10%的硝酸银和10%的福尔马林可提高小胶质细胞的选择性。
b. 使用15%的硝酸银和15%的福尔马林可提高少突胶质细胞的选择性。

痴呆的组织学检查

随着老龄人口的增加，很明显导致痴呆的神经变性性疾病在这个年龄组已成为导致痴呆发病的一个共同因素。在确定痴呆病因方面，通常需要特殊染色技术来证实特殊结构的变异。痴呆的主要原因是：

- Alzheimer病
- 血管性痴呆（大量梗死性痴呆）
- 具有Lewy小体的痴呆
- 额颞的痴呆。

目前由Creutzfeldt-Jakob病（CJD）引起的痴呆已引起了相当大的公共健康关注度，尤其是当前变异型CJD（幸运的是目前其已处于减少期，但已经导致150多人死亡）与食用感染了牛海绵样脑病（BSE）的污染牛肉制品相关（Hilton 2006）。在实验室中，查明痴呆原因的脑组织学检查通常是一个分阶段的过程，这是因为要连续应用特殊染色和依赖于最初组织学发现的免疫组织化学技术。脑组织的阶段性组织学检查已经公布，可用于专业实验室（Lowe 1998）。

Alzheimer病有两种主要的特征性异常：

1. 神经元内出现称做**神经原纤维缠结**的细胞内丝状包涵物。它们可以通过几种银染色来检测，在细胞核周围表现为丝球样，它们也伸展到细胞体的轴丘内。它们还可以通过免疫组织化学技术来检测（见下文）。
2. 淀粉样蛋白沉积在大脑皮质。它们起源于神经元细胞膜蛋白的碎片，被称作Alzheimer淀粉样前蛋白（APP）。淀粉样蛋白沉积由膨大扭曲的神经元突起形成的老年斑呈放射状围绕。这些结构可以通过银染技术来证实，通过淀粉样物染色方法，或通过甲酸预先处理组织切片之后用免疫组织化学证实淀粉样蛋白（称作Aβ-蛋白或βAPP）

血管性痴呆是以大面积大脑梗死为特征（Munoz 1991）。另外，也会遇到很多混合型的痴呆病例，其中也可出现Alzheimer病的改变。

具有Lewy小体的痴呆以出现Alzheimer病的组织学特征和在大脑皮质中称作皮质Lewy小体的神经元包涵物为特征。这些可以通过α-synuclein蛋白（Dickson 1999; Goedert 1999）或泛素蛋白（Lowe et al 1993）的免疫组化来检测。

额颞的痴呆以大脑额叶和颞叶神经元的丢失为特征。这种类型的痴呆有几个组织学亚型，每个都是以可通过免疫组化检测的神经元内出现不同包涵物为特征（Cooper et al 1995; Lowe 1997）。

用于判定神经元退化病变的免疫组织化学方法的广泛应用使痴呆分类大大进步了。这些方法揭示了疾病的一系列"新"标记物，现在这些方法已是病理诊断工作中的基本组成部分。用于诊断的免疫化学试剂包括磷酸牛磺酸蛋白抗血清、α-synuclein、泛素、αβ晶体蛋白和神经纤维蛋白（Munoz 1999）。

由于蛋白质蓄积的识别是几种神经变性性疾病的共同特征，因此它们的分类有可能根据其主要的蛋白质蓄积进行。因此就出现了tau蛋白、a-synucleino和泛素（Dickson 1999; Goedert 1999）。

Huntington舞蹈病以及其他几种脑组织基因变性性疾病是以有效基因中CAG的三倍体复制扩增这个共同的基因背景为特征。这些疾病可以导致神经细胞的细胞核内和其他神经细胞突起出现含有多形性谷氨酰胺蓄积的包涵物。这些包涵物可以通过泛素抗血清来检测。蛋白质凝集形成包涵物是很多常见神经变性性疾病发病学的一个共同的因素（Schulz&Dichgans 1999）。

检测Alzheimer病变化的染色

用于检测Alzheimer病变化的染色通常分为两种类型：

- 那些对淀粉样蛋白非常敏感的方法可以用于检测所有斑块，并且也可能可以用于检测少量缠结。下面描述的乌洛托品银染技术即可以检测。
- 那些对检测缠结非常敏感的方法可以用于检测斑块周围的变异神经突起，但是不能着染淀粉样蛋白。下面描述的Gallyas技术和Palmgren染色的修订方法即可以检测（Cross 1982）。

几种银染方法已被优化来检测两种结构，但是要在低估损失（要么是斑块要么是缠结）的情况下进行。改良的Bielschowsky技术正是如此，它会低估切片中淀粉样蛋白的总量（Lamy et al 1989）。在许多实验室，斑块和缠结的特殊染色是通过使用市售的抗血清进行免疫组化检测。检测斑块是在甲酸预处理组织之后使用针对Aβ-蛋白抗血清（Dako）。检测缠结是通过磷酰化的tau蛋白的免疫染色。在Alzheimer病中，tau蛋白是以不正常的磷酰化的形式蓄积而成的微管相关蛋白（Dickson 1999）。

有关Alzheimer病的组织学诊断指导方案已经发表，适于一般病理实验室应用，包括对可信的特殊染色技术的概述（Mirra et al 1993; Working Group 1997）。组织学变化的判定是通过同标准的参考文献图片（包括论文中的图片）进行比较。

斑块和缠结的硫黄素S法

这个方法使用了与变异结构中淀粉样蛋白和原纤维物质结合的荧光染料。切片要求在荧光显微镜下观察，使用硫黄素S过滤。

固定
福尔马林。

切片
石蜡处理或冰冻组织。

溶液
硫黄素S	1g
蒸馏水	100ml

方法
1. 将切片放入水中。
2. 在硫黄素溶液中染色7分钟。
3. 80%的酒精冲洗3次。
4. 脱水、透明，用免荧光的封片剂封片。
5. 用荧光显微镜观察。

注意
a. 这个方法很敏感，可以检测所有类型的斑块。
b. 已知阳性病例的对照切片是一个有用的补充。
c. 斑块和缠结都可以通过碱性刚果红方法来证实，接下来是用偏光显微镜来显示。与下面详细介绍的银染技术比较，这个方法不敏感。

神经原纤维缠结的Gallyas染色（Gallyas 1971）

这个方法可以很好地着染缠结和神经细胞突起，包括Alzheimer病中变异的tau蛋白。这种方法不用于检测淀粉样蛋白，尽管斑块或许能被显示出来，因为它们环绕着变异的神经细胞突起（图19.7）。

固定
福尔马林固定的组织。

切片
石蜡处理的组织，8μm厚。

溶液
1. 5%的高碘酸
2. 碱性碘化银溶液

氢氧化钠	40g
碘化钾	100g
蒸馏水	500ml
1%的硝酸银	35ml

在水中溶解氢氧化钠，然后加入碘化钾，等待，直到溶解。慢慢加入硝酸银并充分搅拌，直到透明。加入蒸馏水直到最终体积达1000ml。

3. 0.5%的乙酸
4. 显影剂工作液

加入3体积的储存溶液Ⅱ至10体积的储存溶液Ⅰ中。搅拌并加入7体积的储存溶液Ⅲ。搅拌直至透明。

储存溶液Ⅰ

碳酸钠（无水的）	50g
蒸馏水	1000ml

储存溶液Ⅱ（连续地溶解）

蒸馏水	1000ml
硝酸铵	2g
硝酸银	2g
硅钨酸	10g

储存溶液Ⅲ（连续地溶解）

蒸馏水	1000ml
硝酸铵	2g
硝酸银	2g
硅钨酸	10g
甲醛（浓缩）	7.3ml

5. 0.1%的氯化金
6. 1%的硫代硫酸钠（"hypo"）
7. 0.1%的核坚牢红在2.5%的含水硫酸铝中

方法
1. 将组织放入蒸馏水。
2. 放入5%的高碘酸中5分钟。
3. 蒸馏水冲洗5分钟，2次。
4. 放入碱性碘化银溶液中1分钟。
5. 0.5%的乙酸冲洗10分钟。
6. 放入显影剂溶液中（使用前马上准备）5～30分钟。
7. 0.5%的乙酸冲洗3分钟。
8. 蒸馏水冲洗5分钟。
9. 放入0.1%的氯化金中5分钟。
10. 蒸馏水冲洗。
11. 放入1%的硫代硫酸钠溶液中5分钟。
12. 自来水冲洗。
13. 0.1%的核坚牢红复染2分钟。
14. 自来水冲洗。
15. 脱水、透明，DPX封片。

结果

神经原纤维缠结和斑块	黑色
细胞核	红色

老年斑的Haga乌洛托品银法（Haga et al 1989; Yamaguchi et al 1990）

这是一个用于显示淀粉样斑块的极好的筛选染色方法。尽管这种方法可以检测一些缠结，但不被认为是敏感染色方法（图19.8）。为了诊断Alzheimer病，也应该使用检测缠结的染色。

固定

福尔马林固定的组织。

切片

石蜡8μm。

溶液

工作液

5%的乌洛托品	500ml
5%的四硼酸钠	25ml
5%的硝酸银	25ml

按上面的顺序加入试剂，如硝酸银是最后加入的。

10%的自来水配制的福尔马林

方法
1. 将组织放入水中。
2. 蒸馏水冲洗。
3. 将组织放入"工作液"中，60℃下3～4小时。
4. 以有规律的时间间隔用显微镜观察老年斑和缠结的图像，直到染成黑色。
5. 蒸馏水冲洗。
6. 将切片放入用自来水配制的10%的福尔马林中5分钟。
7. 自来水冲洗。
8. 将组织放入5%的硫代硫酸钠中5分钟。
9. 自来水冲洗。
10. 脱水、透明，DPX封片。

结果

淀粉样斑块	黑色
一些缠结（很少）	黑色
背景	黄色-棕色

老年斑和缠结的修订的Bielschowsky染色法（Yamamoto & Hirano 1986）

这个染色方法起源于Gros-Schulze对Bielschowsky方法的改良，是由纽约Montefiore医学中心神经病理实验室的Glenna Smith改进的。这种方法在老年斑和缠结敏感性之间进行了调整，可以作为诊断Alzheimer病的单一染色方法来应用。

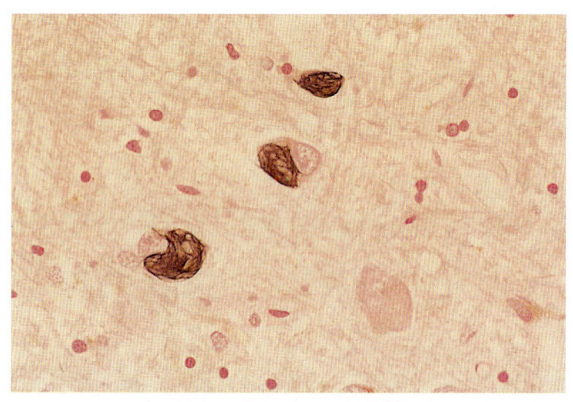

图19.7 Gallyas银染技术染色的神经元中的缠结。

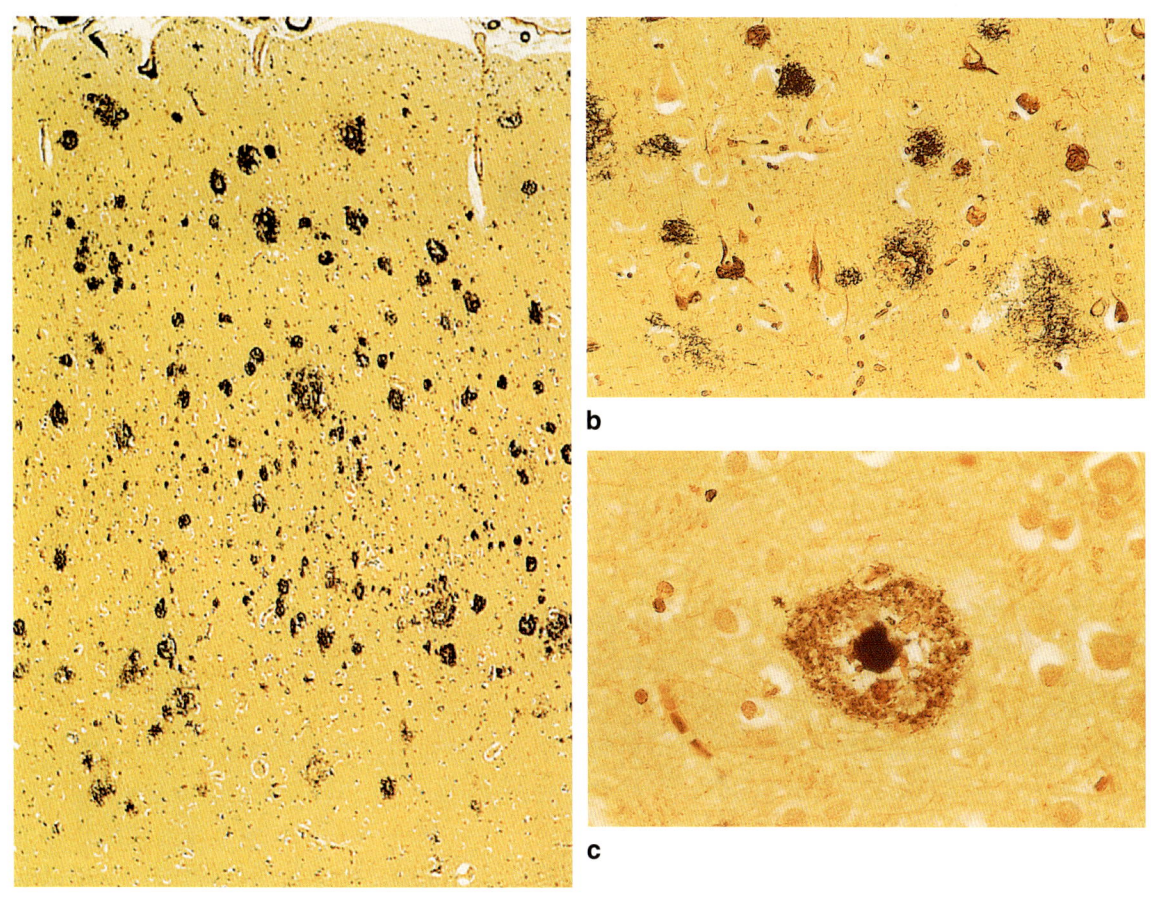

图19.8 乌洛托品银（Haga-Yamaguchi）。（a）低倍镜下显示Alzheimer病病例中大脑皮质的老年斑。（b）一个Alzheimer病病例中皮质的斑块和缠结。（c）高倍镜下老年斑，显示了浓密的轴心和外周低密度的光晕。

固定
  福尔马林。

切片
  石蜡组织切片，切成6~8μm。

溶液
硝酸银溶液

硝酸银	20g
蒸馏时候	100ml

显影剂

福尔马林	20ml
蒸馏水	100ml
浓硝酸	1滴
柠檬酸	0.5g

浓氨水
  室温下在通风橱内将200ml的28%的氨溶液放置在敞口大烧杯中20分钟将其蒸发。

"海波"（hypo）
  1%的硫代硫酸钠。

方法
1. 将切片放入水中。
2. 将载玻片放入20%的硝酸银中20分钟。
3. 在进行下面步骤4的同时将载玻片放入蒸馏水中。
4. 将浓氨水逐滴加至硝酸银中，充分搅拌直到沉淀变清亮。再加2滴氨水。将载玻片返回至这个溶液中，暗处放置15分钟。
5. 在盛有蒸馏水的广口瓶中加入3滴浓氨水。将载玻片浸泡在这个溶液中。
6. 3滴显影剂加入含有氨银溶液的广口瓶中，搅拌。让载玻片持续处于这个溶液中直到包涵物呈黑色，背景为褐色。要求显微镜下控制2~5分钟。
7. 蒸馏水冲洗。
8. 用"hypo"冲洗5分钟。
9. 蒸馏水冲洗。
10. 脱水、透明、用DPX封片。

结果

缠结	黑色
斑块	黑色
背景	棕色

神经变性疾病中的包涵体

有几种神经系统疾病被命名为"神经变性"疾病。它们通常是老年人的疾病，是由特殊神经基团的退变导致的，伴有细胞内包涵体的形成。导致包涵体形成的主要变性性疾病是Alzheimer病、Parkinson病和自主神经元疾病。

随着免疫组织化学技术的问世，包涵体可以特异性地被识别而作为一种辅助诊断手段。大多数包涵体是丝状的，是基于神经元细胞支架的变异，可以通过细胞支架蛋白抗血清来检测。对于各种不同类型的包涵体，泛素蛋白是共同的，因此泛素抗血清有助于诊断（Lowe et al 1988, 1989a,b, 1993）。α-synuclein蛋白是一种主要在突触内发现的正常神经元蛋白，已经公认是几种类型包涵体的一种成分（Dickson 1999; Goedert 1999）。诊断实践中主要的包涵体如表19.2所示。

可传染的神经变性疾病

有几种神经系统疾病被命名为可传染的神经变性疾病。它们是以一种与受感染区域脑组织空泡形成相关的变异蛋白——被称作朊病毒蛋白质（PrP）——在脑组织中蓄积为特征，被称作海绵状改变。这组疾病还有其他名字，即"海绵状脑病"或"蛋白感染素紊乱"（Weihl & Roos 1999）。这组疾病的实验室操作的要点是：其病原体被确认是唯蛋白质病原体，可以经培养而传染，并且对正常消毒方法高度抵抗。例如，福尔马林固定剂对灭活病原体无效。石蜡包埋的组织经培养后仍然具有传染性。在人类中发病的主要疾病是散发的Creutzfeldt-Jakob病（sCJD）——一种痴呆迅速进展的形式。少见的是家族性CJD（fCJD），医源性的CJD（iCJD），Gerstmann-Sträussler-Scheinker综合征（GSS）——同小脑疾病的传递形式一样的一种家族性肾上腺脑白质营养不良，致命的家族性失眠症（FFI），致命的散发性失眠症（FSI），Creutzfeldt-Jakob病的变异体（vCJD）——一种与发生于牛的牛海绵状脑病相关的疾病形式（Collinge 1999）。朊病毒病在卫生保健中被划分为第三组生物病原体，没有气溶胶污染的风险。固定的和未固定的标本必须按照适当的安全方案来处理。对人类感染者的组织或组织提取物进行尸检也应该被视为携带高危险传染性因素的种类。最危险的是接受垂体来源激素和行硬脑膜神经外科手术的患者。这类疾病的诊断是基于传统组织学和脑内的特征性空泡形成（海绵状改变）的识别。免疫组织化学证实朊病毒蛋白质蓄积可能有助于诊断。然而，免疫组织化学方法需要经过复杂的消化预处理步骤以暴露免疫活性（Hayward et al 1994）。

表19.2　包涵体的免疫标记

包涵物	疾病	免疫标记
神经原纤维缠结	Alzheimer病	Tau（微管相关）蛋白（图19.9）、泛素
Lewy小体（图19.10）	Parkinson病	α-Synuclein、泛素
皮质Lewy小体（图19.11）	有Lewy小体的痴呆	α-Synuclein、泛素
自主神经元疾病包涵体	自主神经元疾病	泛素（图19.12）
神经胶质细胞质内包涵体	大量系统性萎缩	α-Synuclein、泛素、tau蛋白
Pick小体	Pick病	Tau蛋白、嗜铬素A、泛素

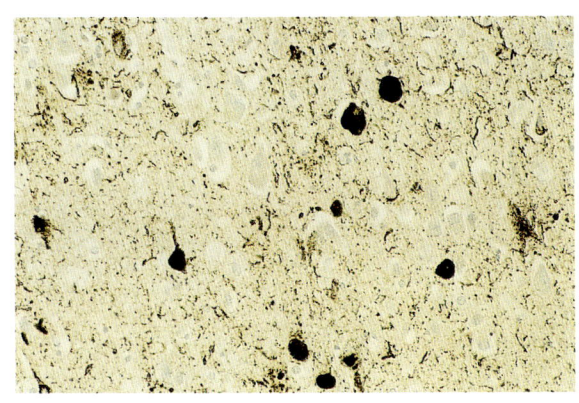

图19.9 Tau蛋白免疫染色显示神经元的缠结。背景中有大量阳性染色的神经纤维螺旋。

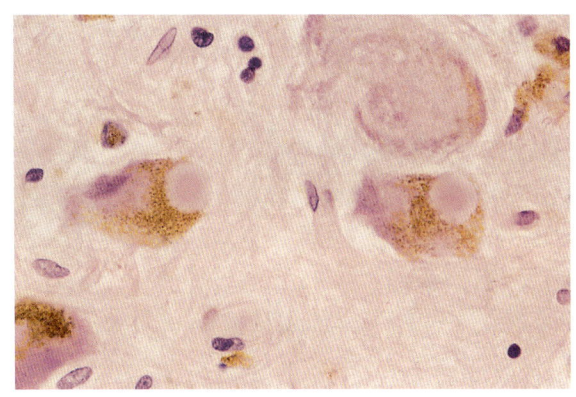

图19.10 Parkinson病患者的黑质的HE染色。棕色是正常的神经黑素。两个神经元包括圆形的具有淡色光晕的包涵体，它们是Lewy小体。

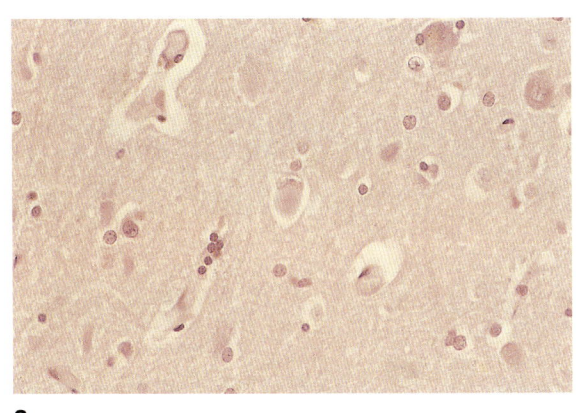

a

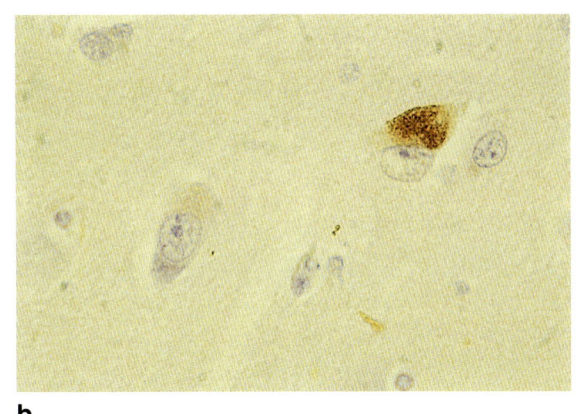

b

图19.11 （a）大脑皮质HE染色显示的皮质的Lewy小体，来自于一位有Lewy小体痴呆的患者。（b）抗–泛素免疫染色检测皮质Lewy小体敏感性很高。

已经提出了常规操作的详细方案，后者融入了适当的健康和安全指导方针（Bell & Ironside 1993）。有关实验室诊断vCJD的详细讨论已经发表（Ironside et al 2000）。在实践中，去除组织的感染性是有可能的，例如大大降低感染性的效价；通过将小片组织在甲酸中浸泡1小时，可使其在组织学实验室进行较安全的处理（Brown et al 1990）。充分处理之后，组织块应该几乎是半透明的。工作台表面和器械可以在2M的氢氧化钠中消毒1小时。玻璃器皿可以在次氯酸钠（20 000ppm）中清洗。在vCJD病例中，朊病毒蛋白质也存在于淋巴组织中，如扁桃体、淋巴结、脾和骨髓，因此有感染的风险（Ironside et al 2000）。

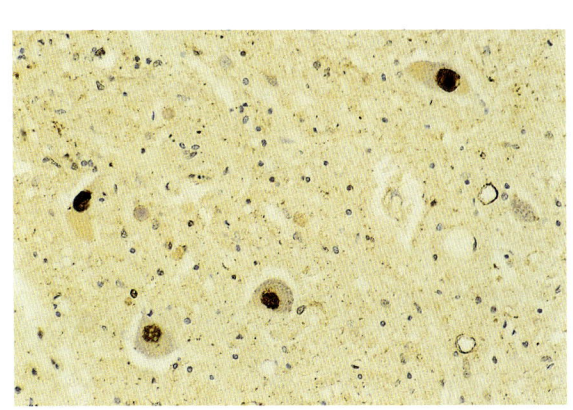

图19.12 在自主神经元疾病中，抗–泛素检测脊髓中自主神经元的包涵体（肌萎缩性脊髓侧索硬化）。

神经病理实验室的标本处理

近年来神经科学取得的进步是指：组织学方法只是研究神经系统功能和疾病的一个方面，组织学方法可以通过微生物学、免疫学、生物化学和分子基因技术来补充。然而，组织学家常常是对适当收集和保存组织负主要责任的人。

下面是一个神经科学组织学实验室遇到的主要样本：

1. 神经外科的肿瘤标本
2. 神经外科的脑组织活检
3. 尸检的整个脑组织
4. 尸检的脊髓组织
5. 外周神经活检
6. 神经外科的脑垂体
7. 骨骼肌肉活检。

神经病理实验室的一个重要目的是以某种方式保存标本，以便以后可以应用适当的研究技术来促进疾病的诊断过程。后者通常是在临床病理医师的指导下——要根据可能存在的疾病选择技术，就像根据临床检查进行判断一样。

脑和脊髓活检

脑和脊髓活检通常是用于肿瘤或神经变性疾病（包括感染性疾病）。这种组织标本通常是非常小的，实验室经常收到的是用于快速诊断的新鲜标本或适当处理的标本。理论上要在手术区尽可能快地获得标本。由于活检标本小，在运送过程中容易干燥，并且由于标本有"黏附"性质，最好将活检组织放在无菌的精细聚乙烯板上运送，通过将后者折叠可以将标本包裹起来。这样可避免干燥和污染，并能更安全地运送小的组织碎片（小于1mm）。

在实验室，用立体显微镜有助于识别灰质、白质和不正常组织。用于快速诊断的组织可以是通过在液氮中制冷的在异戊烷中冷冻的冰冻切片，即在一个合适的支持介质中制作的恒冷组织切片。来自神经系统的组织也可以由涂片制品来诊断（见下文）。如果临床需要，可以在戊二醛中固定用于电镜检查的小的活检标本。整个标本应当固定在充足体积的10%的福尔马林中性缓冲液中，以用于传统的石蜡处理。如果标本足够大，那么可以将其中一份在冰冻状态下保存，以备可能的生物化学研究之需。

用于快速诊断的脑组织涂片

将一小片标本（1mm）放在一个平的玻璃载玻片的一端。用另一个平的玻璃载玻片按压标本，然后拉动载玻片以制作一个均匀的涂片。与血薄膜制品不同，在涂片过程中，两张载玻片要展开放在一起，并在涂片过程中保持压力轻柔均匀。运用这个方法和熟悉正常涂片的表现要通过从已知中枢神经系统部位采取新鲜尸体解剖组织来实现。另外为减少人工假象，可以用一个载玻片轻轻地接触标本，以便几个细胞黏附在玻片上。载玻片应立即在乙酸中固定。HE染色。含水的甲苯胺蓝是另一种有效的染色。后者可以很好地显示神经胶质纤维。

这个技术可以对一个活检组织的多个区域进行快速取样。中枢神经系统的所有类型的细胞都可以通过这种方法容易地识别（Ironside et al 2000）。某些病变很粗糙以至于不能涂片，此时诊断取决于冰冻组织切片。

外周神经活检

神经活检是一个专业操作，理论上应当在实验室和临床医师会诊之后再进行。由于处理过程中，神经非常容易形成组织学假象，因此必须将处理保持在最小限度。在现代实践中，通常进行外周神经活检的原因是不知道神经病变的起源。在这种情况下，最有用的研究技术是在戊二醛固定和树脂处理之后的高分辨组织学和用于髓磷脂模式的锇酸染色检查。因为神经中大多数可见的变化是细微的，石蜡组织切片缺乏要求精确诊断的分辨率，因此要求采用特殊技术。然而，对于炎性紊乱的证实来说，病变有时非常局限。在这种情况下，通过石蜡组织块的一系列切片加入用于各种炎细胞免疫组织化学技术经常是有帮助的。

在实验室，最好是能接收到新鲜的外周神经活检组织，这些组织要用生理盐水湿润的纱布轻轻地包裹以防止损伤和干燥。对于通常的诊断，腓肠神经活检组织标本通常长2~4cm。对受到损伤的标本末端可用新的手术刀片切除，然后将标本置于液氮中冷却的异戊烷中冷冻。这些组织将用于冰冻组织切片或生物化学分析。标本的主要部分应可以贴附一个卡片上大约30秒钟，然后在0.05M的磷酸盐缓冲的戊二醛中固定，以便在环氧树脂中处理。

福尔马林固定的外周神经石蜡组织切片的形态学可显示显著的变形和皱缩。石蜡组织切片的首选固定剂是Heidenhain-Susa或Bouin液（pH为7.0）。在每一个病例中，所有固定剂的使用时间都不能超过24小时以防标本变脆。

接下来在戊二醛中固定，髓磷脂会变得足够硬以便被神经科切成小块。将1mm大小的组织块用锇酸浸泡并用环氧树脂包埋（见第29章）。横向切取半薄组织切片（1～3µm）并用甲苯胺蓝染色。如有必要，这样的组织块可以用于超微结构研究。如果使用环氧树脂，切片还可以用多彩的方法来染色，例如亚甲基蓝和碱性品红（Huber et al 1968）。

固定的组织要进行石蜡处理并切成6～8µm厚的切片。这有助于检测的横向和纵向的部分。组织切片可以有效地用HE染色，三色染色则用于过量的纤维变性、髓磷脂的染色和神经元的染色。应用抗白细胞共同抗原抗体或巨噬细胞特异性抗原的免疫过氧化物酶方法可以用于检测巨噬细胞的浸润。沿个别神经元检测出髓磷脂生成的模式可以提供一个信息——是否发生过通过髓鞘再生而髓磷脂丢失事件。这可以在剥离的神经纤维上操作。部分脱髓鞘作用的特征性表现只能在这样的标本上观察到。

剥离的神经纤维的制备（Asbury & Johnson 1978）

神经纤维可以在甘油或非聚合的环氧树脂中进行剥离。近来的方法可使单个纤维具有更加牢固的连贯性，并且也更容易操作。纤维的硬度也与锇酸化作用的量及使用锇酸的浓度有关。请参考本书前一版有关甘油的使用方法。偶尔，脱髓鞘作用也可以影响局部一些神经束。在剥离纤维之前，检测半薄组织切片是一个很好的方法。

组织

新鲜的神经。

固定

将神经段固定在0.1M的磷酸盐缓冲液的3.6%的戊二醛中，4～16小时。

方法

1. 在磷酸盐缓冲液中冲洗2次，15分钟。
2. 在立体显微镜下，使用两对细钳状骨针，通过仅仅紧握并牵拉连接的组织小心去除神经外膜。将神经分离成单个神经或小束。这样可以进行一个一致性的锇酸化作用，不需要理会获得标本的大小差异。
3. 在0.1M的磷酸盐缓冲液的2%的锇酸中用锇酸染色，4小时。
4. 磷酸盐缓冲液冲洗2次，15分钟。
5. 用蒸馏水简单地冲洗并经过50%、80%、95%的酒精，每一次10分钟。
6. 用100%的酒精脱水2次，每次15分钟。
7. 经过两个环氧丙烷，每次15分钟。
8. 将环氧丙烷和环氧树脂CY212树脂等比例混合，1小时。
9. 在非聚合环氧树脂CY212树脂中混合过夜（4℃下标本在树脂中可以保存达1年）。

剥离纤维

将玻璃载玻片上处理的神经放在立体显微镜下有非聚合环氧树脂的区域内。使用细镊子及细针从肌束中去除神经外膜。将神经束分离成两部分，继续剥离直到单个神经或有2～3个纤维（黑色）组成的小束小心剥离出来。从一大束神经中分离出一小束神经可以握住较小的一束牵拉较大一束慢慢分离。以树脂的轨迹将分离的神经从一个载玻片转移至另一个放在一起的载玻片。注意保证要检测的纤维是以平行的方式排列在载玻片上。

为了诊断需要，要避免可能发生的取样错误，至少要提取100个纤维（Dyke et al 1984）。然而，在严重的脱髓鞘病例中，有时或许很难得到足够的黑色纤维。当获得足够的纤维时，用细钳状骨针取出一小滴聚合树脂。沿着已定位的平行排列纤维末梢的涂上一薄层树脂线（在这个过程中，树脂不应碰到纤维）。修整盖玻片大小。在载玻片表面的一角持盖玻片并小心地用盖玻片较低的一边接触到树脂线。小心地降下盖玻片直到它几乎接触到载玻片，然后松手。将载玻片放置在37℃恒温箱平台上，让树脂慢慢地沿纤维长轴扩散充满载玻片和盖玻片之间的缝隙。用指甲油封住盖玻片。任何封闭的气泡应当保持原状。通过试验，这种封片技术可以使排列更好的、松散缚在一起的纤维保持原状，并且在载玻片上没有重叠。使用目镜测微尺来测量节间长度和直径。

骨骼肌标本

骨骼肌标本活检既可以采用活检针也可以通过开放的手术进行。组织学的目的是提供一个不失真的肌肉纤维结构图像。肌肉疾病的详细评价主要依赖于采用没有固定的恒冷组织切片的酶组织化学。（见第20章，详细描述了酶组织化学技术以及适当的骨骼肌活检标本处理方法。）

常规的组织化学染色包括：

HE	形态学
Gomori三色染色	包涵体、破碎红纤维的连接组织和管性聚合
PAS ± 淀粉酶	糖原
油红O	脂质内容物
三磷腺苷酶pH为9.4	肌球蛋白丢失以及1型和2型肌纤维萎缩
	pH为4.6的2B型肌纤维
	pH为4.3的2C型肌纤维
NADHTR[辅酶Ⅰ（还原型）四唑盐还原酶]	内部纤维结构：线粒体和管性聚合
碱性磷酸酶	再生的肌纤维、免疫连接组织紊乱
酸性磷酸酶	炎性细胞、坏死纤维、增强的溶酶体酶活性
非特异性酯酶	炎性细胞、坏死肌纤维、增强的溶酶体酶活性
细胞色素C氧化酶（COX）	线粒体紊乱
琥珀酸脱氢酶（SDH）	线粒体紊乱
肌腺苷酸脱氢酶（MAD）	酶缺乏
肌磷酸化酶	Ⅴ型糖原病（McArdle病）

营养障碍相关的免疫染色包括：

营养障碍基因1、2和3（图19.13a.b）
肉聚糖（α、β、γ和δ）
Dysferlin
分层蛋白
小窝蛋白
钙蛋白酶-3
伊默菌素

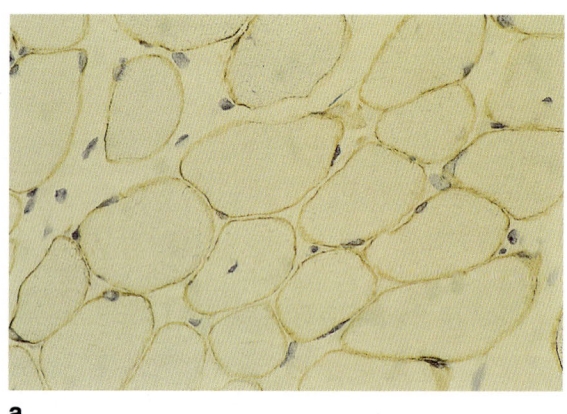
a

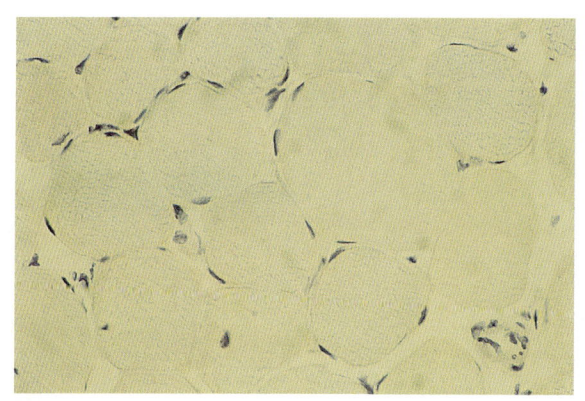
b

图19.13 （a）在正常肌肉中，营养障碍基因定位于肌纤维细胞膜下部。（b）在Duchenne肌营养障碍中，这种染色模式是不存在的。

如果临床需要，一小部分肌肉可以固定用于电镜。标本可以用一个特殊的曲别针纵向拉长轻轻地固定，也可以通过钉住来拉长并用几滴缓冲的戊二醛固定。几分钟之后，肌肉将会变硬，可以放入固定剂中。运动终板和神经元的染色可以用新鲜组织进行（Coers 1982）。肌肉组织学和活检处理的详细描述由Carpenter和Karpati提供（2001）。

本书第5版有尸检标本处理的其他技术内容。

致谢

Gorden Cox编写了本书第1版和第2版中本章的有关内容。第3版和第4版由James Lowe更新。第5版由Kwok-Kee Chan和James Lowe更新。在此我们感谢他们做出的贡献。

参考文献

Asbury A.K., Johnson P.C. (1978) Pathology of peripheral nerve. Philadelphia: Saunders.

Bell J., Ironside J. (1993) How to tackle a possible Creutzfeldt–Jakob disease necropsy. Journal of Clinical Pathology 46:193–197.

Bennett M.J., Hofmann S.L. (1999) The neuronal ceroid-lipofuscinoses (Batten disease): a new class of lysosomal storage disease. Journal of Inherited Metabolic Disease 22:534–544.

Bertram E.G. (1958) Zine chromate solutions for impregnation of nervous tissue. Stain Technology 33:187.

Bielschowsky M. (1902) Die Silberimprägnation der Axenzylinder. Zentralblatt für Neurologie 21:579.

Bone Q. (1972) Some notes on histological methods for peripheral nerve. Journal of Medical Laboratory Technology 29:319.

Brown P., Wolff A., Gajdusek D.C. (1990) A simple and effective method for inactivating virus infectivity in formalin-fixed tissue samples from patients with Creutzfeldt–Jakob disease. Neurology 40:887–890.

Buckner J.C., Gesme D. Jr., O'Fallon J.R. et al. (2003) Phase II trial of procarbazine, lomustine, and vincristine as initial therapy for patients with low-grade oligodendroglioma or oligoastrocytoma: efficacy and associations with chromosomal abnormalities. Journal of Clinical Oncology 21(2):251–255.

Buhl E.H. (1992) Intracellular Lucifer yellow injection in fixed brain slices. In: Bolam J.P., ed. Neuroanatomy: a practical approach. London: Oxford University Press, pp. 187–212.

Cajal S., Ramon Y. (1913a) Contribucion al conocimiento de la neuraglia del cerebro humano. Travaux du Laboratoire de Récherches Biologiques de l'Université de Madrid 2:255.

Cajal S., Ramon Y. (1913b) Sobre un nuevo proceder de impregnacion de la neuroglia y sus resultados en los centios nerviosos del hombres y animales. Travaux du Laboratoire de Récherches Biologiques de l'Université de Madrid 2:219.

Carpenter S., Karpati G. (2001) Pathology of skeletal muscle, 2nd edn. New York: Oxford University Press.

Chambers W.W., Chung-Yu-Liv, Chan-Nao-Liu. (1956) A modification of the Nauta technique for staining of degenerating axons in the central nervous system. Anatomical Record 124:391–392.

Chan K.K., Lowe J. (2002) Techniques in neuropathology. In: Bancroft J.D., Gamble M., eds. Theory and practice of histological techniques, 5th edn. Edinburgh: Churchill Livingstone, pp. 371–414.

Chan K.K., Scholtz C.L. (1988) The effect of the gene for microphthalmia (*mi*) on the dorsal lateral geniculate nucleus of the cinnamon mouse. British Journal of Experimental Pathology 69:255–264.

Coers C. (1952) The vital staining of muscle biopsies with methylene blue. Journal of Neurology, Neurosurgery, and Psychiatry 15.

Coers C. (1982) Pathology of intramuscular nerves and nerve terminals. In: Mastaglia F.L., Walton J., eds. Skeletal muscle pathology. Edinburgh: Churchill Livingstone, pp. 483–507.

Coers C., Woolf A.L. (1959) The innervation of a muscle. Oxford: Blackwell.

Collinge J. (1999) Variant Creutzfeldt–Jakob disease. Lancet 354(9175):317–323.

Cooper P.N., Jackson M., Lennox G. et al. (1995) Tau, ubiquitin, and αB-crystallin immunohistochemistry define the principal causes of degenerative frontotemporal dementia. Archives of Neurology 52:1011–1015.

Cosgrove, M., Fitzgibbons, P.L., Sherrod, A. et al. (1989) Intermediate filament expression in astrocytic neoplasms. American Journal of Pathology 13(2):141–145.

Cox G. (1973) Neuroglia and microglia. In: Cook H.C., ed. Histopathology—selected topics. London: Baillière Tindall.

Cox W. (1891) Imprägnation des centralen nervensystem mit quecksilbersalzen. Archiv für Mikroskopische Anatomie 37:16–21.

Cross R.B. (1982) Demonstration of neurofibrillary tangles in paraffin sections: a quick and simple method using a modification of Palmgren's method. Journal of the Institute of Medical Laboratory Science 39:67–69.

Cuadros M.A., Navascues J. (1998) The origin and differentiation of microglial cells during development. Progress in Neurobiology 56(2):173–189.

de Rutter J.P. (1983) The influence of post mortem fixation delay on the reliability of the Golgi silver impregnation. Brain Research 266:143–147.

Dickson D.W. (1999) Tau and synuclein and their role in neuropathology. Brain Pathology 9(4):657–661.

Dogliani C., Dell'orto P., Coggi G. et al. (1987) Choroid plexus tumours: an immunocytochemical study with particular reference to the co-expression of intermediate filament proteins. American Journal of Pathology 127:519–529.

Drury R.A.B., Wallington E.A. (1980) Carleton's histological technique, 5th edn. London: Oxford University Press.

Dyke P.J., Thomas P.K., Lambert E.H., et al. (1984) Peripheral neuropathy, 2nd edn. Philadelphia, PA: W.B. Saunders.

Eager R.P. (1970) Selective staining of degenerating axons in the central nervous system by a simplified method: spinal cord projections to external cuneate and inferior olivary nuclei in the cat. Brain Research 22:137–141.

Eager R.P., Barnett R.J. (1966) Morphological and chemical studies of Nauta-stained degenerating cerebellar and hypothalamic fibres. Journal of Comparative Neurology 126:487–510.

Eager R.P., Chi C.C., Wolf G. (1971) Lateral hypothalamic projections to the hypothalamic ventromedial nucleus in the albino rat: demonstration by means of a simplified ammoniacal silver degeneration method. Brain Research 29:128–132.

Ehrlich P. (1886) Ueber die Methelenblaureaction der Lebenden Nervensubstance. Deutsche Medizinische Wochenschrift 12:49.

Einarson L. (1932) A method for progressive selective staining of Nissl and nucleus substance in nerve cells. American Journal of Pathology 8:295.

Eng L.F., DeArmond S.J. (1983) Immunocytochemistry of the glial fibrillary acidic protein. In: Zimmermann H.M., ed. Progress in neuropathology. New York: Raven Press, vol. 5, pp. 19–39.

Eng L.F., Rubinstein L.J. (1978) Contribution of immunohistochemistry to diagnostic problems of human cerebral tumours. Journal of Histochemistry and Cytochemistry 26:513–522.

Fasano M., Bergmasco B., Lopiano L. (2006) Modifications of the iron–neuromelanin system in Parkinson's disease. Journal of Neurochemistry 96(4):909–916.

Fink R.P., Heimer L. (1967) Two methods for selective silver impregnation of degenerating axons and their synaptic endings in the central nervous system. Brain Research 4:369–374.

Fox Clement A., Ubeda-Purkiss M., Ihrig K., Biagioli D. (1951) Zinc chromate modification of the Golgi technic. Stain Technology 26:109–114.

Gallyas F. (1971) Silver staining of Alzheimer neurofibrillary changes by means of physical development. Acta Morphologica Academiae Scientiarum Hungaricae 19:1–8.

Gallyas F. (1979) An improved silver stain for developing nervous tissue. Stain Technology 54:193–200.

Gallyas F. (1981) Silver staining of protoplasmic astrocytes by physical development. Acta Morphologica Academiae Scientiarum Hungaricae 29:169–176.

Gallyas F., Wolff J.R., Boettcher H., Zaborszky L. (1980) A reliable method for demonstrating axonal degeneration shortly after axotomy. Stain Technology 55:291–297.

Garey L.J., Ong W.Y., Patel T.S. et al. (1998) Reduced dendritic spine density on cerebral cortical pyramidal neurons in schizophrenia. Journal of Neurology, Neurosurgery, and Psychiatry 65(4):446–453.

Ghandour M.S., Langley P.K., Vincendon G. et al. (1980) Immunochemical and immunohistochemical study of carbonic anhydrase II in adult rat cerebellum: a marker for oligodendrocytes. Neuroscience 5:559–571.

Ghobrian M., Ross E.R. (1986) Immunocytochemistry of neuron-specific enolase: a re-evaluation. In: Zimmermann H.M., ed. Progress in neuropathology, New York: Raven Press, pp. 199–221.

Glees P. (1946) Terminal degeneration within the nervous system as studied by a new silver method. Journal of Neuropathology and Experimental Neurology 5:54.

Globus J.M. (1927) The Cajal and Hortega glia staining methods. A new step in the preparation of formaldehyde fixed material. Archives of Neurology and Psychiatry 18:263–271.

Goedert M. (1999) Filamentous nerve cell inclusions in neurodegenerative diseases: tauopathies and alpha-synucleinopathies. Philosophical Transactions of the Royal Society of London. Series B, Biological Sciences 354(1386):1101–1118.

Golgi C. (1873) Sulla struttura della sostanza grigia del cervello. Gazzetta Medica Lombarde 33:244–246.

Golgi C. (1875) Sui gliomi del cervello. Rivista Sperimentale di Freniatria Medicina Legale della Alieranjieni Mentale 1:66–78.

Golgi C. (1879) Di una nuova reazione apparentemente nera della cellule nervose cerebrali ottinuta col bicloruro di mercurio. Archive per le Scienze Mediche 3:1–7.

Gould V.E., Lee I., Wiedenmann B. et al. (1986) Synaptophysin: a novel marker for neurons, certain neuroendocrine cells, and their neoplasms. Human Pathology 17:979–983.

Graeber M.B., Bise K., Mehraein P. (1994) CR3/43, a marker for activated human microglia: application in diagnostic pathology. Neuropathology and Applied Neurobiology 20:406–408.

Gultekin S.H., Rosai J., Demopoulos A. et al. (2000) Hu immunolabeling as a marker of neural and neuroendocrine differentiation in normal and neoplastic human tissues: assessment using a recombinant anti-Hu Fab fragment. International Journal of Surgical Pathology 8(2):109–117.

Haga C., Yamaguchi H., Ikeda K., Kosaka K. (1989) PAM modified methenamine silver stain for senile plaques—comparison with β-protein immunostaining. Dementia (Japan) 3:417–422.

Hayes G.M., Woodroofe M.N., Cuzner M.L. (1987) Microglia are the major cell type expressing MHC class II in human white matter. Journal of Neurological Science 80:25–37.

Hayward P.A.R., Bell J., Ironside J.W. (1994) Prion protein immunochemistry: reliable protocols for the investigation of Creutzfeldt–Jakob disease. Neuropathology and Applied Neurobiology 20:375–383.

Hilton D.A. (2006) Pathogenesis and prevalence of variant Creutzfeldt–Jacob disease. Journal of Pathology 208(2):134–141.

Holmes W. (1943) Silver staining of nerve axons in paraffin sections. Anatomy Record 86:157–187.

Holzer W. (1921) Uber eine neue method der Gliafases Farbung. Zentralblatt für die gesamte Neurologie und Psychiatrie 69:354–360.

Huber J.D., Parker F., Odland G.F. (1968) A basic fuchsin and alkalinized methylene blue rapid stain for epoxy-embedded tissue. Stain Technology 43:83–87.

Iizuka H., Sakatani K., Young, K. (1990) Neural damage in the rat thalamus after cortical infarcts. Stroke 21:790–794.

Ironside J.W., Head M.W., Bell J.E. et al. (2000) Laboratory diagnosis of variant Creutzfeldt–Jakob disease. Histopathology 37(1):1–9.

Iwaki T., Kume-Iwaki A., Liem R.K., Goldman J.E. (1989) αB-crystallin is expressed in non-lenticular tissues and accumulates in Alexander's disease brain. Cell 57: 71–78.

Kaneko Y., Kitamoto T., Tateishi J., Yamaguchi K. (1989) Ferritin immunohistochemistry as a marker for microglia. Acta Neuropathologica 79:129–136.

Kellett B.S. (1963) Gallocyanin–chrome alum: a routine stain for Nissl substance in paraffin sections. Journal of Medical Laboratory Technology 20:196–198.

Kirby M.L. (1978) Plastic embedding Golgi sections for light microscopy: a quick method. Stain Technology 53: 239–242.

Kitoh T., Matsushita M. (1980) A new staining method of astrocytes for paraffin section. Acta Neuropathologica 49:67–69.

Kluver H., Barrera A. (1953) A method for the combined staining of cells and fibres of the nervous system. Journal of Neuropathology and Experimental Neurology 12:400.

Kosik K.S., Joachim C.L., Selkoe D.J. (1986) Microtubule-associated protein tau is a major component of paired helical filaments in Alzheimer disease. Proc Natl Acad Sci U S A 83:4044–4048.

Lamy C., Duyckaerts C., Delere P. et al. (1989) Comparison of seven staining methods for senile plaques and neurofibrillary tangles in a prospective series of 15 elderly patients. Neuropathology and Applied Neurobiology 15:563–578.

Linder J.E. (1978) A simple and reliable method for the silver impregnation of soft or mineralised tissue. Journal of Anatomy 127:543.

Lowe J. (1997) Degenerative non-Alzheimer dementias. Brain Pathology 7:1047–1051.

Lowe J. (1998) Establishing a pathological diagnosis in degenerative dementias. Brain Pathology 8:403–406.

Lowe J., Lennox G., Jefferson D. et al. (1988) A filamentous inclusion body within anterior horn neurones in motor neurone disease defined by immunocytochemical localisation of ubiquitin. Neuroscience Letters 94:203–210.

Lowe J., Aldridge F., Lennox G. et al. (1989a) Inclusion bodies in motor cortex and brainstem of patients with motor neurone disease are detected by immunocytochemical localisation of ubiquitin. Neuroscience Letters 105:7–13.

Lowe J., Maclennan K.A., Powe D.G. et al. (1989b) Microglial cells in human brain have phenotypic characteristics related to possible function as dendritic antigen presenting cells. Journal of Pathology 159:143–149.

Lowe J., Mayer R.J., Landon M. (1993) Ubiquitin in neurodegenerative diseases. Brain Pathology 3:55–65.

Loyez M. (1910) Coloration des fibres nerveuses par la méthode à l'hematoxyline au fer après inclusion à la celloidine. Compte Rendu des Séances de la Société de Biologie 69:511.

Mallory F.B. (1961) Pathological technique. New York: Hatner.

Mannoji H., Yeger H., Becker L.E. (1986) A specific histochemical marker (lectin Ricinus communis agglutinin 1) for normal human microglia and application to routine histopathology. Acta Neuropathologica (Berlin) 71:341–343.

Marsland T.A., Glees P., Erikson L.B. (1954) Modification of the Glees silver impregnation for paraffin sections. Journal of Neuropathology and Experimental Neurology 13:587.

Matsumoto Y., Hara N., Tanaka R., Fujiwara M. (1986) Immunohistochemical analysis of the rat central nervous system during experimental allergic encephalomyelitis, with special reference to Ia-positive cells with dendritic morphology. Journal of Immunology 136:3668–3676.

Matus A. (1987) Putting together the neuronal cytoskeleton. TINS 10:186–188.

Mirra S.S., Hart M.N., Terry R.D. (1993) Making the diagnosis of Alzheimer's disease. A primer for practicing pathologists. Archives of Pathology and Laboratory Medicine 117:132–144.

Moliner E.R. (1957) A chlorate–formaldehyde modification of the Golgi method. Stain Technology 32:105–116.

Moliner E.R. (1958) A tungstate modification of the Golgi–Cox method. Stain Technology 33:19–29.

Mukai M. (1983) Immunohistochemical localization of S-100 protein and peripheral nerve myelin proteins (P2 protein, P1 protein) in granular cell tumors. American Journal of Pathology 112:139–146.

Mullen R.J., Buck C.R., Smith A.M. (1992) NeuN, a neuronal specific nuclear protein in vertebrates. Development 116(1):201–211.

Munoz D.G. (1991) The pathological basis of multi-infarct dementia. Alzheimer Disease Associated Disorders 5:77–90.

Munoz D.G. (1999) Stains for the differential diagnosis of degenerative dementias. Biotechnic and Histochemistry 74(6):311–312.

Naoumenko J., Feigin I. (1961) A modification for paraffin sections of the Cajal gold–sublimate stain for astrocytes. Journal of Neuropathology and Experimental Neurology 20:602–604.

Nauta W.J.H. (1950) Uber die sogenannte terminale Degeneration im Zentralnervensystem und ihre Darsstellung durch Silberimprägnation Schweiz. Archives of Neurology and Psychiatry 66:353–376.

Nauta W.J.H., Gygax P.A. (1951) Silver impregnation of degenerating axon terminals in the central nervous system. (1) Technic (2) Chemical notes. Stain Technology 26:5–11.

Newcomb E.W., Cohen H., Lee S.R. et al. (1998) Survival of patients with glioblastoma multiforme is not influenced by altered expression of p16, p53, EGFR, MDM2 or Bcl-2 genes. Brain Pathology 8(4):655–667.

Nixon R. (1993) The regulation of neurofilament protein dynamics by phosphorylation: clues to neurofilament pathobiology. Brain Pathology 3:29–38.

Nolan J.A., Troganowski J.Q., Hogue-Angletti R. (1985) Neurons and neuroendocrine cells contain chromogranin: detection of the molecule in normal bovine tissues by immunochemical and immunohistochemical methods. Journal of Histochemistry and Cytochemistry 33: 791–798.

Oehmichen M. (1982) Are resting and/or reactive microglia macrophages? Immunobiology 161(3-4):246-254.

Page K. (1965) A stain for myelin using solochrome cyanin. Journal of Medical Laboratory Technology 22:204.

Palay S.L., Palade G.E. (1955) The fine structure of neurons. Journal of Biophysics and Biochemical Cytology 1:69-88.

Palmgren A. (1948) A rapid method for selective silver staining of nerve fibres and nerve endings in mounted paraffin sections. Acta Zoologica 29:377-392.

Paulus W., Roggendorf W., Kirchner T. (1992) Ki-M1P as a marker for microglia and brain macrophages in routinely processed human tissues. Acta Neuropathologica (Berlin) 84:538-544.

Pearson A.A., O'Neill S.L. (1946) A silver gelatine technique for staining nervous tissue. Anatomical Record 95:3, 297.

Pearson J. (1983) Neurotransmitter immunocytochemistry in the study of human development, anatomy, and pathology. In: Zimmermann H.M., ed. Progress in neuropathology. New York: Raven Press, vol. 5, pp. 41-97.

Penfield W. (1928) A method of staining oligodendroglia and microglia. American Journal of Pathology 4:153.

Penfield W., Cone W. (1937) Neuroglia and microglia (the metallic methods). In: McClung C.E., ed. McClung's handbook of microscopical technique. New York: Paul B. Hoeber, pp. 489-521.

Perry V.H., Hume D.A., Gordon S. (1985) Immunohistochemical localisation of macrophages and microglia in the adult and developing mouse brain. Neuroscience 15:313-326.

Pilkington G.J., Lantos P.L. (1982) The use of glutamine synthetase in the diagnosis of cerebral tumours. Neuropathology and Applied Neurobiology 8:227-236.

Poirer L.J., Ayotte R.A., Gauthier C. (1954) Modification of the Marchi technic. Stain Technology 29:71-75.

Pugh B.C., Rossi M.L. (1993) A paraffin wax technique of Golgi-Cox impregnated CNS that permits the joint application of other histological and immunocytochemical techniques. Journal of Neural Transmission. Supplementum 39:97-105.

Pulford K.A.F., Rigney E.M., Micklem K.J. et al. (1989) KP1: a new monoclonal antibody that detects a monocyte/macrophage associated antigen in routinely processed tissue sections. Journal of Clinical Pathology 42:414-421.

Raff M.G., Mirsky R., Fields K.L. et al. (1978) Galactocerebroside: a specific cell surface antigen marker for oligodendrocytes in culture. Nature (London) 274:813-816.

Rubinstein L.J. (1972) Tumours of the central nervous system. Washington, DC: Armed Forces Institute of Pathology.

Rushing E.J., Brown D.F., Illadik C.L. et al. (1998) Correlation of bcl-2, p53, and MIB-1 expression with ependymoma grade and subtype. Modern Pathology 11(5):464-470.

Santi M., Quezado M., Ronchetti R., Rushing E.J. (2005) Analysis of chromosome 7 in adult and pediatric ependymomas using chromogenic in situ hybridization. Journal of Neurooncology 72(1):25-28.

Scheibel A.B. (1978) Structural aspects of the aging brain: spine systems and the dendritic arbor. In: Katzman R., Terry R.D., Bick K.L., eds. Alzheimer's disease: senile dementia and related disorders. New York: Raven Press, Vol. 7, pp. 353-373.

Schlaepfer W.W. (1987) Neurofilaments: structure, metabolism, and implications in disease. Journal of Neuropathology and Experimental Neurology 46:117-129.

Schochet S.S., McCormick W.F. (1979) Basic neuropathology. In: Schochet S.S., McCormick W.F., eds. Essentials of neuropathology. New York: Appleton-Century-Crofts, pp. 2-6.

Schulz J.B., Dichgans J. (1999) Molecular pathogenesis of movement disorders: are protein aggregates a common link in neuronal degeneration? Current Opinion in Neurology 12(4):433-439.

Schwechheimer K., Gass P., Berlet H.H. (1992) Expression of oligodendroglia and Schwann cell markers in human nervous system tumors. An immunomorphological study and western blot analysis. Acta Neuropathologica 83(3):283-291.

Scott T. (1971) A rapid silver impregnation technique for oligodendroglia, microglia and astrocytes. Journal of Clinical Pathology 24:578.

Smith M.C., Strick S., Sharp P. (1956) The value of the Marchi method for staining tissue stored in formalin for prolonged periods. Journal of Neurology, Neurosurgery, and Psychiatry 19:62-64.

Smyser G.S. (1973) Counterstaining Golgi-Cox impregnation with luxol-fast blue as a myelin stain. Stain Technology 48:53-57.

Stern J.B. (1932) Neue Silberimprägnations Versuche zur Darstellung der Mikro- und Oligodendroglia (An Celloidin-serienschnitten anwendbare Methode). Zeitschrift für die gesamte Neurologie und Psychiatrie 138:50a.

Sternberger N., Tabira T., Kies M.W. et al. (1977) Immunocytochemical staining of basic protein in CNS myelin. Transactions of the American Society of Neurochemists 8:157.

Stewart Smith G. (1943) A danger attending the use of ammoniacal solutions of silver. Journal of Pathology and Bacteriology 55:227.

Suzuki H., Franz H., Yamamoto T. et al. (1988) Identification of the normal microglial population in human and rodent nervous tissue using lectin histochemistry. Neuropathology and Applied Neurobiology 14:221-227.

Swank R.L., Davenport H.A. (1935) Chlorate-osmic formalin method for degenerating myelin. Stain Technology 10:87-90.

Swanson P.E., Manivel J.C., Wick M.R. (1987) Immunoreactivity for Leu-7 in neurofibrosarcoma and other spindle cell tumours of soft tissue. American Journal of Pathology 126:564.

Takahashi H., Wakabayashi K., Kawai K. et al. (1989) Neuroendocrine markers in central nervous system neuronal tumors (gangliocytoma and ganglioglioma). Acta Neuropathologica 77(3):237-243.

Thiel G. (1993) Syapsin I, synapsin II and synaptophysin: marker proteins of synaptic vesicles. Brain Pathology 3:87-95.

Trojanowski J.Q., Lee V.M., Schlaepfer W.W. (1984) An immunohistochemical study of human central and peripheral nervous system tumours using monoclonal antibodies against neurofilaments and glial filaments.

Human Pathology 15:248–257.

Tunturi A.R. (1973) A method for impregnating myelinated axons in adult central nervous system. Stain Technology 48:297–304.

Turcotte A., Ramon-Moliner E. (1965) Counterstaining solution for sections stained with the Golgi–Cox method. Stain Technology 40:310–311.

Van Eldik L.J., Jensen R.A., Ehrenfried B.A., Whetsell W.O. (1986) Immunohistochemical localization of S100β in human nervous system tumors by using monoclonal antibodies with specificity for the S100β polypeptide. Journal of Histochemistry and Cytochemistry 34: 977–982.

Velasco M.E., Dahl D., Roessmann V., Gambetti P. (1980) Immunohistochemical localisation of the glial fibrillary acidic protein in human glial neoplasms. Cancer 45:484–494.

Wallington E.A. (1965) The explosive properties of ammoniacal silver solutions. Journal of Medical Laboratory Techniques 22:220.

Watanabe K., Tachibana O., Sata K. et al. (1996) Overexpression of the EGF receptor and p53 mutations are mutually exclusive in the evolution of primary and secondary glioblastomas. Brain Pathology 6(3):217–223.

Weihl C.C., Roos R.P. (1999) Creutzfeldt–Jakob disease, new variant Creutzfeldt–Jakob disease, and bovine spongiform encephalopathy. Neurologic Clinics 17(4): 835–859.

Weil A. (1928) A rapid method for staining myelin sheaths. Archives of Neurology and Psychiatry 20:392.

Wiedenmann B., Kuhn C., Schwechheimer K. et al. (1988) Synaptophysin identified in metastases of neuroendocrine tumours by immunocytochemistry and immunoblotting. American Journal of Clinical Pathology 87:560–569.

Williams R.S., Ferrante R.J., Caviness V.S. (1978) The Golgi rapid method in clinical neuropathology; the morphological consequences of suboptimal fixation. Journal of Neuropathology and Experimental Neurology 37:13–33.

Wilson P.O.G., Barber P.C., Hamid Q.A. et al. (1988) The immunolocalization of protein gene product 9.5 using rabbit polyclonal and mouse monoclonal antibodies. British Journal of Experimental Pathology 69:91–104.

Woodroofe M.N., Bellamy A.S., Feldmann M. et al. (1986) Immunocytochemical characterisation of the immune reaction in the central nervous system in multiple sclerosis: possible role for microglia in lesion growth. Journal of Neurological Science 74:135–152.

Working Group (1997) Consensus recommendations for the postmortem diagnosis of Alzheimer's disease. The National Institute on Aging, and Reagan Institute Working Group on Diagnostic Criteria for the Neuropathological Assessment of Alzheimer's Disease. Neurobiology of Aging 18(4 Suppl):S1–S2.

Yamaguchi H., Haga C., Hirai S. et al. (1990) Distinctive, rapid, and easy labeling of diffuse plaques in the Alzheimer brains by a new methenamine silver stain. Acta Neuropathologica 79:569–572.

Yamamoto T., Hirano A. (1986) A comparative study of modified Bielchowsky, Bodian and thioflavin S stain on Alzheimer's neurofibrillary tangles. Neuropathology and Applied Neurobiology 12:3–9.

拓展阅读文献

Cajal S., Ramón Y. (1913a) Contribución al conocimiento de la neuroglia del cerebro humano. Travaux du Laboratoire de Récherches Biologiques de l'Université de Madrid 2:255.

Cajal S., Ramon Y. (1913b) Sobre un neuvo proceder de impregnación de la neuroglia y sus resultados en los centros nerviosos del hombre y animales. Travaux du Laboratoire de Récherches Biologiques de l'Université de Madrid 2:219.

Glees P. (1943) The Marchi reaction: its use on frozen sections and its time limit. Brain 66:229–232.

Swank R.L., Davenport H.A. (1934) Marchi's staining method. Studies of some of the underlying mechanisms involved. Stain Technology 9:11.

Weigert C. (1891) Zur markscheidenfürbung. Deutsches Medizinisches Wochenschrift, 1184.

20

酶组织化学及其诊断应用

Scott L. Nestor 和 John D. Bancroft 著

王丽杰 译　曲利娟 校

引言

本章概括介绍一些经典的酶组织化学（Enzyme Histochemistry，EHC）方法，其中有的方法具有临床诊断价值。酶是生物体内的重要组成部分，是机体细胞内新陈代谢过程的生物化学反应必不可少的催化剂。酶通过在细胞质或体液中溶解、分离（如溶解酶）或与特异性细胞成分结合（如黏附酶）而发挥效应。

酶促反应的完成有赖于辅助因子的参与。常见辅助因子包括镁、锰等金属离子（激活剂）及核苷酸、烟酰胺腺嘌呤二核苷酸（NAD）和烟酰胺腺嘌呤二核苷酸磷酸（NADP）等辅酶。酶的分类原则是根据酶作用底物的不同来进行。组织切片的酶组织化学检测，检测方法不同，对组织处理、切片制备等的要求也不同。外科手术标本需要专门的固定方法和处理，肌肉活检组织的酶组织化学对临床诊断具有特异性，但大多数方法只适用于不固定的新鲜组织切片。

了解不同酶组织化学方法的适用范围非常重要。通常，石蜡包埋组织不易保存细胞结构和酶的活性，几乎不能用做酶组织化学反应，但也有例外，如氯乙酸酯酶。因此在制备标本过程中，如何保存细胞结构和酶的活性十分重要，首要决定的事情是：组织是要固定还是冷冻？组织冷冻至-70℃或-70℃以下，既能很好地保护酶的活性，又能在一段时间内保存组织备用，是酶组织化学反应理想的制备方法。如果选择固定剂，必须依据各种不同的酶组织化学反应而定。有些酶，如ATP酶，对甲醛等固定剂很敏感，固定后可能会影响实验结果。大多数标本一送到实验室就会进行固定，以甲醛原液为基础的固定剂一般适用于大多数酶组织化学方法。1994年，Bancroft-Cook也探讨了常规处理对保存组织成分的不利影响。

固定和酶组织化学

酶的活性不稳定，易受各种因素影响，故最大限度地保存酶的活性至关重要。例如，当组织血供被阻断时，富含氧化酶的线粒体会迅速受到破坏；不固定的新鲜组织块或切片冻融后，富含水解酶的溶酶体等细胞器容易损伤，使水解酶大量弥散，即使切片固定后，也无法阻止水解酶的弥散。

多数情况下，水解酶检测可能是在固定后的组织中进行，虽然固定可使组织切片酶的数量减少或活性降低，但却能保证水解酶在组织细胞中的准确定位。其他相关酶组织化学反应证实：固定也会破坏氧化酶。研究表明，组织切片先用4℃甲醛钙液轻微固定，然后孵育显色等，可以大大减少水解酶的破坏，染色效果良好，该方法在第4章详细介绍，具体方法请参考相关章节。

涂片

迄今已有少量文献报道，细胞涂片酶组织化学可用于细胞化学的鉴定和细胞评估。不同来源的细胞涂片制备方法不同，血液、骨髓和组织细胞悬浮液等均可用于细胞涂片。三种最常用的酶是非特异性酯酶、酸性磷酸酶和氯乙酸酯酶。为保护细胞的结构和酶的准确定位，一般在组织化学染色前需要固定细胞涂片。细胞涂片常用的固定剂种类繁多，其中甲醛最常用。不同剂型的甲醛固定液固定效果不尽相同；而不同来源的细胞其化学成分和酶的特性都不相同，因此应根据酶的不同性质分别选择适宜的固定剂。例如，要显示细胞内非特异性酯酶和酸性磷酸酶时，甲醛蒸气的固定效果优于多聚甲醛液或戊二醛液，但对于大多数酶组织化学反应来说，4℃甲醛钙液的固定效果最佳。细胞印片法简便、快捷，能为临床提供有价值的诊断信息。新鲜组织标本切开后，将组织切面轻压于干净的玻璃片上，注意避免过高压力破坏细胞，快速吹干，如无须立即染色，不必固定直接于-70℃保存备用。淋巴结处理方法同上。

酶的分类

氧化还原酶

氧化还原酶是酶组织化学中一大类重要的酶。以往被称作氧化酶、脱氢酶者，通常指的是氧化酶。包括以下几种：

- 氧化酶：是在有氧状态下催化底物氧化的酶
- 过氧化酶：是与过氧化氢结合、去氢催化底物氧化的酶
- 脱氢酶：是通过去氢催化底物氧化的酶
- 硫辛酸脱氢酶：是通过去氢催化NADH和NADPH氧化的酶。

其他重要酶

转移酶

转移酶是催化两个化合物之间功能基团转移的酶，无水的丢失或吸收。包括若干亚型。

水解酶

水解酶是催化水或氢、氧原子介入特定的底物结合物的酶，尽管在某些情况下，水可能会被丢失。这种酶包括以下几种：

- 酯酶
- 脂酶
- 磷酸酶
- 糖苷酶
- 肽酶
- 焦磷酸酶。

裂解酶

裂解酶是通过机械的而不是水解的作用催化底物去除基团，并形成碳双键的酶。脱羧酶是裂解酶的亚型。

命名系统

以上是从生物化学角度对酶进行的分类，从组织化学角度来看，这种分类方法不够精确。起初，酶的命名系统比较混乱：有时同一种酶有两种或两种以上的名称；有时两种或两种以上不同的酶使用同一种名称。1898年，Duclaux建议采用在作用底物的后面加上后缀"ase"的命名法。例如，蔗糖酶是用来表示作用于蔗糖的酶的术语。之后，逐渐演变成必须兼顾作用底物和反应类型的命名方法，例如胆碱酯酶。此外，1987年，Bancroft-Hand还提出，应该对不同反应条件下催化两种相似反应的酶进一步命名，以示区别，如酸性磷酸酶和碱性磷酸酶。

组织化学反应类型

组织化学反应类型主要有四种：

- 同时捕捉（偶联、转化和螯合作用）
- 孵育后偶联（转化和螯合作用）
- 有色底物（溶解性改变）
- 分子内重排。

同时捕捉或偶联

同时捕捉或偶联法是显示各种酶类最重要的方法，其基本原理适用于Gomori金属沉淀反应法和偶氮色素法。水解酶同时偶联偶氮色素显示法，是在水解酶作用下，与特定的底物发生反应，产生偶联器——初始反应产物（PRP），PRP又与重氮盐结合形成可见性的有色沉淀物——最终反应产物（FRP）。该方法的主要难点在于PRP的弥散，以下三种因素可能影响PRP的弥散：

- 底物水解的速率
- 缓冲液PRP弥散系数
- PRP与重氮盐偶联的速率。

实验中通过改变底物和重氮盐的使用条件，可以调控上述因素以提高酶的准确定位。底物的种类、

重氮盐的选择和偶联速率都能影响底物水解的速率。酶组织化学反应速度取决于底物的浓度，浓度越高，反应速度越快，所以要求底物必须能溶于水或缓冲介质，才能最大限度地水解底物。当然，如果可溶性底物浓度太高，也会抑制底物水解的速率。

缓冲介质都有一个适宜的pH值范围，在此范围内酶的活性最大，且底物溶解性最恰当。孵育介质的偶联重氮盐（如孵育后偶联），要求选用具备生成有色FRP的重氮盐。每种重氮盐也都有一个最适的pH值，在此pH值下，偶联效率最高。如酸性磷酸酶是在一个酸性pH条件下发生偶联反应，需要选择酸性pH的重氮盐，而碱性磷酸酶的偶联反应需要在pH值为9.4下进行，可选择固红TR盐（又叫坚牢红TR盐）等碱性重氮盐。

偶联反应除了要求重氮盐最适pH外，还有临界浓度的要求，浓度过高会抑制FRP的形成。在实际操作中，孵育介质的最佳浓度为1.0mg/ml。

孵育后偶联

在酶作用下，酶水解底物产生PRP，PRP具有充分的不溶性，能在孵育原位保留不被溶解，以便进一步与重氮盐偶联形成FRP。

该方法有两个优点。第一，孵育时间长，由于大多数重氮盐在水性溶液中分解缓慢，可以充分保证第一步孵育阶段的孵育时间；第二，第一步孵育阶段和第二步偶联阶段是分别在不同的最适pH溶液中进行，这样可以保证酶的最大活性和充分的偶联反应。该方法的缺点是：在几乎所有的反应中，PRP都有一定程度的可溶性，导致PRP在与重氮盐偶联之前已有一定程度的弥散。

有色底物

该反应类型少用，仅在涉及可溶性有色底物且水解过程中酶去除可溶性基团而又不影响底物颜色时才使用。该方法产生的PRP是有色的、不溶性的，不必与重氮盐偶联。目前，已知的具有酶敏感性的可溶性基团数量有限，因此限制了该反应类型的使用。

分子内重排

在酶作用下，水解可溶性底物，经分子内重排产生有色的不溶性反应产物。

重氮盐

重氮盐、四唑盐密切相关盐可与PRP反应产生深色不溶性反应产物。除副品红、固石榴红GBC等少数重氮盐含有色素外，多数重氮盐本身是无色的。当PRP与重氮盐偶联时，酶水解底物释放萘酚或相关化合物，形成可见的发色偶氮基团，才使FRP呈现有色沉淀。重氮盐的溶解度很有限，尤其是在碱性pH值范围内。

对照的应用

酶组织化学必须设置阳性对照或阴性对照。使用过期变质的底物、重氮盐及其他化学溶液等都会导致酶显色失败，有时甚至出现假阳性。孵育阶段设置阳性对照可用来检验所有化学试剂的有效性；阴性对照可以从孵育介质中去除底物或加入特异性酶抑制剂；如有需要，还可在孵育液中加入竞争性抑制剂；组织切片浸入沸水中加热数分钟或在蒸馏水中孵育等。上述每一种对照方法如果反应产物缺失（即酶显色阴性），均提示阳性结果可靠，同时也可以排除非特异性背景染色造成的假阳性结果。阴性对照如出现任何阳性结果，均应视为假阳性。

水解酶

磷酸酶

磷酸酶能水解有机磷酸酯。磷酸酶依据最适pH进行分类，把在pH值为9.0左右表现最大活性的磷酸酶称为碱性磷酸酶，而把在pH值为5.0左右表现最大活性的磷酸酶称为酸性磷酸酶。大多数磷酸酶是非特异性的，它能催化水解较宽pH值范围的有机磷酸酯，只有少数磷酸酶仅能与特异性底物反应，例如葡萄糖-6-磷酸酯酶，在pH值为6.5的酸性环境下去磷酸化，水解葡萄糖-6-磷酸酯。这类磷酸酶称为特异性磷酸酶。磷酸酶可划分为：

- 碱性磷酸酶
- 酸性磷酸酶
- 特异性磷酸酶。

碱性磷酸酶

碱性磷酸酶定位于肾和其他多种组织的细胞膜。

碱性磷酸酶的显示法

碱性磷酸酶显色法的理论部分已在本章上文讨论，下面具体介绍实际应用方法。

金属沉淀法

1939年，金属沉淀法由Gomori最早提出。1951年，Gomori又提出了金属沉淀改良法，其技术原理是在酶水解底物的同时发生偶联反应。碱性磷酸酶水解底物——β-甘油磷酸钠——产生磷酸根离子，后者与钙离子结合形成磷酸钙，磷酸钙与硝酸钴相互作用产生磷酸钴沉淀物，但磷酸钴反应产物无法用光学显微镜观察到，需要用硫化铵稀释转变成可见的黑色颗粒状硫化钴沉淀物。1975年，Bancroft用下面的图表概括了主要反应步骤：

$$\begin{array}{c}\text{酶}\\ \beta\text{-甘油磷酸钠} \rightarrow \text{磷酸根离子}\\ \text{（底物）} \quad\quad \text{（PRP、不可见）}\end{array}$$

磷酸根离子 + 钙离子 → 磷酸钙
　　　　　　　　　　　　（不可见）

磷酸钙　　 + 钴离子 → 磷酸钴
　　　　　　　　　　　　（不可见）

磷酸钴　　 + 硫离子 → 硫化钴
　　　　　　　　　　　　（可见的、不溶性）

碱性磷酸酶：Gomori钙法（Gomori 1951, modified）

固定
　　4℃甲醛钙液。

切片
　　新鲜组织恒冷箱切片、固定。

孵育液配制

2%的β-甘油磷酸钠	2.5ml
2%的巴比妥钠	2.5ml
2%的硝酸钙	5.0ml
1%的氯化镁	0.25ml
蒸馏水	1.25ml

孵育液的最终pH值为9.0~9.4，巴比妥钠为缓冲媒介物，镁离子为酶激活剂。

方法
1. 切片固定后入孵育液，37℃孵育25分钟至6小时（见注意事项2）。
2. 蒸馏水充分水洗。
3. 重复水洗。
4. 切片入2%的硝酸钴溶液处理，3分钟。
5. 蒸馏水充分水洗。
6. 重复水洗。
7. 切片浸入1%的硫化铵溶液，2分钟。
8. 蒸馏水充分水洗。
9. 2%的甲基绿复染（氯仿抽提）。
10. 流水冲洗。
11. 甘油明胶封固。

结果

碱性磷酸酶活性部位	棕黑色
核	绿色

注意
1. 储存液配制后，每20ml分装，便于使用。
2. 孵育时间根据恒冷箱切片所需最短时间而定。

偶氮色素法

偶氮色素法也属于同时偶联法，1944年由Menton等最先提出，1951年Gomori又将该方法进行了改良。在酶作用下，分解底物的产物与重氮盐结合，形成不溶性偶氮色素，以此证明酶的定位。常用的底物有两类。第一类是单纯有机磷酸（如α-萘酚磷酸钠），底物分解产物为中度不溶性，有时会发生弥散。

第二类底物是含有替代萘酚基团的磷酸（如萘酚AS-BI磷酸）。底物分解产物为极度不溶性，很少弥散，可以较好地显示最终反应产物的定位。这类底物为人工合成物，成本很高，但优点是底物溶液稳定性好，更有利于最终反应产物的定位。

以单纯萘酚为底物

酶水解单纯萘酚产生α-萘酚，后者又与重氮盐（如固红TR）发生偶联反应。

碱性磷酸酶：以α-萘酚磷酸为底物的偶联偶氮色素法

固定
4℃甲醛钙液，甲醛蒸气。

切片
新鲜组织恒冷箱切片、固定。

孵育介质配制

α-萘酚磷酸钠	10mg
0.2M Tris缓冲液（储存液A），pH值为10.0	10ml
重氮盐（固红TR）	10mg

孵育介质最终pH值为9.0～9.4，α-萘酚磷酸钠溶解于缓冲液，加入重氮盐，充分混匀，过滤，即用。

方法
1. 切片固定后入孵育液，室温孵育10～60分钟。
2. 蒸馏水洗。
3. 2%的甲基绿复染（氯仿抽提）。
4. 流水冲洗。
5. 甘油明胶封固。

结果

碱性磷酸酶活性部位	浅红褐色
核	绿色

注意
1. 孵育液的最终pH值为9.2。
2. 如果用石蜡切片，孵育时间可适当延长。

以替代萘酚化合物为底物

在酶作用下，分解替代萘酚化合物的反应原理与分解单纯有机磷酸的相同。用于组化技术的替代萘酚系工业合成物与其他底物相比，更不易溶于水，需要溶解于溶剂中。分解替代萘酚化合物产生的最终反应产物的定位比非化合物萘酚更准确。在酶作用下，底物水解产生不溶性的萘酚衍生物，这些衍生物与特异的重氮盐（固红TR）偶联，在酶的活性部位形成红色的不溶性偶氮色素，以此证明酶的定位。

碱性磷酸酶：萘酚AS-BI法（替代的萘酚化合物）

固定
4℃甲醛钙液，甲醛蒸气。

切片
新鲜组织恒冷箱切片、固定。

溶液配制
A液：萘酚AS-BI储存液

萘酚AS-BI磷酸	25mg
N,N-二甲基甲酰胺	10ml
蒸馏水	10ml
1M碳酸钠	2～6滴

按以上顺序依次加入试剂，滴加1M碳酸钠至pH值为8.0。然后加入：

蒸馏水	300ml
0.2M Tris缓冲液，pH值为8.3	180ml

溶液轻度混浊，可以保存数月。

B液：孵育液

萘酚AS-BI储存液	10ml
固红TR	10mg

充分混匀，过滤，即用。

方法
1. 切片固定后入孵育液，室温下孵育5～15分钟。
2. 水洗。
3. 2%的甲基绿复染（氯仿抽提）。
4. 流水冲洗。
5. 甘油明胶封固。

结果

碱性磷酸酶活性部位	红色
核	绿色

注意
该方法是显示碱性磷酸酶准确定位的可靠方法。1M碳酸钠能迅速改变pH值，注意不要使溶液过碱。反应快，注意孵育时间不能过长。

酸性磷酸酶显示法

酸性磷酸酶显示法的基本原理与之前讨论的碱性磷酸酶相同。1944年，酸性磷酸酶金属沉淀法是由

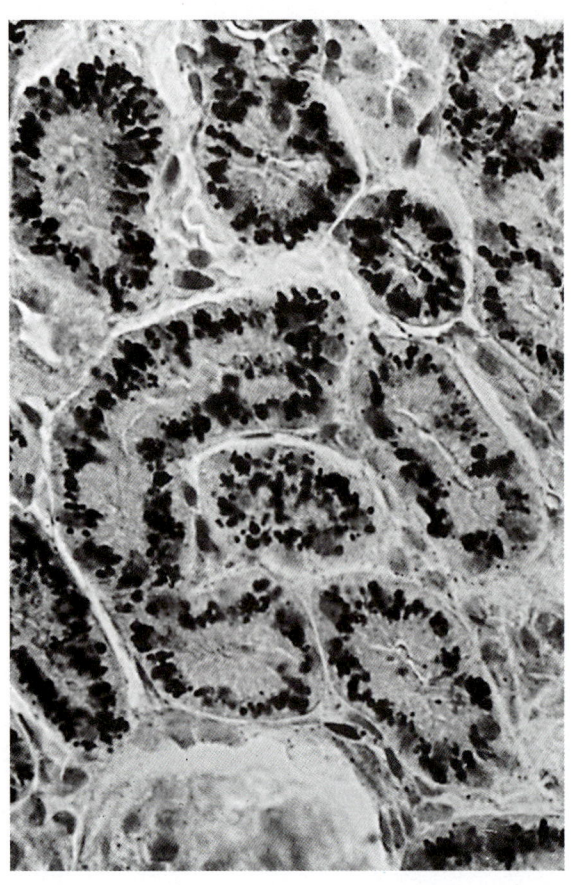

图20.1 大鼠肾小管上皮细胞显示粗颗粒状的酸性磷酸酶活性定位（甲醛钙固定，Gomori金属螯合法）。与图20.2比较。

Gomori在碱性磷酸酶显示法的基础上提出的。在酸性磷酸酶作用下，在pH值为 5.0的缓冲液中，水解β-甘油磷酸钠产生磷酸根离子，后者与铅离子结合形成磷酸铅沉淀。在光学显微镜下磷酸铅沉淀不可见，需再与硫化铵反应，才能在酶的活性部位形成可见的黑色硫化铅沉淀物，以此证明酶的定位（图20.1）。

酸性磷酸酶：Gomori铅法

固定

　　4℃甲醛钙液，甲醛蒸气。

切片

　　新鲜组织恒冷箱切片、固定。

孵育介质配制

0.05M醋酸盐缓冲液，pH值为5.0	10ml
β-甘油磷酸钠	32mg
硝酸铅	20mg

　　先将硝酸铅溶于缓冲液，再加入β-甘油磷酸钠，孵育介质pH值约为5.0。

方法

1. 切片入孵育液，37℃孵育0.5～2小时。
2. 蒸馏水洗。
3. 1%的硫化铵溶液（现配）2分钟。
4. 蒸馏水洗。
5. 2%的甲基绿或Mayer胭脂红明矾复染。
6. 流水冲洗。
7. 甘油明胶封固。

结果

酸性磷酸酶活性部位	黑色
核	绿色或红色

偶氮色素法

　　与碱性磷酸酶显示法一样，常用的底物有两类：单纯有机磷酸（如α-萘酚磷酸钠）和含有替代萘酚基团的磷酸（如萘酚AS-BI磷酸）。两类底物的优缺点已在碱性磷酸酶中讨论。在酸性磷酸酶作用下，萘酚水解产生α-萘酚，后者与特异性重氮盐（如固石榴红GBC）偶联，在酶的活性部位产生红色的不溶性偶氮色素，以此证明酶的定位。

酸性磷酸酶：偶联偶氮法

固定

　　4℃甲醛钙液，甲醛蒸气。

切片

　　新鲜组织恒冷箱切片、固定。

孵育介质配制

α-萘酚磷酸钠	10mg
0.1M醋酸盐缓冲液，pH为5.0	10ml
固石榴红GBC	10mg

　　α-萘酚磷酸钠溶解于缓冲液，再加入固石榴红GBC，过滤，即用。

方法

1. 切片入孵育液，37℃孵育15～60分钟。
2. 蒸馏水洗。
3. 2%的甲基绿复染（氯仿抽提）。
4. 流水冲洗。
5. 甘油明胶封固。

结果

酸性磷酸酶活性部位	红色
核	绿色

以替代萘酚化合物为底物

1958年，Burstone建议用萘酚AS-BI磷酸作为底物，水解后可产生极度不溶性的初始反应产物。1960年，Barka建议用六偶氮副品红作为重氮盐，虽然合成六偶氮副品红很费时，但其优点是与初始反应产物偶联，能形成更准确的最终反应产物定位，且最终反应产物不易被二甲苯和乙醇溶解，保证了酸性磷酸酶活性部位的显示不会因二甲苯脱水以及中性树胶封固而脱色（图20.2）。

酸性磷酸酶：萘酚AS-BI磷酸法（Burnstone, 1958, modified by Barka 1960）

固定

4℃甲醛钙液，甲醛蒸气。

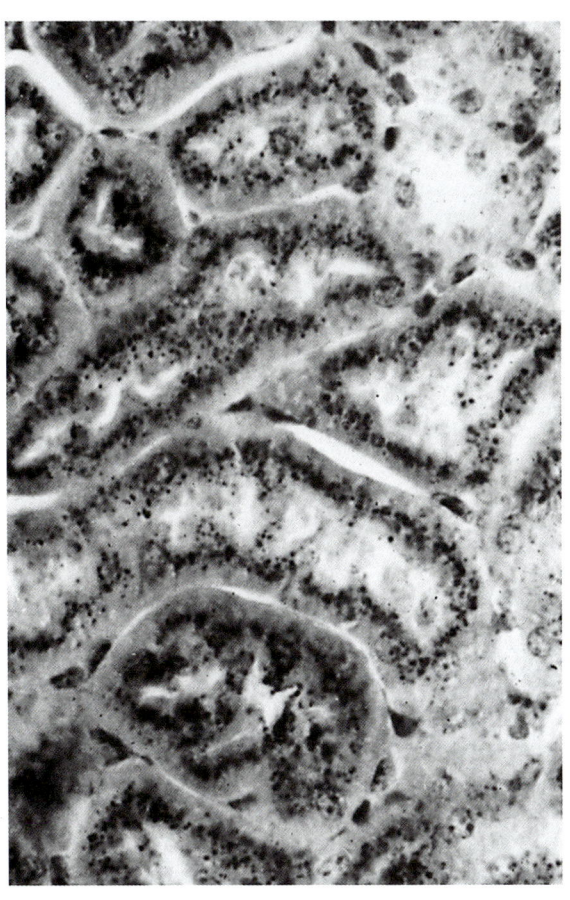

图20.2 大鼠肾小管上皮细胞显示酸性磷酸酶活性定位。组织块甲醛钙固定，替代萘酚化合物为底物、六偶氮副品红为重氮盐的偶氮色素法。

切片

新鲜组织恒冷箱切片、固定。

溶液配制

A液：底物溶液

萘酚AS-BI磷酸	10mg
二甲基甲酰胺	1ml

B液：缓冲液

醋酸钠（3H$_2$O）	1.94g
巴比妥钠	2.94g
蒸馏水	100ml

C液：硝酸钠溶液

硝酸钠	400mg
蒸馏水	10ml

D液：副品红盐酸储存液

副品红盐	1g
蒸馏水	20ml
盐酸	5ml

缓慢加热，冷却至室温，过滤。

E液：蒸馏水

孵育液配制

A液	0.5ml
B液	2.5ml
C液	0.4ml
D液	0.4ml
E液	6ml

此方法成功的关键在于必须将等量C液和D液混匀，静置2分钟后，再加入孵育介质中。最终pH值为4.7～5.0，如有必要用0.1M NaOH溶液调节pH值。

方法

1. 切片入孵育液，37℃孵育15~60分钟。
2. 蒸馏水洗。
3. 2%的甲基绿复染（氯仿抽提）。
4. 流水冲洗。
5. 甘油明胶封固，或现配酒精、二甲苯快速脱水，DPX封固。

结果

酸性磷酸酶活性部位　　　　　　　　　红色
核　　　　　　　　　　　　　　　　　绿色

注意

此方法可以显示精确的酶定位。配制孵育液要注意三点：C液（硝酸钠溶液）需要现配，孵育液的最终pH值要准确，孵育液用前要过滤。

方法

1. 切片入孵育液，37℃孵育30分钟至1小时。
2. 甲醛生理盐水溶液轻微固定（如切片未固定）。
3. 用玻璃棒将漂浮的切片移入蒸馏水中。
4. 蒸馏水反复水洗。
5. 切片移入1%的硫化铵溶液3分钟。
6. 蒸馏水充分水洗。
7. 反复水洗。
8. 切片贴附于载玻片，自然干燥。
9. 甘油明胶封固。

结果

5-核苷酸酶活性部位　　　　　　　　　棕黑色

注意

固定过的组织块，酶活性会大量丢失，故推荐使用不固定的新鲜组织恒冷箱切片。

特异性碱性磷酸酶显示法

5-核苷酸酶显示法

5-核苷酸酶显示法是一种金属沉淀方法，1957年，由Wachstein-Meisel最先提出。在5-核苷酸酶作用下，镁离子作为激活剂，水解5-磷酸腺苷，释放磷酸根离子，磷酸根离子与孵育介质中的铅离子结合，形成磷酸铅，后者由硫化铵稀释转变成棕色的硫化铅，沉积在5-核苷酸酶的活性部位。在pH值为7.5的环境下，该方法也可用于非特异性碱性磷酸酶活性的显示。

5-核苷酸酶：铅法（Wachstein & Meisel 1957）

固定

不固定或4℃甲醛钙液固定。

切片

新鲜组织恒冷箱切片、漂浮不捞片。

孵育介质配制

1.25%的5-磷酸腺苷	4ml
0.2M的Tris缓冲液，pH值为7.2	4ml
2%的硝酸铅	0.6ml
0.1M的硫酸镁	1ml
蒸馏水	0.5ml

葡萄糖-6-磷酸酶显示法

葡萄糖-6-磷酸酶显示法是一种金属沉淀方法，目前已有多种改良方法。本文介绍Wachstein-Meisel铅法（1956）。在葡萄糖-6-磷酸酶作用下，6-磷酸葡萄糖水解，释放磷酸根离子，后者与铅离子结合形成磷酸铅，磷酸铅由硫化铵稀释最终转变成硫化铅沉淀。利用该方法显示酸性磷酸酶和碱性磷酸酶时，应设置对照组。葡萄糖-6-磷酸酶对固定剂较敏感，固定会破坏酶的活性，故建议使用不固定的新鲜组织冰冻切片、孵育后轻微固定的方法。

葡萄糖-6-磷酸酶：铅法（Wachstein & Meisel 1956）

固定

不固定。

切片

新鲜组织恒冷箱切片、不固定。

孵育介质配制

0.125%的6-磷酸葡萄糖	4ml
Tris苹果酸缓冲液，pH值为6.7（见附录3）	4ml
2%的硝酸铅	0.6ml

蒸馏水	1.4ml

方法

1. 不固定新鲜组织恒冷箱切片，入孵育液，37℃孵育5~20分钟。
2. 蒸馏水洗2次，每次2分钟。
3. 切片入1%的硫化铵溶液2分钟。
4. 蒸馏水洗。
5. 10%的中性福尔马林固定15~30分钟。
6. 蒸馏水洗。
7. 甘油明胶封固。

结果

葡萄糖-6-磷酸酶活性部位	黑褐色

注意

建议切片厚度15μm，尽管切片太厚不方便操作，但可直接孵育，酶的显示效果更好。

三磷酸腺苷酶（ATP酶）显示法

ATP酶反应是一种金属沉淀方法，1960年由Wachstein等最先提出。根据Wachstein铅法，在ATP酶作用下，水解ATP释放磷酸根离子，后者与铅离子结合形成磷酸铅沉淀，磷酸铅由硫化铵稀释转变成棕黑色或黑色硫化铅，沉积在ATP酶活性部位。此外，还可采用与碱性磷酸酶Gomori钙-钴法相似的金属沉淀法显示ATP酶。Wachstein铅法同样适用骨骼肌活检。

酯酶

凡能催化水解羧酸酯的酶均称作酯酶，已知有相当数量的酯酶能水解羧酸酯，但只有部分可以通过酶组织化学显示。多数酯酶的最适pH值为5.0~9.0，每一种酯酶常能水解许多不同的底物，而不同的酯酶又能水解相同的底物。我们把能水解底物为乙酸-α-萘酯的酯酶称作非特异性酯酶。根据酶作用底物的特异性反应和特异性抑制剂的作用，又将非特异性酯酶分为以下三种（Pearse 1972）：

- 羧酸酯酶
- 芳香基酯酶
- 乙酰酯酶。

特异性酯酶分以下为三种：

- 乙酰胆碱酯酶
- 胆碱酯酶
- 脂肪酶。

上述非特异性酯酶的分类是基于酶水解不同的最适合底物的方法。分类也可以根据有机磷酸盐抑制剂的效应来进行（Pearse 1972），如下：

- A酯酶（芳香基酯酶）
- B酯酶（羧酸酯酶）
- C酯酶（乙酰酯酶）。

抑制剂

不同的酯酶可以用抑制剂来区别，尤其是特异性酯酶，可以通过抑制剂更准确地区分。最常用的抑制剂是有机磷酸类，包括二乙基-对-硝基苯磷酸盐（E600）、二异丙基氟磷酸（DFP）和一些芳香汞化合物。其中芳香汞化合物中对-氯汞苯甲酸最常用。

非特异性酯酶的鉴别方法

为明确酶活性是A、B或C哪一种酯酶可采取以下方法：切片入10μm E600缓冲液，在pH值为5.3的环境下，37℃孵育1小时；然后抑制B酯酶，此时酶活性显示提示是A或C酯酶；接着将切片入100μm 对-氯汞苯甲酸溶液（PCMB）孵育，此时酶活性显示提示是C酯酶。Pearse证实PCMB具有抑制任何A酯酶、激活C酯酶的特性。

另外，非特异性酯酶显示法也能显示某些特异性酯酶，如胆碱酯酶类，因为10μm毒扁豆碱能抑制胆碱酯酶类，但不影响A、B和C酯酶。

非特异性酯酶显示法

由于显示非特异性酯酶的底物能被多种酯酶水解，因此必须采用相应的对照和抑制剂。下面介绍脂肪酶和胆碱酯酶的显示法。

乙酸-α-萘酯法（Gomori 1950）

1949年，Nachlas-Seligman最先提出乙酸-α-萘酯法，即酯酶水解底物——乙酸-α-萘酯，释放α-萘酚，α-萘酚与重氮盐偶联，生成不溶性的偶氮色素沉淀在酶活性部位。后来，Gomori用固蓝B盐代替偶氮色素。目前，广泛采用Davis-Ornstein提出的六偶氮副品红代替固蓝B盐的方法，后者酶活性定位的效果更好。

非特异性酯酶：乙酸-α-萘酯法（Gomori 1950; Davis & Ornstein 1959）

固定
　　4℃甲醛钙液，甲醛蒸气。

切片
　　新鲜组织恒冷箱切片、固定。

溶液配制

A液：底物溶液

乙酸-α-萘酯	50mg
丙酮	5ml

B液：缓冲溶液

磷酸氢二钠（Na_2HPO_4）	2.83g
蒸馏水	100ml

C液：硝酸钠溶液

硝酸钠	400mg
蒸馏水	10ml

D液：副品红盐酸储存液

副品红盐	2g
2M盐酸	50ml

　　缓慢加热，冷却至室温，过滤。

E液：蒸馏水

孵育介质配制

A液	0.25ml
B液	7.25ml
C液	0.4ml
D液	0.4ml
E液	2.5ml

　　关键步骤是必须将等量C液和D液混匀后，再一起加入孵育介质中。必要时用B液调节pH值至7.4。

方法
1. 切片固定后入水。
2. 37℃孵育2～20分钟。
3. 流水冲洗。
4. 2%的甲基绿复染（氯仿中提取）。
5. 流水冲洗。
6. 现配酒精、二甲苯快速脱水，DPX封固。

结果

酯酶活性部位	棕红色
核	绿色

乙酸吲哚酚法

　　乙酸吲哚酚法作为非特异性酯酶显示法的一个备选方法。1951年，Barnett-Seligman法已开始使用；1952年，Holt-Withers法开始使用。在酶作用下，水解溴-乙酸吲哚酚产生溴-吲哚酚，后者被氧化形成不溶性的偶氮色素，沉淀在酶活性部位。

非特异性酯酶：乙酸吲哚酚法（Holt & Withers 1952）

固定
　　4℃甲醛钙液，甲醛蒸气。

切片
　　新鲜组织恒冷箱切片、固定。

孵育液配制

5-溴-4-氯-乙酸吲哚酚	1mg
乙醇	0.1ml
0.2M的Tris缓冲液，pH值为7.2	2ml
铁氰化钾	17mg
亚铁氰化钾	21mg
氯化钙	11mg
蒸馏水	7.9ml

　　注意应先将5-溴-4-氯-乙酸吲哚酚溶解于乙醇，再加入缓冲液中，其余试剂事先溶解于蒸馏水。孵育液用前现配。

方法
1. 切片固定后入水。
2. 37℃孵育15～60分钟。
3. 流水冲洗。
4. Mayer胭脂红明矾复染5分钟。
5. 流水冲洗。
6. 甘油明胶封固，或

7. 酒精、二甲苯梯度脱水。
8. DPX封固。

结果

酯酶活性部位	蓝色
核	红色

石蜡切片酯酶显示法

尽管在组织固定过程中大多数酯酶被破坏，但仍有一定的酯酶活性可以在福尔马林固定、石蜡包埋的组织切片上显示。

特异性酯酶显示法

脂肪酶显示法

凡能催化水解长链酯类特别是含有饱和脂肪酸的长链酯的酶均称为脂肪酶。脂肪酶主要存在于胰腺、肾上腺，肝也有少量。脂肪酶与非特异性酯酶一样，能水解相同的底物，使二酶的显示存在大量交叉。在脂肪酶作用下，水解底物Tween60产生脂肪酸，后者与钙离子结合形成相对不溶性的钙皂，钙皂再经铅离子、硫化铵处理，形成可见的暗棕色至黑色的硫化铅，沉淀在酶活性部位，以此证明脂肪酶的定位。

脂肪酶：Tween法（Gomori 1952）

固定

4℃甲醛钙液，4℃丙酮。

切片

新鲜组织恒冷箱切片，石蜡包埋切片。

溶液配制

A液
Tris缓冲液，pH值为7.2

B液

Tween40、60或80	5g
Tris缓冲液，pH值为7.2	100ml
麝香草酚	1个结晶

C液

氯化钙	200mg
蒸馏水	10ml

D液

硝酸铅	1g
蒸馏水	50ml

孵育介质配制

A液	9ml
B液	0.6ml
C液	0.3ml

方法

1. 切片固定后入水。
2. 37℃孵育2～8小时（石蜡切片应孵育24小时）。
3. 蒸馏水洗3次。
4. 切片入55℃预热的硝酸铅溶液10分钟。
5. 蒸馏水洗2分钟。
6. 流水冲洗10分钟。
7. 切片入1%的硫化铵溶液3分钟。
8. 蒸馏水洗。
9. 流水冲洗。
10. Mayer胭脂红明矾复染5分钟。
11. 流水冲洗1分钟。
12. 甘油明胶封固。

结果

脂肪酶活性部位	黄色至棕黑色
核	红色

注意

除外孵育介质去除Tween，建议其余步骤均设置对照。如为石蜡包埋组织，则用丙酮固定切片。如新鲜组织恒冷箱切片、福尔马林固定，脂肪酶显示效果好。选用胰腺组织对照。

胆碱酯酶

胆碱酯酶是最重要的特异性酯酶，分为两类：一类是乙酰胆碱酯酶（真性胆碱酯酶）；另一类是胆碱酯酶（假性胆碱酯酶）。乙酰胆碱酯酶主要存在于神经系统和肌肉，能水解乙酰硫代胆碱；假性胆碱酯酶能水解胆碱酯类，但不能水解乙酰酯类，且水解速度比真性胆碱酯酶快。分别以碘化乙酰硫代胆碱和碘化丁酰硫代胆碱作为底物，可以将两类胆碱酯酶区分开来。

乙酰胆碱酯酶显示法（from Filipe & Lake 1983）

组织准备
新鲜速冻组织恒冷箱切片10μm，贴于载玻片上风干，4%的甲醛钙液（4%的甲醛溶于0.1M的醋酸钙）固定30秒。

甲醛钙-树胶蔗糖固定组织块。

孵育介质

碘化乙酰硫代胆碱	5mg
0.1M的醋酸盐缓冲液，pH值为6.0	6.5ml
0.1M的枸橼酸钠	0.5ml
30mM的硫酸铜	1ml
蒸馏水	1ml
4mM的八异甲基焦磷酰胺（异-OMPA）	0.2ml

用前再加入5mmol/L的铁氰化钾1.0ml。

方法
1. 切片固定后水洗10秒。
2. 切片入孵育介质，37℃孵育1小时。
3. 流水冲洗。
4. 室温下，0.05%的对-苯二胺二氢氯化物溶于0.05M的磷酸盐缓冲液（pH值 6.8），处理45分钟。
5. 流水冲洗。
6. 室温下，1%的四氧化锇处理10分钟。
7. 流水充分冲洗，Carrazzi苏木精（或Mayer苏木素明矾）轻微复染10秒，水洗、脱水、透明，DPX封固。

结果
神经纤维和细胞中乙酰胆碱酯酶活性部位呈暗棕色至黑色。

注意
酶活性强的区域耐受脱水，故苏木精复染核不要过深，脱水不能太彻底。

红细胞胞膜上也有乙酰胆碱酯酶，应注意出现在神经纤维周围的红细胞，以免判断错误。

β-葡萄糖醛酸酶

一般认为β-葡萄糖醛酸定位于溶酶体内，见于肾近曲小管、子宫内膜上皮及其他上皮组织等多种组织。β-葡萄糖醛酸是特异性连接β-糖苷和一定范围的葡萄糖醛酸苷的一类酶。β-葡萄糖醛酸酶的显示方法较多（Pearse 1972）。本文介绍同时偶联法，即以替代萘酚化合物（萘酚AS-BI葡萄糖醛酸苷）为底物，β-葡萄糖醛酸酶水解底物产生的初始反应产物与六偶氮副品红偶联，沉淀在酶活性部位，以此证明β-葡萄糖醛酸酶的定位。

β-葡萄糖醛酸酶：萘酚AS-BI法（Hayashi et al 1964）

固定
4℃甲醛钙液，甲醛蒸气。

切片
新鲜组织恒冷箱切片、固定。

溶液配制

A液：碳酸氢钠溶液

碳酸氢钠	210mg
蒸馏水	50ml

B液：底物溶液

萘酚AS-BI葡萄糖醛酸苷	14mg
A液	0.6ml
0.1M的醋酸盐缓冲液，pH值为5.0	50ml

C液：六偶氮副品红液

副品红盐酸储存液	0.3ml
4%的硝酸钠（现配）	0.3ml

D液：孵育液

B液	5ml
C液	0.3ml
蒸馏水	5ml

用前加入副品红，如有必要，用1M的NaOH液调节溶液pH值至5.2。选用肝和肾组织作对照。

方法
1. 切片入孵育液，37℃孵育20~40分钟。
2. 蒸馏水洗2分钟。
3. 2%的甲基绿复染4分钟。
4. 立即流水冲洗。
5. 酒精、二甲苯梯度脱水。
6. DPX封固。

结果

葡萄糖醛酸酶活性部位	红色

| 核 | 绿色 |

注意

孵育液pH值为5.0~5.3，硝酸钠溶液现配现用。

亮氨酸氨基肽酶（LAP）显示法

亮氨酸氨基肽酶的显示采用Nachlas等提出的金属螯合法，该方法操作简便、结果可靠。在亮氨酸氨基肽酶作用下，水解底物产生β-萘胺，后者与重氮盐——固蓝B盐偶联形成偶氮色素，偶氮色素再与铜离子螯合，沉淀在酶活性部位，以此证明亮氨酸氨基肽酶的定位。

亮氨酸氨基肽酶（Nachlas et al 1957a,b）

固定

4℃甲醛钙液。

切片

新鲜组织恒冷箱切片、固定。

溶液配制

A液：底物溶液
L-亮氨酰-4-甲氧基-β-萘酰胺	4mg
乙醇	0.1ml
蒸馏水	4.9ml

B液：氯化钠溶液
| 氯化钠 | 425mg |
| 蒸馏水 | 50ml |

C液：硫酸铜溶液
| 硫酸铜 | 798mg |
| 蒸馏水 | 50ml |

D液：氰化钾溶液
| 氰化钾 | 65mg |
| 蒸馏水 | 50ml |

E液：0.1M醋酸盐缓冲液，pH值为6.5

孵育介质

底物溶液A	0.5ml
E液	5.0ml
B液	4.0ml
D液	0.5ml
固蓝B盐	5mg

方法

1. 切片入孵育液，孵育15分钟至2小时。
2. 浸入B液，生理盐水冲洗2分钟。
3. 浸入C液，硫酸铜溶液冲洗2分钟。
4. 生理盐水冲洗2分钟。
5. 2%的甲基绿复染3分钟。
6. 水洗。
7. 酒精、二甲苯梯度脱水。
8. DPX封固。

结果

| LAP活性部位 | 红色 |
| 核 | 绿色 |

氧化酶

氧化酶反应

氧化酶的显示通常采用同时偶联法，通过底物的氧化反应和四唑盐的还原反应，在酶活性部位形成相对不溶性的甲䐶色素。氧化反应有两种方法：第一种，酶催化底物与空气中的氧发生反应，这些酶称为氧化酶；第二种，酶催化底物去除氢原子，并沿着氢受体通路转移氢原子，这些酶称为脱氢酶。

四唑盐

作为氢原子受体的四唑盐，当发生还原反应时，氢原子与无色的四唑盐结合，形成有色色素，沉着在酶的活性部位，从而达到显示酶定位的目的。四唑盐有多种，目前常用的有两种：单四唑盐和双四唑盐。硝基双四唑氯化物又称NBT（Nachlas et al 1957），系双四唑盐，在酶活性部位形成深色不溶于脂质的甲䐶色素；3-（4,5-二甲基三偶氮基-2）-2,5-二苯基四唑溴化物又称MTT（Pearse 1957），系单四唑盐，在酶活性部位形成能溶于脂质的细颗粒状甲䐶色素。

氧化酶

氧化酶能催化底物和氧发生反应，使底物被氧化。利用酶组织化学方法显示酪氨酸酶（多巴氧化酶）、过氧化酶等氧化酶，具有重要的临床诊断意义。

氧化酶反应

酪氨酸酶显示法

酪氨酸酶，又称多巴氧化酶或多巴（DOPA）氧化酶，能催化酪氨酸氧化为二羟基苯丙氨酸（DOPA），再通过中间产物氧化DOPA形成黑色素。本文介绍Okum法，用于显示细胞生成黑色素的能力。过氧化酶也能催化酪氨酸氧化形成黑色素。

1969年版Okun酪氨酸酶黑色素形成法只适用冰冻切片。

冰冻切片酪氨酸酶-多巴（DOPA）反应（Okum et al 1969; Pearse 1972）

固定和切片

新鲜冷冻组织或福尔马林固定恒冷箱切片。

溶液配制

对照孵育液A：

0.1M磷酸盐缓冲液，pH 7.4	10ml

实验孵育液B：

L-酪氨酸	2mg
DL-DOPA	0.2mg
0.1M磷酸盐缓冲液，pH 7.4	10ml

对照孵育液C：

DL-DOPA	0.2mg
0.1M磷酸盐缓冲液，pH 7.4	10ml

对照孵育液D：

L-酪氨酸	2mg
DL-DOPA	0.2mg

将1mg的二羟基苯丙氨酸钠加入10ml的0.1M的磷酸盐缓冲液（pH为7.4）。

方法

1. 用A、B、C、D或类似符号标记各组切片。
2. 将切片放入对应溶液中（如切片A放入A液，以此类推），37℃孵育3小时。
3. pH 7.4磷酸盐缓冲液冲洗2分钟。
4. 蒸馏水洗2分钟。
5. 酒精、二甲苯梯度脱水，DPX封固。

结果

切片A	仅见原有色素
切片B	可见黑色素，而其余切片均无黑色素形成
切片C	极少量色素形成
切片D	未见新的色素形成

注意

只有切片B、C显示酶活性。

单胺氧化酶显示法

单胺氧化酶与肾上腺素、5-羟色胺的分解有关，可以通过四硝基蓝四唑盐（TNBT）的氧化反应来显示单胺氧化酶的活性。

单胺氧化酶：四唑盐法（Glenner et al 1957）

切片

不固定新鲜组织恒冷箱切片。

孵育液

色胺盐	25mg
硫酸钠	4mg
四硝基蓝四唑盐（TNBT）	5mg
0.1M磷酸盐缓冲液，pH值为 7.6	5ml
蒸馏水	15ml

方法

1. 切片入孵育介质，37℃孵育45分钟。
2. 流水冲洗2分钟。
3. 10%的甲醛生理盐水溶液，轻微固定30分钟。
4. 流水冲洗2分钟。
5. 甘油明胶封固。

结果

单胺氧化酶活性部位	蓝黑色

细胞色素氧化酶显示法

许多组织中富含细胞色素氧化酶，后者与主要氧化反应路径有关，又叫细胞色素A3。

细胞色素氧化酶显示法（Seligman et al 1968）

切片

新鲜组织恒冷箱切片。

孵育液

过氧化氢酶（20μg/ml）（4mg过氧化氢酶溶于10ml蒸馏水，然后取2.5ml，加蒸馏水定容至50ml）	1ml
细胞色素C（Ⅱ型）	10mg
0.1M磷酸盐缓冲液，pH 7.4	9ml
3,3'-二氨基联苯胺（DAB）	5mg

使用前，用0.1M 的NaOH 或0.1M 的HCL调节pH值至7.4。

方法

1. 切片入孵育液，室温孵育2～3小时。
2. 蒸馏水洗。
3. 甲醛钙液轻微固定15分钟。
4. 苏木精复染15秒。
5. 水洗，返蓝。
6. 脱水、透明，DPX封固。

结果

细胞色素氧化酶活性部位	棕色

注意

所有肌纤维均显示酶活性，其中Ⅰ型肌纤维活性最强。先天性细胞色素氧化酶缺乏的肌纤维酶活性呈阴性。

老化肌纤维、线粒体细胞病综合征者，肌纤维细胞色素氧化酶活性偶见阴性。

DAB可致癌，小心操作。

脱氢酶

脱氢酶具有去除底物中氢原子并沿着氧化路径转移氢的能力。底物中释放出的氢被辅酶NAD或NADP接受，或被作为受体的脱氢酶自身接受；然后又将氢离子转移给四唑盐，氢与四唑盐发生还原反应，在酶活性部位形成甲䐶色素沉积（图20.3）。实验证实所有脱氢酶都能作为氢原子受体，其中琥珀酸和a-磷酸甘油脱氢酶最常用。

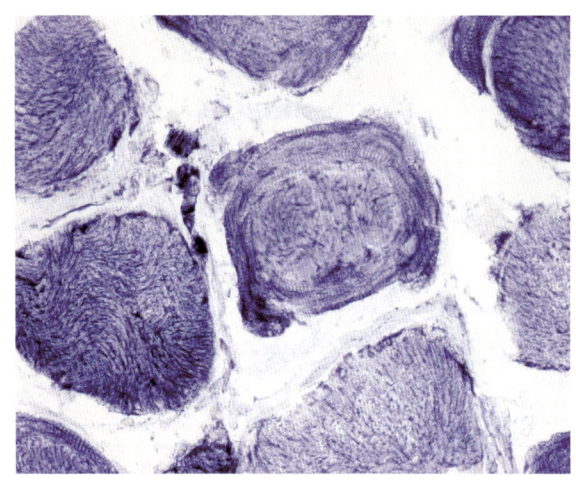

图20.3 人横纹肌活检组织中硫辛酰胺脱氢酶的反应。由于线粒体数量多，Ⅰ型纤维染色呈黑色。在图中央可见众多的肌浆网排列成一个"纤维环状"结构。

脱氢酶的组织化学显示

四唑盐被氢离子还原是脱氢酶显示的关键。在脱氢酶作用下，从底物中去除氢原子，转移给四唑盐——虚拟氢受体系统，使四唑盐还原形成甲䐶色素，定位于酶作用部位，从而显示酶活性。四唑盐有许多种，其中MTT、NBT、TNBT三种最常用。本文介绍的四唑盐法适用于各种脱氢酶，且MTT、NBT、TNBT可互用。提前配制四唑盐储存液和底物储存液（见下文及表20.1a和表20.1b）可方便操作。

四唑盐储存液（MTT）

MTT（2mg/ml蒸馏水）	2.5ml
0.2M Tris缓冲液（pH 7.4）	2.5ml
0.5M氯化钴	0.5ml
0.05M氯化镁	1ml
蒸馏水	2.5ml

必要时，调节溶液pH值至7.0，分装，-20℃保存，备用。

四唑盐储存液（NBT）

NBT（4mg/ml蒸馏水）	2.5ml
（TNBT浓度同上。）	
0.2M Tris缓冲液，pH 7.4	2.5ml

表20.1a 底物摩尔溶液的配制

底物	1M溶液所需底物	pH值校正
DL-乳酸钠	1.25ml/10ml	—
苹果酸氢钠	1.55g/10ml	40%的NaOH
6-磷酸葡萄糖（二钠盐）	0.3g/1ml	M HCL
DL-异柠檬酸（三钠盐）	2.7g/ml	M HCL
L-谷氨酸（无盐）	1.87g/10ml	M HCL

注：底物pH值为中性，必要时调节底物溶液pH值至7.0~7.1。

表20.1b 四唑盐和底物储存液

底物	储存液所需底物	pH值校正
琥珀酸二钠（SD）	1.35g/10ml	M HCL
a-甘油磷酸二钠（a-GDP）	3.15g/10ml	M HCL

注：必要时调节底物溶液pH值至7.0~7.1。

0.05M氯化镁	1ml
蒸馏水	3ml

分装，-20℃保存，备用。

底物储存液

需要辅酶参与

在脱氢酶作用下，从底物中释放出的氢原子被辅酶接受。这类脱氢酶包括：乳酸、果酸、葡萄糖-6-磷酸酶、异柠檬酸和谷氨酸脱氢酶。有辅酶底物储存液的配制见表20.1a。

无需辅酶参与

在脱氢酶作用下，从底物中释放出的氢原子不被辅酶接受，而是被作为受体的脱氢酶自身接受。这类脱氢酶包括：琥珀酸和a-磷酸甘油脱氢酶。无辅酶底物储存液的配制见表20.1b。

最终孵育液

参照表20.2a和20.2b配制。

硫辛酸脱氢酶

硫辛酸脱氢酶显示法，只需要四唑盐储存液、蒸馏水和辅酶（见表20.2b）。

标准脱氢酶显示法

方法
各种脱氢酶均适用。

固定
不固定新鲜组织恒冷箱切片，5~7μm。

方法
1. 切片入相应的孵育液，37℃孵育30~60分钟。
2. 切片转至15%的甲醛生理盐水溶液，轻微固定15分钟。
3. 蒸馏水洗。
4. 2%的甲基绿复染（需要时）。
5. 蒸馏水洗。
6. 甘油明胶封固。
7. 如用NBT，需酒精、二甲苯脱水，DPX封片。

结果
MTT	脱氢酶活性部位呈黑色的甲腙
NBT	脱氢酶活性部位呈紫色的甲腙

表20.2a 孵育液

脱氢酶	底物溶液（ml）	四唑盐溶液（ml）	辅酶
乳酸钠（LD）	0.1	0.9	2mg NAD
苹果酸氢二钠（MD）	0.1	0.9	2mg NAD
6-磷酸葡萄糖（6-GPD）	0.1	0.9	2mg NADP
异柠檬酸（ICD）	0.1	0.9	2mg NAD
谷氨酸	0.1	0.9	无
*a-GDP	0.1	0.9	无

* 四唑盐储存液必须用亚硫酸氢钠甲萘醌配成饱和溶液（维生素K3）。

表20.2b 四唑盐和底物储存液

	底物溶液	四唑盐溶液（ml）	蒸馏水（ml）	辅酶
NAD硫辛酸脱氢酶	无	0.9	0.1	2mg NADH
NADP硫辛酸脱氢酶	无	0.9	0.1	2mg NADPH

注：溶液最终pH值为7.0～7.1。

核　　　　　绿色

注意

　　如为NBT，用Mayer胭脂红明矾复染。如用NBT，丙酮冲洗会去除可溶性粉红色甲臜色素。

诊断应用

　　组织经过常规固定和石蜡包埋，细胞内的化学成分和酶的活性受到不同程度的丢失，使相当一部分的外科和尸检标本不符合酶组织化学反应的条件，因此酶组织化学方法的临床诊断应用受到限制。即便如此，石蜡包埋和丙烯酸树脂包埋的切片仍可用于一些酶的定性、定量研究。一般在低温下，受控的固定、脱水、包埋等处理过程均可减少组织酶活性的丢失。丙烯酸树脂包埋切片的酶组织化学应用的基本原理参见第29章。

　　少数酶，如氯乙酸酯酶，在常规石蜡包埋组织切片中可以显示酶的活性，有利于临床的前瞻性及回顾性研究。但是，大多数酶组织化学方法需要新鲜组织恒冷箱切片作为前提条件，外科标本多数是固定后的组织，新鲜组织甚少，不利于回顾性研究。目前，酶组织化学主要应用于以下几个方面的临床诊断：

- 骨骼肌活检
- 简便快速鉴定可疑巨结肠病的神经节和神经细胞
- 空肠活检组织的特异性乳糖酶或蔗糖酶缺乏的鉴定
- 各种白细胞的鉴定
- 肥大细胞的鉴定
- 其他方面。

　　除了组织化学方法外，其他方法也可以显示酶的活性，如溶菌酶活性部位可以通过免疫化学方法进行定位（见第21章）。

骨骼肌活检

　　不固定的骨骼肌组织恒冷箱切片的酶组织化学应用，可以显示不同类型的肌纤维，以及不同肌纤维的数量、大小及所占比例的变化等，可为临床提供有价值的诊断依据。骨骼肌活检标本分两类：切开活检标本和穿刺活检标本。活检部位应选取未被肌电图描记法检查时穿刺或注射的部位进入，多数情况下活检只需局部麻醉。

切开活检

实验室获取的骨骼肌呈条索状,最好将每条肌束的两端各固定在一根橘木棒上。外科切除的新鲜标本,用生理盐水浸湿的纱布包裹,以避免组织干燥,并应尽快从手术室送到实验室进一步处理。标本从离体到冷冻,时间越长形成结冰假象的可能性就越大。如果冷冻延期不可能避免(如手术室、实验室分属两家医院,送检时间延长),则应在标本表面涂以手套粉,以使结冰假象减少到最小。遇到这种情况,通常的做法是:在第一家医院即把离体组织冷冻,并保持冷冻状态送至第二家医院,一旦送达,立即取材,每块组织大小约$0.5cm^3$(较大的组织块更易形成结冰假象)。注意取材时骨骼肌定向横切。

穿刺活检

局部麻醉下,手术刀切开皮肤,Bergstrom穿刺针从皮肤切口进针,沿骨骼肌不同进针方向快速穿刺并获得4~5块组织,用生理盐水浸湿的纱布包裹标本,尽快送到实验室。在解剖镜下,轻柔修剪组织块,沿同一方向切取肌纤维,注意修剪组织块时应在戊二醛固定液里进行,以备将来可能的电镜检查之需。组织块的肌纤维纵向朝上固定在内有最佳切割温度混合物(OCT)的软木盘中,以保证切片中肌纤维呈横向排列。

无论是切开活检标本还是穿刺活检标本,尽快冷冻组织至关重要。如果冷冻速度缓慢,会产生人工冰晶,妨碍诊断的准确性。组织块冷冻方法有多种,第7章已做详细介绍。对于骨骼肌而言,用预先液氮冷却的异戊烷(高度导热性试剂)冷冻组织样品是唯一可行的方法。具体操作:组织样品放入内有异戊烷的烧杯,悬吊于-160℃液氮瓶中,当组织冷冻呈固态,即刻取出,室温下解冻。异戊烷部分液化后,再把组织样品定向固定在内有OCT混合物的软木盘上,夹头固定软木盘。然后取出组织样品放入恒冷箱切片机内回温至-23℃,冰冻切片8~10μm。如组织中含有大量脂肪(如严重肌营养不良),恒冷箱切片机内组织样品回温至-30℃时即可切片。

除了HE染色和其他染色方法,特殊的酶组织化学技术对某些异常结构的显示也具有诊断意义,下面介绍几种常规方法。

三磷酸腺苷酶

三磷酸腺苷酶显示法(在pH值为9.4、4.6和4.2时)的联合应用,能够区别Ⅰ型、Ⅱ型肌纤维(图20.4)以及ⅡA型、ⅡB型和ⅡC型肌纤维(表20.3)。由于某些肌病有特征性的结构消失、肌纤维萎缩,或存在特殊类型或亚型肌纤维,因此根据三磷酸腺苷酶的显示结果可以区别不同类型的肌纤维,可为临床诊断提供可靠的依据。一些纤维结构异常的肌病(如周期性麻痹)也可通过ATP酶的显示诊断。

NADH硫辛酸脱氢酶

NADH硫辛酸脱氢酶定位于肌纤维肌浆网的线粒体上。NADH硫辛酸脱氢酶显示法通常用来检测由线粒体肌病等引起的早期或微小肌浆网结构异常及线粒体异常等病变。其他脱氢酶显示法,诸如琥珀酸脱氢酶(SDH)、乳酸脱氢酶(LDH)显示法,也可用于

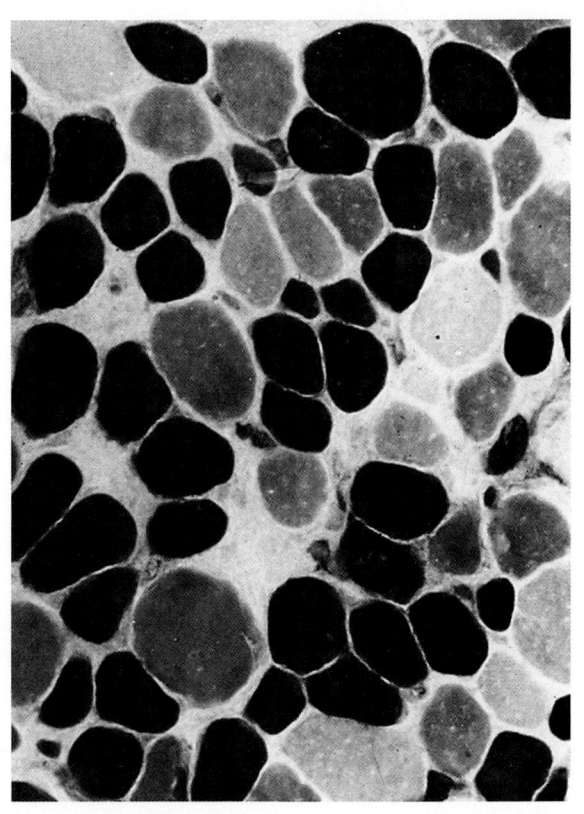

图20.4 人横纹肌活检组织ATP酶活性显示,可用于区别Ⅰ型肌纤维(深色)和Ⅱ型肌纤维(浅色)(孵育液pH值为4.2)。

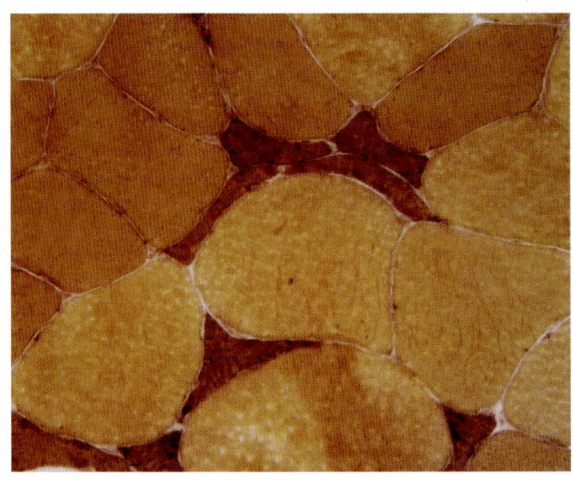

图20.5 人横纹肌活检组织非特异性酯酶活性显示。Ⅰ型肌纤维较Ⅱ型染色稍深，另见去神经萎缩的肌纤维呈深色、小点状染色。

大多数线粒体异常肌病的检测，但很少用于肌浆网结构异常的检测。

磷酸化酶也能区别Ⅰ型及Ⅱ型肌纤维，但其退色迅速，通常用于排除原发性磷酸化酶缺乏症——McArdles病。

临床怀疑有特异性酶缺乏症者，也可以采用细胞色素氧化酶、磷酸果糖激酶和醛缩酶显示法。

另外，还有一些方法偶尔使用：酸性磷酸酶用于坏死肌纤维中巨噬细胞的识别和肌纤维异常溶酶体活性的显示；非特异性酯酶用于肌纤维去神经萎缩、神经肌肉接点及异常溶酶体活性的显示（图20.5）；碱性磷酸酶用于显示某些炎症性肌病、再生性肌纤维引起的血管和结缔组织反应性改变；胆碱酯酶用于显示肌内神经小分支；萎缩性肌纤维内胆碱酯酶活性强阳性。

三磷酸腺苷酶（ATP酶）

切片

不固定新鲜组织恒冷箱切片。

溶液

A液：0.1M甘氨酸缓冲液

| 甘氨酸 | 0.75g |
| NaCl | 0.585g |

蒸馏水定容至100ml。

B液：0.1M甘氨酸缓冲液和0.75M $CaCl_2$

| 0.1M甘氨酸缓冲液（A液） | 50ml |
| 0.75M $CaCl_2$（11.03g·$CaCl_2$·$2H_2O$溶于100ml蒸馏水） | 10ml |

混匀后加入0.1Mde NaOH约22ml调节pH值至9.4。

C液：0.1M醋酸巴比妥缓冲液，pH 4.2和pH 4.6（见附录Ⅲ）

D液：孵育液

| ATP | 5mg |
| B液 | 10ml |

如有必要，0.1M的NaOH或0.1M的HCL调节pH值至9.4。

方法（pH值为9.4）

1. 新鲜切片入孵育液D液，37℃孵育。
2. 蒸馏水充分水洗。
3. 入2%的氯化钴溶液，5分钟。
4. 流水冲洗后，蒸馏水洗3次。
5. 入（1:10）硫化铵溶液，30秒（在通风橱中）。
6. 流水充分冲洗。
7. Harris苏木素液轻微复染，流水返蓝（见注意）。

表20.3　骨骼肌纤维的酶组织化学染色

肌纤维类型	ATP酶 pH 4.2	ATP酶 pH 4.6	ATP酶 pH 9.4	NADH硫辛酸脱氢酶、SDH和LDH	磷酸酶
Ⅰ型	+++	+++	+	+++	+/-
ⅡA型	-	-	+++	++	+++
ⅡB型	-	+++	+++	+	+++
ⅡC型	+	+++	+++	++	+++

注：无论哪种类型肌纤维，其小的再生肌纤维NADP常常呈强阳性。ⅡC型肌纤维在正常人骨骼肌内数量很少。

8. 甘油明胶封固，或脱水、透明、DPX封固。

方法（pH 值为4.2 和pH 值为4.6）

1. 孵育前，新鲜切片入4℃醋酸巴比妥缓冲液（C液），10分钟。
2. 蒸馏水简单冲洗。
3. 以下步骤同方法（pH 值为9.4）。

结果
见表20.3。

注意
只有在pH值为4.2条件下，切片用苏木精复染。氯化钴和硫化铵处理后，必须用蒸馏水彻底冲洗切片。

磷酸化酶（after Meijer 1968）

切片
不固定新鲜组织恒冷箱切片。

孵育液（依下列顺序依次加入试剂）

0.1M醋酸盐缓冲液，pH 5.9	100ml
0.1M氯化镁	10ml
1-磷酸葡萄糖	1g
糖原（蚝/兔肝）	20mg
ATP盐	50mg
氯化钠	1.8g
乙醇	20ml
聚乙烯吡啶	9g

溶液-20℃保存，备用。

方法

1. 切片入孵育液，37℃孵育90分钟。
2. 40%的乙醇冲洗5秒，风干。
3. 乙醇固定3分钟，风干。
4. 1:30的Lugol碘液冲洗5分钟。
5. 9:1的甘油明胶/Lugol碘液封固。

结果
磷酸化酶活性部位　　　　　　　　　　　蓝/黑色

注意
溶液保存在密闭Golumbia瓶中，每次用完后冰冻保存。当溶液效价降低时及时更换。

磷酸果糖激酶（PFK）和醛缩酶（Abe & Shimizu 1964; Bonilla & Schotland 1970）

目前有两种方法。如PFK缺乏，必须通过1,6-二磷酸果糖来完成整个代谢途径。

切片
不固定新鲜组织恒冷箱切片。

溶液

A液：0.2M二甲胂酸钠

二甲胂酸钠	4.28g
蒸馏水	100ml

B液：0.2M HCL

HCL	1.7ml
蒸馏水	100ml

C液：二甲胂酸盐缓冲液，pH 7.0

0.2M二甲胂酸钠（A液）	5ml
0.2M HCL（B液）	3.2ml
蒸馏水定容至	100ml

检测pH值，如有必要，用0.1M 的NaOH 或0.1M的HCL调节pH值。

D液：二甲胂酸盐缓冲液，pH 8.6

0.2M二甲胂酸钠（A液）	25ml
用蒸馏水定容至	100ml

检测pH值，调整pH值至8.6（见注意a）

E液：醛缩酶孵育液

1,6-二磷酸果糖钠40mg溶于5ml蒸馏水	5ml
NAD	2.5mg
NBT	5mg
二甲胂酸盐缓冲溶液，pH 8.6（D液）	5ml
氯化镁（1个小晶体 = 2mg）	2mg

混匀，检测pH值，如有必要,调节pH值至8.6，即用。

F液：PFK孵育液

6-磷酸果糖80mg溶于1ml蒸馏水	1ml
NAD	20mg
NBT	5mg
二甲胂酸盐缓冲液，pH 7.0（C液）	9ml
氯化镁（1个小晶体 = 2mg）	2mg

混匀，检测pH值，如有必要，用0.1M的NaOH或0.1M的HCL调节pH至7.0，即用。

方法

1. 新鲜组织恒冷箱切片，入现配的孵育液（C液和F液），37℃孵育30~90分钟。蒸馏水洗。
2. 甲醛钙溶液固定10~60分钟。
3. 蒸馏水洗。
4. 甘油明胶封固。

结果

醛缩酶及二磷酸果糖激酶（PFK）活性部位　　紫蓝色

去除脱氢酶，阴性对照无色（见注意事项c）。

注意

a. 该方法对反应温度和溶液pH值敏感，配制各种溶液时必须仔细。配好的溶液pH值浮动范围往往较大，可用0.1M的 NaOH 或0.1M的 HCL调节最终pH值。
b. 有的学者推荐新鲜组织恒冷箱切片入4℃、80%的乙醇预先固定20分钟、再风干30分钟的方法，我们的经验是采用此方法只能产生较微弱的终产物。
c. 阴性对照：建议采用相邻组织的切片进行阴性对照孵育液孵育。阴性对照孵育液：从E液中去除底物1,6-二磷酸果糖钠，以5ml蒸馏水代替；从F液中去除底物6-磷酸果糖，以1ml蒸馏水代替。如有可能，实验中用已知的阳性对照切片（如无磷酸果糖激酶缺乏的新鲜肌组织恒冷箱切片）做阴性对照更理想。

肌腺（嘌呤核）苷酸脱氨酶（Fishbein et al 1978）

切片

新鲜组织恒冷箱切片。

溶液

5'-单磷酸腺苷	4mg
蒸馏水	7.0ml
NBT（5mg溶于1ml蒸馏水）	2.0ml
3M氯化钾	0.7ml

搅拌中缓慢加入氯化钾，调节pH值至6.1。用前再滴加二硫苏糖醇（5mg二硫苏糖醇溶于0.3ml蒸馏水）。

方法

1. 室温下孵育1小时。
2. 蒸馏水简单冲洗。
3. 甘油明胶封固。

结果

I型肌纤维，反应终产物　　深蓝色

注意

二硫苏糖醇易损坏电极，注意调节溶液pH值时避免直接接触。阴性对照：用5'-单磷酸肌苷4mg代替5'-单磷酸腺苷（AMP）。

肥大细胞和髓系白细胞的显示

目前，氯乙酸酯酶的显示（Leder 1964）已应用于福尔马林固定石蜡包埋组织，通过氯乙酸酯酶的显示可帮助识别肥大细胞和髓系白细胞。有两种显示法：固蓝RR法（艳蓝色反应产物，肥大细胞胞浆尤为明显）和副品红法（粉红色反应产物）。副品红法的反应产物分辨率较高，原因有二：其一，副品红法的最终反应产物是不溶性的，切片可以脱水、透明和DPX封固，而固蓝RR法的最终产物是可溶性的，只能用甘油明胶封固；其二，副品红法多采用苏木精复染核，而固蓝RR法只能用Mayer胭脂红明矾复染核（核呈红色）。目前，该方法常用于鉴别皮肤或淋巴结内的白血病骨髓细胞，如果氯乙酸酯酶阳性，提示皮肤或淋巴结内的瘤细胞系白血病髓细胞浸润，对临床鉴别诊断很有帮助。尤其在高倍镜下，苏木精复染、DPX封固的切片较Mayer胭脂红明矾复染、甘油明胶封固能得到更多的诊断信息。

石蜡切片氯乙酸酯酶显示法（固蓝RR盐法）（after Burstone 1957）

固定和切片

福尔马林固定、石蜡包埋组织切片。

孵育介质

萘酚AS-D乙酸（5mg溶于0.5ml二甲基甲酰胺）	5mg
蒸馏水	25ml
0.2M Tris缓冲液（pH值为7.1）	25ml

固蓝RR盐	30mg

按顺序依次加入试剂，混匀、过滤，确保pH<7.1。

方法
1. 石蜡切片入水。
2. 室温下，新过滤孵育液孵育5分钟至数小时。
3. 水洗。
4. Mayer胭脂红明矾复染核，10~15分钟。
5. 水洗，甘油明胶封固。

结果

氯乙酸酯酶活性部位	蓝色（肥大细胞色度强，髓细胞色度可变）
核	红色

注意

如孵育介质pH值超过7.1，底物会分解破坏，导致实验失败。孵育时间可调节，肥大细胞和成熟中性粒细胞孵育时间短，阳性较强，而髓细胞系需要较长的孵育时间。

石蜡切片氯乙酸酯酶显示法（副品红法）（after Moloney et al 1957）

固定和切片

福尔马林固定石蜡包埋组织切片。

溶液配制

A液：底物溶液

萘酚AS-D氯乙酸	10mg
二甲基甲酰胺	1ml

B液：缓冲溶液

0.1M的 Michaelis缓冲液，pH值为 6.8~7.6（见附录Ⅲ）	30ml

C液：副品红盐酸储存液

副品红盐	2g
2M HCL	50ml

缓慢加热至固体溶解，冷却至室温、过滤。

D液：亚硝酸钠液

亚硝酸钠	400mg
蒸馏水	10ml

E液：六偶氮副品红液

副品红盐酸储存液（C液）	0.4ml
亚硝酸钠液(现配D液)	0.4ml

充分混匀后静置30秒，即用。

孵育介质配制

0.8ml六偶氮副品红液（E液）加入30ml 0.1M的Michaelis缓冲液（D液），HCL调节pH值至6.3，立即加入底物溶液（A液），混合呈粉红色乳状，过滤后孵育液应呈透明淡粉红色。

方法
1. 石蜡切片入水。
2. 室温下，新过滤的孵育液孵育30分钟至1小时。
3. 水洗。
4. Mayer胭脂红明矾复染5分钟。
5. Scott流水返蓝。
6. 水洗、脱水、透明、DPX封固。

结果

肥大细胞和中性粒细胞	红色
髓细胞	粉红色
核	蓝黑色

注意

肥大细胞孵育时间最短、染色最强（30分钟后），成熟中性粒细胞次之，未成熟髓细胞孵育时间最长（1小时）。

可疑巨结肠病的神经和神经节检测

神经节细胞位于正常结直肠黏膜下层，肌间神经丛位于肠壁外侧的纵肌与环肌之间，这些神经节及其相关的神经都与结肠动力有关。

儿童巨结肠病，病变部位的结直肠肠段缺乏神经节细胞（"无神经节段"），使该段结直肠不能蠕动，导致大肠梗阻。巨结肠病的诊断根据临床表现及影像学特点得出疑似并不困难，但确诊需依赖直肠黏膜及黏膜下层组织的病理检查。

外科手术治疗，同样需要结直肠组织的病理检查。只有准确判断无神经节肠段，才能完全切除病变肠段，然后再把有正常神经节的结肠与直肠残余部分吻合，从而达到恢复结直肠的正常结构和功能的治疗目的。术中一般选取有正常神经节细胞的结直肠肠壁肌层作为检测标本。巨结肠病神经节细胞检测的标本来源有两种类型：小块针吸活检标本和术中切开活检标本。

小块针吸活检

用于先天性巨结肠病诊断的针吸活检标本应该包括黏膜层及黏膜下层，尤其是黏膜下层，对确诊巨结肠病很有帮助。活检组织经石蜡包埋、连续切片、HE染色之后镜下观察，以确定黏膜下层有无神经节细胞。然而，在实际工作中，直肠黏膜针吸活检标本常常不能保证有足够的黏膜下层，特别是在新生儿患者，有时仅见黏膜层及黏膜肌层。所幸的是，在先天性巨结肠病的黏膜层内，还可见到神经末梢数量增多和异常增厚的病理改变，这对于只有黏膜层的活检标本，具有强烈的提示诊断意义。针吸取材后，建议立即用浸湿的滤纸包裹未固定的新鲜组织，放入密闭容器中，防止标本干燥。

为确保切片中既有黏膜层又有黏膜下层，取材后在立体显微镜下，把活检标本定向放入内有OCT液的软木盘中，然后用-170℃液氮预冷的异戊烷骤冷组织块，恒冷箱切片。切片先用HE染色判断有无神经节细胞，如连续切片中无足够的黏膜下层或未查见神经节细胞，再利用胆碱酯酶显示法检测2～3张切片的黏膜层内的小神经末梢。

胆碱酯酶显示法也可用于黏膜下层的较大神经和任何神经节细胞的显示，但很难辨别神经节细胞和中等大小的纵切神经。该方法缺乏特异性，尤其不能突显神经节细胞。

胆碱酯酶（after Karnovsky & Roots 1964）

切片

无固定组织恒冷箱切片或冷甲醛钙-树胶蔗糖固定切片。

孵育液

碘化乙酰硫代胆碱	5mg
0.1M醋酸盐缓冲液，pH值为 6.0	6.5ml
0.1M枸橼酸钠（2.94g/100ml）	0.5ml
30mM硫酸铜（0.58g/100ml）	1ml
蒸馏水	1ml
5mM铁氰化钾（0.165g/100ml）	1ml

按以上顺序依次加入试剂并充分混匀。

方法

1. 37℃孵育15～120分钟。
2. 蒸馏水洗。
3. 苏木精轻微复染。
4. 脱水、透明、封固。

结果

胆碱酯酶活性部位	红/棕色

注意

直肠活检标本孵育60～90分钟，平滑肌活检标本孵育90分钟，1小时后镜下观察。

术中切开活检

结直肠肠壁的肌层由厚而宽的内环肌和外纵肌组成，足以提供取材所需，速度是术中切开取材的关键。

为了确保切片包括外纵肌、内环肌和位于两者之间的肌间神经丛，首先恒冷箱切片苏木精-伊红染色后，镜下观察，以确认肌间神经丛和黏膜下层神经节细胞。

多数情况下，仅靠冰冻切片苏木精-伊红染色就可达到确认神经节细胞的目的，但有时要借助非特异性酯酶显示才能确认（如副品红法），因为神经节细胞非特异性酯酶呈强阳性显示。尽管非特异性酯酶显示较HE染色特异，但并不意味着前者就比后者重要。实践证明，无论活检组织的大小，冰冻切片、HE染色前先用乙醇简单固定，能提高HE染色质量，有利于神经节细胞的辨认。

空肠活检

空肠活检常用于吸收不良的研究，主要是评估空肠绒毛的结构是否正常。乳糜泻是引起吸收不良的最重要原因之一，主要表现为绒毛萎缩、空肠黏膜表面平坦等。治疗以无谷胶饮食治疗为主。如乳糜泻患者临床症状明显改善，再继续维持无谷胶饮食，空肠绒毛能够修复、再生。如无谷胶饮食治疗后，临床症状仍无法改善，提示治疗不完全有效，此时如重复空肠活检会发现绒毛结构并未修复，而呈持续萎缩状态。因此，空肠活检不仅可以初步确定乳糜泻患者是否出现绒毛萎缩，还可以指导临床治疗。

对可疑乳糜泻者，立体显微镜可以评估空肠黏膜绒毛存在与否，而石蜡切片HE染色则可以评估绒毛的高度、腺体增生及固有层炎症细胞浸润程度等。或者，还可以把活检标本速冻、恒冷箱切片、HE染色、显微镜下快速诊断，此方法的优点是可以利用碱性磷酸酶显示法诊断乳糜泻。碱性磷酸酶活性部位位于肠上皮细胞的表面，是体现黏膜吸收细胞的结构和功能完整性的敏感性标记物，对评估组织恢复情况特别有用。此外，固有层炎症细胞、绒毛上皮细胞及腺上皮细胞的溶酶体活性都能显示酸性磷酸酶。空肠活检可作为可疑原发性乳糖酶或蔗糖酶缺乏症的研究方法。乳糖酶、蔗糖酶活性部位定位于肠上皮细胞的腔面，在正常状态下，除了绒毛顶端的酶活性呈现稀疏或缺失外，上皮细胞的腔面表面呈连续线性的酶活性显示。

乳糖酶（靛原法，according to Lojda et al 1979）

切片

无固定组织恒冷箱切片或冷甲醛钙-树胶蔗糖固定切片。

孵育液

5-溴-4-氯-3-吲哚酚-β-D-岩藻糖苷	5mg
5-溴-4-氯-3-吲哚酚-β-D-岩藻吡喃糖苷	5mg
溶解于N,N-二甲基甲酰胺	0.5ml
0.1M柠檬酸磷酸盐缓冲液，pH 6.0	10ml
A液：65%的铁氰化钾（50mM）	0.83ml
B液：11%的亚铁氰化钾（50mM）	0.83ml

方法

1. 切片入孵育液，37℃孵育1小时（密闭容器内进行，避免蒸发）。
2. 蒸馏水洗。
3. 室温下，4%的甲醛溶液固定5分钟。
4. 蒸馏水洗。
5. Mayer胭脂红明矾复染5分钟。
6. 水洗、脱水、透明、封固。

结果

酶活性部位　　　　　　　　　　　　土耳其玉或蓝玉色

注意

孵育介质价格昂贵，可重复使用，每次用完后放入密闭容器内、-20℃保存。孵育介质的效价随使用次数增加而降低，应相应延长孵育时间。

蔗糖酶（after Lojda et al 1979）

切片

无固定组织恒冷箱切片或冷甲醛钙-树胶蔗糖固定切片。

溶液

六偶氮副品红液

副品红盐酸储存液	0.4ml
亚硝酸钠溶液	0.4ml

将副品红液滴加至亚硝酸钠溶液中，直至溶液呈谷物色，静置1分钟。

然后加入0.1M柠檬酸/磷酸盐缓冲液，pH 7.0　9.2ml

充分混匀，调节pH值至6.5。

孵育液

现配的六偶氮副品红液	10ml
2.0mg的6-溴-2-萘酚-α-D-糖苷溶于0.5ml N,N-二甲基甲酰胺	0.5ml

用前过滤。

方法

1. 室温下孵育1小时。
2. 蒸馏水洗。
3. 4%的甲醛溶液固定30分钟。
4. 水洗，苏木精复染30秒~1分钟。
5. 水洗、脱水、透明、DPX封固。

结果

蔗糖酶活性部位　　　　　　　　　　　　橙色/红色

注意

根据孵育液的效价，孵育时间可延长1小时。

酶组织化学的多方面的诊断应用

　　酶组织化学广泛应用于离体组织标本的临床诊断。前列腺癌浸润结肠、膀胱壁或发生骨转移时，酸性磷酸酶的显示具有诊断及鉴别诊断意义；非热带性口炎性腹泻病，利用空肠肌肉活检样本的恒冷箱切片，进行酸性磷酸酶、碱性磷酸酶显示；碱性磷酸酶的显示对血管内皮源性肿瘤具有诊断价值，等等。另外，骨小梁的破骨细胞和活化成骨细胞的酸性磷酸酶和碱性磷酸酶活性的显示，对骨肿瘤的诊断也很有帮助。该方法只适用不固定的冰冻切片，尽管骨组织的恒冷箱切片技术很难掌握，如经脱钙处理，切片难度就会大大降低。无论采用何种脱钙方法，都会对骨组织中的酶活性造成一定程度的破坏。EDTA脱钙法（10g EDTA溶于0.1M磷酸盐缓冲液100ml，pH值为7.1）是酶活性破坏最少的一种脱钙方法。EDTA脱钙法：4℃下，根据组织标本的大小和钙化骨的数量，以达到理想脱钙的最短时间为原则进行脱钙。

致谢

　　本章已将酶组织化学及其诊断应用两个部分融合起来。前者在本书前4版是由John Bancroft编写，后者在本书第3、4版是由Janet Palmer和Alan Stevens编写。在本书第5版由John Bancroft编写。在此我们对他们的付出和贡献表示感谢。

参考文献

Abe T., Shimizu N. (1964) Histochemical method for demonstrating aldolase. Histochemie 4:209.

Bancroft J.D. (1975) Histological techniques, 2nd edn. London: Butterworths.

Bancroft J.D., Cook H.C. (1994) Manual of histological techniques and their diagnostic applications. Edinburgh: Churchill Livingstone.

Bancroft J.D., Hand N.M. (1987) Enzyme histochemistry. R.M.S. Handbook No. 14. Oxford: Oxford Science Publications.

Barka T. (1960) A simple azo dye method for histochemical demonstration of acid phosphatase. Nature 187:248.

Barnett R.J., Seligman A.M. (1951) Histochemical demonstration of esterases by production of indigo. Science 114:579.

Bonilla E., Schotland D.L. (1970) Histochemical diagnosis of muscle phosphofructokinase deficiency. Archives of Neurology 22:8–12.

Burstone M.S. (1957) Esterase activity of developing bones and teeth. Archives of Pathology 63:164.

Burstone M.S. (1958) Histochemical demonstration of acid phosphatases with naphthol AS-phosphates. Journal of the National Cancer Institute 21:523.

Davis B.J., Ornstein L. (1959) High resolution enzyme localisation with a new diazo reagent hexazonium pararosaniline. Journal of Histochemistry and Cytochemistry 7:297.

Dubowitz V. (1985) Muscle biopsy: a practical approach. London: Baillière Tindall.

Filipe M.I., Lake B.D., eds. (1983) Histochemistry in pathology. Edinburgh: Churchill Livingstone.

Fishbein W.N., Armrustmacher V.W., Griffin J.L. (1978) Myoadenylate deaminase deficiency—a new disease of muscle. Science 200:545–548.

Glenner G.G., Burtner H.J., Brown G.W. (1957) The histochemical demonstration of monoamine oxidase activity by tetrazolium salts. Journal of Histochemistry and Cytochemistry 5:591.

Gomori G. (1939) Microtechnical demonstration of phosphatase in tissue sections. Proceedings of the Society for Experimental Biology and Medicine, NY, 42:23.

Gomori G. (1941) Distribution of acid phosphatase in the tissues under normal and under pathologic conditions. Archives of Pathology 32:189.

Gomori G. (1950) An improved histochemical technique for acid phosphatase. Stain Technology 25:81.

Gomori G. (1951) Alkaline phosphatase of cell nuclei. Journal of Laboratory and Clinical Medicine 37:526.

Gomori G. (1952) Histochemistry of esterases. International Review of Cytology 1:323.

Hayashi M., Nakajima Y., Fishman W.H. (1964) The cytologic demonstration of β glucuronidase employing naphthol AS-BI glucuronide and hexazonium pararosanilin; preliminary report. Journal of Histochemistry and Cytochemistry 12:293.

Holt S.J., Withers R.F.J. (1952) Cytochemical localisation of esterases using indoxyl derivates. Nature 170:1012.

Karnovsky M.J., Roots L. (1964) A 'direct-coloring' thiocholine method for cholinesterase. Journal of Histochemistry and Cytochemistry 12:219.

Leder L.D. (1964) Uber die selektive fermentcytochemische Darstellung von neutrophilen myeloischen Zellen and Gewebsmastzellen im Paraffinschnit. Kurze wissenschaftliche Mitteilungen 42, 11:553.

Lojda Z., Gossrau R., Schiebler T.H. (1979) Enzyme histochemistry: a laboratory manual. Heidelberg: Springer.

Meijer A.E.F.H. (1968) Improved histochemical method for the demonstration of the activity of α glucan phosphorylase. Histochemie 12:244–252.

Menton M.L., Junge J., Green M.H. (1944) Coupling azo dye test for alkaline phosphatase in kidney. Journal of Histochemistry and Cytochemistry 5:420.

Moloney W.C., McPherson K., Fliegelman L. (1960) Esterase activity in leukocytes demonstrated by the use of naphthol AS-D chloro-acetate substrate. Journal of Histochemistry and Cytochemistry 8:200.

Nachlas M.M., Seligman A.M. (1949) The histochemical demonstration of esterase. Journal of the National Cancer Institute 9:415.

Nachlas M.M., Crawford D.T., Seligman A.M. (1957a) Histochemical demonstration of leucine aminopeptidase. Journal of Histochemistry and Cytochemistry 5:264.

Nachlas M.M., Tsou K.C., De Souza E. et al. (1957b)

Cytochemical demonstration of succinic dehydrogenase by the use of a new *p*-nitrophenyl substituted ditetrazole. Journal of Histochemistry and Cytochemistry 5:420.

Okun M.R., Edelstein L., Nebaur G., Hamada G. (1969) The histochemical tyrosine-dopa reaction for tyrosinase and its use in localizing tyrosinase activity in mast cells. Journal of Investigation and Dermatology 53:39.

Okun M.R., Edelstein L.M., Or N. et al. (1970) Histochemical differentiation of peroxidase-mediated from tyrosinase-mediated melanin formation in mammalian tissues. Histochemie 23:295.

Pearse A.G.E. (1957) Intracellular localisation of dehydrogenase systems using monotetrazolium salts and metal chelation of their formazans. Journal of Histochemistry and Cytochemistry 5:515.

Pearse A.G.E. (1972) Histochemistry, theoretical and applied, 3rd edn. Edinburgh: Churchill Livingstone, vol. 2.

Seligman A.M., Karnovsky M.J., Wasserkrug H.L., Honker J.S. (1968) Non-droplet ultrastructural demonstration of cytochrome oxidase activity with a polymerising osmiophilic reagent, DAB. Journal of Cell Biology 38:1.

Wachstein M., Meisel E. (1956) On the histochemical demonstration of glucose-6-phosphate. Journal of Histochemistry and Cytochemistry 4:592.

Wachstein M., Meisel E. (1957) Histochemistry of hepatic phosphatases at a physiological pH. American Journal of Pathology 27:13.

Wachstein M., Meisel E., Niedzwiedz A. (1960) Histochemical demonstration of mitochondrial adenosine triphosphatase with the lead-absorption triphosphate technique. Journal of Histochemistry and Cytochemistry 8:387–388.

21 免疫组织化学技术

Peter Jackson和David Blythe 著
高许力译 余英豪 王小亚校

引言

新近在免疫组化中引入的预后和预测性标记物对患者的处理和治疗产生了巨大影响。由于免疫组化的理论方法在过去60年中逐步发展深化，人们可以通过使用抗体与合适的标记系统，实现在福尔马林固定、石蜡处理的组织上确定特异性或高选择性细胞表位。当前，诊断实验室的趋势是尽可能避免使用冰冻切片，而在福尔马林固定石蜡包埋的组织上进行免疫组化检查。

有许多抗体可用于判别经福尔马林固定石蜡包埋组织的表位。通常有些病例仅依据形态学和临床资料是无法确诊的，此时免疫组化的应用极具价值。随着预后和预测性标记物的不断增加，病理学家必然要面对可能会深刻影响患者处理和治疗的决策（图21.1）。

1941年，Albert H.Coons描述了一种使用荧光染料标记抗体来显示组织成分的方法，即通过荧光显微镜实现了标记复合物的显像观察，这在当时是一种被称为具有革命性的新方法。最早使用的与抗体连接的荧光染料为异氰酸荧光素，后来发现异硫氰酸荧光素分子与抗体连接更容易，而且稳定，于是很快成为首选标记（Riggs et al 1958）。荧光复合物是在490nm波长受到激发并发射明亮的苹果绿荧光。随着早期工作的进展，该技术得到广泛传播及发展。人们不断引进了包括红色、黄色和蓝色的荧光染料作为新的标记。由此在单一的制备物上能够同时显示多种标记的抗体。目前，大多数流行的荧光色原含有异硫氰酸荧光素和罗丹明。尽管荧光法在一些诊断领域中是有用的，如皮肤、肾病蛋白沉积以及感染物质中的细菌检测等，但该方法具有局限性。除了荧光色素具有褪色的趋势必须借助荧光显微镜观察外，免疫荧光最大的缺陷是：难以证明所标记的细胞或相应的组织成分的形态学上的细节。在病理学的一些领域，免疫组化的成功激发了人们开发替代抗体标记技术的兴趣，这些技术可避免免疫荧光方法相关的困难和局限性。

应用酶作为标记物克服了许多局限性。与抗体连接的酶（如辣根过氧化物酶）标记的细胞用合适的色原（如对二氨基联苯胺，DAB）可以进行显色（Nakane & Pierce 1966），还能用传统的核染色物（苏木素）复染。这样可以同时评价特异性免疫组化和形态学上的细节。1970年，Sternberger等描述了过氧化物酶-抗过氧化物酶（PAP）技术。Engrall和Perlman则在1971年报道了碱性磷酸酶标记的使用，Cordell等（1984）描述了碱性磷酸酶-抗碱性磷酸酶（APAAP）技术。Heggeness和Ash（1977）曾建议在免疫荧光中使用亲和素-生物素。Guesden等（1979）及Hsu等（1981）使用辣根过氧化物酶标记对该技术进行了改进。亲和素-生物素标记以及更新的链霉亲和素-生物素标记已成为诊断实验室最广泛应用的技术之一；然而，随着聚合物标记检测系统的快速发展，可以断言：在不久的将来，标记系统将成为许多实验室的首选技术。

另一显著进展是引入了一步法（直接法）标记系统。该系统是基于一抗与长链葡聚糖聚合物螯合。Dakocytomation公司已将这些抗体商品化，并冠以EPOS（增强聚合物一步法）试剂之名。该方法并未获得广泛应用[见英国国家外部质量评估系统（NEQAS）数据，细胞病理学杂志1998，1999]，可能是由于这些亲和力较低标记抗体的敏感性无法达到

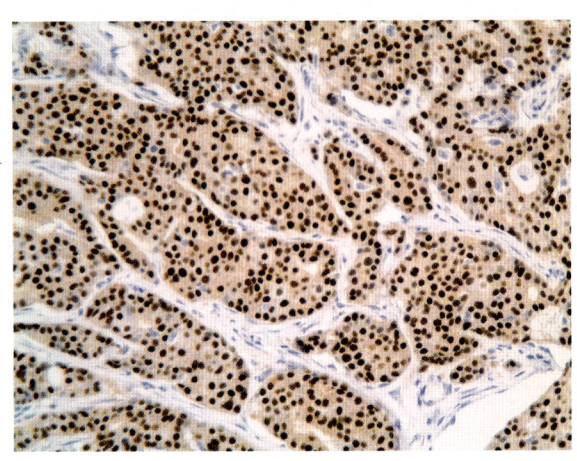

图21.1 乳腺癌患者福尔马林固定石蜡包埋的组织切片显示，雌性激素受体强阳性表达。使用Vector抗原修复液高压锅抗原修复2分钟。

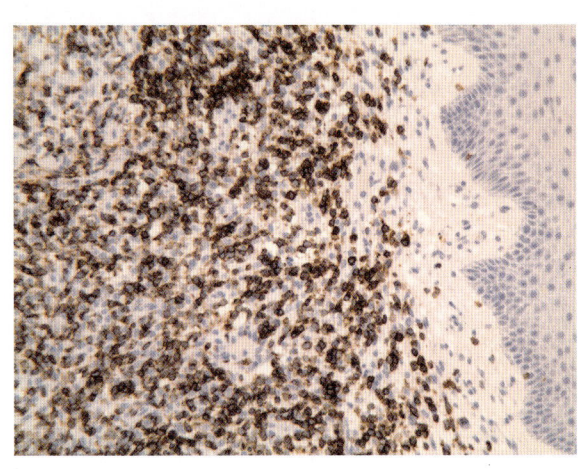

图21.2 结外T细胞淋巴瘤鼻腔活检，患者的福尔马林固定石蜡包埋的组织切片显示CD5阳性表达。

预期水平。但该技术确实在短期内为实验室免疫组化的快速发展带来了契机。

当Dakocytomation公司引进Envision+检测系统后，葡聚糖聚合物技术得到了进一步推广。据Vyberg和Nielsen（1998）报道，间接法使用该技术时其敏感性与传统三步亲和素-生物素法相当，但避免了内源生物素标记。自该技术引入后，又引入了集中更多标记聚合物抗体检测技术，其中格外引人注目的是ImmPress™（Vector Laboratories）和Novocastra™聚合物检测系统（NovoLink™）。

在过去的30年中，人们已经揭开了许多围绕福尔马林固定石蜡包埋组织的抗原保存和显示的奥秘。在20世纪70年代，人们以为常规石蜡处理会破坏抗原，因而许多抗原难以在石蜡切片上得到显示。然而人们发现，许多抗原在福尔马林固定和石蜡包埋处理的过程中仅仅是被遮蔽，并非丢失。

经福尔马林固定石蜡包埋处理组织的一些抗原，如增殖抗原Ki67、T细胞抗原CD5（图21.2）和CD8，只能在热预处理后，而且只能用单克隆抗体才能显示。例如，与白细胞共同抗原（克隆号PD7/2B11）和CD20抗原（克隆号L26）对应的抗体，在柠檬酸缓冲液（pH值为6.0）中加热后会出现增强染色的效果。而且令人惊讶的是，热预处理使一抗的稀释系数增加很多。此外，细胞周期蛋白D1（克隆号DCS-6）等抗原经高pH值溶液（Tris-EDTA，pH值为10.0）处理效果更好。然而，来自Labvision的兔单克隆抗体细胞周期蛋白D1（克隆号SP4）则应避免使用高pH值的抗原修复液（图21.3）。

免疫组化理论

定义

免疫组化

免疫组化是一种利用抗原-抗体相互作用来检测细胞或组织成分（抗原）的技术，抗体结合位点的识别是通过抗体直接标记法或二级标记法。

抗原

抗原是一种诱导抗体形成并含有一个或多个抗体连接位点的分子。这些由少量氨基酸或单糖单元组成的高度特异性局部区域被称为抗原决定簇或表位。

抗体

抗体属于一类被称为免疫球蛋白的血清蛋白。抗体和免疫球蛋白这两个术语常可以通用。抗体可存在于血液、体液和许多分泌物中。抗体的基本单位是单

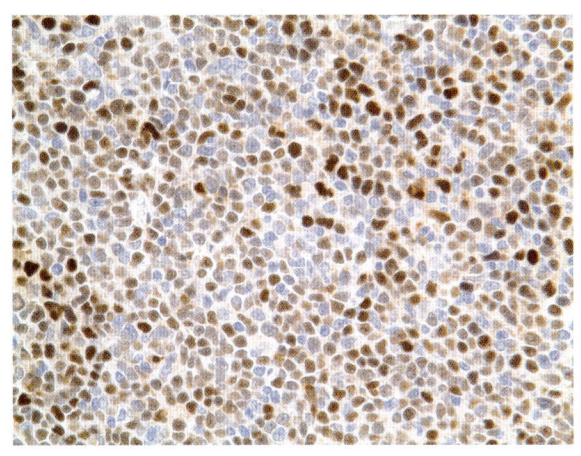

图21.3 套细胞淋巴瘤患者的福尔马林固定石蜡包埋的淋巴结组织切片,显示细胞周期蛋白D1表达。一抗为Labvision兔单克隆抗体(克隆号SP4),使用高压锅和pH值为6.0柠檬酸盐缓冲液进行抗原修复。

体。一种抗体可以是单体、二聚体、三聚体、四聚体或五聚体。单体由两条重链和两条轻链组成,如果用酶(如木瓜蛋白酶和胃酶)切割,可产生两个Fab片段(抗原结合片段)和一个Fc片段(可结晶片段)。抗体由浆细胞(B淋巴细胞在识别外来抗原后分化的终末细胞)在体液免疫系统形成。在高等脊椎动物的血液中发现了五类抗体:IgA、IgD、IgE、IgG和IgM。IgG是免疫组化中最普通、最常使用的抗体。IgG分子由两对轻链和重链组成。这两对轻链和重链通过二硫键相连形成Y型结构。各臂末端区域的氨基酸序列是不同的,故被称为"可变区"。这种氨基酸的可变性决定了特有表位的特异性,可使抗体与产生抗体的抗原形成特异性结合。

抗体-抗原结合

1977年,Capra和Edmundson描述了抗体可变结构域的氨基酸侧链与抗原表位形成单一型几何学上和化学上互补穴。通俗的比喻为锁(抗体)与钥(抗原)的关系,严谨的解释即抗体-抗原的高度特异性。相应抗体和抗原的结合是通过氢键、静电力和范德华力(van der Waals' forces)连接在一起。

亲和性

亲和性是指抗体与其特异性抗原在三维结构上的适应性,是抗原表位与其特异性抗体结合位点连接强度的度量标准。

亲和力

亲和力是指不同抗体与抗原分子不同表位的反应性,用以反映抗血清异质性。与单价抗体相比,多价抗体更特异且不大容易在冲洗过程中被去除。因此,亲和力是抗体与其相应抗原功能性结合的强度。

抗体特异性

抗体特异性是指抗体与抗原单一表位选择性结合的特性。

敏感性

敏感性是指免疫组化技术能够检测的抗原的相对量。与低敏感性技术相比,高敏感性技术能检出较少量的抗原。若用于检测等量抗原,高敏感性技术较低敏感性技术产生更强的信号。

主要试剂产品

多克隆抗体

多克隆抗体系通过用纯化的特异性分子(免疫原)免疫动物,动物与免疫原产生体液免疫反应,由此产生的抗体通过抽取动物静脉血获取免疫球蛋白丰富的血清获得。动物免疫后会产生多种克隆的浆细胞(多克隆)。每种克隆会产生与免疫原上不同表位特异性略有差别的抗体。因此,多克隆抗血清是与免疫原不同表位相应的混合性抗体。这些抗体的一部分会与其他分子发生交叉反应,因此需要通过合适的抗原吸附来去除。抗血清还可能含有免疫原中的杂质抗体。污染的免疫原产生的抗体的滴度和亲和性通常较低,而且能被稀释到免疫标记"零反应性"。由于以往受过抗原激发反应的宿主动物体内极有可能存在广谱抗体,因此,动物注射免疫原之前抽取血清作为阴性或未免疫对照是重要的。关于多克隆抗体制备的更多细节可参见DeMey和Moeremans(1986)编写的相关书籍。

单克隆抗体

1975年,Kohler和Milstein发明了杂交瘤技术以生产单克隆抗体，该技术使特异性抗血清的应用范围、质量和数量都明显增加，给免疫组化技术带来了革命性变化。Gatter等（1984）和Ritter（1986）对该技术做了详细的描述。

该方法将具有生产特异性抗体能力的浆细胞或转化的B淋巴细胞与肿瘤性骨髓瘤细胞系在体外进行融合，应用克隆技术就能产生具有两者特性的杂交瘤细胞。杂交瘤细胞可以在细胞培养液或腹水中生长繁殖，从理论上讲可以无限增殖。经细心筛选可获得能产生感兴趣抗体且与其他分子不发生交叉反应的杂交瘤细胞用于克隆。原始抗原不需要被纯化，这是因为与不相关抗原或表位反应的杂交瘤细胞在筛选中会被剔除。这样可获得恒定、可靠特异性的纯抗体。

通过杂交瘤技术生产单克隆抗体的方法明显增加了免疫组化抗体的数量，并可生产更多可用于石蜡切片的抗体。Warnke等（1983）和Gatter等（1984）对多克隆与单克隆抗体的优缺点进行了详细的比较。

凝集素

凝集素是植物蛋白或动物蛋白。由于凝集素和糖基具有高度特异性结合的特性（Brooks et al 1996），故可与组织中糖基连接。鉴于糖基是一些组织所特有的，因此凝集素结合可能具有诊断意义（Damjanov 1987）。凝集素同样可以通过与抗体标记相似的方法标记，或使用凝集素特异性抗体作为二级试剂（Leatham 1986）。

标记

酶标记

酶是免疫组化中最广泛使用的标记物。用标准的组织化学方法孵育色原，能产生稳定的适合于光学显微镜观察的有色反应终产物。除此之外，有不同的酶和色原供使用者选择反应终产物的颜色。

辣根过氧化物酶是最广泛使用的酶，而最常用的色原是对二氨基联苯胺（DAB）。二者联用能产生清晰不溶且稳定的暗棕色反应终产物（Graham & Karnovsky 1966）。尽管有报道称DAB是潜在的致癌物，但据认为其危险性甚低（Weisburger et al 1978）。

辣根过氧化物酶常用于几种反应物的抗体标记：

- 体积小不影响抗体与邻近位点的结合。
- 酶易于高纯化，因此污染的几率极小。
- 性质稳定，在加工、储存和使用中性质不变。
- 易于消除内源性活性。
- 色原谱系宽，包括：

  3-氨基-9-乙基咔唑，潜在致癌物（Graham et al 1965; Kaplow 1975）　　　　　　　　　红色
  4-氯-1-萘酚（Nakane 1968）　　　　　　　蓝色
  Hanker-Yates试剂（Hanker et al 1977）　　深蓝色
  α-萘酚派洛宁（Taylor & Burns 1974）　　红紫色

应当注意的是，这些色原中有一部分能产生溶于乙醇和苏木素的反应产物，因此这些切片需要水性封片。中性磷酸缓冲甘油胶是传统的水性介质之一，但现已有其他市售产品，在保存质量和分辨力上，较传统水性封片剂都有了很大改善。经烤箱干燥后这些封片剂在切片上会产生了一层硬的、永久性覆盖物。为了长期保存，还可在变硬的水性封片剂上加上盖玻片和树胶封片剂。

许多部位都有内源性过氧化物酶活性，尤其是嗜中性多核白细胞和其他髓细胞。进行阻断处理可能是必要的，过氧化氢-甲醇法（Streefkerk 1972）是现在最常用的方法。

小牛肠碱性磷酸酶是使用最广泛的一种辣根过氧化物酶的替代酶示踪物，特别是1984年Cordell等发明了碱性磷酸酶-抗碱性磷酸酶（APAAP）方法后。快红TR与萘酚AS-MX磷酸钠盐一起使用，可产生明亮红色的、溶于乙醇的反应终产物。有报道称，当用树胶封片剂封片时，新品红会产生永久性不溶的红色产物（Malik & Daymon 1982）。但这只是该领域工作人员的经验而已，可能是由于反应产物对树胶封片剂的抗性不一致所致。

内源性碱性磷酸酶活性常通过在底物溶液中添加左旋咪唑加以阻断。当左旋咪唑的浓度为1mM时，可选择性抑制某些类型的碱性磷酸酶，但不能抑制肠型或胎盘型碱性磷酸酶。而20%的冰醋酸是比较好的内源性碱性磷酸酶活性阻断剂，能抑制所有类型的碱性磷酸酶。

有人使用葡萄糖氧化酶作为示踪物，它能发生海蓝色的反应（Suffin et al 1977）。动物无内源性葡萄糖氧化酶活性，因此，人们在动物的免疫组化中引进这种标记物。

细菌衍生的β-D-半乳糖苷酶也被作为示踪物使用,通过靛白法可获得持久青绿色反应终产物(Bondi et al 1982)。由于哺乳动物内源性酶和示踪酶的最佳pH值不同,所以内源性酶活性不是问题。

近年来,商业公司生产了一系列不同的底物试剂盒,尤其是适用于过氧化物酶和碱性磷酸酶的试剂盒。有些商家不仅生产耐有机溶剂的反应产品,还生产一系列能在一张特定切片上进行一种以上抗原免疫染色的对比色源。

胶体金标记

单独使用胶体金标记,光学显微镜观察呈粉红色。银沉淀反应能放大金结合物的可视性(Holgate et al 1983a)。此外,金和银增强的金结合物使用偏振光(表面照明)显微镜观察(Ellis et al 1988)能增强视觉效果(图21.4a, b)。

银也可用作结合物,且可直接观察,呈黄色(Roth 1982)。其他金属如铁蛋白亦可用,但在光镜免疫组化中的应用有限。胶体金技术更广泛用于电镜。

荧光标记

细节参见本书第24章。

放射性标记

使用放射性同位素作为示踪物需要放射自显影设备,该技术的发展源于免疫组化定量的需要。限于抗体的活性,目前内标记抗体常不易广泛获得和标记。Hunt等(1986)描述了放射性同位素作为示踪物的应用。

免疫组化方法

有多种免疫组化染色技术可用于定位和证实组织抗原。合适的技术的选择应考虑许多因素,包括切片类型、标本类型,如冰冻切片、石蜡切片、树脂切片或细胞学标本,以及敏感性等。

传统的直接法

一抗直接与标记物结合。标记物可以是荧光素(更常用)或酶(图21.5a)。标记抗体直接与组织或细胞标本的抗原反应。该技术快速且易于使用,但所产生的信号放大作用有限,因此其敏感性不如其他方法。直接法主要用于皮肤和肾活检组织冰冻切片中免疫球蛋白以及补体成分的评价。该技术可能不适合于某些肿瘤中低水平抗原的检测,而这些抗原的检测对于患者准确及综合诊断又具有决定性的作用。

新的直接法(增强聚合物一步染色法)

1993年,Pluzek等首次报道了该方法,并由Dakocytomation公司冠名生产,商用名为增强聚合物一步染色法(Enhanced Polymer One-step Staining method, EPOS)。大量一抗分子和过氧化物酶与葡聚糖聚合物形成"骨架"连接,因此明显增强了信号放大作用,与传统直接法相比敏感性明显提高。然而,该技术并没有得到广泛使用,可能是由于可用的一抗数量有限。

二步间接法

标记直接与产生一抗动物种属(图21.5b)的免疫球蛋白结合的二抗而产生显色反应,一抗未加标记。该法最常使用辣根过氧化物酶标记,并与合适的

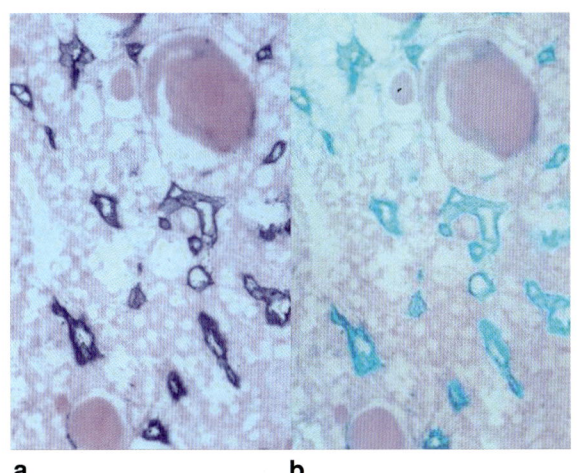

图21.4 (a)免疫金银染色法显示内皮细胞着色;(b)偏振光观察效果。

色素底物一起使用。该方法比传统的直接法更敏感，因为多种二抗会与一抗上不同的抗原位点反应，从而增加了信号放大作用。该技术提供了抗体的通用性，即同样标记的二抗能与相同动物种属不同的一抗使用。

聚合物链二步间接法

该技术使用一种未结合的一抗，与标记有聚合物（葡聚糖）链（图21.5c）的酶（辣根过氧化物酶）的二抗结合。该葡聚糖链有高达70个分子的酶和10个分子的抗体附着。抗鼠和抗兔二抗的结合物能够使相同的试剂用于两种单克隆（兔和鼠）以及多克隆（兔）一抗。该方法不含生物素，因此不会与内源性生物素发生反应。除了快速、实用以及易重复外，该技术敏感性明显增强。该技术可在单张玻片的标本上进行多色染色。

非标记抗体-酶复合物法（PAP和APAAP）

使用酶特异性抗体的原始免疫酶桥方法（Mason et al 1969；Sternberger 1969）很快被可溶性过氧化物酶-抗过氧化物酶复合物（PAP法）（Sternberger et al 1970）改良技术所取代。这些复合物由三个过氧化物酶分子和两个抗过氧化物酶抗体（图21.5d）形成，作为染色方法中的第三层使用。通过第二层的"桥"抗体，与未结合的一抗连接，如兔抗人IgG。"桥"抗体常用过量的猪抗兔抗体，它的两个连接位点一个与一抗连接，另一个与兔PAP复合物连接。

根据相同的原理，鼠源性碱性磷酸酶抗体可用于形成碱性磷酸酶-抗碱性磷酸酶复合物（APAAP）。1984年，Cordell等首次发明了该方法，拟通过"桥"和APAAP试剂达到放大作用。由于不明原因，与PAP技术相比，APAAP放大作用不是非常成功。有时会出现很深的背景，后者是一严重缺陷。这些技术大部分已被链霉亲和素/生物素法或基于聚合物的方法所取代。

免疫金银染色法（IGSS）

1971年，Faulk和Taylor引入了胶体金技术作为免疫组化标记。它可用于直接法和间接法，并在超微结构免疫定位上具有广泛的用途。该技术在光镜免疫组化中的应用有限，即使在Holgate等（1983a）报道了银显像的优点后依然如此。银显像方法系在金颗粒上添加金属银层（图21.5e）而得到增强。金属银层覆盖胶体金标记物使其在光学显微镜下可见。在pH值为3.5的含有阿拉伯胶的保护胶中，该技术使用乳酸银作为离子供体，对苯二酚作为还原剂。某种情况下为了提高染色强度，在脱蜡和水化后可能需要用Lugol碘钠溶液预处理切片。该方法被普遍认为较PAP法敏感，但背景中常出现微细的银沉淀，对于鉴别少量抗原，尤其是经验不足的新手检查时，容易出现混淆。De Mey等（1986）描述了对早期技术的改良。

链霉亲和素-生物素法

这是一种三步法。以未连接的一抗作为第一层，接着用生物素化二抗（制备自一级动物种属）。第三层为酶标记生物素和链霉亲和素的复合物，或酶标记的链霉亲和素（图21.5f）。酶可以是辣根过氧化物酶或碱性磷酸酶，酶与选择的色原一起使用。

这些方法依赖于基本的糖蛋白卵白素（MW67KDa）与小的水溶性维生素生物素（MW244Da）标记的亲和性。然而，当用于免疫组化时，卵白素有两个明显的缺点。它的等电点偏高接近10，因此在中性pH值中带正电，这可能导致其与某些带阴电荷的结构（如细胞核）非特异性结合。此外，卵白素是一种糖蛋白，也可经碳水化合物部分与凝集素发生反应导致非特异性染色。这些问题可以通过采用链霉亲和素（MW60KDa）替代卵白素加以克服。在免疫组化检测法中，现已使用链霉亲和素基本取代了卵白素。

链霉亲和素可以从链霉菌属的卵白素中分离，它与卵白素相似，有四个与生物素高亲和性结合位点。但在实际情况下，由于这些结合位点的分子排列，真正结合的生物素分子不足四个。生物素（维生素H）易于与抗体以及酶标记物结合，通过空间臂构象，一个抗体分子可与高达150个的生物素分子结合。通过把生物素分隔，大的链霉亲和素就有足够的结合空间，使之与生物素强亲和性最大化。链霉亲和素-生物素法也能将酶标记直接结合到链霉亲和素上（Guesden et al 1979）；酶经过生物素化或生物素标记后，形成占据75%的链霉亲和素结合位点的链霉亲和素-生物素复合物（Hsu et al 1981）。市售试剂常将链霉亲和素-生物素复合物分为独立的两部分生物素化

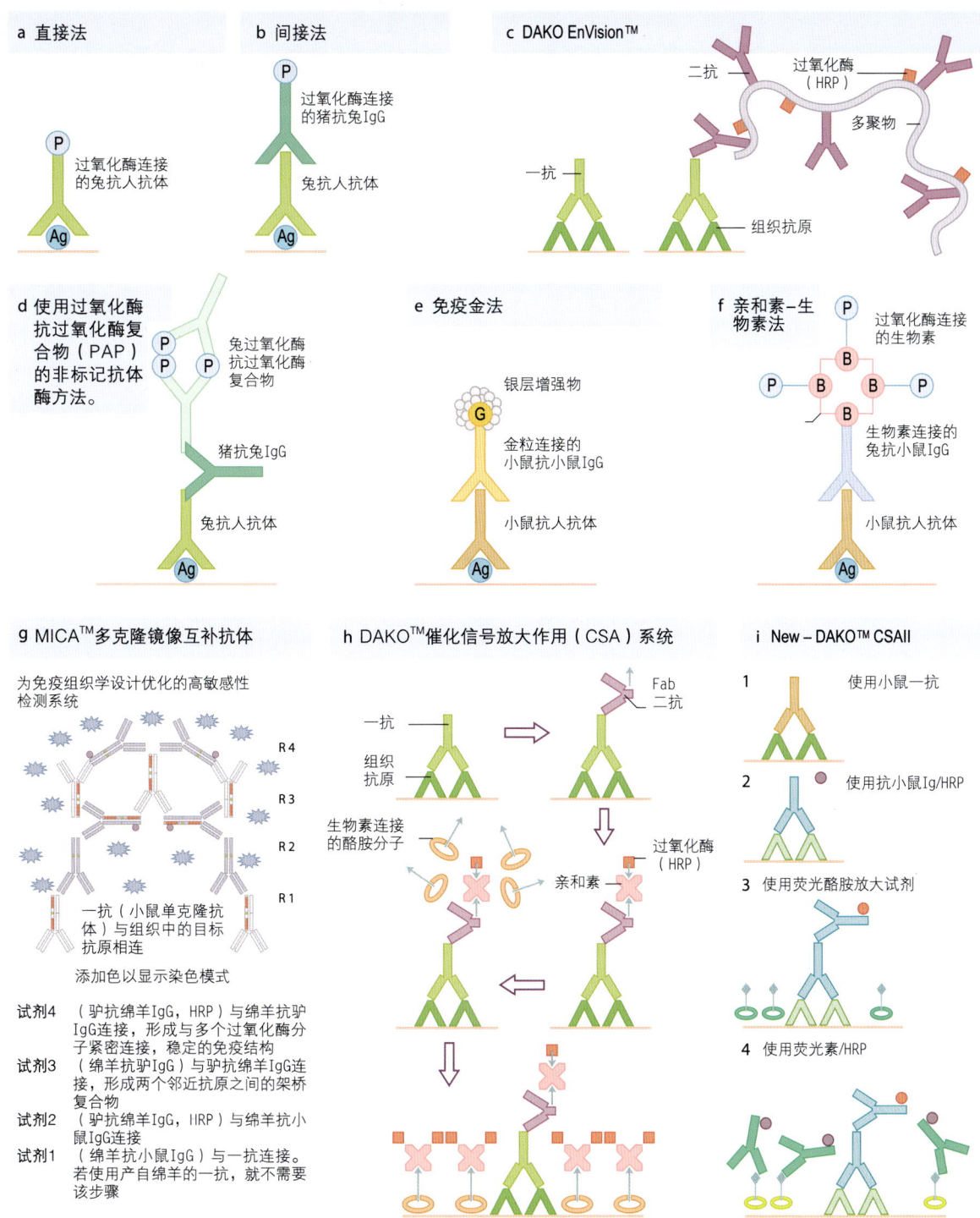

图21.5 免疫组化技术图解。HRP：辣根过氧化物酶。(c)、(h) 和 (i) 的使用获得Dakocytomation™ Systems的许可。(g) 的使用获得DAKO UK有限公司的许可。

标记和链霉亲和素。为了复合物形成充分,需在使用前30分钟将二者加在一起。化学计量控制对保证某些结合位点处于游离状态以便与生物素化二抗结合非常重要。因为一个抗体可以结合大量的生物素,所以大量标记的链霉亲和素分子能与之结合。与前面描述的酶法相比,该方法敏感性增加,同时一抗的稀释度亦增加。像肝和肾这样富含内源生物素的组织,在加一抗之前需使用卵白素/生物素进行阻断。

标记性链霉亲和素-生物素法与基于聚合物的间接法一起,已成为诊断免疫组化中应用最广的方法学。

半抗原标记法

曾经提倡使用半抗原(如二硝基酚和阿散酸)等桥技术(Jasani et al 1981, 1992)。在该技术中,半抗原和一抗结合,复合物则由抗半抗原抗体和半抗原标记酶或半抗原标记PAP复合物组成。

镜像互补抗体标记法(MICA)

1999年,由Mangham和Isaacson报道了该方法。其原理是共栖抗体的序贯使用,系通过产生抗各抗体种属的抗体来实现。即每一种抗体既是抗体又是各自的抗原。一抗直接抗组织/细胞抗原,如果是鼠抗人的,下一个抗体则为羊抗鼠,接着是连接着过氧化物酶的驴抗羊抗体。在这之后是羊抗驴的,然后又是连接着过氧化物酶的驴抗羊抗体(图21.5g)。这些步骤将大量的过氧化物酶与相应的抗体-抗原结合。据称在DAB显色后,与常规卵白素-生物素方法相比,该方法的敏感性提高了60倍以上。尽管该技术的优点包括一抗较为经济,同时避免了内源性生物素,但是操作耗时且无法自动化,使常规使用受到限制。

生物素化酪胺信号放大系统

1989年,Bobrow等首次描述了使用生物素化酪胺来增强信号放大效果。在此基础上,Adams于1992年以及King等在1997年发明了高敏感检测系统。通过与热传导的表位修复法结合,生物素化酪胺放大法可使许多以前经福尔马林固定石蜡包埋组织无法检测出的抗原得以检出。与传统方法相比,抗体稀释度要高得多。首次市售的生物素化酪胺放大法试剂由DuPont生产;随后Dakocytomation公司推出了CSA(催化信号放大)试剂盒。

该技术是基于链霉亲和素-生物素技术。使用一抗后,紧接着使用生物素化二抗,而后是辣根过氧化物酶标记的链霉亲和素或链霉亲和素-生物素-辣根过氧化物酶复合物。关键的步骤是后面的生物素化酪胺放大法试剂处理。在过氧化氢存在的情况下,结合的过氧化物酶标记,催化生物素化酪胺形成游离的生物素基团。这些激活的生物素分子与毗邻反应位点的蛋白形成共价结合。经孵育,辣根过氧化物酶标记的链霉亲和素或链霉亲和素-生物素-辣根过氧化物酶复合物可导致额外的酶沉积于反应位点(图21.5h)。

该技术的确也有一些缺点:明显的背景染色是主要问题,尤其是那些富含内源性生物素的组织,即使使用市售的卵白素-生物素阻断试剂盒来降低内源性生物素亦是如此。对于避免高背景着色,生物素化酪胺试剂的孵育时间至关重要。许多使用者都遇到过结果一致性和重复性的问题。改良的市售试剂,即抗体和检测试剂仍然非常有限,因此影响了该技术的应用。但对于福尔马林固定石蜡包埋组织和福尔马林固定甲基丙烯酸树脂切片上某些组织抗原的显示,该技术仍然是首选的方法。

不含生物素的催化信号放大系统(CSA II)

为了解决酪胺信号放大系统内源性生物素的相关问题,Dakocytomation公司生产了一种不含生物素的系统。商用名为催化信号放大系统II(CSAII),可用于鼠单克隆抗体。一抗孵育后,连接于辣根过氧化物酶的抗鼠免疫球蛋白的二抗再与一抗结合。第三层为过氧化物酶催化的荧光酪胺沉淀,它依次与连接抗荧光素的过氧化物酶反应,产生明显的增强信号(图21.5i)。该技术适用于自动化免疫染色流程。尽管如此,据我们手头的资料,其结果与酪胺放大法的高敏感性却大相径庭。

抗原位点去遮蔽法

所有常规组织学和细胞学的研究前提是用适当的固定来保证良好的组织构造和细胞形态(见第4章)。固定剂的选择由各实验室决定,最广泛用于常规组织学的固定剂是以福尔马林为基础,使用10%的溶液或添加不同的化学成分。为获得组织抗原的良好显示,组织片要薄（厚度3mm）并进行迅速的固定是非常重要的。延迟固定或固定差将引起抗原丢失或抗原弥散到周围组织中。固定后对组织进行石蜡包埋与切片（见第7章）。

在免疫组化历史上曾有观点认为，组织经过福尔马林固定和石蜡处理化学过程后，抗原会被遮蔽，对于一些类型的抗原来讲，去遮蔽处理是必要的（Brandtzaeg 1983）。大部分抗原去遮蔽的研究使用福尔马林固定的材料。使用以福尔马林为基础的固定剂时，某些结构蛋白形成分子内和分子间的交联，这就是组织抗原遮蔽的原因。人们认为系组织蛋白的反应位点之间形成亚甲基桥所致（Bell et al 1987; Mason & O'Leary 1991）。这些反应位点包括伯胺、酰胺基、巯基、醇羟基和环状芳香环。抗原位点遮蔽的程度取决于固定时间的长度、温度、固定剂浓度以及其他邻近蛋白承受交联的能力。

必须记住，组织切片的实验室来源是独特的。固定的类型和时间、组织处理程序、试剂以及切片后切片的干燥方式等都是重要的考虑因素。不同实验室在这些步骤上的操作是不同的。由于组织学的基本流程缺乏标准化，导致所制备的切片具有独特性。结果常发现一种抗原去遮蔽法在这个实验室效果甚佳，但在另一实验室则不然。因此，每一种抗原去遮蔽法应使用各实验室自己的材料进行认真评价，在下面列出的方法中，消化或加热时间可能需要稍微修改。

Leeds教学医院的血液系统恶性肿瘤诊断中心和肿瘤组织病理诊断中心接受大量来自中心以外实验室送来的病例。这些病例在样本固定质量、脱钙（有的病例）和制作过程上均有很大差异，但大多数病例可获得准确的免疫表型。

使用下列方法之一能暴露在常规处理中被遮蔽的许多抗原：

- 蛋白水解酶消化
- 微波炉辐射
- 联合使用微波炉辐射和蛋白水解酶消化
- 高压锅加热
- Decloaker加热
- 微波炉中高压锅
- 高压消毒器加热
- 水浴加热
- 蒸锅加热。

预处理前切片先脱蜡、梯度乙醇脱水及水洗。

蛋白酶消化

Huang等（1976）、Curran和Gregory（1977）以及Mepham等（1979）描述了用蛋白水解酶预处理经福尔马林固定、常规石蜡包埋的切片达到去遮蔽某些抗原决定位点的方法。目前最常用的酶是胰酶和蛋白酶，不过也有使用其他蛋白水解酶的，包括胰凝乳蛋白酶、链霉蛋白酶、蛋白酶K和胃酶。这些蛋白水解酶去遮蔽抗原的机制尚未完全明了，普遍接受的观点是消化作用破坏了福尔马林交联，大量抗体的抗原性位点被暴露。

有些抗原不适宜蛋白水解消化，偶尔消化会产生假阳性或假阴性。消化时间要根据抗体类型和固定时间做出调整。消化不足会导致抗原暴露不充分，使着色偏淡。过度消化则会产生假阳性、高背景以及组织破坏。因此使用蛋白水解酶存在过消化与消化不足的微妙平衡问题。酶消化中，酶的浓度、辅酶的使用（如胰酶中的氯化钙）、温度和pH值必须进行优化，以产生稳定的、高质量的免疫组化染色。不同批次的酶在质量上可能有所不同，各新批次的酶在常规使用前应进行测试。现在市面上有很多专供免疫组化使用的酶，那些供给自动免疫组化染色机使用的酶使用方便且结果稳定。

虽然在很大程度上热诱导表位修复技术取代了蛋白水解消化，但对于福尔马林固定石蜡包埋的肾活检标本的免疫球蛋白和补体检测以及许多其他抗原，蛋白水解消化仍受到许多人的推崇。

热介导的抗原修复法

热介导的抗原修复方法明显改善了免疫组化的质量和重复性染色，而且拓展了免疫组化作为组织病理学的一个重要诊断工具的应用。热预处理方法的基本原理尚不明确，有几种不同的学说。一种学说是：重金属盐（如Shi等1991年描述）充当一种蛋白沉淀剂作用，形成具有聚合肽的不溶复合物。蛋白沉淀固定剂保存抗原的作用优于交联的醛固定剂。

另一学说认为在福尔马林固定期间，分子间与次甲基桥以及弱Schiff碱形成分子内交联。这些交联改变了抗原蛋白的形态，使之不能被特异性抗体识别。

推测热介导抗原修复去除了弱Schiff碱，但不作用于次甲基桥，这样导致蛋白构型介于固定和未固定之间的状态。

Morgan等（1997）阐述了另一种可能的学说。他假设钙调节复合物在福尔马林固定时形成，阻止了抗体与组织相关抗原上的表位连接。钙离子参与的基本理论是：羟甲基基团和其他未反应的富含氧的基团（如羧基或磷酸基团）能与钙离子相互作用产生巨大的配位复合物，这种复合物通过空间位阻遮蔽表位。高温能削弱或破坏某些钙离子配位键，但结果是可逆的，冷却时钙复合物又维持它原有的位置。此外，在特定温度下加入竞争性螯合剂可使配位键断裂，同样可以去除钙复合物。支持该理论的依据是：某些抗原修复试剂的化学属性，如柠檬酸盐缓冲液和EDTA。另外，已证实去遮蔽试剂若含有钙离子包涵物，则效果明显降低。

微波抗原修复

Shi等（1999）首次建立了微波加热抗原修复方法。然而，重金属盐的使用给使用者的健康和安全带来了威胁。Gerdes等（1992）使用无毒的pH值为6.0的柠檬酸盐缓冲液进行微波抗原修复并证实了Ki67抗原。此前人们认为，Ki67抗原在福尔马林固定石蜡处理的标本中会丢失。其染色结果与冰冻切片结果相当。Cattoreetti等（1993）创立了替代蛋白水解酶消化的微波炉加热法。该方法改善了常用抗体的检出，如CD45和CD20，一些使用范围较广的新抗体也得到应用，如CD8和p53。

为数众多的抗原修复液被推介：最常用的是pH值6.0的0.01M的柠檬酸盐缓冲液和pH值8.0的0.1mM的EDTA。显然高pH值和低pH值域的市售抗原缓冲液也能获得，但是这些抗原缓冲液主要用于改良特异性抗原染色。

大多数家用微波炉适用于抗原修复，2.45GHz对应于真空中波长12.2cm（图21.6）。一些微波炉操作者已经发现存在加热不均及"热斑"产物现象。作者发现，在大小适中耐微波的塑料容器中置入400～600ml的缓冲液，可以将加热不均降低到最小。将25张片子放置于塑料染色架能一次完成辐射，甚至完成抗原修复。实际加热时间取决于下列因素：

- 微波炉的瓦数。大多数家用微波炉使用输出功率

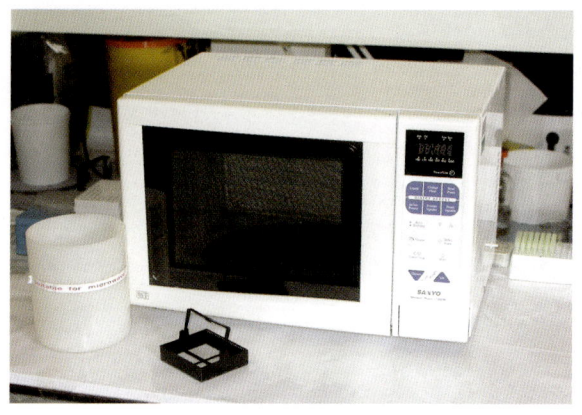

图21.6 家用微波炉。

为750～1000W的磁电管。磁电管的输出会随微波炉使用年数和频度而降低。应每年检查磁电管的功率。
- 抗原修复缓冲液。
- 缓冲液的体积。
- 组织固定，即使用的固定剂和固定时间。固定很重要，仅次于使用蛋白水解消化。组织固定时间延长，就需要延长辐射时间。反之固定时间短的组织需缩短加热时间。
- 组织切片厚度。3μm厚的切片比5μm的切片所需要的抗原修复时间要短。
- 待测抗原。有些核抗原需要延长加热时间。

若在缓冲液体积少的情况下需要延长加热时间，那么缓冲液要用蒸馏水或去离子水加满。通常在加热进行一半时进行。在抗原修复过程中应防止出现切片干片。

高压锅抗原修复

Norton等（1994）建议使用高压锅代替微波炉。Norton等（1994）通过使用高压锅，提供了高压锅能克服微波炉使用中出现的批次差异和"冷热斑"的证据，认为高压锅比其他加热方法更均一。高压锅在15psi（103kPa）全压时，温度可达120℃左右。这种温度对一些核抗原的去遮蔽作用显示出明显优势，如bcl-6、p53、p21、雌性激素受体和孕激素受体。而用微波抗原修复时，有时这些抗原显示较弱。

最好使用不锈钢家用高压锅，因为铝制高压锅易受到某些抗原修复缓冲液的腐蚀（图21.7）。高压锅容积以4~5升为佳，这样才能同时处理大批的切片。与微波炉加热预处理一样，高压锅抗原修复亦需要使用Super frost Plus显微镜玻片或强力黏附剂，如Vectabond或APES黏附剂。

蒸锅

尽管该法曾经流行一时，但蒸锅的加热效率还是不如微波炉和高压锅的加热效率（Pasha et al 1995）。虽然有时需要超过40分钟，但该法较其他加热方法对组织的破坏要轻，且市面上煮饭用的蒸锅即可满足要求。

水浴

Kawai等（1994）证实，设为90℃的水浴适用于抗原修复。如果将温度提高到95℃~98℃，则抗原修复得到改善的同时孵育时间缩短。因为设定的温度低于沸点，该技术对组织切片的处理较为温和。由于使用较其他加热方法更低的温度，所以抗原修复缓冲液不容易蒸发，贵重的市售抗原修复液能安全地重复使用。与其他方法相比，该方法的缺点是抗原修复时间延长。Dakocytomation Hercept实验推荐使用该方法检测HER2表达。

高压消毒器

该方法提供了一种热介导抗原修复的替代方法，对核抗原的检测有良好效果，如MIB1、p21和p53。

热预处理的优点

通过热预处理可以恢复以往认为在常规石蜡包埋切片中丢失的某些抗原。不管固定多长时间，如在生理盐水中长达数周（Singh et al 1993），许多抗原使用一致的加热时间均可得到修复。与使用蛋白水解消化相比，热预处理用于免疫球蛋白重链显示更可靠，重复性也好。使用热预处理时，一些一抗的稀释度较常规方法增加。

热预处理的潜在风险

应特别注意避免加热后切片干片现象，这会影响抗原的反应性。固定不好的材料在煮沸后常常使核的结构受到破坏。

纤维和脂肪组织容易脱片，有时需要延长其在56℃时Super frost Plus显微玻片或涂胶玻片上的干燥时间来加以克服。裱片前涂有Vectabond或APES的玻片在10%的生理盐水中浸泡1~2分钟后空气干燥，可改善切片黏附性，这可能是增加更多的醛基团于玻片表面的缘故。

并非所有的抗原都适合热预处理修复，一些一抗，如PGP9.5（一种神经内分泌标记物），热处理后着色范围会发生改变（Langlois et al 1994）。

联合微波炉抗原修复和胰酶或胰凝乳蛋白酶消化

与单用胰酶消化相比，微波抗原修复后，接着进行30秒的胰酶消化能更好地显示骨髓瘤浆细胞轻链。同样，联合技术亦有助于肾活检标本AL型淀粉样变轻链的显示。由于热预处理增加了切片对蛋白水解消化的敏感性，必须明显降低消化时间，最佳的预处理时间需要摸索确定。反之蛋白水解消化（用胰酶或胰凝乳蛋白酶）同样增加了组织切片对微波抗原修复的敏感性。因此，蛋白水解消化可以在微波加热之前或之后进行。

市售的抗原修复液

已有许多市售的抗原修复液。有专用高pH值溶

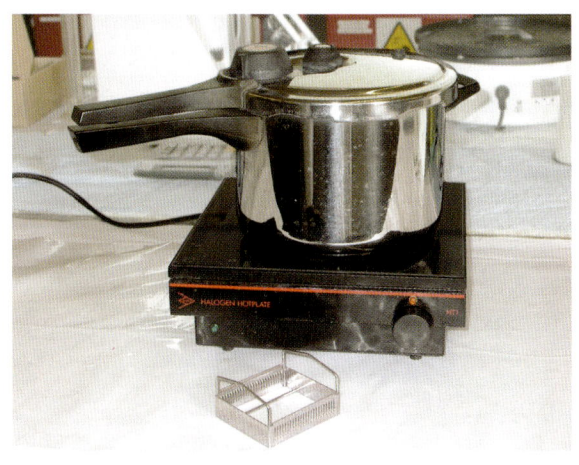

图21.7 不锈钢高压锅和卤素加热板。

液（推荐用于细胞周期蛋白D1）或更常用的pH值低于6.0的溶液。这些溶液可能是不同化学成分的混合物，如Vector抗原去遮蔽液中的柠檬酸盐和EDTA。这些溶液的质量较"自制"的修复液的质量更有保证，为即用型，不需要pH值校正，而且完全遵循实验室认证程序，但价格昂贵。

关于使用贵重修复液产品的建议

若使用便宜的"自制"液，那么在热循环最后阶段用冷自来水冲洗时流出些热缓冲液尚可接受。但若使用贵重的市售液体，工作人员通常需在炉手套的帮助下将热的容器先转移到一个有冷自来水的水槽中，让溶液和切片冷却10~15分钟。然后将切片迅速放入冷自来水中，这样贵重的修复液可得以保留并重复使用（表21.1系推荐的一些诊断用抗原修复方法）。

低水平抗原的检测

增强和放大作用

用于诊断免疫组化的一抗最佳稀释度定义为：能够产生最佳特异性染色且背景染色最少的一抗浓度。最佳稀释度取决于固定的类型和时间。抗体稀释度常产生的反应性分布曲线见图21.8。

1区反应性不足是由于附加在一抗的标记抗体的位阻（前区效应）所致，系一抗浓度过高。

2区亚最佳反应是由于一抗不足所致，即一抗稀释度过高。

一抗的最佳浓度可在峰值的顶点下方测量，使用抗原不同表达的数张切片作为对照，有助于确定各实验室一抗合适的工作稀释度。不同实验室之间在固定剂选择、固定时间、石蜡处理、切片处理以及使用的免疫组化检测系统方面均有不同。一抗稀释度在各实验室是独有的，使得不同实验室之间石蜡切片使用的一抗稀释度存在很大差异。

一抗的稀释度以及诊断免疫组化标记系统的确定应在抗原水平足够但不过量的材料上进行。偶尔有些肿瘤会出现某些抗原部分丢失，如在前列腺肿瘤，前列腺特异性抗原表达常较正常前列腺组织表达更少。低水平抗原的检测可能需要通过改良的增强和放大技术来实现，常用以下方法：

1. 增加一抗浓度。对于大多数单克隆抗体而言，增加一抗浓度通常不会明显增加背景染色，像这类抗体，尤其是组织培养上清型，不含任何非特异性污染物。多克隆抗体易带来背景过深问题，建议使用方法学部分论述的酪蛋白阻断剂，有时可添加少量去垢剂，如在冲洗液中加入0.01%的Tween有助于降低背景染色。具体细节参见后面有关背景的处理部分。

2. 在4 8℃或室温下，用一抗过夜延长孵育能增强着色。许多免疫组化工作者为了提高一抗稀释度，降低成本，都在常规工作中应用了该方法。但稀释度不能过大，否则无法检出低水平抗原而导致假阴性。

3. 增加"桥试剂"浓度超过最佳稀释度，或重复使用"桥试剂"，或多或少会增加卵白素-生物素系统的敏感性。此外，LeBrun等（1992）报道，使用属于IgM亚类抗体CD15一抗，将IgM与广谱免疫球蛋白"桥试剂"结合，可提高CD15阳性检出率和Reed-Sternberg和Hodgkin细胞的比率（图21.9）。1993年，Charalambous等不仅证实了该工作，而且还证明，使用微波抗原修复取代胰酶可得到信号放大的效果。

4. 过氧化物酶-二氨基联苯胺法的反应终产物的化学增强，该法通过添加咪唑（Straus 1982）、重金属如铜或钴（Hsu & Soban 1982）、osmication或用氯化金处理来实现。在IGSS技术中使用银盐，可以显著增强胶体金标记（Holgate et al 1983b）。

5. 重复使用桥及标记可以增强APAAP技术的敏感性。虽然起始一抗，桥和标记各需孵育30分钟，

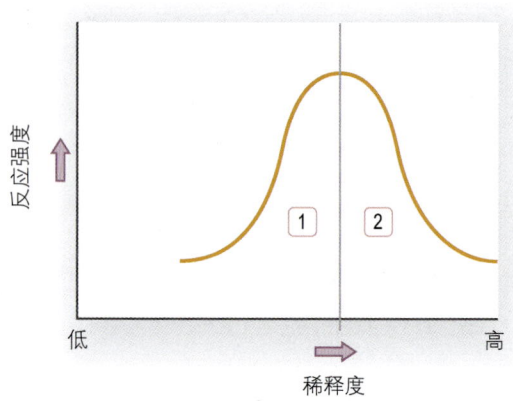

图21.8 抗体稀释度曲线。

但重复使用桥和标记各自仅需10分钟。两次这样的重复增强常可满足大多数抗体。

6. 改变使用的色原底物。一些色原底物溶液，尤其是对于碱性磷酸酶，会产生比其他试剂更强的反应产物。例如，硝基蓝四氮唑不仅着色快红深，而且还能过夜使用，是当今所有色原中反应最强的。唯一不足是蓝黑色的反应产物与苏木素染色对比效果欠佳。市售的传统底物改良配方比"自制"配方更佳。

7. 用于提高增强聚合物标记抗体以及其他预先稀释抗体敏感性的技术受到更多的限制。预先稀释抗体的缺点是：选择的稀释度不一定适合于多数固定和处理流程需求。这样，如果着色弱，则只能通过延长孵育时间，升温到37℃孵育，或针对二氨基联苯胺反应产物的化学增强作用或使用其他合适底物。

8. 酪胺信号放大法。1989年，Bobrow及其同事描述了一种新颖的信号放大法，即催化沉淀法，用于免疫分析。1992年，该小组又提出该方法可能适用于免疫组化。1997年，Erber等以及King等相继发表了数据，显示与卵白素-生物素系统合用的新型信号放大系统相比，传统的卵白素-生物素方法的敏感性明显提高。

多重标记

多重标记用于特定酶的几种色原，每一种都可产生一种不同的有色反应终产物，多种技术可用于相同切片的定位。如果一抗来自相同种属并有相同的亚类，就必须清除反应间的交叉反应。可以在每次反应间用甘氨酸-氯化氢缓冲液洗脱（Nakane 1968），通过建立反应组分以遮蔽反应位点（Sternberger & Joseph 1979; Hsu & Soban 1982）（图21.10和21.11），或通过在每次反应后用热福尔马林蒸气破坏结合位点（Wang & Larsson 1985）完成。显然，使用不同种属或不同亚类一抗的方法要简单得多。随后，通过间接的或其他更复杂的技术使用非重叠性的二级试剂

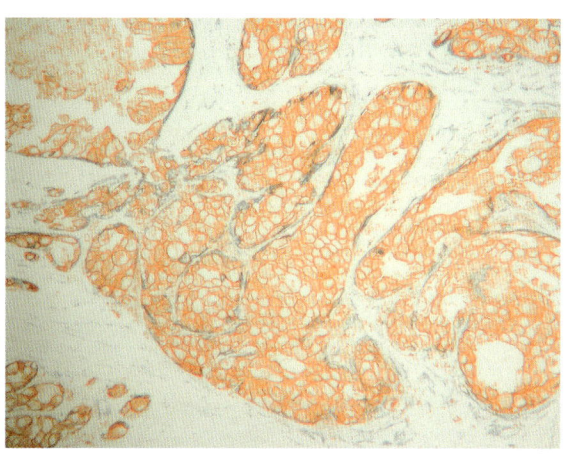

图21.10 福尔马林固定石蜡包埋的乳腺癌切片免疫组化双重染色显示，以DAB为色原的HER2膜着色和以VectorSG为色原的平滑肌肌动蛋白着色。

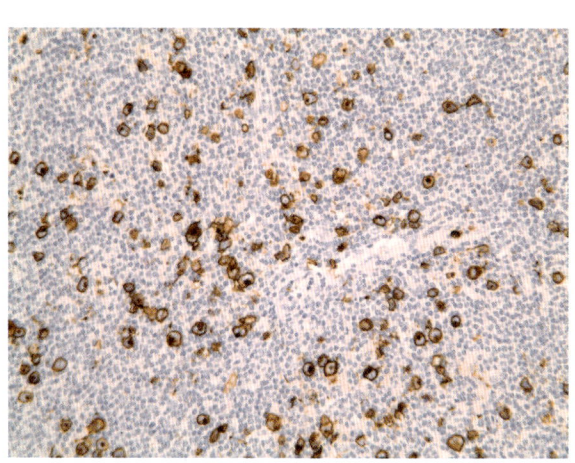

图21.9 Hodgkin病患者福尔马林固定石蜡包埋切片的CD15着色。

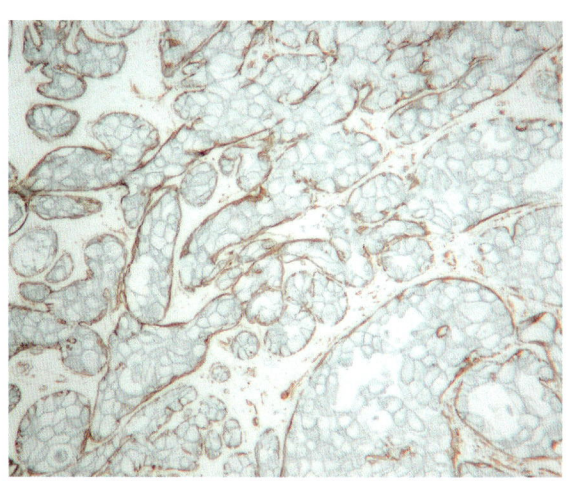

图21.11 免疫组化双重染色，以DAB显色显示平滑肌肌动蛋白以及以Vector SG显色显示HER2。

表21.1　抗体和预处理

抗体	克隆	类型	供应商	稀释度	预处理
a1-Antichymotrypsin	—	Poly	Dakocytomation	1/100	Trypsin
a1-Antitrypsin	—	Poly	Dakocytomation	1/4000	Trypsin
a1-Fetoprotein	—	Poly	Dakocytomation	1/800	Trypsin
a1-Synuclein	KM51	M	Novo Castra	1/50	PC
Androgen receptor	AR441	M	Dakocytomation	1/50	PC
Alzheimer precursor protein	22C11	M	Chemicon	1/2500	PC
AUA	AUA-1	M	Skybio	1/100	Trypsin
ACTH	02A3	M	Dakocytomation	1/50	None
AE1	AE1	M	Biogenex	1/50	Trypsin
AE1 + AE3	AE1/3	M	Biogenex	1/100	Trypsin
Alk protein	ALK-1	M	Dakocytomation	1/50	PC or MWO
Amyloid P component	—	Poly	Dakocytomation	1/2000	PC or MWO
Bcl-2	124	M	Dakocytomation	1/100	PC or MWO
Bcl-6	PG-B6p	M	Dakocytomation	1/20	PC
Ber EP4	Ber EP4	M	Dakocytomation	1/200	Trypsin
BOB-1	—	Poly	Santa Cruz	1/500	PC or MWO
CA125	OV185H	M	Novo Castra	1/100	PC
Calcitonin	—	Poly	Dakocytomation	1/300	None
Caldesmon	h-CD	M	Dakocytomation	1/100	PC
Calponin	CALP	M	Dakocytomation	1/100	PC
CD1a	O10	M	Immunotech	1/20	PC or MWO
CD2	271	M	Novo Castra	1/100	PC
CD3	PS1	M	Novo Castra	1/50	PC or MWO
CD4	1F6	M	Novo Castra	1/50	PC
CD5	4C7	M	Novo Castra	1/50	PC or MWO
CD7	272	M	Novo Castra	1/100	PC
CD8	C8/144B	M	Dakocytomation	1/100	PC
CD10	270	M	Novo Castra	1/20	PC
CD15	LeuM1	M	Becton Dickinson	1/20	PC or MWO
CD20	L26	M	Dakocytomation	1/200	PC or MWO
CD21	2G9	M	Novo Castra	1/50	PC
CD23	1B12	M	Novo Castra	1/50	PC
CD30	Ber-H2	M	Dakocytomation	1/50	PC
CD31	JC70	M	Dakocytomation	1/50	PC
CD34	Qbend 10	M	Dakocytomation	1/100	PC or MWO
CD43	DF-T1	M	Dakocytomation	1/50	PC or MWO
CD45	2B11 + PD7/26	M	Dakocytomation	1/200	PC or MWO
CD45RA	4KB5	M	Dakocytomation	1/50	PC or MWO
CD45RO	UCHL1	M	Dakocytomation	1/100	PC or MWO
CD56	1B6	M	Novo Castra	1/100	PC or MWO
CD63	1/C3	M	Novo Castra	1/50	None
CD68	PGM-1	M	Dakocytomation	1/200	PC or MWO
CD71	309	M	Novo Castra	1/10	PC
CD75	LN-1	M	Novo Castra	1/20	PC
CD79a	JCB117	M	Dakocytomation	1/100	PC or MWO

表21.1（续） 抗体和预处理

抗体	克隆	类型	供应商	稀释度	预处理
CD83	1H4b	M	Novo Castra	1/50	PC
CD99	12E7	M	Dakocytomation	1/50	PC
CD117	—	Poly	Dakocytomation	1/200	PC or MWO
CD138	MCA681	M	Serotec	1/200	PC or MWO
CEA	5A	M	Dakocytomation	1/600	PC or MWO
C-erbB-2	—	Poly	Dakocytomation	1/800	PC
Chromogranin A	—	Poly	Dakocytomation	1/5000	PC or MWO
CK7	OV-TL 12/30	M	Dakocytomation	1/100	PC or MWO
CK14	LL002	M	Novo Castra	1/50	PC or MWO
CK20	Ks20.8	M	Dakocytomation	1/100	PC or MWO
CK8/18	5D3	M	Novo Castra	1/500	Trypsin
Cytokeratin	CAM5.2	M	Becton Dickinson	1/20	PC or MWO
Cytokeratin	MNF116	M	Dakocytomation	1/100	PC or MWO
Cytokeratin	LP34	M	Dakocytomation	1/10	MWO + Trypsin
Cyclin D1	SP4	M*	Labvision	1/20	PC
Desmin	D33	M	Dakocytomation	1/200	PC or MWO
Epithelial membrane antigen	E29	M	Dakocytomation	1/500	PC or MWO
EGFR	113	M	Novo Castra	1/100	PC
Estrogen receptor	6F11	M	Novo Castra	1/30	PC
Factor VIII	—	Poly	Dakocytomation	1/2000	PC or MWO
Fascin	5SK-2	M	Dakocytomation	1/500	PC or MWO
FSH	C10	M	Dakocytomation	1/100	Trypsin
GFAP	—	Poly	Dakocytomation	1/300	Trypsin
Growth hormone	—	Poly	Dakocytomation	1/300	None
Glucagon	—	Poly	Dakocytomation	1/1500	None
Glycophorin C	Ret 40f	M	Dakocytomation	1/200	PC or MWO
Granzyme B	Grb-7	M	Dakocytomation	1/25	PC
HLA-DR	TAL-1B5	M	Dakocytomation	1/100	PC or MWO
H.Pylori	—	Poly	Dakocytomation	1/200	PC
IgA	—	Poly	Dakocytomation	1/800	MWO
IgD	—	Poly	Dakocytomation	1/200	MWO
IgG	—	Poly	Dakocytomation	1/1000	MWO
IgM	—	Poly	Dakocytomation	1/500	MWO
Kappa	—	Poly	Dakocytomation	1/2000	MWO
Lambda	—	Poly	Dakocytomation	1/2000	MWO
LMP-1	CS1-4	M	Dakocytomation	1/100	PC
Lysozyme	—	Poly	Dakocytomation	1/1000	PC or MWO
Mast cell tryptase	AA1	M	Dakocytomation	1/1000	PC or MWO
Melanoma monoclonal	HMB45	M	Dakocytomation	1/50	PC or MWO
Mesothelial cell	HBME-1	M	Dakocytomation	1/100	None
MIB1	Ki67	M	Dakocytomation	1/200	PC or MWO
Myeloperoxidase	—	Poly	Dakocytomation	1/4000	PC or MWO
MUM-1	—	Poly†	Santa Cruz	1/500	PC
MUM-1	Mum1p	M	Dakocytomation	1/50	PC
MyoD1	5.8A	M	Dakocytomation	1/50	PC or MWO

表21.1（续） 抗体和预处理

抗体	克隆	类型	供应商	稀释度	预处理
Myogenin	F5D	M	Dakocytomation	1/50	PC or MWO
NFP	ZF11	M	Dakocytomation	1/250	PC or MWO
OCT-2	—	Poly	Santa Cruz	1/500	PC
PAX-5	24	M	Becton Dickinson	1/250	PC
Progesterone receptor	PgR636	M	Dakocytomation	1/100	PC
P21	SX118	M	Dakocytomation	1/15	PC
P53	DO-7	M	Dakocytomation	1/40	PC
PGP9.5	—	Poly	Dakocytomation	1/500	Trypsin
PLAP	—	Poly	Dakocytomation	1/100	MWO
PSAP	PASE/4LJ	M	Dakocytomation	1/1000	None
PSA	—	Poly	Dakocytomation	1/1000	None
PU-1	G148-74	M	Becton Dickinson	1/100	PC
S100	—	Poly	Dakocytomation	1/250	Trypsin
Smooth muscle actin	1A4	M	Dakocytomation	1/150	None
Synaptophysin	Sy38	M	Dakocytomation	1/100	PC
Tau	—	Poly	Dakocytomation	1/1500	None
TdT	SEN28	M	Novo Castra	1/100	PC or MWO
TIA-1	2G9	M	Immunotech	1/100	PC
TSH	0042	M	Dakocytomation	1/100	None
TTF-1	8G7G3/1	M	Dakocytomation	1/50	PC or MWO
Thyroglobulin	—	Poly	Dakocytomation	1/5000	None
Ubiquitin	—	Poly	Dakocytomation	1/1000	PC
Vasointestinal polypeptide	—	Poly	Novo Castra	1/200	Trypsin
Vimentin	V9	M	Dakocytomation	1/500	PC or MWO
Zap-70	2F3.2	M	Upstate	1/100	PC

M：单克隆抗体；M*：兔单抗；PC：0.01M，pH值6.0的柠檬酸盐缓冲液高压锅处理；MWO：微波炉（800W）；Poly†：山羊多抗。

和不同色原进行定位。Mason和Sammons（1978）、Gu等（1981）、Mason和Woolston（1982）、Mason等（1983）以及Van Noorden等（1986）更详细地描述了这些技术。

免疫组化的实际应用

工作负荷

热抗原修复方法的应用使得可用于石蜡切片的抗体数量持续增加，这些抗体大多对诊断、预后或治疗有直接的影响。因此，一些要求常让免疫组化工作者觉得力不从心。他们寻找更多的职员或自动化方法以满足这些增加的需求。选择自动化并非意味着免疫组化工作者无事可做，相反，自动化的应用可以让免疫组化工作者有时间来改进服务并改良某些抗原的染色。

技术选择

适用特定工作类型的技术选择由一些重要的因素支配。

冰冻切片

尽管冰冻切片用于诊断目的的使用率在降低，但冰冻切片的免疫组化仍然是重要的组织学工具。虽然冰冻切片与石蜡切片相比有一些固有的缺点，包括形态学欠佳，回顾性研究受限以及材料储存方面等不足，但对新抗体的评估依然是金标准。在评价一种新抗体时，常以石蜡（或树脂）切片上得到的结果与冰冻切片上得到的结果进行对比。

为了改良冰冻切片的组织形态学，冰冻切片在丙酮固定前后务必保持干燥。丙酮固定不仅有助于保存抗原和组织形态，还可破坏有害的传染物。

细胞制备物

免疫组化在细胞制备物上的应用在不断增加。免疫组化工作者常制备丙酮固定的涂片或细胞离心涂片，这是因为丙酮允许使用一抗的谱系广且不破坏反应表位。许多细胞实验室仍坚持使用乙醇而不是丙酮固定细胞制备物，其结果虽然细胞形态良好，但显示的抗原受到限制。

福尔马林固定-常规石蜡包埋切片

免疫组化的目的是达到可重复性且恒定的抗原显示，而且背景染色最低，同时保留组织结构的完整性。足够且合适的固定是所有组织学和免疫组化制备的基础。良好的固定是介于固定不足和固定过度之间一种微妙的平衡。许多抗原的显示十分依赖使用的固定剂和选择的免疫组化方法。为了得到稳定的结果，有时需要快速固定。固定不足或固定过度会导致抗原丢失或抗原向周围组织弥散。没有一种固定剂对所有抗原的显示是理想的，而且，尽管现代趋势是尽可能使用固定的石蜡切片，但某些抗原还必须使用冰冻切片。大多数实验室使用以福尔马林为基础的固定液，如非缓冲10%的生理盐水或10%的中性缓冲福尔马林，但某些实验室更喜欢使用苦味酸固定液（Bouin）或汞固定液（正汞或B5）。病理工作者选择固定液最初是根据形态表现和使用染料进行染色的清晰度来定。在免疫组化技术应用之前的很长一段时间，染料染色是诊断组织病理学的主要依据。因为大多数病理教学是基于这些传统技术以及它们产生的所有人工假象，所以免疫组化不得不对这类材料做出修改以获得有效的诊断。

阻断内源性酶

如果与抗体标记酶类似的酶存在于组织中，它们就可能和定位示踪剂的底物发生反应，产生解释上的问题。在染色前抑制内源性酶活性会消除这种途径产生的假阳性反应。过氧化物酶和底物产生的假过氧化物酶反应存在于某些正常组织或瘤组织，如白细胞和红细胞。不同的方法可用以破坏它们的活性，最常用的方法是在含有过氧化氢的纯甲醇中预先孵育切片（Streefkerk 1972）。有报道在室温下，切片在含0.5%的过氧化氢的纯甲醇中孵育10分钟，可以完全消除内源性过氧化物酶活性，而不影响抗原的免疫反应性（Delellis et al 1979）。Straus对抑制作用的机制以及其他方法的细节进行了综述（1976）。

人体内存在多种碱性磷酸酶，在最终的孵育介质中使用1mM浓度的左旋咪唑，可以阻断大多数内源性碱性磷酸酶活性。标记系统中使用的碱性磷酸酶通常为肠型，而且在推荐浓度下不受左旋咪唑的影响。使用20%的苦味酸能阻断肠型碱性磷酸酶，但苦味酸处理会破坏某些抗原。

其他常用的酶标记物不存在问题，如葡萄糖氧化酶和细菌β2-半乳糖苷酶。在哺乳类动物组织中，前者无活化的内源性酶；后者也无活化的内源性酶，但标记物和色原与来自哺乳类动物的酶在不同的pH值下会发生反应。

Robinson和Dawson（1975）描述了一种内源性酶活性化学抑制的替代方法。该方法与多重标记类似。该这方法中，先使用一种色原对内源性过氧化物酶进行定位，紧接着进行免疫组化染色，通过一种能产生反应终产物的替代色原在比色情况下对酶示踪物进行定位。这样，通过它们不同着色的反应终产物就能轻易地区别出内源性活性或特异性活性。现在市面上可以购买到广谱的色原性底物（Vector Laboratories）。许多这类产品能产生着色的终产物，免疫组化过程中脱水和清洗试剂是无法去除或使其脱色的。

阻断背景染色

免疫组化中背景染色的主要原因是疏水性及离子相互作用和内源性酶活性。背景染色可能是特异性的，如血管的纤维蛋白原以及含有血清的组织中的免疫球蛋白，也可能使由于某些组织成分的亲和力引起的非特异性染色。抗原的非特异性摄取，尤其是胶原的高亲和力以及免疫球蛋白的网硬蛋白，都会产生高水平的背景。

疏水性相互作用是氨基酸交联产生的结果，可以发生在邻近的蛋白分子之间或分子内部。通过醛固定可使蛋白产生更强的疏水性。组织蛋白疏水性交联是固定的主要功能。

疏水性相互作用引起背景染色的组织包括胶原及其他结缔组织、上皮和脂肪组织（Kraehenbuhl & Jamieson 1974）。疏水键可以通过在缓冲液中添加阻断蛋白，添加诸如Triton X（Harman 1973）去垢剂，或添加高盐浓缩液，2.5%的NaCl溶液，去缓冲（Grabe 1980）而使之降到最低。一些学者主张在稀释的一抗中添加阻断血清（Delellis et al 1979）。

非特异性染色最常是由于一抗非免疫性附着于结缔组织中的高电子基团成分所致。阳性染色不是由于抗原定位而是由于一抗与结缔组织的非特异性结合。因为一抗与结缔组织结合，所以随后的标记抗体不仅与定位于特异抗原的一抗连接，而且与附着于结缔组织部分的抗体结合。

将非特异性染色降到最低限度的最有效方法是：在使用一抗之前在切片上添加一种无害的蛋白溶液；添加的蛋白可饱和或中和电子位点，从而保证一抗仅与抗原位点结合。

传统上，产生二抗（桥抗）的动物种属的非免疫血清被用作阻断血清。实践证明，只要用作阻断剂的蛋白不能被任何序贯使用的抗体识别，任何动物血清或蛋白（如酪蛋白）都可以用来作为阻断剂。

在冰冻切片和细胞制备物中，抗体Fc部分的组织受体可能产生附带的问题。Fc受体存在于几种类型的细胞中，如巨噬细胞和单核白细胞。这些受体在福尔马林固定和石蜡处理中受到很大破坏。必要时应使用缺乏Fc部分的Fab片段抗体。

一些作者也发现，酶消化可以降低非特异性染色（Huang et al 1976; Curran & Gregory 1977; Denk et al 1977）。

对照

对照可使免疫组化结果更加可靠。为检测所用抗体的特异性，任何使用免疫组化原理的方法都应该包括对照。多克隆抗体常含有针对一种抗原上的几种抗原决定簇的特异抗体，由于许多相关的分子含有共同成分（如胃泌素和肠促胰酶肽），所以会得到假阳性结果。虽然单克隆抗体可能消除这类问题，但是一些分子间存在表位相似性，因此仍然会发生交叉反应。

Nairn（1976）描述了特异性的评判标准，Petrusz等（1976, 1977）亦对特异性相关问题进行了讨论。一般说来，免疫组化的特异性染色，首先必须是在没有一抗血清的情况下不出现着色；其次，在抗体使用之前染色受到与相关抗原的一抗吸附作用的抑制。实际工作中，为了评估免疫组化染色结果，免疫和非免疫特异性对照都应该进行。

- **阴性对照**。包括染色步骤中不加一抗或用抗非相关抗原的免疫球蛋白替代特异性一抗。其免疫球蛋白的类型、来源和种属必须相同。

- **阳性对照**。因为测试切片上不出现着色并不意味着抗原不存在，所以一直推荐使用已知阳性的切片。测试切片中的阳性部分，例如，当使用确定可疑淋巴瘤的白细胞共同抗原抗体使正常反应性淋巴细胞着色时，就是阳性对照的最佳形式。

- **吸附对照**。理想的阴性对照是为了证明通过纯化抗原预吸附消除了特异性一抗的免疫反应性。若吸附后仍出现着色，那么染色肯定是由于污染了抗体而不是抗原与抗体的相互作用。吸附对照对新抗体的特性确定及评价是必要的，可以认为这是对抗体特异性的基本测试（图21.12）。由于可以得到性能良好的抗体，因此在诊断工作中很少使用吸附对照。鉴于成本因素，吸附作用应按确切着色作为较高抗体浓度来决定一抗的最大稀释度，所以需要更多的抗原用于平衡。Van Noorden等（1986）对吸附对照的实用性进行了描述。

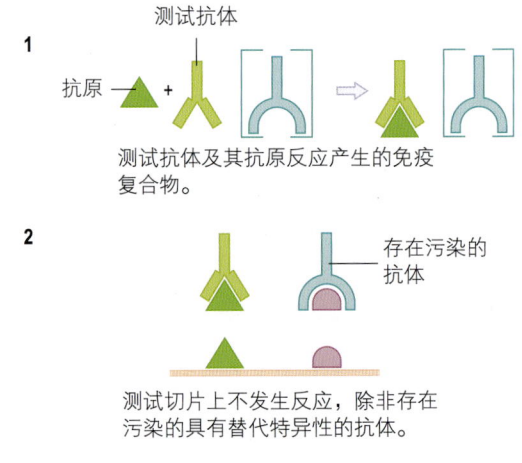

图21.12 吸附对照。

还有一种有用的对照是阻断对照，即阻断传统间接法中一抗和连接抗体间或非标记抗体法中桥抗体和PAP间的结合。这通过干预两种相关抗体的孵育来实现，这种孵育用与标记抗体类型一样的未标记免疫球蛋白。

一些学者认为，定位免疫球蛋白时最好包括抗白蛋白的"对照"，因为固定不良组织或尸检组织中的非免疫细胞会被动吸收免疫球蛋白和其他血清蛋白。抗白蛋白染色将有助于鉴定这些假阳性细胞。

最后，抑制处理后通过组织化学染色来确认内源性酶的抑制效果是有好处的。若存在残余活性，那么加染一张未处理的切片以显示内源性酶活性位点，对免疫组化染色的解释将是有帮助的。

免疫组化染色的实际操作

免疫组化染色的实际操作简单而直接，因为该技术只需对抗体和标记系统顺序孵育并分别进行缓冲液冲洗。为了获得最佳的染色效果并避免切片发生抗体非特异性沉积，应确保各种抗体稀释度适中，切片在孵育过程中不能干燥。若抗体未完全结合，应在添加下一个特异性抗体或试剂之前完全去除该抗体。

免疫血清/抗体稀释

为了获得最佳染色，要确保特异性一抗稀释度适中。稀释度不当会产生假阴性结果，尤其是抗原丰富的组织（Bigbee et al 1977）。

在含有相关抗原的组织切片上使用未检测过的抗体，应使用抗体稀释度广的系列以确保不发生假阴性结果。具有强信号的"最佳"稀释度的切片，特别是在正常细胞，对诊断材料而言并不一定是最佳的稀释度。肿瘤细胞有时会比正常起源的细胞抗原显示更弱。显示正常细胞的稀释度可能不足以显示其来源的肿瘤细胞。推荐设定稀释倍数时不要设在稀释度的最末范围，应尽可能在已知的肿瘤材料上测试出合适的稀释倍数。

理论上，多层技术中，各层应用的抗体都应找出各自的最佳浓度。实际上大多数商家提供的一抗和标记系统均有推荐使用的稀释度范围，通常只需对一抗稀释度进行调节即可。

洗脱

为了预防抗原-抗体复合物形成并沉积在切片上而产生干扰和背景染色，有必要在孵育下一层之前去除未结合的抗体。可在抗体孵育之间使用Tris-缓冲盐溶液（TBS）进行冲洗。为方便起见，这种溶液可以大批量制备。

日常工作中，通常用TBS简单冲洗就足够了。以往有些学者建议添加去垢剂，如在冲洗液中加入BRIJ 96（Sigma）（Heyderman & Monaghan 1979）。现在，最流行的表面活性剂是Tween 20，常用浓度为0.01%~0.05%。

缓冲液和热介导的抗原修复液

0.5M Tris-缓冲盐溶液

蒸馏水	10L
氯化钠	85g
TRIS（羟甲基）氨基甲烷	60.5g

用50%的盐酸调节pH值至7.6。

含牛血清白蛋白的Tris-缓冲盐溶液（BSA-TBS）

TRIS（羟甲基）氨基甲烷	12.14g
氯化钠	45g
牛血清白蛋白	5g
叠氮钠	6.5g
蒸馏水	5L

用1M的HCl调整最终pH值为8.2。

巴比妥醋酸盐缓冲液

三水醋酸钠	0.972g
巴比妥钠	1.472g
蒸馏水	247.5g
0.1M HCl	2.5ml

热介导抗原修复液

柠檬酸盐缓冲液

柠檬酸（无水）	21g
蒸馏水	10L

用1M HCl调节pH值至6.0。

Tris-EDTA

Tris	14.4g
EDTA	1.44g
1M HCl	1ml
Tween 20	0.3ml

蒸馏水	600ml

添加Tris、EDTA和酸到蒸馏水中,并用盐酸调节pH值至10,然后再加入Tween。

孵育方法

手工法

为了防止抗体蒸发,孵育必须在湿盒中进行。最简易的方法是把玻片放在有机玻璃条上,这些有机玻璃条置于一个有盖的染色槽中,底部放少量的水或一层湿纸巾。

建议在邻近的玻片之间留一条小缝,以防发生抗体之间的交叉污染。使用湿孵育盒意味着没有必要用抗血清淹没玻片。而且,如果在使用抗体和标记系统前用纸巾将切片周围水分彻底弄干,那么只要加几滴试剂就足够了。此外,在切片周围使用蜡笔画圈有助于在切片上保留试剂。

自动孵育法

现在有许多仪器提供不同水平的自动化免疫组化技术。目前有两型试剂传输系统。Shandon Sequenza、Shandon Cadenza和Ventana TechMate(由欧洲Dako & Ventana公司提供)使用毛细管传送。Dako 自动染色仪、LabVision仪器、Leica 组织染色仪、Ventana Nexes和BioGenex Optimax使用喷射送液。免疫染色的最新改革是产生一种同时能进行抗原修复和免疫染色的自动化系统,如BondMax自动染色仪及其聚合物标记抗体的使用。

工作量增加促使自动化免疫染色使用。自动化保证了技术标准化和免疫染色的质量,并使员工有更多的时间行使其他实验室职责。合适的自动染色仪的选择应考虑染色玻片容量、灵活性以及每张切片的费用等因素。

固定和石蜡包埋块免疫组化

许多出版物都曾讨论过用于诊断组织病理材料的免疫组化特定固定剂的优缺点,并推荐某些表位使用特定固定剂。大多数诊断实验室在常规处理以及苏木素和伊红染色阶段之后,都面临着对某些抗原的需求。因此,建立具有良好形态学的固定和处理流程,最大限度地提高免疫组化工作者鉴别抗原、帮助诊断的能力是非常重要的。同时,经过外科医生和手术室工作人员的前处理,手术后应尽可能取得新鲜样本,这样材料才能被选择用于常规处理或冰冻保存。冰冻保存应使用液氮速冻后保存在-80℃冰箱。如有必要,这些材料可用于荧光原位杂交(FISH),或作为分子生物学技术的RNA和DNA来源,或作为不易在石蜡切片显示的抗原冰冻切片的材料。

回顾性研究常受到缺乏固定时间知识的影响。Banks(1979)指出,延长固定会降低免疫反应性。酸性固定剂,如用Bouin液固定超过24小时会降低或破坏某些诊断抗体,如UCHL1(CD45RO)的免疫反应性。用含汞的固定剂也一样(Bilbe et al 1989 & Gillibrand 1991, unpublshed data)。福尔马林固定也有影响,但通常是固定时间超过数周后才发生。一些抗体,如CD20和CD45,受固定时间影响较小。根据Singh等(1993)的报道,微波预处理能够修复在福尔马林中固定长达2年的抗原。通常热介导的抗原修复用于不同固定剂和固定时间的标本,都能获得较强而一致的免疫组化染色结果(图21.13和21.14)。大多数独立实验室使用单一的固定剂,固定时间在18~72小时范围,这类固定通常只用一种标准加热方法即可。但如果处理未知固定方法的不同来源标本时,通

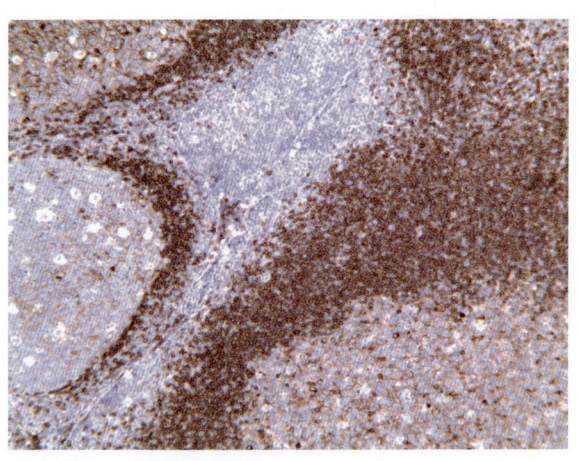

图21.13 使用标记的抗生物素蛋白链菌素-生物素免疫过氧化物酶技术,以DAB作为色原显示福尔马林固定石蜡包埋反应性扁桃体切片中的IgM。

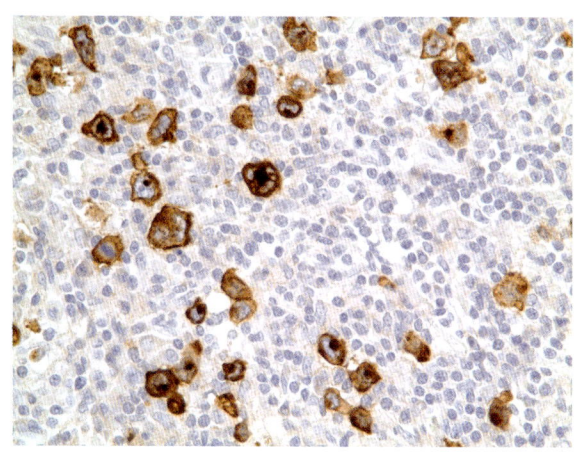

图21.14 福尔马林固定石蜡包埋的Hodgkin病切片的CD30显色。注意膜和高尔基体均呈强阳性。

常需要使用一种以上的修复方式。

分子生物学技术的进步使人们能够合成在常规处理技术中存留的人工肽序列产物，人CD3抗原的肽就是在福尔马林固定组织中提取的，随后被用于生产一种多克隆抗体（Mason et al 1989）。已证实该试剂能成功地用于常规处理的石蜡切片的T细胞及相关淋巴瘤的检测。辅以蛋白水解消化或热抗原修复，多克隆CD3抗体染色是免疫组化迎合组织病理学的极好范例。

除了常规技术，在研究或专门的实验室中偶尔使用其他方法。例子之一是激素和神经肽的检测需要专门的固定剂（Van Noorden et al 1986）。激素检测推荐使用冰冻切片，然后用P-苯醌或二乙基焦磷酰胺进行蒸气固定后再行石蜡包埋（Pearse和Polak，1975）。

方法选择

大多数英国的免疫组化工作者在常规工作中使用链霉亲和素-生物素系统或聚合链二步间接法（data from the UK External Quality Assessment Scheme for Immunocytochemistry）。由于过氧化物酶-二氨基联苯胺反应终产物对树胶封片介质的耐受性并能长期保存，因此亦受到推崇。在相当长的一段时间需要对诊断进行复查时，保存的质量显得尤为重要。

制备方法

免疫组化染色石蜡切片的制备

1. 切片3～4μm并置于洁净的电荷化玻片上（推荐Superfrost Plus玻片）。若使用非电荷化玻片则应使用黏附剂。市售产品，如APES或Vectabond，有助于切片黏附。
2. 切片置37℃孵育箱过夜干燥，或60℃加热板上放置15分钟。某些抗原，如雌激素和孕激素受体，使用加热板加热会出现染色减弱，因此不推荐使用该方法。
3. 尽可能使用新切玻片，免疫组化染色前存放数周的切片会使染色强度明显减弱，雌激素和孕激素受体染色就是例子。
4. 切片经二甲苯中脱蜡后放入纯乙醇中。可以使用二甲苯替代品，如Histoclear替代二甲苯。为确保脱蜡充分，二甲苯/histoclear可放在37℃孵育箱中保温。
5. 必要时去除固定剂中的色素。
6. 0.5%的过氧化氢甲醇溶液孵育10分钟，阻断内源性过氧化物酶活性。该步应在一抗连接到抗原表位后进行。许多使用者认为，甲醇/过氧化氢步骤会导致一些不稳定性抗原表位发生轻微改变，使显色减弱。我们在石蜡切片CD2和CD4染色中亦发现该现象存在。
7. 再水化，流水冲洗充分。
8. 根据需要选择抗原修复技术，细节描述如下。

抗原修复技术

蛋白水解酶法

下面所述的消化介质必须新鲜配制，这是因为它们的活性会随时间延长而降低。使用蛋白水解酶消化方法通常限于福尔马林固定石蜡包埋组织，其目的是使被福尔马林固定剂交联作用阻断的抗原去遮蔽并与相关抗体结合。但并非所有的抗原都需要进行阻断，有时也不需要进行这样的处理。

最佳的消化时间由固定参数决定。消化时间随样本大小、固定剂温度、固定时间以及固定剂渗透率不同而变化。因此，固定消化时间并不能总是保持最佳的染色效果。建立对照的统一时间通常适用于最初阶段。在泛细胞角蛋白，甚至在亚最佳的消化时间下，也会达到满意的染色，而其他像免疫球蛋白轻链则需要更精确的方法。

下面介绍的方法仅供参考，建议各实验室根据各自材料决定消化时间。

胰酶/胰凝乳蛋白酶法

1. 预热的蒸馏水中37℃孵育切片。
2. 在0.1%的氯化钙的蒸馏水（37℃）中制备0.1%的胰酶。用0.1M的氢氧化钠溶液调节pH值至7.8。
3. 37℃胰酶溶液中孵育切片10分钟。
4. 冷自来水冲洗切片以避免进一步消化。
5. 用选择的免疫染色方法处理。

注：已使用胰凝乳蛋白酶（Sigma C-4129）成功替代胰酶（Miller et al 1995）。

蛋白酶法

1. 预热的蒸馏水中37℃孵育切片。
2. 在蒸馏水（37℃）中制备0.1%的蛋白酶（Sigma型号XXIV.P-8038）。用0.1M的氢氧化钠溶液调节pH值至7.8。
3. 37℃蛋白酶溶液中孵育切片6分钟。
4. 冷自来水冲洗切片以避免进一步消化。
5. 用选择的免疫染色方法处理。

0.05%的蛋白酶可能更受欢迎：使用较低浓度的溶液，组织切片过消化的可能性会降低。虽然增加消化需要时间，但不会像0.1%的蛋白酶溶液那样出现过消化情况。

胃酶法

1. 预热的蒸馏水中37℃孵育切片。
2. 37℃ 0.01M的盐酸（pH值2.0）中制备0.4%的蛋白酶溶液。
3. 37℃下蛋白酶溶液中孵育切片15~60分钟。
4. 冷自来水冲洗切片以避免进一步消化。
5. 用选择的免疫染色方法处理。

某些抗原，如基底膜蛋白，使用胃酶消化会改善染色效果。

热介导抗原修复

目前有许多不同类型的设备和不同修复液的热修复方法。设备包括微波炉、高压锅、蒸气锅、高压消毒器和水浴锅等。不同溶液中以pH值为6.0的柠檬酸盐缓冲液、pH值为8.0的EDTA和（pH值9.9或10.0）Tris-EDTA最受欢迎。然而，以秘密配方制作的市售溶液亦相当流行。

为避免切片破坏或发生脱片（由于抗原修复液剧烈沸腾引起），切片应放置于带电荷的玻片或用强黏附剂，如Vectabond（Vector Laboratories）或氨丙基三乙基氧甲烷（APES）覆盖的玻片。

微波炉加热法

大批量微波处理（见图21.6）。1994年Jessup报道，在一个塑料架中放10张玻片，置入装有600ml液体的深微波容器（如Addis 9400）中加热来暴露组织切片中的抗原都是可行的。后来发展到每批最多可加热25张玻片。用这种高而窄的容器，玻片上方液体不需要太满，因为在30分钟的热循环中不会有干片的风险。可加以松的盖子以降低液体量的丢失，并允许蒸气逸出。

1. 使用塑料染色架放置25张切片于600ml pH值为6.0的0.01M的柠檬酸盐缓冲液中。
2. 以高能量（800W）照射22分钟。
3. 从微波炉中小心移出容器并用冷水冲洗。
4. 用选择的免疫染色方法处理。

对于亚最佳固定的材料，建议将缓冲液的体积减到400ml，加热时间减到15分钟。

染色缸法

将2~3张玻片放置在染色缸合适的缓冲液中，盖上保鲜膜，在800W家用微波炉中用最大功率加热10分钟（一些抗原需要加热15分钟，如CD3），液体快溢出时暂停。建议在染色缸下面放一耐微波的塑料盆子，用以容纳沸腾的溢出物。染色缸法甚至允许抗原暴露超过规定的热循环数，但一次加热不超过3张玻片。

当使用昂贵的市售抗原修复液时，人们更喜欢这种方法。但对大批量标本建议使用更简便的方法以保持一致性。

高压锅抗原修复法

使用操作压为15psi（1psi=1磅/平方英寸）的5升

大的家用不锈钢高压锅，使用卤素加热板或家用电子加热板（见图21.7）使高压锅中的液体沸腾。一次预处理最大量是三层架每架25张切片。

1. 添加1.5升合适的抗原修复缓冲液到高压锅中并加热至沸腾（不要关紧盖子）。
2. 当抗原修复缓冲液沸腾时，小心地将玻片架放入热溶液中并封上盖子。
3. 让高压锅达到满压（15psi），开始计时孵育2分钟。
4. 将高压锅移到水槽并用冷水冲洗盖子直到所有的压力释放。
5. 用冷水冲高压锅，直到冷却后移出玻片。
6. 用选择的免疫染色方法处理。

塑料高压锅现可用于微波炉加热，但它们的操作压力比不锈钢的高压锅低。因此，满压的加热时间明显增加。

蒸锅抗原修复法

该方法使用家用蒸锅。

1. 在蒸锅的底部放一只碟子并在蒸锅中加入1L蒸馏水。
2. 把蒸盘放在碟子上方。
3. 在蒸盘上方放置孵育容器。
4. 在孵育容器中加入200ml左右的抗原修复缓冲液。
5. 给锅盖上盖子。
6. 设定时间为1小时15分钟。孵育容器内部经过45分钟左右平均温度达到95℃。
7. 然后开盖将切片放入抗原修复缓冲液中，盖上盖子。
8. 继续加热30分钟。
9. 将孵育容器中抗原修复缓冲液倒掉，让切片冷却15分钟。
10. 用水冲洗切片。
11. 用已选择好的免疫染色方法对修复后的切片进行后续处理。

水浴抗原修复法

该方法使用传统的实验室水浴锅。

1. 将合适的抗原修复缓冲液加入塑料染色缸。
2. 将染色缸放入水浴锅并加热到95℃~98℃（不允许沸腾）。
3. 将玻片放入预热的缓冲液中孵育30分钟。
4. 将容器从水浴锅中移出并在室温下冷却15分钟。
5. 水洗切片。
6. 用选择的免疫染色方法处理。

高压消毒器抗原修复法

1. 孵育盒中添加250ml合适的抗原修复缓冲液并放入切片。
2. 孵育盒顶部放一盖子以避免过度蒸发。
3. 将孵育盒放入高压消毒器并盖上盖子。
4. 120℃ 15分钟。
5. 释放压力，移出孵育盒并冷水冲洗。
6. 用选择的免疫染色方法处理。

联合胰酶消化和微波抗原修复法

1. 37℃预热蒸馏水中孵育切片。
2. 在0.1%的氯化钙的蒸馏水（37℃）中制备0.1%的胰酶。用0.1M的NaOH溶液调节pH值至7.8。
3. 37℃胰酶溶液中孵育切片30秒。
4. 冷自来水冲洗切片避免进一步的消化。
5. 使用塑料染色架，将切片放入装有600ml pH值6.0的0.01M的柠檬酸盐缓冲液的耐微波容器中。
6. 高能量（800W）照射15分钟。
7. 小心地将容器从微波炉中移出并用冷水冲洗。
8. 用选择的免疫染色方法处理。

常规诊断抗原的免疫染色流程

测试一个专一表位的全部克隆费用很高。大多数生产商和供货商提供各种抗体的资料目录，对抗体的使用提出建议。若需要更多信息，推荐使用Leong等（1999）编写的免疫组织学诊断抗体操作手册。

下面的信息是基于伦敦大学学会免疫组化实验室（the University College London immunohistochemistry laboratory），血液学恶性肿瘤诊断中心，以及NHS Trust所属Leeds教学医院组织病理学和分子诊断学系的经验。

福尔马林固定石蜡包埋切片免疫球蛋白轻链免疫组化染色

轻链染色是所有技术中最难操作的一种。细胞固定良好以保存免疫球蛋白是轻链染色的关键。此外，轻链限制性也是确认B细胞淋巴瘤的重要标准。这种限制性也是当今能通过免疫组化获得的不多见的恶性肿瘤的标记物之一。在缓冲或非缓冲的10%的福尔马林溶液中进行快速固定是必要的。淋巴结和其他致密淋巴样组织应尽快切成薄片，这样才能促进固定剂的渗透。理论上，固定18~72小时尚可以接受，但固定时间一旦超过数周，轻链免疫球蛋白的染色会更加困难。

采用切片免疫组化与新鲜淋巴组织流式细胞术结果进行比较来鉴定染色结果的准确性。流式细胞分析需要新鲜组织（非预先冻存组织），采用等渗溶液灌注，并用氯化铵溶解所有红细胞污染物。淋巴细胞用荧光结合的一抗进行标记，等渗溶液冲洗后在流式细胞仪上分析。流式细胞分析是确定新鲜组织淋巴瘤免疫细胞表型的最佳方法，但许多实验室缺乏标本资源来进行这项工作，许多淋巴瘤主要来自福尔马林固定石蜡包埋块。

反应性扁桃体切片可作为轻链染色的理想对照材料。扁桃体切片应显示套区与滤泡中心B细胞一起呈现稠密的浆细胞染色（图21.15），T区则很少着色。在滤泡树突状细胞，某些结缔组织和上皮组织中可见到背景免疫球蛋白着色，系非特异性吸收所致。

在测试组织中，如有任何疑问，用系列B细胞标记物确定小圆B细胞的存在是非常重要的。这常有助于不同成熟阶段B细胞的确认。这样，免疫球蛋白染色就可以与对照切片进行对比观察。如果只有少量浆细胞而无其他着色，那么几乎可以断定抗原修复没有达到效果。在同样的切片上延长抗原修复时间就能增加反应性，而且B细胞上轻链的核周间隙及表面染色可以提示最佳的修复。此外，还应该看到浆细胞上免疫球蛋白稠密的胞浆着色。抗原修复如加热或蛋白水解消化过度，会引起大量网硬蛋白着色，而且会破坏切片上一些细胞和蛋白结构。

用链霉亲和素-生物素方法或基于多聚酶链技术，并以二氨基联苯胺作为优选色原，可以在石蜡切片上显示轻链。推荐使用柠檬酸盐缓冲液微波炉加热进行抗原修复。然而，来自英国NEQAS免疫细胞化学计划的结果显示，该计划的某些参与者用蛋白水解消化、用微波炉加热联合胰酶消化以及用高压锅亦能达到好的结果。抗原修复的选择取决于各自实验室及其采用的固定及标本处理方式等。推荐使用多克隆一抗。

肾和皮肤活检的免疫组织化学

在皮肤活检和肾活检标本上进行直接免疫荧光检测免疫球蛋白及补体成分，有助于皮肤水泡性疾病和肾小球肾炎的诊断。在肾小球肾炎，常有肾小球基底膜的免疫球蛋白和补体的沉淀。人们认为，大疱性病变是由自身免疫反应产生大量抗体并沉淀于上皮基底膜或上皮细胞间所致。天疱疮性疾病的特征是直接抗鳞状上皮细胞间基质的IgG抗体沉积。大疱性组中的天疱疮样病变的特征则通常有直接抗基底膜的IgG抗体沉积（图21.16和21.17）。

1982年，Mclever和Mepham报道了他们建立的显示肾活检组织免疫复合物的免疫过氧化物酶染色法。同年，Turbitt等也描述了免疫过氧化物酶染色法用于显示类天疱疮和天疱疮大疱性病变中的自身抗体。

当今，甚至在不得不将活检组织分段进行冰冻和石蜡处理（以及进行肾的电镜检查）的不利情况下，在英国，许多人首选的方法仍然是与石蜡切片形态学相对应的免疫荧光。尽管冰冻切片荧光技术需要高度的技巧，毫无疑问石蜡方法是很有难度的技术挑战。此外，石蜡方法存在技术上的不确定性，维持已建立的免疫过氧化物酶技术的标准需要一个专注且技术高超的免疫组化工作者。这是为何在方法选择上产生分歧的重要原因。

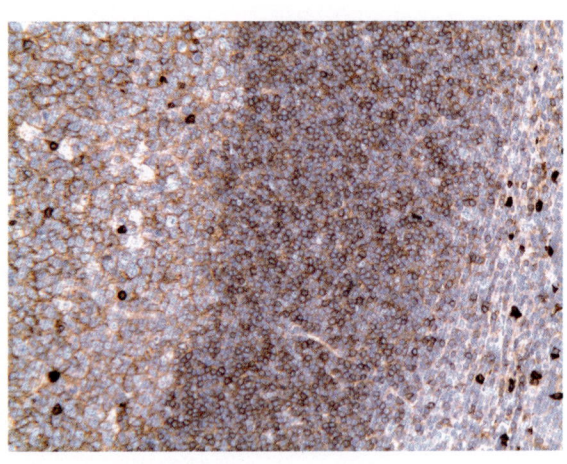

图21.15 反应性扁桃体组织福尔马林固定石蜡包埋切片显示κ轻链免疫球蛋白。浆细胞、滤泡树突状细胞和套区B细胞强阳性染色清晰可见。使用pH值6.0的柠檬酸盐缓冲液和微波炉进行抗原修复。

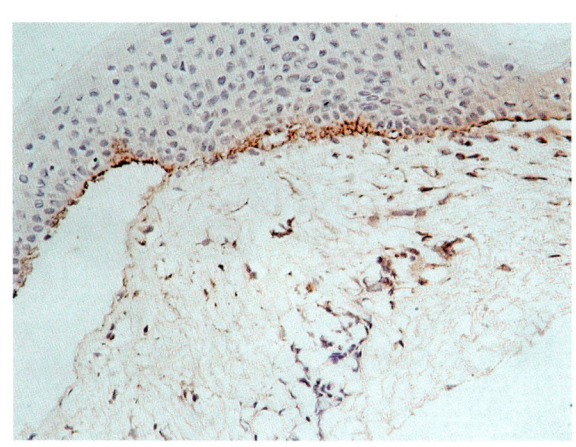

图21.16 大疱性天疱疮样水疱的皮肤的福尔马林固定石蜡处理切片，使用蛋白酶消化和间接法进行IgG免疫染色。大疱病变和基底膜清晰显示IgG沉积。

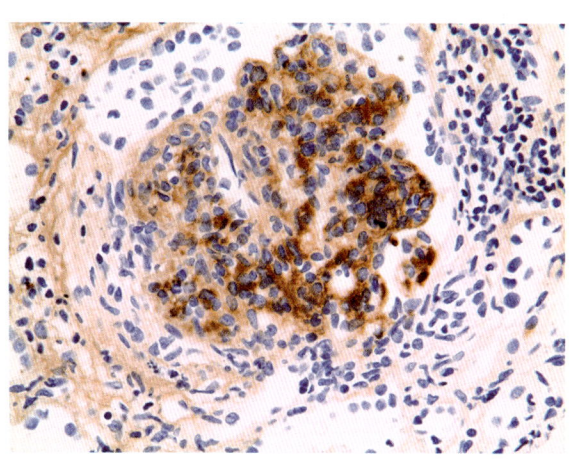

图21.18 IgA肾病患者肾活检福尔马林固定石蜡处理切片，使用蛋白水解消化，用间接免疫过氧化物酶染色法进行IgA免疫染色。IgA得以清晰显示。

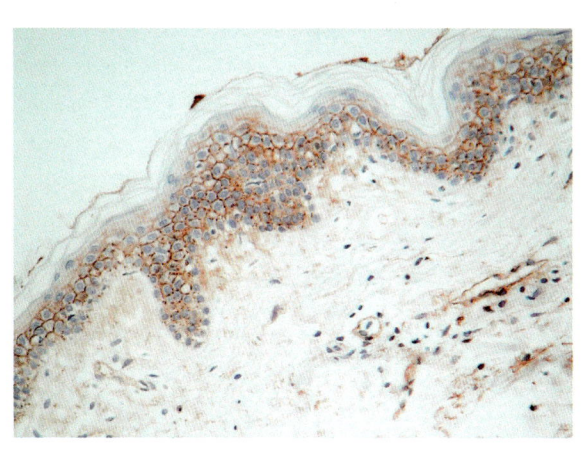

图21.17 皮肤福尔马林固定石蜡包埋切片上显示的大疱性天疱疮的IgG沉积。

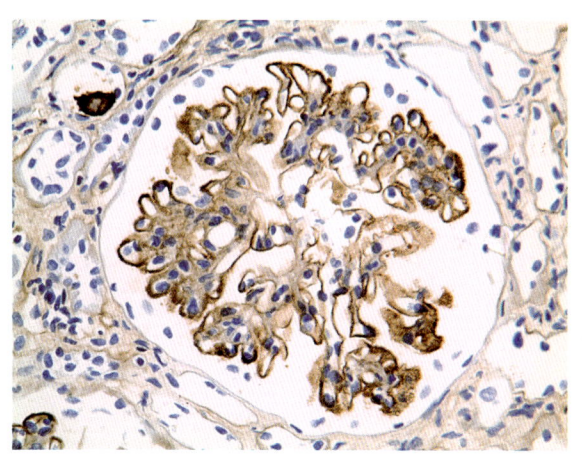

图21.19 福尔马林固定石蜡包埋的肾活检组织膜性肾病的IgG着色。

肾活检石蜡包埋组织切片

在大多数病例中肾疾病影响肾小球。因此，当用于荧光和电镜部分的标本中无肾小球，而肾小球存在于石蜡处理的样本中时，石蜡标本就显得尤为重要。建议使用蛋白水解消化，并推荐应用间接过氧化物酶标记系统以避免内源性生物素染色。此外，使用相对廉价的多克隆抗体及高稀释度均有效（图21.18和21.19）。

流程

1. 福尔马林固定，如10%的福尔马林盐水，10%的中性缓冲福尔马林固定3～24小时。
2. 需要蛋白水解消化，使用0.1%的蛋白水解酶XXIV型（Sigma）处理45分钟，可望达到最佳效果。
3. 非免疫血清是必须的，尤其使用多克隆抗体时。
4. 如表21.2所示，高稀释度多克隆抗体孵育60分钟，接着猪抗兔过氧化物酶标记的二抗孵育25分钟。使用高质量的DAB作为色原（Dakocytomation DAB+）。

Boyd SM 和Ronan JE（Dakofacts Vol. 8. No.1）介绍了一种使用胰酶消化和Envision试剂的替代流程。

福尔马林固定石蜡包埋的皮肤活检的免疫过氧化物酶染色法

有报道认为（W. Merchant, personal communication）该技术可有效用于石蜡切片。但必须认识到，这是当今免疫组化工作中最任意的方法之一。冰冻切片直接免疫荧光普遍被视为首选，因为其敏感性与亲和素-生物素过氧化物酶法相比相对较低，因而在不同组织成分中与免疫球蛋白和补体结合的非特异性标记染色降低。下列免疫过氧化物酶法流程（Saaeda, personal communication）在写就过程中，已经很多例子证实是成功的，但不是一直很稳定。

流程

1. 福尔马林固定，如10%的福尔马林盐水，10%的中性缓冲福尔马林固定3~24小时，并常规石蜡包埋。
2. 切片3~4μm置于Superfrost Plus 玻片上，并37℃下过夜干燥。
3. 0.1%的蛋白酶XXIV（Sigma）在pH值7.6的Tris-缓冲盐溶液中处理切片10分钟。
4. 10%的酪蛋白溶液（Vector Laboratories）处理切片10分钟，使非特异性结合降低到最低程度。
5. 一抗（稀释度如表21.3所示）孵育切片30分钟。
6. ChemMate EnVision（Dako-Cytomation）试剂处理切片30分钟。
7. DAB+（Dakocytomation）显色5分钟。
8. 除了各特定抗体使用阳性对照外，还必须使用正常皮肤以监测背景水平。

该高敏感性方法可确保良好标记的稀释一抗与靶目标结合。正常与免疫球蛋白和补体非特异性结合的

表21.2　肾活检中的免疫复合物

抗体	种属	供应商	稀释度	预处理
IgA	兔	Dakocytomation	1/20000	蛋白酶
IgM	兔	Dakocytomation	1/500	蛋白酶
IgG	兔	Dakocytomation	1/20 000	蛋白酶
C3c	兔	Dakocytomation	1/800	蛋白酶
C1q	兔	Dakocytomation	1/400	蛋白酶
凝血因子1	兔	Dakocytomation	1/30 000	蛋白酶
κ	兔	Dakocytomation	1/20 000	蛋白酶

表21.3　皮肤活检中的免疫复合物

抗体	种属	供应商	稀释度	预处理
IgA	兔	Dakocytomation	1/25 000	蛋白酶
IgG	兔	Dakocytomation	1/25 000	蛋白酶
IgM	兔	Dakocytomation	1/20 000	蛋白酶
C1q	兔	Dakocytomation	1/10 000	蛋白酶
C3c	兔	Dakocytomation	1/20 000	蛋白酶
凝血因子1	兔	Dakocytomation	1/30 000	蛋白酶
λ	兔	Dakocytomation	1/20 000	蛋白酶

背景水平被抑制。背景水平抑制的获得主要是一抗高稀释度，孵育时间短和Tween TBS冲洗，确保了微弱着色与低浓度非特异性吸收染色不至于造成判别上的很大困难。图21.16显示基底膜IgG清晰阳性。

冰冻切片免疫荧光法

该方法的优点是：

1. 该方法是一种简单、快速且敏感的直接方法。
2. 容易重复。
3. 有肾和皮肤活检荧光抗体技术经验的组织病理学家对结果判别通常不会出现困难。

该方法的缺点是：

1. 小活检标本制备高质量冰冻切片需要高超的技巧。
2. 需要荧光显微镜。
3. 免疫荧光标记不易保存且常在切片免疫染色数天内即褪色。
4. 组织形态学不易看清，因此活检的重要部分要用石蜡处理。

石蜡切片免疫过氧化物酶法

该方法的优点是：

1. 所有或重要部分的活检组织（除了肾的小部分还需进行电镜检查）为福尔马林固定和石蜡包埋。
2. 同一张切片上可以清晰地看到免疫定位和形态学特征。
3. 过氧化物酶具有良好的长期保存质量，尤其是使用二氨基联苯胺色原时。
4. 不需要贵重的荧光显微镜。
5. 蜡块处理、切片和保存与常规诊断程序相同。

该方法的缺点是：

1. 比较耗时，敏感性技术，需使用蛋白水解酶抗原修复。
2. 蛋白水解消化必须根据固定时间进行调整。
3. 需要较高的技巧以确保可靠的重复性。
4. 对于有经验的组织病理学家，判断难度不大，但对于只有冰冻切片免疫荧光经验的组织病理学家而言，石蜡免疫过氧化物酶法可能有一定困难。

冰冻切片和非妇科细胞学涂片的免疫组化

冰冻切片

1. 切6μm的冰冻切片置于Superfrost Plus显微镜玻片或涂被黏附剂的玻片上。
2. 室温过夜风干切片（加急情况下干燥至少1~2小时）。
3. 室温下纯丙酮中固定切片20分钟，空气干燥。必要时切片可置于−20℃或更低温度下保存。保存前先将切片包裹在金属箔片中，然后放在有干燥剂的制冷机中。需要时，解开包裹前，切片要恢复到室温。
4. TBS中再水化，使用最佳稀释度的一抗。抗体应在TBS中稀释；避免使用市售抗体稀释剂或类似Triton或Tween这样的去垢剂。去垢剂作用会加重冰冻切片中染色质溶解和核膜丧失。
5. 冰冻切片不能使用内源性过氧化物酶阻断，因为这样会破坏需要显示的抗原。使用阴性对照来确定内源性过氧化物酶活性更好。如果内源性过氧化物酶活性过高，可以考虑使用碱性磷酸酶作为酶示踪物替代剂。

细胞学制备物

涂片，印片，细胞离心涂片等应空气干燥1~3小时，然后固定或按冰冻切片的要点保存。

免疫组化染色法

卵白素-生物素法

在这些技术中，过氧化物酶或碱性磷酸酶可用作酶标记。

单克隆抗体标记的链霉亲和素/链霉亲和素-生物素复合物法

1. TBS冲洗切片，10%的酪蛋白溶液孵育10分钟。
2. 流去多余的酪蛋白。
3. 合适稀释度的一抗孵育60分钟。

4. TBS冲洗切片。
5. 合适稀释度的生物素化二抗孵育30分钟。
6. TBS冲洗切片。
7. 合适制备的标记链霉亲和素或链霉亲和素-生物素复合物中孵育30分钟。使用链霉亲和素-生物素复合物时，试剂在使用前应混合30分钟，以形成复合物使用。
8. TBS冲洗切片。
9. DAB底物溶液孵育。
10. 流水冲洗，苏木素复染，脱水，透明并封片。

使用兔一抗需要进行调整

第五步 以生物素化猪抗兔二抗替代。许多市售链霉亲和素-生物素试剂盒提供多种属二抗连接，能用于鼠和兔一抗。

注意：当使用山羊一抗时，必须使用合适的抗山羊生物素化二抗。

聚合物技术

Dakocytomation envision检测法

1. TBS冲洗切片，用10%的酪蛋白溶液孵育10分钟。
2. 流去多余的酪蛋白。
3. 用合适稀释度的一抗孵育60分钟。
4. TBS冲洗玻片。
5. Envision聚合物试剂孵育30分钟。
6. TBS冲洗玻片。
7. 用新制备的DAB溶液孵育10分钟。
8. 用TBS冲洗并移到流水中。
9. 苏木素中复染，脱水，透明并封片。

Novolink聚合物检测法

1. 抗原修复后TBS冲洗切片。
2. 流去多余的TBS，并用过氧化物酶阻断剂RE7101阻断内源性过氧化物酶活性5分钟。
3. TBS冲洗5分钟。
4. 用蛋白阻断剂RE7102孵育5分钟。
5. TBS冲洗。
6. 合适稀释度的一抗孵育60分钟。
7. TBS冲洗玻片。
8. 一抗后阻断剂RE7111孵育30分钟。
9. TBS冲洗玻片。
10. Novolink聚合物RE7112孵育30分钟。
11. TBS冲洗玻片。
12. 用新制备的DAB溶液孵育10分钟。
13. TBS冲洗并移到流水中。
14. 苏木素中复染，脱水，透明并封片。

酪胺信号放大法

标记性链霉亲和素-生物素法的酪胺信号放大

1. TBS冲洗切片，用10%的酪蛋白溶液孵育10分钟。
2. 流去多余的酪蛋白。
3. 合适稀释度的一抗孵育60分钟。
4. TBS冲洗玻片。
5. 合适稀释度的生物素化二抗孵育20分钟。
6. TBS冲洗玻片。
7. 标记链霉亲和素（或链霉亲和素-生物素复合物）孵育20分钟。
8. TBS冲洗玻片。
9. 生物素化酪胺试剂孵育玻片5分钟。
10. TBS冲洗。
11. 标记链霉亲和素（或链霉亲和素-生物素复合物）再孵育20分钟。
12. TBS冲洗玻片。
13. DAB底物溶液孵育。
14. 流水冲洗，苏木素中复染，脱水，透明并封片。

注意：在生物素化酪胺中孵育要紧密黏附，否则会出现高水平的背景染色。

Dakocytomation CSAII检测法

1. TBS冲洗切片，并在10%的酪蛋白中孵育10分钟。
2. 流去多余的酪蛋白。
3. 合适稀释度的一抗孵育15~60分钟。
4. TBS冲洗。
5. 抗鼠免疫球蛋白-HRP试剂孵育15分钟。
6. TBS冲洗。

7. 放大试剂中孵育15分钟。注意孵育需在暗处进行。
8. TBS冲洗玻片。
9. 抗荧光素HRP孵育15分钟。
10. TBS冲洗玻片。
11. DAB底物溶液孵育。
12. 流水冲洗，苏木素复染，脱水，透明并封片。

碱性磷酸酶法

用于单克隆抗体的碱性磷酸酶-抗碱性磷酸酶法（APAAP）

1. TBS冲洗玻片。
2. 倾去过多的TBS，并在10%的酪蛋白中孵育10分钟。
3. 合适稀释度的一抗孵育30~40分钟。
4. TBS冲洗。
5. 合适稀释度的未结合的兔抗鼠桥抗体孵育30分钟。
6. TBS冲洗。
7. 合适稀释度的碱性磷酸酶-抗碱性磷酸酶复合物孵育30分钟。
8. TBS冲洗。
9. 在选择的底物介质中孵育，如快红溶液。
10. 自来水冲洗。
11. 按要求复染并封片。

注意
a. 反应终产物能通过重复步骤5~8一次或两次并缩短孵育时间到10分钟而得到增强。
b. 碱性磷酸酶标记常为肠型，耐受要求浓度的左旋咪唑阻断。因此，它包含在底物混合物中。左旋咪唑可阻断大部分其他类型的碱性磷酸酶。

免疫金技术

这些技术在电子显微镜中的应用远超过在光学显微镜中的应用。即使使用20nm胶体金，金单独标记的强度常常不足以达到光学显微镜需要的强度。然而，Holgate等（1983a.b）的工作显示，银增强物能明显增加该方法的敏感性。Lugol碘溶液和硫代硫酸盐步骤对于该这技术在常规处理石蜡切片中的作用显得很重要。该方法使用含有血清牛血清白蛋白的Tris缓冲盐溶液（BSA-TBS）。

用于单克隆抗体的间接免疫金技术

方法
1. 将切片放入蒸馏水中。
2. Lugol碘溶液处理切片5分钟，2.5%的硫代硫酸钠透明，自来水充分冲洗。
3. 将切片放入BSA-TBS（含0.1%的牛血清白蛋白的TBS，pH值为8.2）中，倾去并擦掉切片周围的多余液体。
4. 在含有1/20的正常山羊血清（NGS）的BSA-TBS中孵育10分钟。
5. 倾去并擦掉多余血清。
6. 在用BSA-TBS适当稀释的一抗中孵育30~60分钟。
7. TBS轻洗。
8. 用BSA-TBS适当稀释的金连接的二抗孵育60分钟。
9. 重复步骤7。
10. 用pH值为7.6的0.1M的磷酸盐缓冲液溶液（PBS）冲洗3次，每次间隔2分钟。
11. 在含2%的戊二醛的PBS中行后固定处理10~15分钟。
12. 蒸馏水冲洗数次并用银增强染色（见下面的银增强流程）。
13. 复染，脱水，透明并封片。

银增强法

金标记的强度通过切片在银溶液中孵育能得到增强。

溶液
a. 柠檬酸盐缓冲备用液
   柠檬酸三钠　　　　　　　　23.5g
   柠檬酸　　　　　　　　　　25.5g
   蒸馏水　　　　　　　　　　100ml
b. 银溶液
   乳酸银　　　　　　　　　　110mg

蒸馏水	15ml

新制备。

c. 对二苯酚溶液

对二苯酚	950mg
蒸馏水	15ml

新制备。

d. 阿拉伯胶

50%的阿拉伯胶溶液	7ml

e. 银增强溶液

乳酸银溶液	15ml
对二苯酚溶液	15ml
1M的柠檬酸盐缓冲溶液	10ml
蒸馏水	60ml
50%的阿拉伯胶溶液	7ml

方法

1. 0.2M的柠檬酸盐缓冲液冲洗切片2分钟。
2. 切片在新制备的银增强溶液中室温避光孵育。过程通常需要约5分钟。
3. 蒸馏水充分冲洗。
4. 2%的硫代硫酸钠冲洗1分钟。
5. 自来水充分冲洗。
6. 酌情进行复染。
7. 脱水，透明并封片。

碱性磷酸酶底物显像法

碱性磷酸酶活性显像法是基于替代萘酚与一种合适偶氮染料的耦合。最常用的染料是快红TR和hexazotizd新品红。氮蓝四唑法被认为敏感性较好，也变得流行起来。下面是对组织学制备物的建议。

快红TR溶液

萘酚-AS-MX磷酸盐，不含酸	4.0mg
N,N,-二甲基甲酰胺	0.2ml
1M Tris盐酸缓冲液，pH值8.2	9.8ml
左旋咪唑	2.4mg
快红TR盐	10mg

用一玻璃管将萘酚-AS-MX磷酸盐溶解在N,N,-二甲基甲酰胺中，然后添加Tris缓冲液。再添加并溶解左旋咪唑和快红TR盐，立即过滤到切片上。孵育切片10～20分钟。由于亮红色反应产物溶于乙醇，宜水性介质封片。在上述处方中，如用4mg的快蓝BB替代快红TR盐，则反应产物为蓝色。蓝色的盐不适合用苏木素复染。

推荐的替代细胞制备物快红底物溶液

Ponder和Wilkinson（1981）描述该溶液与以往使用的溶液相比，对胸膜穿刺物抗内源性碱性磷酸酶的效果更好（Happerfield, personal communication）。

溶液

萘酚-AS-BI磷酸钠盐	5.0mg
N,N,-二甲基甲酰胺	0.2ml
巴比妥醋酸盐缓冲液，pH值9.2	9.8ml
左旋咪唑	2.5mg
快红TR盐	5.0mg

溶液制备：通过一玻璃管将萘酚-AS-MX磷酸钠盐溶解于N,N,-二甲基甲酰胺中。添加缓冲液、左旋咪唑并混合。染色前，立即将快红盐在底物溶液中溶解并在使用前过滤。

六氮化新品红（Malik & Daymon 1982）

萘酚-AS-BI磷酸钠盐	5.0μg
N,N,-二甲基甲酰胺	60μl
1M Tris盐酸缓冲液，pH值8.7	10ml
1M 左旋咪唑	10μl
4%的亚硝酸钠（新配）	50μl
5%的新品红溶于2M的HCl	20μl

添加新品红到亚硝酸钠中，混合30～60秒，然后添加Tris缓冲液和左旋咪唑。染色前，立即添加萘酚-AS-BI磷酸钠盐，溶解于N,N,-二甲基甲酰胺中，并直接过滤到切片上孵育20分钟。反应终产物为亮红色，尽管人们一直认为脱水、二甲苯透明和树胶封片介质封片对反应终产物无影响，但并非总是如此。因此，建议使用水性封片。1985年，Stein等提出改良新品红法，该方法虽然比最早的方法更复杂，但许多使用者认为其反应终产物更强。

改良新品红法

溶液1
1M 2-氨基-2-甲基-1,3-丙二醇	18ml
1M 的Tris盐酸缓冲液，pH值为9.7	50ml
氯化钠	600mg
左旋咪唑	28mg

溶液2
萘酚-AS-BI磷酸钠盐	35mg
N,N-二甲基甲酰胺	0.42μl

将萘酚-AS-BI磷酸钠盐溶解于N,N-二甲基甲酰胺。

溶液3
新品红（5g溶于100ml 2N的HCl）	0.14ml
亚硝酸钠（新配，1ml蒸馏水中含40mg）	0.35ml

新品红和新配的亚硝酸钠混合，室温下搅动孵育60秒。

混合溶液1和2，然后添加溶液3。添加HCl溶液调节pH值到8.7。充分混匀，用普通滤纸直接过滤到玻片上，并孵育20分钟。

用于碱性磷酸酶的氮蓝四唑法（McGadey 1970）

缓冲溶液
0.2M的Tris盐酸，pH值为9.5，含有10mM的$MgCl_2$

溶液A
5mg的5-溴-4-氯-3-吲哚基磷酸盐（BCIP）溶于0.1ml的二甲基甲酰胺（DMF），然后将上述溶液定容到1.0ml。

溶液B
5mg氮蓝四唑溶于0.1ml的DMF。

溶液A和B不停搅拌，添加上述缓冲液至30ml并过滤。过滤后即孵育20分钟。具碱性磷酸酶活性位点上的强蓝黑色反应产物溶于乙醇和二甲苯，因此推荐水性封片。

在许多关于免疫组化方法理论的出版物（Bullock & Petrusz 1982, 1983, 1985; Polak & Van Noorden 1986; Jasani & Schmid 1993; Kirkham & Hall 1995）中可以看到这些方法以及其他不同方法的更详细的叙述。

双染

双染的目的是使用各自明确的探针免疫标记两种抗原位点，使感兴趣的各抗原位点能在单一制备物上明确显示。任何能用光学显微镜观测到的免疫标记抗原，都能在多重免疫标记中检测到。理论上，如果用明确的抗体标记物来定位各抗原的话，则无论抗原数量多少，多能在制备物上被免疫标记。用于多重抗体标记的抗体标记应有足够的对比度，这样才能易于在所有放大信号中相互区别。双标技术成功显示的最重要的考虑因素是：选择两种不同的免疫组化显色系统（两个显示系统不会出现交叉反应且市面有售）和两种不同的色原（能显示最强的颜色对比，而且能够辨别共同位点上的混合颜色和单独的颜色）。各类双染方法必须满足这两个重要要求。

致谢

在本书第2版，本章节是由Graham Robinson编写。在本书第3版，由Graham Robinson、Ken Maclennan和Ian Ellis对本章节做了更新。在第4和第5版，Keith Miller对本章节做了修订。为此我们对他们表示感谢。

参考文献

Adams J.C. (1992) Biotin amplification of horseradish peroxidase in histochemical stains. Journal of Histochemistry and Cytochemistry 40:1457–1463.

Banks P.M. (1979) Diagnostic applications of an immunoperoxidase method in hematopathology. Journal of Histochemistry and Cytochemistry 27:1192.

Bell P.B., Rundquist I., Svenson I., Collins U.P. (1987) Formaldehyde sensitivity of a GFAP epitope removed by extraction of the cytoskeleton with high salt. Journal of Histochemistry and Cytochemistry 35:1375–1380.

Bigbee J.W., Kosek J.C., Eng L.E. (1977) The effects of primary antiserum dilution on staining of 'antigen-rich' tissue with the peroxidase anti-peroxidase technique. Journal of Histochemistry and Cytochemistry 25(6):443–447.

Bobrow M.N., Harris T.D., Shaughnessy K.J., Litt G.J. (1989) Catalysed reporter deposition, a novel method of signal amplification in a variety of formats. Journal of Immunological Methods 125:279–285.

Bobrow M.N., Litt G.J., Shaughnessy K.J. et al. (1992) The use of catalyzed reporter deposition as a means of signal amplification in a variety of formats. Journal of Immunological Methods 150(1–2):145–149.

Bondi A., Chieregatti G., Eusebi V. et al. (1982) The use of β-galactosidase as a tracer in immunohistochemistry. Histochemistry 76(2):153–158.

Brandtzaeg P. (1983) Tissue preparation methods for immunocytochemistry. In: Bullock G.R., Petrusz P., eds.

Techniques in immunocytochemistry. New York, Academic Press, Vol. 1, pp. 1–75.

Brooks S.A., Leathem A.J.C., Schumacher U. (1996) Lectin histochemistry. Microscopy handbook 36. Oxford: Bios Scientific Publishers.

Bullock G.R., Petrusz P., eds. (1982) Techniques in immunocytochemistry, Vol. 1. New York: Academic Press.

Bullock G.R., Petrusz, P., eds. (1983) Techniques in immunocytochemistry, Vol. 2. New York; Academic Press.

Bullock G.R., Petrusz P., eds. (1985) Techniques in immunocytochemistry, Vol. 3. New York; Academic Press.

Capra J.D., Edmundson A.B. (1977) The antibody combining site. Scientific American 236(1):50–59.

Cattoretti G., Pileri S., Parravicini C. (1993) Antigen unmasking on formalin-fixed paraffin embedded tissue sections. Journal of Pathology 171(2):83–98.

Charalambous C., Singh N., Isaacson P.G. (1993) Immunohistochemical analysis of Hodgkin's disease using microwave heating. Journal of Clinical Pathology 46(12):1085–1088.

Coons A.H., Creech H.J., Jones R.N. (1941) Immunological properties of an antibody containing a fluorescent group. Proceedings of the Society of Experimental Biology and Medicine 47:200–202.

Cordell J.L., Falini B., Erber W. et al. (1984) Immunoenzymatic labelling of monoclonal antibodies using immune complexes of alkaline phosphatase and monoclonal anti-alkaline phosphatase (APAAP complexes). Journal of Histochemistry and Cytochemistry 32(2):219–229.

Curran R.C., Gregory J. (1977) The unmasking of antigens in paraffin sections of tissue by trypsin. Experientia 33(10):1400.

Damjanov I. (1987) Biology of disease, lectin cytochemistry and histochemistry. Laboratory Investigations 57:5–20.

Delellis R.A., Sternberger L.A., Mann R.B. et al. (1979) Immunoperoxidase techniques in diagnostic pathology. American Journal of Clinical Pathology 71(5):483.

De Mey J., Moeremans M. (1986) Raising and testing polyclonal antibodies for immunocytochemistry. In: Polack J.M., Van Noorden S., eds. Immunocytochemistry: modern methods and applications. Bristol: Wright, pp. 3–12.

De Mey J., Hacker G.W., Dewaele M., Springall D.R. (1986) Gold probes in light microscope. In: Polak J.M., Van Noorden S., eds. Immunocytochemistry: modern methods and applications, 2nd edn. Bristol: Wright, pp. 71–88.

Denk H., Syre G., Weirich E. (1977) Immunomorphologic methods in routine pathology. Application of immunofluorescence and the unlabeled antibody–enzyme (peroxidase–antiperoxidase) technique to formalin fixed paraffin embedded kidney biopsies. Beiträge zur Pathologie 160(2):187–194.

Ellis I.O., Bell J., Bancroft J.D. (1988) An investigation of optimal gold particle size for immunohistological immunogold and immunogold–silver staining. Journal of Histochemistry and Cytochemistry 36(1):121–122.

Engvall E., Perlman P. (1971) Enzyme-linked immunosorbent assay (ELISA). Qualitative assay of immunoglobulin G. Immunochemistry 8(9):871–874.

Erber W.N., Willis J.I., Hoffman G.J. (1997) An enhanced immunocytochemical method for staining bone marrow trephine sections. J Clin Pathol 50(5):389–393.

Faulk W.P., Taylor G.M. (1971) An immunocolloid method for the electron microscope. Immunochemistry 8(11):1081–1083.

Gatter K.C., Falini B., Mason D.Y. (1984) The use of monoclonal antibodies in histopathological diagnosis. In: Antony P.P., MacSween R.N.M., eds. Recent advances in histopathology, Vol. 12. Edinburgh: Churchill Livingstone, pp. 35–67.

Gerdes J., Becher M.H.G., Key G., Cattoretti G. (1992) Immunohistological detection of tumour growth fraction (Ki67) in formalin fixed and routinely processed tissues. Journal of Pathology 168:85–87.

Graham R.C., Karnovsky M.J. (1966) The early stages of absorption of injected horseradish peroxidase in the proximal tubules of mouse kidney: ultrastructural cytochemistry by a new technique. Journal of Histochemistry and Cytochemistry 4:291.

Graham R.C. Jr, Ladholm U., Karnovsky M.J. (1965) Cytochemical demonstration of peroxidase activity by 3-amino-9-ethylcarbazole. Journal of Histochemistry and Cytochemistry 13:150–152.

Grube D. (1980) Immunoreactivities of gastrin (G) cells II. Non-specific binding of immunoglobulins to G-cells by ionic interactions. Histochemistry 65(3):223–237.

Gu J., De Mey J., Moeremans M., Polak J.M. (1981) Sequential use of the PAP and immunogold staining methods for the light microscopical double staining of tissue antigens. Regulatory Peptides 1:365–374.

Guesden J.L., Terynck T., Avrameas S. (1979) The use of avidin–biotin interaction in immunoenzymatic techniques. Journal of Histochemistry and Cytochemistry 8:1131–1139.

Hanker J.S., Yates P.E., Metx C.B., Rustini A. (1977) A new specific, sensitive and non-carcinogenic reagent for the demonstration of horseradish peroxidase procedures. Journal of Histochemistry 9:789–792.

Hartman B.K. (1973) Immunofluorescence of dopamine B hydroxylase. Application of improved methodology to the localization of the peripheral and central noradrenergic nervous system. Journal of Histochemistry and Cytochemistry 21:312–332.

Heggeness M.H., Ash J.F. (1977) Use of the avidin–biotin complex for the localization of actin and myosin with fluorescence microscopy. Journal of Cell Biology 73:783.

Heyderman E., Monaghan P. (1979) Immunoperoxidase reactions in resin embedded sections. Investigative Cell Pathology 2:119–122.

Holgate C., Jackson P., Cowen P., Bird C. (1983a) Immunogold–silver staining: new method of immunostaining with enhanced sensitivity. Journal of Histochemistry and Cytochemistry 31:938–944.

Holgate C., Jackson P., Lauder I. et al. (1983b) Surface membrane staining of immunoglobulins in paraffin sections of non-Hodgkin's lymphomas using immunogold–silver staining techniques. Journal of Clinical Pathology 36:742–746.

Hsu S.M., Soban E. (1982) Colour modification of diaminobenzidine (DAB) precipitation by metalic ions and its application to double immunohistochemistry. Journal of Histochemistry and Cytochemistry 30:1079–1082.

Hsu S.M., Raine L., Fanger H. (1981) Use of avidin–biotin–peroxidase complex (ABC) in immunoperoxidase techniques: a comparison between ABC and unlabeled antibody (PAP) procedures. Journal of Histochemistry and Cytochemistry 29:577–580.

Huang S., Minassian H., More, J.D. (1976) Application of immunofluorescent staining in paraffin sections improved by trypsin digestion. Laboratory Investigation 35: 383–391.

Hunt S.P., Allanson J., Mantyh P.W. (1986) Radioimmunochemistry. In: Polak J.M., Van Noorden S., eds. Immunocytochemistry. Modern methods and applications, 2nd edn. Bristol: Wright, pp. 99–114.

Jasani B., Schmid K.W. (1993) Immunocytochemistry in diagnostic pathology. Edinburgh: Churchill Livingstone.

Jasani B., Wynford-Thomas D., Williams E.D. (1981) Use of monoclonal anti-hapten antibodies for immunolocalisation of tissue antigens. Journal of Clinical Pathology 34:1000–1002.

Jasani B., Thomas N.D., Navabi H., et al. (1992) Dinitrophenol (DNP) hapten sandwich staining (DHSS) procedure. A 10 year review of its principle reagents and applications. Journal of Immunological Methods 150:193–198.

Jessup E. (1994) Antigen retrieval techniques for the demonstration immunoglobulin light chains in formalin-fixed paraffin was embedded sections. UK. NEQAS Newsletter 4:12–16.

Kaplow L.S. (1975) Substitute for benzidine in myeloperoxidase stains. American Journal of Clinical Pathology 63:451.

Kawai K., Scrizawa A., Hamana T., Tsutsumi Y. (1994) Heat induced antigen retrieval of proliferating cell nuclear antigen and p53 protein in formalin fixed paraffin embedded sections. Pathology International 44:759–764.

King G., Payne S., Walker F., Murray G.I. (1997) A highly sensitive detection method for immunohistochemistry using biotinylated tyramine. Journal of Pathology 183(2):237–241.

Kirkham N., Hall P., eds. (1995) Progress in pathology. Edinburgh: Churchill Livingstone.

Kohler G., Milstein C. (1975) Continuous cultures of fused cells producing antibody of pre-defined specificity. Nature 256:495–497.

Kraehenbuhl J.P., Jamieson J.D. (1974) Localisation of intracellular antigens by immunoelectron microscopy. International Review of Experimental Pathology 12:1–53.

Langlois N.E.I., King G., Herriot R., Thompson W.D. (1994) Non enzymatic retrieval of antigen permits staining of follicle centre cells by the rabbit polyclonal antibody to protein gene product 9.5. Journal of Pathology 173:249–253.

Leatham A. (1986) Lectin histochemistry. In: Polak J.M., Van Noorden S., eds. Immunocytochemistry: modern methods and applications, 2nd end. Bristol: Wright, pp. 167–187.

LeBrun D.P., Kamel O.W., Dorfman R.F., Warnke R.A. (1992) Enhanced staining for Leu M1 (CD15) in Hodgkin's disease using a secondary antibody specific for immunoglobulin M. American Journal of Clinical Pathology 97:135–138.

Leong A.S.-Y. Cooper K., Leong F.J.W.-M. (1999) Manual of diagnostic antibodies for immunohistology. London: Greenwich Medical Media.

Malik N.J., Daymon M.E. (1982) Improved double immunoenzymatic labelling using alkaline phosphatase and horseradish peroxidase. Journal of Clinical Pathology 35:1092–1094.

Mangham D.C., Isaacson P.G. (1999) A novel immunohistochemistry detection system using minor image complementary antibodies (MICA). Histopathology 32: 129–133.

Mason D., Sammons R.E. (1978) Alkaline phosphatase and peroxidase for double immunoenzymatic labelling of cellular constituents. Journal of Clinical Pathology 31:454–462.

Mason D.Y., Woolston R.E. (1982) Double immunoenzymatic labelling. In: Bullock G.R., Petrusz P., eds. Techniques in immunocytochemistry, Vol. 1. New York: Academic Press, pp. 135–152.

Mason D.Y., Abdulaziz Z., Falini B., Stein H. (1983) Double immunoenzymatic labelling. In: Polak J., Van Noorden S., eds. Immunocytochemistry: practical applications in pathology and biology. Bristol: Wright, pp. 113–128.

Mason D.Y., Cordell J., Brown M. et al. (1989) Detection of cells in paraffin wax embedded tissue using antibodies against a peptide sequence from the CD3 antigen. Journal of Clinical Pathology 42:1194–1200.

Mason J.T., O'Leary T.J. (1991) Effects of formaldehyde fixation on protein secondary structure: a calorimetric and infrared spectroscopic investigation. Journal of Histochemistry and Cytochemistry 39(2):225–229.

Mason T.E., Pfifer R.F., Spicer S.S. et al. (1969) An immunoglobulin enzyme bridge method for localising tissue antigens. Journal of Histochemistry and Cytochemistry 17:563.

McGadey J. (1970) A tetrazolium method for non-specific alkaline phosphatases. Histochemie 23:180–184.

McIver A.G., Mepham B.L. (1982) Immunoperoxidase techniques in human renal biopsy. Histopathology 6:249–267.

Mepham B.L., Frater W., Mitchell B.S. (1979) The use of proteolytic enzymes to improve immunoglobulin staining by the P.A.P. Technique. Histochemical Journal 11:345.

Miller K., Auld J., Jessup E. et al. (1995) Antigen unmasking in formalin-fixed routinely processed paraffin wax-embedded sections by pressure cooking: a comparison with microwave oven heating and traditional methods. Advances in Anatomical Pathology 2:60–64.

Morgan J.M., Navabi II., Schmidt K.W., Jasani B. (1994) Possible role of tissue bound calcium ions in citrate-mediated high temperature antigen retrieval. Journal of Pathology 174:301–307.

Morgan J.M., Navabi H., Jasani B. (1997) Role of calcium chelation in high-temperature antigen retrieval at different pH values. Journal of Pathology 182(2):233–237.

Nairn R.C. (1976) Fluorescent protein tracing, 4th edn. Edinburgh: Churchill Livingstone.

Nakane P.K. (1968) Simultaneous localisation of multiple tissue antigens using the peroxidase-labelled antibody method: a study on pituitary glands of the rat. Journal of Histochemistry and Cytochemistry 16:557–560.

Nakane P.K., Pierce G.B. (1966) Enzyme-labeled antibodies: preparation and localisation of antigens. Journal of Histochemistry and Cytochemistry 14:929–931.

Norton A.J., Jordon S., Yeomans P. (1994) Brief high temperature heat denaturation (pressure cooking): a simple and effective method of antigen retrieval for routinely processed tissues. Journal of Pathology 173:371–379.

Pasha T., Montone K.T., Tomaszeweski J.E. (1995) Nuclear antigen retrieval utilizing steam heat (abstract). Laboratory Investigation 72:167A.

Pearse A.G.E., Polak J.M. (1975) Bifunctional reagents as vapour and liquid phase fixatives for immunochemistry. Histochemical Journal 7:179–186.

Petrusz P., Sar M., Ordonneau P., Dimeo P. (1976) Specificity in immunochemical staining. Journal of Histochemistry and Cytochemistry 24:1110.

Petrusz P., Sar M., Ordronneau P., Dimeo P. (1977) Reply to letter of Swaab et al.: 'Can specificity ever be proved in immunocytochemical staining'. Journal of Histochemistry and Cytochemistry 25:390.

Pluzek K.-J., Sweeney E., Miller K., Isaacson P.G. (1993) A major advance for immunocytochemistry: enhanced polymer one-step staining (EPOS). Journal of Pathology 169(Suppl): abstract 220.

Polak J.M., Van Noorden S., eds. (1986) Immunochemistry. Practical applications in pathology and biology, 2nd edn. Bristol: Wright.

Ponder B.A., Wilkinson M.M. (1981) Inhibition of endogenous tissue alkaline phosphatase with the use of alkaline phosphatase conjugates in immunohistochemistry. Journal of Histochemistry and Cytochemistry 29(8):981–984.

Riggs J.L., Seiwald J.R., Burkhalter J.H. et al. (1958) Isothiocyanate compounds as fluorescent labeling agents for immune serum. American Journal of Pathology 34:1081–1097.

Ritter M.A. (1986) Raising and testing monoclonal antibodies for immunocytochemistry. In: Polak J.M., Van Noorden S., eds. Immunocytochemistry: modern methods and applications. Bristol: Wright.

Robinson G., Dawson I.M.P. (1975) Immunochemical studies of the endocrine cells of the gastrointestinal tract: 1. The use and value of peroxidase conjugated antibody techniques for the localisation of gastrin-containing cells in the human pyloric antrum. Histochemical Journal 7:321–333.

Roth J. (1982) Applications of immunocolloids in light microscopy. Preparation of protein A–silver and protein A–gold complexes and their application for the localization of single and multiple antigens in paraffin sections. Journal of Histochemistry and Cytochemistry 30:691–696.

Shi S.R., Key M.E., Kalra K.L. (1991) Antigen retrieval in formalin-fixed paraffin-embedded tissues: an enhancement method for immunohistochemical staining based on microwave oven heating of sections. Journal of Histochemistry and Cytochemistry 39:741–748.

Singh N., Wotherspoon A.C., Miller K.D., Isaacson P.G. (1993) The effect of formalin fixation time on the immunocytochemical detection of antigen using the microwave. Journal of Pathology (Suppl): 382A.

Stein H., Gatter K., Asbahr H., Mason D.Y. (1985) Use of freeze-dried paraffin embedded sections for immunohistologic staining with monoclonal antibodies. Laboratory Investigation 52:676–683.

Sternberger L.A. (1969) Some new developments in immunocytochemistry. Mikroskopie 25:346–61.

Sternberger L.A. (1979) Immunocytochemistry, 2nd edn. New York: Wiley.

Sternberger L.A., Joseph, F.A. (1979) The unlabelled antibody method. Contrasting colour staining of paired pituitary hormones without antibody removal. Journal of Histochemistry and Cytochemistry 27:1424–1429.

Sternberger L.A., Hardy P.H., Cuculis J.J., Meyer H.G. (1970) The unlabelled antibody enzyme method of immunohistochemistry: preparation and properties of soluble antigen–antibody complex (horseradish peroxidase–antiperoxidase) and its use in identification of spirochaetes. Journal of Histochemistry and Cytochemistry 18:315.

Straus W. (1976) Use of peroxidase inhibitors for immunoperoxidase procedures. In: Feldmann G., ed. First International Symposium on Immunoenzymatic Techniques. Amsterdam, North Holland.

Straus W. (1982) Imidazole increases the sensitivity of the cytochemical reaction for peroxidase with diaminobenzidine at a neutral pH. Journal of Histochemistry and Cytochemistry 30:491–493.

Streefkerk J.G. (1972) Inhibition of erythrocyte pseudoperoxidase activity by treatment with hydrogen peroxide following methanol. Journal of Histochemistry and Cytochemistry 20:829.

Suffin S.C., Muck K.B., Young J.C. et al. (1979) Improvement of the glucose oxidase immunoenzyme technic. American Journal of Clinical Pathology 71:492–496.

Taylor C.R., Burns J. (1974) The demonstration of plasma cells and other immunoglobulin-containing cells in formalin-fixed, paraffin-embedded tissues using peroxidase-labelled antibody. Journal of Clinical Pathology 27:14–20.

Turbitt M.L., Mackie R.M., Young H., Campbell I. (1982) The use of paraffin-processed tissue and the immunoperoxidase technique in the diagnosis of bullous diseases, lupus erythematosus and vasculitis. British Journal of Dermatology 106(4):411–417.

Van Noorden S., Stuar M.C., Cheung A. et al. (1986) Localization of pituitary hormones by multiple immunoenzyme staining procedures using monoclonal and polyclonal antibodies. Journal of Histochemistry and Cytochemistry 34:287.

Vyberg M., Nielsen S. (1998) Dextran polymer conjugate two-step visualisation system for immunocytochemistry: a comparison of EnVision+ with two three-step avidin–biotin techniques. Applied Immunohistochemistry 6(1):3–10.

Wang B.L., Larsson L.I. (1985) Simultaneous development of multiple tissue antigens by indirect immunofluorescence of immunogold staining. Journal of Histochemistry 83:47–56.

Warnke R.A., Gatter K.C., Mason D.Y. (1983) Monoclonal antibodies as diagnostic reagents. Recent Advances in Clinical Immunology 3:163.

Weisburger E.K., Russfield A.B., Homburger F., et al. (1978) Testing of twenty-one environmental aromatic amines or derivatives for long-term toxicity or carcinogenicity. Journal of Environmental Pathology and Toxicity 2:325–356.

22

免疫组织化学质量控制

Christa L. Hladik 和 Charles L. White, III 著
周洪辉 译　郑智勇　王小亚 校

引言

自20世纪80年代初以来，免疫组化作为组织病理学的一个组成部分已逐渐建立起来，并且受到了那些试图改革组织病理学的学者的重视（Taylor et al 1996）。现在，在全世界许多地方，从大型机构和诊断中心到小的区级或综合性医院，免疫组化已成为一个重要的辅助诊断手段。Rosai（1994）回顾了200个病例，其中9%的病例诊断中免疫组化提供了"基本贡献"，而5%的病例中免疫组化提供了"重要贡献"，另外15%的病例中免疫组化对HE染色的诊断起到了确认作用。现在，免疫组化标记物不仅广泛用于支持诊断，而且越来越多地用于判断预后或预测治疗可能引起的反应。例如，检测雌、孕激素受体和HER2/neu过度表达（Press et al 1994；Seidman et al 1996；Allred et al 1998；Pegram et al 1998；Harvey et al 1999）。免疫组化也被广泛地应用于科研中，目前几乎所有的病理学杂志中都能找到相关的文献，其中很多文章都包含有使用免疫组化方法。

由于免疫组化目前在诊断、预后和研究中起着不可或缺的作用，其准确性和可靠性是至关重要的。可重复性、高质量的结果在一个时间管理和金钱管理时代是人们所要求的。通过重复染色以减少失误是一个关键目标，此外还要有高水平的病理学家以求达到诊断目的。

标准化免疫组化操作规程已经得到不同组织的关注，包括生物染色委员会和美国FDA。当今在临床实验室，在免疫组化的应用中有多层次的质量控制，每个监测过程或方法都是由人、机器或二者共同来完成的。诸如验证、记录、监测和错误排除等术语都涉及测定结果，以确保结果的准确性和一致性。

在实验室日常工作进行之前验证染色程序，可建立一个基准以比较每日的化学和技术程序的结果。质量控制每日都要执行，标准有的是由实验室设定，有的是由认证机构设定。在不同实验室之间标准可能是不统一的，但是各个已经建立程序和标准的实验室，在执行每次抗体染色时必须完全遵循既定的程序。

为了回溯和排除故障，在整个过程中详细记录是必需的。文档资料应包括抗体稀释度、对照组织、温度、孵育时间以及使用溶液的pH值。操作过程中每个步骤都需要确认，以减少人为错误和提高重复性。当在质量控制过程中观察到染色假象时，程序中各种自动操作步骤也许可以为实验室技师提供有用的线索，帮助他们找出故障原因。例如，机器产生的有关故障的记录报告可能可以帮助技师识别跳过的步骤和过低的试剂水平，这两者都有可能产生常见的假象。

实验室技师和病理学家对建立实验方法都有很大作用。实验程序往往包含着他们的知识和经验。实验室技师应控制组织处理和固定，了解所使用的化学试剂及自动或手工染色技术方法，并对对照的选择和预期染色模式有基本的了解。病理学家应对组织获得负责，核查染色程序，确认组织阳性和阴性结果的准确性，并反馈日常的染色质量。

排除染色失误从检查切片的质量和重复性染色开始；这应该是一个日常工作，并且是实验室技师和病理学家双方的责任。通过显微镜观察，真假结果应该可以区分，并且应该能够确定阴性结果是不是由染色错误所致，这需要观察者预先了解抗原结合位点是在细胞核、细胞质还是两者兼有。识别肿瘤或正常组织中抗原表达的模式是很重要的，更高层次的质量控制是认识不同类型肿瘤的抗原表达模式。

如果我们了解免疫组化染色的整个过程，发现染色失误时就可追溯错误，这样不仅可以缩短查找时间，而且更容易找到失误点。

影响染色质量的因素

组织因素

固定

组织固定的目的是为了保护组织，从而使组织能够经受时间和环境的改变，如组织中酶的分解作用或微生物的作用。适当固定的关键：组织在固定液中要有足够的时间，使固定液能够通过毛细现象渗透到整个组织中去。实验室应为处理各种标本类型规定一个固定标准：组织大小、固定时间和固定液。固定液必须与免疫组化染色方法兼容。组织固定对免疫组化有重要影响，因为在固定过程中大多数抗原有变化（Williams et al 1997）。

福尔马林是病理学家选择的最通用的固定液，但是它还是可以对某些抗原造成损害。Dabbs（2006）描述，福尔马林为"一种良好的、适用于形态学和免疫组化的固定液，用一种简单而有效的抗原修复技术就可以恢复被它减少或变性的抗原"。其他固定剂，如Bouin、B5（汞）或锌-福尔马林，会影响染色的重复性，每次pH值或固定时间的改变都会造成不同的假象。

目前还没有单一的"标准"固定液，虽然以甲醛为基础的固定液占主流，但是在各个实验室配方却不同，包括10%的中性福尔马林缓冲液（NBF）、10%的自来水-福尔马林、10%的生理盐水-福尔马林和10%的生理盐水-NBF（Angel et al 1989；Williams 1993；Williams et al 1997）。此外，在一些提供免疫组化服务的实验室，10%的醋酸-福尔马林、Bouin固定液、Carson固定液、B5和Dubosq Brazil等也有使用。

由于实验室收到的标本大小不同，固定时间很难标准化，因为在大标本固定剂渗透的时间要比在小标本更长。在抗原热修复（HIER）出现之前，实验室通常会尽量减少固定时间，因为长时间固定会导致许多抗原丢失而不能挽回，尤其是膜相关抗原，如CD20和Ig轻链（Miller et al 1995；Ashton-Key et al 1996）。缺乏足够的固定与延迟固定同样不利于抗原的稳定（Donhuijsen et al 1990；Von Wasielewski et al 1998；GEFPICS-FNCLCC 1999）。Williams等（1997）研究了组织制备对免疫染色的影响，以确定是否有特殊的制备规程能将相关的抗原最佳地显示出来。在固定液的实验中：10%的生理盐水-福尔马林、10%的NBF（CD45RO除外）和10%的锌-福尔马林（CD3除外）最后得出的结果很一致，表现出很好的抗原保存作用。以往推荐用于免疫组化的固定液，如10%的醋酸-福尔马林、B5和Bouin固定液，在测试标记物（CD20、CD45RO、CD3、波形蛋白、Igκ轻链）后，都被证实抗原保存效果不好。同样，固定的时间和福尔马林的pH值对一些抗原的免疫反应有很重要的影响。研究发现，使用HIER后，大多数非特异性染色可以减少或消除。

固定液可导致很多因素影响免疫组化染色，如稀释液、抗体孵育时间、修复方法（如果有应用）、修复溶液的类型以及特殊的预处理（如去除色素）。所以在实际操作中要根据固定液的类型做轻微的调整。

处理

适当的组织处理取决于每一步骤的时间和温度。在处理过程中，组织经梯度酒精适当脱水及渗透后，切片更为容易且能够更好地黏附在玻片上，尤其是脂肪组织，如乳腺。酒精福尔马林可用于帮助溶解脂肪，当组织中脂肪含量太高时，脱水和渗透需要更长的处理时间才能完成。真空和温度有助于组织脱水，但处理器中使用的高温可能会不利于对热敏感的抗原的保存。因此建议使用低温熔点的石蜡。

Williams（1993）几乎调查了英国所有使用免疫组化的实验室用于免疫组化检查的组织石蜡处理过程。在组织处理的九个因素中，只有两个因素在免疫反应中有重要影响作用。提高石蜡温度从室温到45℃，以及延长脱水和浸蜡的时间，均可改善免疫染色结果。过去，处理器的类型、试剂的类型和质量、清洗时间及真空等，被认为可能是引起处理不佳的原因（Horikawa et al 1976；Trevisan et al 1982；Anderson 1988；Slater 1988），现在发现，这些原因并没有影响到免疫组化的最后结果。在Williams等（1997）的研究中，他们发现了一些与其他研究者不同的结论。他们认为，不同抗原的组织预处理程序应该有所不同，提出没有标准通用的组织预处理程序能够最佳地显示所有抗原。

现在微波处理正在被引入一些实验室，目的是加速诊断标本的处理时间并减少其周转时间。微波处理已成功地用于常规抗体染色。与常规处理器处理的组织的染色效果相比，微波处理的效果是令人满意的（Emerson et al 2006）。像所有处理一样，如果组织没有完全固定，微波处理也会引入假象。

对照组织的处理应该与实验室已建立的日常处理方式一样。如果实验室进行染色，例如用B5和福尔马林固定的组织做CD20染色，那么所使用的对照处理也应该进行与患者组织同样的处理。实验室如果要把用福尔马林和B5固定的组织都作为对照组织，则可将两种固定液固定的组织块放在一起，这样可以在对照蜡块数量最少的情况下，将某种稀释度的抗体在这两种固定组织中的染色情况都显示出来。

逆转固定（抗原表位修复）

免疫组化染色的质量和重复性依赖于逆转固定，逆转固定将再次暴露目标抗原表位，以保证抗原结合位点有效。1991年，Shi等提出了福尔马林破坏氢键从而造成抗原封闭的创新性理论。从那时起，已经发现多种热缓冲机制能够成功地显示肿瘤中的抗原，包括增殖标记物和癌基因表达。虽然目前还没有国家或国际公认的标准抗原表位修复标准，但是如果某个实验室产生的结果是可靠的和可重复的，那么其技术的内部标准化就很有必要。在抗原修复技术中要求标准化的变量包括：加热的方法（如高压、微波等）、修复液、pH值、温度、液体量以及加热和冷却切片时的温度和暴露时间。Shi等（1996，1998）建议的类似检测电池的方法可以用来确定特定修复液及pH值的最佳修复时间和温度。

Cattoretti等（1993）介绍了一种在标准化修复方法中最常用的溶液。他们使用pH值为6.0的柠檬酸缓冲液，此溶液廉价、容易贮藏且容易买到或在实验室配制。常用的设备包括改进的高压锅，最初由Norton等（1994）报道。现在制造商已经找到增强高压锅安全性的操作方法，并且增加了温度控制和质量控制的检测器以检测温度和压力的变化情况，这些都可以影响染色的质量和重复性。

随着可用抗体数量的增加，一些用于抗原表位修复的技术也在增加。通过使用特定pH值的热修复液，成功地显示了很多抗体。这些修复液的pH值范围在6.0~10.0，每种修复液由不同的碱基组成，如硫酸盐、Tris或EDTA。在组织修复中，EDTA对组织的要求严格，应谨慎使用，以确保组织不掉片。彻底烤干切片及避免组织皱折或撕裂都将有助于组织黏附在玻片上。

关于蛋白酶消化的"抗原表位修复法"，例如在免疫染色之前用胰酶消化，所选用的蛋白酶通常对溶液的温度和pH值有要求，不同的酶有不同最佳pH值和温度。例如，对于哺乳类动物来源的胰蛋白酶，其最佳值是：温度37℃，pH值7.8，并含有0.1%的氯化钙作为活化剂（Huang et al 1976）。蛋白酶浓度取决于其蛋白水解能力。在免疫组化中，胰蛋白酶最常用的浓度是0.1%，pH值和温度通常保持不变，而消化时间是可变化的。最佳消化时间是不同的，取决于抗原的情况、胰酶的质量（蛋白水解的能力）以及福尔马林固定的时间。对于只含有少量抗原的细胞，如B细胞表面的Ig轻链，或通过CD3确认的抗原表位，其最佳消化时间还会因标本不同而不同，取决于标本在福尔马林中的固定时间。

试剂因素

在免疫组化实验室，很多基础化学因素有助于染色的质量。技术质量控制要求监测所有试剂，包括由实验室或商家供应的试剂盒和检测系统。抗体和其他试剂的贮藏条件和有效期，如包装的试剂盒或原料，如果没有处理好会影响染色结果的重复性。许多自动免疫组化染色仪上的驱动条码会帮助你监测过期的抗体，并会在标本进行染色前对过期的抗体或其他试剂进行报警。

一旦抗体或试剂被验证，则应该保证按照已建立的标准步骤进行准备或使用。每日的每次染色操作步骤都应记录，以确认抗体和试剂是按照既定步骤操作的。这样当出现染色异常时，可以有据可查。染色过程可以记录在纸上或由染色仪自动生成。

缓冲液和稀释液

试剂的pH值会影响免疫染色结果，可呈阳性，也可呈阴性。在将缓冲液用于抗原修复和组织染色冲洗过程之前，必须检查及确认其pH值，如果需要，对其进行校准。抗体稀释液常常包含维持蛋白稳定的成分。稀释液中的添加剂可能会干扰或抑制染色，如叠氮钠。

温度

抗体的贮藏温度对其稳定性至关重要。商业抗体常附带一份说明书，包含合理贮藏及其他许多指导内容。浓缩抗体的有效期比稀释（即用型）抗体的更长。浓缩抗体可以按等份分装入冷冻管，用液氮速冻，并储藏在-80℃冰箱中。这种保存方式几乎可使抗体保质期无限延长。将甘油添加到浓缩的抗体中可延缓冰晶形成，但这样做可能会影响抗体的活性。

每天应常规监测并记录抗体和试剂的贮藏温度，改变冰箱和冷冻箱的温度可能会导致抗体效价下降。避免采用无霜的-20℃冰箱贮藏抗体，因为这种冰箱有冻融循环过程，可能会改变甚至破坏抗体。

在成功修复因福尔马林固定产生醛键的抗原修复过程中，对温度进行监测是非常重要的。为了保证染色结果的一致性，每次执行此步骤时，温度和冷却时间应该完全一致。

验证抗体

实验室收到抗体时，需要验证抗体的活性、操作规程及其阳性和阴性对照。在开始验证某种抗体之前，了解其基本特点是很重要的。商用抗体所附的说明书应显示：抗原来源，抗体可以跟哪些种属起反应（如鼠、兔或羊），目标抗原的位置，建议的阳性和阴性对照的组织来源，蛋白质浓度，是否适用于福尔马林固定和石蜡包埋的组织，试剂等级（"分析-特异试剂"、"仅用于研究"或"用于体外诊断"），抗体应用的参考文献。说明书还常常包括建议的染色规程。

新的抗体应该以供应商建议的程序作为基准进行评估，并在此基础上做出适当调整。如果商售的抗体其说明书没有给出建议的染色程序，此时应以相关文献中介绍的方法作为参考。

了解抗体的基本情况有助于我们进行下一步操作，如检测类型的选择。例如，我们可以发现一些抗体用碱性磷酸酶检测系统比用辣根过氧化物酶系统更好。特定情况下也可以采用一种特定的显色，例如，检测黑色素瘤标记物时要用红色显色，如果采用棕褐色的DAB显色，会与组织本身的棕褐色色素混淆而干扰检测结果。对于福尔马林固定的组织，选择修复液或蛋白酶的类型也是很重要的，这些因素都会影响到抗体的稀释起点和预期的反应水平。

诊断实验室所用的抗体说明书一般都会注明"体外诊断"。如果抗体属于"体外诊断"试剂，则供应商已承担确认和应用此抗体的责任。如果不属于此类抗体，抗体说明书上会标有"仅用于研究"或"分析-特异试剂（ASR）"，此时实验室有责任确认和证明此抗体的反应特性。

验证抗体的目的是为了获得最佳信噪比。最少的背景以及标记目标抗原的强表达是理想的组合。按照初始的连续稀释法，如果染色太强，则提高稀释度可以改善。如果真阳性着色丧失而背景存在，则需增加一个阻断步骤，改变修复液的pH值或更改检测系统（如将抗生物素蛋白-生物素系统改成聚合物系统）可能会实现预期的结果。改变抗体稀释液在降低背景染色的同时也有可能增加抗体的反应活性。

初始染色弱可通过增加抗体浓度来改善，例如将稀释度从1∶100调整为1∶50。

阴性染色结果可能是由多种因素造成的。质量控制的第一步是重复初始的染色以确保此结果不是由于人为因素或仪器失误造成的。如果还是阴性，则增加抗体的浓度。如果阴性是在使用较高抗体浓度情况下得出的，这时应更改抗体稀释液，使用另一pH值或别的碱基组成的稀释液。此外还有可能要更改福尔马林固定组织的修复液、使用一个更敏感的检测系统（包括如果需要，用一个放大的系统）以及更换对照组织（新切的）等。最重要的是，每次只能改变一个变量，同时一定要记录下每个步骤，每种使用的试剂和反应时间。

抗体是蛋白质，对pH值敏感，如果抗体不是保存在厂家或文献建议的pH值下，则其效价可能会改变。人们发现，无论是用较高或较低的pH值修复时，特异性抗体都可以产生更好的显色强度。反之，如果在修复步骤中不能维持适当的pH值，则抗体可能会失效或失去特异性。

过度固定的组织可能需要用更积极的修复方法来逆转。如果组织浸泡在中性福尔马林缓冲溶液中多年，则一些抗原可能无法修复。如果在福尔马林中储存较长一段时间后的组织通过质控或检验证实还可以使用，这时在验证一种抗体时，固定时间较长的因素必须被考虑进去。

最终使用的抗体稀释度在实施前必须用阳性和阴性对照组进行确定。如果抗体染色结果缺乏多组织对照，那么在选择的最佳浓度之前，应该用此抗体对预期的阴性组织进行染色。假阳性染色可以证明此抗体的浓度是否太高。

一旦抗体稀释度和染色方法确立，则应详细记录程序中每个步骤，并以纸制的或电子的形式保存起来，以便实验室技师可对染色的一致性负责。没有哪种染色程序可以不受潜在的人为错误的影响。尽管自动染色可以尽可能地减少人为干扰，但对实验室技师来说，当务之急是能够用手工方法重复自动操作的过程，以确保他们有能力去排除错误，以及如果机器发生故障时，他们不会束手无策。

阳性和阴性对照组织

如何选择恰当的对照组织的问题经常会碰到。除了书籍，我们可以从当今的计算机网络上获得丰富的信息，它们可提供很多有关抗原预期表达模式的数据。对于我们正在讨论的抗体，对它们有一个基本的了解，包括对其目标抗原的基本了解，可以帮助我们选择恰当的对照组织。

选择对照组织的步骤必须做记录，所选的阳性和阴性组织应该有文献支持。商售抗体的详细说明书中会有一些参考文献，这些参考文献经常有对选择对照组织的建议。每次染色应该使用阳性对照，并且为了目标抗原检测的一致性，应对阳性对照进行评估并做记录。为了获得最佳效果，选择一个众所周知的、可靠的阳性对照是必要的。如果想找到一个可以用于多种组织类型和蜡块染色的阳性对照，以下步骤也许是有必要的：第一步，要对组织类型有所了解，如肾、肝等；第二步，要对正常组织和肿瘤组织有所了解。这些信息将由一个有资质的人提供，如病理学家。在需要诊断的肿瘤附近设置已由病理学家确认的对照，这样对预期染色结果的评估是很有帮助的。

在将阳性对照用于日常染色程序之前，需用阴性试剂对照（如缓冲液代替抗体）来验证这些对照组织是否存有非特异性染色。对照组织在后续染色条件下将和被检测的病人组织一样。

组织芯片的制作使用一种含微型打孔器的组织芯片仪器，它从多个类型的组织中打孔进而制作成组织芯片，可以有多种用途。这种组织芯片不需要含有过多的组织，只要保证在同一蜡块中含有阳性和阴性对照组织。阳性肿瘤、阳性正常组织、阴性肿瘤和阴性正常组织的基本显色应该在预实验染色中都能见到（图22.1和22.2）。组织芯片能确保抗体在适当稀释度使用时，不会产生假阳性或假阴性结果。组织芯片还可以对每天染色的一致性进行监测。研究者应熟悉对照组织，并能够对其染色强度和一致性进行评估。

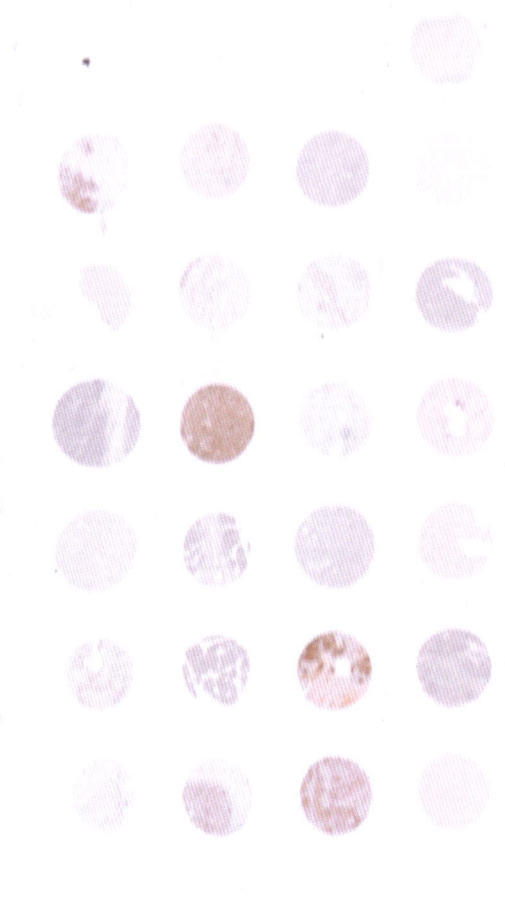

图22.1 组织芯片行多克隆抗体癌胚抗原（CEA）染色得到的低表达图像。使用精心挑选的组织芯片，阳性和阴性对照组织可以在同一张切片上显示。

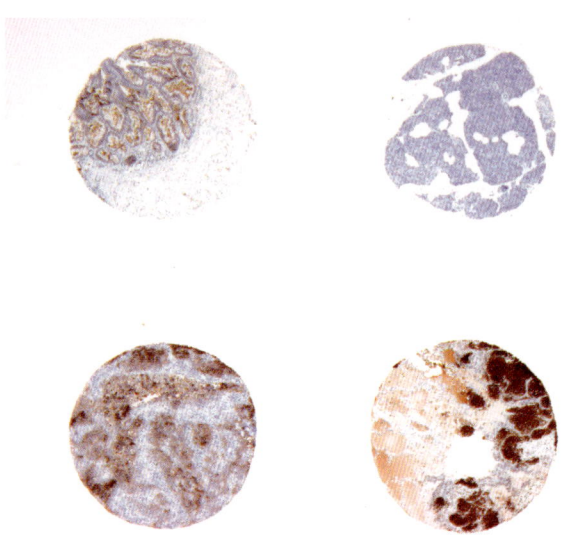

图22.2 组织芯片行多克隆抗体CEA染色得到的高表达图像，显示正常组织和肿瘤着色，以及阴性的正常组织。

程序因素

自动化在现代病理实验室已很常见。自动化可以提高染色重复性，但很多实验室仍然在用手工来完成免疫组化染色。手工染色程序必须正确地记录下来。细节做得越精细，影响实验结果的人为因素就会越小。半自动化或手工染色都可能使人为错误成为潜在影响实验结果可靠性的因素。对实验室技师来说，保持操作方法的一致性和可追溯性是一个挑战。孵育和冲洗步骤的时间要合理，不能随便缩短或延长已确定的时间。基本了解试剂特性及其反应原理将有助于实验室技师做好细节工作；遵循规程操作往往可得到较好的结果。

只有了解试剂之间的关系以及试剂间的化学反应、温度和pH值的影响时，才能排除染色过程中出现的错误。

蜡块和切片贮藏环境

处理过的蜡块应该保持在阴凉干燥的地方。石蜡块切片后封蜡是个很好的习惯，这样组织可以得到保护而免受日常因素如空气干燥或过度湿润的影响。虽然理想的做法是每次使用新鲜的切片，但是这对于一个忙碌的实验室是不可行的。此外，使用切片机多次重切组织也不可避免地会造成可用组织的损失。

预切片是一种节约实验室技师时间的有效方式，而连续切片可以获得更多的蜡块切片而减少组织损失。长期贮藏预切片的环境是很重要的，不合适的贮藏环境往往是日后染色错误的一个潜在根源。有研究发现，贮藏的组织切片上的抗原会发生衰弱（Raymond & Leong 1990; Bromley et al 1994; Prioleau & Schnitt 1995）。也有文献报道，有些抗原不会发生衰弱，这些标记物包括雌激素受体（ER）、CD3、CD20、CD45RO、波形蛋白以及Ig轻链。切片在室温下贮藏可以达到4个月（Williams et al 1997; Eisen & Goldstein 1999）。一般不推荐预切片贮藏在室温下。我们发现，预切片在−20℃冰箱中贮藏时，其中大多数组织类型的抗原性都稳定。如果不用−20℃冰箱，预切片也可以在石蜡中浸一下以封闭组织，或者在切片组织上封盖石蜡块（O'Leary 2001）。经过这种处理的切片可以在室温下贮藏，但应密切监测其反应活性；在染色之前要彻底清除切片上多余的石蜡，可以在烤箱中熔蜡，或者在一个冷板上将蜡块从切片上切下，再进行日常的脱蜡步骤。

我们发现，烤片的温度和持续时间会影响一些抗体的免疫反应。烤片温度大于60℃且时间大于4小时时对抗原保存是不利的（Williams et al 1997）。Henwood（2005）报道，在80℃高温下烤片，不利于一些抗原的反应。因此当要显示低表达抗原时，烤片应该在37℃或室温下干燥过夜。如果需要缩短烤片时间或防止修复时脱片，建议在60℃烤片不要超过4小时。

质量控制记录

当验证一个抗体时，文档资料应包括以下各项：抗体批号、产品有效期、稀释度、阻断步骤（血清、抗生物素蛋白-生物素和过氧化氢）、标记的二抗以及显色剂。每个步骤的时间应该记录下来。为了获得最佳信噪比，对切片应进行各项评估，如果已达到一个最佳稀释度，则此时的数据对于创建一个操作规程是有用的，并能得到病理学家承认。

每一批新的检测系统和色原都应该在同一反应水平下检查和记录。新试剂应与现有试剂进行比较。一个好的检测系统对需要酶消化的抗原、不需要预处理的抗原以及各种不同着色模式的抗原（细胞核、细胞质和细胞膜着色）应该都能进行显色。与阳性表达水平同样重要的是，对新批次检测系统的阴性对照要有清晰的认识。

酶的批号在使用之前应该进行确认，因为不同批号的酶其活性往往会有差异。此外，酶在不适当的温度下可能会失去活性。

抗体验证的记录文档应该与抗体说明书放在一起，可以用纸制的或电子版的形式保存。

监测染色质量

日常切片检查

所有染色片在送出实验室之前都应该进行质量检查，质量检查可以由病理学家或有经验的实验室技师来完成。无论由谁来完成，检查者应该能够辨别合理的信噪比，并具有验证识别正确结果的能力。如果初步质量检查由一个实验室技师完成，那么病理学家应该培训这个人，以便他们能够对染色的模式和预期的强度做出正确判断。实验室技师应具有在最短时间内检查阳性对照切片预期结果的能力。

日常染色质控中需要验证免疫组化的实验结果。如果任何因干扰引起的非特异性染色均已排除（即阴性对照没有染色），且技术的灵敏度是有保证的（阳性组织中低表达抗原显示阳性），则此染色结果是最佳的。质控检查目的是监测染色操作程序是否正确遵循，日常工作之间和不同操作者之间是否发生变化，以及试剂是否保持在良好的工作状态（Balaton 1999）。

对照包括试剂替代和组织对照。Balaton（1999）建议仔细选择用于免疫组化的切片，以及使用几种非相关性抗体，以避免过多的外部对照。例如，如果一个结肠肿瘤被怀疑为癌或淋巴瘤，那么包括肿瘤区域的组织和含正常黏膜的非瘤区域的组织都应该检测。外部阳性组织的质控某些实验是必需的，例如，某种传染性微生物抗原的染色，在检验的组织中是没有内部阳性对照的。此外，常规使用外部阳性对照的主要优点是：可以通过已知的组织染色模式的前后对比对日常技术工作进行质量控制。外部阳性对照也可作为一个基准用于检验各种新的免疫组化试剂（Balaton 1999）。

理想的情况是，在阳性对照组织中抗原应该均匀地分布，如有可能应包含有低密度的抗原，从而可以有效地监测此反应的敏感性和特异性。虽然应该为每个抗体准备外部阳性对照，但常常是同一类型的组织可用于各种抗体。例如，阑尾切片标本可用来检测低分子量细胞角蛋白（CK）、上皮膜抗原（EMA）、波形蛋白、结蛋白、平滑肌肌动蛋白（SMA）、癌胚蛋白（CEA）、S-100、神经元特异性烯醇酶（NSE）、CD45、CD20、CD3、CD4、CD8、CD79a、Bcl-2及Ki-67等（Balaton 1999）。组织芯片只要少数切片就能够迅速检验新的抗体（Rose et al 1994；Sundbland 1994）。

内部阳性和阴性染色对照

许多抗原染色可以用组织中正常成分作为内部阳性对照。例如，多克隆CEA应用于结肠，在正常隐窝的阳性着色可以作为内部对照（图22.3）。内部对照还可用来辅助检查组织固定和处理是否正确。波形蛋白抗原性强且不易破坏，通常用来验证组织中抗原的保留及破坏程度，而其他抗原如CD3则比较脆弱，容易受到破坏。通过使用内部阳性对照，每种抗体都可以独立评估。

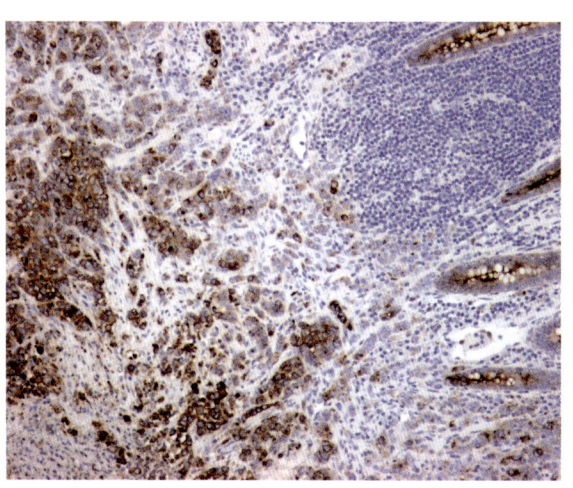

图22.3 结肠切片的正常隐窝显示多克隆CEA着色，作为内部阳性对照。

排除错误

人为假象的共同原因包括：不适当地固定和处理组织，不适当地制备抗体稀释液和试剂，以及染色过程中改变缓冲液或修复液的pH值等。蛋白酶消化过度或不足，在特定的步骤（化学反应中）温度骤升或缓慢下降，变更试剂孵育时间，不正确地准备显色剂或使用已过期的试剂，这些因素都可能影响染色质量。组织切片因皱折、折叠和撕裂造成厚薄不均时也可能造成非特异性染色。对照组织贮藏不适当可造成假阴性结果。

假阴性染色

假阴性染色（组织中的抗原应该表达但却没有着色）可在以下三种不同模式下发生。首先，外部阳性对照切片和患者组织切片两者都呈完全阴性，这通常是最容易发现的假阴性结果。因为此染色模式是在有效的外部阳性对照切片下进行，而对照切片应该是已经知道并被证明应该是阳性的。重要的是，当两者都呈阴性时，就要找出假阴性染色的原因，纠正问题，并重新染色。假阴性染色发生的第二种模式是：外部阳性对照切片呈阴性，而患者组织切片在怀疑的组织部分或内部阳性对照组织上显色。如果内部阳性对照组织着色是根据预期的模式出现的，此种阳性应被视为有效着色，并不需要重新染色。这时确定外部阳性对照染色失败的原因仍然很重要，可确保将来可能再使用这种对照片时的染色质量。假阴性染色发生的第三种模式是：当外部阳性对照切片恰当着色时，患者切片却完全呈阴性。这个可能是最难检测的，因为只要外部阳性对照是预期的染色模式，染色过程就应该是正确的。第三种模式中最重要的线索包括：内部阳性对照组织没有预期着色，患者组织切片结果为阴性，与其同时染色的其他切片呈阳性。

造成假阴性染色可能的技术原因从以下几个方面进行讨论。

脱蜡不完全

抗体渗透组织要求彻底清除石蜡。如果没有充分清除，石蜡层将会干扰甚至抑制抗体与抗原的结合。如果切片上石蜡较多，则需要在二甲苯中较长时间地搅动玻片，这样有助于彻底清除石蜡，而且二甲苯或二甲苯替代品和梯度酒精应该定期更换。这些步骤常被忽略，是造成弱阳性或假阴性的原因。脱蜡试剂应该细心监测以防其失效，同时应估算出试剂量与脱蜡切片数之间的关系，作为试剂使用的说明。建议每100张切片更换一次脱蜡试剂，以确保试剂的损耗不会造成不必要的弱阳性或假阴性结果。

修复液不正确

实验室中并不是所有抗原修复液都适用于所有抗体。显然，我们可以在众多商售的可用的缓冲液和公布的抗原热修复液中进行选择。当抗原用EDTA修复最佳时，换用柠檬酸修复就有可能造成假阴性结果。需要特殊处理的切片可以将信息写在切片上，以确保实验室技师不会错过此处理。

不适当的抗原热修复温度

福尔马林固定的组织常用热处理方式对其抗原进行修复。如果没有达到合适的温度或规定的时间，可能就无法实现充分的逆转固定。每次都应该监测和检查修复溶液的温度，以确保每次设备正常工作并执行同样的程序。

酶修复消化过度

如果组织被过度消化以致其形态学被破坏，则其抗原可能就不再与抗体结合而造成假阴性结果。

温度

在化学反应过程中，温度过高或过低可能会对试剂的反应活性有影响。在不同的步骤中，一些自动免疫组化染色仪用热处理来加快化学反应。热处理对加快化学反应是有效的，但它也可能会降低染色强度或造成假阴性结果。正如我们所知，抗体是蛋白质，热处理能改变蛋白质的结构，因而有可能降低抗体结合的敏感性。

抗体浓度

浓缩的和稀释的抗体都标有有效期。瓶签上的有效期是由推荐的贮藏条件所确定的，通常为4℃。抗体效价在4℃中贮藏一段时间后会降低，并且在某个时候会迅速下降以致产生阴性结果。

在抗体稀释过程中可能会发生人为错误，实验记录应该包括抗体稀释的日期，这样当可能发生制备错误时就有据可查。为了准确吸取，制备抗体所使用的移液器应该保持良好的状态。建议至少每年标定一次移液器。

色原不相容

了解色原和酶标的相容性是很重要的。标准组合是HRP酶与DAB色原组合，但是其他色原，如AEC，与HRP一样可以组合。核快红色原与BCIP/NBT起反应只用于碱性磷酸酶。我们在实验室观察到：使用含有洗涤剂的缓冲液进行苏木精返蓝将会减少或消除新品红型色原的染色。读懂制造商对色原的制备和已制备好的色原的保质期的建议是很重要的。

阳性对照的选择

当阳性对照切片结果为阴性而患者切片为阳性时，最大的可能是使用了错误的对照切片。在大实验室里同时使用几种不同的抗体时这种情况更有可能发生。如果阳性对照组织以前没有用这种抗体染过色，则阴性结果可能是由于选择了不适当的组织。实验室不应该使用一个事先没有经过确认的对照。当然，也有可能是在连续切片时阳性区域被切光了。对所切的切片按顺序进行编号并按编好的顺序来使用是有益的，这样可以确定阳性区域消失的切片。如前所述，不恰当的切片贮藏环境可以降低对照组织的抗原性而导致弱阳性或阴性结果。如果对照不出结果，解决步骤是：在相同的组织块上新切一张切片，将其与可能会产生阴性结果的储藏切片同时染色，以验证已切好的贮藏切片的抗原性是否已降低。

步骤失败

在染色过程中，人和机器的失误都可能会导致染色失败。人的失误常常包括：缺少一个步骤，步骤没有按照顺序完成，其中一种试剂没有正确准备，或者没有遵守试剂孵育时间等。减少步骤可能使化学或免疫学反应无法完成。仪器程序不正确，试剂标签贴错，或切片拿错都会造成实验失败。

仪器发生故障、抽吸失败、电脑程序出现故障、探针堵塞以及零件磨损导致的共同结果是：试剂不能完全覆盖组织。这在水平染色中是常有的。这样会造

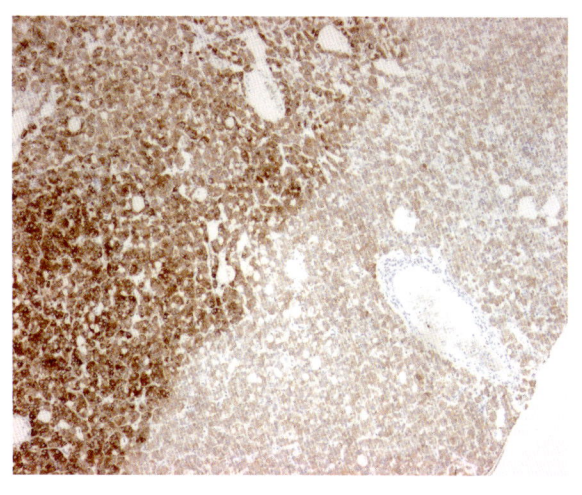

图22.4 在水平型免疫组化染色仪上对腺癌进行CK7抗体染色，显示染色试剂没有完全覆盖组织。

成染色假象并在切片上显著地表现出来（图22.4）。设备应该保养良好；每年进行预防性维护有益于保持仪器良好运转。

假阳性染色

假阳性染色往往比假阴性染色更容易排除。如果假阳性被病理学家解释为真阳性，则患者可能得到不正确或不必要的治疗。假阳性只出现在患者切片上（因为对照切片的染色条件是最佳的），可能是由患者组织固定或处理的差异造成的。采用患者切片做阴性试剂对照染色可以识别这种假阳性染色。为了减少染色切片的数量，如果一个病例中只用一张阴性对照切片，则此切片应该经过最严格的预处理，包括EDTA修复、单独的酶修复或联合抗原热修复。有些标准实验室是用其他机构提供的处理过的切片和组织块进行染色，因此无法辨别是否是由上述因素造成假阳性染色。

固定质量差

强调缩短病理报告时间已经开始影响组织的处理质量。如果处理和固定时间太短，组织可能得不到充分的脱水。这样会造成组织块的中央部分不是被福尔马林固定而是被酒精固定。如果抗体的稀释度及其使用方法是在最佳的固定控制条件下建立起来的，那么

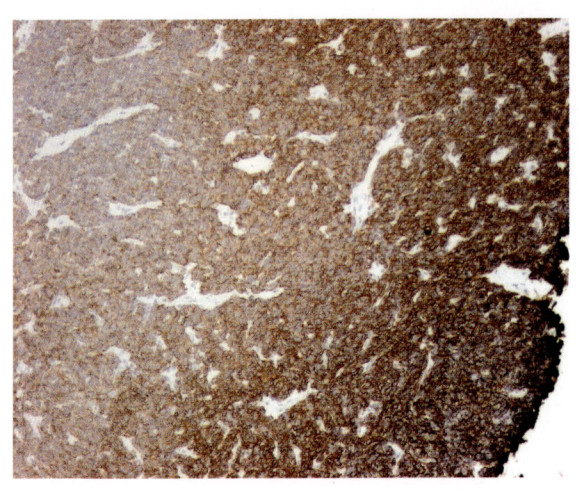

图22.5 用固定很差的胸腺组织切片做AE1/AE3角蛋白抗体染色,显示外围组织福尔马林固定、中心组织酒精固定的不同着色。

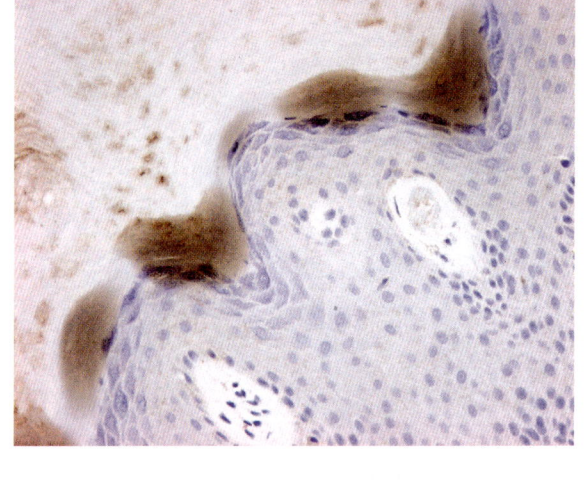

图22.6 皮肤切片作为阴性对照,显示切片上的沟坎导致的色原残留在角质层。

当患者组织固定或处理不当时,就会造成某些浓缩型抗体在按"最佳稀释度"进行染色时出现弱阳性着色(Dabbs 2006)(图22.5)。

技术准备

组织切片技术质量差是假阳性染色的常见原因。质量差的结果可能会造成刀痕、整个组织弥漫着色或斑块状阳性着色。组织切片损伤越多,假象将会随着染色方法的改进变得更明显。

染色的最终结果取决于良好的切片技术是合乎逻辑的。与所有的染色一样,"免疫组化染色的好坏与切片质量密切相关"。在免疫组化染色时,如果使用的切片薄且无皱痕,则可以避免假象。褶皱、刀痕和孔洞仅仅是切片技术差的几个例子,它们将影响最终的结果。皱折、撕裂和褶皱会造成这样的区域:试剂没有被彻底冲洗干净,仍然残留在组织下面或上方(图22.6、22.7和22.8)。每个步骤的试剂都会滞留在切片上的沟坎处,当组织进行显色反应时,这些区域的着色会增强,有时甚至无法解释此染色。应该尽可能切出完美的组织切片。带正电荷的玻片有助于切片的黏附,因而推荐用于需要热、煮沸及酶修复和多种冲洗步骤的切片。在一些染色片中,产生假象的物质是一种悬浮物,是由实验室技师在切片时留下的。例如在淋巴结的组织切片中,有时

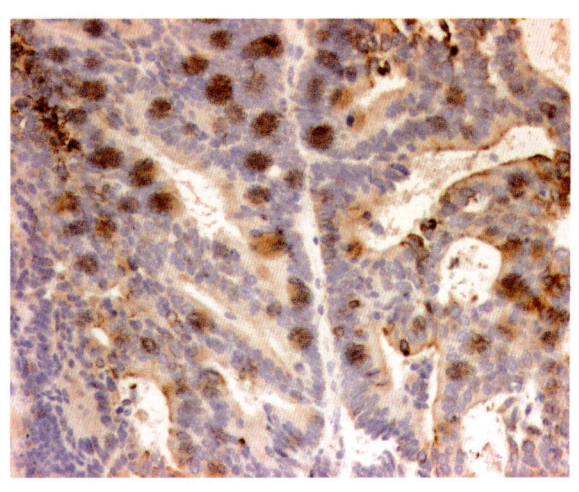

图22.7 结肠切片,显示由于组织与玻片的黏附性差而导致色原残留。

可以看到混有角蛋白抗体染色阳性的鳞状上皮(图22.9),这是技术员切片时没戴手套造成的。实验室技师在切片时应戴上手套,在切免疫组化切片前应清洗摊片容器。

预处理

必须监测修复液的pH值,并且每次使用时pH值应该相同。溶液pH值的变化会影响染色结果。修复可能产生的一个结果是:由于组织中的内源性生物素

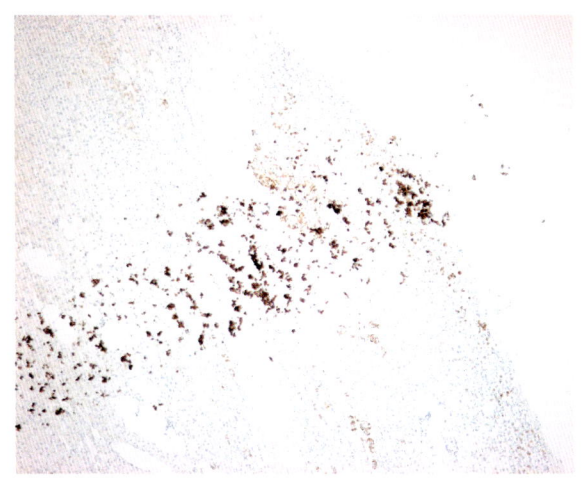

图22.8 皮肤切片行AE1/AE3抗体染色，显示由于冲洗不充分导致色原沉积在切片上；着色区域是预期为阴性的区域。

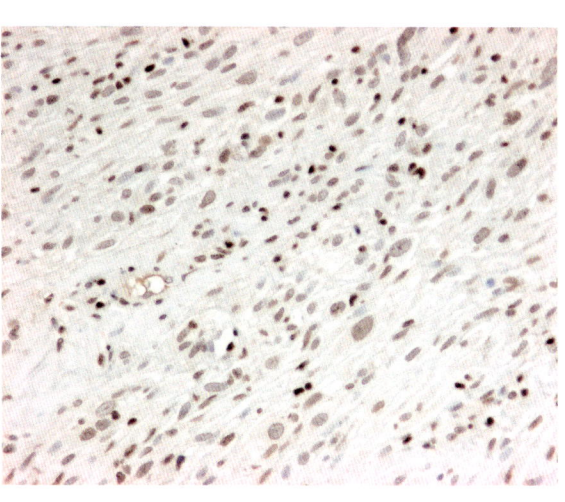

图22.10 多克隆Myosin抗体由于进行了不必要的抗原热修复，结果显示假阳性核染色。

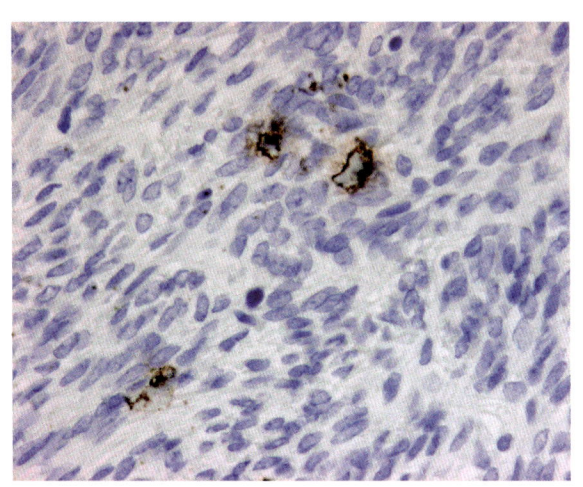

图22.9 淋巴结切片行AE1/AE3抗体染色，显示淋巴组织中混有鳞状细胞污染物，这是技术员没有戴手套将手指伸入摊片容器中造成的。

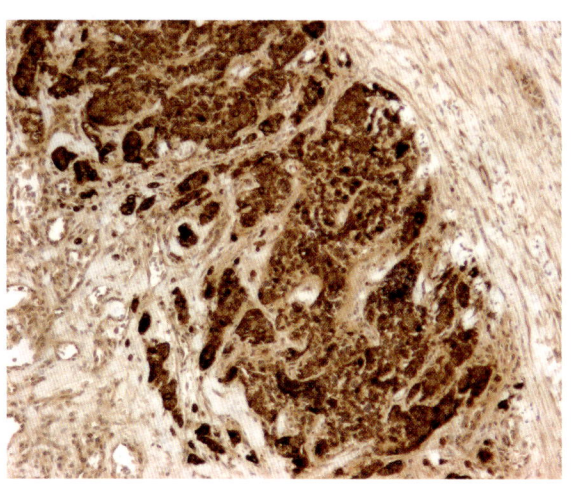

图22.11 过度消化的癌组织行AE1/AE3抗体染色。过度着色造成难以确认真阳性染色区域。

扩增引起非特异性染色（O'Leary 2001）。这可以用卵白素-生物素检测系统检测。有些抗体不要求进行任何预处理，如果进行了修复，则可能造成非特异性核着色（图22.10）。

酶修复消化过度

蛋白酶预处理组织时，过度消化可造成非特异性染色。导致此现象有三个因素：第一，延长消化时间，超过实验室确定的最佳消化时间；第二，消化温度过高，超过了实验室标准的酶消化温度，过多的热量将提高消化速度；第三，消化后冲洗不充分，当酶没有完全被清除时，它将继续消化组织。所有这些因素导致了蛋白质的过度消化，过度消化可能导致酶弥散或沉积到组织上，引起弥漫的非特异性染色。组织的形态学特征被破坏时表明消化过度（图22.11和22.12）。

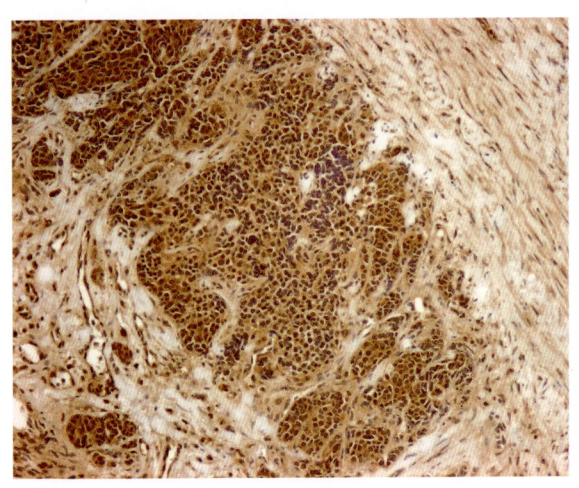

图22.12 以过度消化的癌组织（病例与图22.11相同）用阴性试剂做对照，证实在患者AE1/AE3染色切片上所观察到的大片着色区域为非特异性染色。

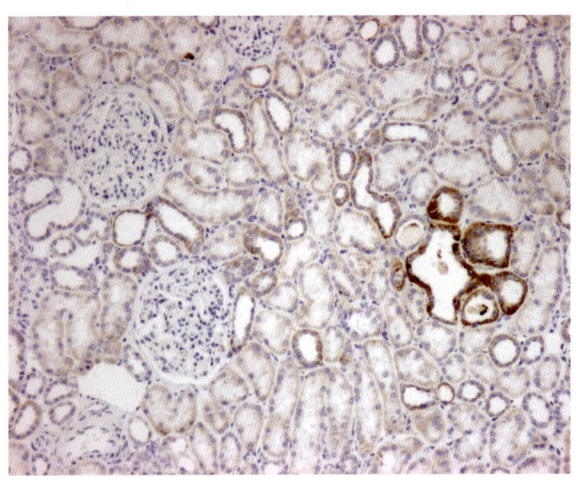

图22.14 使用抗生物素蛋白–生物素检测系统，在阴性试剂对照的肾组织切片中可以看到一些肾小管显示非特异性生物素着色。

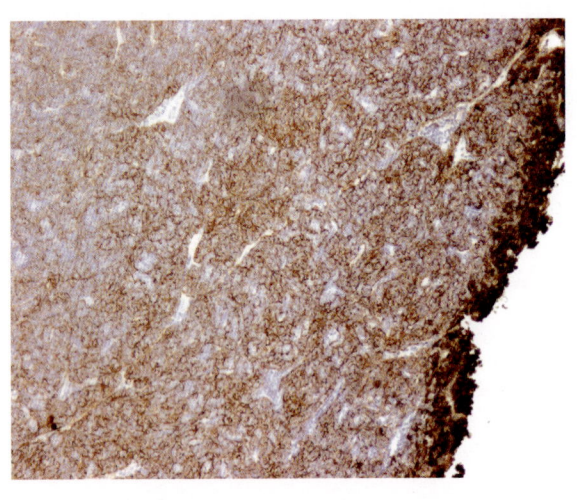

图22.13 组织切片干片造成的边缘着色假象。

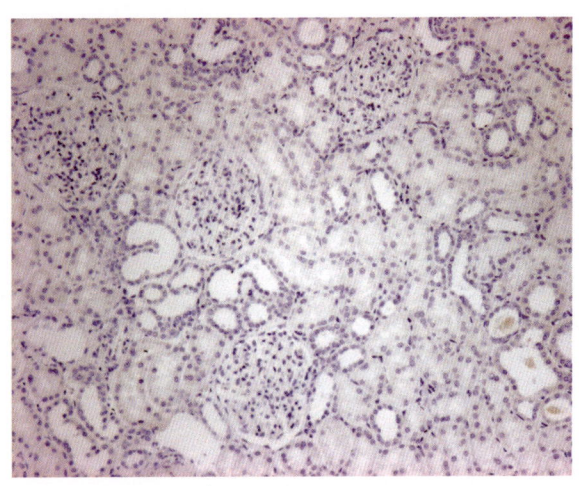

图22.15 肾切片（病例与图22.14相同）。此切片应用了卵白素–生物素阻断方法，结果显示无非特异性内源性生物素显色（阴性试剂对照）。

烤箱温度过高

当用烤箱烘干组织时，应该对烤箱进行监测，并使其维持在一个恒定的温度。组织长时间暴露在高温下可能会出现边缘假象（图22.13）。

内源性组织生物素

生物素是一种维生素，在肝、肾、脑及其他组织中存在较多。当使用卵白素-生物素检测系统时，为了减少内源性组织生物素的扩增，应该增加一个阻断步骤。应用非标记的卵白素和生物素能够避免此类假阳性。首先用卵白素浸泡15分钟，PBS冲洗，然后再用生物素浸泡15分钟，PBS冲洗。在卵白素-生物素阻断后再用血清蛋白阻断。非特异性生物素染色在阴性对照切片上非常容易识别（图22.14和22.15）。

阻断

当使用辣根过氧化物酶（HRP）系统时，需要阻断内源性过氧化物酶。后者通常存在于红细胞和其他组织成分中（图22.16）。染色之前需要用3%的过氧化氢溶液抑制过氧化物酶的活性，从而消除非特异性染色。当抑制不充分时，在阴性对照组织的肥大细胞中可观察到着色（图22.17）。过氧化氢应该装在黑色瓶中避光保存，并且每次使用都应是现配的新鲜溶液。

抗体浓度

所有抗体，无论是浓缩的还是稀释的，在用于患者组织染色之前，应该有其有效的使用稀释度。我们购买的通常是浓缩型抗体。将这些抗体从原浓度开始连续稀释成不同的浓度（如1:2、1:4或1:8），并将不同稀释度的抗体同时用于阳性和阴性对照组织。在此基础上应用已建立的实验室方法，筛选出合适的抗体使用浓度。

如果观察到非特异性染色，应该进一步稀释，直到得到一个良好的信噪比为止。多克隆抗体的敏感性比特异性更好。使用单克隆抗体能减少非特异性染色，因为它们的特异性和亲和力只对应一个抗原表位。

稀释剂的pH值对保持抗体的固有结构具有很重要的作用。如果某种缓冲液会导致抗体变性，则可能造成非特异性染色及染色质量整体下降。

检测系统

在分子水平上抗原与抗体的结合是肉眼不可见的。为了实现一个可见的反应体系，必须使用一个已标记的酶复合物，进而产生一个有色的反应产物。最常使用的化学方法是：卵白素-生物素或链霉亲和素-生物素与酶结合形成复合物。当染色组织（如肝）包含内源性生物素时，其对酶复合物系统就有特殊的要求。近来引入的多聚体或化学合成系统能够消除生物素诱导的非特异性染色，但是多聚体系统并不适用于所有抗体。由于一些多聚体复合物体积太大，当抗原位点的位置深时难以到达抗原位点。使用聚合体系统不需要阻断，缩短了染色时间。只有当实验室用不同系统来评估每个抗体以确定其产生最佳反应结果时，增加检测复合物的类型才有助于改进染色质量。

种属交叉反应

虽然许多商售即用型试剂盒是可用的，但使用者了解试剂盒配方也很重要。试剂盒里"通用型"二抗是针对许多目标一抗的。如果染色动物组织，则此信息尤其重要；如羊抗鼠IgG可以与鼠组织产生交叉反应，导致非特异性背景染色。鼠组织典型的交叉反应是血管着色，类似内皮细胞阳性着色。为了避免这种

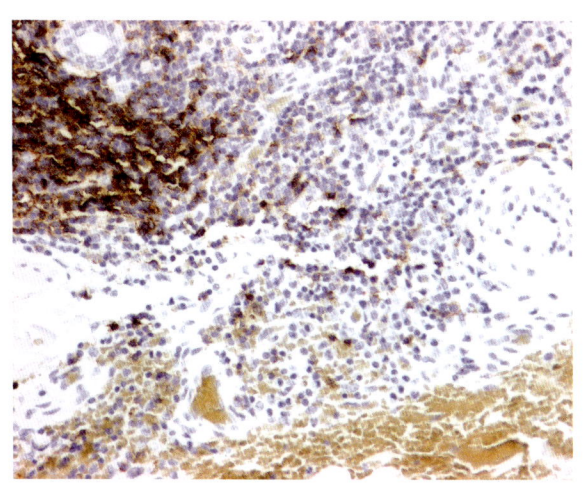

图22.16 淋巴组织行CD3抗体染色。由于过氧化氢溶液抑制不充分，导致红血细胞（内源性过氧化物酶活性）显示非特异性着色。

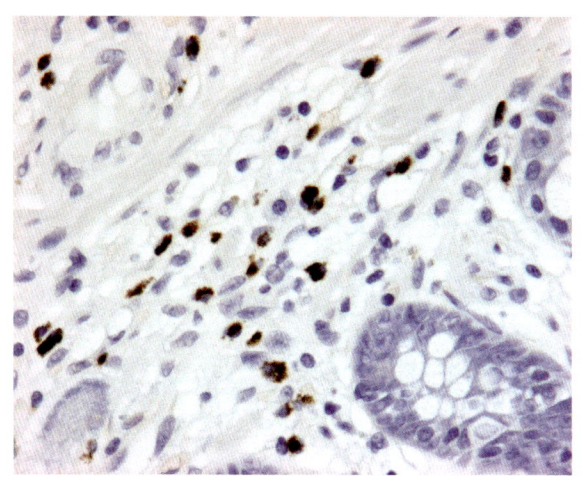

图22.17 作为阴性试剂对照的结肠切片。由于在肥大细胞中内源性过氧化物酶活性抑制不充分，导致肥大细胞显示着色。

非特异性染色，一抗应从不同的物种中提取，二抗不要用抗鼠IgG。如果使用的一抗与正在染色的组织来源于同一物种，则需要引入特殊的阻断步骤，以尽量减少非特异性结合。包括阻断试剂在内的试剂盒都有商售产品。

组织干片（润湿剂）

染色过程中组织应该保持湿润并完全被每种试剂覆盖。如果组织在某个步骤中干片，其边缘通常会表现出假阳性。为了使组织在染色步骤之间不会干片，可以将润湿剂如清洁剂添加到冲洗缓冲液中。清洁剂还有助于冲洗掉未结合的抗体和其他试剂，保持染色片清洁。但过多的清洁剂会干扰染色效果，因此建议控制冲洗缓冲液中湿润剂的浓度。

色原

碱性磷酸酶色原对光和热敏感，因此其制备后容易失效。过氧化物酶色原也会失效，但不会像碱性磷酸酶色原失效那么快。当色原活性耗尽时，在组织上会形成一种红色的碎片状沉积物。色原用前混匀、过滤以及用后充分漂洗能够减少非特异性红色碎片沉积（图22.18和22.19）。

延长一抗、二抗或色原的反应时间可能会造成非特异性染色。充分漂洗才能将组织中的试剂彻底清除，否则可能造成假象。干净的载玻片、手工染色均有助于避免潜在假象的发生。

自动化错误

作者的经验是：自动化能够实现染色结果的一致性，但是自动化并不是十分安全的，而且可以产生其特有的假象。在色原显色过程中，我们通常会观察到漂洗不充分和着色扩大化。水平型染色仪要求玻片一直处于同一水平面上，否则试剂将不能完全覆盖组织。当自动仪器误认取样器中装有试剂时（实际上没有试剂），就会将气泡注入切片上，这样组织上就会没有试剂或只有部分试剂（图22.20）。如果试剂没有均匀或充分覆盖组织，则将影响染色质量。仪器在组织上方吹气搅匀试剂时，如果太接近组织，则可能造成一个靶心图案样的着色（图22.21和22.22）。

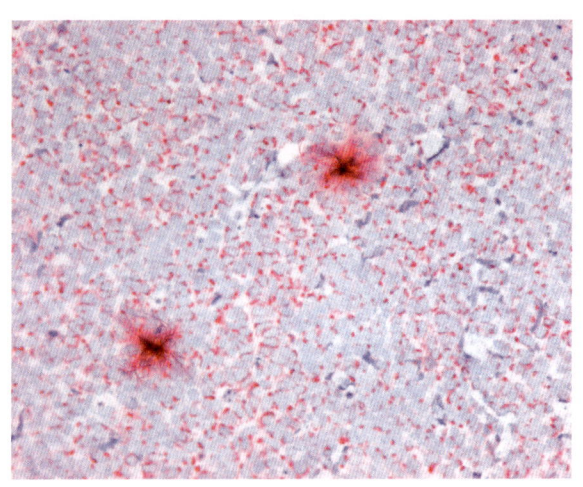

图22.18 Merkel细胞瘤行AE1/AE3抗体染色，应用碱性磷酸酶检测系统，红色色原显色。色原在组织表面形成结晶状沉积。过滤色原可以避免此现象。

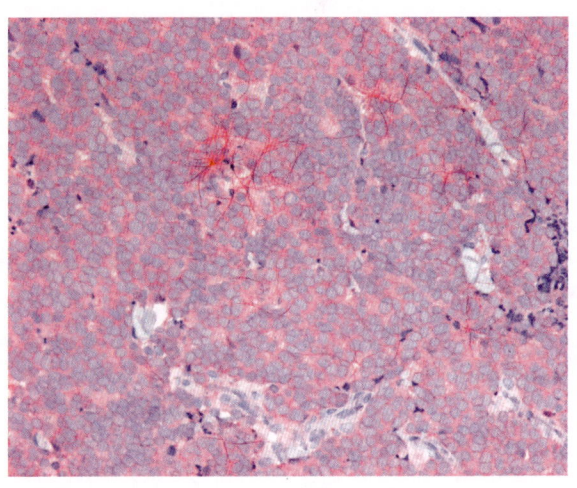

图22.19 Merkel细胞瘤行NSE抗体染色，应用碱性磷酸酶检测系统，红色色原显色。可见切片中"蜘蛛网状"非特异性着色。

实验室之间的比对

为了实现染色方法的标准化，实验室可以将其切片交给另外一个实验室，以比较双方的染色结果。交流过程可用来检查您的实验室与其他实验室使用相同染色方法时得到的染色质量和诊断结果是否一致，也可以用来检查实验室技师和病理学家的熟练程度。与

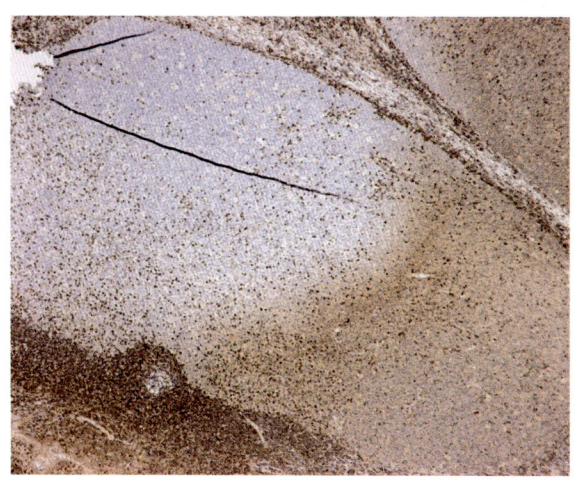

图22.20 淋巴结行Bcl-2抗体染色,由于气泡导致试剂覆盖组织不充分,以及冲洗不充分,导致非特异性着色。

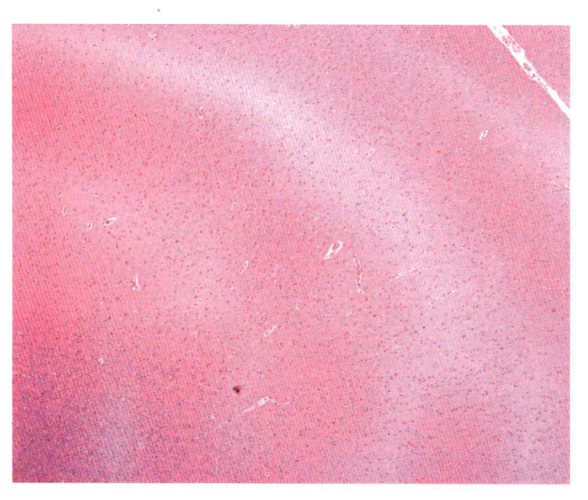

图22.21 脑组织行多克隆泛肽抗体染色,应用碱性磷酸酶检测系统,红色色原显色。当水平型染色仪的吹头太靠近组织时导致牛眼样着色。

其他实验室进行对比,有助于了解您的实验室是怎样完成染色任务的,同时也可以作为免疫组化技术标准化的一个措施。

致谢

感谢Dr Jack Raisanen在编辑方面给予的帮助,感谢美国得克萨斯大学西南医学中心病理学免疫组化实验室为本章提供染色准备说明。本章使用了一些

图22.22 扁桃体行CD3抗体染色。切片中可见一个肉眼可见的牛眼样假象,这是由于染色仪的吹头太靠近切片造成的。

本书第5版质量控制章节的材料,后者是由Anthony Rhodes和Keith D. Miller编写的,在此对他们的贡献表示感谢。

参考文献

Allred D.C., Harvey J.M., Berardo M., Clark G.M. (1998) Prognostic and predictive factors in breast cancer by immunohistochemical analysis. Modern Pathology 11:155–168.

Anderson G. (1988) Enclosed tissue processors. IMLS Gazette 32:141–142.

Angel C.A., Heyderman E., Lauder I. (1989) Use of immunochemistry in Britain: EQA forum antibody usage questionnaire. Journal of Clinical Pathology 42:1012–1017.

Ashton-Key M., Jessup E., Isaacson P.G. (1996) Immunoglobulin light chain staining in paraffin-embedded tissue using a heat mediated epitope retrieval method. Histopathology 29:525–531.

Balaton A. (1999) Defining objectives for technical quality in immunohistochemistry. Journal of Cell Pathology 4:69–77.

Bromley C.M., Palecheck P.L., Benda J.A. (1994) Preservation of estrogen receptor in paraffin sections. Journal of Histotechnology 17:115–118.

Cattoretti G., Pileri S., Parravicini C. et al. (1993) Antigen unmasking of formalin-fixed, paraffin-embedded tissue sections. Journal of Pathology 171:83–98.

Dabbs D.J. (2006) Diagnostic immunohistochemistry, 2nd edn. New York: Churchill Livingstone.

Donhuijsen K., Schmidt U., Hirche H. et al. (1990) Changes in mitotic rate and cell cycle fractions caused by delayed fixation. Human Pathology 21:709–714.

Eisen R.N., Goldstein N. (1999) Observations on antigen preservation in unstained sections. In: Proceedings of the National Society for Histotechnology, 25th Symposium, 1–11.

Emerson L.L., Tripp S.R., Baird B.C. et al. (2006) A comparison of immunohistochemical stain quality in conventional and rapid microwave processed tissues. American Journal of Clinical Pathology 125:176–183.

GEFPICS-FNCLCC (1999) Recommendations pour l'evaluation immunohistochimique. Annals of Pathology 19:336–343.

Harvey J.M., Clark G.M., Osbourne C.K., Allred D.C. (1999) Estrogen receptor status by immunohistochemistry is superior to the ligand binding assay for predicting response to adjuvant endocrine therapy in breast cancer. Journal of Clinical Oncology 17:1474–1481.

Henwood A.F. (2005) The effect of slide drying at 80°C on immunohistochemistry. Journal of Histotechnology 28:45–46.

Horikawa M., Chisaka N., Yokoyama S., Onoe T. (1976) Effect of stirring during fixation upon immunofluorescence. Results with distribution of albumin-producing cells in liver. Journal of Histochemistry and Cytochemistry 24:926–932.

Huang S.N., Minassian H., More J.D. (1976) Application of immunofluorescent staining on paraffin sections improved by trypsin digestion. Laboratory Investigation 35:383–390.

Miller K.D., Singh N., Wotherspoon A.C. (1995) Current trends in immunocytochemistry. Progress in Pathology 1:99–119.

Norton A.J., Jordon S., Yeomans P. (1994) Brief high temperature heat denaturation (pressure cooking): a simple and effective method of antigen retrieval for routinely processed tissues. Journal of Pathology 173:371–379.

O'Leary T.J. (2001) Standardization in immunohistochemistry. Applied Immunohistochemistry and Molecular Morphology 9:3–8.

Pegram M.D., Lipton A., Hayes D.F. et al. (1998) Phase II study of receptor-enhanced chemosensitivity using recombinant humanized anti-p185HER2/neu monoclonal antibody plus cisplatin in patients with HER2/neu-overexpressing metastatic breast cancer refractory to chemotherapy treatment. Journal of Clinical Oncology 16:2659–2671.

Press M.F., Hung G., Godolphin W., Slamon D.J. (1994) Sensitivity of HER-2/neu antibodies in archival tissue samples: potential source of error in immunohistochemical studies of oncogene expression. Cancer Research 54:2771–2777.

Prioleau J., Schnitt S.J. (1995) p53 antigen loss in stored paraffin slides. New England Journal of Medicine 332:1521–1522.

Raymond W.A., Leong A.S. (1990) Oestrogen receptor staining of paraffin-embedded breast carcinomas following short fixation in formalin: a comparison with cytosolic and frozen section receptor analyses. Journal of Pathology 160:295–303.

Rosai J. (1994) A consultant's apologia of immunohistochemistry. Applied Immunohistochemistry 2:229–230.

Rose D.S., Maddox P.H., Brown D.C. (1994) Multiblock slides: a useful technique for teaching. Journal of Clinical Pathology 47:88–89.

Seidman A.D., Beselga J., Yao T.-J. et al. (1996) HER2/neu-overexpression and clinical taxanc sensitivity: a multivariate analysis in patients with metastatic breast cancer (MBC). Proceedings, American Society of Clinical Oncology 15:104.

Shi S.-R., Key M.E., Kalra K.L. (1991) Antigen retrieval in formalin-fixed, paraffin-embedded tissues: an enhancement method for immunohistochemical staining based on microwave oven heating of tissue sections. Journal of Histochemistry and Cytochemistry 39:741–748.

Shi S.R., Cote R.J., Yang C. et al. (1996) Development of an optimal protocol for antigen retrieval: a 'test battery' approach exemplified with reference to the staining of retinoblastoma protein (pRB) in formalin-fixed paraffin sections. Journal of Pathology 179:347–352.

Shi S.R., Cote R.J., Chaiwun B. (1998) Standardization of immunohistochemistry based antigen retrieval technique for routine formalin-fixed tissue sections. Applied Immunohistochemistry 6:89–96.

Slater D.N., Cobb N. (1988) Enclosed tissue processors. IMLS Gazette 32:543–544.

Sundbland A. (1994) A simplified multitissue block. American Journal of Clinical Pathology 102:192–193.

Taylor C.R., Shi S.R., Cote R.J. (1996) Antigen retrieval for immunohistochemistry: status and need for greater standardization. Applied Immunohistochemistry 4:144–166.

Trevisan A., Gudat F., Busachi C. et al. (1982) An improved method for HBcAg demonstration in paraffin-embedded liver tissue. Liver 2:331–339.

Von Wasielewski R., Mengel M., Nolte M. (1998) Influence of fixation, antibody clones, and signal amplification on steroid receptor analysis. Breast Journal 4:33–40.

Williams J.H. (1993) Tissue processing and immunocytochemistry. UK NEQAS Immunocytochemistry News 2:2–3.

Williams J.H., Mepham B.L., Wright D.H. (1997) Tissue preparation for immunocytochemistry. Journal of Clinical Pathology 50:422–428.

23

免疫组织化学在病理学中的应用

Charles L. White, III 著

杨清海译 姚丽青 王小亚校

引言

近三十年来，免疫组化技术不仅已成为病理学者的一项不可缺少的工具，而且是研究人类疾病的重要手段。随着一系列免疫组化技术的发展，免疫组化技术已广泛应用于疾病的发病机制、诊断、预后以及治疗有效性的研究。

酶标抗体法的发展是免疫组化进入常规病理学诊断的第一个革命性技术。这些酶可以与非荧光性显色底物如二氨基联苯（DAB）结合（Nakane & Pierce 1966）。其优点是用普通光学显微镜（无需荧光）就可以在一张切片上同时观察组织形态和抗原结合部位。所谓的非酶标抗体法或称过氧化物酶-抗过氧化物酶技术（PAP法）（Sternberger et al 1970），提高了检出的敏感性。而抗生物素蛋白-生物素复合物技术（ABC法）具有更高的敏感性，并替代了PAP复合物法（Guesdon et al 1979; Hsu et al 1981）。另一个重大进展是制备出有效的单克隆抗体，这些单克隆抗体可以用于石蜡包埋的组织。理论上，这些抗体具有高特异性，可以与组织中特定的抗原或病原体结合。抗原修复技术则是免疫组化技术又一个革命性技术，首次使用酶消化抗原修复（Huang et al 1976），随后发明了可以对福尔马林固定、石蜡包埋的组织，乃至存档数十年的标本进行免疫组化检测的热处理抗原修复技术（Shi et al 1991）。检测系统敏感性的提高和自动化技术的持续发展将促使免疫组化在不久的将来成为诊断病理学整体中一个不可或缺的部分。

本章不可能给出目前市场上销售的几百种有应用价值的免疫组化试剂的可能应用范围。不过有一些极好的教科书列表全面阐述了这些内容（Dabbs 2006; Taylor & Cote 2006）。本章的目的在于阐述免疫组化在肿瘤和非肿瘤病变的病理诊断中的应用，并选择性地使用病例配插图予以说明。

肿瘤外科病理学

诊断病理学中常见的问题是：要依照肿瘤细胞分化类型对肿瘤进行分类。正确的病理学分类可以对疾病的临床进程、疾病的预后以及临床医师的治疗提供重要的信息。在**免疫组化技术**出现之前，电子显微镜被广泛地应用于显示细胞质的特征，它能显示细胞向某种特定组织或细胞分化的迹象。而现在在很大程度上，**免疫组化技术**已经取代电子显微镜的这种应用了。

间变性肿瘤的检测

在**免疫组化技术**的应用中，所谓的"间变性肿瘤的诊断"是最常见和最基础的诊断之一。这涉及那些极低分化（间变性）的肿瘤细胞的生物化学"特性"的判定，因为仅凭光学显微镜不能区分这些肿瘤细胞是某种特殊的成熟类型还是正常的组织。当临床、影像学和形态学检查无法确认患者身上某一个肿瘤是否是原发时，或当初诊时发现患者身上有广泛转移性肿瘤而难以确定原发部位时，这种技术就必须用到。2005年，Ghosh等指出，约5%的肿瘤病人可出现上述情况。间变性肿瘤在常见恶性肿瘤中排名第七。生物化学"特性"包括：有特定的抗原表达（抗原类型包括上皮细胞型、淋巴造血细胞型或黑色素细胞型）或独特的抗原复合体。

诊断间变性肿瘤时，须注意成人和儿童的差异性。在成人病例中，肿瘤通常是由体积相对较大的、高度不典型的多形性以及有核分裂的细胞组成（图23.1）。这种分化特征的肿瘤诊断包括一系列肿瘤：上皮源性肿瘤（癌）、造血细胞源性肿瘤（如大细胞性淋巴瘤）、黑色素细胞性肿瘤（如恶性黑色素瘤）、间叶细胞分化的肿瘤（肉瘤）以及中枢神经系统的神经胶质细胞性肿瘤（如多形性神经胶质母细胞瘤）。

遇到这样的病例，对病理工作者来说，尽可能在第一时间做出明确诊断具有很大挑战。兼顾到住院病人的病床周转时间，免疫组化检查是非常有用的辅助诊断方法。但是，病人也可能会因为做了大量的与最终诊断结果无关的免疫组化项目而花费过多。更合理的做法是染色分步进行，首先将肿瘤按其分化归类，第二步和第三步再来细分以确定肿瘤的主要亚型。使用这个方法，第一步筛选通常是使用经典的抗体组合，包括：

- 角蛋白（在绝大多数上皮性肿瘤中呈阳性，而在非上皮性肿瘤很少呈阳性）
- 淋巴造血细胞染色（如CD45RB和白细胞共同抗原）
- 黑色素细胞分化染色（如S100，或更特异的HMB45或MART-1）
- 间叶细胞分化染色（如波形蛋白）
- 神经胶质细胞分化染色（如GFAP）。

在免疫组化技术应用中，有些肿瘤可能会出现抗体交叉阳性反应。例如，神经胶质肿瘤可能会出现一些角蛋白表达（如AE1/AE3），有些非黑色素细胞来源的肿瘤会表达HMB45，极少数的癌和所有的黑色素瘤以及胶质母细胞瘤会表达波形蛋白，有些乳腺癌会表达GFAP，很多肿瘤会出现S100阳性表达。因此，对于特殊肿瘤的分类，第一步要完成上述全部抗体组合的染色并熟悉其阳性结合部位是很重要的。

一旦确认了肿瘤的基本类型，下一步就可以使用免疫组化标记确定肿瘤的亚型。例如，不同的角蛋白抗体（如CK7和CK20）常用于帮助鉴别肿瘤细胞的分化起源，肉瘤可根据其显示平滑肌分化、内皮细胞分化等确定亚型。很多淋巴细胞标记物现在都可用于福尔马林固定、石蜡包埋的组织中，已广泛用于淋巴瘤亚型的分类。

儿童"小圆细胞肿瘤"

在儿童中，绝大多数低分化肿瘤都是由胞浆少、

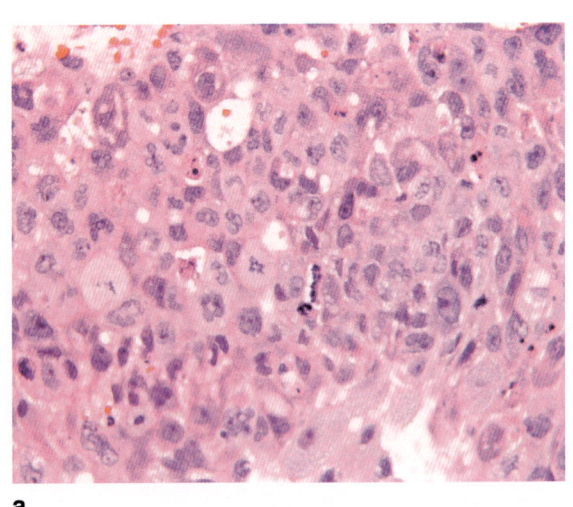 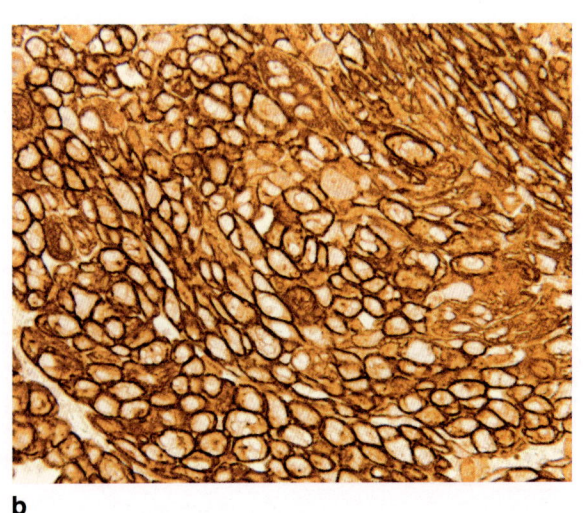

a b

图23.1 在成人的不同间变性肿瘤中的抗原表达比较。一个低分化癌的HE染色（a）及其低分子质量角蛋白染色（b）。大B细胞淋巴瘤的HE染色（c）及其CD20染色（d）。恶性黑色素瘤的HE染色（e）及其HMB45（呈现红色）染色显示的黑色素细胞的分化情况（f）。多形性胶质母细胞的HE染色（g）及其GFAP染色（h）。

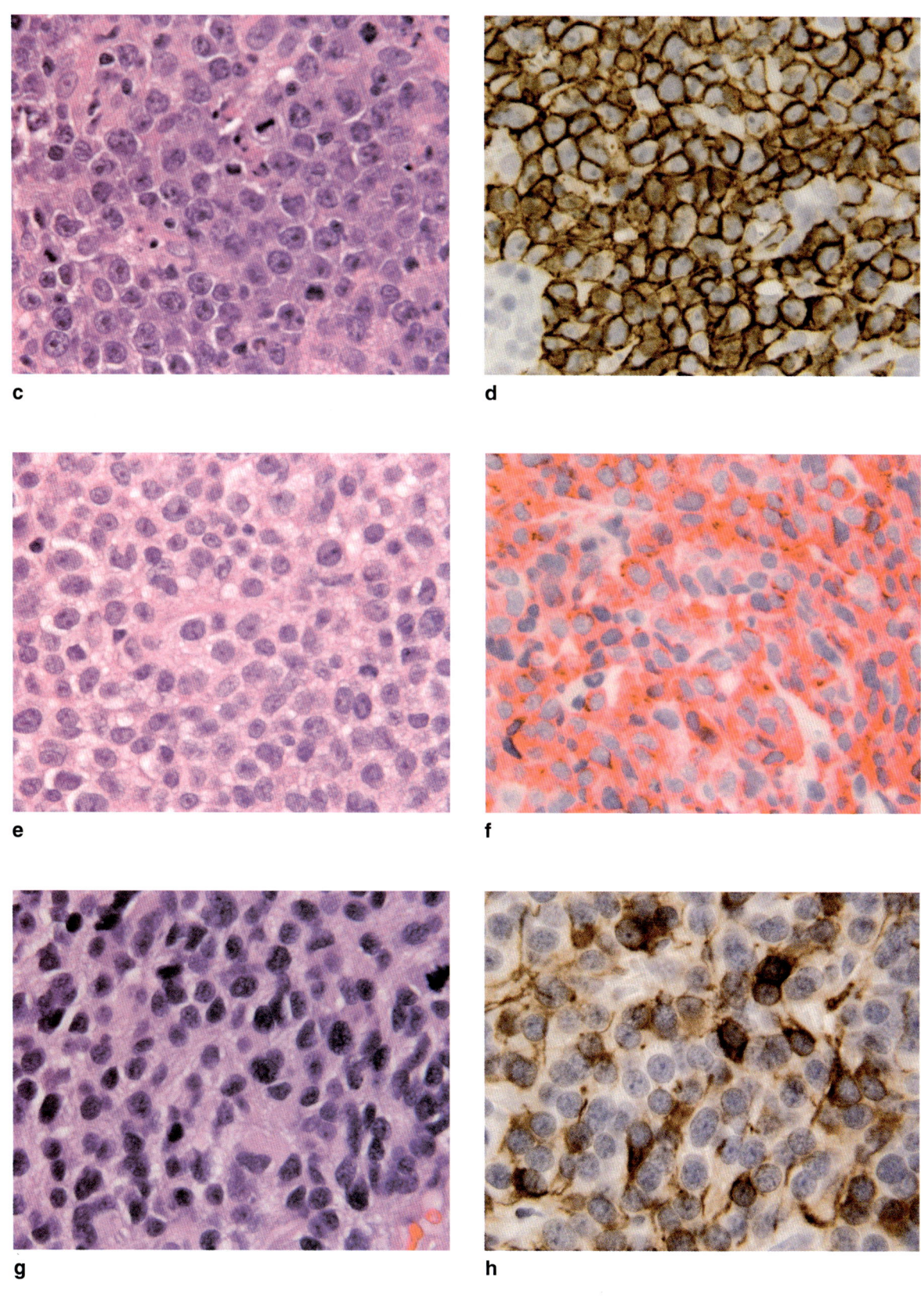

图23.1（续）

细胞核圆、小而幼稚的细胞构成，也被称作"小圆细胞肿瘤"（图23.2）。这类肿瘤包括：Ewing肉瘤、神经母细胞瘤和原始神经外胚瘤、淋巴瘤、肾母细胞瘤、横纹肌肉瘤和促纤维增生性小圆细胞瘤。上述抗体组织也可用于这类肿瘤的鉴别诊断。抗体的定位见表23.1。

梭形细胞肿瘤

梭形细胞肿瘤多是由束状排列的长梭形细胞构成的（图23.3）。梭形细胞肿瘤几乎可以发生于身体任何部位，包括皮下组织、深部软组织、内脏、中枢和外周神经系统等。这类肿瘤绝大多数是间叶细胞或神经外胚层细胞分化的。梭形细胞肿瘤的鉴别诊断包括：平滑肌分化（平滑肌瘤或平滑肌肉瘤），典型的免疫组化标记物有结蛋白、钙调素结合蛋白和SMA；神经鞘来源（神经鞘瘤、神经纤维瘤和恶性外周神经鞘瘤），可不同程度显示S100阳性；还有近年来为人们所认识的胃肠道间质瘤（GIST），常有CD117表达。

肿瘤与反应性增生

许多反应性增生所产生的肿块与临床上许多肿瘤有着相似的特征。因而，对于外科病理学家来说，在显微镜下鉴别微小或早期肿瘤与反应性增生病变具有一定的挑战性。随着我们对肿瘤的细胞和分子机制的深入研究，我们能够鉴别肿瘤发生的早期异常，而在这个过程中，**免疫组化技术**发挥了重要作用。这些异常可能是某个正常组织中的细胞构成发生变化，也可以是细胞蛋白表达异常，而这些蛋白在正常组织中通常不表达。

淋巴瘤的发生就是组织结构和细胞形态发生肿瘤性变的一个经典例子。淋巴瘤的正常滤泡结构被破坏或消失，B或T淋巴细胞定位于滤泡内外的不同区域，有些抗原如CD21在滤泡生发中心的树突状细胞中呈阳性表达，可以通过观测滤泡树突状细胞的分布、多少、是否有侵袭和破坏来区别肿瘤和反应性增生。反应性增生（图23.4）常由局部或全身感染以及免疫反应引起，表现为B或T细胞以及其他细胞（如组织细胞）比例上的改变，而免疫组化可以显示淋巴结的结构。淋巴瘤是克隆性增殖，非霍奇金淋巴瘤就是典型的单克隆性增生，肿瘤成分单一，只有T或B淋巴细胞。然而，反应性增生多是由B和T淋巴细胞混杂而成的，在受到不同刺激时，反应性增生的细胞成分可多少不一。

另一个组织结构和细胞形态发生肿瘤性变的例子是鉴别前列腺肿瘤性增生，因为年龄相关性前列腺肥大（非肿瘤性增生）很常见，在形态学上同前者差异很小。前列腺上皮肿瘤性病变包括前列腺高级别上皮内瘤变和前列腺癌的绝大多数病例都会表达α甲基消旋酶辅酶A（又称P504S、"消旋酶"或AMACR），而在正常上皮或良性增生组织中表达缺失（Zhou et al 2004）。类似地，细胞核着色的p63和胞浆着色的细胞角蛋白（高分子量角蛋白CK903）可以与非肿瘤性上皮的基底细胞抗原结合，以证实是正常还是增生性上

表23.1 儿童"小圆细胞肿瘤"：鉴别诊断中抗体的应用及阳性表达情况

肿瘤名称	CD99	淋巴细胞标记物（如CD45RB）	角蛋白	结蛋白	肌、神经源性标记（如CD56,突触素）	肌细胞生成素	WT1
Ewing肉瘤/ PNET	+	−	偶有 +	偶有 +	+	−	−
神经母细胞瘤	−	−	−	−	+	−	−
促结缔组织增生小圆细胞瘤	+	−	+	+	+	−	+
肾母细胞瘤（Wilm瘤）	−	−	+	（胚芽）+	−	−	+
横纹肌肉瘤	偶有	−	−	+	+	+	−
淋巴瘤	+	+	−	−	−	−	−

References: Chang 2006; Ghosh et al 2005.

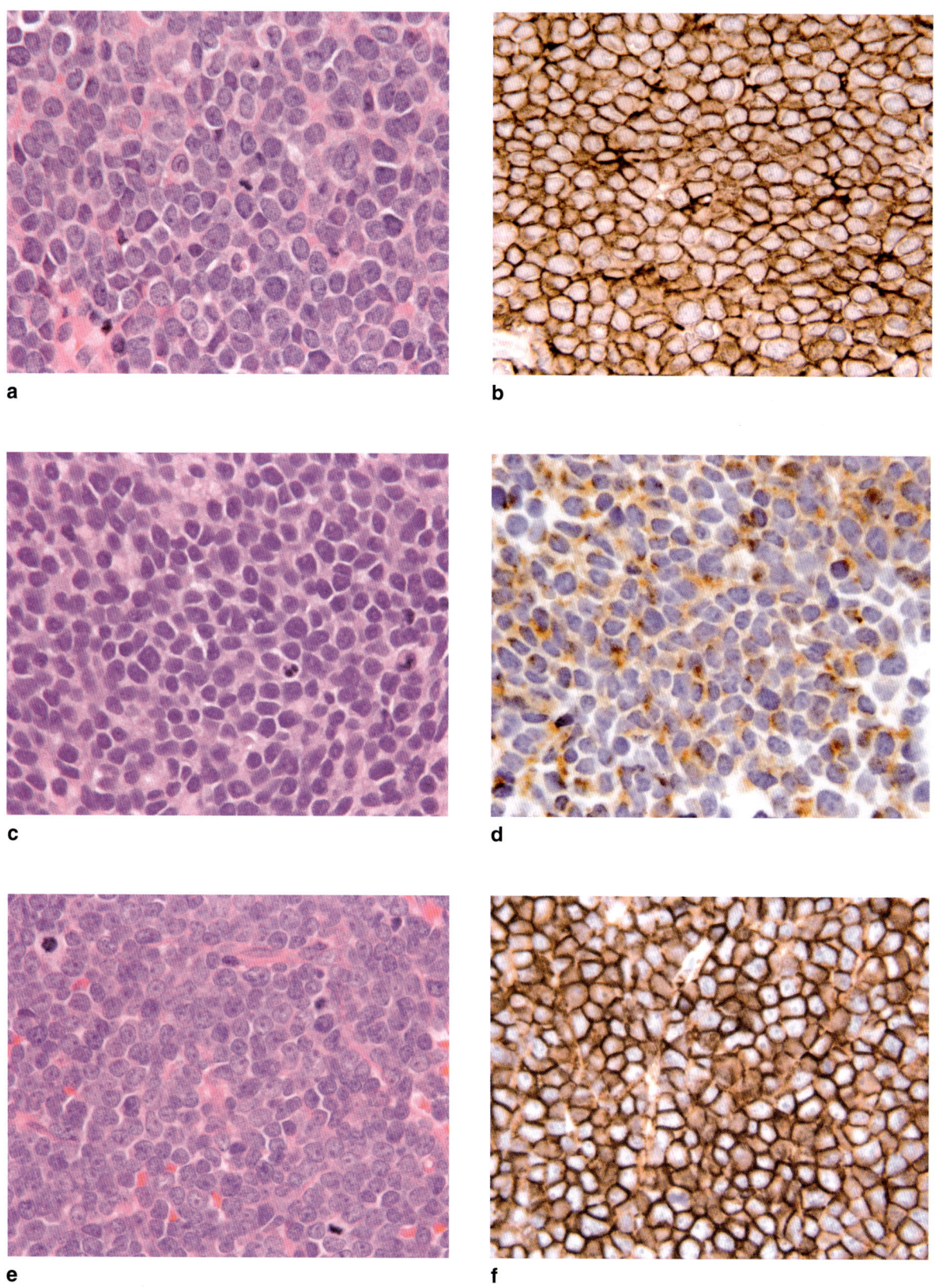

图23.2 各种儿童"小圆细胞肿瘤"的抗原表达的比较。Ewing肉瘤的HE染色（a）及其CD99染色（b）。神经母细胞瘤HE染色（c）及其突触素染色显示神经元分化（d）。淋巴母细胞淋巴瘤HE染色（e）及其B淋巴细胞标记物CD79a染色（f）。

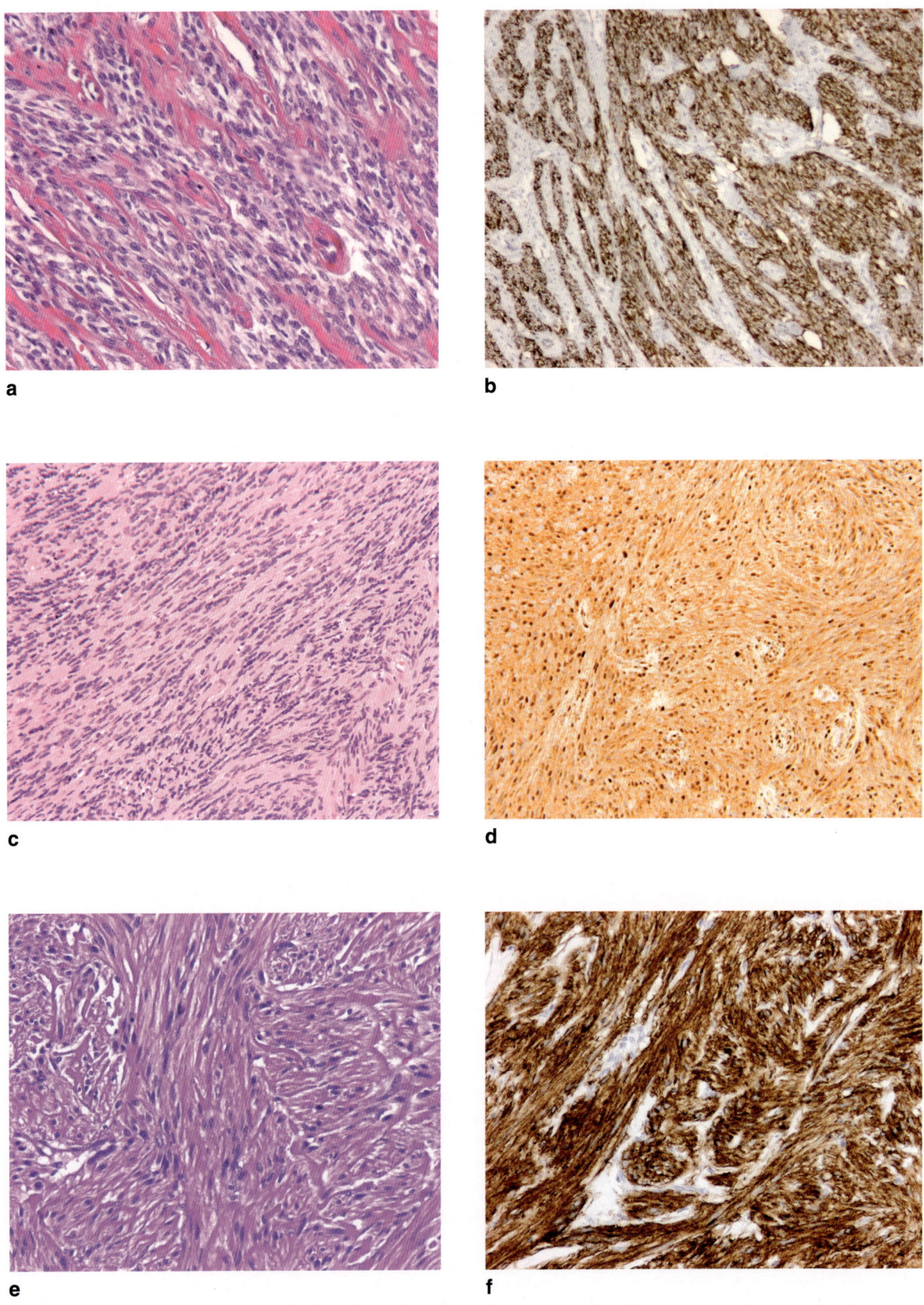

图23.3 不同类型的梭形细胞肿瘤的抗原表达的比较。平滑肌肉瘤HE染色（a）及其结蛋白染色（b）。神经鞘瘤HE染色（c）及其S-100染色（d）。胃肠间质瘤的HE染色（e）及其CD117染色（f）。

皮（Signoretti et al 2000; Oliai et al 2002）。含有这三种抗原的相应的复合"鸡尾酒"抗体可以提高前列腺癌诊断的特异性（图23.5）。

脑肿瘤也为肿瘤早期阶段蛋白的异常表达提供了一个很好的例子。很多病理医生都认为，原发于脑组织的低级别星形细胞瘤和神经胶质细胞增生很难鉴别。脑肿瘤分子学研究显示，星形细胞瘤早期常有 *p53* 基因的突变（Ohgaki & Kleihues 2005）（详见下文对p53的讨论），因此，p53细胞核阳性表达可以作为星形细胞瘤的佐证（Yaziji et al 1996）（图23.6）。

特定肿瘤的免疫组化染色

有些肿瘤可以用特定的肿瘤标记物来标记，就像前列腺特异性抗原（PSA）表达于前列腺源性肿瘤，甲状腺球蛋白（TG）表达于甲状腺源性肿瘤，GCDFP-15表达于乳腺癌中等。但是多数肿瘤都没有特异的标记物，需要做抗体组合才能诊断。合理的抗体组合中单个抗体可以精确地定位出一个不能分类的肿瘤的原发部位。例如，TTF-1这个抗体可以在肺和甲状腺肿瘤中表达，TTF-1可以用于鉴别是否是肺来

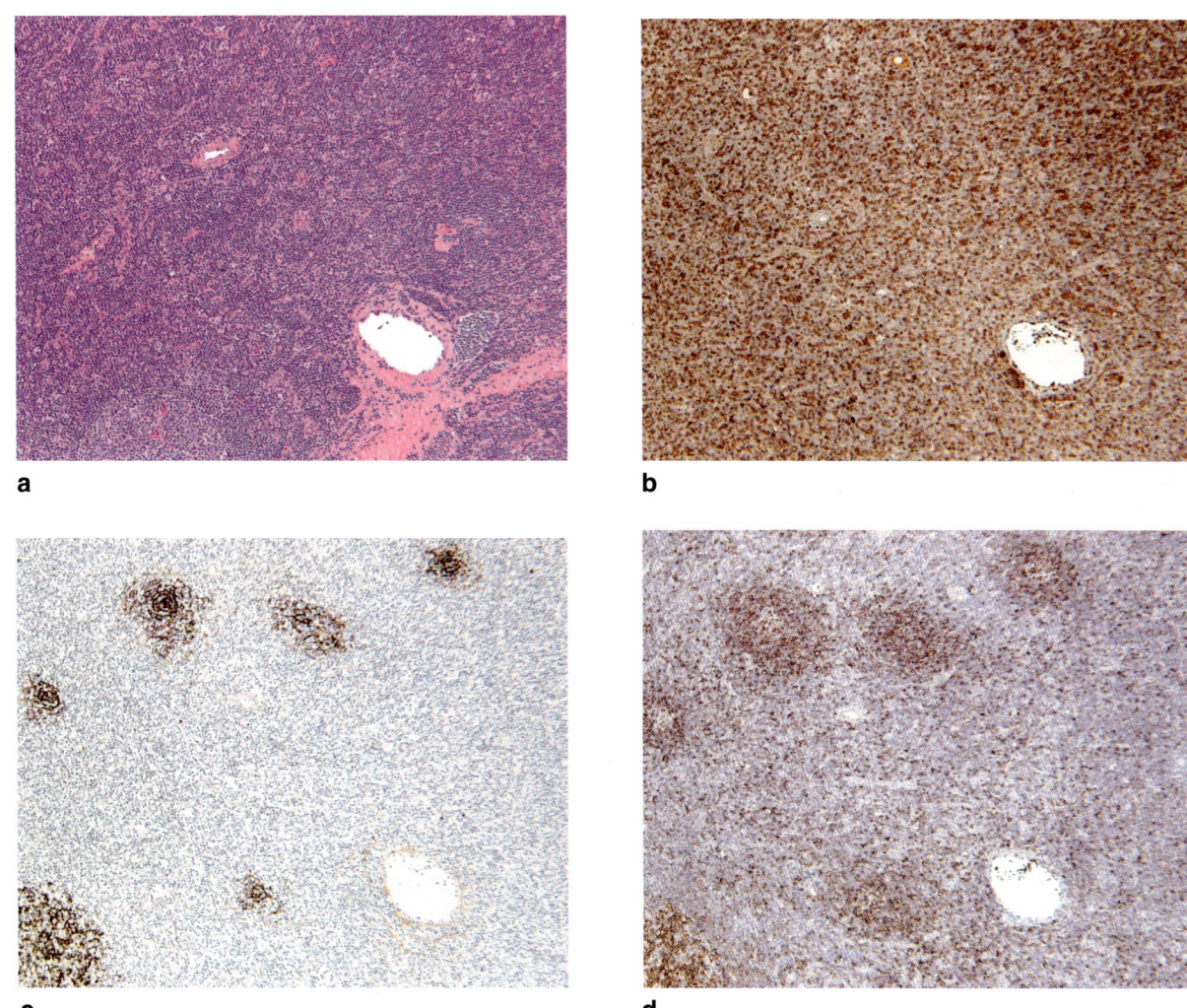

图23.4 淋巴组织增生性病变和结内淋巴瘤在正常淋巴细胞比例及正常淋巴结组织结构改变上的比较。显微照片（a~d）是用一个淋巴结蜡块连续切片后在显微镜下拍摄的相同视野。淋巴细胞极度增生，HE染色显示淋巴结结构模糊（a），而**免疫组化**显示CD3表达的T淋巴细胞（b）和CD20表达的B淋巴细胞（c）混杂；CD20（c）和CD21（一种位于生发中心的滤泡树突状细胞标记物）（d）能够显示淋巴滤泡结构的存在。在淋巴瘤中（e），淋巴结正常结构可能被破坏而消失；在这个病例中，可见有CD79a阳性的B淋巴细胞弥漫性表达（f）和少量残留表达CD3的T淋巴细胞（g）。

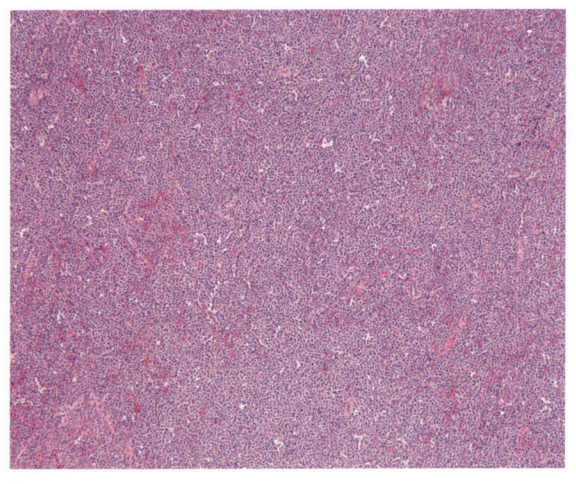

e

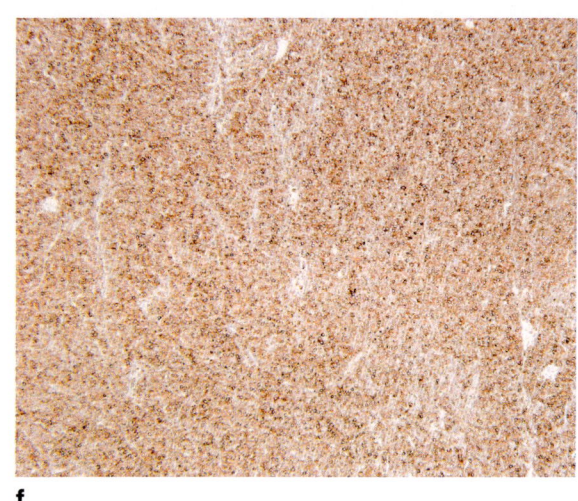

f

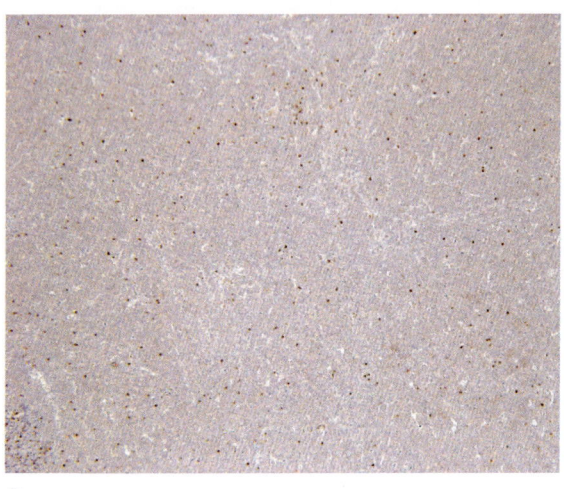

g

图23.4（续）

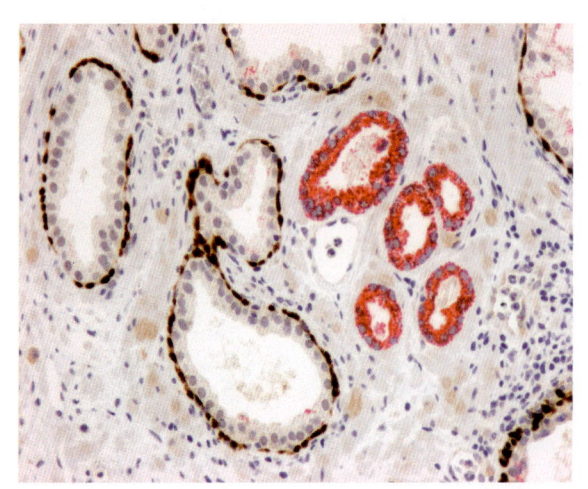

图23.5　前列腺正常腺体和肿瘤性腺体的形态学比较。用一种由三种抗体组合而成的鸡尾酒式免疫组化双染来鉴别，p63在前列腺非肿瘤性腺体的基底细胞核中表达（显棕色），高分子角蛋白在前列腺非肿瘤性腺体的基底细胞胞浆中表达（显棕色），P504S在肿瘤性腺体中表达（显红色）。P504S可以识别α甲基消旋酶辅酶A（AMACR），这种酶在肿瘤性前列腺上皮中大量存在，而前列腺癌性腺体基底细胞层缺失。

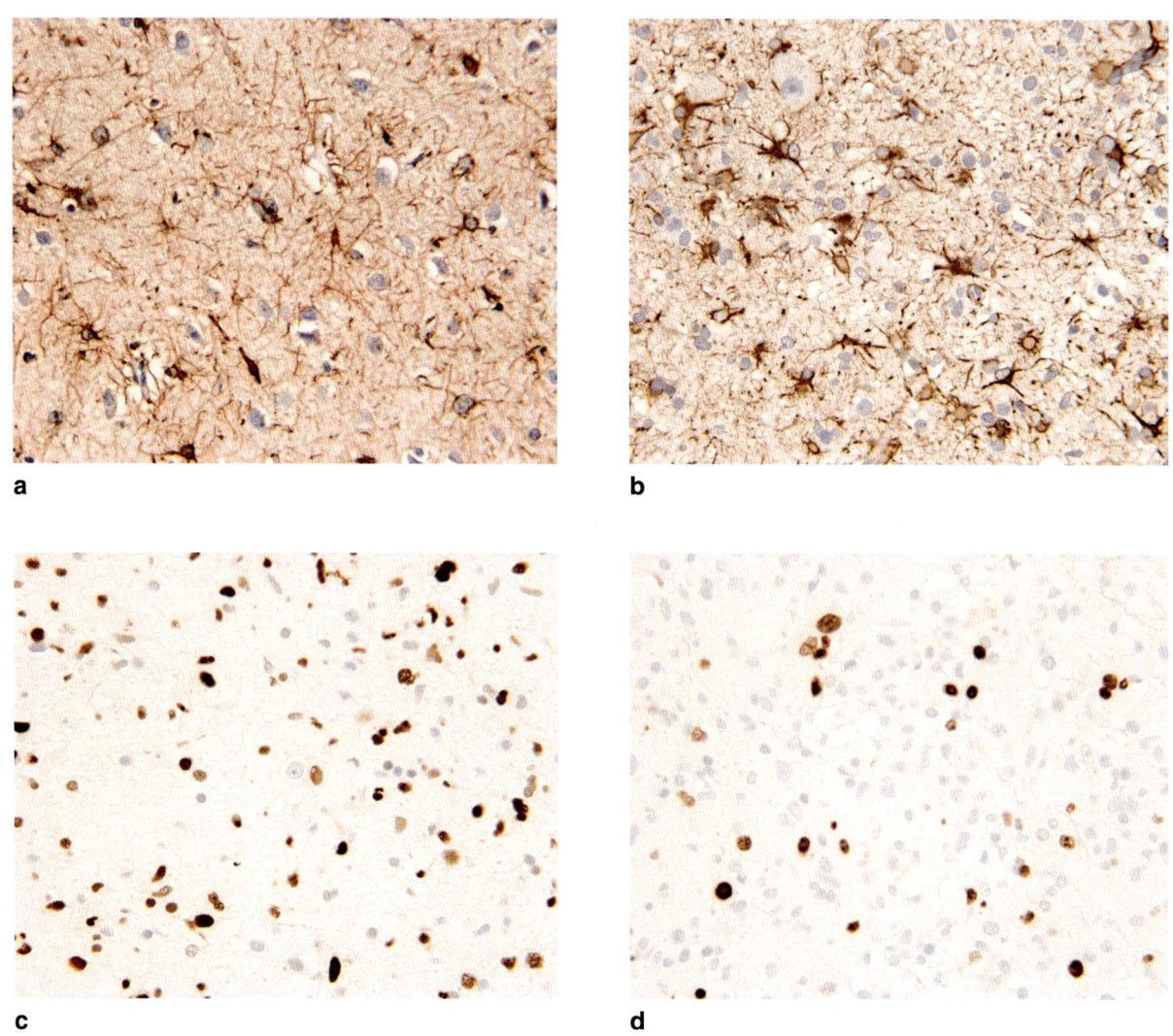

图23.6 脑组织中胶质细胞反应性增生和低级别星形细胞瘤的比较。就像这例多发性硬化症的胶质细胞反应性增生（a），用免疫组化GFAP染色可以很好地标记星形胶质细胞。在低级别星形细胞瘤中GFAP也可以阳性表达（b），不过星形细胞瘤会经常出现p53细胞核过表达（c）。增殖的细胞中有明显的Ki-67细胞核表达（d）。而在胶质细胞反应性增生的病例中，p53和Ki-67都不表达。

源的小细胞癌（图23.7），后者在发现时可有广泛转移，肿瘤细胞在镜下的特征是胞浆少或无胞浆，通过这些特异性的抗体可判定其原发病灶，对疾病的治疗和预后的判断可起关键性的作用。

特殊肿瘤的不同免疫表型

如前所述，很多肿瘤可以根据其免疫表型而确诊。基于生物学的预测来看，某些抗原在一些病例中其表达谱可能会很令人意外。典型的例子就是最初发现的肾细胞癌，其肿瘤细胞表达上皮角蛋白（上皮性标记物）、CD10（一种淋巴细胞标记物）和波形蛋白（一种中间丝蛋白，常表达于非上皮组织）（图23.8），这种经验性观察在日常诊断中可能会很有用。病理工作者在肿瘤鉴别时，如果遇到一个"意外"或很罕见的免疫组化染色，可以使用互联网资源，登录"ImmuoQuery"（http://www.ipox.org）网站，会对你很有帮助。在"ImmuoQuery"的界面上，如果你提供三个免疫组化染色结果，它便会提供给你一个很接近的可能诊断，并有统计数据和参考文献。

免疫组化染色在疾病预后和治疗反应预测中的作用

免疫组化技术证实的肿瘤的一些生物学行为或突变的蛋白质与其预后具有相关性（Porterjordann & Lippman 1994）。其中有的机制有一个较为简单的基础。例如，细胞增殖率可以反映肿瘤的倍增。其他大部分作用机制还不是很清楚，但可能与肿瘤的分化或促进肿瘤间变有关。

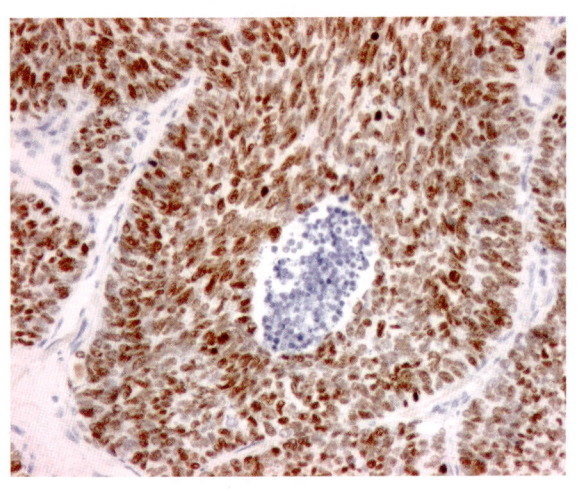

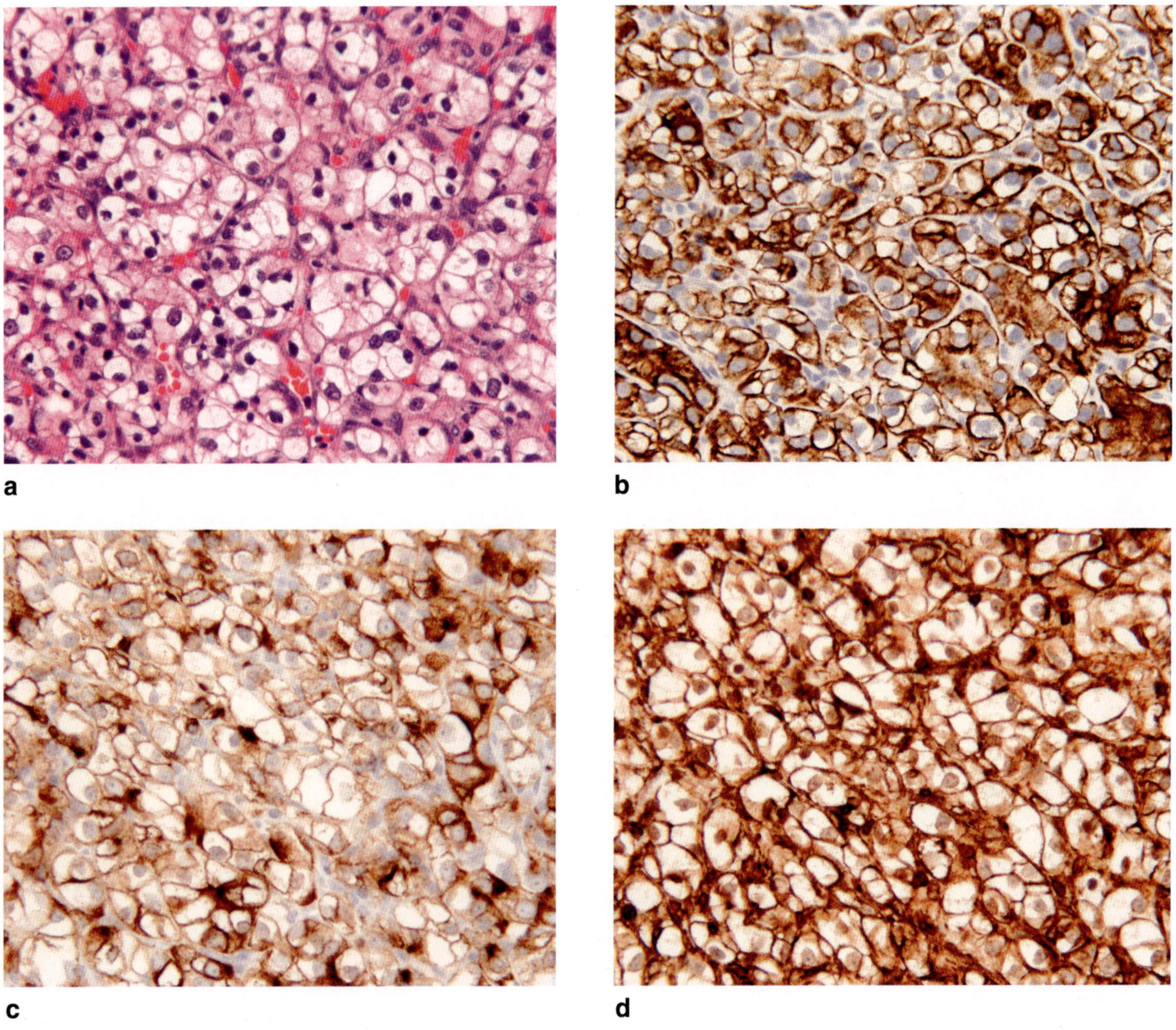

图23.7 在肺来源的小细胞癌，甲状腺转录因子Ⅰ（TTF-Ⅰ）抗体显示核免疫活性。

图23.8 肾透明细胞癌（a）显示高分子质量细胞角蛋白免疫组化染色（b）、CD10免疫组化染色（c）和波形蛋白免疫组化染色（d）。

细胞增殖标志物

核分裂象评估是组织学分级的最重要的指标之一。它是肿瘤细胞增殖的客观测量方法，如处于有丝分裂期的细胞的百分率。Ki-67标记指数是很有用的肿瘤预后指标。MIB-1这个抗体可用在石蜡切片中，用于评估Ki-67标记指数，故通过检测Ki-67可以提供肿瘤预后判断。

淋巴结微小转移灶的检测

对于大多数肿瘤病人来说，有无局部淋巴结转移是最重要的预后指标之一。在日常的淋巴结切片的组织学检查中，微小转移灶通常很难检测到。研究表明，用免疫组化染色检测淋巴结微小转移灶的阳性率明显高于光学显微镜下HE染色的。"前哨淋巴结"的免疫组化检测特别适用于乳腺癌和恶性黑色素瘤病例。目前，微小转移灶判断的临床和预后意义仍处于研究阶段（Ross et al 2003; Klevesath et al 2005）。

癌基因和生长因子

癌基因是正常细胞基因通过突变或扩增转变而来的，它可导致细胞生长调控机制的紊乱。某些抗体可以表达部分癌基因产物，如 HER2/neu、bcl-2和表皮生长因子（EGFR）。HER2/c-erbB-2是I型酪氨酸激酶家族成员之一。HER2蛋白是一种在不同正常上皮细胞中表达的跨膜生长因子受体，在一些肿瘤中可以过表达，尤其是在人类乳腺癌中，这同基因扩增有关。尽管基因扩增意味着乳腺癌预后很差，但是人源化抗HER-2/neu单克隆抗体曲妥单抗（Herceptin™）的研究已经证实，该药对HER2蛋白过表达的肿瘤细胞株有潜在抑制作用。它可能是通过降低阈值使更多细胞暴露在药物下发生凋亡，从而增加实验性肿瘤的化疗敏感性。一个多中心的大型试验报告客观地反映了一组HER2过表达的肿瘤病人药物试验的结果，他们优先接受了曲妥单抗和其他化疗药物的联合化疗（Cobleigh et al 1999），结果显示药物治愈率显著提高了（Slamom et al 2001）。但是要求用免疫组化染色确定HER2蛋白过表达或用免疫荧光FISH证实*HER2*基因扩增的病人才适用于这个治疗。通常用的免疫组化方法是一种由几个标准化试剂组合成的检测试剂盒（如美国DAKO生产的HercepTest™试剂盒），以半定量系统评估细胞膜染色强度（图23.9）。如果免疫组化染色结果模棱两可，可以进一步用FISH检测HER2/neu基因是否扩增（Dolan & Snover 2005）。

表皮生长因子受体（EGFR）在结构上和HER2/neu相似，免疫组化检测发现它可存在于许多不同组织中，尤其是上皮组织及其分化的肿瘤，在肿瘤进展中起重要作用（Mellon et al 1996）。某些肿瘤，特别是结肠癌（图23.10），可以出现EGFR的过表达，EGFR过表达的患者可以通过免疫组化检测筛选出，他们适合使用专门针对EGFR的单克隆抗体药物西妥昔单抗（Erbitux）进行治疗。与对HercepTest™的判断有所不同，对EGFR的染色结果是进行定性评估，染色结果只需报告为阳性或阴性即可。

*p53*是一种位于17号染色体短臂上的肿瘤抑制基因，*p53*突变是人类实体性肿瘤最常见的分子异常改变，在乳腺癌病例中检出率很高（Elledge & Allred 1994; Ozbun & Butel 1995）。*p53*的功能是细胞特异性的，能调节细胞的生长分化，其作用与它的特殊转录激活功能的稳定性有关。p53基因可分为野生型*p53*和突变型*p53*。野生型*p53*基因是一种细胞生长的负调控因子，在细胞分裂前可使DNA修复，若不能修复，则诱发细胞凋亡。故p53被视为基因组的监控器。突变型p53被认为会在野生型p53周围形成结合稳定且无效的二聚体结构，从而使生长失去调控作用（Ozbun & Butel 1995）。EeLe等在1993年发表的文章中指出，突变型p53与很多生物学侵袭性更高的肿瘤类型和预后差的乳腺癌病例有关。因为p53基因可能有很多不同的突变位点，在日常实际工作中，利用抗体检测组织中特殊类型的突变蛋白是不太可能的。野生型p53抗体的出现解决了这一问题。野生型p53抗体也可用来检测突变的p53，因为突变型p53在细胞内的半衰期明显大于野生型p53，所以这个抗体经适当稀释，可以有选择地标记出组织内蓄积的、结构更稳定的突变型p53基因。

治疗反应预测

乳腺癌、前列腺癌、子宫体癌和卵巢癌等一些肿瘤常常是激素依赖性肿瘤，人们正是利用这种特性，通过某种药物抑制或阻止体内特定激素的生成而抑制肿瘤细胞生成，以达到治疗肿瘤的目的。类固醇激素受体属于"超家族"蛋白中的一种，这类激素可以调控其他细胞基因的转录（Parker 1991）。一些类固醇激素受体如雌激素和孕激素受体位于细胞核上。

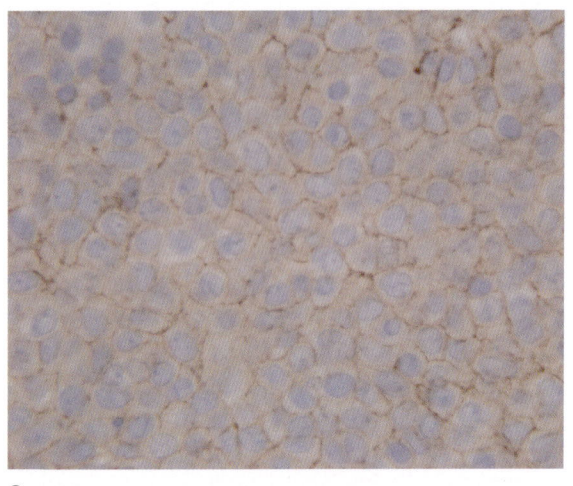
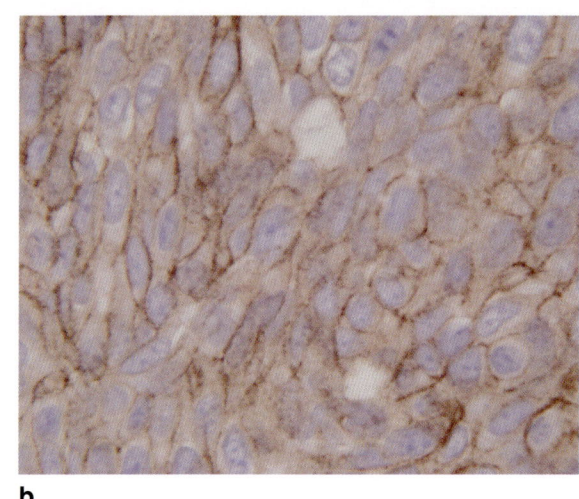
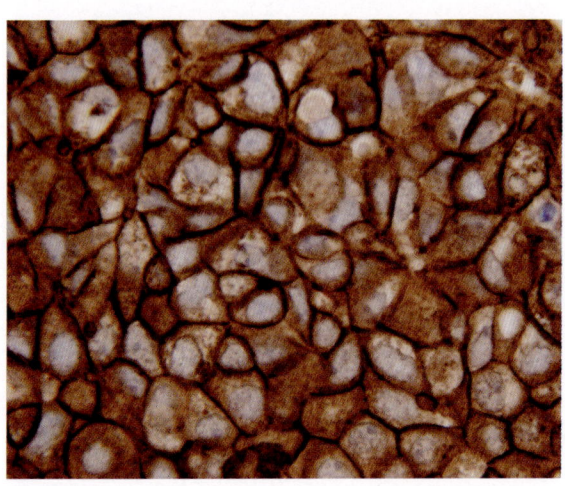

图23.9 使用Hercep Test™染色试剂盒及评分标准，HER-2蛋白过表达的乳腺癌组织，细胞膜不同强度阳性举例。(a) 1+强度染色结果；(b) 2+强度染色结果；(c) 3+强度染色结果。

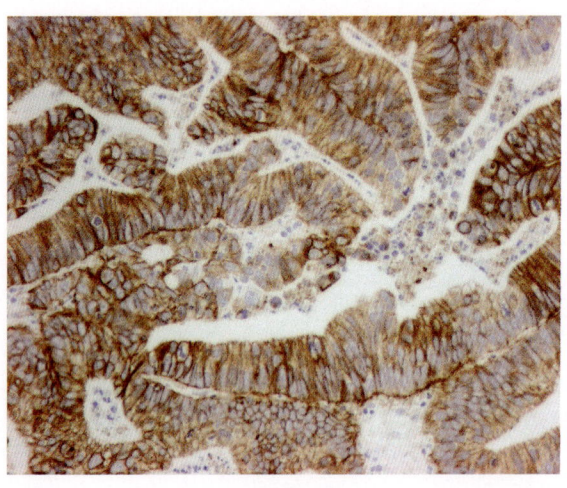

图23.10 结肠癌组织切片EGFR染色，细胞膜呈阳性，可用于识别适用西妥昔单抗药物疗法的病患人群。

其他一些基因可通过类固醇受体调控细胞的生长。现在普遍认为，雌激素受体是影响乳腺癌生物学行为和治疗反应最相关的因素。大约有30%的乳腺癌随机病例对卵巢切除（或药物去势治疗）或三苯氧胺激素替代治疗有效。雌激素（ER）和孕激素（PR）的免疫组化检测已经替代了早期的配体结合检测和酶免疫化学分析。免疫组化检测只需很少的组织，可用于像细针穿刺活检那样小标本中，因而易质控并可减少抽样误差。很多病理实验室在日常工作中已常规开展这项技术，用于评估乳腺癌发展过程中雌孕激素受体的状态。大多数固定后的组织细胞内存在的受体经抗原热修复都可以被检测出来。必须强调的是，为了保证快速、彻底的组织固定，手术切除标本需立即切开固定。由于免疫组化检测有潜在假阴性，在乳腺癌组织进行激素受体免疫组化检测时，要设立对照。对照组织要包含强阳性和弱阳性对照，这样才可以验证抗体的灵敏性。理想情况是测试组织中要含有正常的乳腺小叶和导管，它们会出现不同比例的阳性反应，可以作为组织内对照。内部设立对照可以避免组织固定不佳造成的影响。

免疫组化技术在感染性疾病中的应用

免疫组化技术还可以识别组织切片中的病原体而可用于感染性疾病的诊断（图23.11）。事实上，有时候当我们想知道组织切片中是否有某种病原体存在时，**免疫组化技术**比病原体培养更有优势，因为病原体培养常需较长的时间和特定的生长条件。可检测的细菌包括：幽门螺旋杆菌、梅毒螺旋体、结核分枝杆菌；真菌如夹膜组织胞浆菌和球孢子菌等；病毒如单纯疱疹病毒、巨细胞病毒、乙肝病毒、丙肝病毒等；寄生虫如弓形虫和卡氏肺孢子虫等。此外，免疫组化结果通常都比传统的生物学染色更容易判读。笔者曾经遇到一例在免疫组化下明确检出结核分枝杆菌的组织，而相同的组织切片常规抗酸菌染色呈阴性。而且与细菌培养相比，免疫组化出结果更快。Hove等人在1998年发表的文章中指出，在组织中检测结核杆菌时，免疫组化方法比抗酸染色更敏感是因为：抗体可以识别抗酸菌残片，而抗酸染色要求菌体必须是完整的。免疫组化技术的另一个优点是：可在组织切片或细胞涂片上检测病毒（如巨细胞病毒和单纯性疱疹病毒），这样病理医生就可以在病毒感染导致的可识别的细胞形态病理改变出现之前或病毒培养结果出来之前鉴别出病毒体。

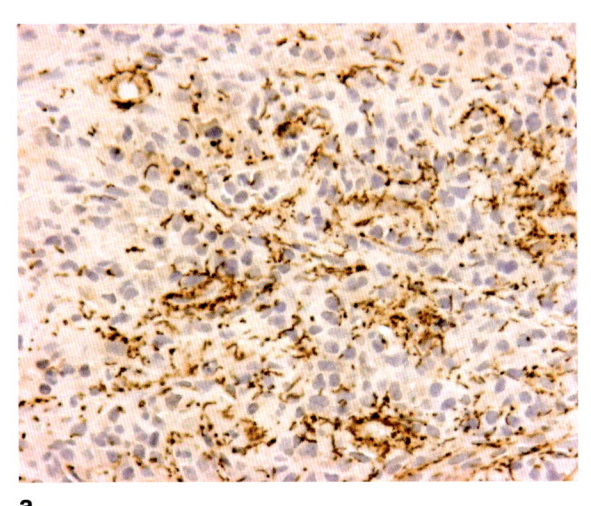

a

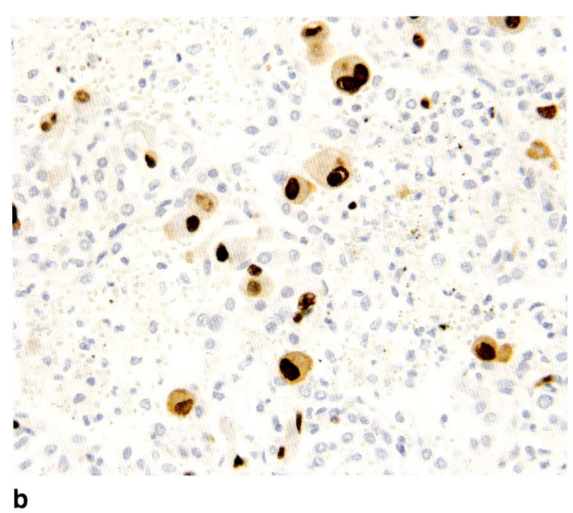

b

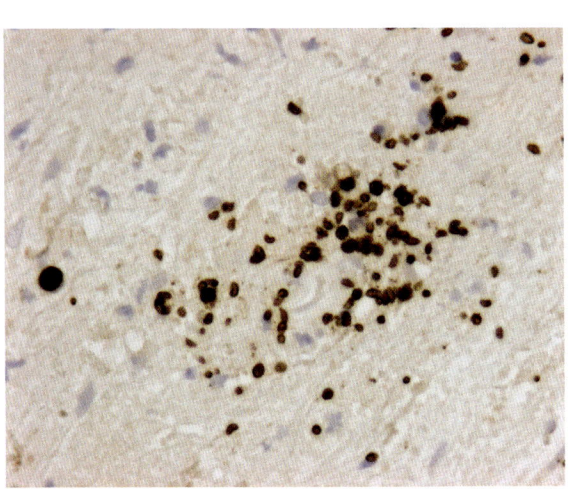

c

图23.11 病原体免疫组化染色。（a）皮肤感染的螺旋体。（b）胎儿肺中的巨细胞病毒（注意在病毒感染的细胞增大的核中显色）。（C）脑脓肿中的弓形虫速殖子。

免疫组化的另一个重要优点是：它可以在细胞涂片中快速检测微生物，如分泌物、痰液及细针穿刺术的标本。在特定情况下，这会很有帮助，如在免疫低下的病人痰中检测肺孢子虫，可以对这种疾病做出快速、准确的诊断，从而使病人能得到及时的治疗。

免疫组化在非肿瘤性脑组织疾病中的应用

神经变性疾病

神经变性疾病是一类原因不明以功能障碍和特殊死亡为特征的疾病，疾病选择性侵害某个特定神经细胞或神经元。绝大多数情况下，没有可用于临床诊断的实验方法，这种变性疾病是靠活检或尸检（多数）取得脑组织在显微镜下检查才最后确诊的。免疫组化在诊断特异性上比组织染色法会更特异。它在神经系统变性疾病分型和病变诊断标准制定中发挥着越来越重要的作用。下面简单地讨论在一些常见的神经变性疾病评估中免疫组化技术的作用。

Alzheimer病

Alzheimer病是一种常见的广泛发生的神经变性疾病。高龄是Alzheimer病发生的最大危险因素。随着人类寿命的延长，它的发病率已呈逐步增长趋势。Alzheimer病的主要神经病理学特征是神经原纤维缠结和老年斑（图23.12）。

神经原纤维缠结是神经元细胞浆中出现的神经微丝结构，它的主要成分是非正常磷酸化的神经tau蛋白，后者是一种微管相关蛋白，其功能是稳定神经元的细胞骨架（Binder et al 1985; Lang & Otvos 1992）。很多抗体可用于识别tau抗原。泛素也是神经原纤维缠结常含有的成分（Mori et al 1987; Perry et al 1987; Love et al 1988; Manetto et al 1988; Banche ret al 1989），它是一种低分子质量蛋白质，可以标识通过非溶酶体途径降解的神经元中受损蛋白质。

典型的老年斑由两部分组成：一是神经元轴突因发育不良畸形而产生的周围冠（其中含有聚集的tau蛋白）；二是细胞外β-淀粉样物质组成的核心或Aβ。β-淀粉样物质是一个由40～43个氨基酸组成的多肽，是由一种更大的正常的前体分子β-淀粉样物质原蛋白（β-APP）产生的（详见下文，β-APP

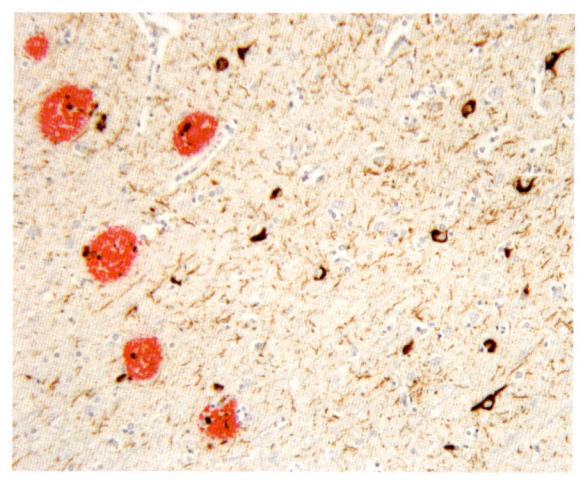

图23.12 Alzheimer病的大脑皮层切片。使用两个单克隆抗体同时染色证实，神经元纤维缠结的神经细胞内富含磷酸化的tau蛋白（棕色），老年斑含有富于tau的神经轴突（棕色）和细胞间质β-淀粉样物质（红色）。

免疫组化可作为急性脑损伤反应的标志）。β-APP基因中的突变，β-APP病理性裂解出来的β-淀粉样物质，β-淀粉样物质清除的减少，或这些致病因子的合并，都可导致β-淀粉样物质在脑实质或脑血管周围蓄积。这些蓄积的淀粉样物质用β-淀粉样物质抗体免疫组化检测可以很容易并很特异地显示出来。如果老年患者脑血管壁β-淀粉样物质沉积过多，易发生自发性脑出血。

有文献表明，神经原纤维缠结和老年斑也可以出现于个别非Alzheimer病的病人脑组织中，与Alzheimer病比，其β-淀粉样物质沉积密度更小、更局限。因"正常衰老"而出现神经原纤维缠结和老年斑的脑组织与Alzheimer病的脑组织的主要差异是量的不同（Tomlinson et al 1968, 1970; Mirre et al 1991, 1993；国家老年研究所和Regam研究所的研究小组评估了Alzheimer病的神经病理诊断标准，1997）。用免疫组化技术对这些"缠结"和"斑块"易进行定量，但常常要结合计算机辅助的图像处理系统来分析。

Lewy小体病

有一组变性疾病与"Lewy小体"沉积有关，这种小体只有在显微镜下才能看到。这类变性疾病最多见的是原发性（Lewy小体）Parkinson病。原发性Parkinson病的特点是选择性黑质中神经色素脱失。黑质位于脑干，是色素神经元聚集的部位。黑质中很多存活的神经元可以含有一个或多个Lewy小体，后者位于胞质内，呈圆形，中心嗜酸性着色，边缘染色浅，其内含有大量的α-synuclein（Spillantini et al 1997; Baba et al 1998; Gemez-Tirtisa et al 2000），这种物质是正常脑组织中与突触功能有关的蛋白质。一些罕见的家族性Parkinson病病例，通过对α-synuclein基因突变引发了Parkinson病结构损伤中α-synuclein的研究，尤其是针对"Lewy小体"的研究证实，α-Synuclein抗体可以作为特异的、敏感的标志物用于脑组织中Parkinson病的检测。

Alzheimer病和原发性Parkinson病的临床表现和神经病理学特征经常是共存的（Ditta & Mirra1987; Mckeith et al 1996; Braon et al 1998），因此原发性Parkinson病的神经病理变化曾经一度被认为是Alzheimer病中"Lewy小体"的变型（Hanse et al 1990）。原发性Parkinson病的脑组织中会出现类似Alzheimer病的老年斑分布情况，但大脑皮层中的神经原纤维缠结通常较少出现，或者根本就没有（Hansen et al 1993）。原发性Parkinson病由于脑黑质中色素神经元脱失，大体标本呈灰白色，在黑质存活的神经元及大脑皮层，许多神经元中会出现"Lewy小体"。

与脑干中的"Lewy小体"相比，皮层中边缘颜色浅的特征经常不明显，因此在常规HE染色切片中很难辨认。在变异的Alzheimer病病例中，在大脑皮层灰质中一些部位偶有Lewy轴突出现——一种非正常性神经元突起，也是这种疾病突出性特征。α-Synuclein抗体有助于识别皮层内的"Lewy小体"和"Lewy轴突"（Irizqrry et al 1998）（图23.13）从而有助于诊断。

额颞叶变性

额颞叶变性是一组疾病的总称，其共同特征是语言障碍和性格诡异（Mckhann et al 2001）。它们可以有不同类型的病理变化，但是大多数都会有额叶和颞叶的选择性神经元缺失和萎缩，以及大脑皮层中神经元气球样变性。这类疾病大多属于tau蛋白引起的疾病，又称为"tauopathies"，是由于原发性的tau蛋白病变或17号染色体上的tau基因突变导致的疾病（Spillantini et al 1998）。免疫组化技术在这些疾病的

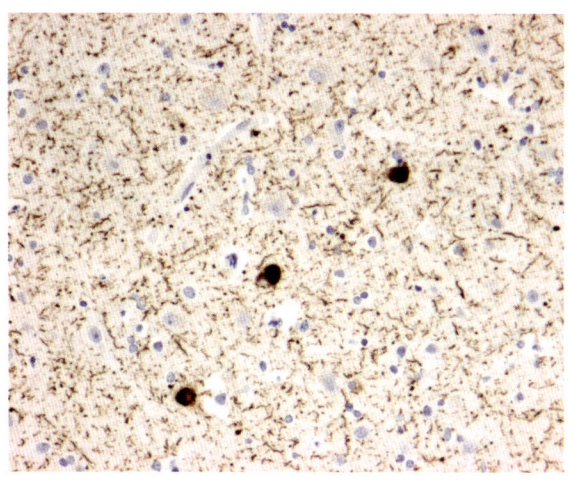

图23.13 "Lewy小体"变型的Alzheimer病病例的大脑皮层组织切片。人α-Synuclein单克隆抗体显色显示皮层神经元中的Lewy小体（较大、圆形）以及神经元的纤细的绒样突起构成的密集神经纤维网，称为"Lewy轴突"。

识别和鉴别中发挥了重要作用。

Huntington病

Huntington病是一种罕见的常染色体显性遗传性病。Huntington病的基因异常是4号染色体上*huntingtin*基因的DNA中出现一个C-A-G"三重复序列"的扩充，可以导致过多的谷氨酰胺（一种氨基酸）残余物结合到huntingtin蛋白中（Lamdle & Batas 2004）。Huntingtin蛋白在神经元中的异常蓄积可以通过免疫组化应用泛素的抗体、聚集huntingtin蛋白的抗体或扩张的多聚谷氨酸抗体来检测。

研究性应用

目前对多数神经变性疾病的病因的研究指向辨别可导致螺旋样纤维的形成、β-淀粉样物质沉积和α-synuclein在细胞质中蓄积等。因此，导致神经变性疾病的异常蛋白质的定位和定量研究显得格外重要。在人脑组织和神经变性疾病的动物模型实验中，免疫组化已将抗tau、β-淀粉样物质、α-synuclein、泛素、huntingtin和多聚谷氨酸等异常蛋白的抗体的定性或定量研究作为常规的检测工具。

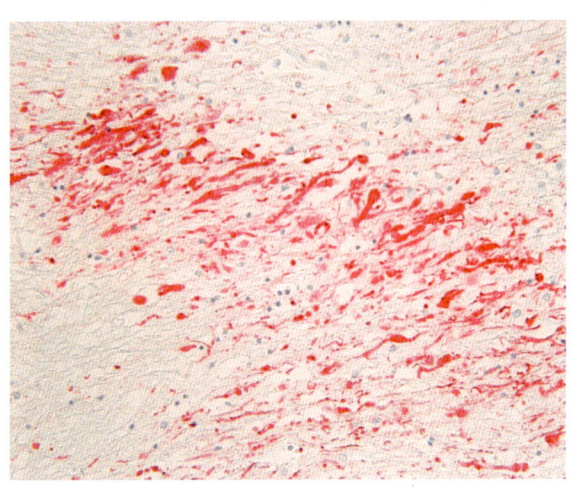

图23.14 大脑白质切片。β-淀粉样物质前体蛋白免疫组化染色证实，在肿胀的受损轴突中β-APP过表达，在受损轴突集中区域形成静脉曲张样图像。

脑创伤

脑白质中轴突的弥漫性损伤已经成为脑外伤一个重要后果，这可能是持续性植物人状态病人的最常见的神经病理基础。在过去的几年里，β-淀粉样物质前体蛋白的免疫组化检测已被确定为头部外伤2～3小时后轴突损伤的检测方法（Sherriff et al 1994）（图23.14）。在法医学鉴定上，轴突损伤的免疫组化检测可有助于确定受伤时间（最低生存时间），但在染色结果的解释上需谨慎，因为有些非外伤性因素如脑组织局部缺血也可以导致β-淀粉样物质前体蛋白过表达（Reichard et al 2003a, 2003b）。

免疫组化在肌肉病变中的应用

肌营养不良的共同特征

临床上肌营养不良是一类由于肌组织本身的先天性缺陷导致的进行性骨骼肌功能减弱或丧失的疾病总称。这类疾病的遗传性因素、发病年龄、临床受累肌肉和预后不尽相同。肌营养不良的特异性诊断是很重要的，关系到对这种遗传性疾病的基因缺陷的推断及其对预后的精确预测。但是这类肌营养不良病例肌肉活检的组织形态学改变特征极其相似，包括肌肉"退行性变"和"再生性改变"。此外，临床上肌营养不良外的原发性肌肉功能紊乱（肌病），如炎性肌病和酶缺陷性肌病，也可以出现类似的进行性肌功能减退的临床特征，这些都给诊断带来了一定难度。近几年，在肌营养不良疾病的肌细胞中已经发现了几种异常的蛋白质。这些异常的蛋白质可定位于肌纤维膜（质膜）、细胞外基质、胞浆、细胞核以及肌纤维的其他位置（Vainzof & Zatz 2003）。骨骼肌活检标本对鉴别肌营养不良与非肌营养不良肌肉功能紊乱具有关键作用，应用特异性异常蛋白质（遗传缺陷导致的）进行免疫组化检测有助于确定是哪种蛋白质的异常导致的疾病。

抗肌萎缩蛋白病：Duchenne型肌营养不良和Becker型肌营养不良

最常见和严重的肌营养不良是Duchenne型肌营养不良，约占男性肌萎缩的70%（Hoffman 1996）。该病的典型表现是：患儿早期发病，最终将无法行走，大多数在20岁左右死于呼吸衰竭和感染。1988年，Hyser和Mendell发表的文献称，Duchenne型肌萎缩患者的病变超过90%会累及心肌。Becker型肌营养不良是一更少见的营养不良，患者几乎全部都是男性。其临床表现比Duchenne型肌萎缩要轻，患者通常在儿童后期或青春期开始发病，而且大部分患者的寿命可超过30岁或40岁（译者注：原文如此）（Hyser & Medell 1988）。

1987年，Koenig等发现了抗肌萎缩蛋白基因，在有关肌营养不良的生物学和遗传学的认识上取得了重大突破。抗肌萎缩蛋白基因定位于X染色体的短臂，其蛋白产物称为抗肌萎缩蛋白（Hoffman et al 1987）。现在人们认为，Duchenne型和Beck型肌营养不良都是抗肌萎缩蛋白基因突变的结果，并将这两种病并称为"抗肌萎缩蛋白病"。

抗肌萎缩蛋白基因分子量很大（有3百万DNA碱基），是目前鉴别出的人体中最大的基因（Anderson 2002），很易发生高倍数的突变（Sadoulet-Puccio et al 1996）。总的来说，抗肌萎缩蛋白基因的严重突变会导致Duchenne型肌营养不良，后者几乎没有抗肌萎缩蛋白，而较轻突变表现为临床症状稍轻的Becker型肌营养不良，抗肌萎缩蛋白的体积、数量或二者均有改变（Brown 1996; Sadoulet-Puccio et al 1996）。抗肌萎缩蛋白基因突变导致疾病的发病机制是在于抗肌萎缩蛋白或肌聚糖（见下文）的缺乏，导致肌纤维质膜的细胞骨架不稳定，造成肌纤维膜对压力诱导敏感，引起肌纤维坏死（Hoffman 1996）。

抗肌萎缩蛋白病可以通过多种途径检测，包括有DNA检测（如鉴定抗肌萎缩蛋白基因的缺失）、肌肉活检组织抗肌萎缩蛋白免疫印迹分析或免疫组化等。在免疫组化技术中，在Duchenne型肌营养不良组织中，肌膜上表现出显著的抗肌萎缩蛋白缺失（Hoffman 1996）。而在Becker型肌营养不良组织中，抗肌萎缩蛋白的免疫染色会显示较弱或小部分肌膜无显色（图23.15）。

在Becker型肌营养不良中，抗肌萎缩蛋白分子异常或缺失的部分经常是不同的（Comi et al 1994），所以针对抗肌萎缩蛋白分子的不同部分的相应抗体应该联合使用，以增加诊断的敏感性（Hoffman 1996）。由于这些疾病的诊断是基于肌膜的染色不足或缺失，因此在判读结果时应设立合理的组织对照，对照切片要与疑似病例的切片同时染色，以避免假阴性结果造成的错误判断。活检组织连续切片应加染膜收缩蛋白——一种膜蛋白，以排除可能伴有的非肌营养不良性炎性肌病和活检时人为因素等造成的肌膜非特异性损伤。

大多数抗肌萎缩蛋白抗体不能用于石蜡切片染色，肌肉组织标本必须是冰冻切片，这也许是因为这些抗体的相应的抗原决定簇不能耐受固定和石蜡处理。目前，应用肌肉冰冻切片做抗肌萎缩蛋白分析并不是难事，因为大多数行肌肉活检诊断肌营养不良或其他肌肉疾病的实验室都是使用冰冻切片做酶组织化学分析，这是他们复杂肌肉活检分析的一个常规部分。

我们发现，即使我们在进行切片当天就进行免疫染色，染色前切片风干也会使某些病例的抗原减少或丧失。解决的办法是，在做免疫组化检测前，将裱好的冰冻切片浸没到含10%马血清的磷酸盐缓冲盐溶液（pH值为7.4）中的技术（E. P. Hoffman, personal communication）会很好地保留了切片中的抗原而大大提高了免疫染色质量。马血清要冰冻保存，并且马血清缓冲液要现用现配，因为配置好的马血清缓冲液即使在冰箱的保鲜温度中保存也容易生长细菌，这样在切片上会沉淀细菌菌落而影响染色和阅片。

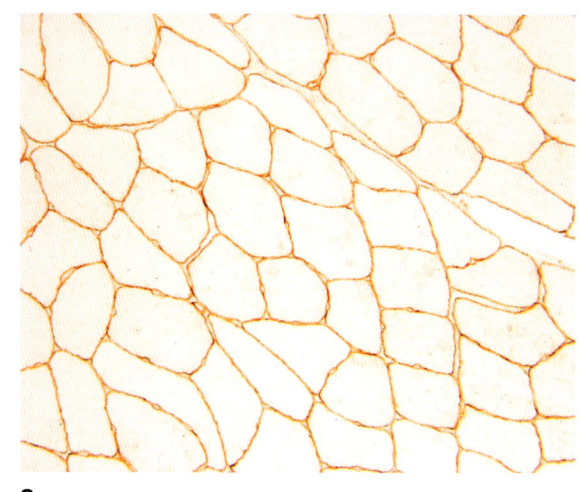

a

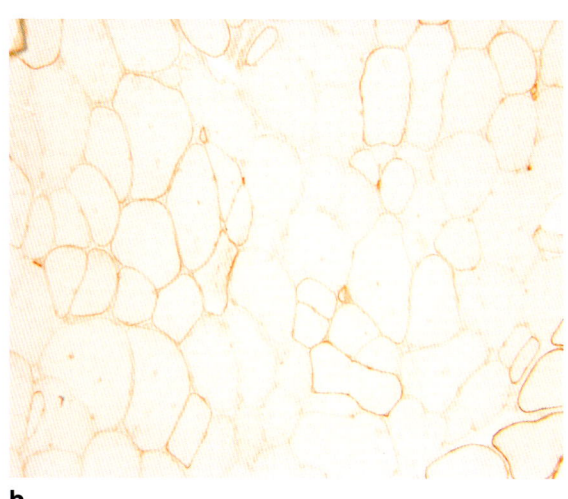

b

图23.15 在骨骼肌冰冻切片上抗肌萎缩蛋白单克隆抗体染色的表达。（a）正常成人肌肉切片，显示一致性完整的肌膜强阳性染色。（b）Becker型肌营养不良病人的肌肉切片，多数肌膜抗肌萎缩蛋白染色不一致，显色弱或阴性。

肌聚糖病

肌聚糖是一种由四种蛋白质（α-、β-、γ-和δ-肌聚糖）构成的复合物，位于骨骼肌和心肌的肌膜上，可与抗肌萎缩蛋白结合（Brown 1996）。任何一种肌聚糖蛋白缺乏都会导致一种临床上和组织学上与Duchenne型或Becker型肌营养不良（Hoffman 1996）类似的疾病（Hoffman 1996）。据统计，大约2%的肌营养不良病例是这些肌聚糖病。由于肌聚糖基因并非定位于X染色体，肌聚糖病表现为常染色体隐性遗传，父母都为基因缺陷携带者时，胎儿有1/4发病可能，男孩女孩均可发病（Brown 1996）。

任何一种肌聚糖缺失都会导致复合物中所有其他蛋白缺失。因此，任何一种肌聚糖蛋白免疫组化检测都可以评估肌聚糖病疑似病例中整个肌聚糖复合物的情况（Brown 1996）。由于在做肌聚糖免疫组化检测时，抗肌萎缩蛋白病也会表现出肌聚糖减少，因此只有在抗肌萎缩蛋白免疫组化正常时才能进行原发性肌聚糖病的诊断（Hoffman 1996）。

分层蛋白缺乏

分层蛋白缺乏属先天性肌营养不良，是一种罕见的染色体隐性遗传疾病。大约30%的病例显示分层蛋白（也称为α2-层粘连蛋白）缺失。分层蛋白是骨骼肌基底膜的正常组成部分（Hoffman1996）。其病变机制是6号染色体上α2-层粘连蛋白基因突变（Hillaire et al 1994; Helbling-Leclerc et al 1995; Brown 1996）。

致谢

非常感谢Christa Hladik女士、Ping Shang女士以及Texas大学西南医学中心病理免疫组化实验室为本章提供免疫组化插图。还要感谢Charles Timmons博士和Amanda Rivera-Begeman博士以及Chan Foong先生协助确认插图病例。本章融合了一些本书第5版的一些材料，这些材料的著者是：Ian Ellis（"乳腺病理学的免疫细胞化学"）、Nancy J. Barr.Nancy、Nancy C. Wu以及Clive R. Taylor（"免疫组化和诊断病理学"），衷心地感谢他们所做的工作！

参考文献

Anderson L.V.B. (2002) Dystrophinopathies. In: Karpati G., ed. Structural and molecular basis of skeletal muscle diseases. Basel: ISN Neuropath Press, pp. 6–23.

Baba M., Nakajo S., Tu P.H. et al. (1998) Aggregation of alpha-synuclein in Lewy bodies of sporadic Parkinson's disease and dementia with Lewy bodies. American Journal of Pathology 152:879–884.

Bancher C., Brunner C., Lassmann H. et al. (1989) Tau and ubiquitin immunoreactivity at different stages of formation of Alzheimer neurofibrillary tangles. Progress in Clinical and Biological Research 317:837–848.

Binder L.I., Frankfurter A., Rebhun L.I. (1985) The distribution of tau in the mammalian central nervous system. Journal of Cell Biology 101:1371–1378.

Brown D.F., Dababo M.A., Bigio E.H. et al. (1998) Neuropathologic evidence that the Lewy body variant of Alzheimer disease represents coexistence of Alzheimer disease and idiopathic Parkinson disease. Journal of Neuropathology and Experimental Neurology 57:39–46.

Brown R.H.J. (1996) Dystrophin-associated proteins and the muscular dystrophies: a glossary. Brain Pathology 6:19–24.

Chang F. (2006) Desmoplastic small round cell tumors: cytologic, histologic, and immunohistochemical features. Archives of Pathology and Laboratory Medicine 130: 728–732.

Cobleigh M.A., Vogel C.L., Tripathy D. et al. (1999) Multinational study of the efficacy and safety of humanized anti-HER2 monoclonal antibody in women who have HER2-overexpressing metastatic breast cancer that has progressed after chemotherapy for metastatic disease. Journal of Clinical Oncology 17:2639–2648.

Comi G.P., Prelle A., Bresolin N. et al. (1994) Clinical variability in Becker muscular dystrophy. Genetic, biochemical and immunohistochemical correlates. Brain 117(Pt 1):1–14.

Dabbs D.J. (2006) Diagnostic immunohistochemistry, 2nd edn. New York: Churchill Livingstone.

Ditter S.M., Mirra S.S. (1987) Neuropathologic and clinical features of Parkinson's disease in Alzheimer's disease patients. Neurology 37:754–760.

Dolan M., Snover D. (2005) Comparison of immunohistochemical and fluorescence in situ hybridization assessment of HER-2 status in routine practice. American Journal of Clinical Pathology 123:766–770.

Eeles R.A., Bartkova J., Lane D.P., Bartek J. (1993) The role of TP53 in breast cancer development. Cancer Survival 18:57–75.

Elledge R.M., Allred D.C. (1994) The p53 tumor suppressor gene in breast cancer. Breast Cancer Research and Treatment 32:39–47.

Ghosh L., Dahut W., Kakar S. et al. (2005) Management of patients with metastatic cancer of unknown primary. Current Problems in Surgery 42:12–66.

Gomez-Tortosa E., Newell K., Irizarry M.C. et al. (2000) α-Synuclein immunoreactivity in dementia with Lewy bodies: morphological staging and comparison with ubiquitin immunostaining. Acta Neuropathologica 99:352–357.

Guesdon J.L., Ternynck T., Avrameas S. (1979) The use of avidin–biotin interaction in immunoenzymatic techniques. Journal of Histochemistry and Cytochemistry 27:1131–1139.

Hansen L., Salmon D., Galasko D. et al. (1990) The Lewy body variant of Alzheimer's disease: a clinical and pathologic entity. Neurology 40:1–8.

Hansen L.A., Masliah E., Galasko D., Terry R.D. (1993) Plaque-only Alzheimer disease is usually the Lewy body variant, and vice versa. Journal of Neuropathology and Experimental Neurology 52:648–654.

Helbling-Leclerc A., Zhang X., Topaloglu H. et al. (1995) Mutations in the laminin alpha 2-chain gene (LAMA2) cause merosin-deficient congenital muscular dystrophy. Nature Genetics 11:216–218.

Hillaire D., Leclerc A., Faure S. et al. (1994) Localization of merosin-negative congenital muscular dystrophy to chromosome 6q2 by homozygosity mapping. Human Molecular Genetics 3:1657–1661.

Hoffman E.P. (1996) Clinical and histopathological features of abnormalities of the dystrophin-based membrane cytoskeleton. Brain Pathology 6:49–61.

Hoffman E.P., Brown R.H., Jr., Kunkel L.M. (1987) Dystrophin: the protein product of the Duchenne muscular dystrophy locus. Cell 51:919–928.

Hove M.G.M., Smith M.B., Hightower B., Pencil S.D. (1998) Detection of mycobacteria with use of immunohistochemistry in granulomatous lesions staining negative with routine acid-fast stains. Applied Immunohistochemistry 6:169–172.

Hsu S.M., Raine L., Fanger H. (1981) Use of avidin–biotin–peroxidase complex (ABC) in immunoperoxidase techniques: a comparison between ABC and unlabeled antibody (PAP) procedures. Journal of Histochemistry and Cytochemistry 29:577–580.

Huang S.N., Minassian H., More J.D. (1976) Application of immunofluorescent staining on paraffin sections improved by trypsin digestion. Laboratory Investigation 35:383–390.

Hyser C.L., Mendell J.R. (1988) Recent advances in Duchenne and Becker muscular dystrophy. Neurologic Clinics 6:429–453.

Irizarry M.C., Growdon W., Gomez-Isla T. et al. (1998) Nigral and cortical Lewy bodies and dystrophic nigral neurites in Parkinson's disease and cortical Lewy body disease contain alpha-synuclein immunoreactivity. Journal of Neuropathology and Experimental Neurology 57:334–337.

Klevesath M.B., Bobrow L.G., Pinder S.E., Purushotham A.D. (2005) The value of immunohistochemistry in sentinel lymph node histopathology in breast cancer. British Journal of Cancer 92:2201–2205.

Koenig M., Hoffman E.P., Bertelson C.J. et al. (1987) Complete cloning of the Duchenne muscular dystrophy (DMD) cDNA and preliminary genomic organization of the DMD gene in normal and affected individuals. Cell 50:509–517.

Landles C., Bates G.P. (2004) Huntingtin and the molecular pathogenesis of Huntington's disease. Fourth in molecular medicine review series. EMBO Reports 5:958–963.

Lang E., Otvos L., Jr. (1992) A serine–proline change in the Alzheimer's disease-associated epitope Tau 2 results in altered secondary structure, but phosphorylation overcomes the conformational gap. Biochemical and Biophysical Research Communications 188:162–169.

Love S., Saitoh T., Quijada S. et al. (1988) Alz-50, ubiquitin and tau immunoreactivity of neurofibrillary tangles, Pick bodies and Lewy bodies. Journal of Neuropathology and Experimental Neurology 47:393–405.

Manetto V., Perry G., Tabaton M. et al. (1988) Ubiquitin is associated with abnormal cytoplasmic filaments characteristic of neurodegenerative diseases. Proceedings of the National Academy of Sciences of the United States of America 85:4501–4505.

McKeith I.G., Galasko D., Kosaka K. et al. (1996) Consensus guidelines for the clinical and pathologic diagnosis of dementia with Lewy bodies (DLB): report of the consortium on DLB international workshop. Neurology 47:1113–1124.

McKhann G.M., Albert M.S., Grossman M. et al. (2001) Clinical and pathological diagnosis of frontotemporal dementia: report of the Work Group on Frontotemporal Dementia and Pick's Disease. Archives of Neurology 58:1803–1809.

Mellon J.K., Cook S., Chambers P., Neal D.E. (1996) Transforming growth factor alpha and epidermal growth factor levels in bladder cancer and their relationship to epidermal growth factor receptor. British Journal of Cancer 73:654–658.

Mirra S.S., Heyman A., McKeel D. et al. (1991) The Consortium to Establish a Registry for Alzheimer's Disease (CERAD). Part II: standardization of the neuropathologic assessment of Alzheimer's disease. Neurology 41:479–486.

Mirra S.S., Hart M.N., Terry R.D. (1993) Making the diagnosis of Alzheimer's disease: a primer for practicing pathologists. Archives of Pathology and Laboratory Medicine 117:132–144.

Mori H., Kondo J., Ihara Y. (1987) Ubiquitin is a component of paired helical filaments in Alzheimer's disease. Science 235:1641–1644.

Nakane P.K., Pierce G.B. (1966) Enzyme-labeled antibodies: preparation and localisation of antigens. Journal of Histochemistry and Cytochemistry 14:929–931.

Ohgaki H., Kleihues P. (2005) Epidemiology and etiology of gliomas. Acta Neuropathologica 109:93–108.

Oliai B.R., Kahane H., Epstein J.I. (2002) Can basal cells be seen in adenocarcinoma of the prostate? An immunohistochemical study using high molecular weight cytokeratin (clone 34betaE12) antibody. American Journal of Surgical Pathology 26:1151–1160.

Ozbun M.A., Butel J.S. (1995) Tumor suppressor p53 mutations and breast cancer: a critical analysis. Advances in Cancer Research 66:71–141.

Parker M.G. (1991) Nuclear hormone receptors. London: Academic Press.

Perry G., Friedman R., Shaw G., Chau V. (1987) Ubiquitin is detected in neurofibrillary tangles and senile plaque neurites of Alzheimer disease brains. Proceedings of the National Academy of Sciences of the United States of America 86:3033–3036.

Porter-Jordan K., Lippman M.E. (1994) Overview of the biologic markers of breast cancer. Hematology/Oncology Clinics of North America 8:73–100.

Reichard R.R., White C.L., III, Hladik C.L., Dolinak D. (2003a) Beta-amyloid precursor protein staining in non-homicidal pediatric medicolegal autopsies. Journal of Neuropathology and Experimental Neurology 62:237–247.

Reichard R.R., White C.L., III, Hladik C.L., Dolinak D. (2003b) Beta-amyloid precursor protein staining of non-accidental central nervous system injury in pediatric autopsies. Journal of Neurotrauma 20:347–355.

Ross G.L., Shoaib T., Scott J. et al. (2003) The impact of immunohistochemistry on sentinel node biopsy for primary cutaneous malignant melanoma. British Journal Plastic Surgery 56:153–155.

Sadoulet-Puccio H.M., Kunkel L.M. (1996) Dystrophin and its isoforms. Brain Pathology 6:25–35.

Sherriff F.E., Bridges L.R., Sivaloganathan S. (1994) Early detection of axonal injury after human head trauma using immunocytochemistry for beta-amyloid precursor protein. Acta Neuropathologica 87:55–62.

Shi S.-R., Key M.E., Kalra K.L. (1991) Antigen retrieval in formalin-fixed, paraffin-embedded tissues: an enhancement method for immunohistochemical staining based on microwave oven heating of tissue sections. Journal of Histochemistry and Cytochemistry 39: 741–748.

Signoretti S., Waltregny D., Dilks J. et al. (2000) p63 is a prostate basal cell marker and is required for prostate development. American Journal of Pathology 157: 1769–1775.

Slamon D.J., Leyland-Jones B., Shak S. et al. (2001) Use of chemotherapy plus a monoclonal antibody against HER2 for metastatic breast cancer that overexpresses HER2. New England Journal of Medicine 344:783–792.

Spillantini M.G., Schmidt M.L., Lee V.M. et al. (1997) Alpha-synuclein in Lewy bodies. Nature 388:839–840.

Spillantini M.G., Bird T.D., Ghetti B. (1998) Frontotemporal dementia and Parkinsonism linked to chromosome 17: a new group of tauopathies. Brain Pathology 8:387–402.

Sternberger L.A., Hardy P.H., Jr., Cuculis J.J., Meyer H.G. (1970) The unlabeled antibody enzyme method of immunohistochemistry: preparation and properties of soluble antigen–antibody complex (horseradish peroxidase–antihorseradish peroxidase) and its use in identification of spirochetes. Journal of Histochemistry and Cytochemistry 18:315–333.

Taylor C.R., Cote R.J. (2006) Immunomicroscopy: a diagnostic tool for the surgical pathologist, 3rd edn. Philadelphia: Elsevier.

The National Institute on Aging and Reagan Institute Working Group on Diagnostic Criteria for the Neuropathological Assessment of Alzheimer's Disease (1997) Consensus recommendations for the postmortem diagnosis of Alzheimer's disease. Neurobiology of Aging 18:S1–S2.

Tomlinson B.E., Blessed G., Roth M. (1968) Observations on the brains of non-demented old people. Journal of the Neurological Sciences 7:331–356.

Tomlinson B.E., Blessed G., Roth M. (1970) Observations on the brains of demented old people. Journal of the Neurological Sciences 11:205–242.

Vainzof M., Zatz M. (2003) Protein defects in neuromuscular diseases. Brazilian Journal of Medical Biological Research 36:543–555.

Yaziji H., Massarani-Wafai R., Gujrati M. et al. (1996) Role of p53 immunohistochemistry in differentiating reactive gliosis from malignant astrocytic lesions. American Journal of Surgical Pathology 20:1086–1090.

Zhou M., Aydin H., Kanane H., Epstein J.I. (2004) How often does alpha-methylacyl-CoA-racemase contribute to resolving an atypical diagnosis on prostate needle biopsy beyond that provided by basal cell markers? American Journal of Surgical Pathology 28:239–243.

24

免疫荧光技术

Christa L. Hladik 和 Charles L. White, III 著

朱红 译　滕孝静 校

引言

免疫荧光技术是在显微镜下将组织切片中特异性抗原分子进行定位的一种技术,已有超过65年的历史。免疫荧光技术是通过在分子水平应用特异性抗体来检测不同抗原而完成的。抗体与其特异性抗原的结合并不会出现一个可视性的变化,因此必须使用一种容易辨认的、与抗体不可逆地结合的标记物来定位抗体。应用于免疫荧光中的这种标记物是一种荧光染料,如荧光素(Fluorescein, FITC)或若丹明(Rhodamine, TRITC),它们具有可以吸收紫外光或可视光射线的特性。被吸收了的射线可以使分子获得一种"兴奋状态"而导致电子再分布并发出不同波长的射线。发出的射线的波长一般较长并在可视光谱范围内。另外,放射出来的总能量小于最初应用的"兴奋能量",因此要获得最理想的效果,选择合适的光源和滤光器非常重要。

自Coons、Creech和Jones的最初的工作(1941)以来,免疫荧光技术已广泛发展和应用。Coons等介绍的方法是直接技术,即抗体(抗肺炎双球菌抗体)直接与荧光染料(β-anthraccene)配对结合并在紫外光显微镜下检测切片中的肺炎双球菌抗原。Weller和Coons在1954年介绍的三明治法或间接技术则是一个重要的进步。最初引用此方法的文献包含抗原(单层带状疱疹病毒)和病人血清(含病毒抗体)间的反应。在冲洗步骤之后,应用了一种结合了免疫染料的抗人免疫球蛋白抗体。免疫荧光出现则说明病毒和病人血清中的抗带状疱疹病毒抗体间发生了反应。

免疫荧光方法能够在亚细胞水平明确抗原-抗体反应,如对抗线粒体、微粒体和平滑肌纤维的抗体的检测,以及对微小的细胞表面结构如淋巴细胞的受体的检测。同其他常见的免疫学方法相比(如酶联免疫吸附试验,ELISA),组织免疫荧光法的优点在于:其能够明确组织中抗原-抗体反应的位置。

成功的免疫荧光染色技术依赖于多方面的因素,包括:

- 保存完好的底物抗原以及高质量的切片
- 抗体的亲和力及特异性
- 所用的检测方法
- 显微镜和照相设备的正确选择
- 染色程序中的质量控制。

底物抗原的保存

通过免疫荧光技术检测的组织抗原包括:病毒、原虫、细菌、酶类、激素、血浆蛋白、细胞和细胞成分。为了检测成功,必须充分保证抗原在原位不溶解且不能过度变性以至于不能再与特异性抗体反应。现已有一系列保存不同抗原的方法,例如,对皮肤或肾活检标本应用空气干燥及未固定的冰冻切片,否则容易导致组织中的抗原活性发生改变。实际工作中,未固定的冰冻切片或细胞制备片应用广泛,除非所检测的抗原是可溶性的——这种情况下可以使用适当的固定剂,如10%的冷中性福尔马林缓冲液。乙醇和丙酮也可选择使用,但是组织形态会稍差些。

为保证质量最佳,应使用新鲜的未经固定的组织,冰冻后再进行切片。缓慢冰冻能导致冰晶形成而使组织变形,因此应该避免。冰冻小的组织片有几种

较好的方法。对于皮肤和肾活检标本，常常在冰冻切片时应用OCT包埋剂以达到快速冰冻。对于肌肉组织，则应使用在液氮中冷却的异戊烷以获得最小的冰冻组织。冰冻切片的最佳厚度是4μm，并放置于干净的带正电荷的载玻片上空气干燥。为使抗原保存完好，染色应在切片后1~2小时之内进行。切片时最佳的冰冻切片机温度因组织不同而不同。对未固定的冰冻切片进行染色，存在一个技术上的挑战，就是组织与玻片黏着不牢固，偶尔会在冲洗玻片时脱落。因此作者推荐使用商售的、带正电荷的载玻片，以保证染色过程中组织黏附牢固。同时这些玻片较干净，能避免各种非特异性的背景着色。冰冻组织块应保存在密封的塑料盒内并置于超低温冰箱中（-70℃或更低），也可以保存在气相液氮中。经空气干燥过的冰冻切片可以贮存于-20℃的带有干燥剂的密封容器内。特定抗原的耐久力决定了冰冻切片是否能在-20℃下长期保存。

肾冰冻切片的制备

组织的准备

短期内冷冻未固定组织可以先将组织放置于盐水纱布上，然后放于含有冰块的密封塑料容器内并运送至实验室。如果几个小时内不冷冻组织，则最好将组织保存于转移液中，如Zeus（Zeus Scientific）液或Michel液，且pH值应在7.0~7.2，以减少染色的变化或其他人工假象。另外，在转移液中时间过长会增加自身荧光（Carson 1997）。

方法

1. 如果是用Zeus液或Michel液转移组织，将组织自转移液中取出后，应用含10%的蔗糖的磷酸缓冲盐溶液或Zeus洗液冲洗3次，每次10分钟。
2. 取出组织后将其放在纸巾上轻轻滚动，以除去多余的液体。此步骤会减少冰晶的人工假象。
3. 将组织置于已在冰冻切片机内预冷的塑料组织固着器的底部，表面滴加OCT。
4. OCT凝固后，开启固着器外的冷冻按钮。
5. 再滴加OCT以形成组织包埋块，以使冷冻组织块与冷冻按钮贴近。
6. 开始切片并给切片编码，当在HE染色下可以明确辨认肾小球时，就可以在之后编号的系列切片上进行免疫荧光染色操作。
7. 此系列切片的第一张与最后一张切片应行HE染色。

一抗和缀合物

实际工作中，免疫荧光染色程序中所用的大多数试剂已可购得。然而，熟悉这些试剂的生产方法和特性是有用的，可以使我们懂得如何比较不同卖家的产品以及发现并解决问题。

抗原要求

抗血清生产的最好开端起自高纯度抗原的准备。由于对外来抗原的免疫反应是有限的，因此应尽量使这种反应针对少数的抗原决定簇。这种方法需要少量的纯化步骤来去除"交叉反应"或抗血清中不需要的抗体成分。对于生产有效的抗血清，动物种类的选择对于一些抗原来说相对不太重要，而对于有些来说却是非常关键的。例如，通过许多物种生产的抗体可以与所有的人IgG反应，包括兔、马、山羊、鸡和豚鼠。而如果要获得特异性的针对人IgG_2亚型的抗体，则需要选择一些物种，如绵羊或猴。

抗体的效价与特异性

为了与荧光染料结合，需将抗体沉淀到相对较高的滴度。在单免疫扩散试验中，当应用抗原稀释液（如Ouchterlony双扩散）时这种抗体易被检测出。结合前也必须保证抗血清的特异性，这可以通过单向琼脂扩散、免疫电泳或被动血凝抑制试验获得。显现出多余的"污染的"抗体是必须要做的一项技术。例如，通过免疫电泳测试一种抗血清是否为特异的抗IgG试剂。当这种抗血清与人血清反应时必须只有一条沉淀线出现，也必须只针对IgG。另外还需保证抗此免疫球蛋白所有亚型的抗体都在抗血清内，一些试验中出现不完全或不确定的结果有可能是由于抗体亚型的代表性较差所致。

用作偶联的富含抗体血清的准备

血清蛋白与荧光染料的结合（或偶联）能力不同，尤其是免疫球蛋白与其他带更多负电荷的蛋白（如白蛋白、β-球蛋白）相比，对荧光素的亲和力较弱。后者在耦联时还有通过静电力与组织成分结合的倾向，从而会产生非特异的染色。因此不含其他血清蛋白的纯化的免疫球蛋白是偶联反应的最好的初始原料。偶联物的准备方法如下：

1. 经过盐析程序准备富含免疫球蛋白的血清部分
2. 色析法准备的部分通常是经过DEAE离子交换层析柱，主要含有IgG
3. 在亲和色谱柱法中通过免疫吸收得到纯化的IgG
4. 通过蛋白酶切纯化的IgG（通过上述步骤3得到的）制备F(Ab)$_2$片段

在抗体纯化的准备上，上述四种方法是渐进的，并且在不同情况下每种方法都可以单独应用。对于大多数常规应用来说，方法1或2纯化的试剂已经足够，尤其在高稀释度下。当有背景染色问题时需要用方法3。当偶联抗体需要避免与Fc受体结合时，则需要从F(Ab)$_2$片段制备的耦联物。另外在双重染色技术时，当存在不同物种产生的抗体间有交叉反应问题时，此种方法也会有用。

蛋白质与荧光染料的偶联

表24.1总结了常用的荧光染料的光谱特点。荧光素仍是最广泛应用的荧光染料，其对紫外光和蓝光有一个广的吸收光谱并能发射出苹果绿色的荧光。荧光素的一个显著优点在于其苹果绿的荧光，因为在哺乳动物组织中通常是蓝色而很少有此种绿色的"自身荧光"。若丹明标记的偶联物会最大限度地吸收绿光而发射出橘红色荧光，经常用于双重显色技术中。另外两种应用越来越多的荧光染料是得克萨斯红（Texas red）和藻红蛋白（phycoerythrin，PE）。就吸收和发射特性而言，得克萨斯红与若丹明相似，PE对蓝色光谱有最大的吸收而发射出红色荧光。这种特性可以很好地利用在荧光激活细胞分拣系统中，因为可以同时测量出发射出来的两种不同荧光。PE联合荧光素在更多的常规荧光显微镜中的应用还没有充分开发出来，主要是因为不同的荧光染料所需的激发光稍有不同。

荧光染料与免疫球蛋白间的偶联反应是复杂的，并因荧光染料的形态不同而不同。常用的荧光素异硫氰酸盐（简称FITC）或若丹明（TRITC）可以与蛋白质上的不同化学基团共价结合。后者包括自由氨基端和羧基、赖氨酸侧链上的自由氨基以及天冬氨酸与谷氨酸残基上的自由羧基。偶联反应在碱性pH值下发生，偶联程度有赖于时间和温度。

偶联过度或不足对最后产物均有不良影响。过度偶联试剂会产生高的背景着色，这常与偶联抗体分子上抗原结合位点的冲突引起的较差的反应性相关，而偶联不足则会导致荧光水平较低。

去除多余染料和偶联程度的评估

此基本步骤常常被忽略，甚至在商售产品化生产中。未反应的染料必须去除，否则会形成非特异着色。尽管需要几天的时间，但在4℃用大体积的0.15M的NaCl透析是最简单的方法。紫外灯下观察透析液，应该没有荧光出现，否则要将多余的染料通过层析法凝胶过滤。Johnson和Holborow（1986）介绍过一种测试商售抗体中多余染料的简单技术。

表24.1　常用荧光染料的光谱特点

荧光染料	最大吸收光谱(nm)	最大发射光谱（nm）	观察到的颜色
FITC（荧光素）	494	518	绿色
TRITC（若丹明）	550	580	红色
Texas Red™（得克萨斯红）	595	615	红色
PE（藻红蛋白）	565	575	橘色/红色

Reference: Allon 2000

偶联物的性能测试

评估试剂敏感性的目的是明确偶联物能检测出最弱反应的最高稀释度。因此这些测试与抗体滴度、亲和力以及偶联程度的测量有关。特异性评估是看偶联物是否能检测出相关抗原而不与其他无关抗原反应。

敏感性测试

偶联物可以用于直接及间接荧光法。实际上由于额外抗体层的放大作用，偶联物在间接法中的最佳稀释度常常高于直接法中的。因此，需要用不同的方法来评估直接法及间接法中的抗免疫球蛋白偶联物的适宜性。

为测试偶联物，检测血清中人免疫球蛋白IgA、IgG和IgM的能力（通过间接免疫荧光法），应用一种"跳棋盘滴定法"。用一适当抗原如鼠肝切片、系列稀释度的偶联物来测试相配的血清的系列稀释度，如含抗核抗体（ANA）的血清。记录阴性和阳性结果得分（如-、+/-、+、++、+++等），以及非特异性的着色显示，如与ANA反应无关的背景荧光。滴定终点则是能检测出目标抗原的偶联物的最高稀释度。

如果将间接法中通过跳棋盘滴定法对偶联物的评估应用于直接法，则要采用下述步骤：

1. 以2倍的浓度测试偶联物，较高的浓度要求反映了直接法的敏感性较差。
2. 针对适宜的抗原底物来测试偶联物的浓度，例如来自筛选病人的含有特异亚型的Ig沉积物的皮肤或肾组织切片，包括IgA肾病、疱疹皮炎（IgA特异性）、类天疱疮和天疱疮（IgG特异性）的皮肤切片以及系统性红斑狼疮（SLE）的皮肤/肾组织（IgG、IgA和IgM）。现在已有一个特性明确的组织库，其对于实验室进行较高水平的敏感性与特异性测试是极具价值的。

特异性测试

特异性测试的目的是应显示：一个适当稀释的偶联物不会与相似却不同的抗原发生交叉反应。例如一个抗IgG（重链特异性）偶联物不应与其他亚型的免疫球蛋白如IgA、IgM或轻链发生交叉反应。如前所述，偶联物的特异性能被证实但不能被评估。直接法中特异性的测试也要求活检材料是用作抗原底物的。

染色和孵育程序

直接法是组织直接与特异性的荧光染料偶联的抗体反应，可以检测组织中所要找寻的物质。常规操作中，直接法是检测病人活检组织的最常用方法之一，如肾、皮肤、消化道和淋巴组织。

间接法是组织切片首先与未标记的特异性抗体反应，然后在第二步中，应用一种荧光染料偶联的抗体与第一步中应用的抗体进行特性的反应。对于检测组织切片中的抗原来说，间接法的敏感性较高，其另外一个优点在于其能用来检测特定血清中存在的能与组织成分反应的抗体。因此，正常组织可以用作底物来检测。以病人血清中的抗核抗体为例，通过第二步中应用的荧光偶联的抗免疫球蛋白抗体可以决定结合抗核抗体的位置。而如果应用直接法来测定这种抗体的存在，那么每份血清必须与荧光素偶联。间接法允许应用许多不同的血清，只要在第二步中使用一个偶联的试剂即可。

直接免疫荧光染色法

切片的准备

未固定的冰冻切片，空气干燥，4μm厚度。

方法

1. 在玻片的背面用记号笔将组织的位置圈出，这对之后染色过程中组织的辨认有帮助。
2. 将干燥过的玻片置于pH值为7.6的Tris缓冲液中5分钟。
3. 取出玻片并快速去除多余的液体。
4. 在玻片上滴加适当稀释的FITC标记的抗体或阴性血清，孵育30分钟。
5. 用Tris缓冲液冲洗掉多余的抗体。
6. 去离子水冲洗。
7. 用水状封片剂以盖玻片封片。
8. 用透明指甲油或常用封片剂将盖玻片边缘固封。

9. 将玻片置于玻片盒。
10. 贮存于阴冷处。

注意事项：勿将组织置于玻片的边缘；组织位置适当对于保证组织在染色过程中完全覆盖非常重要。

间接免疫荧光染色法

切片的准备

未固定的冰冻切片，空气干燥，4μm厚度。

方法

1. 在玻片的背面用记号笔将组织的位置圈出，这对之后染色过程中组织的辨认有帮助。
2. 将干燥过的玻片置于pH值为7.6的Tris缓冲液中5分钟。
3. 取出玻片并快速去除多余的液体。
4. 在玻片上滴加适当稀释的未标记的抗体，孵育30分钟。
5. 用pH值为7.6的Tris缓冲液冲洗5分钟。
6. 取出玻片并快速去除多余的液体。
7. 滴加卵白素D，孵育15分钟。
8. 用pH值为7.6的Tris缓冲液冲洗5分钟。
9. 取出玻片并快速去除多余的液体。
10. 滴加d-生物素，孵育15分钟。
11. 用pH值为7.6的Tris缓冲液冲洗5分钟。
12. 取出玻片并快速去除多余的液体。
13. 滴加生物素化马抗鼠抗体，孵育25分钟。
14. 用pH值为7.6的Tris缓冲液冲洗5分钟。
15. 取出玻片并快速去除多余的液体。
16. 滴加FITC标记的链霉抗生物素，孵育15分钟。
17. 用pH值为7.6的Tris缓冲液冲洗5分钟。
18. 用去离子水冲洗5分钟。
19. 用水状封片剂以盖玻片封片。
20. 用透明指甲油或永久封片剂将盖玻片边缘固封。
21. 将玻片置于玻片盒。
22. 贮存于阴凉处。

注意事项：勿将组织置于玻片的边缘；组织位置适当对于保证组织在染色过程中完全覆盖非常重要。

显微镜使用

大体而言，应用荧光显微镜是为了获得尽可能多的对荧光染料的激发能量，理想情况是在最大吸收光谱点。这意味着发出荧光的过程潜力最大，荧光数量最多。

激发光源和过滤器的选择对获得最好效果是非常重要的，聚光镜的仔细调整也是必要的。现已有参照标准，为含有具有不同程度荧光亮度的标准聚苯乙烯珠（10μm左右）的带孔玻片。这是Rostami等（1992）研究的主题。这些参照玻片能更为精确地调整显微镜以获得最大限度的荧光。

光源

现在所用的多数荧光显微镜采用汞气或氙光源。这种显微镜需要外部能源供应，其价格较昂贵。随着时间的推移，输出的光由于汞膜变黑会逐渐减弱。一个自动"计时器"是非常有用的，应常规安装。

滤片系统

激发滤片（初次滤片）和阻断滤片（二次滤片）必须配合使用。激发滤片的目的是调整激发光的发射范围，阻断滤片是使荧光染料的吸收和发射曲线尽可能相近。在最新式的显微镜中，有色玻璃滤片已被宽带或窄带干扰滤片取代。因为后者能被准确定制以满足荧光染料的特殊要求，且不像玻璃滤片那样有近乎垂直的截至点（cut-off）的高透射。实际工作中，宽带激发滤片最为常用，因为这样可以采用光谱相对较宽的能源（如FITC可以是390~490nm）。激发能源对这种滤片的通过率很高，而且当荧光水平较弱时尤其有用。但是其对比度有时较差，这种情况下应用窄带滤片（450~490nm）较好，尽管它的总激发能量相对较低。阻断滤片（二次滤片）用来吸收过多的激发光，并能使发射出来的光透过。

实际工作中这意味着要选择有较高截至点（cut-off，高于发射水平）的滤片。橘色滤片（截至点是510nm）部分适用于FITC耦联物。激发滤片和阻断滤片的配合使用是现代荧光显微镜的标准配置，可在一个较大范围内变动。生产商生产"成套滤片"，包括激发滤片和阻断滤片的结合以及合适的分色镜。在常规实验室中，以下三种滤片结合应用最为有用：(1) 紫外光激发滤片（FITC）；(2) 宽带蓝光激发滤片（FITC）；(3) 绿光激发滤片（TRITC）。

透射光照与入射光照

大多数现代荧光显微镜依赖于入射光（外照明）。与透射光相比，带外荧光的激发光通过较少的玻璃表面，因此由于内部吸收而损失的光较少。其次，由于透镜也被用作聚光器，照明范围等于观察到的范围。在此系统中，高数值孔径（NA）的透镜具有显著的优点，如数值孔径（NA）为0.9的透镜发出的荧光密度是一个放大倍数相似的NA为0.65的透镜的2倍。通过增加透镜的放大倍数而不是物镜的能增强外照明系统的光强度，物镜放大倍数增加会明显减弱光强度。实际工作中，50倍（NA为1.0）的透镜加上6.3倍的目镜会比25倍（NA为0.65）的透镜加10倍的目镜给出的图像更亮且放大倍数更大（315倍，而不是250倍）。高NA值及高放大倍数的透镜对于细胞水平的研究非常有益。

分色镜对入射光发出荧光是所必需的，其有双重目的：首先是将初级激发光反射至已备好的玻片上以产生荧光；其次是通过目镜传输发射光。针对不同荧光染料，应用具有不同反射/传输性能的反射镜，并应用具有激发滤片和阻断滤片复合作用的过滤块，再加上分色镜，这种照明系统对于双色荧光非常有益，因为简单快捷的转移装置可以用于显微镜系统中。

显微摄影

随着时间的推移，免疫荧光染色玻片会逐渐褪色，因此玻片不能提供一个染色结果的永久记录。这样在染色结果新鲜时拍照存档就成为必需。即使只能显示低水平的荧光（如三个或四个淋巴细胞仅显示细胞膜荧光），如果能观察到以下几点，就能获得一个好的影像：

- 相对于背景应有明确的染色，且与背景对比度好。
- 最好是在暗的工作区域，摄影者在观察和拍照之前眼睛能有暗适应。
- 显微镜和照相机装配必须坚固并避免震动。与有光环境下的显微照相相比，曝光时间较长时（例如，相邻房间离心机的震动，或其他机械设备如空调等，都会导致图像聚焦较差）尤其需要注意。
- 封片剂内含有的"抗褪色"试剂可以显著缩短曝光时间，因此在应用紫外光或蓝光时（如对FITC标记的玻片）或当玻片的荧光较弱时非常有用。目前已有商售的含抗褪色试剂的封片剂。
- 对于同时观察或照相来说，能利用100%的可用光的照相系统优于利用分束器的系统。另外，优先选用短光程照相机。

质量控制

整个染色过程中进行质量控制对结果的可靠性是必需的。染色的质量应规律地进行监控及证明。许多组织如肾和肌肉组织含有可表达目标抗原的正常组织成分，因此可用作内部阳性对照。皮肤和心脏组织一般不含有免疫荧光染色检测的抗原，所以必须有外部阳性对照与病人组织同时进行染色。任选一个病人组织不滴加一抗用作阴性玻片，用来鉴定假阳性染色。假阳性的可能原因及对策如下所述。

直接法

- 应用滴加荧光染料偶联的一抗后冲洗不充分可能造成假阳性。
- 进一步稀释荧光染料偶联的一抗可以减少假阳性的发生。

间接法

- 染色过程中任何一步之后冲洗不充分都可能会造成假阳性。
- 当应用生物素化二抗时，对组织内部生物素的阻断不彻底也会造成假阳性。推荐用卵白素阻断。
- 任何试剂的孵育时间过长，尤其是FITC标记的链霉抗生物素的孵育时间过长会造成假阳性。

不论直接法还是间接法，应当控制温度，避免过热。

免疫荧光技术在诊断组织病理学中的应用

许多组织免疫荧光技术，如淋巴组织的免疫表型和感染因素的检测（尤其是病毒），已经被流式细胞技术和免疫过氧化物酶染色所取代。然而，免疫荧光仍广泛用于肾小球疾病和某些皮肤疾病的诊断中。

肾脏疾病

对于肾小球疾病的诊断，将经皮穿刺活检获得的肾标本制成冰冻切片进行免疫荧光检测很有价值。荧光染色可以检测和定位免疫球蛋白、补体复合物以及沉积于肾小球基底膜、系膜和血管壁的纤维素。不同的肾小球疾病显示不同的、有时是特异的分布模式。部分染色分布模式见图24.1至24.4，Jennette等（1998）详细描述过。多数检测方法采用直接法，应用FITC标记的一抗。而另一些病理反应，如可疑的肾或心脏抑制排斥反应中C4d的检测（collins et al 1999），则用间接法较好（图24.5）。

皮肤疾病

某些皮肤疾病的免疫球蛋白的沉积模式具有特征性，尤其是在真皮浅层或在表皮真皮交界处。免疫荧光检测在其大疱性皮损、系统性红斑狼疮和血管炎中尤其有用。表24.2总结了一些更常见的疾病实例，Farmer和Hood都曾给予详细讨论（2000）。

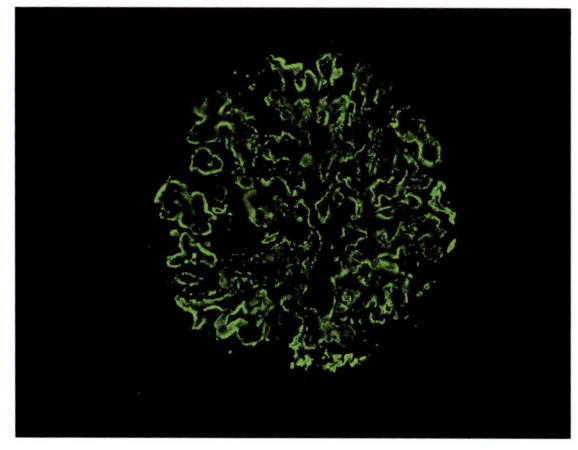

图24.2 肾活检示抗C3抗体的膜染色模式。

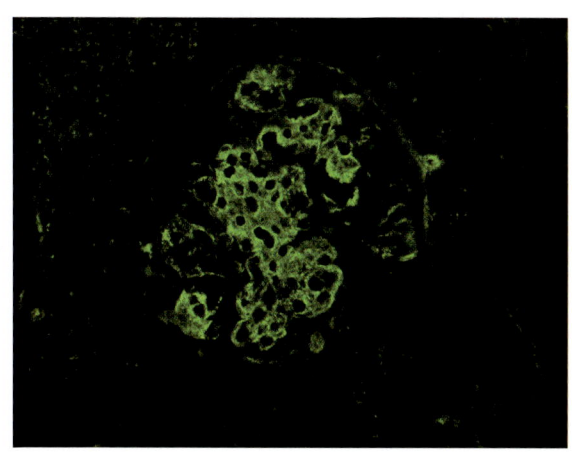

图24.3 狼疮肾示C1q的肾小球染色。

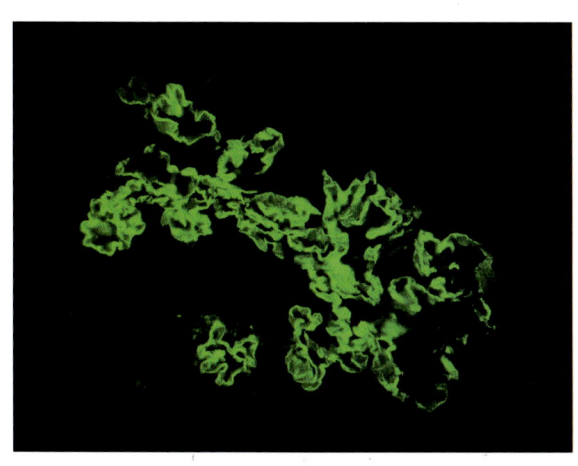

图24.1 肾活检示肾小球基底膜染色模式，见于Goodpasture综合征。

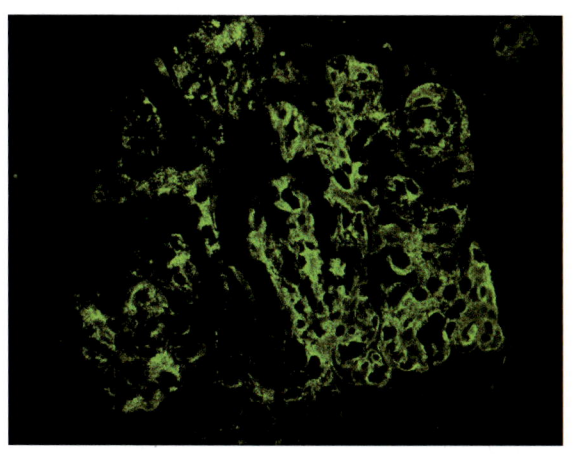

图24.4 红斑狼疮肾活检IgG的肾小球染色。

表24.2　部分皮肤病的免疫荧光染色模式

皮肤疾病	出现的物质	沉积部位
天疱疮	IgG、C3	真皮层细胞间
类天疱疮	C3、IgG	基底膜区域（线性模式）
大疱性系统性红斑狼疮	IgG、C3（±IgM、IgA）（颗粒状）	基底膜
疱疹样皮炎	IgA和C3（颗粒状）	病灶周围皮肤真皮乳头（颗粒状模式）

Source: Farmer & Hood (2000).

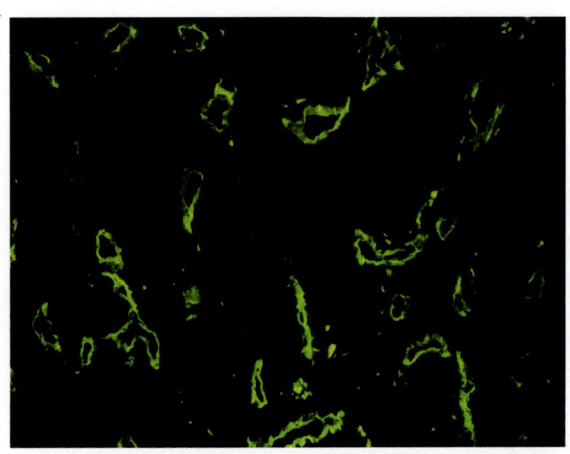

图24.5　肾移植排斥病人的肾活检，示C4d的肾小管外毛细血管的染色。

致谢

感谢提供了肾活检标本免疫荧光染色照片的得克萨斯大学西南医学中心病理部的Dr Joseph Zhou。本书第1版和第2版中本章是由Denis Marriott和Dr Gordon Reeves编写；第3版中本章是由Denis Marriott和Stuart Carlton编写；第4版和第5版中，本章是由Stuart Carlton编写，在此对他们的贡献表示衷心的感谢。

参考文献

Allan V.J. (2000) Protein localization by fluorescence microscopy. Oxford: Oxford University Press.

Carson F.L. (1997) Histotechnology: a self-instructional text, 2nd edn. Chicago: ASCP Press.

Collins A.B., Schneeberger E.E., Pascual M.A. et al. (1999) Complement activation in acute humoral renal allograft rejection: diagnostic significance of C4d deposits in peritubular capillaries. Journal of the American Society of Nephrology 10:2208–2214.

Coons A.H., Creech H.J., Jones R.N. (1941) Immunological properties of an antibody containing a fluorescent group. Proceedings of the Society for Experimental Biology and Medicine 47:200–202.

Farmer E.R., Hood A.F. (2000) Pathology of the skin, 2nd edn. New York: McGraw-Hill.

Jennette J.C., Olson J.L., Schwartz M.M., Silva F.G. (1998) Heptinstall's pathology of the kidney, 5th edn. Philadelphia: Lippincott-Raven.

Johnson G.D., Holborow E.J. (1986) Preparation and use of fluorochrome conjugates. In: Weir D.M., Herzenberg L.A., eds. Immunochemistry. Handbook of experimental immunology. Oxford: Blackwell, pp. 28.1–28.21.

Rostami R., Beutner E.H., Kumar V. (1992) Quantitative studies of immunofluorescent staining. VII. Quantitative reference standard slide for standardization of fluorescence microscopes. International Archives of Allergy and Immunology 98:200–204.

Weller T.H., Coons A.H. (1954) Fluorescent antibody studies with agents of varicella and herpes zoster propagated in vitro. Proceedings of the Society for Experimental Biology and Medicine 86:789–794.

25

组织芯片

Wanda Grace-Jones 著
周小鸽 译校

历史

组织芯片已经发展成为一种在短时间内能够分析评价众多组织样本的方法。1986年，Battifora首先采用了"香肠蜡块"的概念，即将很多小组织包埋在一个蜡块中。1998年，Kononen等人使用组织芯片机将多种组织按阵列有序地放入蜡块中，以达到在同一时间能够检测多个组织的目的。如今的组织芯片技术采用的是将大小和形状都一致的多种组织插入单一蜡块而构成受体蜡块（图25.1）。组织学技术在分子生物学的发展中具有重要作用。

目的

组织芯片已成为包括癌症研究在内的很多研究领域的有力工具。它已被应用于临床病理和新抗体的质控。

这项技术的优点

这项技术能够帮助研究人员和病理医生在疾病早期进行研究和评估。同一个蜡块中可排列数百个组织样本。根据技术员的经验和组织芯的大小，一个芯片蜡块可以切出很多张芯片。芯片中的数百个组织芯可供病理医生分析。

组织芯片可做多种染色检测，包括免疫组化、原位杂交、荧光原位杂交、特染阳性对照、HE质控对照片。一张芯片的试剂用量很少，因此，免疫组化和原位杂交的试剂费用可以得到节省。

组织芯片已经广泛用于免疫组化质控多年。它们可以确定一张切片中抗体的理想浓度，可用于优化所见信号强弱。

固定、组织处理和对照

固定和处理是组织学中组织制备的最重要部分。最常见的固定液是10%的中性福尔马林溶液。它的渗透力强，不容易使组织变得太硬，适用于很多种染色技术。固定液的用量至少应是组织大小的15~20倍以上（见第4章）。使用10%的中性福尔马林溶液固定时，有的抗原并不能很好地检测出来（见第21章）。可进行酶消化或抗原修复这样的前期处理。过去4年中，我们单位对大小标本都进行了固定和处理方面的深入研究。在我们实验室，下面的方法最好（表25.1）。

组织芯片的四种类型

发生率组织芯片——由一种或多种类型的肿瘤样本组成的芯片，不附带任何临床和病理信息。这种芯片用于确定肿瘤中感兴趣的区域内某一变化的发生率。

疾病发生发展组织芯片——包含一种类型的肿瘤的不同阶段的组织样本。用于发现肿瘤基因型和表型之间的关系。例如，一个理想的乳腺癌的这种芯片应该包含来自患者（有和没有乳腺癌病史）的正常乳腺组织，数个不同的非肿瘤乳腺病变，原位导管和小叶癌，各个阶段和级别的浸润癌和组织亚型，以及转移

表 25.1

配置	试剂	时间
1	10%的中性福尔马林	2 小时
2	10%的中性福尔马林	2 小时
3	70%的酒精	30 分钟
4	80%的酒精	30 分钟
5	95%的酒精	30 分钟
6	95%的酒精	30 分钟
7	100%的酒精	45 分钟
8	100%的酒精	45 分钟
9	二甲苯	1 小时
10	二甲苯	1 小时
11	石蜡	1 小时
12	石蜡	1 小时

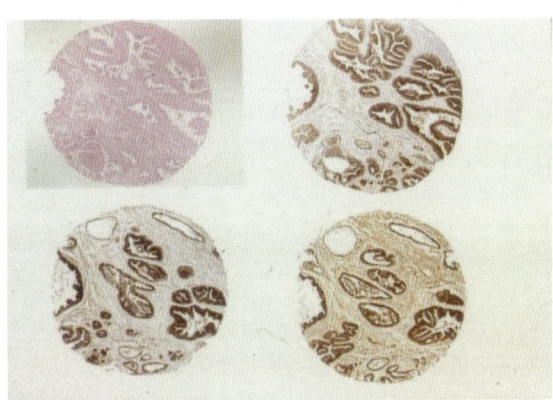

图25.1 组织芯片。

癌和复发癌。

预后组织芯片——包含随访资料的肿瘤样本。预后组织芯片是一个快速可靠的用于评估新检测到的疾病相关基因的平台。使用这种芯片进行验证性研究容易重复，包括对所有已经建立的分子和临床结果之间的关系进行验证。这些关系的重要例子有：乳腺癌患者中HER-2改变的雌激素或孕激素表达与生存的关系，肾癌患者中波形蛋白表达与预后的关系，以及膀胱癌、软组织肉瘤和Hurthle细胞癌患者中Ki-67核增殖指数与预后的关系。

实验组织芯片——是由诸如细胞系这样的组织构建的芯片。这种芯片适用于筛查目的。肿瘤类组织芯片也可作为实验组织芯片。

设计芯片表格

根据芯片的应用目的不同，芯片可以设计成各种各样的。对此，病理医生和技术人员必须要有明确的想法。在我们实验室，一旦做出设计表格并经过审查和签字，组织芯片的制作就可以开始了。构建芯片蜡块是将50或更多的患者标本集成在一个或几个蜡块中。重要的是要提前计划好有多少样本用于构建，并绘制图表以便于参照制作（图25.2）。大样本（高密度）可集成在37mm×24mm×5mm 的蜡块中，小样本（低密度）可放在24mm×24mm×5mm的蜡块中。

正常组织对照和细胞株对照可以放在蜡块的一端，与其他肿瘤组织和正常组织包在同一个蜡块中。要小心，不要失去蜡块的定位方向。为了帮助定位，可在蜡块一端做一个缺口。档案中未损毁的组织蜡块可用作对照材料。制作组织芯片是一项包括很多步骤的工作。选择切片、收集蜡块和设计图表是很耗时的，而具体构建芯片的过程比较快。在正式开始构建芯片以前，前期的这些步骤可能会耗去几周或一个月的时间。标准化的制作程序易于遵循。

芯片针的大小

芯片针有直径为0.6、1.0、1.5 和 2.0mm几种规格。一般使用1.0mm或1.5mm的针。如果要构建一个有200个以上组织点的芯片蜡块，可以用0.6mm的针。作者不建议使用2.0 mm的针，因为它有可能造成供体组织蜡块损毁。

组织芯片分析数据库（Shaknovich et al 2003）

构建组织芯片的第一步是从档案资料库中选择病例、制作一个模板或表格程序，以便辨认芯片蜡块中每一个病例和对照的所在位置。在对组织芯片进行观察和照相时，可以查对每个病例组织芯的所在位置。

组织芯片图表

蜡块（在蜡块一端做一个缺口）

	1	2	3	4	5	6	7	8	9	10
A										
B										
C										
D										
E										
F										
G										
H										
I										
J										
K										
L										

研究者姓名：_____

收到日期：_____

固定类型：_____

组织类型：人/啮齿动物/细胞系

制作开始日期：_____

完成日期：_____

在我们实验室，我们发现用彩笔填写表格更易于病理医生和研究者读芯片

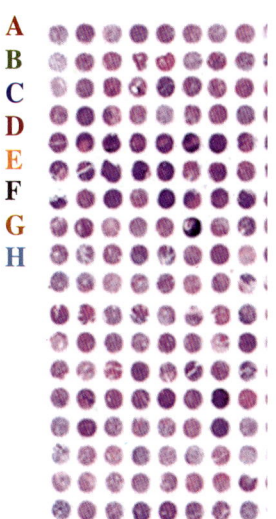

图25.2 组织芯片图表。

根据模板上每个组织芯独有的位点可以确认数据库中的每个病例。

照相时，根据切片上的纵横位点可以确认组织芯片上的每一个组织芯。每一个组织芯照一张照片，保存为一个压缩文档，写上位点名称。照一张照片所需时间不到1分钟，包括位点确认、视野选择和手动聚焦。最好将每种染色的图片保存在一个文件夹里，编上文件名，以利于以后查找。

下一步将图片与数据库连接起来，进行数据输入。一些不同染色的图片可以在屏幕上观看、打分，在图片旁边的另一个小格中手动输入数据。这种方法可以同时对一个病例的多种组织芯和多种染色进行观测。这是显微镜观测达不到的，因为显微镜观测时需要换切片、调光源、确认组织芯是否正确等。相关人员可以查对分数、打印图片、在网络上共享、汇集这些图片用于教学。

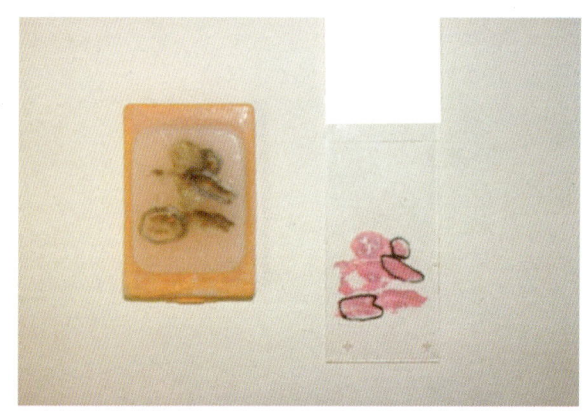

图25.3　显示HE切片与蜡块区域相吻合。

准备供体蜡块

病理医生复查存档切片和蜡块，确定哪些蜡块可用于制作组织芯片。将感兴趣的区域用标记笔画圈或打点标出。有的人喜欢在蜡块上而不是在玻片上做标记。如果在玻片上做标记，就要在蜡块上找到对应区域做标记，这一点非常重要（图25.3和25.4）。供体蜡块的组织厚度至少要有1mm才适合构建组织芯片。如果某处组织厚度不足1mm，就应该在同一蜡块上取两块组织芯重叠在一起。

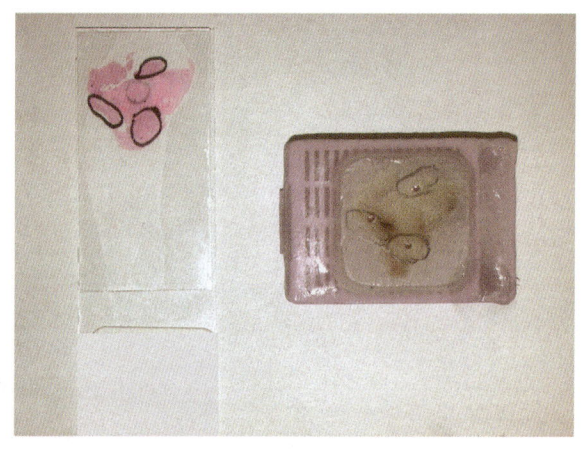

图25.4　复查切片，对感兴趣区域进行标记以便做组织芯片。

标记玻片和蜡块时我们采用下面不同的颜色做标记（图25.5）：

- 红色——癌组织
- 绿色——正常组织
- 黑色——侵袭前的病变组织。

重要的是要将蜡块和玻片放在一起；档案蜡块的编排系统用于管理，而病例系统用于芯片研究。HE切片放在蜡块的后面。

组织芯片仪

现在市场上有几种不同的组织芯片仪（图25.6至25.9）。

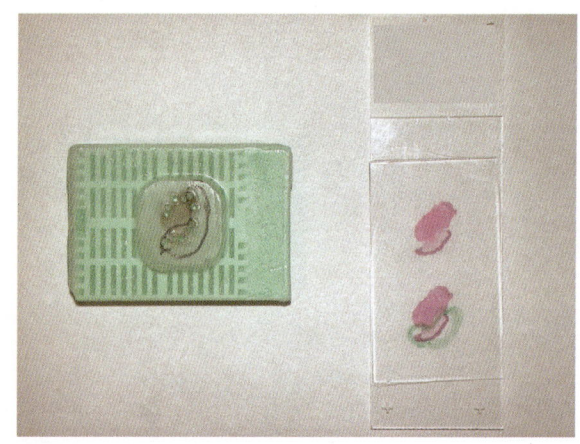

图25.5　用不同颜色区分不同的靶点：癌用红色，正常用绿色，浸润区域用黑色。

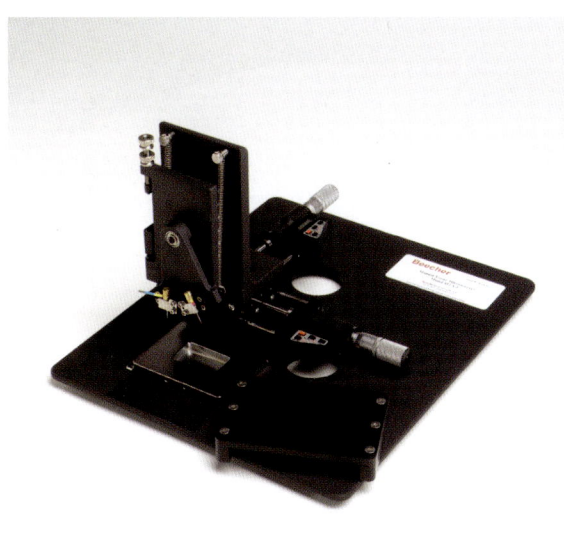

图25.6　手动组织芯片仪I，由Beecher Instruments, Inc制造。

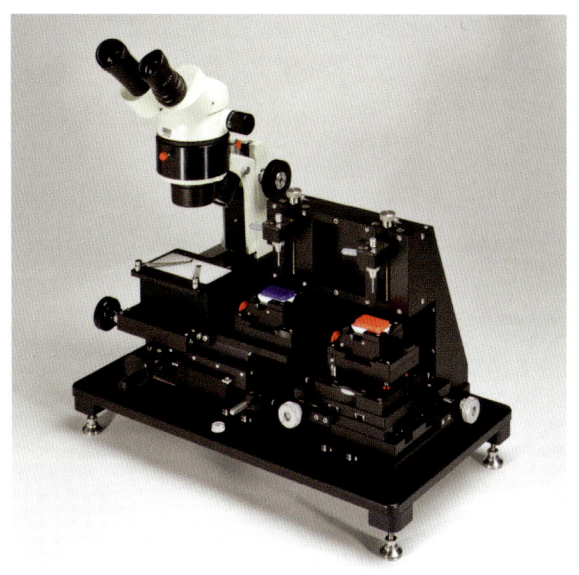

图25.8　手动组织芯片仪III带显微镜，由Beecher Instruments, Inc制造。

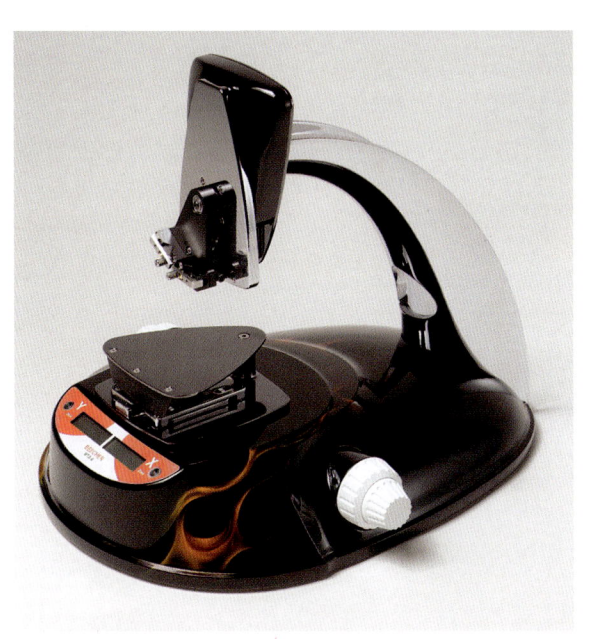

图25.7　手动组织芯片仪II，由Beecher Instruments, Inc制造。

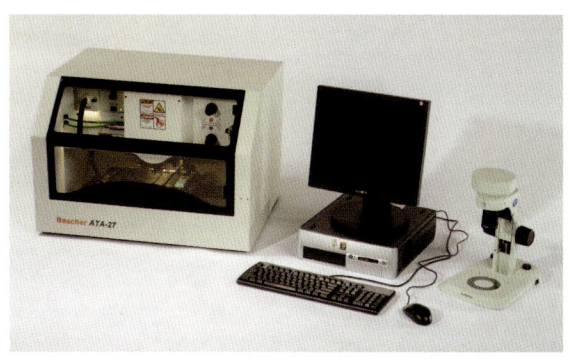

图25.9　自动组织芯片仪 ATA27，由Beecher Instruments, Inc制造。

　　自动组织芯片仪容易操作，还带有标本分组软件系统。该仪器使用屏幕显示和软件工具可以进行标记、编辑及储存钻孔相关信息。它先标记钻孔区域。视屏——显示先前标记的玻片图像，并与供体蜡块图像相对应。大约每小时可以钻取120～180个组织芯。对于制作大量组织芯片的实验室来说，组织芯片仪是理想的工具。

　　如果使用手动组织芯片仪，你就要根据你的图表来制作。钻孔时完全靠技术员的视觉判断，技术员可以借助手握式放大镜或固定在操作台上的放大灯进行辨认。病理医生标记玻片中的靶点，技术员制作芯片。

　　钻孔速度要看技术员的熟练程度。用手动芯片仪平均每小时钻取30～70个组织芯。为了某些特殊染色对照或HE染色质控,制备组织芯片蜡块采用一种廉价的笔式钻孔器也可以。

其实无论采用哪种组织芯片仪,要紧的是你需要一个安静的环境,不受打扰,并且能熟练掌握所用的芯片仪。每张芯片中的样本数量是根据组织芯的大小和密度来决定的。采用直径0.6mm的钻孔针能够在一个蜡块上构建400个以上的组织芯。用直径1.0mm的针能够做到200个组织芯。2.0mm的针可以做到50~100个组织芯。我们喜欢用1.0mm的针,因为它既能获取理想的组织芯,也不会对供体蜡块造成很大的破坏。

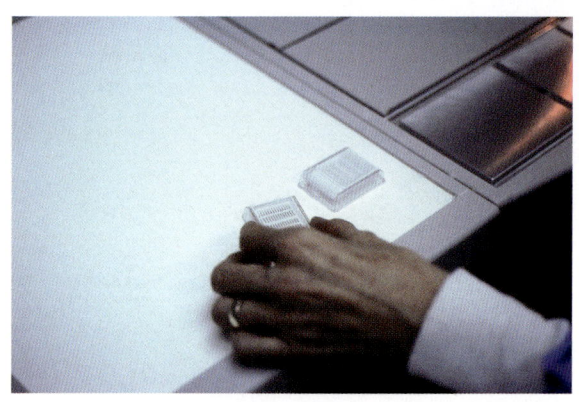

图25.10 制备受体蜡块。最好用较软的蜡（如Paraplast X-tra）包埋做成空白蜡块。

受体和供体芯片蜡块的制备

制备一个空白蜡块作为组织样本的受体蜡块。最好使用较软的石蜡并确认蜡块中没有气泡（图25.10）。典型的组织芯数量和间距因钻孔针的直径有所不同,见表25.2。

为了确保钻孔的准确性,首先应将受体针移动到预定位置并在蜡块上做一个标记,然后供体针也用同样的方法。使用X或Y微调将受体针和供体针调试到先前标记的位置。钻孔针放在蜡块上方,轻轻向下按,直到标记的位置,继续用微调调到理想的位置并保持住,然后将微调的刻度都设为0。

将空白蜡块放入固定槽,旋紧固定螺帽防止蜡块滑动。使受体蜡块紧贴固定槽的左侧边。在第一位点处打孔,开始芯片制作程序。细一点的针用于钻孔。首先调节深度控制钮,当针到达恰当的深度时,拧紧螺帽使其固定。用手将针向下按,直到深度限制钮阻止针的移动。旋转针把,使针转动,放松向下压的手,弹簧将针向上回拉,针心将针内蜡芯推出。在制作芯片时,不要将针心从针管中抽出。将供体蜡块桥放在受体蜡块上方,移动转动头,将粗针移至垂直采样部位（图25.11）。将供体蜡块移到采样针下,粗针用于采样,移开HE玻片,将针往下压采集样本。此时,深度控制钮不起作用,必须小心地避免针进入太深。根据组织类型和研究目的,最好在同一区域钻取3个点,这样,组织样本在进行预后标志评估时会具有很好的代表性。使用一种有4个蜡块固定槽的仪器就可以一次做出4个受体蜡块。如果供体蜡芯太长,可以切断,以便与受体蜡块针孔深度相吻合。具体做法是:用针心将蜡芯挤出,将其放在干净平面上,用手术刀将蜡芯切割成所需的长度,再用镊子将其放入受体蜡块的孔中（图25.12）。

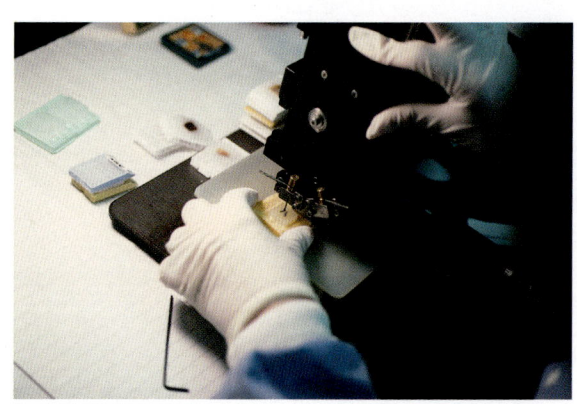

图25.11 在芯片制作的准备阶段,芯片仪的受体蜡块上放着桥凳。

表25.2 使用不同直径的针制作的组织芯的典型间距和数量			
针的直径	样本间距	芯片规格	#孔数
0.6 mm	0.2 mm	20×20	400
1.0 mm	0.3 mm	16×13	208
1.5 mm	0.4 mm	11×9	99

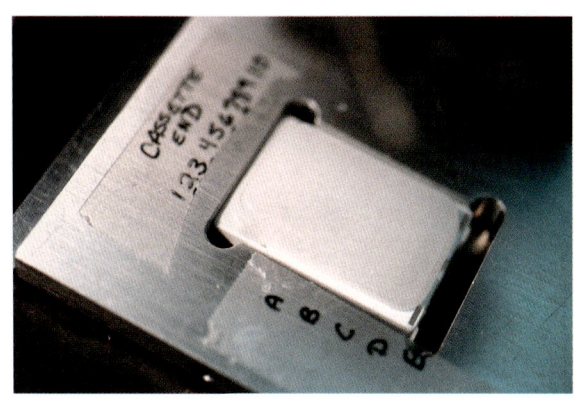

图25.12 供体组织被插入受体蜡块相应的位点。

平整和切片

在切片之前，芯片蜡块必须要很平整。我们实验室采用两种方法。

方法1

将干净的载玻片放在芯片蜡块上面，在37℃烤箱中加热，3分钟检查一次，不要让蜡块在烤箱中时间太长，否则会使蜡块融化，造成组织芯排列紊乱。轻轻转动玻片并同时向下加压。你将看到玻片上有圆圈。再把玻片和蜡块放入冰箱或冰柜，冷却后，玻片和芯片蜡块就会分离。

方法2

将干净的载玻片加热至70℃~80℃，贴在芯片蜡块表面，蜡块表面开始融化时，将玻片旋转，再把玻片和蜡块放入冰箱或冰柜。

组织切片术

将水浴温度设置到37℃，轻轻将芯片蜡块固定在切片机上，切片厚度为4~5mm，使用正电荷玻片捞片。每个组织芯片蜡块可切出100张或以上的组织芯片，这取决于技术员的技术高低。按照相同的方向将切片贴在玻片上。染一张HE，其余未染色的切片放入玻片盒，储存在-20℃冰柜中。染色前1~2天进行切片。放在盒子里保存可以防止污染。切过的芯片蜡块应该浸入石蜡后封存以防抗原丢失。

过度浸泡或冷冻可导致组织肿胀。还应避免芯片蜡块破碎。能够对存档组织标本进行研究是很重要的。为了收集样本，可将组织芯放入离心管并标记清楚。

组织蜡块的损毁

大多数情况下，组织蜡块可以多次钻孔取样而无大的损毁。当你用已取过样的蜡块切片时，多数情况下还是能够作出诊断的。

常见问题及解决方法

- 组织芯不易从钻孔针中取出——针头可能弯曲变形了。换一只钻孔针。
- 组织芯插入得太深——用细针取出样本，再放入一个新样本。
- 组织芯的间隙不足——切片时可能在组织芯上引起细小的裂缝或挤压。
- 蜡块中的组织芯太薄——同一蜡块的组织芯长短不一，经多次切片后组织芯就会变得很薄。
- 水浴时组织丢失——由于折叠、皱褶和切片处理不当所致。
- 重修蜡块——要求再切片做染色时。如果将存档的蜡块拿出来再切片，蜡块就要重新定位和修平。这就是配备专用切片机的重要性。
- 重修蜡块的角度——角度不恰当会缩短芯片蜡块的寿命，即切薄了。应该保证蜡块固定盒完全平整。

定义

专用切片机：只用于切芯片的切片机。
供体蜡块：含有所需组织的一种蜡块，可将其中组织钻取后放入芯片受体蜡块中。
高密度：大量样本排列在一个37 mm×24mm×5 mm蜡块中。

组织切片：切片机从包埋着组织的蜡块上切下的一张平整的蜡片。其厚度可变，常见厚度是4mm。

原位杂交：通过DNA或RNA探针在组织切片上检测未知核酸的一种方法。

低密度：小样本排列在一个24mm×24mm×5mm蜡块中。

QA：质量保证。

受体蜡块：即空白蜡块，其中插入组织芯制成组织芯片蜡块或切片。

评分：正常与疾病组织样本的定量比较。

标准化：建立标准的一种方法。

组织芯片（组织微阵列）：由组织样本芯组成的受体蜡块或切片。

组织芯片技术：将数百个组织芯排列在一张玻片上并用于免疫组化、原位杂交或荧光原位杂交分析的一种技术。

组织蜡块：组织经福尔马林固定、脱水、浸蜡、包埋做成的蜡块。切片贴于玻片上制成组织切片。这些供体蜡块可用于组织芯片研究。

组织点：组织芯片上的组织样本，与组织芯相吻合。

芯片仪的保养

在组织芯片制作过程中，将针管、样本蜡块、蜡块固定槽上的残留蜡屑清理干净是必要的。可用5cm×5cm的纱布海绵清扫。不要用二甲苯擦拭。X-Y或Z旋杆每隔几月要上一次油。

钻孔针应定期更换。它们是由很薄的金属管制成的，有可能出现弯曲。经过几百次钻孔后，针头可能变钝。更换的钻孔针要放在正确的位置。将针套上的槽固定在V形板的金属杆上，确定无松动。制作芯片开始以前，应该调试更换针。每天将工作区清理干净。

致谢

感谢Helen Fedor 和 Angelo DeMarzo医学博士在2003年第89届NSH研讨会上所做的关于"组织芯片：原理与实践"的报告提供的资料。

参考文献

Battifora H. (1986) The multitumor (sausage) tissue block: novel method for immunohistochemical antibody testing. Laboratory Investigation 55:244–248.

Kononen J., Bubendorf L., Kallioniemi A. et al. (1998) Tissue microarrays for high-throughput molecular profiling of tumor specimens. Nature Medicine 4:844–847.

Shaknovich R., Celestine A., Yang L., Cattoretti G. (2003) Novel relational database for tissue microarray analysis. Archives of Pathology and Laboratory Medicine 127(4): 492–494.

拓展阅读文献

Brady J. The Science Advisory Board: Tissue microarrays: bringing histology up to speed. Online. Available: http://www.scienceboard.net/community/perspectives.63.html

Enghardt M.H., Aghassi N.B., Bond C.J., Elston D.M. (1995) A simplified multitissue control block. Journal of Histotechnology 18:51–55.

Flores G. (2005) Tissue microarrays go coreless. Scientist 19:38–39.

Jensen T.A., Hammond M.E. (2001) The tissue microarray—a technical guide for histologists. Journal of Histotechnology 24:283–287.

26

分子病理学——原位杂交

Diane L. Sterchi 著

杨艳 译　朱红 校

引言

分子病理学的重点是研究基因表达、形态学并利用基因表达分析确认大量的靶分子。

临床实验室已将分子病理学技术用于诸如HIV、乙肝和结核病等感染性疾病的诊断及治疗的监测（Netterwald 2006）。此技术常用于检测血清或其他体液，如痰、精液等。现今，最为大家熟知的就是人乳头状瘤病毒（human papillomavirus，HPV）的检测。

临床还会采用其他分子病理学技术，特别是研究机构，如用于研究分离提取的核糖核酸（RNA）和脱氧核糖核酸（DNA）的杂交印迹法。杂交印迹法包含从组织匀浆中提取DNA和（或）RNA，然后采用斑点杂交法对这些核酸进行分析。DNA印迹法（southern blotting）和RNA印迹法（northern blotting）渗入杂交法（Sambrook et al 1989）。在对从新鲜或冰冻组织和细胞中提取的核酸进行定性分析时，这些印迹杂交技术是一种效力强大的方法。

聚合酶链反应（polymerase chain reaction，PCR）也是一种分子病理学技术，现已广泛应用于特殊DNA片段的拷贝。PCR可在短时间内将1个DNA分子扩增成几十亿个。这项技术可将诸如从犯罪现场找到的一束毛发中提取的微量DNA扩增成可支持法庭辩论的足够的拷贝数。PCR还可用于原位杂交技术（in situ hybridization，ISH）来研究一种组织中的某个特殊基因（Innis et al 1990）。

所有这些技术成就了组织学实验室在分子病理学中所起的作用。现在，组织学实验室使用的主要分子病理学方法是原位杂交技术。John（1969）、Gall和Pardue（1969）几乎同时提出原位杂交技术。

原位杂交是通过核酸探针与核酸序列的互补配对，对保存在组织切片或培养细胞中特殊的mRNA序列进行定位和检测。

原位杂交包含DNA或RNA链的热变性（即解链）、经标记的核酸探针与DNA或RNA链结合以及冷却时相应核酸链的重新结合（即复性）（图26.1）。其中一些单链会与原来的互补链结合，而另一些则与探针结合或杂交。探针长度越长，则越特异，与相应序列结合的机会越多。原位杂交中最佳的探针长度大约为有200～300个核苷酸的小片段。但是探针也可以小到有20～40个碱基对（bp）或大到有1000bp。

原位杂交可以检测细胞、组织甚至整个有机体中的特异RNA、病毒DNA或染色体DNA，这项技术已广泛应用于生物学、临床、解剖病理学以及基础研究。

原位杂交可采用经放射性核素标记的探针，这种探针可在照相胶片上直接成像。但是，大多数这类探针在常规固定及处理的组织切片上效果不理想，这类探针适用于冰冻切片，并且需要曝光20～50天才可观察结果。后来研发的非放射性核素标记的探针适用于常规外科和尸检切片，这类探针的研发，拓展了解剖病理学的研究领域。

当蛋白产物很快降解或很快被目的细胞转移出细胞外时，mRNA的检测尤其有意义。

进行原位杂交检测时，可以结合免疫组化类方法来检测生物素和地高辛标记的探针。问题随之而来：为什么不干脆使用免疫组化方法来检测呢？与原位杂交相比，免疫组化方法稳定、可靠，而且省时。在临床和研究领域，免疫组化方法已经应用了几十年，并且已成为病理实验室研究的一种常规方法。免疫组化方法可以为我们提供诊断依据，可以深入观察细胞膜和细胞内蛋白质的分布和变化。那么，为什么还要做

第26章 分子病理学——原位杂交

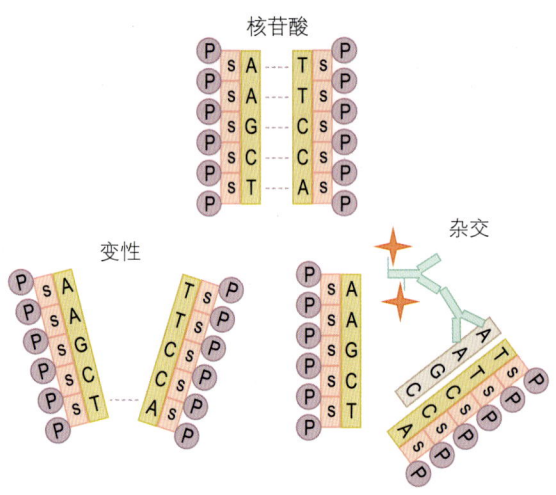

图26.1 人类基因信息由数十亿个核苷酸编码而成，这些核苷酸形成DNA密码，并形成一个双螺旋分子。核苷酸是由一分子碱基、一分子五碳糖和一分子磷酸构成的。DNA密码书写字母表的形式，用四个字母代表四种碱基：A=腺嘌呤，T=胸腺嘧啶，C=胞嘧啶，G=鸟嘌呤。这些碱基会形成配对，A只与T配对，C只与G配对。因此，双链DNA是由两条相对应的核酸链构成。DNA中的基因密码是三个为一组，如ATG。因此，在互补链对应的碱基顺序为TAC。

原位杂交检测呢？与免疫组化相比，原位杂交检测有以下几点优势：

1. 具有高度特异性。
2. DNA和mRNA对福尔马林固定剂不太敏感。
3. 探针与目的核酸链的结合比抗原-抗体复合物的结合更加紧密。
4. 当无法取得可靠抗体时，可选择此种检测。
5. 可提供一个分子水平的诊断结果。

对于样本的检测以及对结果的判断，了解原位杂交过程中不同阶段的原理至关重要。本章主要介绍原位杂交的原理以及对组织切片进行检测时的基本步骤。

应用

根据应用目的的需要，原位杂交可有许多相应的变化。虽然采用原位杂交证明DNA和RNA序列是一种有价值的研究方法，但是根据Warford 和 Lauder（1991）及 Mitchell 等人（1992）的报道，原位杂交亦可应用于：

- 异常基因的检测
- 病毒感染的鉴别
- 肿瘤表型的判断

单独使用原位杂交可以在细胞学水平提供染色体基因序列的定位及变异信息。传统上原位杂交技术一直是用于检测分裂中期展开的染色体（Davis et al 1984; Lux et al 1990），但是这种检测现在已可应用于分裂间期细胞核的检测（Hopman et al 1988; Poddighe et al 1992）。原位杂交可用于石蜡处理的组织，正如其被形象地称为"分裂间期细胞遗传学"那样，可提供非选择性肿瘤细胞群中染色体异常的直接信息。显色原位杂交技术（chromogenic in situ hybridization, CISH）是采用传统的组化反应检测细胞核中基因的表达（White 2005），可用于检测异常基因以及确定基因治疗的靶位。CISH也可用于筛选存档乳腺癌组织样本中HER-2/neu（Ⅰ型生长因子受体基因）的表达（Madrid & Lo 2004）。

原位酶谱法（in situ zymography, ISZ）使用特殊的蛋白酶底物对组织切片中的蛋白酶活性进行检测和定位。在生物活动的调节中，蛋白酶参与调节多种细胞功能。许多分子学技术，诸如RNA印迹法和反转录聚合酶链反应（reverse transcription-polymerase chain reaction, RT-PCR），可以对细胞和组织内的蛋白酶进行鉴别，但是ISZ的检测效果一样好。有人提出，ISZ的缺点是必须使用未经固定的新鲜冰冻组织。它的优点是比一般的原位杂交检测费用低廉，有两种检测方法：一种是使用ISZ摄影感光乳剂，另外一种是使用荧光标记的底物；ISZ可用于检测几乎所有的蛋白酶（Yan & Blomme 2003）。

病毒的检测与鉴别有多种方法，但只有免疫组化与原位杂交可以同时提供形态学信息。免疫组化可显示病毒抗原，原位杂交可证实巨细胞病毒的存在，二者相关性很好（Van den Berg et al 1989）。许多病毒原位杂交方法都使用抗DNA探针。EB病毒的检测及病毒编码的RNA转录体的检测说明：原位杂交比使用抗体的方法甚至PCR方法更加敏感（Pringle et al 1992）。

免疫电子显微镜（immunolabeling electron microscopy, IEM）与原位杂交结合的方法已应用于严重急性呼吸器官综合征（severe acute respiratory syndrome，SARS）的诊断。病毒免疫标记与超微结构原位杂交已用于分析这种新生的突发病毒的形态发生的问题。一种反义核苷酸探针法已应用于超微结构原位杂交（Goldsmith et al 2004）。

与显色方法相比，荧光原位杂交（fluorescent in situ hybridization, FISH）在标记细胞和组织中特殊核酸序列时具有一定的优势。FISH是一种"直接"的方法，它更加快捷，并且在一些情况下不需要进行免疫组化类检测。这类探针标记有荧光素，可在紫外光的照射下产生杂交信号。FISH可同时使用多种探针，在同种组织上后者产生的信号可在空间或光谱上交错重叠。有文献指出，在单一样本中辨别至少4~5种不同的荧光信号还是有可能的（Haugland & Spence 2005）。FISH又被形象地称为分子细胞遗传学，其使临床细胞遗传学实验室诊断和预后的水平有了大幅的提高（见第27章）。FISH可使用荧光分子生动地勾画出整个或部分染色体，因而称为"染色体涂染技术"。

聚合酶链反应-原位杂交（polymerase chain reaction-ISH, PISH）是原位杂交的另一种形式。在福尔马林固定、石蜡包埋（formalin-fixed paraffin-embedded, FFPE）的组织中，可使用RT-PCR检测病毒RNA。在兽医学中，研究人员以PISH与免疫组化两种方法检测新城疫病。新城疫病是一种鸟类的病毒性感染，有快速蔓延的可能性，可导致严重的经济问题以及家禽产业国际贸易的限制（Wakamatsu et al 2005）。PISH也可用于宫颈新生物中HPV的检测（Xiao et al 2001）。

使用原位杂交鉴别mRNA序列可快速、灵敏地诊断病毒感染。原位杂交检测病毒还有另一个优势：在病毒复制周期的一些阶段，因为病毒表面抗原并不表达，免疫组化检测结果可为阴性。

近几年，原位杂交已被广泛应用，大多数在福尔马林固定、石蜡包埋组织包括脱钙组织均可应用此方法。

另一方面，原位杂交与免疫组化相结合可检测肿瘤的表型。与肿瘤表型相对应有许多单克隆和多克隆抗体，它们可应用于一些敏感、快速的检测技术。当免疫组化的结果判读出现问题时，使用原位杂交检测mRNA表型会有所帮助（Pringle et al 1990; Kendall et al 1991; Ruprai et al 1993; Pringle et al 1993）。

本章及原位杂交技术中用到的专业术语汇编及其定义

扩增

即增加目的基因序列的拷贝数。基因序列增多可使其易于检测。

退火

即两条互补核酸链重新结合。

反义RNA

即与mRNA互补的一种RNA。

碱基

即核苷酸的组成部分。DNA中有四种碱基：A、T、C和G。RNA中除将T换为U（尿嘧啶），其他同DNA。

碱基对（bp）

即互补的一对碱基，并以氢键相连。

cDNA

即以初始RNA为模板，通过反转录酶生成的互补DNA序列。

克隆

即来自同一母本的所有副本或拷贝的集合。

密码子

即一组DNA或mRNA中三个连续的核苷酸，它指导蛋白质合成时氨基酸的结合，并指导转录的开始与结束。多组密码子可编码同一种氨基酸。

互补序列

即核酸中的碱基序列，互补的碱基对构成了双链结构。例如，C-A-T-G（每一个字母代表一种DNA中的碱基）的互补序列为G-T-A-C。

缺失

即一个基因节段或一大段染色体的丢失。

变性

即通过破坏氢键使双链区域解离成对应的单链。

最常用的变性方法就是加热。

DNA
即脱氧核糖核酸，是染色体中的遗传物质。

DNA聚合酶
即一种以亲代DNA链为模板合成子代DNA的酶。

下游区
从基因3'末端延伸的区域。

核酸内切酶
即可使DNA或RNA核酸序列降解的酶。如同分子刀，可在精确位点切断DNA或RNA。

游离基因
又称为附加体，是一种既可独立于宿主细胞存在，又可与其整合的质粒。

外显子
即编码蛋白合成并转录生成mRNA的DNA序列。

移码突变
基因编码区域核苷酸的插入或缺失可导致读码框的移动。读码框的移动又可导致mRNA转录翻译的改变。1或2个碱基的改变会导致移码，而3个碱基的改变不会导致读码框的移动，但会改变所编码的氨基酸的种类。

基因
即可编码多肽的DNA片段。

基因克隆化
即对个体核酸序列的选择、应用和扩增。

基因库
即人工插入微生物或病毒内并进行扩增的所有核苷酸序列。

基因组
即一个细胞内所有的DNA。

半抗原
即一种非免疫原性小分子，当其与大分子载体诸如蛋白分子结合时，可引发免疫反应。而这种载体本身并不引发免疫反应（一般来说，只有大分子物质、感染性因素或非溶解性外源性物质可引发机体的免疫反应）。

杂交
即使两条互补单链核酸片段结合并形成双链的过程。

原位
即在正常的位置。一个"原位"肿瘤是指其局限于起源位置，未侵犯周围组织及发生远处转移。

原位杂交
即可对细胞内核酸序列进行定性、定量检测的技术。

整合
即将外源性DNA片段与细胞内DNA序列结合，进而复制和表达外源性DNA。

内含子
即位于外显子之间的基因片段，其不参与mRNA的翻译和蛋白合成的编码。

体外转录
即在体外以DNA为模板、以RNA聚合酶及三磷酸核苷酸（NTP）为原料合成RNA序列。

千碱基
千碱基（kilobase，kb）即核酸长度的测量单位。1kb相当于单链核酸的1000个核苷酸。而kbp相当于双链DNA的1000对核苷酸。

解链温度
即打开互补核酸链之间氢键并使双链核酸解离的温度。温度的高低取决于DNA中G+C的含量。

mRNA

即信使RNA，它可将DNA的遗传信息带到胞浆，并在那里合成蛋白质。单链RNA由DNA模板合成，转录后与核糖体结合并指导蛋白质的合成。

错义突变

DNA中单个碱基的突变会导致一种氨基酸的密码子变为另一种氨基酸的密码子。

突变

即DNA核酸序列的改变。

缺口翻译

即将经标记的脱氧核糖核酸三磷酸掺入DNA中。

无义密码子

即一种不编码氨基酸但标志蛋白合成结束信号的密码子。

RNA印迹法

即通过毛细管作用使RNA分子贴附于纤维素或尼龙膜上，将单链DNA探针与转运RNA（tRNA）杂交。RNA印迹技术常用于检测某种基因的表达——这种基因需要已有的特异cDNA作为其探针。基于凝胶的操作——将与某节段DNA互补的mRNA序列定位于凝胶上，这段DNA就相当于探针的作用。

核苷酸

即DNA或RNA的组成单位，它包括一分子磷酸基、一分子五碳糖和一分子碱基。

寡聚核苷酸

即一小段核酸链，它可用作杂交探针。

癌基因

即一种基因，其活性与正常细胞向癌细胞的转变有关。

操纵基因

即DNA上的某一区段，它是阻抑物的结合位点并控制邻近基因的表达。

操纵子

即一段DNA序列，包括一个或多个结构基因和操纵基因并控制它们的表达。

噬菌体

即一种可感染细菌的病毒，常用于制造重组DNA分子。

质粒

即一段DNA序列，可与染色体结合或独立进行复制。质粒是遗传物质，但并不需要宿主细胞的生长和繁殖。质粒可用于制造重组DNA。

探针

即经标记的一小段单链DNA或RNA，可与互补序列（目的基因）相结合。

启动子

位于基因的起始区域，是转录开始前RNA聚合酶的结合位点。

随机启动

指标记双链DNA生产探针的方法。

重组体DNA

指自两种不同起源遗传物质产生的DNA片段。

复制

指以母代DNA或RNA为模板产生子代副本的过程。

限制性核酸内切酶

指针对特定核酸序列的内切酶。

反转录酶

指以RNA为模板合成互补DNA序列的酶。

RNA

即核糖核酸，在蛋白质合成和其他细胞活动中起

RNA聚合酶

指以DNA为模板、NTP为底物催化合成RNA的酶。

核糖核酸酶

普遍存在的降解RNA的酶。

rRNA

即核糖体RNA,是核糖体的组成成分,是合成多肽的非特异性位点。

有义链

指DNA双链中以此为模板,在RNA聚合酶催化下合成mRNA、rRNA或tRNA的链。

DNA印迹法

即使用特异杂交蛋白对DNA序列进行定性、定量分析的方法。

严密性

即原位杂交反应时控制探针结合特异性的条件。最高严密性指探针只与完全互补序列相结合。低严密性允许所结合的序列有一定的错配。

模板

即一条DNA或RNA链,其决定了新合成互补的DNA或RNA链的碱基序列。

转录

指以DNA为模板合成互补RNA序列的过程。

tRNA

即转运RNA,是细胞中的一种短链RNA,其作用是在蛋白合成时转运特异的氨基酸。

翻译

指以mRNA上携带的遗传信息指导蛋白合成的过程。

试剂的制备

此处将介绍大多数原位杂交检测使用的试剂及其制备方法。大部分试剂可通过购买预混试剂或试剂盒得到。要注意的是,不同的试剂可能适用于不同的原位杂交,本文后面会有详细描述。此处列出的试剂可用于基本的或特殊的原位杂交操作程序。购买预混试剂或试剂盒安全、方便,代理公司有保证试剂的混合是严格按照生产者的使用规范,减少了人为错误的可能。有些实验室的预算有限,并发现预混试剂或试剂盒并不是唯一的选择。因为在所有试剂使用前预混试剂或试剂盒有可能会失效,会造成成本大为提高。根据需要,本文列出了如下试剂的制备方法。

DEPC水

焦碳酸二乙酯(DEPC)	1ml
蒸馏水	1000ml

经振荡摇匀后放入高压灭菌器中煮沸10分钟,高压灭菌去除DEPC。

2%的AAS(使玻片带电)

氨基烷基硅醇(AAS)*储存于4℃	5ml
无水丙酮	250ml

将干净的玻片浸入2%的AAS中1分钟,然后在去离子水中漂洗3次。

注意

所购买的玻片可能经过预先处理,要确保玻片上没有残留RNA或DNA。

蛋白酶K

蛋白酶K	100mg
缓冲液#1	5ml

分装并低于-20℃冷冻。

透明质酸酶

透明质酸酶	20mg
缓冲液#1	20ml

0.1M的三乙醇胺(新鲜配制)

三乙醇胺	0.1ml
DEPC水	100ml
乙酸酐	0.25ml*

乙酸酐临用前加入。振荡5分钟，加入0.25ml乙酸酐，然后再振荡5分钟。

1M的Tris（贮存）

氨基丁三醇（Tris）	60.55g
DEPC水	500ml
以浓缩HCl调节pH 值至8.0	20ml*

*高压灭菌。

1M的氯化镁（贮存）

氯化镁	20.34g
DEPC水	100ml*

*高压灭菌。

5M的氯化钠（贮存）

氯化钠	29.22g
DEPC水	100ml*

*高压灭菌。

马来酸缓冲液

马来酸	100mM
氯化钠	150mM

与水按1：10 的比例混合并调节pH值至7.5，或添加Tween 20（0.3% v/v）作为冲洗液。

缓冲液#1：Tris 缓冲盐，pH 7.5

1M的Tris（贮存）	10ml
5M的氯化钠（贮存）	3.3ml
1M的氯化镁（贮存）	0.2ml
去离子水	86.7ml

以HCl调节pH值至7.5。

缓冲液#2: Tris缓冲盐，pH 9.5

1M的Tris（贮存）	10ml
5M的氯化钠（贮存）	2ml
1M的氯化镁（贮存）	5ml
去离子水	83ml

以NaOH调节pH值至9.5。

20×SSC缓冲液

氯化钠	348g
枸橼酸钠（SSC）	167.4g
DEPC水	1600ml

以稀释乙酸调节pH值至7.4，充分搅拌并高压灭菌。

2×SSC

20×SSC	10ml
DEPC水	100ml

1×SSC

20×SSC	5ml
DEPC水	95ml

Denhart液

聚蔗糖	100mg*
聚乙烯吡咯酮	100mg*
牛血清白蛋白	100mg*
DEPC水	500ml

*可能导致背景增高。

预杂交液

去离子甲酰胺	5ml*1
20×SSC	2ml
Denhart液	0.1ml*2
50%的葡聚糖硫酸盐	2ml
鲑精DNA（10mg/ml）	0.3ml*3
酵母tRNA（10mg/ml）	25ml*4

*1 纯化的 = 减少非特异性着色
*2 减少非特异性探针结合
*3 加热变性10分钟
*4 阻断非特异性着色

杂交液

预杂交液	1ml
标记的探针（500 ng/25μl）	10ml

检测试剂：挑选一种

1. 抗生物素蛋白链菌素-碱性磷酸酶	0.01ml
缓冲液#1	5ml
2. 抗地高辛	0.01ml
缓冲液#1	2.5ml
3. 辣根过氧化物酶（HRP）	0.01ml
缓冲液#1	

色度法检测试剂：挑选一种

1. 5-溴-4-氯-3-吲哚磷酸-硝基四氮唑蓝（BCIP-NBT）

5-溴-4-氯-3-吲哚磷酸（BCIP）	0.5mg/ml
硝基四氮唑蓝（NBT）	0.3mg/ml

2. AEC

3-氨基-9-乙基咔唑（AEC）	0.08g
丙酮	10ml
0.05 M醋酸盐缓冲液	200ml
过氧化氢（30%）	0.10ml

3. DAB

二氨基联苯（DAB）	22mg
Tris缓冲液	50ml
过氧化氢（30%）	0.2ml

探针及其选择

探针的选择是基于所检测的核酸序列，技术人员应尽可能使实验条件最优化。探针与目的基因的结合强度起重要作用，RNA-RNA型就比DNA-RNA型结合强度高。各种杂交条件如甲酰胺浓度、盐浓度、杂交温度以及pH值均会影响结合的稳定性。

探针是一小段经标记的DNA或RNA，可用于发现与其互补的序列或定位检测特定的核酸序列。探针的选择取决于其可利用性、敏感性和所需的分辨率。探针的敏感性取决于其替换程度和片段的大小。替换程度即原先的核苷酸被标记的类似物取代的程度。检测的敏感性与替换的标记物的数量有关。一般来说，含25%~32%的替换位点的探针敏感性最高。这里有几种不同类型的探针，它们各有特点并有不同的用途。

探针类型与合成方法

有四种基本探针可用于原位杂交。

寡核苷酸探针一般长20~50bp。它们以特异DNA核苷酸序列（根据实验需要）为模板，采用人工化学方法合成。这类探针可抵抗RNA酶，并且由于分子小，容易穿透细胞或组织。但是小分子也有一定的弊端：它只能和目的基因的一小段结合，并且所携带的标记物较少。标记物应定位于3'端或5'端，为了提高检测的敏感性，可使用寡核苷酸探针混合物与目的基因的不同区域结合。无论测定的目的基因如何，对于多种不同种类的探针，寡核苷酸的实验设计均可标准化。寡核苷酸探针的另外一个优点是：它们都为单链，因此没有复性的可能。

单链DNA探针要比寡核苷酸探针大很多，长约200~500bp。有几种方法制备单链DNA探针：可以通过RNA的RT-PCR形成单链模板，然后作为引物延长制备单链DNA探针；或在单链反义引物参与下，通过PCR形成一个核酸片段，再以此片段作为引物延长制备单链DNA探针；或通过化学合成寡核苷酸。基于PCR的制备方法比较简单，可用少量起始物合成探针。而且通过采用合适的引物，PCR方法在探针序列选择上更具灵活性。

双链DNA探针可通过缺口平移标记、随机引物标记或核苷酸标记后进行PCR，以及变性成单链后再与目的mRNA杂交的方法进行制备。双链DNA探针还可用细菌内目的序列的包涵体制备，这些包涵体经过复制、溶解，然后提取DNA并纯化制备探针。细菌内的目的序列最后可经限制性酶降解消除。随机引物标记和PCR可产生最高的特异性。这类探针的敏感性不如单链探针的高，因为它们有与自身互补的第二条链复性杂交的趋势，因而与目的基因杂交的探针浓度降低。虽然还没有广泛应用，现今双链DNA探针在许多研究中的敏感性已经可以满足研究目的了。

RNA探针（cRNA探针或RNA探针）具有热稳定性并可抵抗RNA酶的消化作用。RNA探针为单链探针，并且是原位杂交中应用最广泛的一类探针。在RNA聚合酶的作用下，以线性化DNA为模板进行体外转录可以合成RNA探针。此类模板（SP6、T7或T3）可从载体DNA获得。RNA聚合酶主要用于合成与DNA互补的RNA。一般来说，探针序列是克隆到质粒载体中的，它的两侧是两个不同的RNA聚合酶起始位点，这样既可合成有义（对照）序列，也可合成反义（探针）RNA。质粒是线形的，并且带有限制性酶，因此质粒本身并不转录，从而减少高背景。

与双链探针相比，单链探针具有以下几点优势：

- 在溶液中，这类探针不会自身退火复性而消耗探针。
- 在溶液中不会形成大的探针链，因此探针的穿透性不受影响。

如果实验要求的敏感性高，单链探针是最佳选择（表26.1）。

探针的制备和标记

要想观察探针在组织或细胞中的结合情况，在杂交前，我们必须在探针上结合一个可探测的标记。制

表26.1　探针类型

探针	标记法	优点	缺点
dsDNA	随机引物标记	使用简便 不需亚克隆化 标记方法的选择 高度特异性 信号扩增的可能（网络化） 容易获得	在杂交时自身复性结合（降低探针利用率） 探针必须变性 探针长度越长，组织穿透性越差 杂交稳定性不如RNA探针
ssDNA	引物延长	不需探针变性 没有杂交时的自身复性结合（单链） 更加敏感 稳定	技术复杂 需亚克隆化 杂交稳定性不如RNA探针 模板黏合
ssRNA	DNA聚合酶转录	高度特异性 不需探针变性 不会自身复性 未杂交的探针被酶降解，而不会被杂交	需亚克隆化 组织穿透性略差 RNA酶不稳定性 可与某些组织成分非特异性结合，造成高背景和低组织穿透性
Oligo	5'末端 3'末端 3'加尾	不需要克隆或分子生物学专业知识 稳定 较好的组织穿透性（小分子） 根据氨基酸序列构成 不会自身杂交 有限的标记方法 短链的寡核苷酸序列可直接合成 可同时使用多种探针，而且探针之间没有竞争	有限的标记方法 敏感性和特异性较低 依赖已知的序列 杂交稳定性略差

备探针前需考虑两个主要因素：

- 采用哪种核酸（DNA或RNA，单链或双链）？
- 采用哪种标记物与探针结合？

首先要考虑的是探针的长度，这由合成的类型和方法决定。本文介绍两种探针标记的方法：

- 直接法：示踪分子（酶、放射性同位素或荧光标记物）直接与DNA或RNA结合。
- 间接法：半抗原（生物素、地高辛或荧光素）先与探针结合，然后通过标记的结合蛋白进行检测（例如抗体）。

标记DNA的方法有缺口平移标记法和随机引物标记法。

寡核苷酸探针的标记

- 5'末端的标记：5'末端DNA或RNA的游离羟基可直接磷酸化，可由T4多核苷酸激酶标记，这种方法多用于放射性标记物。非放射性标记物需共价链接。

- **3'末端的标记**：末端脱氧核苷酸转移酶（terminal deoxynucleotidyl transferase，TdT）是将标记的残基结合到寡核苷酸的3'末端，寡核苷酸的长度大约为14～100个核苷酸。这类探针有很好的特异性，但敏感性仅为中等。下文有寡核苷酸3'末端标记的操作步骤（见步骤26.1）。
- **3'加尾**：使用TdT在单链或双链DNA的游离3'末端添加含标记核苷酸的尾端序列。这类探针比前者敏感，但会产生较多的非特异性背景。寡核苷酸加尾试剂盒已有商售制品。

需注意的是：因为有明确的标准化操作，使用市售的标记试剂盒以使操作大大简化。

标记探针的纯化

葡聚糖凝胶G-50（Sephadex G-50）柱层析法

凝胶基质可网罗未掺入的标记核苷酸。而标记的探针从基质的孔隙排出，通过层析柱拉成丝状，最后收集在洗脱液中。我们也可购买其他品牌的商售层析柱。

葡聚糖凝胶G-50层析仪

纯化探针，但需收集洗脱液中的成分并检测标记物的存在。我们还可购买与前面相比型号更小的层析柱，后者适用于普通的微量离心机。

选择性沉淀法

这种方法可将混合物中的干扰物除去。在溶液中添加一种化学试剂，后者可与干扰物选择性反应形成沉淀。通过过滤和离心可将沉淀从混合物中完全分离。在这个前提下，在DNA载体的参与下，可通过乙醇沉淀法将未掺入的标记核苷酸除去。单核苷酸存在于上清液中。标记和（或）纯化的探针可经乙醇沉淀法浓缩并储存于-20℃下。不要以苯酚或氯仿提纯生物素化的探针，因为这样会破坏生物素。

旋转柱层析法是一种从标记反应物中提取纯化核酸序列的简单方法。在离心柱中填充葡聚糖凝胶G-50、聚丙烯酰胺葡聚糖S-400或探针量子G-50，将标记反应物进行离心。最后未结合的标记物留在离心柱中，而大分子核酸序列滤过排出并可在洗脱液中进行回收。

方法

层析柱的制备

1. 取1个1.0ml的注射器，管口用无菌处理的硅化玻璃纤维（siliconized glass wool，GE）或异质同晶聚合物纤维塞住。在注射器中注入5g葡聚糖凝胶G-50（Roche 1273973）、聚丙烯酰胺葡聚糖S-400（GE 17-0609-10）或探针量子G-50（GE 27-5335-01），然后在100ml的1×Tris缓冲液（pH值为8.0）中预先膨胀，过程需要几小时。
2. 使Tris缓冲液排出，在注射器中再注入葡聚糖凝胶。当Tris缓冲液都排出后，继续注入葡聚糖凝胶直至充满。
3. 将注射器插入10ml聚丙烯离心管，在台式离心机离心3000g 5分钟。继续注入葡聚糖凝胶直至离心后容积达到0.9ml。
4. 在注射器中加入100～200μl的1×Tris缓冲液（pH值为8.0）直至注满层析柱，然后再次离心。此步骤重复三次。将最后的洗脱剂收集到一个1.5ml的Eppendorf管中，测量它的体积，其体积应为100μl。如果体积明显不符，则再加入100μl的Tris缓冲液，离心后再测量。

层析柱制备好后马上使用或以石蜡膜（Parafilm膜）封口并储存于4℃冰箱。

注意

层析柱如果不马上使用，在添加标记反应物提纯前需重复第4步。

旋转层析柱也可以用同样的方法制备，但是当进行按比例增大的标记反应的提纯时，需使用2.0ml的注射器。

层析柱的使用

1. 将一个打开的无菌1.5ml Eppendorf管置于层析柱下方。将探针反应液加于层析柱上部并离心3000g 5分钟。
2. 测量容积，关闭Eppendorf管并转入-20℃保存。

估计标记效率和检测探针

估计标记核酸的产出是很有意义的步骤。这可在进行染色之前证实标记反应的成功性。

在使用标记探针之前，应制备并证明检测条带以测量标记结合的程度。通常采用原位杂交方法的检测步骤，检测带正电的尼龙膜上核酸序列点及相应浓度降低后的标记对照物。有些技术人员以同一个标记序列制备多条检测条带，用以比较不同检测系统的敏感性。尼龙膜可用于免疫学检测，如色度法或化学发光法，主要基于采用何种实验设计。直接比较样本与对照组的信号强度可以估计标记的效率。现在已可买到采用这项技术的试剂盒，在检测条上就有标记对照物。使用生物分析仪是一种估计核酸标记效率的更快捷的方法，可在30分钟内得出一个量化的结果。

下面描述的是一种估计核酸标记效率的方法，是使用稀释组和点检测方法。

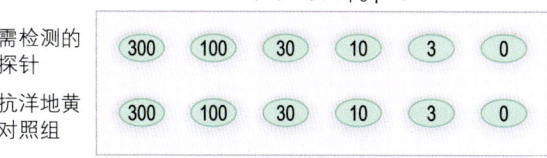

图26.2

9. 酶的检测可使用与原位杂交方法相同的检测试剂和步骤。
10. 用双蒸水冲洗并吸干。

稀释组的制备

1. 用稀释液将标记探针稀释到2.5pmol/μl的初始浓度。
2. 以装有纯化探针的Eppendorf管制成一个稀释组，管中核酸浓度分别为300pg/μl、100 pg/μl、30 pg/μl、10 pg/μl、3 pg/μl，并且一个管中只有稀释液。确保每个管中液体体积相等。以对照组或预标记检测带制成类似的稀释组。
3. 在每管中取1μl滴于尼龙膜（Roche）上，对照组要与检测样本的浓度相对应。点的位置可参考图26.2。
4. 用铅笔在条带旁（不是条带上）标记每个样本的位置。
5. 将膜置于120℃烘烤30分钟或用紫外线灯照射，使核酸与尼龙膜紧密结合。
6. 用洗液简单冲洗尼龙膜。
7. 将尼龙膜浸入封闭液10分钟。
8. 与原位杂交检测试剂孵育。

注意

稀释封闭液并用作冲洗液。

市售探针

按要求设计生产的DNA、寡核苷酸序列以及标记试剂盒均可购买到，它们的使用使操作大为简化和标准化。基于实验室的条件和原位杂交的要求，预混合试剂和预标记探针可能是划算的。试剂盒、试剂或定制的标记探针可大大节约技术员的宝贵时间，并且对新手来说它们都附有说明书。然而，这并不意味着可以忽视原位杂交的基本理论知识。技术员必须知晓原位杂交相关的理论知识，只有这样才能正确定制标记探针和原位杂交试剂盒。

探针浓度

DNA探针的最适浓度是0.5～2μg/ml。寡核苷酸探针使用前可进行乙酰化，也可不进行。未经乙酰化预处理的探针浓度应为50～200ng/ml，可能可以得到一个更强的信号结果和最低限度的背景着色。经乙酰化预处理的寡核苷酸探针需要较高的浓度，以避免非特异性背景着色。

探针长度

至于上文提到的关于探针的选择，我们必须考虑探针的长度。探针越长其信号越弱，因为它们穿透固定组织的能力较弱。信号减弱程度和穿透性依赖于组织性质、固定剂的选择和是否进行了预处理。

探针的长度可通过合成反应或后来的部分裂解来控制。在缺口翻译制备探针中，DNA的长度由反应中DNA酶的数量决定，但通过随机引物制备的探针长度则由引物浓度决定。长RNA探针的组织穿透性较差，化学反应（如水解反应）可增强其组织穿透性，但也会增加与非目的基因非选择性结合的可能性。

探针制备好后需检查其大小。探针如果太小，会导致低信号和高背景。我们有必要研究一下：降低探针的长度是否有利于增强组织信号和改进制备方法。

检测

检测系统的选择主要取决于探针的标记方法，其次是原位杂交的步骤，并且还必须考虑对其敏感性和分辨率的要求。

色度法检测底物系统包含带有AEC或DAB底物的辣根过氧化物酶。AEC显色可形成醇溶性的棕红色产物并需要水溶性的封片介质。在较早发表的文献中，甲基绿或甲基蓝是最常用的复染剂，但现在已不常用了。DAB显色可形成褐色产物，适于液态封片剂并可永久保存。碱性磷酸酶系统可使用BCIP/NBT或核固红。BCIP/NBT可形成紫红色或蓝色的非醇溶性颗粒。目的基因在细胞核时，伊红是一种合适的复染剂；而目的基因在细胞浆时，核固红是一种合适的复染剂。核固红可形成明显的醇溶性的红色产物并需要水溶性的封片介质。目的基因在细胞核时，适于用甲基绿或甲基蓝复染；而在细胞浆时，适于用苏木素复染。

直接检测法或间接检测法都可采用。将探针与一种稳定的半抗原结合是非放射显像检测的基础。采用酶反应检测杂交探针，可在杂交原位产生有颜色的沉淀物。这项检测最常用的酶是碱性磷酸酶（AP）和辣根过氧化物酶（HRPO）。虽然这类酶可与核酸探针直接结合，但结合了酶的探针不适于组织标本的原位杂交，因为结合的酶可妨碍探针的穿透作用。因此，大多数研究者采用间接检测法（Knoll & Lichter 1995）。

生物素、荧光素（氢化荧光素）和地高辛（DIG）是最常用的标记物。经示踪分子标记的探针常用AP或HRPO结合的卵白素（用于生物素）或抗体（用于地高辛）检测。与生物素相比，荧光素和地高辛在检测富含内源性生物素组织时有一定的优势，它们可产生较低的背景信号。

直接检测荧光标记物的方法常用于证实多个染色体目的序列（Nederlof et al 1989），但有时也采用直接法证实单个染色体目的序列。

用间接检测试剂减少非特异性染色（特别是胶原），应当将样本放入含牛血清的Tris缓冲液中进行预培养。用这种缓冲液作为原先检测试剂的稀释剂效果也很好。但在这一步，使用抗体的抗原结合片段更加重要，它可减少背景着色。

间接检测法可使敏感性增加。衡量不同检测系统优劣的标准中应包含酶和底物的选择（De Jong et al）。我们推荐一种底物系统，它含有结合抗体，如与AP结合的抗地高辛或抗异硫氰酸荧光素（FITC）。此种底物系统应用色度法BCIP/NBT试剂，24小时后可产生蓝色或黑色的不溶性沉淀物。另一种可产生更强荧光信号的底物系统是一种带有核固红的荧光2-羟基-3-萘酚酸-2'-苯基苯胺磷酸盐（HNPP）。

这检测法的主要优点是：低水平的非特异性染色，简单，并且酶底物系统可产生蓝色或黑色的不溶性沉淀物。

许多商售的原位杂交探针都标记有生物素。使用抗生物素蛋白链菌素检测系统时可得到较高的敏感性。这项检测的缺点是有广泛的内源性组织分布。实际上，大量的内源性生物素主要存在于肝、肾（Wood & Warnke 1981）和其他组织，如脑垂体、下颌下腺、甲状腺和甲状旁腺。而且增殖细胞也可产生大量生物素，使真阳性和假阳性结果的辨别出现困难。然而采用阻断内源性生物素的方法可以很好地防止假阳性的发生。

以Fab抗原结合片段-酶结合检测系统检测地高辛（Herrington et al 1989）其敏感性大于或等于生物素，并且非特异性背景着色明显降低。荧光素主要采用一步法进行检测，采用此标记物可实现一个工作日内完成中等至大量拷贝数目的序列的快速原位杂交检测。

样本制备

固定

固定是样本制备的最初步骤，也可作为冰冻切片实验设计的中间步骤。固定时间、类型和温度依据制备目的而不同。综合这些因素不仅可保持组织形态结构，最大限度地保存细胞内核酸的水平，而且可阻止DNA或RNA酶的消化作用。固定剂的选择可影响核酸的保存和杂交能力。浸泡固定、石蜡包埋的样本不受"正常"污染水平的核酸酶的影响，因此只有杂交反应液需要仔细去除所含的酶。

包含在碱基对中的功能基团由DNA的双螺旋结构保护。RNA对交联因子是非常惰性的。

对细胞分裂中期的染色体推荐使用甲醇乙酸固定。冰冻切片可以4%的甲醛（30分钟）、Bouin固定液或多聚甲醛固定。固定可使组织更加牢固地贴附于玻片。

DNA和RNA目的序列周围的蛋白和这些广泛交联的蛋白可能影响目的核酸的杂交，因此可能需要透化作用（消化）这一步骤。

从患者或动物身上取出组织后必须及时固定，以防自溶、细菌和真菌的生长，并使其可以对抗后续步骤的破坏作用。基于与可溶性蛋白的反应，固定剂分为两组，即凝固型与非凝固型固定剂。凝固型固定剂含有乙醇和氯化汞，不是原位杂交最合适的固定剂，因为乙醇可导致细胞内蛋白、核酸及碳水化合物脱水、凝固和沉淀。乙醇固定剂和组织成分间并不形成共价键，因此组织中的mRNA并未沉淀，并可能在固定后的实验步骤中丢失。对于原位杂交，推荐使用非凝固型固定剂、交联醛（甲醛、多聚甲醛和戊二醛）。

用于原位杂交检测的固定组织需保留mRNA，但不能增加背景着色。浸泡固定、石蜡包埋的组织切片的杂交信号和背景着色都强于冰冻切片。浸泡固定组织切片的信噪比也更高。

一般来说，组织切片常规经10%的福尔马林固定，在自动组织脱水机中过夜，然后用石蜡包埋。最佳固定时间一般为8~12小时。要注意的是：固定时间越长，用酶消化时更要严格把握。酒精固定组织还需经乙醛固定，防止mRNA的扩散（如需观察RNA）。

玻片/组织切片的制备

在经酒精清洗的切片机上，将组织切为4~6μm的薄片并转移到带正电荷的玻片上。将切片脱水并在室温下空气干燥。脱蜡后，将切片置于经酒精清洗并装有DEPC水的染色缸中。然后将后者放入23℃~37℃的热水浴中直到开始进行原位杂交。必须佩戴手套防止污染，所有器具如刷子和镊子需经酒精清洗并存放于原位杂交特定的清洁区。

蛋白水解消化

在石蜡包埋前用甲醛固定样本可保护核酸序列。在进行原位杂交前，消化是很重要的一步，通过微小的组织降解可增加细胞的渗透性从而增强探针的穿透力。虽然蛋白水解消化并不直接影响核酸，但要很小心地控制这一步，因为消化不足会使核酸无法充分暴露，而消化过度则会破坏核酸周围的蛋白结构，导致后续步骤中核酸丢失。mRNA与蛋白质的关系不大，而DNA与组蛋白和其他核蛋白的关系密切。因此，暴露mRNA所需的蛋白水解酶的浓度比暴露DNA所需的浓度低。

蛋白水解酶的选择很重要，需在分子生物学水平确保核酸酶活性的失活。蛋白酶K和胃蛋白酶是两种常用的消化酶。蛋白酶K优于其他蛋白水解酶，因为孵育时可消化所有的核酸酶。但是，蛋白酶K的浓度及孵育时间还需视组织种类、应用固定剂种类和固定时间及切片厚薄而定（图26.3）。

核酸消化可用作阴性对照。以RNA酶处理同一组织或病人的组织切片时可证明原位杂交信号取决于RNA杂交。

骨和软骨需蛋白多糖消化。信号弱时，肾和脑组织也需蛋白多糖消化。消化后需在4%的多聚甲醛-甲醛中进行后固定，以防组织丢失。并且消化（用于所有消化）后固定可防止浸析并抑制RNA酶的活性。

当采用原位杂交方法证明RNA序列时，地高辛和荧光素标记的寡核苷酸与上皮组织的非特异性结合可致非特异性着色。为将此影响降低到最小，可在蛋白水解消化后和后固定前将标本乙酰化。乙酰化可减少探针与组织的非特异性结合。中和组织所带的正电荷可减少探针的静电结合。

预杂交也可减少非特异性结合。预杂交液中的

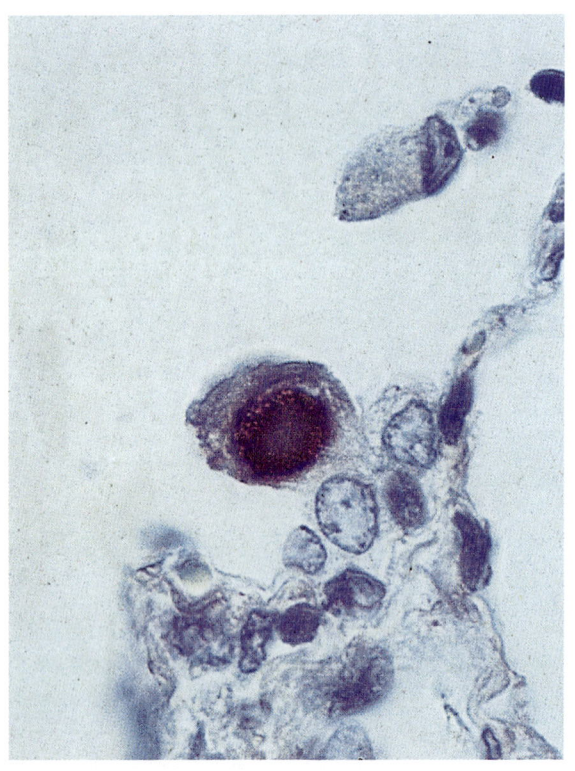 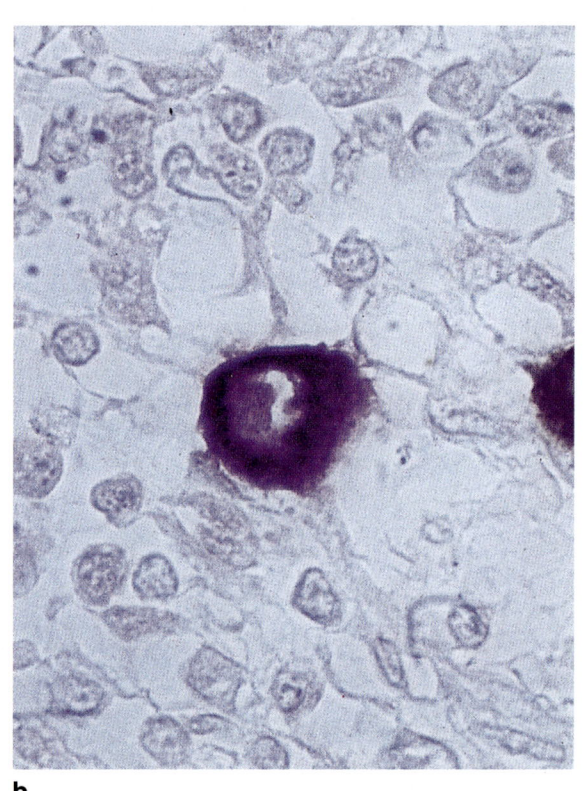

a　　　　　　　　　　　　　　　b

图26.3 ISH图例。通过原位杂交方法证实石蜡切片上的人巨细胞病毒（HCMV）。(a) 受感染肺组织中的HCMV DNA，37℃用50μg/ml的蛋白酶K预处理1小时。(b) HCMV早期基因RNA在AIDS感染肠组织中转录，37℃用15μg/ml的蛋白酶K预处理30分钟。

成分可与组织结合而使位点饱和，从而防止非特异性结合。预杂交的目的是在加探针以前平衡样本与杂交液的反应，使阴离子大分子封闭潜在的非特异性探针反应结合位点。预杂交液中包含杂交反应体系中除探针以外的所有成分。非补充成分如牛血清白蛋白（BSA，1mg/ml）、Denhart液（聚蔗糖、BSA和聚乙烯吡咯酮均为0.02%）和tRNA用于减少非特异性结合。多数试验结果证明：封闭位点是有必要的，但也没必要单独进行预杂交步骤。在某些情况下，杂交时已经完成了充分封闭。探针与组织和切片的静电结合可被含0.1 M的三乙醇胺的TEA缓冲液中和。

杂交

杂交反应即变性冷却时互补探针与核酸链以氢键相连。探针必须与目的序列形成稳定的氢键连接，而与非目的序列最低程度地杂交。探针与目的序列必须均为单链。将探针和目的序列同时加热到较高温度，可增加检测的敏感性和一致性。要达到这一目的，需小心精确地控制原位杂交过程的这一步，需平衡杂交液中的多种成分、控制杂交的最适温度和持续时间。

如果要采用DNA探针或证明一段DNA序列，必须先使它们成为单链。将杂交液滴于切片组织上，加热，然后加盖盖玻片或塑料膜。基于目的序列中鸟嘌呤-胞嘧啶碱基对（G-C）所占的百分比，变性结果可有不同。当鸟嘌呤-胞嘧啶所占比例较高时，打开碱基间的三氢键需要比腺嘌呤-胸腺嘧啶（A-T）占优势者更高的解链温度（TM）。这一步如过度加热，即超过100℃，则可损害样本的保存。

在分子水平，杂交包含部分碱基间最初的成核反应，然后是其余序列间形成氢键。杂交时温度的控制是决定性的，因为温度的变化会影响退火的特异性。由DNA和RNA构成的混合物的最佳温度比它们自身的最佳温度低25℃。当温度更低时，可能发生部分同源染色体的退火。虽然应避免这种情况发生,但它也可用于屏蔽具有部分同源性的序列,如HPV亚型。通过混入甲酰胺这种使螺旋失去稳定的试剂,可使退火保持在较低的温度,如37℃,这样不会影响组织的保存。

通过调整杂交液中一价阳离子的利用率可改变特异性。这些阳离子一般来自氯化钠,它们的反应可调节探针与目的序列之间的自然静电排斥作用。当氯化钠浓度较高时,杂交特异性下降,而浓度下降时只有完全同源的序列才可杂交。

杂交液中常含有阴离子大分子,用以减少探针间的非特异性反应。声波处理和变性的鲑鱼精DNA可屏蔽探针与非同源性核酸序列,减少细胞间静电反应的机会。硫酸葡聚糖也可减少细胞间静电反应的机会,局部浓缩探针并提高杂交的几率。特别要注意的是,杂交液制备过程中一定要避免核酸酶的污染。

退火时杂交的几率与杂交时间、温度以及上面提到的杂交液成分有关。由于空间的限制,原位杂交进程比印迹法要缓慢,但是使用高浓度的探针可弥补这一缺点。生物素化和荧光素标记的探针效率较高,杂交需1~2小时;但是地高辛标记的探针杂交需过夜以获得较高的敏感性。

杂交后清洗的目的是提高杂交的特异性。必须用含高浓度盐的缓冲液冲洗切片,去除未结合的探针。然后用含较低浓度的盐、较高温度的缓冲液冲洗切片,以减少错配的碱基对。较长探针和含G-C比例较高者更加稳定,而升高温度和甲酰胺的浓度则为不稳定因素。减少杂交液中甲酰胺的浓度而保持温度恒定,退火条件的严密性将减低。因此,使用荧光素标记的寡核苷酸探针可提高mRNA检测的敏感性。

对照

在验证原位杂交结果时必须有对照。在进行原位杂交时应设阳性和阴性对照。阳性对照需包含已知的目的序列,并且以与被检测样本相同的方法制备,检测步骤也应相同。这样才可为此技术提供一个判断标准。使用相同的阳性对照则有助于证实原位杂交染色的可重复性。

可结合使用其他对照验证实验结果。对照的数量和类型取决于实验室人员配置和标准操作规程。如本章消化部分提到的,核酸酶消化后的样本可作为阴性对照。

设备与试剂

DNA和RNA可由核酸酶降解。使用高浓度的DNA酶和RNA酶有助于进一步确定杂交核酸类型的特异性。但是皮肤上存在极低浓度的核酸酶,可能会污染杂交反应液,导致裸露的DNA和RNA部分降解。因此,除戴手套外,要十分小心谨慎地确保杂交反应液不被核酸酶污染。

去除反应液与玻璃器皿上的核酸酶活性

高压灭菌可破坏DNA酶。RNA酶可抵抗热灭活作用,因此需采用以下处理方式。

DEPC水的制备

在蒸馏水中加入DEPC(Sigma D5758),最终浓度为0.1%。这项操作需在通风橱中进行。充分摇匀使DEPC溶解并放置过夜。然后将容器和溶液高压灭菌。

DEPC处理反应液的制备

制备反应液,然后加入DEPC至0.1%。摇匀、放置过夜,然后高压灭菌。

注意

在缓冲液中直接加入饱和DEPC可能会改变缓冲液的性质。配制反应液所需的缓冲液需用去除RNA酶的玻璃器皿,用预先混合并高压灭菌的DEPC水配制。

玻璃器皿的准备

将玻璃器皿置于200℃烘烤过夜,或按以下步骤:

1. 在柔和肥皂液或去除RNA酶的反应液中清洗。
2. 用双蒸水(去除核酸酶)冲洗直至将清洁剂洗净。

3. 用3%的过氧化氢浸泡10分钟。
4. 用DEPC水冲洗。
5. 干燥并做防尘处理。

许多实验室直接购买DEPC水和一次性无菌塑料器皿代替玻璃器皿。本章介绍的以上信息仅供更喜欢自己配制DEPC水并喜欢用玻璃瓶储存缓冲液的实验室参考。

原位杂交方法（非专门设备）

第一天

1. 将切片充分脱蜡，三缸二甲苯（或代用品）Ⅰ、Ⅱ、Ⅲ，每缸4~8分钟。

注意

脱蜡不充分会导致反应减弱。

2. 经100%的无水乙醇Ⅰ、Ⅱ脱水，再经95%的乙醇浸泡3分钟。用DEPC水冲洗或浸泡于加热的DEPC水中。用热Tris/盐缓冲液#1（23℃~37℃，pH 7.5）冲洗并晾干。
3. 用新鲜配制的蛋白酶K溶液（23℃~37℃）脱蛋白，在湿盒中孵育15分钟。
4. 室温下，在Tris/盐缓冲液#1中浸泡5分钟。如有必要，可在下一步前消化蛋白聚糖和（或）乙酰化。
5. 将切片在95%的乙醇中浸泡2分钟，然后在100%的无水乙醇Ⅰ、Ⅱ中各脱水2分钟，空气干燥5分钟。**如要进行预杂交，这一步可省略。**
6. 在切片上滴1~2滴（60~100μl）预杂交液，室温下在湿盒中孵育1小时。加探针前吸去过量的预杂交液。
7. 加入杂交液（含探针），以耐热膜（或盖玻片）覆盖。探针以生物素-dUTP或地高辛-dUTP加尾。
8. 切片变性：92℃~100℃，杂交5~10分钟（不要超过100℃）。将切片置于预加热的"金属"盘上进行最佳变性反应。将切片冷却到37℃~42℃，在湿盒中孵育18~24小时。摇动可能会增强此反应。此方法没有使用购买的试剂盒，因此染色需持续到第二天。

第二天

9. 切片分别在37℃用2×SSC和1×SSC各洗2次，每次5分钟。
10. 加入5%的封闭液，37℃下孵育10分钟。
11. 在缓冲液#1中浸泡2分钟，然后在缓冲液#2中浸泡10分钟。
12. 在每张切片上加1~2滴检测试剂（抗生物素蛋白链菌素-AP或抗地高辛-AP），湿盒中37℃下孵育20~30分钟。孵育期间，制备酶底物并加热到37℃。
13. 将切片置于缓冲液#3 Ⅰ、Ⅱ、Ⅲ中各浸泡5分钟。
14. 加入底物，37℃下孵育30~60分钟。
15. 以37℃缓冲液冲洗2分钟终止反应。
16. 在蒸馏水（DW）Ⅰ、Ⅱ中各浸泡2分钟。
17. 复染这步取决于色原体的选择：对于BCIP/NBT，使用核固红、伊红或甲基绿复染；对于DAB，使用苏木素或甲基绿复染。如采用BCIP/NBT或DAB复染，还需进行步骤18。对于AEC，使用甲基绿复染，使用水溶性封片剂封片，不要浸入乙醇或进行透明。
18. 通过浓度递增的乙醇进行脱水。
19. 用二甲苯透明，树脂封片（Doran & Sterchi 2000）。

原位杂交过程中的问题

组织切片掉片

- 载玻片上缺乏胶粘剂、缺乏聚左旋赖氨酸或氨基烷基硅醇（AS）
- 吸附时间或温度不足
- 过度消化（时间过长或浓度过高）
- 过于频繁地移动盖玻片（可使用柔韧的包膜、AS条或优质盖片）
- 变性时间过长或温度过高（理想温度是93℃~98℃）
- 过度摇动载玻片。

染色信号弱（与组织制备有关）

- 切片脱蜡不完全（可多增加一步二甲苯或其替代物，确保脱去所有石蜡）
- 切片未脱水或在加探针前未吸干（组织上的水分会稀释探针）
- 过度固定（可延长消化时间）
- 消化不足（可增加消化时间、浓度或消化液的种类）。

染色信号弱（与杂交或检测有关）

- 探针生物素化不足
- 探针稀释过度（需延长杂交时间）
- 探针或目的DNA变性不足（可增加变性时间，检查初始温度）
- 杂交不完全（可进行预杂交，增加杂交时间，如温度过高可降低温度或检查实验的严密性）
- 缓冲液的pH值错误（应为碱性，pH值为9.5）
- 试剂温度过低（将试剂加热到23℃）。

高背景

- 跳过封闭这一步
- 探针浓度过高
- 切片在孵育过程中干片
- 省略了冲洗或冲洗时间过短
- 标记物孵育反应后未使用去垢剂清洗
- 底物孵育时间过长。

阳性对照结果为阴性

- 使用错误的探针
- 试剂失效（保存方法不恰当）
- 未消化（消化酶不稳定）
- 未变性（需提高温度）
- 实验设计时忽略了这一步
- 检测试剂配制不恰当。

染色结果矛盾（严格条件）

严格条件是指相关但非同源的探针与目的基因结合的条件：

- 非同源序列杂交错配（低严格性——高盐浓度、低温、低甲酰胺浓度）
- 只有同源序列才可完全结合（高严格性——低盐浓度、高温、高甲酰胺浓度）。

RT-PISH

原位杂交-聚合酶链反应（PISH）概述

PCR可用于检测组织切片或完整细胞中微量的DNA或RNA，使用光学显微镜观察单个细胞的表达情况或所携带的特殊基因。PCR也可用于检测病毒感染、基因突变、基因替换、染色体易位、基因治疗的低拷贝核酸序列以及低水平基因表达。

常规的原位PCR是扩增微量的DNA或RNA，形成一个基因的单拷贝，形成相同序列的指数级蓄积，包含几百万或几十亿个所需检测、测序、克隆或诊断的确定拷贝。

PISH有几种方式：直接原位PCR、间接原位PCR和反转录PCR。在所有方法中，组织均需保存DNA和RNA。用于RT-PISH检测的组织需切得稍厚，稍厚切片中包含有更多目的基因。因此使用蛋白酶K进行预处理是必要的。

引物长度一般为18~28个核苷酸，重要的是要设计一对与组织中其他序列或彼此之间几乎非同源的引物。对于动物组织来说，在相似物种中最好选择均可用作PISH引物的序列。

在每一步中设立对照是很重要的，可确保没有假阳性或假阴性结果出现。设立对照的最重要的原因是要证实扩增产物的存在，但后续杂交结果的证实也很重要。

对照的例子有：

- 省略探针，即使用非相关探针
- 使用很好的阳性或阴性组织
- 在进行PISH前破坏目的基因
- 使用已知的细胞系
- 使用常规PCR方法证实实验结果。

见PISH步骤26.2。

步骤26.1

DIG-ddUTP标记寡核苷酸3'末端

末端转移酶的作用是在寡核苷酸3'末端添加一个经修饰的双脱氧尿嘧啶三焦磷酸（DIG-ddUTP、生物素-ddUTP、荧光素-ddUTP）。在此方法中使用DIG-ddUTP。本文所提的方法是从Boehringer Mannheim实验步骤改良而来，由Roche应用科学实验室提出。所用试剂可购买试剂盒（Roche）。

标记试剂的目录：这里罗列的是需制备的试剂量，即试剂盒提供的量。试剂盒可用于25次标记反应。如果有其他需要，可适当调整容积计算。

1. pH值为6.6的反应缓冲液（即5×的浓缩液）
   1M的二甲胂酸钾
   0.125M的Tris盐酸
   1.25mg/ml牛血清白蛋白
   制备50~100μl

2. $CoCl_2$溶液
   25mM的氯化钴
   制备50~100μl

3. DIG-ddUTP溶液
   1mM的地高辛-11-ddUTP溶于双蒸水
   制备25μl

4a. 末端转移酶1（新方法）
   25μl末端转移酶，加入以下试剂：
   60mM磷酸氢二钾（4℃，pH 7.2）
   150mM的氯化钾
   1mM的2-巯基乙醇
   0.5%的Triton X-100
   50%的甘油
   配制溶液浓度至400单位/微升

4b. 末端转移酶2（旧方法）
   1μl（50单位）末端转移酶，加入以下试剂：
   200mM的二甲胂酸钾
   200mM的氯化钾
   1mM的EDTA
   0.2mg/ml牛血清白蛋白
   50%的甘油
   加入足量双蒸水至最终容积20μl。

5. 0.2M的EDTA（pH值为8.0）溶于双蒸水

步骤

1. 将100pmol纯化寡核苷酸溶于10μl无菌双蒸水中。

2. 将以下试剂加入置于冰上的无菌微量离心管中：
   4μl的5×浓缩缓冲液
   4μl的25mM的$CoCl_2$
   1μl的DIG-ddUTP液（这项标记需使用DIG-ddUTP）
   1μl的末端转移酶（400单位/微升）

3. 混合并简单离心。

4. 37℃孵育15分钟，然后置于冰上。

5. 加入2μl的0.2M的EDTA（pH值为8.0）终止反应。

步骤26.2

直接PCR扩增实验

1. 使用交联固定剂固定组织。

2. 使用酒精清洗的切片机和刀片，将样本切为5~7μm的薄片。

3. 将2~3张组织薄片置于带正电的载玻片上（以相等间距分开）。在烤片仪上50℃~55℃干燥过夜，然后脱蜡前再烤30分钟。

4. 经二甲苯Ⅰ、Ⅱ、Ⅲ脱蜡，每次3~5分钟。然后经100%的乙醇Ⅰ、Ⅱ脱水，每次5分钟。空气干燥。

5. 消化30~90分钟。不要使玻片完全干燥，湿盒可帮助解决这一问题*。

   *快速检测消化是否充分：将玻片置于显微镜下，使用40倍镜观察1个细胞。当在核上看到20个点时，则消化完成。

6. 消化后用双蒸水漂洗玻片1分钟。

7. 经100%乙醇Ⅰ、Ⅱ脱水，每次2分钟。空气干燥5分钟。

注意

由于热周期循环控制仪的类型不同，玻片的处理方式也不相同。例如，有些热周期循环控制仪附有盖板，可与每张组织切片紧密接合；而有些则仅在玻片下有一个加热块。为适应个别的控制仪，需使用疏水笔圈画组织。

8. 滴加PCR反应液并覆盖玻璃盖玻片、高压灭菌包或盖板（使用热周期循环控制仪制造商推荐的）。

9. 将玻片排列在热周期循环控制仪的铝箔上，防止玻片漏出和仪器污染。这里使用制造商推荐的Perkin-Elmer热周期循环控制仪。

10. 将玻片放入铝箔槽，每张玻片滴加2ml矿物油覆盖。
11. 在设定控制仪程序期间，将热块加热到80℃并保温10分钟。扩增程序为15个循环：96℃1分钟，59℃1分钟，72℃1分钟。

注意

扩增程序的设定可有不同。

12. 从控制仪中取出玻片，小心移去盖玻片。将玻片浸入二甲苯Ⅰ、Ⅱ，每次3分钟脱去矿物油。脱水并去除二甲苯：将玻片浸入100%的乙醇Ⅰ、Ⅱ脱水，每次3分钟。空气干燥。
13. 用缓冲液#1冲洗玻片，每次5分钟。
14. 将玻片浸入50℃下含0.2%的BSA的150mM的NaCl中10分钟（溶液需预先加热）。
15. 吸去NaCl，滴加100μl碱性磷酸酶-抗地高辛（以含0.1M的NaCl、pH值为7.5的0.1M的Tris溶液按1:50稀释），在湿盒中37℃下孵育30分钟。
16. 以含0.1M的NaCl、pH值为9.5的0.1M的Tris溶液冲洗玻片1分钟。
17. 以NBT/BCIP溶液孵育玻片（10μl NBT/BCIP溶于2.0ml含0.1M的NaCl、pH值为9.5的0.1M的Tris溶液中）5~15分钟。用显微镜观察反应的恰当终止点。
18. 用蒸馏水冲洗2分钟。核固红复染5分钟。蒸馏水冲洗1分钟，脱水，透明，封片。

RT-PISH步骤26.2试剂列表

消化试剂

1. 2mg/ml胃蛋白酶或胰蛋白酶（消化作用缓和）

注意

原液为20mg胃蛋白酶＋9.5ml 无菌水＋0.5ml 2N盐酸。

2. 蛋白酶K（消化作用强）
   用150ml的PBS将1.0ml蛋白酶K稀释到1mg/ml。在55℃使用。
3. 缓冲液#1
4. 20×SSC
5. 2×SSC
6. 甲酰胺SSC
   甲酰胺　　　　　　　　　　　50ml
   2×SSC　　　　　　　　　　　50ml
7. PCR混合液
   0.25μM 引物
   10μM dATP
   10μM dCTP
   10μM GTP
   3.5μM dTTP

表26.2　建议的根据标本固定时间调整的消化时间

固定时间（小时）	酶	消化时间（分钟）
4	胃蛋白酶或胰蛋白酶	10
15	胃蛋白酶或胰蛋白酶	90
24	胃蛋白酶或胰蛋白酶	120

消化过程中的问题

如没有信号或信号较弱，消化时间需增加10分钟。建议参考表26.2所示的消化时间。

致谢

感谢Tony Warford和Lamar Jones，本书第1版和第2版的本章是由他们编写的。他们编写的一些内容保留在本章中。特别感谢Maureen Doran的技术支持，感谢Dr Bruce Gitter对本章进行的科学审核，还要感谢Eli Lilly and Company为撰写本文提供的支持。

参考文献

Davis M., Malcolm S., Rabbitts T.H. (1984) Chromosome translocation can occur on either side of the c-myc oncogene in Burkitt lymphoma cells. Nature 308:286–288.

De Jong A.S.H., Van Kessel-Van Vark M., Raap A.K. (1985) Sensitivity of various visualization methods for peroxidase and alkaline phosphatase activity in immunoenzyme histochemistry. Histochemical Journal 17: 1119–1130.

Doran M., Sterchi D.L. (2000) Let's do in situ (workshop no. 67). Milwaukee, WI: National Society for Histotechnology.

Gall J.G., Pardue M.L. (1969) Formation and detection of RNA–DNA hybrid molecules in cytological preparations. Proceedings of the National Academy of Sciences USA 63:378–383.

Goldsmith C.S., Tatti K.M., Ksiazek T.G. et al. (2004) Ultrastructural characterization of SARS coronavirus. Emerging Infectious Diseases 10(2):320–326.

Haugland R.P., Spence M.T.Z., eds (2005) The handbook: a guide to fluorescent probes and labeling technologies, 10th edn. Paisley: Invitrogen.

Herrington C.S., Burns J., Graham A.K. et al. (1989) Interphase cytogenetics using biotin and digoxigenin labeled probes II: Simultaneous differential detection of human and papilloma virus nucleic acids in individual nuclei. Journal of Clinical Pathology 41:601–606.

Innis M.A., Gelfand D.H., Sminsky J.J. et al., eds (1990) PCR protocols: a guide to methods and applications. New York: Academic Press.

Janneke C., Alers P-J.K., Kees J. et al. (1999) Effect of bone decalcification procedures on DNA in situ hybridization and comparative genomic hybridization: EDTA is highly preferable to a routinely used acid decalcifier. Journal of Histochemistry and Cytochemistry 47(5):703–709.

John H.A., Birnstiel M.L., Jones K.W. (1969) RNA–DNA hybrids at the cytological level. Nature 223:582–587.

Hopman A.H., Ramaekers F.C., Raap A.K., et al. (1988) In situ hybridization as a tool to study numerical chromosome aberrations in solid bladder tumors. Histochemistry 89:307–316.

Kendall C.H., Roberts P.A., Pringle J.H. et al. (1991) The expression of parathyroid hormone messenger RNA in normal and abnormal parathyroid tissue. Journal of Pathology 165:111–118.

Knoll J.H.M., Lichter P. (1995) Current protocols in molecular biology. In situ hybridization and detection using nonisotopic probes. New York: Wiley.

Lux S.E., Tse W.T., Menninger J.C. et al. (1990) Hereditary spherocytosis associated with deletion of human erythrocyte ankyrin gene on chromosome 8. Nature 345:736–739.

Madrid M.A., Lo R.W. (2004) Chromogenic in situ hybridization (CISH): a novel alternative in screening archival breat cancer tissue samples for HER-2/neu. Breast Cancer Research 6(5):R593–R600.

Mitchell B.S., Dhami D., Schumacher U. (1992) In situ hybridization: a review of methodologies and applications in the biomedical sciences. Medical Laboratory Sciences 49:107–118.

Nederlof P.M., Robinson D., Abuknesha R. et al. (1989) Three-color fluorescence in situ hybridization for the simultaneous detection of multiple nucleic acid sequences. Cytometry 10:20–27.

Netterwald J. (2006) Molecular testing? Emerging technologies show promise for helping to prevent spread of the epidemic disease. Advance for Medical Laboratory Professionals April:17–18.

Poddighe P.J., Ramaekers F.C.S., Hopman A.H.N. (1992) Interphase cytogenetics of tumors. Journal of Pathology 166:215–224.

Pringle J.H., Ruprai A.K., Primrose L. et al. (1990) In situ hybridization of immunoglobulin light chain mRNA in paraffin sections using biotinylated or hapten-labeled oligonucleotide probes. Journal of Pathology 162:197–207.

Pringle J.H., Barker S. et al. (1992) Demonstration of Epstein-Barr virus in tissue sections by in situ hybridization for viral RNA. Journal of Pathology 167(Suppl):133A.

Pringle J.H., Baker J. Colloby P.S. et al. (1993) The detection of cell proliferation in normal and malignant formalin-fixed paraffin-embedded tissue sections using in situ hybridization for histone mRNA. Journal of Pathology 169 (Suppl):144A.

Ruprai A.K., Pringle J.H,, Angel C.A. et al. (1991) Localization of immunoglobulin light chain mRNA expression in Hodgkin's disease by in situ hybridization. Journal of Pathology 164:37–40.

Sambrook J., Fritsch E.F., Maniatis T. (1989) Molecular cloning—a laboratory manual, 2nd edn. Cold Spring Harbor: Cold Spring Harbor Laboratory Press.

Van den Berg F., Schipper M., Jiwa M. et al. (1989) Implausibility of an aetiological association between cytomegalovirus and Kaposi's sarcoma shown by four techniques. Journal of Clinical Pathology 42:128–131.

Wakamatsu N., King D.J., Seal B.S. et al. (2005) Detection of Newcastle disease virus RNA by reverse transcription polymerase chain reaction using formalin-fixed, paraffin-embedded tissue and comparison with immunohistochemistry and in situ hybridization. [abstract] American Association of Veterinary Laboratory Diagnosticians 48:166.

Warford A., Lauder I. (1991) In situ hybridization in perspective. Journal of Clinical Pathology 44:177–181.

White J. (2005) An introduction to chromogenic in situ hybridization. Journal of Histotechnology 28:229–234.

Wood G.S., Warnke R. (1981) Suppression of endogenous avidin binding activity in tissues and its relevance to biotin–avidin detection systems. Journal of Histochemistry and Cytochemistry 29:1196–1204.

Xiao Y., Sato S., Oguchi T. et al. (2001) High sensitivity of PCR in situ hybridization for the detection of human papillomavirus infection in uterine cervical neoplasias. Gynecologic Oncology 82(2):350–354.

Yan S.J., Blomme E.A.G. (2003) In situ zymography: a molecular pathology technique to localize endogenous protease activity in tissue sections. Veterinary Pathology 40:227–236.

拓展阅读文献

Darby I.A., ed. (2000) In situ hybridization protocols, 2nd edn. Totowa, NJ: Humana Press.

Wilkinson D.G., ed. (1999) In situ hybridization: a practical approach, 2nd edn. New York: Oxford University Press.

27

基因检测：
荧光原位杂交（FISH）的应用

Caroline Astbury 著
朱红 译　滕孝静 校

引言

遗传学检测是指对人类DNA、RNA、染色体、蛋白质或代谢产物进行分析，检测遗传性或疾病相关的基因型、突变、表现型或核型从而为临床服务（Kroese et al 2004）。遗传学检测的范围很广，含有许多学科和分支学科，包括诊断性检测（细胞遗传学及分子生物学）、临床研究、生化遗传学、遗传药理学和法医学。另外，有很多方法和技术可以选择用来进行遗传性检测；临床分子诊断实验室的主要支柱是聚合酶链反应（PCR）及其许多改进方法。在临床细胞遗传学实验室，染色体分析是金标准。荧光原位杂交（FISH）的出现，或者说分子细胞遗传学的出现，使临床细胞遗传学实验室在诊断及预后判断上有了巨大的进步。

在实验室利用放射标记探针进行原位杂交已应用了多年。然而在临床应用中，长期暴露于放射自显影是不切实际的。19世纪80年代中期，生物素标记的DNA探针的发展使荧光检测染色体的着丝粒及α-卫星序列成为可能（Pinkel et al 1986）。荧光DNA探针的快速和易于检测的优点使其在临床成为高敏感性方法。

方法

FISH程序的基本步骤包括：在玻片上固定或是分裂间期或是分裂期的细胞核DNA；使DNA成为单链的原位变性；目标DNA与荧光染料标记的特异性DNA探针序列杂交。标记DNA应过量滴加，以使探针能结合目标DNA。荧光显微镜下观察目标标本内的探针；分析探针信号，包括观察扩增信号、丢失信号、信号定位或融合信号。

探针

临床细胞遗传学实验室中应用的大多数探针都是美国生产的，并作为特异性分析试剂（ASR）出售。市售的FISH探针可分为三类：

1. 重复序列（例如染色体的着丝粒或α-卫星区域）。
2. 整个染色体序列（包括染色体短臂、着丝粒和长臂）。
3. 特定序列（范围自1kb至大于1Mb的DNA）。

基于人类基因组计划（www.genome.ucsc.edu）的资料，实际上任何DNA序列都可以用作FISH探针来研究染色体的特定区域。一些实验室利用人类基因组计划来创建"自制"探针，如细菌人工染色体（bacterial artificial chromosomes，BAC）。这些探针是以科研为基础的，与市售的探针所遵从的规则不同。

标记

市售的探针通常是直接标记的，即荧光染料

直接连接到探针的核苷酸上。这种方法在分析前不涉及探针的其他检测。探针也可采用间接法标记加入DNA中，即通过切口平移法（nick translation）或PCR将一种半抗原（如biotin或digoxygenin）加入DNA中。然后探针应用荧光标记的抗体（如strepavidin和抗digoxygenin）进行检测。目前，直接标记的探针可以标记成绿色（如SpectrumGreen™或FITC）、红色（SpectrumOrange™或Texas Red）、蓝色（SpectrumAqua™）或金色（SpectrumGold™）。一个融合的绿色和红色FISH信号在荧光显微镜下显示为黄色，这有助于如下所述的几种血液学的FISH研究。

组织类型

FISH可用于含有DNA的许多临床标本。培养细胞（如羊水细胞）、绒毛膜细胞、淋巴细胞、骨髓穿刺细胞或实体肿瘤细胞都可以产生分裂中期染色体。分裂中期染色体常规用于临床细胞遗传学实验室，可以通过特殊染色来显示染色体区域和重排；中期染色体还可用于FISH研究。中期染色体的FISH分析可以精确定位目标信号并确定是否在正确位置。FISH一个主要优点是：它不要求为培养细胞或分裂中期染色体，也可以用于分析分裂间期或非分裂期细胞，包括非培养的羊水细胞（用于产前诊断）、外周血涂片（用于快速新生儿血液分析）或骨髓穿刺涂片。另外，FISH还可用于石蜡切片、来自石蜡包埋块的细胞集落、淋巴结或实体肿瘤的印片。因此当不能获得分裂中期染色体时或标本质量较差时，FISH技术都可以应用。

临床应用

在临床细胞遗传学实验室，FISH可以用于结构性和获得性的染色体分析。显微镜和标准条带技术可以检测3Mb或更长的重排。在显示重排上，如微小缺失或重复，标准条带不能明确时，FISH是一必需的助手。而且，FISH能帮助明确标记染色体（通常是额外或未知起源的），在产前筛查时尤其重要。

结构异常

微缺失综合征

微缺失或邻近基因缺失综合征是由于遗传物质的微小丢失所致，可以导致一个染色体区域的几个基因丢失。通常这些缺失区域的长度小于2Mb。已有几种临床明确的微缺失综合征（表27.1）。市售的FISH探针可以为临床确定的疾病提供明确的诊断（图27.1）。

亚端粒体重排

染色体的亚端粒体区域紧邻每个染色体末端的终端端粒体重复DNA序列。亚端粒体区有特有序列并富含基因。对每个染色体亚端粒体区域都已设计了含有特异DNA序列的FISH探针（图27.2），除了：(1)近端着丝粒染色体短臂（13、14、15、21和22号染色体）；(2) 含有同源性序列的X和Y染色体的短臂；(3) 同样含有同源性序列的X和Y染色体的长臂（Knight et al 1997）。

已有人提出，亚端粒体区域的潜在重排是先天性

表27.1 常见的微缺失或邻近基因缺失综合征

综合征	染色体区域	相关基因的FISH探针
Angelman	15q11.2–15q13	SNPPN、D15S10
Miller-Dieker	17p13.3	LIS1
Prader-Willi	15q11.2–15q13	SNRPN
Smith-Magenis	17p11.2	SHMT1、TOP3、FLI1、LLGL1
Velocardiofacial/DiGeorge	22q11.2	TUPLE1
Williams	7q11.2	ELN

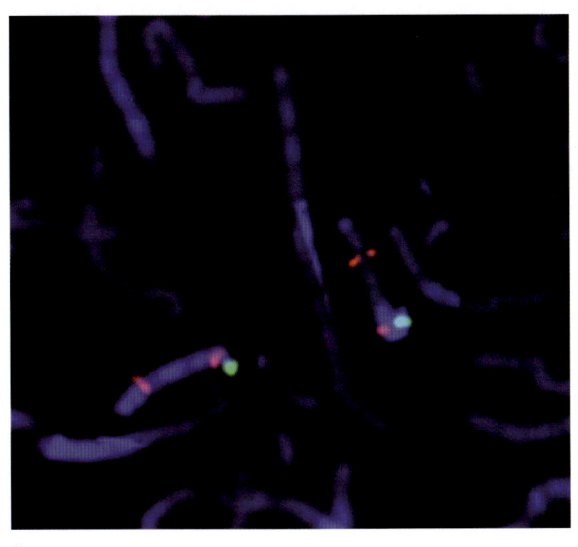 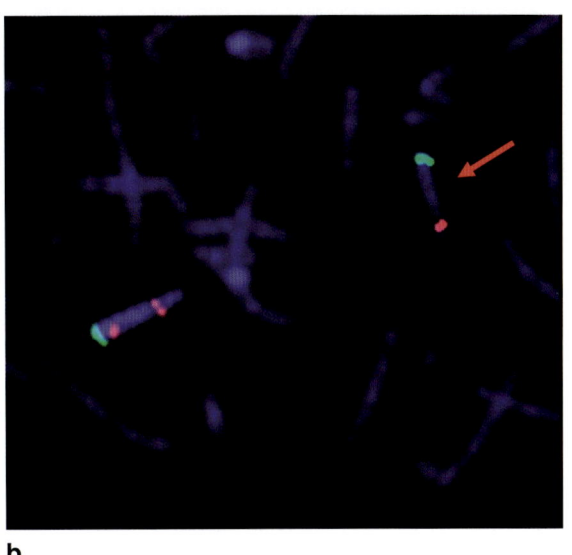

图27.1 用于诊断Prader-Willi综合征和Angelman综合征的SNRPN探针的FISH图像。用SpectrumOrange™标记的SNRPN在15q11.2和PML在15q22，以及用SpectrumGreen™标记的D15Z1在15p11.2。D15Z1和PML在探针组中用作内对照。(a)外周血标本的部分分裂中期染色体，这是正常信号模式，有两个绿色信号和四个红色信号，说明没有任何探针的缺失。(b)外周血标本的部分分裂中期染色体，显示一个SNRPN位点在15q11.2（红色箭头）的缺失，说明这个病人有Prader-Willi综合征或Angelman综合征的临床诊断。

精神发育迟滞的一个原因，尤其是在生前的发育迟缓病例及有先天性精神发育迟滞阳性家族史的病例（de Vries et al 2001）。在中度至重度精神发育迟滞病人以及伴有畸形特征的精神发育迟滞病人中，亚端粒体区域的重排率较高。

产前基因研究

FISH的一个主要优点是能在非培养细胞中快速检测染色体数目异常（异倍体）。所需时间通常在24～48小时。在高危妊娠，包括高龄产妇（大于35岁）、异常超声发现或异常母体筛查结果，FISH可以辅助标准的细胞遗传学分析来提供染色体异倍体的筛查，包括13、18、21和X、Y染色体。这些染色体的异倍体是产前检查中最常见的异常（图27.3）。已发现对产前样本（通常是羊水细胞）进行FISH检测是有效的、敏感的和特异的（Tepperberg et al 2001）。

获得性异常

FISH探针现已用于检测造血系统恶性肿瘤中大量

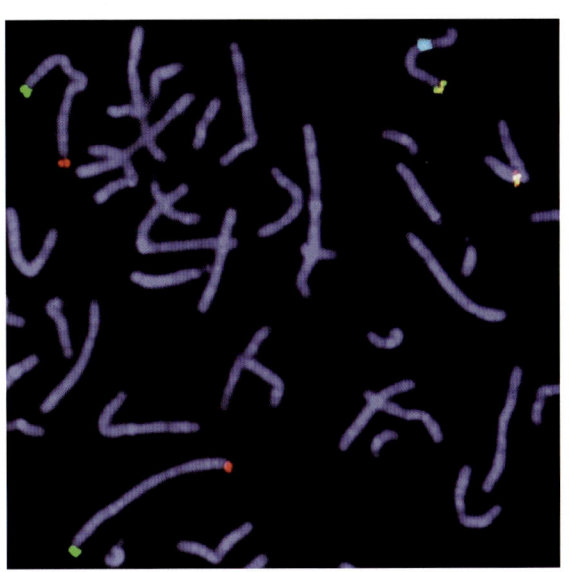

图27.2 一组来自TelVysis™（Vysis, Downers Grove, IL, CA）多色混合探针在一外周血样本的部分分裂中期染色体的FISH图像。两条2号染色体短臂被SpectrumGreen™标记，长臂被SpectrumOrange™标记。X和Y染色体被SpectrumGreen™和SpectrumOrange™同时标记而显示为融合的黄色信号。另外，在X染色体的着丝粒，有SpectrumAqua™信号。这是此探针的正常信号模式。

第27章 基因检测：荧光原位杂交（FISH）的应用

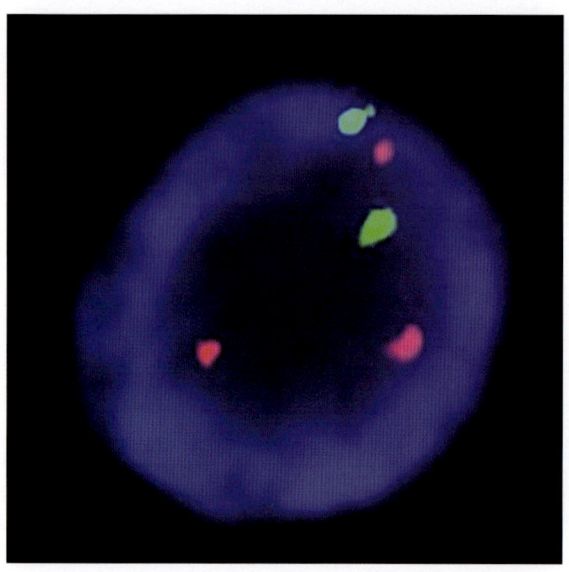

图27.3 13号（SpectrumGreen™标记）和21号（SpectrumOrange™标记）染色体AneuVysion™（Vysis, Downers Grove, IL, CA）探针在取自非培养羊水细胞样本分裂间期细胞中的代表性FISH图像。21号染色体可见到三个红色信号，提示这个胎儿有Down综合征。

反复出现的染色体异常（表27.2）。雅培公司（Abbott Laboratories Company）（Downers Grove, IL, USA）的Vysis是市售探针供应商之一。它们生产的造血系统FISH探针通常分为四种类型：

1. 双色/单融合探针。
2. 额外信号探针。
3. 双色/断裂探针。
4. 双色/双融合探针（图27.4）。

通过双色、单融合探针，DNA探针杂交目标会定位于特定易位中每两个基因断裂点的一侧（如与慢性粒细胞白血病有关的Philadelphia染色体中的9号和22号染色体）。额外信号（或ES）探针的设计目的是用来降低细胞核由于探针随机共定位而导致正常细胞出现异常FISH信号模式的频率。此类型探针中，一个较长探针（用一种颜色标记）跨过特定易位的断裂点，而另外一个探针（用另外一种颜色标记）位于易位中的另一个基因断裂点的一侧。双色、断裂探针用于一个特定基因有几个不同的染色体部分时，如在少部分

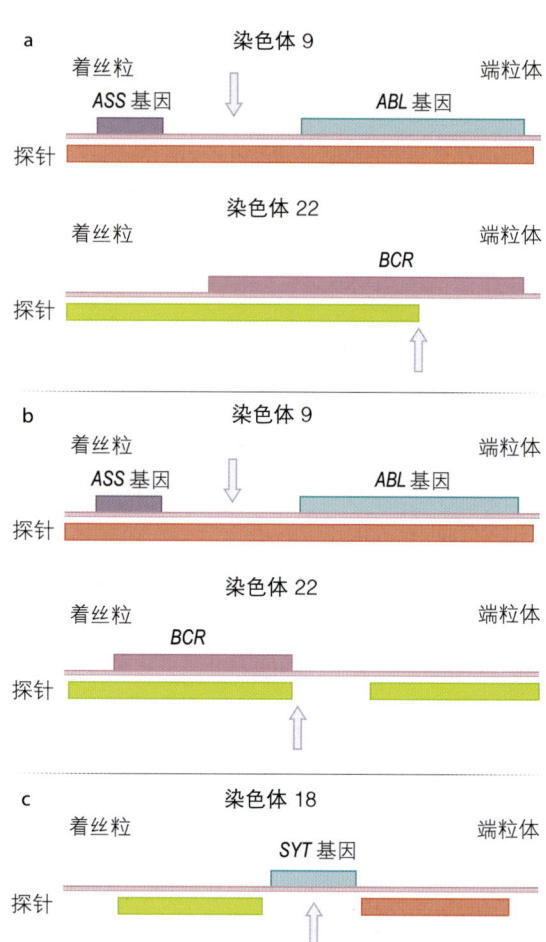

图27.4 (a) 图示双色、额外信号探针的设计。此探针用于检测慢性粒细胞白血病（CML）和部分急性淋巴细胞白血病（ALL）中由于9号（SpectrumOrange™标记）和22号（SpectrumGreen™标记）染色体易位形成的Philadelphia染色体。箭头示染色体的断裂点。额外信号是由于ASS基因出现而形成的，也用SpectrumOrange™标记，保留在易位后的派生出来的9号染色体。(b) 图示双色、双融合信号探针的设计。此探针也用于检测CML和部分ALL病例中的9号和22号染色体易位。箭头示染色体的断裂点。两个融合信号的出现是由于9号染色体上的部分红色信号和22号染色体上的部分绿色信号融合，反之亦然。(c) 图示双色、断裂探针的设计。此探针用于检测存在于绝大多数滑膜肉瘤的18号染色体上的SYT基因易位。探针同时用SpectrumOrange™和SpectrumGreen™标记，因而在正常细胞中会形成一个黄色的融合信号；异常细胞的易位会破坏这种融合的黄色信号，而产生一个分开的红色和绿色信号（Diagrams adapted from Vysis product information with permission from Abbott Molecular Inc）。

表27.2 检测造血系统疾病的商品化FISH探针

染色体异常	基因	相关疾病[a]
t(8;14)(q24;q32)	MYC/IgH	ALL、NHL、MM
t(8;21)(q22;q22)	ETO/AML1	AML
Trisomy 8	8cen[b]	AML、CML
t(9;22)(q34;q11.2)	ABL/BCR	CML、ALL、AML
t(11;14)(q13;q32)	CCND1/IgH	NHL、MM
del(11)(q22.3)	ATM	CLL
11q23 rearrangements	MLL	ALL、AML
t(12;21)(p13;q22)	TEL/AML1	ALL
Trisomy 12	12cen[b]	CLL
del(13)(q14.3)	D13S319	CLL、NHL、MM
t(14;18)(q32;q21)	IgH/BCL2	NHL
14q32 rearrangements	IgH	NHL、MM
t(15;17)(q22;q21.1)	PML/RARA	APL
inv(16)(p13;q22) or t(16;16)(p13;q22)	CBFβ	AML
del(17)(p13.1)	TP53	CLL、MM、NHL

[a] ALL：急性淋巴细胞性白血病；AML：急性髓系白血病；APL：急性早幼粒细胞白血病；CLL：慢性淋巴细胞性白血病；MM：多发性骨髓瘤；NHL=非霍奇金淋巴瘤。
[b] Cen：染色体的着丝粒（并非一个基因）。

急性髓系白血病和急性淋巴细胞白血病中MLL基因的重排。这些探针设计成两种颜色，每种颜色在基因断裂点的一侧。当易位基因受到破坏时，探针就会成为两个分开的颜色（红色和绿色）而不是一个融合的信号模式（黄色）。第四种探针，即双色/双融合探针的设计是用来降低由于随机共定位而显示异常信号模式的正常细胞核的数量；大探针（标记成不同颜色）可以跨过基因重排的两个断裂点。在一个真正异常的细胞内，常常可见到两个融合信号，代表特定的染色体易位，还可见到一个红色和一个绿色信号，代表正常和未受累的染色体。

实体肿瘤

实体肿瘤不易通过细胞培养而生长，因此分裂中期染色体难以获得。FISH在检测实体肿瘤的分裂间期细胞的特定重排上是有用的，具有诊断和预后价值。一些软组织肿瘤，如Ewing肉瘤或滑膜肉瘤，通过单纯形态学可能难以诊断。绝大多数Ewing肉瘤（Taylor et al 1993）在EWS基因（位于22号染色体）和其他不同染色体部分之间有易位，其中最常见的是EWS基因与FL1基因的并置（位于11号染色体）。已设计出一种断裂、双色EWS基因的FISH探针，为自端粒体至着丝粒方向。在正常细胞，其表现为两个黄色或融合信号；而在异常细胞为一个黄色、一个红色和一个绿色信号，表示EWS基因的破坏和易位。还设计了一种断裂FISH探针，目的是检测存在于超过90%的滑膜肉瘤的X染色体和18号染色体间的易位（图27.5）。这种易位使位于18号染色体上的SYT基因与位于X染色体上的SSX1或SSX2基因相连（Geurts van Kessel et al 1997）。与12号染色体上的CHOP基因有关的染色体重排常见于黏液性/圆形细胞脂肪肉瘤（Aman et al 1992）。这种FISH探针也是一种断裂探针，可以检测CHOP基因的易位而不是检测特定的染色体易位部分。PAX3和FKHR基因在腺泡状横纹肌肉瘤中构成了一个异常融合基因。同样，一种FISH探针可以检测2号和13号染色体间的易位，而这种易位是此种肿瘤的重要发现（Biegel et al 1995）。2号染色体上的MYCN

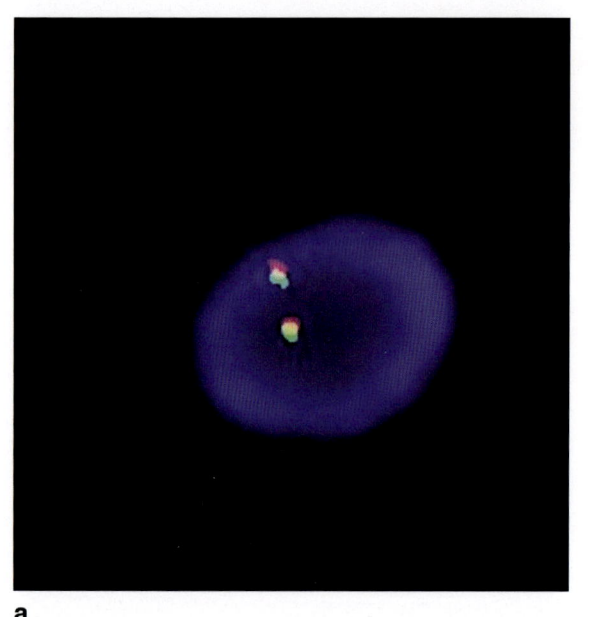
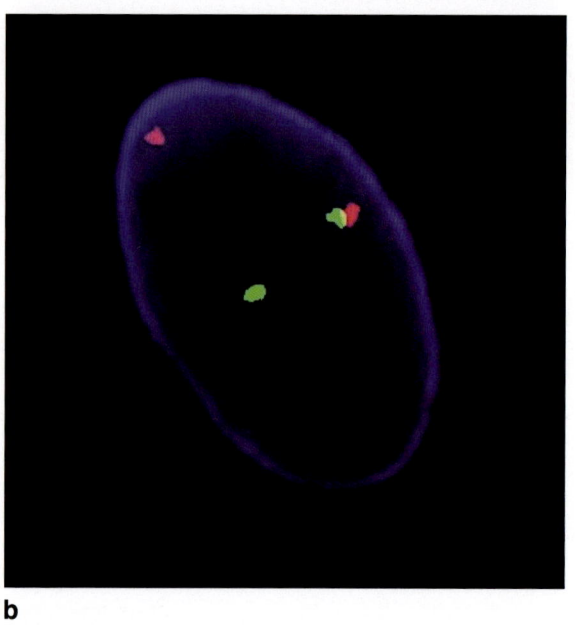

图27.5 *SYT*双色、断裂探针在一骨髓穿刺标本的分裂间期染色体上的代表性的FISH图像。*SYT*位于18号染色体并存在于大多数滑膜肉瘤病人中，易位会涉及此区域。(a)正常的信号模式是2个黄色或融合的信号（SpectrumOrange™和SpectrumGreen™）。(b)显示代表正常18号染色体的一个融合黄色信号以及代表发生易位的分开的红色和绿色信号。*SYT*基因易位到X染色体并形成了一个异常的*SSX1*或*SSX2*基因的融合蛋白。此分析用于分裂间期细胞，因此*SYT*基因的特异易位伴侣基因无法鉴别。

癌基因扩增见于儿童神经母细胞瘤（Taylor et al 2000），这种FISH探针可用来检测基因的额外拷贝。

乳腺癌

乳腺癌是高加索人和非洲人中妇女的首要死因。对于提高乳腺癌的早期检测和有效治疗已投入大量财力和研究。由于药物基因组研究领域的进步，即依赖于个体遗传学改变的治疗药物的研制，遗传学测试已经出现。FISH的一个主要优点是：能用来研究石蜡包埋组织，这使得其对新鲜和回顾性标本的研究都成为可能。这对于研究乳腺癌组织标本尤其有帮助。在大约25%乳腺癌病人中，17号染色体上的*HER2*基因显示过表达或扩增（Kallioniemi et al 1992）。*HER2*基因扩增或其蛋白产物过表达与预后差、复发风险高及生存时间短相关（Press et al 1997）。有两种常用的测试来决定*HER2*的状态：（1）免疫组化用来检测基因的表达水平；（2）FISH用来测定基因的拷贝数。*HER2*基因的状态对于决定化疗的敏感性及靶向单克隆抗体治疗 [Herceptin (Trastuzumab) Genentech, Inc, South San Francisco, CA] 选择是有用的。FISH（如Vysis的PathVysis™ DNA探针）已经被美国食品和药物管理局（FDA）认为是检测*HER2*的最敏感和最特异的方法。对Herceptin®最敏感的反应见于FISH阳性的乳腺癌病人；因此*HER2*扩增状态对于部分乳腺癌病人的治疗策略是非常重要的。

检测*HER2*基因扩增的PathVysion™ FISH程序将在下文详细叙述。简要来说，准备4μm厚的乳腺癌肿瘤标本石蜡切片，肿瘤区域由病理医生标记出，FISH分析*HER2*基因以及17号染色体着丝粒的α-卫星探针。计数*HER2*和17号染色体的数量，然后算出两者之比，比值如大于2.2，则认为有*HER2*基因的扩增（图27.6）。这些结果连同临床和病理发现共同决定Ⅱ期、有淋巴结转移的乳腺癌病人的最好的治疗选择。

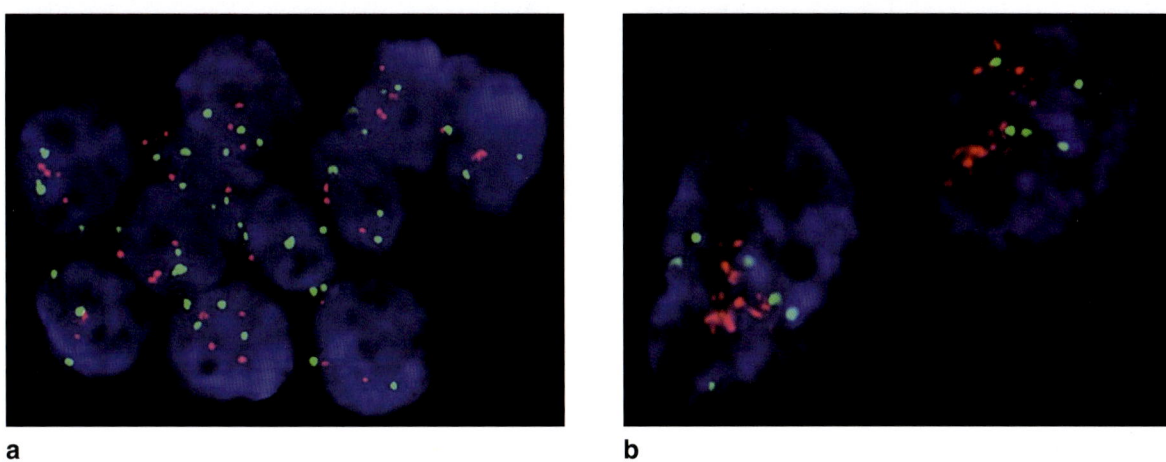

图27.6 17号染色体着丝粒探针（SpectrumGreen™标记）和HER2探针（SpectrumOrange™标记）组成的PathVysion™探针组（Vysis, Downers Grove, IL, CA），在2例乳腺癌病人的石蜡切片上的代表性的FISH图像。（a）两个探针的信号比是1.13，因此没有HER2基因的扩增。（b）两个探针的信号比是5.48，因此发生了HER2基因的扩增。

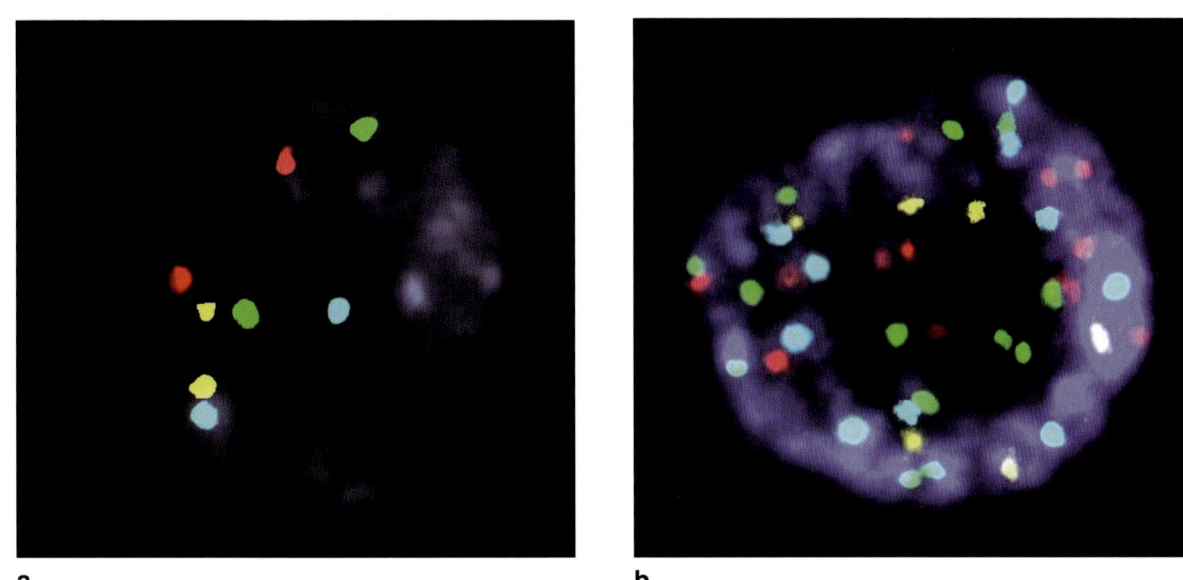

图27.7 由3号（SpectrumRed™标记）、7号（SpectrumGreen™）和17号（SpectrumAqua™）染色体着丝粒探针组成UroVysion™探针组（Vysis, Downers Grove, IL, CA）的代表性的FISH图像。9p21探针用SpectrumGold™标记。（a）之前诊断为膀胱癌病人的尿液标本中的细胞，可以看到每个探针是两个信号，这是正常的信号模式。（b）膀胱癌病人尿液标本中一个异常细胞的FISH图像。3、7和17号染色体的额外拷贝数提示这些染色体有异倍体，可能会有膀胱癌的复发。

膀胱癌复发筛选

膀胱癌是最常见的成人肿瘤之一。已发现染色体异常，如3、7、9和17号染色体的异倍体，与膀胱癌的组织学进展有关（Nemoto et al 1995）。Vysis有一种FISH方法，即UroVysion™法，包括一系列3、7和17号染色体着丝粒区域以及9号染色体短臂区域（9p21）的探针。UroVysion™法是用来检测3、7、17号染色体增加和（或）9p21的纯合性缺失。两者均与膀胱癌的复发有关（图27.7）。

FISH的一般程序

样本要求

1. 在显微玻片或盖片上已固定的分裂中期或分裂间期染色体。不要烘烤玻片（与做常规染色体分析的G显带操作相同）。玻片的熟化对获得好的FISH图像是必需的，它可以使DNA硬化、去除水分，还可能增加信号强度。如果玻片的制作与FISH分析在同一天，那就必须进行人工熟化，即将玻片放置于37℃烤箱内至少2小时。或者，如果玻片在室温下储放不足3周，可以通过置于73℃ 2×SSC内2分钟或37℃下60分钟来熟化（随后是在系列酒精中脱水）。

2. 如果分析分裂中期染色体的FISH探针，需要每22mm×22mm范围内至少有15个中期染色体，以做完整的分析。

溶液

20×SSC

氯化钠	175.32g
枸橼酸钠	88.20g
ddH_2O	800ml

通过滴加1N的HCl，将pH值调至7.0，加ddH_2O至1升。室温下贮存。有效期：6个月。

2×SSC

20×SSC	50ml
ddH_2O	450ml

室温下贮存。有效期：6个月。

系列酒精

	70%	80%	95%	100%
酒精（ml）	350	400	475	500
ddH_2O（ml）	150	100	25	0

贮存于−20℃。

变性溶液（70%的甲酰胺/2×SSC）

甲酰胺	35ml
20×SSC	5ml
ddH_2O	10ml

通过滴加1N的HCl，将pH值调至7.0，贮存于4℃。有效期：1周。

后洗涤溶液[2×SSC/0.1%的Nonidet洗涤剂P-40（NP-40）]

20×SSC	50ml
ddH_2O	450ml
NP-40	500μl

通过滴加1N的NaOH，将pH值调至7.0±0.2，混匀。室温下贮存。每天下班时丢弃已用的溶液。有效期：6个月。

后洗涤溶液（0.4×SSC/0.3%的NP-40）

20×SSC	20ml
ddH_2O	977ml
NP-40	3ml

通过滴加1N的NaOH，将pH值调至7.5±0.2，混匀。室温下贮存。每天下班时弃去已用的溶液。有效期：6个月。

DNA复染

碘化吡啶和DAPI（4'6-diamidino-2-phenylindole）是用来复染DNA的荧光染料。碘化吡啶可将染色体染成红色/橙色，而将DAPI染成蓝色。DAPI有不同浓度的，Vysis公司提供DAPI I 和DAPI II。当需要较深的复染时推荐使用DAPI I，后者可以提供一个更清晰的分带模式。DAPI II的复染较弱，在观察较小探针（特异序列和着丝粒区域）时有用。

FISH的实验程序

FISH程序为市售探针以及自制探针的基本程序。变性的时间和温度需要根据使用的探针（是整条染色体染色还是着丝粒特异性探针）和组织类型（是外周血样本玻片还是羊水盖片）进行调整。有不同的市售探针可用，可为在适当的杂交液中的预变性探针，也可为在变性前需要用适当杂交液和蒸馏水来配制（第5步）的探针。玻片/盖片和探针的变性有两种选择，列于第8步（变性液）和第12步（一体化变性和杂交系统）。后洗涤液的严格性对于去除非特性结合的探针很重要。后洗涤液的严格性可以通过改变每种溶液的盐浓度、温度或时间来调整。某些样本在变性前需要预处理，以去除细胞膜上的胞浆蛋白，使DNA更易接近。一般使用酸性溶液配制的新鲜胃蛋白酶进行预处理。

第一天

1. 将变性液置于73℃水浴中（如果做后面第8步）。

2. 检查玻片或盖片，决定最佳检测范围。
3. 37℃下用2×SSC处理玻片至少30分钟。
4. 将玻片在冷的系列酒精（70%、80%及100%）中脱水，各2分钟。
5. 待玻片干燥。将玻片置于密封玻片盒中直至变性步骤。
6. 室温下将探针预热约5分钟。如果探针不需要变性，每22mm×22mm检测区域取10μl；如果探针需要变性，取7μl杂交液、2μl ddH$_2$O和1μl探针放入微量离心管。尽量使探针避光并尽快将未用探针放入冰箱内。
7. 轻轻涡流混合探针并离心2~3秒钟。
8. 将玻片在预热至73℃的变性剂中变性2分钟，时间需精确。

注意

为保证正确的变性温度，同一时间内最多变性三张玻片。

9. 将玻片在冷的系列酒精中脱水（70%、80%及100%），各2分钟。
10. 擦干玻片背面并放置于37℃玻片加温器，使其完全变干。将玻片放置于加温器上直至滴加探针。
11. 将探针混合物在73℃水浴中变性5分钟。轻轻涡流混合探针并离心2~3秒钟。
12. 在检测区域内滴加10μl探针混合物，并盖上22mm×22mm的玻璃盖玻片，用橡胶胶水密封。
13. 如果不是单独变性探针和玻片，探针和玻片可以同时变性。例如，Vysis的HYBite™变性和杂交系统110/120V（#30-144010），73℃下2分钟。

注意

由于组织类型和探针类型的不同，变性温度和时间可以有所不同。

14. 任何一种变性后：将玻片在37℃湿盒（在密封的不透明的容器内放置湿海绵或纸巾）中孵育过夜。

注意

玻片可以置于HYBite™仪中37℃下杂交4~16小时。推荐任何探针至少杂交4个小时。

第二天

15. 预热0.4×SSC/0.3%NP-40的Coplin玻璃缸至73±1℃，同一时间内冲洗玻片不要超过三张，以保证正确的洗涤温度。
16. 将盖玻片和橡胶胶水从杂交玻片上移去。尽量遮盖玻片并避光。
17. 72℃下用0.4×SSC/0.3%的NP-40洗涤玻片2分钟。搅动玻片约1~3秒钟。
18. 室温，2×SSC/0.1%的NP-40洗涤玻片1分钟。搅动玻片约1~3秒钟。
19. 避光，使玻片干燥。
20. 在玻片上滴加DAPI Ⅰ或DAPI Ⅱ后盖上合适的盖玻片。

注意

DAPI是致癌物质。

注意

若FISH样本较多，或者操作FISH程序时步骤和溶液的改变较多，自动化FISH操作可能更有利。其中预编程自动化系统由Vysis提供（#31-144100），具有较多的功能，如脱蜡和预处理FISH样本、组织学/细胞学染色、染色体的特殊染色以及常规的玻片洗涤。

特殊FISH程序：*HER2* FISH（PATHVYSION™）

样本要求

福尔马林固定、石蜡包埋的乳腺癌组织标本，切片厚度约4μm。将切片漂浮于40℃去蛋白水浴液中，用带正电的、涂有有机硅烷的玻片捞取每张切片，以减少后面程序中的组织丢失。空气干燥玻片。每张切片都应有一张HE染色片，由病理医生清楚标记出肿瘤区域。

每次标本操作过程中，对照切片（一张阳性片和一张阴性片）必须与临床病人切片同时操作，以保证信号分析的准确性以指导实验操作。如果在FISH实验时对照切片结果未出，那么病人的分析就不能报告。另外每次使用新PathVysion™探针盒时，都必须与对照切片同时进行操作。

更加详细的程序可以参考由PathVysion™ *HER-2* DNA探针试剂盒的产品资料页。

VP 2000™ 处理器所需溶液

70%、85%、95%酒精

后杂交洗液。注意：此程序只用一种洗液。

2×SSC/0.3%的NP-40

蛋白酶I试剂

每50ml的0.01N的HCl内25mg的胃蛋白酶/冻干的，新鲜配制。

[也可从Vysis公司购得（#30-801260和#30-8012550）]

预处理试剂（1M 硫氰酸钠）

室温下密封保存。有效期：6个月。

0.2N的HCl

室温下密封保存。有效期：6个月。

10%的缓冲福尔马林液

Pathvysion™ HER-2 DNA探针盒（Vysis #36-161060）

DAPI I

第一天

在金属板或烤箱上烤片，56℃过夜。

第二天

玻片预处理（用VP 2000™处理器操作）。

1. 室温下在Hemo-De(与二甲苯相似的无毒溶剂)中脱蜡5分钟。
2. 重复2次。
3. 室温下95%的酒精中1分钟。
4. 重复。
5. 室温下0.2N的HCl中20分钟。
6. 室温水洗3分钟。
7. 80℃下预处理试剂30分钟。
8. 室温水洗3分钟。
9. 37℃下蛋白酶处理10分钟。
10. 室温水洗3分钟。
11. 室温下用10%的缓冲福尔马林固定10分钟。
12. 室温水洗3分钟。
13. 在梯度酒精中脱水各1分钟：70%、80%、95%酒精。
14. 25℃下在干燥台上空气干燥。
15. 继续FISH程序。

注意

1. 使用VP 2000™处理器进行每步操作之前，各容器内应装有470ml适当的试剂。15个步骤完成后，容器内所有溶液应弃掉并重新放入新试剂。
2. 变性时，步骤（11）有助于减少组织丢失。

FISH程序

参照前面描述的一般FISH程序。推荐用变性溶液（步骤8）来变性玻片。72±1℃，5分钟。

第三天

1. 在73±1℃下用2×SSC/0.3%的NP-40洗涤玻片2分钟。
2. 暗处空气干燥玻片。
3. 滴加20μl的复染剂DAPI I，然后用玻璃盖玻片封片。

信号分析

用40倍物镜扫描肿瘤细胞的几个区域，这些区域应与病理医生指定的HE染色区域相同。选择一个细胞核分布较好的区域，用100倍物镜开始分析所选区域的左上象限，从左到右扫视并计数每个有价值的分裂间期细胞核内的信号数目。没有信号或只有一个颜色信号的细胞核不能计数。

1. 一名技术员分析30个分裂间期细胞，结果由另外一名技术员来确证。注意：至少要分析20个分裂间期细胞。
2. 记录HER2探针的信号数和CEP（chromosome enumeration probe)17探针(17号染色体的着丝粒）的信号数。
3. 计算HER2的平均拷贝数与CEP 17信号的比值。
4. 如果HER2与CEP17信号的比值在边界线附近（1.8~2.2），那么第二名技术员应计数另外30个分裂间期细胞并计算新的比值。
5. 应绘制一个组织切片的示意图，以表明每个技术员分析的区域。

结果说明

1. 计算HER2的平均拷贝数与CEP 17信号的比值。如果比值小于1.8，则报告结果为未扩增。
2. 如果比值大于2.2，则结果为扩增。
3. 如果比值为1.8~2.2，则结果为可疑。

问题解答

石蜡包埋切片FISH分析最常遇到的问题是组织消

化不足或过消化。如果组织消化不足（过多胞浆，信号弱或无），则预处理试剂孵育时间应增加至15~60分钟。过消化组织颜色褪色，细胞边界消失。这时要重新操作样本，降低预处理时间至15~25分钟，或蛋白酶溶液消化时间降至5~7分钟。另外，变性时间和温度也可以调整，以增加样本中DNA对探针的表达性。福尔马林固定、组织大小和样本质量都可以影响FISH的结果。

FISH的一般评分分析标准

此处描述的评分分析标准是基于美国病理学家协会（the College of American Pathologists, CAP）指南的最低要求，是由美国医学遗传学协会（tne American College of Medical Genetics, ACMG）推荐的。

中期染色体评分标准

一般知识

1. 只对完整的分裂中期染色体评分（也就是46条染色体）。一个例外就是当完整的分裂中期染色体数较低且所有评分染色体都在一个观察视野内。
2. 为全面研究，需要对所有临床标本分析10个分裂中期细胞。如有必要，还可以分析更多的分裂中期细胞。
3. 要记录至少两个有代表性的分裂中期染色体的坐标和结果。如果分析结果异常，至少要拍摄两张图像；如果结果正常，至少拍摄一张图像。
4. 如果怀疑有嵌合体（多于一个细胞系），应计数额外的分裂中期细胞。

间期染色体评分标准

一般知识

1. 至少分析200个单独的分裂间期细胞。只计数单层排列且边界清楚的细胞，不能计数重复或重叠的细胞。不是所有细胞都需要分析，可以有略过的。
2. 信号应是分离的而不是弥漫的。如果信号的间距大于一个信号宽度，应计数为两个信号；如果信号的间距小于一个信号宽度，则应计数为一个信号。
3. 如果一个信号在另一个信号的上方，应记为黄色（绿色和橙色的融合）。分离的一个绿色和一个橙色信号应认为是分开的而不是融合（黄色）信号。

FISH问题解答

做FISH试验时会遇到不同的问题，从DNA的过消化到微弱或无FISH信号。表27.3列出了最常见的问题和解决办法。这个表是不详尽的。市售的探针都带有说明书，通常都涵盖了FISH试验和分析时可能遇到的问题。

临床遗传学实验室FISH分析的验证

用于临床FISH研究的大多数探针和材料是FDA批准的特异性分析试剂（ASR）（包括PathVysion^{TM}和UroVysion^{TM}）。因此，每个临床实验室都必须自己对这些试剂进行验证。美国病理学家协会（CAP）和美国医学遗传学协会（ACMG）发布的《临床遗传学检验标准与指南》指出，每个探针的敏感性（能观察到期待的信号模式）和特异性（探针定位于正确的染色体和染色体区域）必须得到验证。如果探针用于分裂间期细胞，则对探针必须建立一个可报告的参考范围。可报告的参考范围通常是建立于具有细胞遗传学特征的病例的数据库，以便可以决定随机的具有"异常"信号模式的细胞百分数。因此每个探针可以设立一个正常的取舍点。CAP还要求对每个探针的性能特征每年进行两次评估或连续评估。

FISH的命名

2005年，人类遗传学命名国际系统（编者：Shaffer和Tommerup）提出了FISH的命名（第13章）。每个病人的FISH报告均应带有适当的FISH命名，以指明FISH试验是分裂中期（ish）还是分裂间期（nuc ish）细胞、所在的染色体位置、探针名称

表27.3　FISH问题解答

问题	可能的原因	可能的解决办法
玻片背景过强	杂交后洗涤不充分	保证洗涤液和洗涤温度正确重新洗涤
	玻片清洗不充分	在酒精中清洗玻片，用无尘纸巾擦干
信号微弱或无信号	标本变性不充分	保证变性溶液和变性温度正确；延长变性时间
	标本玻片未熟化	使用前在室温下熟化玻片24小时
	未滴加探针	使用前让探针完全融化，晃动探针。慢慢移取
	探针变性不充分	保证水浴温度正确
	复染过亮	移走盖玻片。室温下用2×SSC/0.1%的NP-40再洗涤，脱水；再滴加复染剂
染色体形态学变形	标本过度变性	保证正确的变性溶液和变性温度。新标本重复时缩短变性时间

以及观察到的信号数目。例如，一个表示 SNRPN 基因缺失的结果（见图27.1）应这样描述：ish del(15)(q11.2q11.2)(SNPRN-)，表示一条15号染色体没有 SNRPN 信号，而可证实 Angelman 或 Prader-Willi 综合征的诊断。一个正常的 HER2 结果应描述为：nuc ish(D17Z1, HER2×2[X]，[X]代表分析的分裂间期细胞数目；此外，结果表示17号染色体着丝粒和 HER2 基因都是两个信号，没有观察到 HER2 基因的扩增。一个异常的 HER2 基因结果应这样描述：nuc ish(D17Z1×2),(HER2×8)[30]。

小结

遗传学实验的进步是日新月异的。这一章只是描述了遗传学实验的一个特异领域。随着新的FISH探针和分子细胞遗传学技术（如微阵列）以及FISH操作和分析自动化在临床遗传学实验室的广泛应用，遗传学检测将会不断发展。

参考文献

Aman P., Ron D., Mandahl N. et al. (1992) Rearrangement of the transcription factor gene CHOP in myxoid liposarcomas with t(12;16)(q13;p11). Genes, Chromosomes and Cancer 5(4):278–285.

Biegel J.A., Nycum L.M., Valentine V. et al. (1995) Detection of the t(2;13)(q35;q14) and PAX3–FKHR fusion in alveolar rhabdomyosarcoma by fluorescence in situ hybridization. Genes, Chromosomes and Cancer 12(3):186–192.

de Vries B.B., White S.M., Knight S.J. et al. (2002) Clinical studies on submicroscopic subtelomeric rearrangements: a checklist. Journal of Medical Genetics 38:145–150.

Geurts van Kessel A., dos Santos N.R., Simons A. et al. (1997) Molecular cytogenetics of bone and soft tissue tumors. Cancer Genetics and Cytogenetics 95(1):67–73.

Jalal S.M., Harwood A.R., Sekhon G.S. et al. (2003) Utility of subtelomeric fluorescent DNA probes for detection of chromosome anomalies in 425 patients. Genetics in Medicine 5(1):28–34.

Kallioniemi O.P., Kallioniemi A., Kurisu W. et al. (1992) ERBB2 amplification in breast cancer analyzed by fluorescence in situ hybridization. Proceedings of the National Academy of Sciences USA 89(12):5321–5325.

Knight S.J., Horsley S.W., Regan R. et al. (1997) Development and clinical application of an innovative fluorescence in situ hybridization technique which detects submicroscopic rearrangements involving telomeres. European Journal of Human Genetics 5(1):1–8.

Kroese M., Zimmern R.L., Sanderson S. (2004) Genetic tests and their evaluation: can we answer the key questions? Genetics in Medicine 6(6):475–480.

Nemoto R., Nakamura I., Uchida K., Harada M. (1995) Numerical chromosome aberrations in bladder cancer detected by in situ hybridization. British Journal of Urology 75(4):470–476.

Pegram M., Slamon D. (2000) Biological rationale for HER2/neu (c-erbB2) as a target for monoclonal antibody therapy. Seminars in Oncology 27(5):13–19.

Pinkel D., Gray J.W., Trask B. et al. (1986) Cytogenetic analysis by in situ hybridization with fluorescently labeled nucleic acid probes. Cold Spring Harbor Symposia on Quantitative Biology 51(1):151–157.

Press M.F., Bernstein L., Thomas P.A. et al. (1997) HER2/neu gene amplification characterized by fluorescence in situ hybridization: poor prognosis in node-negative breast carcinomas. Journal of Clinical Oncology 15(8):2894–2904.

Taylor C., Patel K., Jones T. et al. (1993) Diagnosis of Ewing's sarcoma and peripheral neuroectodermal tumour based on the detection of t(11;22) using fluorescence in situ hybridisation. British Journal of Cancer 67(1):128–133.

Taylor C.P., Bown N.P., McGuckin A.G. et al. (2000) Fluorescence in situ hybridization techniques for the rapid detection of genetic prognostic factors in neuroblastoma. United Kingdom Children's Cancer Study Group. British Journal of Cancer 83(1):40–49.

Tepperberg J., Pettenati M.J., Rao P.N. et al. (2001) Prenatal diagnosis using interphase fluorescence in situ hybridization (FISH): 2-year multi-center retrospective study and review of the literature. Prenatal Diagnosis 21(4):293–301.

网址

American College of Medical Genetics. Standard and Guidelines for Clinical Genetic Laboratories. Online. Available: http://www.acmg.net

College of American Pathologists Laboratory Accreditation Checklists. Online. Available: http://www.cap.org/apps/docs/laboratoryaccreditation/checklists/checklistftp.html

UCSC Genome Bioinformatics. Online. Available: http://www.genome.ucsc.edu

拓展阅读文献

Shaffer L.G., Tommerup N., eds. (2005) An international system for human cytogenetic nomenclature. Basel: S. Karger, ISCN.

28

激光微切割

Diane L. Sterchi 著

朱红 译　滕孝静 校

引言

激光显微切割技术是快速可靠地从组织切片的特定显微区域获取纯的单个或多个细胞的有力工具，可应用于不同的分子分析技术中。该技术在获取细胞的同时，既可以保留细胞和组织的形态，又可以保持DNA、RNA和蛋白质的完整性。

细胞可以从冰冻、石蜡或塑料包埋的组织切片、血涂片及细胞培养（活的或者固定的）中获取。组织切片可以是未染色的或用改良的苏木素和伊红（HE）染色的。其他的染色方法可包括用荧光剂或显色剂的免疫组织化学（IHC）、原位荧光杂交技术，这些可根据后续要做的检测来选择。

激光显微切割、激光捕获显微切割以及激光电压弹射操纵显微切割这些术语的命名与获取细胞时使用的仪器有关，每种仪器有其特有的细胞获取方法。一些仪器的系统是激光移动代替镜台移动，另一些是组织切片/细胞被黏附到膜上以用来切取。这些方法的特征是：切取的细胞如何从玻片上或从培养皿里转移到收集容器中。下面列出了一些例子说明切取细胞的转移。

- 使激光通过移动玻片或膜覆盖的切片获取细胞，切掉膜（箔片），使样本放入收集管里。
- 切取的细胞通过光子云的弹射进入微量离心管盖。
- 细胞贴附到衬有当受到激光脉冲时能突出的热塑薄膜的盖子上，突出物能封闭组织和薄膜之间的空隙。提升盖子时会移动细胞并使它们附在盖子上。然后将盖子放置在微量离心管上。盖子法可以用于从组织切片上切取细胞并附在盖子上。
- 通过静电力将细胞或组织片段推到一个薄膜上，然后将薄膜推入微量离心管里来收集。
- 在消毒培养皿或玻片上的活细胞被覆一吸光薄膜。激光切取薄膜下感兴趣的细胞，当薄膜移开时，细胞留在培养皿内，而不需要的细胞随薄膜移走。这种方法叫做细胞消融（cell ablation），用这种方法可从培养皿内移走不需要的细胞而将需要的细胞保留下来并继续培养。

不论用什么方法，通过观察细胞或组织如何切除及切除的区域，所有的系统都可提供一种检查加入程序的方法。

激光显微切割获取细胞后，细胞还要经历一系列程序来做遗传学分析以及病理学、法医学、生殖学和植物学研究。

应用

- 遗传学：肿瘤异质性的概念对于区别肿瘤活检标本内不同细胞类型间的独有特征是很重要的（Chu et al 2000）。同一个体内中的正常、癌前和恶性细胞间的比较研究可以提供遗传学改变的证据，因而可以对肿瘤生物学预测及治疗反应提供服务。一旦确定了特定的肿瘤特征，可以通过特异的标记物来辨别肿瘤，而可能将其快速分类（Walch et al 2000）。
- 神经科学：分离单个神经元、斑块或胶质细胞用作遗传学分析，以研究神经退行性疾病，如Alzheimer病、Parkinson病和多发性硬化（Luo et al 1999; Segal et al 2000）。

- 蛋白分析：获取纯的样本来做蛋白结构分析，明确正常和病变细胞间蛋白的定性和定量差别（Banks et al 1999; Palmer-Toy et al 2000）。
- 微阵列：比较不同大小的相似细胞的基因表达。为在同一个体的正常、恶性和化生细胞的高通量cDNA微阵列研究提供纯细胞，以探索肿瘤发展过程中的遗传学变化（Luzzi et al 2003）。
- 法医学：移出和分离特定的上皮细胞或精子，对于性袭击诉讼案有帮助。
- 细胞遗传学：选择单条染色体或染色体臂/带，为反染色体涂染制作特异性涂染探针（Schermelleh et al 1999）。
- 细胞超微结构和组成：选择特异性的细胞通过电子显微镜进行超微形态学、化学和矿物质分析（Grant & Jerome 2002; Bobryshev 2005），或通过流式细胞学进行细胞组成分离。

激光显微切割技术有它的优缺点。一个主要优点是：能够获取纯的细胞来做分子学分析。来自纯细胞的资料意味着比来自含有异源性细胞的同源组织更加特异（Curran et al 2000）。另外的优点包括：最大限度减少样本丢失，提供了对标本进行不同染色和准备程序的机会。

激光显微切割的缺点包括：在观察未加盖片的组织时，分辨率会稍有降低。然而，大多数的仪器生产商已经解决了这个问题（图28.1）。激光显微切割的另外一个缺点是：仅分离出较少的样本，会使放大技术分析受限，或必须收集更多的样本。

样本准备

组织切片的准备方法必须考虑哪种分子学分析是可行的并能提供可信而有意义的结果。组织切片的准备必须在不破坏、不损耗和不处理所要研究细胞的模式下进行。影响分子学分析的样本收集主要有两点：第一个是可重复性，第二个是质量。大多数情况下，分子学分析需要冰冻或新鲜组织以及尽可能纯的样本来保证质量。应制订成熟而有效的方案来保证可重复性。

在收集标本做激光显微切割前，首先应该回答如下一些问题：

- 选择获取的组织和特异的细胞群是什么？各种组织类型可能都需要一些程序调整以达到完全的显微切割。
- 哪些是我们感兴趣的细胞？细胞类型对于调整准备程序以保证适当的固定、脱水和辨认是重要的。
- 细胞的大小和数量？细胞的大小和类型对于调整

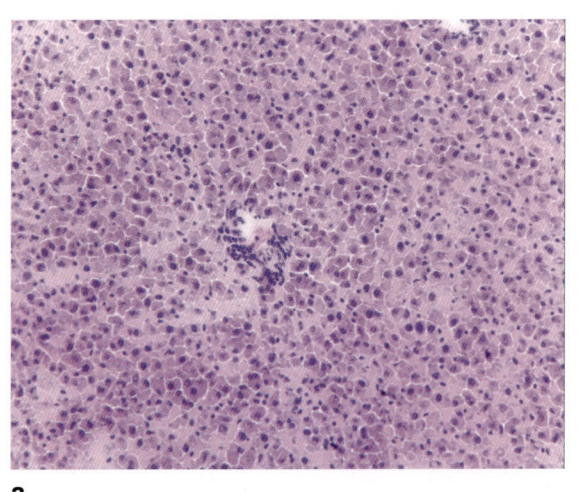
a

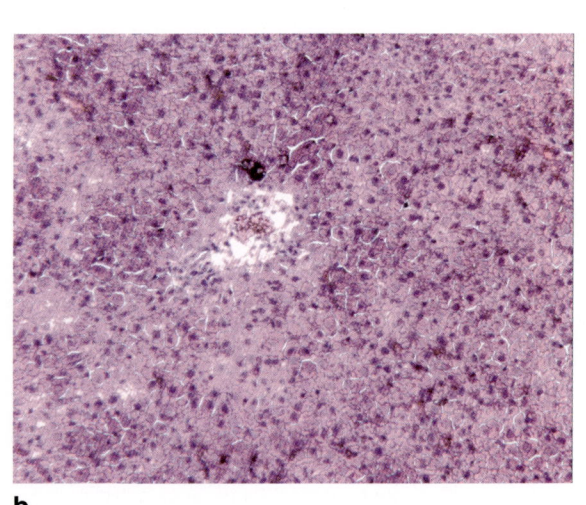
b

图28.1 图示8μm厚的肝冰冻切片。(a) 有盖玻片的冰冻切片在显微镜下所见。(b)无盖玻片的冰冻切片在激光显微切割显微镜下所见。注意分辨率的差别。

激光仪的参数而达到最好的细胞获取是很重要的。同样，细胞的数量也会决定获取的方法，并且对之后的分子分析方法是重要的。

- 需要从细胞分离出来什么？是RNA、DNA和蛋白质，还是用透射电子显微镜来做超微检查或流式细胞分析的整个细胞？
- 组织收集和样本准备的最佳方法是什么？最好的情况是样本收集时尽可能新鲜。根据需要从细胞里分离出来什么的答案来选择最好的准备方法。
- 哪种染色与之后的试验是协调一致的，并有助于辨认感兴趣的细胞？在激光显微切割标本染色之前决定染色如何干扰后续的分子学分析，这是非常重要的。

以上是对进行激光显微切割的组织处理步骤的概述（图28.2）。

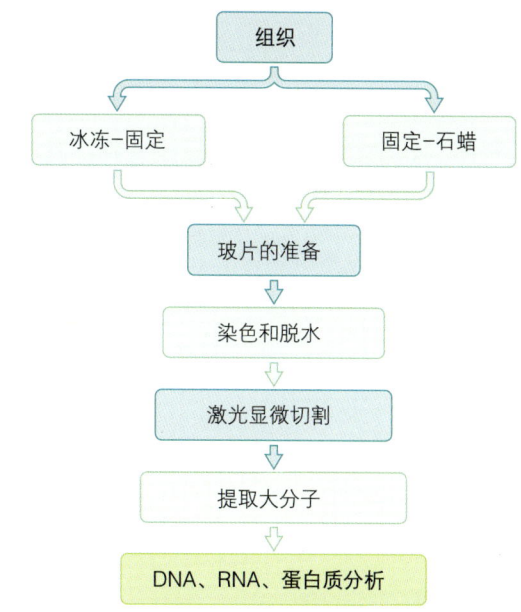

图28.2 激光显微切割样本准备的基本程序图。

固定

醛类（交联）、乙醇和丙酮类（沉淀）固定剂对激光显微切割组织的RNA提取和扩增有一定的影响（Ahram et al 2003）。乙醇类固定剂一般会比交联固定剂产生更多的聚合酶链反应（PCR）扩增产物（Goldsworthy et al 1999）。无论在何种固定剂中固定组织时，把固定时间降低到最少来避免样本损坏也都是很重要的。通常对组织固定时间没有限制，如存档的湿标本或石蜡组织块（Specht et al 000）。当准备进行组织固定时，应尽可能将组织修剪成3～5mm²大小，保留切除后选择的区域，或固定或立即冰冻。

激光显微切割样本的一般注意事项

样本的收集和准备区域应该绝对干净和独立，并尽量减少实验室内的人员流动。如果可能，应安置在实验室的一个"低交通量"区域。从样本准备到处理实验人员应戴手套以防来自人手上的RNA酶污染。用市售的不含RNA酶的清洁剂或酒精来擦拭所有切割仪器及实验室工作台上的物品。手套如果接触到皮肤（如鼻子和脸）、门把手以及物体表面，则应更换。每个标本收集之后，应清洁仪器和更换手套。把样本放入独立的容器内以免交叉感染。当为激光显微切割准备缓冲液或试剂时，必须使用不含RNA酶的焦碳酸二乙酯（DEPC）水或无菌水。

切片的准备

组织切片应在普通的不带电荷的膜上或箔片上制作。膜片或箔片可为显微切割后转移细胞提供附着支持。当使用普通玻片时，应确保其干净，并且需戴手套处理。最好能开启一盒新的玻片或先用温和肥皂然后用去离子水彻底清洗玻片。清洗后将玻片放置于不含RNA的干净溶液里，然后用不含RNA的水清洗，还要保证在使用前将不含RNA的溶液从玻片上彻底清洗掉。膜片不需要净化，但在不使用时要避免过多的接触并放于密闭的容器内。

石蜡的准备

对于激光显微切割来说，石蜡处理可能不是最理想的程序。通常情况下我们所感兴趣的用来做分子研究的组织是福尔马林固定石蜡包埋的组织（FFPE）。当提取DNA和一些蛋白质时，FFPE受损较少，但是由于存在交联，FFPE在RNA提取上却有质量上及数量上的较大影响。大多数的显微切割仪生产商对于从

FFPE提取RNA都有规程。

修剪到3~5mm²的样本应当用自动组织处理仪以短周期尽快处理。当使用自动组织处理仪时推荐使用下面的程序。如果处理仪有真空设置，则把真空设置放到"开"的位置。

1. 固定后用水简短清洗组织。
2. 70%的乙醇　　　　　10~15分钟　　38℃
3. 80%的乙醇　　　　　10~15分钟　　38℃
4. 95%的乙醇　　　　　10~15分钟　　38℃
5. 95%的乙醇　　　　　10~15分钟　　38℃
6. 100%的乙醇　　　　 10~15分钟　　38℃
7. 100%的乙醇　　　　 10~15分钟　　38℃
8. 100%的二甲苯或
   二甲苯替代物　　　　10~15分钟　　38℃
9. 100%的二甲苯　　　 10~15分钟　　38℃
10. 低温石蜡　　　　　 15~20分钟　　52℃~55℃
11. 低温石蜡　　　　　 15~20分钟　　52℃~55℃
12. 立即包埋。

注意

不要过度加热（时间和温度）组织。

微波石蜡处理

微波处理可以替代传统的组织处理仪。微波处理速度快，在处理过程中可避免使用二甲苯，而且对于蛋白质分析有较好的结果。样本在固定前（如果用微波的话）或固定后微波处理前应修剪成2~3mm的厚度。在没有破坏组织处理完整程序的条件下，应在最短时间内尽快处理组织。时间和温度没有列出来。大多数使用微波技术的实验室已经建立了时间和温度规程（Willis & Minshew 2002）。下面是推荐使用的溶液及顺序：

1. 微波固定组织（可选择的）。
2. 100%的乙醇。
3. 100%的乙醇（如果组织过小，此处乙醇可以省略）。
4. 无水异丙醇。
5. 无水异丙醇。
6. 石蜡。
7. 石蜡。
8. 立即包埋。

显微切片（石蜡）

切片厚度（石蜡或冰冻）取决于需做显微切割的细胞的大小，可以为4~10μm。经验证明，较大的细胞需要较厚的切片，因此激光功率需要大一些。如果可能，整个过程应尽量都戴手套。由于静电吸附，切片容易粘到手套上，因此在石蜡切片过程中戴手套有些难度。如果切片时不能戴手套，当转移切片到水浴里时，不要接触上面的组织。不要戴手套碰触周围不干净区域然后再接触组织块、刀或切片机。每次动物试验和处理组织后都要更换手套。在使用之前，用100%的乙醇和不含RNA酶的清洁剂（做RNA分析时）清洁切片机、刀架、刀及摊片机。在摊片机内加入新鲜干净的蒸馏水或DEPC水，并加热到设定的温度。不要加黏合剂。

将蜡块放入切片机上的夹座内，用蘸有70%乙醇的湿润纱布擦拭蜡块表面，这样便不会碰到表面可移走的碎屑。让蜡块变干并面对蜡块。切片厚度为4~10μm。在干净纸巾或切片架上竖放切片以吸干水分。将切片放在已经用100%的乙醇或不含RNA酶的清洁剂清洁的染色架上。在45℃~65℃烤箱内烤片30~45分钟（最少的时间较好）。如果石蜡切片后做RNA提取，则要在室温下干燥切片1小时或更长时间而不能在烤箱内烤片。

蜡块在存档前应密封。在染色和激光显微切割前，切片可在阴凉干燥处或干燥器内存放的时间最多为2周。

冰冻切片的准备

为了最大限度地保存DNA、RNA和蛋白质，最好应用冰冻组织来做激光显微切割。冰冻组织产生的扩增产物的质量通常比石蜡包埋组织的更好。

将冰冻组织放入正确标记的小瓶里。将每个组织放在单独的容器内以防交叉污染。在切片之前将组织一直保持冰冻（-70℃至-80℃）是非常重要的。

快速冰冻后，组织可以贮存在-80℃冰箱中长达6个月，且能保证RNA的质量。但推荐将含有感兴趣细胞的组织分成数小块来冰冻，以防多次切片时出现冰冻/融化人工假象以及RNA质量下降。

对于激光显微切割，有几种冰冻组织的方法。采用哪种方法取决于标本接收时的情况（是冰冻还是在固定液内）以及实验室常用的程序。在决定采取某种方式之前应测试不同的方法。在冰冻组织之前应遵照一般注意事项和切片准备方法（不含RNA酶的刀片、仪器，戴手套以及清洁工作区域）。

快速冰冻

此方法用于在组织收集和激光显微切割组织切片之间有一段时间延迟时。组织在液氮内冷冻之后，要不经包埋而立即贮存（在-70℃至-80℃冰箱中）。简要程序如下：

1. 动物体内取材。
2. 快速取材并尽可能小。
3. 将组织浸入液氮内。
4. 将组织放入密封容器内并贮存。

快速冰冻后的包埋

此方法用于快速冰冻（液氮）后贮存于冰箱的组织。

1. 在包埋器内加入半满的冰冻包埋液。
2. 从冰箱内取出组织，让组织表面稍微融化，此过程需要1~2分钟。
3. 将组织放入包埋液中，压平包埋器的底部并使切面朝下。
4. 在包埋器内快速加满冰冻包埋液。
5. 将包埋器/组织/包埋液浸入放在干冰里的装有己烷或异戊烷的大口杯内。

注意：异戊烷可以直接倒入干冰中形成浆态来冰冻组织。任何一种方法在激光显微切割中都可以使用。

包埋和冰冻

此方法用于冰冻/包埋后立即做冰冻切片的新鲜组织。

1. 在包埋器内加入半满的冰冻包埋液。
2. 将组织放入包埋液中，压平包埋器的底部并使切面朝下。
3. 在包埋器内加满冰冻包埋液。
4. 将包埋器/组织/包埋液浸入放在干冰里的装有己烷或异戊烷的大口杯内。

上述冰冻方法适合于大多数组织，包括较脆弱的组织（如胰腺和脾）。

啮齿动物整个脑组织的冰冻方法

当冰冻啮齿动物的整个脑组织时，常用3%~30%的蔗糖溶液来阻止冰晶的形成。但对显微切割不用这种推荐的蔗糖溶液。因为这种溶液可以阻止组织完全冰冻，切片时组织可能含有湿气而使RNA降解。

取材后立即将啮齿动物的整个脑组织放入冰冷的磷酸缓冲盐溶液（PBS）中。吸干过多的PBS并把组织放在置于干冰上的铝箔纸片上。让脑组织完全冷冻。此过程需要10~15分钟。将冷冻的脑组织裹入铝箔纸中并放入密封容器内。将容器及组织放入-80℃冰箱中一直到冰冻切片时。

冰冻切片

1. 使用前用100%的酒精擦拭恒冷箱（切片机、刀架、刀、侧板等）。
2. 从冰箱中取出一块快速冰冻的未包埋的组织。
3. 让组织达到恒冷机的温度。
4. 在组织支撑器上加入少量的冰冻包埋剂。
5. 使冰冻包埋剂变硬。
6. 加入更多的包埋剂，在包埋剂仍旧湿润时，调整组织在支撑器上的位置使切面向上。
7. 使组织和底部间的包埋剂变硬。
8. 滴加几层包埋剂直到组织被包埋剂包围并牢固黏着于支撑器上。不要让涂抹器的尖端触到组织。
9. 修整包埋剂使其成为矩形或棱锥形，让组织的一个边成为游离面。
10. 将支撑器放入切片机并面对组织块。
11. 仔细擦拭刀片并刷掉组织块表面和周围的碎屑。
12. 在干净区域移动刀片。
13. 玻璃片的切片厚度是4~10μm，膜覆盖片的切片厚度是3~5μm。可能的话，用一个干净的防卷板。
14. 将切片放到干净的玻璃片或膜覆盖片上。

15. 冰冻切片后要保持切片冰冻,可以将其放置于干净染色缸中的洁净切片架上,然后置于干冰中;或立即置于-70℃至-80℃的冰箱中。

如果是置于-80℃或更低温度中的包埋组织,遵循以下步骤:

1. 从冰箱中取出冰冻组织并置于恒冷机内。
2. 让组织块达到恒冷机的温度。
3. 在组织支撑器上加入少量的冰冻包埋剂并使其变硬。
4. 加入更多的包埋剂,使包埋剂在足够大的范围内变硬而能覆盖冰冻组织块的底部。
5. 将组织块放在支撑器上液态的冰冻包埋剂中,并使切面向上。
6. 让冰冻包埋剂变硬并将组织块粘于支撑器上。

每块组织切片后应用100%酒精清洁恒冷机内部、刀架和刀片。在对下一个组织切片之前应更换手套,并且应移动刀片到一个不同的区域或者更换刀片。

冰冻切片完成后立即染色,随之进行激光显微切割。如果不能立即进行,切片可以在不同步骤完成后贮存起来。

新鲜的切片可以贮存在-70℃至-80℃的冰箱中直至染色。切片应放在潮湿的密封的容器内。贮存时间应少于3个月。一旦切片从冰箱取出,就应进行染色。

染色的切片可以贮存在-70℃至-80℃的冰箱中直至激光显微切割。切片应放在潮湿的密封的容器内。贮存时间应少于1个月。在激光显微切割之前应对染色的切片通过不同级别的酒精和二甲苯进行脱水。

染色

下述为激光微切割切片染色时的总体原则:

- 尽量减少染色时间
- 避免过多洗涤
- 尽量使染色强度较弱,只要能辨认出所选细胞即可
- 用新配制的试剂
- 如果可能,对每个动物/病人标本单独染色
- 每个动物/病人标本染色后更换试剂。

石蜡切片HE染色方法

切片用二甲苯脱蜡,对于激光显微切割的切片来说,二甲苯的替代物并不理想。二甲苯替代物会遗留一种油性残留物,当使用某种激光显微切割仪时,有时会干扰细胞与热塑薄膜间的黏附。推荐使用下面的HE染色方法。观察蛋白质的特性时,苏木素染色时间要尽量短,并忽略伊红染色。

1. 二甲苯×3   5~8分钟(普通玻片)
      二甲苯×2   2~3分钟(膜/箔片)
2. 100%的乙醇×2   每次1~3分钟
3. 95%的乙醇   浸1~15下
4. 70%的乙醇   浸1~15下
5. 用不含RNA酶的水轻轻洗涤切片
6. 苏木素   30~45秒。

使用进行性苏木素染色以免分化和蓝化步骤。

7. 用不含RNA酶的温水清洗切片,使苏木素变蓝。
8. 伊红   快速浸3~5下
9. 95%的乙醇   浸1~8下
10. 100%的乙醇×2   每次1~3分钟
11. 二甲苯×2   每次1~3分钟

染色完成后,将切片放在含有吸湿材料的切片盒或干燥器内,然后置于冷的无尘区使切片干燥。注意湿气会增加RNA酶的活性。

冰冻切片HE染色方法

1. 从冰箱或干冰中取出切片。
2. 切片在室温下30~100秒使其轻微解冻。
3. 擦去组织片周围及背面的多余湿气。
4. 如果组织冰冻前未固定,用70%的乙醇或冷的丙酮或酒精/丙酮混合物固定组织切片10~20秒。如果冰冻前组织切片已固定,省略此步。
5. 用不含RNA酶的水轻轻洗涤切片。
6. 苏木素   30~45秒。
7. 用不含RNA酶的温水清洗切片,使苏木素变蓝。
8. 伊红   快速浸3~5下
9. 95%的乙醇   浸1~8下
10. 100%的乙醇×2   每次1~3分钟
11. 二甲苯×2   每次1~3分钟

染色完成后，将切片放在含有吸湿材料的切片盒或干燥器内，然后置于冷的无尘区使切片干燥。

免疫组织化学（IHC）染色

一般原则

- 当用免疫组化染色程序辨认某些特异的细胞以进行激光显微切割时，使用简短而直接的免疫组化方法是非常重要的（Fend et al 1999）。带电荷的切片或涂有少量多聚赖氨酸的切片可以减少组织丢失。为了减少进入组织内的湿气，防止RNA降解，已设计出一种染色程序，内含最短的洗涤和孵育时间。例如，应用生物素化的一抗，经常会减少染色时间。另外，应用直接免疫荧光染色程序比用显色剂检测系统（如DAB）要好，因为在显微切割时应用荧光更容易辨认细胞，并且染色时间会很短。

细胞培养的准备

细胞可以生长于膜上、小室、有涂层的切片、培养瓶或培养盘里。采用哪种方法要看细胞是如何产生、如何生长以及细胞被固定时是否必须保持活性。仪器生产商提供有活细胞应用程序的建议遵循之。下面列出一些例子。

玻片培养（小室、膜）

- 细胞培养并生长于玻璃小室或膜片。
- 小心抽出细胞培养液。
- 用甲醇或70%的乙醇固定玻片2~5分钟。如果玻片含有多个小室，确保每个小室均被固定。
- 一旦细胞固定，移走小室隔。
- 用适当方法染色，然后做激光显微切割。

培养细胞（培养瓶、盘）

- 通过胰酶消化和（或）刮消法将细胞从培养瓶或培养盘中移出。
- 将分离出来的细胞放入消毒的小离心管中。
- 移取固定液放入装有细胞的小管中，轻轻晃动并离心成一细胞团。离心前可以加入琼脂来保持细胞聚集。如果细胞将被冰冻或做激光显微切割，不要使用固定剂。遵循此章关于冰冻及切片的处理程序。
- 将固定的细胞团放置于标记的盒内，通过短周期活检标本处理及石蜡包埋。遵循此章关于石蜡切片的处理程序。
- 切片和染色。

血涂片/细胞离心涂片的准备

细胞离心涂片（cytospin）常需要一定的悬浮细胞数（如50 000个细胞/100μl），以得到好而薄且细胞数量足够的涂片。根据生产商的说明，细胞离心涂片仪需要用干净的玻璃片。一旦细胞离心涂片制作完成，移开涂片并吸干过多的液体（不要使涂片变干）。立即把涂片浸入95%的乙醇7~10分钟以固定细胞。然后将涂片放入70%的乙醇中30~60秒。染色前用DEPC水或所选择的缓冲液洗涤涂片30~40秒。然后做激光显微切割前的染色和脱水等步骤。

激光显微切割前测试RNA的质量

细胞获取之后RNA质量对于许多应用都是非常重要的。事实上，在激光显微切割进行之前需要测试组织样本内的RNA的质量。典型的方法包括：将组织从未染色的脱水切片上刮削下来，放入500μl微量离心管，将提取出来的RNA做琼脂糖凝胶电泳（这可能非常费时且需要较多量的组织和细胞）。另外，提取的RNA质量可以通过微芯片生物分析仪评估（此方法较快且需要较少的组织）。

一些生产商推荐这种在染色和激光显微切割前对样本RNA质量进行的"预测试"。此外，还建议将染色切片的削刮组织的RNA质量与未染色的切片做比较，从而决定所选择的染色方法是否会影响RNA的质量。由此，在一些耗时的程序（如cDNA合成）开始之前，能容易地将降解的或污染的RNA辨认出来。

参考文献

Ahram M., Flaig M.J., Gillespie J.W. et al. (2003) Evaluation of ethanol-fixed, paraffin-embedded tissues for proteomic applications. Proteomics 4:413–421.

Banks R.E., Dunn M.J., Forbes M.A. et al. (1999) The potential use of laser capture microdissection to selectively obtain distinct populations of cells for proteomic analysis. Electrophoresis 20:689–700.

Bobryshev Y.V. (2005) Intracellular localization of oxidized low-density lipoproteins in atherosclerotic plaque cells revealed by electron microscopy combined with laser capture microdissection. Journal of Histochemistry and Cytochemistry 53(6):793–797.

Chu S.S., Kunitake S.T., Travis J.C. (2000) Laser capture microdissection: applications in cancer research. Biomedical Products 25(4):58–62.

Curran S., McKay J.A., McLeod H.L. et al. (2000) Laser capture microscopy. Molecular Pathology. 53(2):64–68.

Fend F., Emmert-Buck M.R., Chuaqui R. et al. (1999) Immuno-LCM: laser capture microdissection of immunostained frozen sections for mRNA analysis. American Journal of Pathology 154:61–66.

Goldsworthy S.M., Stockton P.S., Trempus C.S. et al. (1999) Effects of fixation on RNA extraction and amplification from laser capture microdissected tissue. Molecular Carcinogenesis 25(2):86–91.

Grant K., Jerome W.G. (2002) Laser capture microdissection as an aid to ultrastructural analysis. Microscopy and Microanalysis 8:170–175.

Luo L., Salunga R.C., Guo H. et al. (1999) Gene expression profiles of laser-captured adjacent neuronal subtypes. Nature Medicine 5:117–122.

Luzzi V., Mahadevappa M., Raja R. et al. (2003) Accurate and reproducible gene expression profiles from laser capture microdissection, transcript amplification, and high density oligonucleotide microarray analysis. Journal of Molecular Diagnostics 5(1):9–14.

Palmer-Toy D.E., Sarracino D.A., Sgroi D. et al. (2000) Direct acquisition of matrix-assisted laser desorption/ionization time-of-flight mass spectra from laser capture microdissected tissues. Clinical Chemistry 46(9):1513–1516.

Schermelleh L., Thalhammer S., Heckl W. et al. (1999) Laser microdissection and laser pressure catapulting for the generation of chromosome-specific paint probes. Biotechniques 27:362–367.

Segal J.P., Stallings N.R., Lee C.E. et al. (2005) Use of laser-capture microdissection for the identification of marker genes for the ventromedial hypothalamic nucleus. Journal of Neuroscience 25(16):4181–4188.

Specht K., Richter T., Muller U. et al. (2000) Quantitative gene expression analysis in microdissected archival formalin-fixed and paraffin-embedded tumor tissue. American Journal of Pathology 158(2):419–429.

Walch A., Komminoth P., Hutzler P. et al. (2000) Microdissection of tissue sections: application to the molecular genetic characterization of premalignant lesions. Pathobiology 68:9–17.

Willis D., Minshew J. (2002) Microwave technology in the histology laboratory. HistoLogic 35(1):1–5.

拓展阅读文献

Burgemeister R., Gangnus R., Haar B. et al. (2003) High quality RNA retrieved from samples obtained by using LMPC (laser microdissection and pressure catapulting) technology. Journal of Histochemistry and Cytochemistry 199(6):431–436.

De Souza A.I., McGregor E., Dunn M.J. et al. (2004) Preparation of human heart for laser microdissection and proteomics. Proteomics 4:578–586.

Emmert-Buck M., Strausberg R.L. Krizman D.B. et al. (2000) Molecular profiling of clinical tissue specimens: feasibility and applications. American Journal of Pathology 156(4):1109–1115.

Gillespie J.W., Ahram M., Best C.J. et al. (2001) The role of tissue microdissection in cancer research. Cancer Journal 7(1):32–39.

Heel K., Dawkins H. (2001) Laser microdissection and optical tweezers in research. Today's Life Science 13(2):42–48.

Lahr G. (2000) RT-PCR from archival single cells is a suitable method to analyze specific gene expression. Laboratory Investigation 80(9):1477–1479.

Lehmann U., Bock O., Gloeckner S. et al. (2000) Quantitative molecular analysis of laser-microdissected paraffin-embedded human tissue. Pathobiology 68:202–208.

Nagasawa Y., Takenaka M., Matsuoka Y. et al. (2000) Quantitation of mRNA expression in glomeruli using laser-manipulated microdissection and laser pressure catapulting. Kidney International 57:717–723.

Ren Z.P., Saellstroem J., Sundstroem C. et al. (2000) Recovering DNA and optimizing PCR conditions from microdissected formalin-fixed and paraffin embedded materials. Pathobiology 68:215–217.

Specht K., Richter T., Muller U. et al. (2000) Quantitative gene expression analysis in microdissected archival tissue by real-time RT-PCR. Journal of Molecular Medicine 78(7):B27.

Witliff J.L., Kunitake S.T., Chu S.S. et al. (2000) Applications of laser capture microdissection in genomics and proteomics. Journal of Clinical Ligand Assay 23(1):66–73.

29 用于光学显微镜的塑料包埋

Neil M. Hand 著

刘勇 译　路名芝 校

引言

固体石蜡对于大多数组织来说是适宜的包埋介质，不但可以提供充分的组织，而且使用标准切片机容易切片。虽然目前的技术和经验可以获得更薄的切片，但厚度为4～6μm的切片已经能够满足大多数诊断需要。然而作为包埋介质，固体石蜡仍然在三大方面并不适用于光学显微镜研究。首先是固体石蜡不能提供足够的支持，其次是不能切出薄的切片（这两种因素相互关联），第三是一些物质（如酶）会受到破坏。在这些情况下，采用塑料代替固体石蜡可以提供更适宜的组织制备条件。塑料包埋的主要应用将在下面内容中举例描述。

超微结构研究

电镜的早期发展阶段使用的主要是特别硬的酯蜡，使其成功应用受到限制。酯蜡完全不适用于超微结构研究，因为其不能为切出超薄的切片（大约30～80nm）提供足够的支持，并且不能耐受在电镜中能穿透切片的高能量电子束（参照第30章）。塑料/树脂包埋介质的引进改善了切片制备条件，促进了电镜技术的发展。Nunn（1970）和Glauert（1987）对适用于超微结构研究的包埋介质的特性进行了讨论。本章主要介绍用于光学显微镜（LM）研究的塑料包埋技术的应用。由于塑料包埋技术在用于电镜（EM）研究时对操作方案的要求不同，将在第30章详细描述。

坚硬组织与移植物

在特别坚硬的组织，如未脱钙的骨骼，特别是标本较大和（或）存在致密皮质骨时，组织与包埋介质之间的硬度差异非常明显，切片特别困难，会造成切出质量欠佳的破碎切片。因此，应使用更加坚硬的包埋介质，如塑料，以改善切片的质量。需要的厚度可以通过使用自动切片机或组织薄片通过研磨来达到。后者（称为磨片）需要与传统切片不一样的特殊设备和操作方案。当存在无机物质如移植物时，或组织为牙齿时，可使用磨片，因为此时采用传统的方法进行切片是不可能的。这些应用将在第18章详细讨论。

高分辨率光学显微镜

长期以来，人们认为正确的诊断和预后判断取决于对一些组织学或细胞学的细微变化的观察，其切片比常规切片的4～6μm薄，可以极大提高检查准确率。最为人所熟悉的两个例子是肾组织活检和造血组织检查，通常是将石蜡切片厚度降低到2μm，这样易于做出更为正确的诊断，因为在较厚的切片中对细微的组织学异常的观察不是很清楚。经验证实：较薄的切片结合高质量的光学设备可以提供更为准确的诊断，例如通过光学显微镜可观察到肾活检组织中细微的肾小球异常改变。不幸的是，即使拥有最好的技术和经验，采用标准的固体石蜡包埋技术制作小于3μm的切片也是非常困难的，因此高分辨率光学显微镜的使用受到限制。另外，石蜡切片形成的人工假象常常限制形态学研究方面的提高,因此,由此而获得的一些改进远不如将塑料作为包埋介质所获得的改进明显。

对于具有丰富的使用电镜经验的病理学家来说,长期以来他们已充分认识到:在0.5~1μm塑料包埋组织切片中观察到的细胞学内容明显多于用于超微研究的超薄切片。这是对高分辨率光学显微镜诊断价值的认可,即能够在切片中辨认一定的细胞核和细胞质特征。通常由于这些特征在较厚的切片中都比较模糊,引起了人们对专门应用于诊断组织病理学中的塑料包埋技术的兴趣。在临床实践中,除了肾组织活检外,组织切片常切成2~3μm(称为半薄切片),通过结合充分的染色深度及适宜的染色对比,即可获得满意的分辨率。随着应用领域和组织学操作规程的发展,塑料包埋技术在促进高分辨率光学显微镜研究方面还有其他应用,其中一些内容将在本章讨论。

塑料包埋剂

根据其化学构成,塑料可分类为环氧树脂、聚酯或丙烯酸树脂。包埋介质从液体到固体的物理状态变化称为聚合作用,是由于分子结合在一起形成了由重复单位构成的复合大分子结构。这些大分子又称为聚合体(来源于希腊语,poly是许多的意思,mer是部分的意思)。要使塑料成为适宜于生物学材料以及组织学检查的包埋介质,还需要一些必需的成分。其中一些成分存在潜在的健康和安全问题,因此按照地方和法律规定控制和处理所有用于合成塑料的化学物质是非常重要的。

环氧树脂塑料

作为包埋介质,各种不同的环氧树脂塑料在超微结构研究中得到了最广泛的应用,因为这种聚合塑料具有足够的硬度,可以切出30~40nm的切片,并且在电子束照射中比较稳定。关于各种用于电镜研究的环氧树脂包埋方案见第30章,本章仅提供这些树脂的性质及使用的简单介绍。环氧树脂塑料的名称来源于其发生聚合作用的活性组分(图29.1)。环氧或环氧乙烷类可以以单一或多样的构象方式形成几乎无限多的化学结构。有三种环氧树脂塑料可用于显微镜观察,即以双酚丙烷(阿拉地胶)、甘油(Epon)或环乙烯双氧化物(Spurr)为基础结构的环氧树脂。括号中的名称是显微学家通常使用的名称,并不反映任何的结构性质。

环氧树脂包埋塑料是环氧树脂塑料、催化剂和加速剂的平衡混合剂,其中每种成分对合成后塑料的物理和机械性质均有直接影响。催化剂采用的是酐类/胺类化合物,可通过酯交联形成而合成树脂。酐类催化剂可以是长链脂肪酐,如十二琥珀酸酐(DDSA);也可以是芳香稠环酐,如甲基吡啶核苷酸酐(MNA)。长链脂肪酐类作为固有可塑剂,可使塑料块更具弹性并更加坚硬。而MNA是一种刚性分子,可导致合成后的塑料块更具刚性并更加坚硬。两种催化剂均能增加塑料的疏水性,但是过氧化物氧化烷基链和芳环可减弱该性质。

用作加速剂的胺类化合物可以是单功能性的,也可以是多功能性的。胺类化合物和环氧化物基团可形成加成物,多功能性胺类化合物的使用,如二甲氨基甲酚(DMP30)的使用,可导致三维结构的形成并减慢扩散,继而延长浸透组织时间。而单功能性胺类化合物如乙醇胺和苄基二甲胺(BDMA),有助于加速浸透组织时间。对于环氧树脂塑料混合剂来说,唯一常见的其他附加物是酞酸丁酯(DBP),可作为外在可塑剂而软化塑料块,特别是在"阿拉地胶"组分中。

每一种环氧树脂塑料浸透到组织中的速度取决于组织密度和弥散颗粒的大小。阿拉地胶浸透速度慢,部分原因是由于胺加成物形成,另外还可由于环氧树脂塑料本身是大分子。以甘油为基本结构的环氧树脂塑料(Epon)黏性较小,但常作为异构体混合物出售,因此应谨慎选择最合适的异构体成分。以环乙烯双氧化合物为基本结构的塑料(Spurr)可以获得纯的化合物,而且浸透速度最快,黏性很小(25℃时为7厘泊);在较高温度时浸

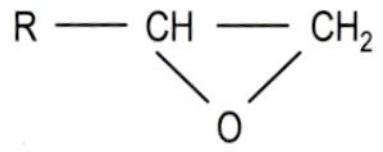

$$R - CH - CH_2$$
$$\diagdown O \diagup$$

图29.1 所有环氧化物塑料中包括的活性环氧化物基。

透速度更快，但是可形成附聚物并抵消弥散系数的任何增加。

环氧树脂塑料的物理性质在很大程度上受到聚合速度的影响。在工业界，与用于显微镜观察的同一配方可在超过150℃时合成并持续几天，而组织块在60℃时就已处于非合成状态。120℃快速合成1小时可形成较多的交联，但是塑料块坚硬易碎。60℃时18小时可形成更适于切片而有利于显微镜观察的塑料块。应谨慎操作以提供具有合适的交联水平并有利于后续染色的切片。甲醇钠可用于降低合成塑料的交联密度，主要通过酯交联反式酯化作用，这也使塑料在溶剂中易于膨胀并可促进组织与染料及抗体接触。

环氧树脂塑料在电子束中的稳定性主要依赖两大因素。芳香族类和不饱和类均能稳定由电子冲击形成的基团，无论是在芳香环内还是在不饱和脂肪链上，因而可以防止链断裂和解聚。交联作用也可诱导进一步的稳定性，主要是通过防止位移而使任何解聚作用的效应降到最低。

环氧树脂塑料存在一些缺点：它们具有疏水性，过氧化物可对其进一步氧化，后者可造成组织损害。环氧化物类和酐类在温和条件下均可与蛋白质反应，从而降低包埋组织的抗原性。更为重要的是它可以导致工作人员过敏，主要是通过皮肤接触或吸入接触。许多环氧塑料成分具有毒性，已知其中一种物质即乙烯环己烯双氧化物（VCD）具有致癌性。因此当处理这些塑料时手套经常被磨损，应该提供适当的设施清除这些有毒气体和毒性垃圾（Causton 1981）。

用于光学显微镜观察的环氧树脂切片的制作和染色

关于电镜超薄切片的制作和染色方法在第30章详细讨论。在标准切片机上使用钢刀是不可能获得厚度为0.5~1μm的满意切片的，因此要在自动切片机上采用玻璃或钻石刀切出半薄切片。使用专门的玻璃条和设备可制备两种类型的玻璃刀或具有较长切缘的Ralph刀。

对于一个有阅片经验的观察者，高分辨率的光学显微镜观察是没什么疑问的。甲苯胺蓝是最常用于环氧树脂塑料包埋组织切片并可提供丰富信息的染料。如果该染料在加热及强碱性pH条件下使用（第30章），则易于穿透塑料并使各种组织成分染成不同色度和强度的蓝色，而包埋介质本身不被染色。甲苯胺蓝对组织成分的染色强度极大程度上反映了该组织的电子密度，其电镜所观察到的超微外观可以部分通过光镜观察结果提示。对于那些喜欢多色染色的观察者来说，可使用各种不同的染色方案，如Paragon，该方案类似于HE染色。当树脂表面因使用含氢氧化钠的乙醇而被"腐蚀"时（Janes 1979），就可以使用多种染色技术，但是其结果并不总是可靠。另一种预处理包括：氧化锇固定组织但无酸蚀发生（Bourne & St John 1978），因此利用水溶剂染色结果更具一致性。

一些报道描述了在光镜研究中使用乙醇钠/甲醇钠处理后免疫组化可应用于环氧树脂切片（Giddings et al 1982; McCluggage et al 1995; Krenacs et al 2005），但是这种操作较少得到常规应用。总之在绝大多数情况下，高分辨率光学显微镜观察是必需的，可优先选择使用丙烯酸塑料切片，因为它们比较容易控制染色质量。

聚酯塑料

在19世纪50年代中期，这些塑料最初应用于电镜，但是很快就被更具优势的环氧树脂所替代用于超微结构研究中。目前这些塑料已极少用于显微镜观察，但是一些研究报道认为其可用于包埋未脱钙骨骼的光学显微镜研究（Mawhinney & Ellis 1983）。

丙烯酸塑料

用于显微镜观察的丙烯酸塑料是丙烯酸酯（CH2=CH·COOH）或较常见的甲基丙烯酸酯[CH=C(CH3)·COOH]，常分别称为丙烯酸酯和甲基丙烯酸酯。它们广泛应用于光学显微镜研究，其中一些已经形成了配方，因此可兼用于或单独应用于电镜研究。学者们设计了大量的混合配方以合成具有各种性质的塑料，从而使其具有潜在的广泛用途。丁基、甲基和甲基丙烯酸乙二醇酯（后者的化学结构是单体2-甲基丙烯酸羟乙基酯或HEMA）均可用于电镜研究，但是目前已很少使用（除非作为混合剂的一种成分），因为该塑料可被电子束破坏。但是，对于高分辨率光学显微镜观察来说，我们已经在制备半薄切片和染色方面取得了巨大的成功。

传统的丙烯酸树脂是通过复合的游离基链式反应合成的，即形成的中间化合物具有不完整数目的电子。单体暴露于一定的基团中，通常由催化剂如过氧化苯甲酰分解产生。该分解过程产生苯基（苯甲酰-过氧），转移至丙烯酸树脂单体的双键，然后其本身断裂还原成为基团，这时可作为活性部位，通过重复打开碳-碳双键并形成共价键的过程，吸引并结合另外的单体。这样单体结合在一起构成聚合体并形成一条长的脂肪链。最后为结束聚合体的构成，由一个苯基代替另外的单体分子附着在活性部位以阻断和终止继续反应。氧和丙酮均能阻止基团吸附，因此在合成过程中应避免它们存在。

基团可由光或热自发产生，因此丙烯酸塑料以及它们的单体应储存在深色瓶中并存于阴凉处。丙烯酸树脂含有百万分之几的对苯二酚，可阻止聚合过程提前完成。对于大多数用途来说，在配制混合包埋剂时可存在这一现象。过氧化苯酰是最常见的基团来源，因为其在50℃～60℃时即可分解，但是另外加入芳香胺时，如N-N, 二甲基苯胺或二甲基p-甲苯胺，可以在0℃时诱导过氧化物分解成基团，因此塑料可以在低温或室温状态下合成。过氧化苯酰干粉具有爆炸性，需要加入水分防止爆炸，或与酞酸丁酯混合成为糊剂，或作为增塑颗粒。在一些混合剂中，需要去除水分，应小心避免干燥成分直接在阳光下暴晒或受热。偶氮二异丁腈是已经应用的另一种催化剂，但是迄今为止，最常用的仍然是过氧化苯酰。光敏感性催化剂，如二苯甲酰和安息香（各种类型），可用于丙烯酸树脂的聚合，在0℃以下利用短波光进行照射。

除了单体和催化剂外，还有其他几种经常需要的成分用于合成丙烯酸塑料。胺类化合物可促进聚合作用较快地进行，因此这些化合物被称为活化剂，或更常被称为加速剂。其他活化剂还包括亚磺酸和一些巴比妥类药物。为了提高丙烯酸树脂块的切片质量，常在混合剂中添加软化剂或增塑剂，如2-丁氧基乙醇、2-异丙氧基乙醇、聚乙二醇200/400和酞酸丁酯。一些丙烯酸树脂混合剂需要少量的交联剂以稳定塑料介质，防止由于电子束（Lowicryl plastics）或染料溶剂（Technovit 8100）导致的物理破坏。具有双重功能的二甲基丙烯酸羟乙酯就是一种交联剂，可促使富有柔韧性的亲水性交联形成。

已证实"甲基丙烯酸聚乙二醇酯"（GMA）（2-甲基丙烯酸羟乙酯）是一种受欢迎的用于光学显微镜研究的包埋介质，因为它具有极强的亲水性，可以应用许多染色方法，而且脱水后组织块具有足够的硬度，可使用大多数切片机进行切片。目前研究报道了各种配方的GMA混合剂，其中一些可利用各种原料配制，也可以购买商售试剂盒，但多数是以Ruddell（1967）发表的配方为基础。虽然这些混合剂均含有单体HEMA，但是其比例和品种以及其他包含的成分均有所不同，因而不同试剂盒具有不同的特性。HEMA单体可被甲基丙烯酸污染而导致染色出现一些背景，但是通过购买弱酸性HEMA或具有高质量的试剂盒，如JB4（Polysciences, USA）、Technovit 7100或Technovit 8100（Kulzer, Germany），可降低背景。目前这些试剂盒均可购自英国TABB公司。各种不同的GMA塑料包埋试剂盒以不同的名称上市（特别是Technovit系列），导致这些试剂相互混淆（Hand 1995a），但是最近商家似乎正准备将这些试剂盒的产品说明进行规范。甲基丙烯酸丁酯目前已较少用于任何组织学用途，除了作为丙烯酸树脂混合剂的一种成分，如Unicryl（British BioCell International, UK），该试剂已证实质量并不可靠，可在聚合过程中形成极大的组织学人工假象。

芳香族二甲基丙烯酸聚羟乙酯树脂（LR White & LR Gold from London Resin, UK）可用于光镜和电镜研究，因为其具有亲水性和电子束照射稳定性。LR White可通过添加二甲基p-甲苯胺发生聚合，而LR Gold可通过添加二苯甲酰并在石英卤素灯照射下合成，特别是在0℃以下的包埋过程中。其他可在低温状态下合成的丙烯酸塑料包括Lowicryl HM20、HM23（疏水性）和K4M、K11M（亲水性）以及Unicryl（以前称为Bioacryl）。这些Lowicryl由德国制造（可购自美国Polysciences公司和英国TABB公司），可在添加光催化剂安息香后通过紫外线照射合成。虽然有一些例子证实这些塑料可用于光学显微镜研究，但是实际上认为它们更适合于电镜研究。

近年来对以甲基丙烯酸甲酯（MMA）为基础的混合剂的新用途的研究兴趣日益增加。MMA一直以来得到了广泛应用，因为其硬度可作为未脱钙骨骼、其他坚硬组织和具有植入物组织的理想包埋介质（参见第18章），但其作为单体在专门为着色染色和免疫组化染色设计的混合剂中的应用也引起了广泛关注。

作者在本章后面描述了各种混合剂及其适宜于各种用途的操作方案，而Technovit 9100也是以MMA为基础的一种混合剂。与环氧化物树脂不同的是，丙烯酸树脂黏性小，因此可能所需的浸透时间较短，但是组织大小和性质以及处理和包埋温度均可影响需要的时间。

丙烯酸树脂切片的应用

丙烯酸塑料包埋剂的研制通常是由特殊用途的需求而促进的。这些包埋剂大多数应用于光学显微镜研究，但是随着对丙烯酸树脂结构的日益了解，各种丙烯酸塑料越来越多地被引用到一些电镜研究中。其中一些如Lowicryls主要应用于电镜研究（Carlemalm et al 1982；Acetarin et al 1986），而LR White和Unicryl（Scala et al 1992）可用于光镜和电镜研究。但是由于各种技术因素，不是所有的具有双重用途的丙烯酸塑料均能用于日常高分辨率光学显微镜研究中。

亲水性塑料如GMA和LR White可以使组织染色而不需要去除包埋介质，因此在日常使用中受到欢迎。对于那些用于石蜡切片的方法来说，许多"简单"染色技术均可用于这些塑料包埋切片，但是一些仍需要改进或存在特殊的困难。所有丙烯酸亲水介质均为不溶性的，因此所有染色均在塑料内进行。由于两方面原因可导致问题发生，或者是因为介质本身被染色而影响最后的组织外观，或者是因为该介质作为物理屏障可阻挡特殊颗粒进入组织。后者最明显的例子就是：在免疫组化染色时大分子穿透塑料介质比较困难。另一种疏水性MMA作为包埋介质在不添加交联剂时可使塑料溶解，对于某些技术来说，这是非常有用的特性。但是，含交联剂的疏水性塑料如Lowicryl HM20和HM23是不溶性的。

丙烯酸塑料可通过不同方式如使用化学加速剂、加热或光照等发生聚合。最适宜的方法主要受到一些因素的影响，包括研究目的以及选择方法的可行性。聚合作用也可在低温条件下诱导发生，对于一些Lowicryl塑料来说，其处理和包埋的过程均在-70℃以下完成。K4M最受欢迎，被认为在-35℃时可促进超微结构的保存和免疫组化染色。

着色染色

丙烯酸树脂在高分辨率光学显微镜研究中应用普遍主要是因为其切片易于染色。采用任何一种不同的GMA混合剂/试剂盒以及其他丙烯酸树脂包埋组织，如LR White，即使在塑料不能被清除的情况下，均能获得良好的染色效果。大部分（但不是全部）组织学染色方法可应用于此类切片，包括HE、PAS、van Gieson、阿辛蓝、Perls、弹性纤维染色法、Giemsa以及用于网状纤维染色的银染技术。在使用时，对用于石蜡切片的标准方法需要进一步改进，因为London Resins（Histocryl、LR White和LR Gold）均可被乙醇软化，从而存在组织从玻片脱落的可能性，应避免使用含醇的染色溶液，如用于弹性纤维染色的溶液。因此，即使在London Resins切片上进行HE染色，也应逐步改善操作条件，避免用酸性酒精分化。在GMA切片上也有可能进行退行染色（必须小心操作）。塑料包埋介质（特别是GMA）也可被染色，但是在一些技术操作中可通过各种洗脱过程减轻这种染色。

一种可选择的方法是使用MMA，该方法易于在染色前将塑料去除，与常规脱蜡后的石蜡切片相比，其操作步骤及使用的溶液均相同，但是时间稍微延长。详细描述大量用于不同丙烯酸树脂切片的染色方法超出了本章节的范围，但是采用任何一种以前发表的或被其他组织学家推荐的方法，均能获得最好的实验结果。应该注意的是，在不清除塑料的条件下对使用MMA包埋的组织进行染色是可能的（不添加交联剂），这对于按照第18章所描述方法制备的未脱钙骨骼MMA切片是非常有用的。但是，该操作方案不适用于本章节所描述的用于高分辨率光学显微镜研究的半薄切片。

酶组织化学

在低温下处理、包埋和聚合丙烯酸塑料，使一些酶可以保存且可在组织切片中检测证实。在常规固定和处理过程中，许多酶会遭到破坏，但是在控制条件下，一些酶（主要是水解酶）可以定位，包括图29.2和29.3介绍的酶。固定、处理和聚合作用通常均在4℃下操作，在进行酶组织化学染色之前，切片在盖玻片或载玻片上室温干燥过夜（而不是60℃下）。

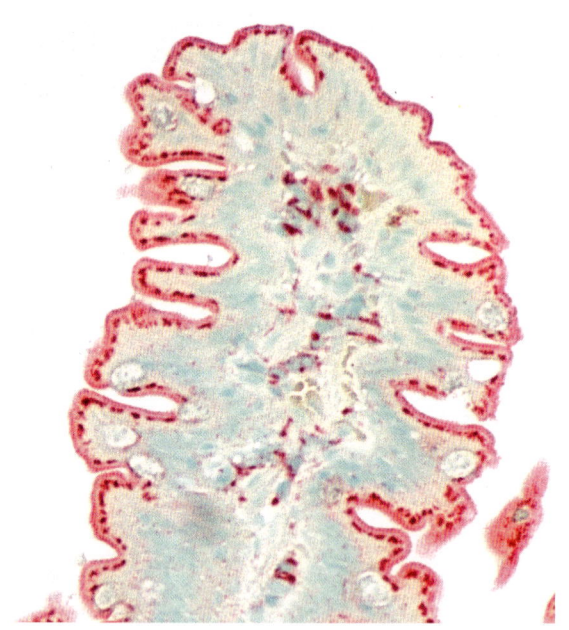 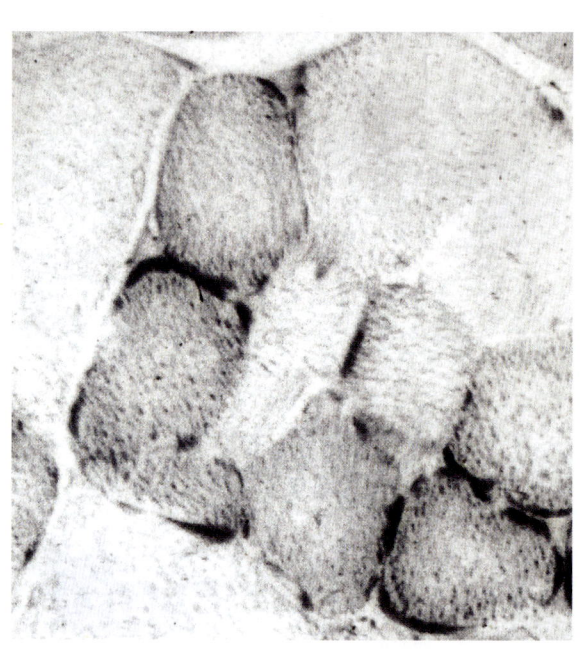

图29.2 采用福尔马林钙固定、甲基丙烯酸乙二醇酯（JB4）包埋的空肠切片。图中可见六氮化副玫瑰苯胺染色显示巨噬细胞（固有层）以及肠绒毛中的溶酶体具有酸性磷酸水解酶活性。原始放大倍数为325倍。

图29.3 采用福尔马林钙固定、甲基丙烯酸乙二醇酯（JB4）包埋的肌肉横切面切片。图中可见噻唑蓝（MTT）染色显示氧化还原型辅酶I黄递酶线粒体染色。原始放大倍数为325倍。

各种醛固定剂的应用应得到提倡，而根据作者的经验，Dawson（1972）推荐的10%的甲醛钙溶液具有良好的固定效果。如果组织继续在4℃下用3%的蔗糖缓冲溶液冲洗，则可获得效果更佳的染色。Hand（1988）也证实，酶活性在处理、浸透、包埋和聚合过程中可受到影响，因此为了获得最好的实验结果，在实验前首先需要明确这些步骤对某一特定酶的影响。聚合通常在4℃下使用化学加速剂进行，但是也可应用温度为零度以下的其他方法，如利用过量催化剂或光敏感剂。

在酶组织化学研究中首选使用GMA，因为这种丙烯酸树脂可能是最容易操作并能获得最好实验结果的一种。有报道描述了使用一些不同的针对塑料包埋组织学技术进行各种酶组织化学的研究，包括细胞类型识别（Beckstead 1983）、大鼠头孢噻啶肾毒性评价（Bennett 1982）和空肠吸收不良评估（Hand 1987）。

Thompson和Germain（1983）描述了最近的一项研究进展，即采用聚乙烯（MW 44 000）在-25℃处理新鲜（未固定）组织并使用LR Gold进行包埋。聚合作用是通过石英卤素灯蓝光照射含有光催化剂二苯甲酰的塑料而诱导发生。这一专门操作方案可为证实酶的存在提供潜在的可能性，包括那些对固定敏感的酶，但是事实上唯一例外被证实可在温和固定中保存的酶是氧化酶琥珀酸脱氢酶（图29.4）。其他已证实可存在于固定组织中的酶包括：酸性磷酸酶、三磷酸腺苷酶（细胞膜上）、碱性磷酸酶、氯醋酸酯酶、双肽基（氨基）肽酶IV、乳糖酶、乳酸脱氢酶、亮氨酸氨肽酶、β-半乳糖苷酶、果糖-6-磷酸酶、磷酸脱氢酶、β-葡萄糖醛酸酶、γ-谷氨酰转肽酶、NADH、α-醋酸萘、非特异性酯酶、5'-核苷酸酶、过氧化物酶和蔗糖酶。

在成功染色之后，应小心操作确保在冲洗和封固过程中避免酶扩散及丢失。

免疫组化

在过去的30年中，许多已发表的研究描述了免疫组化在丙烯酸树脂包埋的组织切片中的应用，并使用了专门为此设计的GMA试剂盒（ImmunoBed from

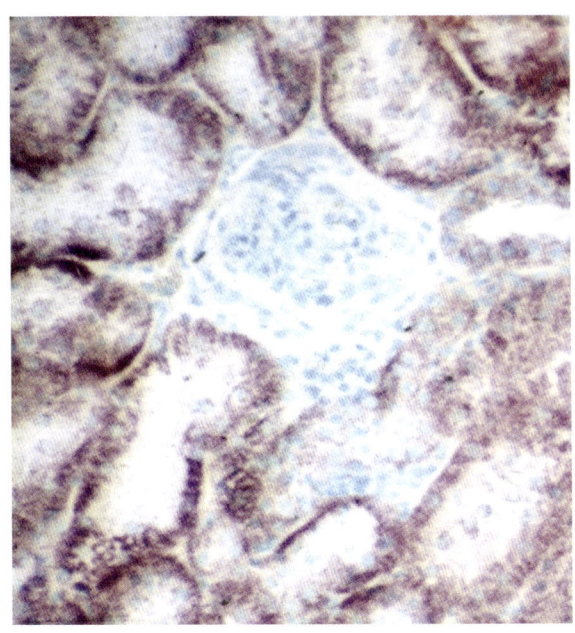 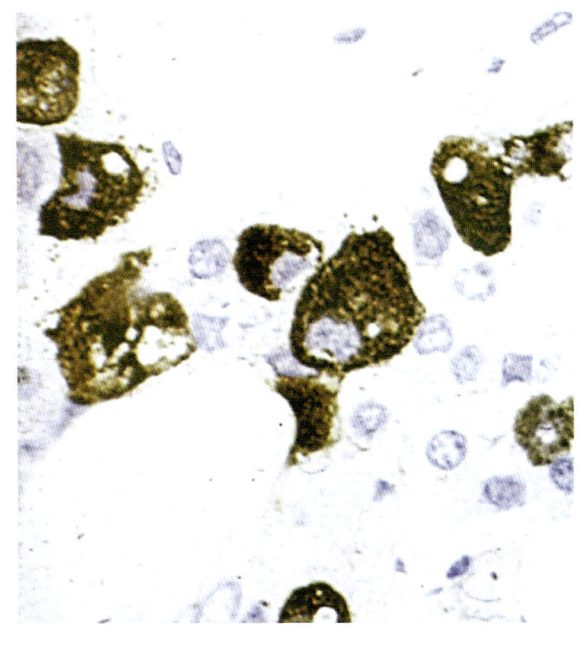

图29.4 使用光聚合LR Gold包埋的未固定肾组织切片。图中可见四硝基蓝四唑（TNBT）染色，显示线粒体呈现琥珀酸脱氢酶活性。原始放大倍数为200倍。

图29.5 福尔马林固定、甲基丙烯酸甲酯包埋的脑下垂体切片。图中可见采用免疫过氧化物酶染色显示促肾上腺皮质激素（ACTH）的定位，3,3'-二氨基联苯胺盐酸盐（DAB）显色。原始放大倍数为500倍。

Polysciences Inc., USA）。然而免疫组化染色仍然是一个具有争议的话题，因为实验结果在多数情况下不稳定而使人失望，导致许多实验室不得不放弃这一为诊断目的而进行的研究。由于提倡应用多种不同的塑料类型及相关技术，进一步导致了应用上的混乱。但是导致免疫染色结果不可靠的一个主要原因是由于多数丙烯酸树脂存在的聚合形式是不溶性的。虽然将所有问题归结为聚合体的不溶性可能过于简单化了，但是毫无疑问，包埋介质的存在也是不容忽视的困难（Gerrits 1988）。

许多以Beckstead（1985）和Casey等（1988）发表的经典论文为基础的研究试图创造组织固定、处理以及在低温下聚合塑料的温和条件，以达到保护敏感抗原的目的，而所形成的"疏松"介质有助于允许大的免疫反应物穿透入到抗原部位。可惜的是，这并不总是容易控制。聚合之后进一步的交联作用可继续发生，并可诱导超聚合作用发生而阻止试剂与抗原接触。另外长期以来人们发现，组织抗原可被塑料包埋介质中的反应物诱导发生化学改变（Takamiya et al 1980）。

目前建议的许多复杂而精细的染色方法是采用3,3'-二氨基联苯四氢氯化物（DAB）显色的方法。Newman等（1983）推荐的一种特别操作方案是以使用LR White作为技术改善之处，即采用金-硫化物-银的方法检测免疫组化反应性，从而增强DAB显色。

虽然免疫组化有可能用于所有的丙烯酸塑料切片，但是需要有非常规的操作方案，而且常伴随较差的实验结果，因此并不鼓励此类组织学检查用于光学显微镜研究。与此研究背景相反，目前发展了一种可供选择的新概念，即可使用基于MMA的塑料切片（Hand et al 1989; Hand & Morrell 1990）进行免疫组化检测。组织可在常规条件下采用福尔马林固定，然后在室温进行处理和包埋。塑料聚合使用的是化学加速剂，如N,N-二甲基苯胺，虽然其他胺类也曾经成功使用过。包埋操作方案与用于GMA组织块的方案相同，就是使用一个安放在玻璃水提取器内的开放式模具槽设备。与其他丙烯酸树脂主要不同的是聚合后的塑料是可溶性的，因此能够在染色之前去除，这一特性对于免疫组化染色特别有利。常规的着色染色显然是有可能进行的，虽然该操作方案

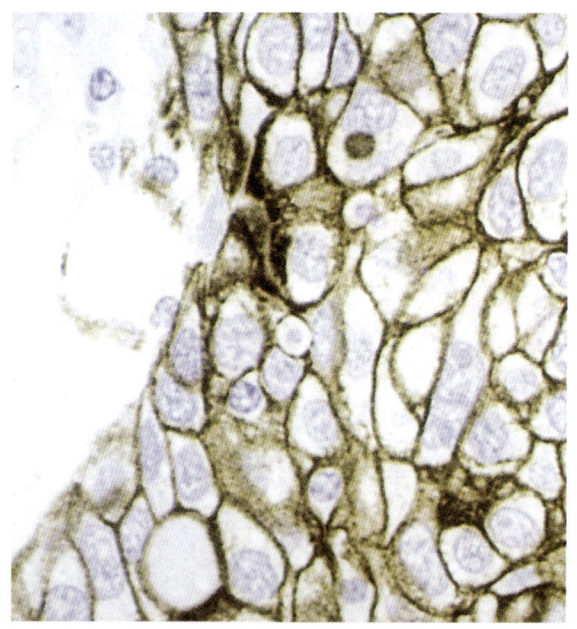

图29.6 福尔马林固定、甲基丙烯酸甲酯包埋的卵巢肿瘤切片。图中显示细胞角蛋白7的免疫过氧化物酶染色,组织进行了微波抗原修复预处理。DAB显色。原始放大倍数为500倍。(Reproduced, with permission, from Hand N.M., Blythe D., Jackson P.(1996) Antigen unmasking using microwave heating on formalin fixed tissue embedded in methyl methacrylate. Journal of Cellular Pathology 1:31–37. © Greenwich Medical Media Ltd, London.)

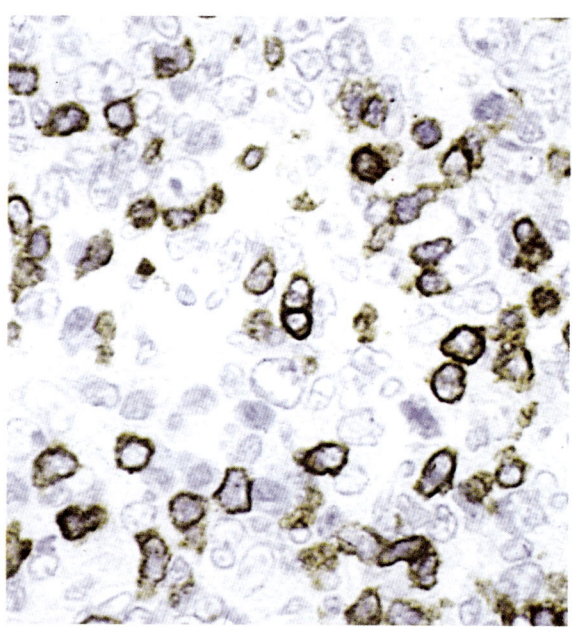

图29.7 福尔马林固定、甲基丙烯酸甲酯包埋的淋巴结切片。图中显示T淋巴细胞抗CD3的免疫过氧化物酶染色,组织进行了胰蛋白酶消化及高压锅热抗原修复预处理。DAB显色。原始放大倍数为500倍。(Reproduced, with permission, from Hand N.M. (1999) Plastic embedding for light microscopy. A guide for the histotechnologist. Tech Sample. Histotechnology No. HT-6. 29–35. © American Society of Clinical Pathologists.)

可能不适合许多酶的定位检测。到目前为止,超过100种以上的抗体已被成功证实可获得良好的实验结果,包括图29.5至29.7中标注的所有抗体。在本章后面将进一步讨论与MMA切片免疫组化染色相关的详细内容。

原位杂交

关于原位杂交仅报道描述过几种方法,即在各种不同的塑料切片上使用同位素或非同位素检测技术。Church等(1997, 1998)和Doverty(2005, 2007)的研究均是在MMA切片上采用了非同位素的检测方法,分别检测证实了鸡组织中的Sox基因mRNA和骨髓环锯活检组织中的κ和λ mRNA的表达。

丙烯酸塑料操作方案

甲基丙烯酸乙二醇酯处理和包埋配方(Ruddell 1967)

溶液a

2-甲基丙烯酸羟乙(乙二醇)酯	80ml
2-丁氧乙醇	16ml
过氧化苯酰干粉	0.27g

溶液b

聚乙二醇400	15份
N, N-二甲基苯胺	1份

固定

将组织放入福尔马林中固定,如福尔马林盐、中性福尔马林缓冲液或多聚甲醛缓冲液。

处理和包埋

1. 如果需要，用一种合适的缓冲液冲洗组织15分钟。
2. 经70%、90%和100%乙醇脱水。对于平均大小为10mm×5mm×2mm的组织块，每一种溶液更换两次，每次15分钟。
3. 浸入溶液a中，更换两次，每次1小时。
4. 使用以下混合剂包埋：
   溶液a　　　　　　　　　　　　　　　42份
   溶液b　　　　　　　　　　　　　　　1份
5. 室温聚合，将模具放入冷水中散去释热反应产生的热量。聚合作用应在2~4小时内完成。

注意

a. 标本处理应在有抽风机的通风橱中处理。
b. 如果标本放在混旋搅拌器上持续振荡，可获得最佳的处理效果。
c. 少量过氧化苯酰应小心干燥，避免直接加热和日晒，因为其具有潜在的爆炸性。过氧化苯酰必须完全溶于浸泡溶液中，该过程需要30分钟。
d. 有几种组织块模具设备可以购买，但是开放式聚丙烯模具槽可以将组织直接放在玻璃短管中（Polysciences Inc., USA）。为了获得良好的聚合效果，模具必须放置在玻璃器中，先在玻璃器中充满无氧氮以排除氧气的存在，然后再密封玻璃器。
e. 丙烯酸塑料混合剂应根据所需的剂量精心配制，优先选择使用带盖的大玻璃瓶。建议用容器量取试剂。
f. 任何含有塑料成分的废弃溶液必须集中管理并按照地方及法律规定清除。

JB4包埋介质处理和包埋标准方案

JB4包埋介质作为试剂盒提供包括两种储存液（A和B）以及单独包装的增塑剂过氧化苯酰。溶液A是浸入/包埋介质，溶液B是加速剂。

固定

可以选择任何固定液，优先选择福尔马林或多聚甲醛。

处理和包埋

1. 如果需要，用一种合适的缓冲液冲洗组织15分钟。
2. 如前所述的GMA方案，经70%、90%和100%乙醇脱水。
3. 将组织浸入新鲜配制的催化溶液A中，更换两次[将1.25g的过氧化苯酰增塑剂（C）加入100ml溶液A或相当的溶液中，直到固体完全溶解]。根据组织的大小和性质决定浸泡时间，大多数组织需要至少浸泡3小时。坚硬致密的组织如骨骼最好在4℃下浸泡过夜。
4. 在一种模具中使用新鲜包埋介质（在25ml新鲜催化溶液A或相当的溶液中加入1ml溶液B）室温进行组织包埋。完全聚合所需的时间根据温度及大气层氧浓度等而不同，但是室温（22℃）下需要1~2小时。对于酶组织化学研究，采用预冷的溶液以及在4℃处理和包埋组织可以获得较好的实验结果。在这些条件下，聚合需要6~12小时。

注意

参照前面所述关于GMA方案的注意事项1~6条。组织可从缓冲液中直接放入新鲜的催化溶液A中，无须使用乙醇，但是需要延长不完全脱水时间，至少更换溶液三次。该方案用于一些酶检测方法可获得较好的实验结果，而且也能较好地保存脂肪。

JB4包埋介质处理和包埋改进方案

这一特殊方案对于造血系统骨髓活检组织的检测特别有用，因为可提供更坚硬的支持介质。

固定

将组织放入福尔马林中固定，如福尔马林盐、中性福尔马林缓冲液或多聚甲醛缓冲液。

处理和包埋

1. 如果需要，用一种合适的缓冲液冲洗组织15分钟。
2. 经70%、90%和100%乙醇脱水，每一溶液更换两次，每次30分钟。
3. 将组织浸入新鲜配制的催化溶液A中，更换两次[将120mg的过氧化苯酰增塑剂（C）混合入9ml溶液A和1ml甲基丙烯酸甲酯单体中，直到固体完全溶解]，每次1小时，之后在室温中浸泡过夜。
4. 在一种模具中使用新鲜包埋介质（10ml催化溶液A和450μl JB4溶液B）进行组织包埋。完全聚合所需的时间根据温度及大气层氧浓度等而不同，但是室温（22℃）下需要1~2小时。

注意

参照前面所述关于GMA方案的注意事项1~6条。

甲基丙烯酸甲酯处理和包埋方案

该方案可用于常规着色染色和免疫组化染色，也有其他的方案和混合剂公布发表。在使用MMA时应小心操作，因为该试剂具有刺激性臭味且易燃。

浸泡溶液

甲基丙烯酸甲酯单体（未洗）	15ml
酞酸丁酯	5ml
过氧化苯酰干粉	1g

固定

将组织放入福尔马林中固定，如福尔马林盐、中性福尔马林缓冲液或多聚甲醛缓冲液。

处理和包埋

1. 经50%、70%和90%乙醇脱水，对于平均大小为10mm×5mm×2mm的组织块，每一溶液浸泡1小时。
2. 100%乙醇完全脱水，更换两次，每次1小时。
3. 浸入浸泡溶液中，更换两次，每次1小时。
4. 再次浸入浸泡溶液中过夜。
5. 使用10ml浸泡溶液包埋并添加125μl N,N-二甲基苯胺。聚合需要3~4小时。Blythe（personal coomunication 2006）推荐，对于骨髓活检标本应添加250μl N,N-二甲基苯胺，而聚合则需要1.5~2小时。

注意

a. 过氧化苯酰应小心干燥，避免直接加热和日晒，因为其具有潜在的爆炸性。在使用浸泡溶液溶解催化剂（2分钟）之前确保无水存在非常重要。
b. 同样参照前面所述关于GMA方案的注意事项1~6条。

LR White处理和包埋标准方案

LR White通常提供的形式为预混合溶液，包括三个等级的催化剂（硬、中等、软），与待处理的组织硬度可以尽可能匹配（在炎热天气为了避免自发聚合，可以单独购买单体和催化剂）。另外需要一个装加速剂的滴瓶。

固定

使用福尔马林或多聚甲醛固定组织。

处理和包埋

1. 如果需要，用一种合适的缓冲液冲洗组织15分钟。
2. 经70%、90%和100%乙醇脱水，每一溶液更换两次，每次30分钟，组织大小为12mm×10mm×3mm。
3. 浸入LR White，更换三次，每次60分钟或浸泡过夜，根据组织块大小和性质而定。坚硬组织如骨骼和牙齿在最后一次更换树脂时采用真空浸泡效果更好。
4. 使用"热"或"冷（加速剂）"合成法进行聚合。对于"热"合成，将模具放入55℃和60℃孵箱中，放置20~24小时；对于"冷"合成，每10ml树脂添加1滴加速剂。聚合需要15~20分钟。

注意

a. 当"热"合成时，树脂在聚合时限制与氧气接触非常重要。最简便的方法就是对小块组织使用胶囊或商售的短管，而对较大组织使用模具槽设备。也可选择在含氮环境中操作。
b. 如果标本放在混旋搅拌器上持续振荡，可获得最佳的处理效果。
c. 少量过氧化苯酰应小心干燥，避免直接加热和日晒，因为其具有潜在的爆炸性。过氧化苯酰必须完全溶于浸泡溶液中，该过程需要30分钟。
d. 聚合时间和温度根据塑料包埋组织块的最终物理性质而定。提高温度或增加时间可以获得高度交联而易碎的塑料包埋组织块，可导致染色困难。

丙烯酸塑料制片的切片方法

厚度为2~3μm的GMA、MMA和LR White半薄切片可以在标准切片机上使用钢刀切片，但是在自动切片机上使用玻璃刀可以获得质量更好的半薄切片。三角形的Latta-Hartmann刀和有较长刀缘的Ralph刀均适合使用，主要依据模具/塑料块大小而选择。对于大多数常规目的来说，2~3μm的切片较为满意，可使用精细的镊子拾取。GMA切片在室温中一接触水即可展平，如果使用水浴，这些切片可以捞起铺在载玻片上，与石蜡切片相同。使用前面所述的MMA混合剂，水浴需要加热至65℃～70℃才能使这些切片展平。LR White切片在60℃热盘中可浮于70%的乙醇或30%～40%的丙酮的表面。建议所有的丙烯酸切片使用无脂载玻片捞取，这些玻片已经覆盖了一层黏附剂，如（2%）APES，玻片在60℃热盘中烘干之前至少需要沥水30分钟。许多组织学技术专家认为，MMA切片容易脱片，特别是用于未脱钙骨髓环锯活检组织时。如果使用Hand在一系列文章中所描述的配方以及第5页中所描述的处理方案，那么脱片的可能性将减小。Superfrost Plus载玻片（无黏附性）用于骨骼标本已证实效果较为满意（D. Blythe, personal communication, 2006）。

丙烯酸塑料制片的染色方法

如前所述，GMA和LR White切片可在塑料介质存在的条件下染色。LR White可被乙醇软化，因此在完成染色之后，建议在浸入二甲苯之前将切片置于热盘中60℃烘烤数分钟然后再封片。MMA切片需要在染色前去除塑料包埋介质，这可以通过在37℃下将载玻片浸入二甲苯10～20分钟而达到去除包埋介质的目的。这种切片可用于许多HE染色方案，但是只有下面所述方案被证实用于GMA和LR White切片可获得满意效果。对于MMA切片，优先选择的方案是苏木素染色30分钟以及1%的伊红缓冲液染色5分钟，但是切片应快速置于水中冲洗，以使乙醇和伊红可以迅速去除。

苏木素和伊红染色方法

1. Harris或Gill明矾苏木素染色10～20分钟。
2. 自来水冲洗。
3. 如果需要，用1%的盐酸酒精分化2～3秒。
4. 自来水返蓝。
5. 用水冲洗15分钟。
6. 在过滤的1%的水溶性伊红以及1%的氯化钙中染色3分钟。
7. 自来水冲洗30秒。
8. 吸干水分。
9. 乙醇中漂洗20秒。
10. 二甲苯中漂洗。
11. 用DPX封片。

注意

对于LR White切片，染色步骤省略第3和第9步。

用于MMA切片的免疫组化染色

MMA切片染色所采用的实验设计及操作方案与石蜡切片所采用的非常相似，即可使用常规的免疫过氧化物酶技术，如目前许多实验室所采用的具有高度敏感性的卵白素-生物素型检测技术。以聚合体为基础的免疫组化操作方案也能成功应用于MMA切片。DAB可使用于DAB显色并且显色过程不需要强化。操作时室温孵育即可，实验各阶段所使用的基本试剂及反应时间按常规执行，但是一些抗原的最佳染色在需要进行一些预处理和（或）抗体稀释上需要进行一些改变的改变。除了广泛应用的多克隆和单克隆抗体以外，近来兔单克隆抗体也可成功应用于MMA切片（Doverty 2005, personal communication）。为了避免较差的或错误的实验结果，在染色过程中保证切片不能干燥非常重要，而且MMA切片比石蜡切片干得要快。

对于石蜡切片，免疫染色存在的最主要问题是预处理。一些抗原的检测采用胰蛋白酶进行酶消化，但是也可使用微波炉（Hand et al 1996）或高压锅（Hand & Church 1998）处理，修复液为柠檬酸盐溶液，这种热介导的抗原修复方案有助于明显提高染色质量并可使染色方法标准化。但是，该方案的一些操作细节与用于石蜡切片的不同，一些抗原需要进行预处理才能获得最好的检测结果。热介导的预处理对于档案保存标本也能达到较好的抗原修复目的（Hand et al 1996）。更多的细节建议读者参考一些文献（Hand 1995b; Blythe et al 1997; Hand & Church 1997）。

近年来免疫组化领域引进了一种基于酪胺的扩展方案，该技术可极大地增强敏感性。该方案最初是用于石蜡切片，特别是当某些抗体采用传统技术仅能显示较弱信号时非常有用。目前该方案也可成功应用于MMA包埋组织的抗原检测（Jackson et al 1996）。

前面所述的方案和技术可以获得效果非常好的免疫组化染色结果并已常规使用，特别是用于未脱钙造血系统骨髓环锯活检组织（Blythe et al 1997）。

Lowicryl K4M处理和包埋方案（Al-Nawab & Davies 1989）

以下方案可用于肾针吸活检标本，分别切取2-μm和90-μm的切片用于光镜及电镜研究。

固定

4%的多聚甲醛室温固定2小时。

脱水

1. −20℃下50%的甲醇浸泡30分钟。
2. −20℃下80%的甲醇浸泡60分钟。
3. −20℃下90%的甲醇浸泡60分钟。

浸透

4. −20℃下1份甲醇和1份Lowicryl K4M浸泡30分钟。
5. −20℃下1份甲醇和2份Lowicryl K4M浸泡60分钟。
6. −20℃下100%的Lowicryl K4M浸泡60分钟。
7. −20℃下100%的Lowicryl K4M浸泡过夜。

聚合

采用新鲜的Lowicryl K4M在胶囊内包埋组织，并在35℃下使用Philips TLAD 15 W/05荧光灯（波长吸收峰值为360nm）进行紫外线间接照射（弥散）光聚合过夜。胶囊悬挂在酒精浴中，将其下面的探头浸入酒精中以消散聚合产生的热量，之后去除胶囊，并继续在室温下照射1～2天以改善切片性质。

丙烯酸塑料包埋技术的未来

随着组织学诊断对技术的要求越来越高，越来越多的塑料包埋操作技术得以发展，已经发现了越来越多的新的包埋介质。最近人们认识到，由于丙烯酸树脂具有良好的柔韧性，其可能成为一系列研究最合适的包埋介质。许多丙烯酸树脂可应用于高分辨率光镜研究，但也有一些可用于电镜研究。Bowdler等（1989）以及Al-Nawab与Davies（1989）进行了相关的研究报道，他们分别采用LR White和Lowicryl K4M包埋组织，并对同一活检标本进行光镜和电镜研究，由此对用于光镜及电镜研究的免疫组化技术进行了直接比较。

目前有一些特殊的丙烯酸塑料可用于低温条件下处理及包埋组织，特别是在电镜研究方面，因为温度达50℃以上可促使蛋白质变性而导致酶活性丧失和抗原性降低。使用Lowicryl塑料进行低温包埋的操作方案有三种：冰冻替代法、冷冻干燥和逐步降温法（PLT）。目前使用组织处理仪可以缩短处理时间并可使处理过程标准化，在组织处理时可减少意外的发生。

近年来，各种针对塑料切片的操作方案已经广泛应用于高分辨率光学显微镜研究中。本章内容主要针对丙烯酸树脂半薄切片的应用，因为该领域所获得的进展最多。将来，塑料包埋剂及相关技术对组织学临床常规实践会产生怎样的影响尚有待关注，然而有关塑料包埋的专门操作方案在临床中的应用仍然是必需的。

致谢

第2版的本章内容是由Alan Stevens编写的。他和Jocelyn Germain一起更新了第3版及第4版的有关内容。在此，我们为他们所作出的贡献表示感谢。

参考文献

Acetarin J-D., Carlemalm E., Villiger W. (1986) Developments of new Lowicryl resins for embedding biological specimens at even lower temperatures. Journal of Microscopy 143:81–88.

Al-Nawab M.D., Davies D.R. (1989) Light and electron microscopic demonstration of extracellular immunoglobulin deposition in renal tissue. Journal of Clinical Pathology 42:1104–1108.

Beckstead J.H. (1983) The evaluation of lymph nodes, using plastic sections and enzyme histochemistry. American Journal of Clinical Pathology 80:131–139.

Beckstead J.H. (1985) Optimal antigen localization in human tissues using aldehyde-fixed plastic-embedded sections. Journal of Histochemistry and Cytochemistry 33:954–958.

Bennett R. (1982) The use of histochemical techniques on 1 micron methacrylate sections of kidney in the study of cephaloridine nephrotoxicity. In: Bach P.H., Bonner F.W., Bridges J.W., Locks E.A., eds. Nephrotoxicity: assessment and pathogenesis. Chichester: John Wiley.

Blythe D., Hand N.M., Jackson P. et al. (1997) The use of methyl methacrylate resin for embedding bone marrow trephine biopsies. Journal of Clinical Pathology 50:45–49.

Bourne C.A.J., St John D.J.B. (1978) Application of histochemical and histological stains to epoxy sections: pretreatment with potassium permanganate and oxalic acid. Medical Laboratory Sciences 35:397–398.

Bowdler A.L., Griffiths D.F.R., Newman G.R. (1989) The morphological and immunocytochemical analysis of renal biopsies by light and electron microscopy using a single processing method. Histochemical Journal 21:393–402.

Carlemalm E., Garavito R.M., Villiger W. (1982) Resin development for electron microscopy and an analysis of embedding at low temperature. Journal of Microscopy 126:123–143.

Casey T.T., Cousar J.B., Collins R.D. (1988) A simplified plastic embedding and immunologic technique for immunophenotypic analysis of human haematopoietic and lymphoid tissues. American Journal of Pathology 131:183–189.

Causton B.E. (1981) Resins: toxicity, hazards and safe handling. Proceedings of the Royal Microscopical Society 16(4):265–271.

Church, R.J., Hand, N.M., Rex, M., Scotting, P.J. (1997) Non-isotopic in situ hybridization to detect chick *Sox* gene mRNA in plastic-embedded tissue. Histochemical Journal 29:625–629.

Church R.J., Hand N.M., Rex M., Scotting P.J. (1998) Double labelling using non-isotopic in situ hybridisation and immunohistochemistry on plastic embedded tissue. Journal of Cellular Pathology 3:11–16.

Dawson I.M.P. (1972) Fixation: What should the pathologist do? Histochemical Journal 4:381–385.

Doverty L. (2005) Cyclin D1 expression in multiple myeloma: positive or negative prognostic factor? Abstract no. 91 of papers presented to the Institute of Biomedical Science Congress 2005.

Doverty L. (2007) Immunohistochemistry and in-situ hybridisation on bone marrow trephine biopsy (electronic letter). Online. Available: http://jcp.bmj.com/cgi/eletters/59/9/903.

Gerrits P.O. (1988) Immunohistochemistry on glycol methacrylate tissue: possibilities and limitations. Journal of Histotechnology 11:243–246.

Giddings J., Griffin R.C., MacIver A.G. (1982) Demonstration of immunoproteins in araldite-embedded tissues. Journal of Clinical Pathology 35:111–114.

Glauert A.M. (1987) Fixation, dehydration and embedding of biological specimens. Amsterdam: Elsevier North-Holland.

Hand N.M. (1987) Enzyme histochemistry on jejunal tissue embedded in resin. Journal of Pathology 40:346–347.

Hand N.M. (1988) Enzyme histochemical demonstration of lactase and sucrase activity in resin sections: the influence of fixation and processing. Medical Laboratory Sciences 45:125–130.

Hand N.M. (1995a) The naming and types of acrylic resins. UK NEQAS Newsletter 6:15 (letter).

Hand N.M. (1995b) Diagnostic immunocytochemistry on resin-embedded tissue. UK NEQAS Newsletter 6:13–16.

Hand N.M., Blythe D., Jackson P. (1996) Antigen unmasking using microwave heating on formalin fixed tissue embedded in methylmethacrylate. Journal of Cellular Pathology 1:31–37.

Hand N.M., Church R.J. (1997) Immunocytochemical demonstration of hormones in pancreatic and pituitary tissue embedded in methyl methacrylate. Journal of Histotechnology 20:35–38.

Hand N.M., Church R.J. (1998) Superheating using pressure cooking: its use and application in unmasking antigens embedded in methyl methacrylate. Journal of Histotechnology 21:231–236.

Hand N.M., Morrell K.J. (1990) Immunocytochemistry on plastic sections for light microscopy. Proceedings of the Royal Microsopical Society 25(2):111.

Hand N.M., Morrell K.J., MacLennan K.A. (1989) Immunohistochemistry on resin embedded tissue for light microscopy: a novel post-embedding procedure. Proceedings of the Royal Microsopical Society 24(1):A54–A55.

Hand N.M., Blythe D., Jackson P. (1996) Antigen unmasking using microwave heating on formalin fixed tissue embedded in methyl methacrylate. Journal of Cellular Pathology 1:31–37.

Hand N.M. (1999) Plastic embedding for light microscopy. A guide for this histotechnologist. *Tech Sample*. Histotechnology No HT-6. 29–35. American Society of Clinical Pathologists.

Jackson P., Blythe D., Quirke P. (1996) Amplification of immunocytochemical reactions by the catalytic deposition of biotin on tissue sections. Journal of Pathology 179(Suppl):23A.

Janes R.B. (1979) A review of three resin processing techniques applicable to light microscopy. Medical Laboratory Sciences 36:249–267.

Krenacs T., Bagdi E., Stelkovics E. et al. (2005) How we process trephine biopsy specimens: epoxy resin embedded bone marrow biopsies. Journal of Clinical Pathology 58:897–903.

Mawhinney W.H.B., Ellis H.A. (1983) A technique for plastic embedding of mineralised bone. Journal of Clinical Pathology 36:1197–1199.

McCluggage W.G., Roddy S., Whiteside C. et al. (1995) Immunohistochemical staining of plastic embedded bone marrow trephine biopsy specimens after microwave heating. Journal of Clinical Pathology 48:840–844.

Newman G.R., Jasani B., Williams E.D. (1983) The visualisation of trace amounts of diaminobenzidine (DAB) polymer by a novel gold–sulphide–silver method. Journal of Microscopy 132(2):RP1–RP2.

Nunn R.E. (1970) Electron microscopy: preparation of biological specimens. London: Butterworths.

Ruddell C.L. (1967) Embedding media for 1–2 micron sectioning. 2-hydoxyethyl methacrylate combined with 2-butoxethanol. Stain Technology 42:253–255.

Scala C., Cenacchi G., Ferrari C. et al. (1992) A new acrylic resin formulation: a useful tool for histological, ultrastructural, and immunocytochemical investigations. Journal of Histochemistry and Cytochemistry 40:1799–1804.

Takamiya H., Batsford S., Vogt A. (1980) An approach to post-embedding staining of protein (immunoglobulin) antigen embedded in plastic. Journal of Histochemistry and Cytochemistry 28:1041–1049.

Thompson G., Germain J.P. (1983) Histochemistry and immunocytochemistry of fixation labile moieties in resin embedded tissue. Journal of Pathology 142:(2)A6.

30

电子显微镜

Anthony E. Woods 和 John W. Stirling 著
刘炎 译　陆鸣 校

与光学显微镜（LM）相比，透射电镜（TEM）的主要优势在于其分辨力得到了极大提高。因具有较高的分辨力，透射电镜能够显示细胞亚结构或超微结构。其物理学基础见公式：

$$R = \frac{0.61\lambda}{NA}$$

R：分辨力，是区分两个物点之间最小距离的能力；λ：入射光波长；NA：透镜数值孔径。

对于任何透镜而言，其分辨力直接与光源的波长相关。例如，普通光学显微镜使用玻璃透镜和白光作为光源，其极限分辨力约为200nm；而荧光显微镜使用波长较短的紫外线光源，其分辨物体的能力约为100nm。

比较而言，由于使用了电磁透镜和加速到100kV的电子束作为光源，理论上电子显微镜可分辨0.001nm的距离。尽管存在透镜设计上的不足，使之不能达到100kV的电势，但现在透射电镜的分辨力也可达到0.2nm或更小。

透射电镜的组织标本制备

本章阐述透射电镜标本制备的基本方法。更详细的论述、附加的备选方案以及特殊的操作规程可参看其他一些作者的论著（Glauert 1972; Robards & Wilson 1993; Allen & Lawrence 1994; Glauert & Lewis 1998; Hayat 2000）。图30.1提供了一个流程图，总结了制备诊断性透射电镜基本组织标本所需的步骤。

透射电镜的基本原理是电子束通过组织切片从而得到标本图像。然而电子束只能穿过大约100nm的厚度，因此为得到高质量的图像和最佳分辨力，组织切片厚度应达到80nm。

要切出如此菲薄的切片，组织需要包埋在极硬的材料里。显然，用于光镜的石蜡包埋材料是不适宜的。在常规透射电镜中使用的合成包埋树脂可耐受电镜镜筒内的真空环境及电子穿过切片所产生的热。虽然亲水的介质可以作为包埋材料，但多数情况下首选疏水的环氧树脂作为包埋材料。

标本的处理

为了保持细胞的超微结构，活检标本应尽快固定。组织细胞死后改变最敏感的标志是线粒体和内质网肿胀（渗透失衡反应）。细胞失去血供后仅数分钟即可发生这种变化。

规范的处理方法是将标本迅速浸入4℃预冷的固定液内。一旦固定，将标本用手术刀切成较小的样本。最后将标本切成1mm³的小块，尽管这样可能会增大取样误差。固定液的体积应至少是标本体积的10倍。要确保标本块全部浸入固定液中。有时小块标本会黏附在瓶盖内，尽管这些标本处于固定液的蒸气之中，但也不会被很好地固定。通常将标本瓶放在机械旋转器上旋转片刻即可解决这一问题，使标本得到充分的固定。

使用冷却固定液虽然有助于最大限度地减少组织细胞死后的改变，但其固定作用也可能被削弱。另外多数电镜固定液穿透速率很慢，可增加形成人工假象的风险。虽然不能过分强调使用小标本的重要性，但小标本可减少上述情况发生。如需延迟固定，最好将标本放入生理盐水中冷藏保存（勿冷冻）。

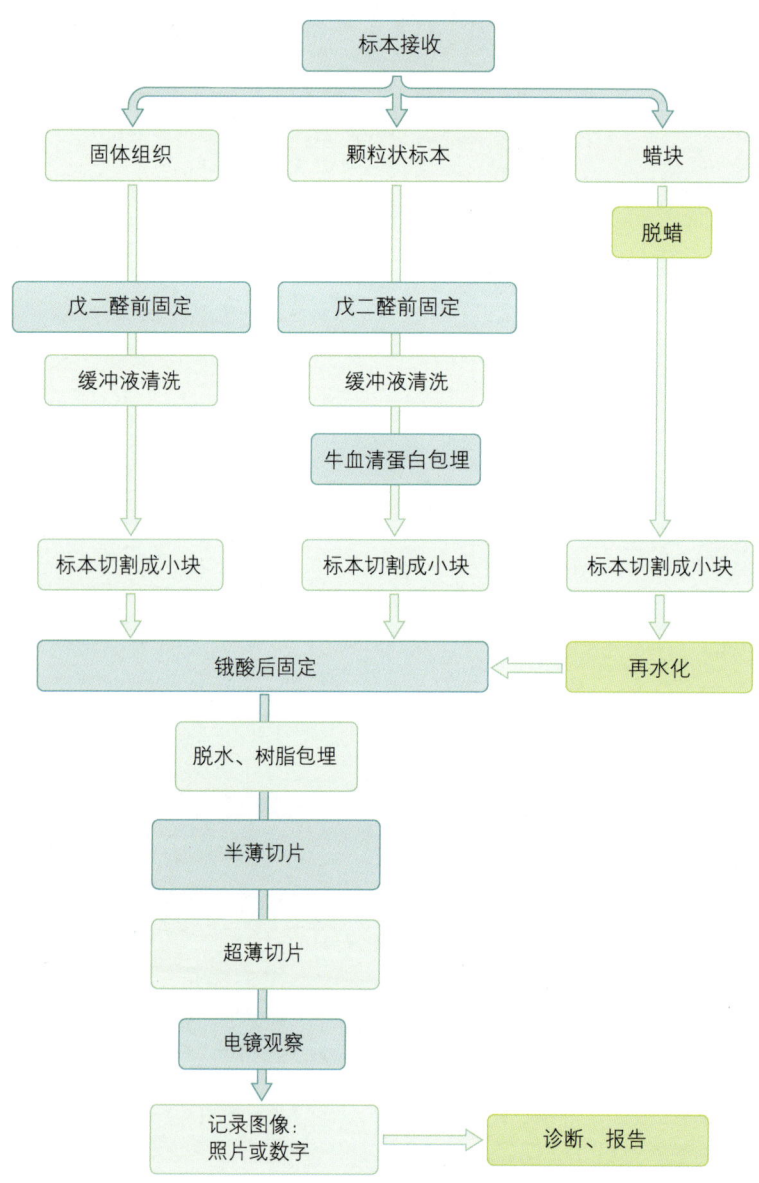

图30.1 图示用于电子显微镜诊断的标本制备的主要步骤。

固定

用于透射电镜的固定液通常是溶于缓冲液的混合试剂（缓冲液的作用是维持pH值）。必要时，可加入一些添加剂以调控溶液的渗透性和离子组成。影响固定效果的其他因素包括：固定液的浓度、固定的温度及固定时间。标准固定方案为戊二醛前固定以稳定蛋白质，四氧化锇后固定以保留脂类（Hayat 1981）。

固定液浓度

戊二醛的有效浓度在1.5%~4%之间，最简单的配制方法是将商售的25%的戊二醛储备液稀释成2.5%的固定液。四氧化锇浓度通常为1%或2%。

温度

许多人愿意使用冷戊二醛对标本进行前固定，但这并非必须。室温固定可提高固定液的穿透率（特别是醛类固定液）并可缩短固定的时间，但同时也可增加组织细胞自溶的危险。使用四氧化锇固定一般在室温下进行。

固定时间

获得最佳固定效果所需时间是由一系列因素决定的，包括组织类型、标本大小、所用固定液和缓冲系统的类型。多数情况下，0.5~1.0mm³的组织块在2.5%的戊二醛中固定2~6小时即可；1%的四氧化锇后固定通常为60~90分钟。如使用四氧化锇做前固定，则需要更长的固定时间。戊二醛固定时使用微波照射5~10秒，可缩短固定时间（Leong 1994）。固定后标本可放在缓冲液中或立即处理。

缓冲液

固定液是经标准缓冲液处理的，其pH值在7.2~7.6范围内（Robinson & Gray 1996）。在理想状态下，缓冲液的渗透性和离子成分应近似于被固定的组织。如有必要，固定液渗透性应调至相当于血浆的300~330mOsm或稍高，这样适合大多数标本固定。非离子分子，如葡萄糖、蔗糖或葡聚糖，可用于调节溶液的张力，这些物质不影响缓冲液的离子浓度。添加各种盐可稳定细胞膜，尤其是钙盐、镁盐，更有利于组织保存（Hayat 1981）。但这些在日常诊断中并不起主要作用。

磷酸盐缓冲液

磷酸盐缓冲液的一个缺点是容易滋生真菌和其他微生物（Gomori 1995）。另外，磷酸盐缓冲液会与多数金属离子形成不溶性磷酸盐，从而限制了这种缓冲液的应用（钠、钾、铵的磷酸盐是可溶的）。然而由于无毒，并适合于大多数组织，磷酸盐缓冲液仍是首选缓冲液。

磷酸盐缓冲液（0.1M，pH7.4）的配制

储备试剂

溶液A
无水磷酸氢二钠（无水Na_2HPO_4） 14.2g
蒸馏水 1000ml

溶液B
磷酸二氢钠（$NaH_2PO_4 \cdot 2H_2O$） 51.6g
蒸馏水 1000ml

配制方法

取A液40.5ml，B液9.5ml混合。如需要，使用0.1M的盐酸或0.1M的氢氧化钠调整pH值。

备选缓冲液

其他用于透射电镜的缓冲液包括二甲胂酸盐缓冲液（Plumel 1948; Sabatini et al 1963）、HEPES（N-2-羟乙基哌嗪-N'-2-乙基磺酸）、MOPS[3-（N-吗啉基）丙磺酸]和PIPES[哌嗪-N, N'-二（2-乙磺酸）]（Good et al 1996; Good & Lzawa 1972; Salema & Brandao 1973; Ferguson et al 1980）。

醛类固定液

戊二醛

虽然戊二醛广泛用于透射电镜的前固定，但其固定反应机制尚不十分清楚。戊二醛最重要的作用是稳定蛋白质，是通过醛基与氨基形成嘧啶类中间产物并相互发生交联而实现的。脂质和多数磷脂不含游离氨基，故不能被戊二醛固定。若不进行后固定，脂质和磷脂会随后续的处理而流失（Hayat 2000）。

2.5%的缓冲戊二醛固定液的配制

储备试剂

25%的戊二醛储备液 10ml
0.1M的磷酸缓冲液，pH7.4 90ml

配制方法

将戊二醛和磷酸缓冲液按比例混合。

甲醛

市售的甲醛溶液（福尔马林）通常含有一定量的

甲酸和相当多的甲醇，这种固定液不是一种优质的细胞固定液，故不适用于电镜标本的固定。相对于市售的甲醛溶液，使用多聚甲醛粉新鲜配制的甲醛因其杂质含量少，且具有比戊二醛更高的穿透率，更适合于电镜标本的固定。由于多聚甲醛在固定过程中不会使抗原决定簇发生明显改变，因此常被推荐用于免疫电镜标本的固定。如抗原未被遮盖，则效果更佳。

醛的组合使用

为了弥补单独使用戊二醛或甲醛的不足（前者穿透速率较低，后者稳定性较差），建议使用醛混合固定液（Karnovsky 1965）。

多聚甲醛（2%）——戊二醛（2.5%）缓冲固定液（Karnovsky 1965; based on Glauert 1972）

储备试剂

0.2M的缓冲液，pH为7.4（磷酸盐、二甲胂酸盐）	50ml
多聚甲醛	2g
25%的含水戊二醛	10ml

方法

1. 通过加热和振荡，使多聚甲醛充分溶解于缓冲液，可能需加入几滴1.0M的氢氧化钠，使溶液澄清。
2. 以流水快速冷却溶液。
3. 加25%的戊二醛，检查并调节pH值至7.4。
4. 加蒸馏水至100ml。

注意

加入1.0M的氯化钙0.2m，有稳定膜的作用，但如果使用磷酸盐缓冲液，可能会发生沉淀。

四氧化锇

电镜检查中，使用四氧化锇固定以保护脂质非常重要（Palade 1952; Millonig & Marinozzi 1968）。而用四氧化锇做前固定可能会因其极慢的穿透速度使组织发生自溶改变。因此四氧化锇总是在经过醛的前固定之后，用于后固定。四氧化锇穿透速度在稳定组织（前固定后的组织）较高。对大多数标本而言，通常在四氧化锇中浸泡60～90分钟足矣。

四氧化锇是一种封存在玻璃安瓿中的结晶体。配制时应极其小心，须戴手套和眼镜作为防护。由于四氧化锇蒸气也有固定组织的作用，因此仅接触气态的四氧化锇也应做好防护，这点十分重要。

经醛固定的标本在浸入四氧化锇之前须用缓冲液清洗，以防两种固定液之间发生相互作用，导致锇还原沉淀。四氧化锇可配置成水溶液，也可用与配制前固定液相同的缓冲液配制。如进行电子免疫金标记研究，应避免使用四氧化锇，因为四氧化锇有可能改变蛋白质结构，使抗原决定簇失活。

四氧化锇固定液

储备试剂

四氧化锇	1g
蒸馏水/去离子水	50ml

方法

1. 清洗装有四氧化锇的安瓿并用砂轮刻画安瓿，然后将安瓿放入深色玻璃储备瓶内。
2. 用玻璃棒敲碎安瓿，然后加水。四氧化锇完全溶解需要24小时或更长时间。
3. 将配制好的溶液放在密封性严密的深色试剂瓶中，并用双层铝箔包裹，室温下短期保存。若长期保存，则应放在4℃冰箱内。为防止锇气体的泄漏，所有锇溶液都应存放在双层密闭的容器内。锇水溶液可使用近一年。而用缓冲液配制的锇溶液仅保存数天即变质。
4. 工作液（1%）是储备试剂与水或缓冲液按1:1的比例混合而成。

注意

锇易被灰尘和光还原而使其作用削弱。装试剂的器皿应经酸处理并用蒸馏水冲洗。应经常观察四氧化锇固定液，若呈现淡红色则不能再使用。

缓冲液清洗和染色

后固定之后用缓冲液冲洗组织，可洗去多余固定液，有利于组织保存。然后可用2%的醋酸双氧铀水溶液浸泡组织，这种整块组织浸染（块染）的步骤可增加切片反差，并有利于标本保存。但应注意醋酸双氧铀有提取糖原的作用。

脱水

透射电镜最常用的包埋材料是环氧树脂。这些材料完全不能与水混合，因此标本需要脱水处理。

脱水是在一种浓度逐级递增的有机溶剂中进行的。采用这种脱水方式可以防止因溶剂浓度剧变导致的组织结构损害。另外，应尽可能缩短脱水时间，以最大限度地减少有机溶剂抽提细胞组分。最常使用的脱水剂是丙酮和乙醇。如果用醋酸双氧铀进行了浸染，则不能用丙酮脱水，以免产生铀盐沉淀。使用乙醇可避免这一现象的发生，但需使用环氧丙烷（1,2-环氧丙烷）作为过渡溶剂，以促进树脂对组织的渗透。残存的脱水剂可引起组织块软化或软硬不均。

市售无水乙醇通常仍含有少量的水分，用它将严重影响树脂渗透和聚合。因此无水乙醇须经适当的分子筛处理方可使组织彻底脱水。环氧丙烷极易挥发、易燃，并可形成具有爆炸性的过氧化物，室温下应存放在易燃品存放处。

包埋

组织经过脱水和相应过渡溶剂处理后，放入液态树脂内浸透。树脂浸入组织是一个渐进的过程。先使用过渡溶剂（环氧丙烷）与树脂的混合液做前期预浸透，比例为50:50，时间是1小时；然后为25:75，时间1小时；最后用纯树脂浸透。尽管纯树脂浸透需24小时，但两步预渗透是必须的。建议在浸透过程中使用低速振荡器进行轻柔搅动，以避免因组织浸透不充分导致切片困难。

将浸透好的组织标本放入适当模具内并加入树脂，把写好识别码的纸条插入树脂中，随后进行热聚合。有各种不同形状、大小的模具可供使用。这里推荐使用聚乙烯胶囊，因为同硅酮橡胶包埋模具一样，聚乙烯胶囊不会与树脂发生化学反应，弯曲模具可以将聚合块从模具后面取出，用过的硅酮橡胶模具还可重复使用。而聚乙烯胶囊可用刀片划开，取出聚合块。也可使用钳子夹住胶囊，将聚合块挤出。

环氧树脂

20世纪50年代中期，环氧树脂就被用作透射电镜的包埋介质（Glauert et al 1956）。这些树脂含有一个特殊的化学基团：由一个氧原子和两个碳原子结合形成三原子环（环氧化物）。这些基团之间相互交联，形成一个具有高机械强度的三维聚合物。聚合过程会产生少量收缩（通常小于2%）。一旦聚合完成，聚合块体积即可确定。环氧树脂除具有聚合均匀和收缩小的特性外，还有保护组织超微结构、在电子束下结构稳定、易于切片易于使用的优点。

环氧树脂配方通常由四种成分组成：单体树脂、硬化剂、加速剂和增塑剂。尽管厂商提供了适宜的配制比例，但聚合块硬度、韧性可通过改变聚合时间和各种成分的量（体积或重量）予以调控。最简单的方法是：在纸制或塑料杯内称重配制，剩下不用的树脂可在杯内聚合后丢弃。配制时各种成分应充分混合，转移树脂时应使用不与树脂发生反应的塑料注射器或移液管。

广泛应用的环氧树脂混合物包括Araldite（Glauer & Glauer 1958）、Epon（Luft 1961）和Spurr树脂（Spurr 1969）。首创产品Araldite和Epon是参考由CIBA化学公司和壳牌化学公司各自开发的环氧树脂命名的，现在这些名词仍被广泛使用。由于Araldite交联反应的级别更高且更稳定，故更受使用者的青睐。

职业接触环氧树脂是引起过敏性接触性皮炎的常见原因（Kanerva et al 1989; Jolanki et al 1990）。这些物质还可能是致癌物、原始刺激物，还可能具有全身的毒性（Causton 1981）。尤其是Spurr树脂毒性更高，操作时应倍加小心（Ringo et al 1982）

丙烯酸树脂

丙烯酸树脂（甲基丙烯酸酯）衍生于α-甲基丙烯酸[$CH_2=C·(CH_3)COOH$]和丙烯酸[$CH_2=CH·COOH$]，是最早用于透射电镜的合成介质。丙烯酸树脂在室温下可快速渗入固定脱水后的组织内。但由于不可靠的聚合作用，常使组织成分发生明显的收缩。另外丙烯酸树脂的稳定性会在电子束的作用下下降。现在采用的丙烯酸是通过一个交联过程而聚合的，克服了上述缺陷。丙烯酸单体黏滞性低，可得到亲水和疏水两种类型的丙烯酸单体。丙烯酸树脂可在光、热或在室温有化学加速剂（催化剂）的条件下，通过自由基的聚合而起作用。

市售丙烯酸树脂主要有伦敦白胶（LR White）、LR Gold和Lowioryl系列（K4M、K11M、HM20、HM23）。几种产品均可用于低温脱水和包埋的组织，减轻聚合放热对组织的损伤和溶剂、树脂成分对组织的抽提作用（Acetarin et al 1986; Newman & Hobot 1987, 1993），因而非常适合电子免疫金标记（Stirling 1994）和酶细胞化学研究。

组织处理方案

采用手工处理时，最好把组织标本放在相同的玻璃瓶内，使用优质移液管更换液体。给每个标本瓶贴上识别纸签，并贴上透明胶带保护纸签。在整个处理过程中要不断搅动组织标本，以促进试剂的渗透。还可使用标本自动处理仪，但只建议标本量大的实验室使用。固体组织标本常规处理方案见表30.1。

其他组织标本处理步骤

培养细胞

细胞培养物可在原位固定，然后将细胞从培养基分离下来，离心后将细胞团按固体组织的方法进行处理。也可将细胞收集到离心管内，低速离心细胞团，将细胞团打散，悬浮于固定液中，再次低速离心。在管内固定后倒出细胞团，用刀片将细胞团切成立方体以便做进一步处理。当倒置的包埋胶囊压在细胞层之上使细胞贴附于胶囊底部时，细胞培养物最终被固定和处理。聚合完成后，压迫聚合块胶囊或将其放入液氮内冷冻后可将聚合块与胶囊分离（见下文"Pop-off技术"）。

表30.1	1mm³固体组织的标准处理程序（如无另外说明，则均为在室温下操作）	
前固定	2.5%的戊二醛（0.1M的磷酸缓冲液配制）	2～24小时（室温或4℃）
清洗	0.1M的磷酸缓冲液	回旋器上转动10分钟×2
后固定	1%的四氧化锇水溶液	60～90分钟
清洗	蒸馏水	回旋器上转动10分钟×2
块染（可选）	2%的醋酸双氧铀水溶液	20分钟
脱水	70%的乙醇 90%的乙醇 95%的乙醇 100%的乙醇 完全干燥乙醇	回旋器上转动10分钟* 回旋器上转动10分钟 回旋器上转动10分钟 回旋器上转动15分钟 回旋器上转动20分钟×2
过渡试剂（纯净、透明）	环氧丙烷	回旋器上转动15分钟×2
浸透	50:50，环氧丙烷:树脂# 25:75，环氧丙烷:树脂 纯树脂	1小时 1小时 1～24小时（真空除去气泡）
包埋	将新配制的树脂加入包埋胶囊	12～24小时，60℃～70℃

*此阶段组织标本可以存放。
#因产品批次不同，配制树脂时应参考厂家说明。

细胞悬液或颗粒状物质

细胞悬液（如细针穿刺吸出物、骨髓标本、细胞学标本）或颗粒物质（包括液态吸出液、组织碎片或产物以及用于纤毛结构检测的标本）在处理之前，最好将其包被在蛋白性的支持介质内。可使用血浆、琼脂或牛血清蛋白（BSA）。纤毛状标本处理过程中添加鞣酸（Hayat 1993）可改善基因丝成分的显示（Sturgess & Turner 1984; Glauert & Lewis 1998）。鞣酸具有固定剂和促进重金属着色的媒染剂作用（Hayat 2000）。用醋酸双氧铀和天门冬氨酸铅进行双重块染，还可能改善动力蛋白臂的可视性（Rippstein et al 1987）。

颗粒标本的制备

储备试剂
15%的牛血清蛋白水溶液（BSA）
0.1%的鞣酸（低分子量）用pH7.4磷酸缓冲液配制

方法
1. 在塑料离心管内加入标本和缓冲液，离心成松散的标本团。
2. 弃上清，使标本散浮于戊二醛固定液中，室温静置至少1小时。
3. 离心，小心弃掉上清。
4. 将标本团打散，悬浮于缓冲液中清洗10~15分钟。
5. 离心成松散的标本团。
6. 弃上清，加入15%的BSA水溶液0.5ml，将标本团打散，浸泡至少1小时。
7. 离心，弃掉大部分上清至标本团上1mm深。
8. 加入与离心管内物质等体积的戊二醛固定液，悬浮于BSA之上，固化2~24小时。
9. 用刀片切开塑料离心管，取出标本并切成若干小块。
10. 缓冲液清洗四次，每次5分钟。
11. 1%的四氧化锇水溶液后固定，同常规处理。

仅限于纤毛活检标本
10. 缓冲液清洗四次，每次5分钟。
10a. 在缓冲的鞣酸溶液中孵育15分钟。
10b. 缓冲液清洗四次，每次5分钟。
11. 1%四氧化锇水溶液后固定，同常规处理。

石蜡包埋标本/细胞涂片

为辅助光学显微镜诊断，有时需要观察细胞涂片或石蜡包埋标本超微结构。由于标本保存质量可能不同，在对此类标本进行电镜观察过程中须倍加仔细。尽管如此，从中获取足够的诊断信息是完全可能的。

石蜡包埋标本的再处理

方法
1. 从蜡块上挖取需电镜观察的部分组织。注意勿损伤组织。
2. 若干次二甲苯脱蜡（建议至少三次），脱蜡时间依标本块的大小而定，一般不少于1小时。
3. 在浓度逐渐降低的酒精系列中再水化。
4. 水洗，四氧化锇后固定，然后按常规处理标本。

处理封固切片的"Pop-off"技术（after Bretschneider et al 1981）

方法
1. 将切片浸于二甲苯中，然后揭去盖玻片。（这可能需要较长时间，因此可将切片放入−20℃冰箱内1小时，然后用小刀小心撬开盖玻片。）

如需附加固定
2. 切片在浓度逐渐降低的酒精系列中水化。
3. 缓冲液清洗，戊二醛固定15~20分钟。
4. 缓冲液清洗，1%的四氧化锇后固定20~30分钟。
5. 缓冲液或蒸馏水清洗，2%的醋酸双氧铀滴染15分钟。
6. 70%、90%、95%、100%的和超干乙醇脱水，每步5分钟。
7. 玻片浸于环氧丙烷5分钟。避免组织干燥。
8. 环氧丙烷和环氧树脂混合液（2:1）覆盖组织5~15分钟。避免组织干燥。
9. 环氧丙烷和环氧树脂混合液（1:2）覆盖组织5~15分钟。避免组织干燥。
10. 以纯净的环氧树脂覆盖组织5~15分钟。
11. 将刚注满包埋剂的胶囊倒置压在玻片的组织上。
12. 60℃下聚合24小时。
13. 趁热将胶囊和包埋在内的组织从玻片上分离。

如不需附加固定
2. 玻片浸于环氧丙烷和二甲苯等量混合液中；然后

浸于环氧丙烷5～10分钟。避免组织干燥。
3. 环氧丙烷和环氧树脂的混合液（2:1）覆盖组织5～15分钟。避免组织干燥。
4. 环氧丙烷和环氧树脂的混合液（1:2）覆盖组织5～15分钟。避免组织干燥。
5. 纯净的环氧树脂覆盖组织5～15分钟。
6. 将刚注满包埋剂的胶囊倒置压在玻片的组织上。
7. 60℃聚合24小时。
8. 趁热将胶囊和包埋在内的组织从玻片上分离。

注意

切片（或细胞培养物）直接贴附（或生长）于Thermanox盖玻片上应用"Pop-off"法更容易制备。

超薄切片

玻璃刀

刀由高质量、高精密度的玻璃条制成。制刀前用洗涤剂彻底清洗玻璃条，再用蒸馏水和乙醇冲洗，之后用无毛纸擦拭干。多数制刀机可制出刀刃角度不同的刀。刀刃角度较大的刀（可达55°）适于切割较硬的标本，而较软的标本适合用角度较小的刀（35°）切片。玻璃块和玻璃刀应在使用前制备，以免沾染杂质。制备好的刀应放在无尘、带盖的盒内保存。

使用前应仔细检查刀刃。直视制备良好的玻璃刀时，刀刃应平直、均匀，但在刀刃右侧端可见细小的玻璃刺（图30.2）。刀刃并不一定要求水平，但刀刃明显凹凸的应予丢弃。玻璃刀还应该有贝壳样断裂痕，也就是一条起始于刀刃左上方，弯曲向下，终止于玻璃右侧边缘的曲线。这些特征都肉眼可见。将玻璃刀安放在超薄切片机上并在显微镜下观察时，会看到刀刃在暗背景下呈现出一条亮线。刀刃左三分之一应是一条平滑的直线，建议使用这部分切片。中间三分之一处也适于切片，但质量稍逊，最好用于修整包埋块和半薄切片。为收集切出的薄片，需在刀背面安置一个小水槽。预制的塑料或金属水槽已有市售商品。装上水槽后，水槽与玻璃之间的缝隙须用熔化的牙科蜡或指甲油封闭。

另一种方法是使用一面有黏性的PVC绝缘带制成水槽，水槽下缘用熔化的牙科蜡封闭（图30.3）。

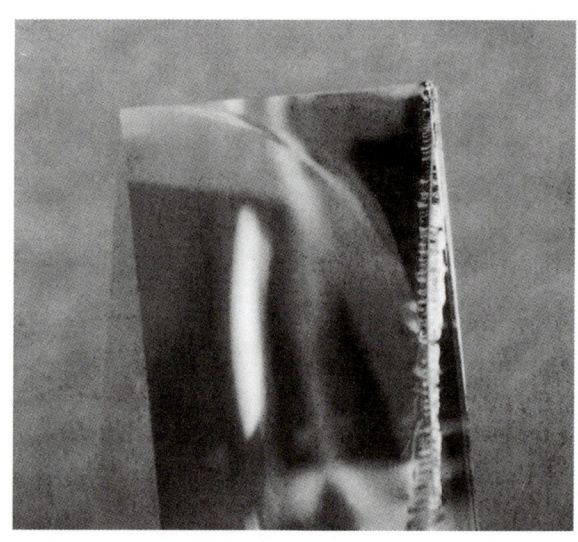

图30.2 由6.4mm厚的玻璃条制成的玻璃刀。注意平直的切割刃和贝壳状断裂痕。

钻石刀

维护良好的钻石刀可以切割任何类型的树脂块以及大多数生物性材料和多种非生物性材料。刀的价格基于刀刃实际长度而不同。制造商提供的钻石刀镶嵌在超薄切片机刀架的金属座上（并装有切片收集水槽）。钻石刀容易损坏，但只要维护得当，保持清洁，仍可长久使用。可以使用含有聚苯乙烯的清洁条顺刀刃擦拭。钻石刀仅用于超薄切片且不能不加槽液"干切"。

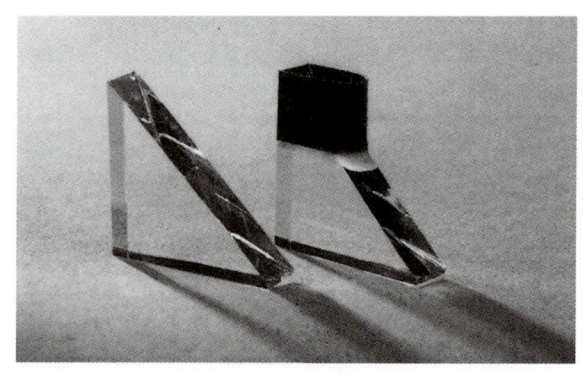

图30.3 玻璃刀：左，未加水槽，用于修整和半薄切片；右，带水槽，用于超薄切片（水槽由塑性PVC带制成）。

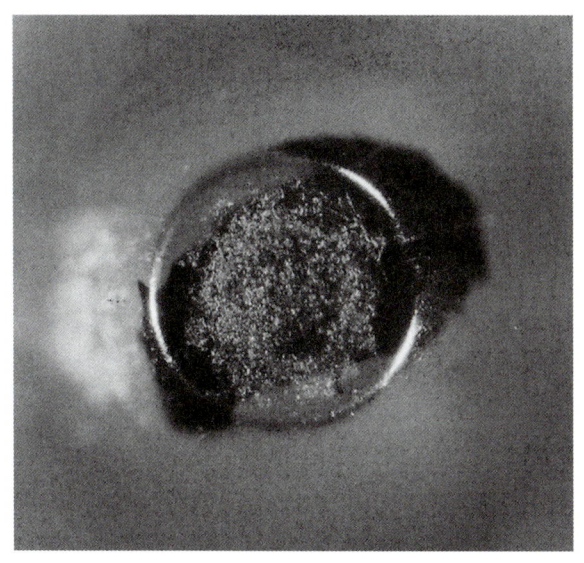 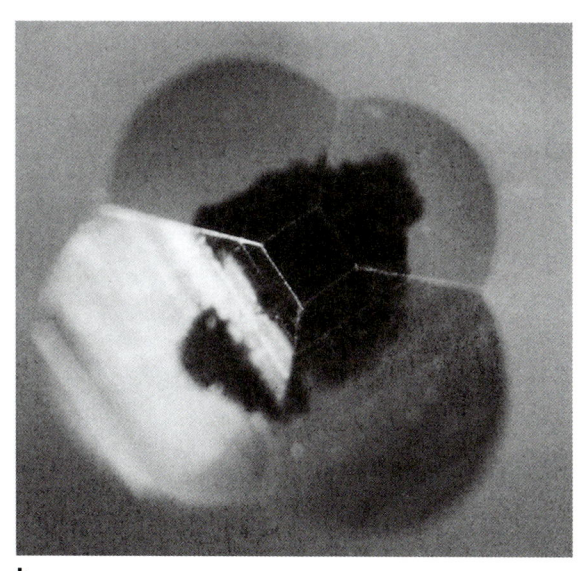

图30.4 Araldite块：（a）修整前；（b）修整后。

槽液

常规用于切片收集槽的液体是蒸馏水或去离子水。也可使用10%～15%的乙醇或丙酮溶液（钻石刀勿用）。保证适当液面高度很重要。如液面过高，液体将被拖过刀刃并粘到刀背，从而阻碍正常切片。如液面过低，切片会在刀刃上堆积，不能漂浮于液面。

标本块修整

聚合后的标本块需经修整，去除多余树脂，暴露组织，以便切片。修整的区域类似金字塔形，表面修成方形或梯形（图30.4）。

标本块修整可以手工完成，也可以使用超薄切片机完成。手工修整可将标本块安装固定在立体显微镜下的基座上，使用单刃剃刀去除多余树脂。尽管这一方法可尽快修整标本块，但应该特别注意的是：最终切割面尽可能保持水平，以便于切片。还可以将标本块安装在超薄切片机上，使用玻璃刀机械修整标本块。

半薄切片

半薄（或"筛查性"）切片可筛检选定出标本特定区域进行超薄切片。半薄切片只用玻璃刀，不要用钻石刀。

通常半薄切片厚度为0.5～1.0μm，切片可以干切（低速切割），使用镊子夹住切片放入水槽或直接漂浮于水槽中。将切片转移至滴有一滴水的载玻片上，载玻片置于70℃～80℃的加热板上干燥。半薄切片可采用相差法检查，也可染色后在光学显微镜下观察。用于染色的碱性染料包括美蓝、天青B（Richardson et al 1960）和结晶紫，而最常用的是甲苯胺蓝。所有染料都要在高pH环境下使用，并需加热，以促进染料穿透树脂。

半薄切片甲苯胺蓝染色

储备试剂

硼酸钠	1g
甲苯胺蓝	1g
蒸馏水	100ml

用蒸馏水溶解硼酸钠，加入甲苯胺蓝，过滤后室温保存。

方法
1. 将染液滴加在玻片上，在加热板上以70℃～80℃加热60秒。
2. 流水冲洗、晾干。
3. 可直接镜下观察，也可经DPX或环氧树脂封片后镜下观察。

注意
硼酸钠提高染液pH值约达11。

切片收集

切下的超薄切片需贴附在载网上，才能对其进行观察。载网直径为3.05mm，由导体材料制成。材质有银、钯、钼、铝、钛、不锈钢、尼龙-碳等，而最常用的是铜网、镍网或金网。可供使用的各种形态、各种网眼尺寸的载网有很多（图30.5），尽管轨槽式、平行式、六边形式都是标准载网，但最常用的是200目网格式载网。由于电子不能通过金属网格，因此在选择载网时既要考虑载网对切片的支持力（网眼越密集支持力越强），又要考虑电子的通透性（网眼越疏电子通透性越好）。要在两者之间找到最适点，使载网既有较强的切片承载力，又有较大的电子通透性。大网眼载网可提供较大的观测面积，但稳定性差。

支持膜

一般不需使用支持膜。但如果观察面积较大，则需使用，以提高切片的稳定性。

具有电子通透性的塑性膜由火棉胶制成，Formvar或Butvar最为常用。有许多制备支持膜的方法，其中较简便的方法之一如图30.6所示。使用塑性膜的主要问题是：载网的传导特性受到削弱，可用喷涂装置或真空蒸发装置添加一层5～10nm厚的碳涂层，使热和电子的传导性得到恢复。

超薄切片

无论使用何种超薄切片机，其基本原理都是相同的（Reid 1975; Dykstra 1992）。超薄切片困难通常由组织固定不良、浸透不充分、聚合不好以及切片刀钝等因素引起（表30.2）。

超薄切片机的使用指南通常由仪器制造商提供。超薄切片的关键是切片厚薄适宜，以获得最佳分辨率和对比度。对切片厚度最有效的评估是观察切片的干

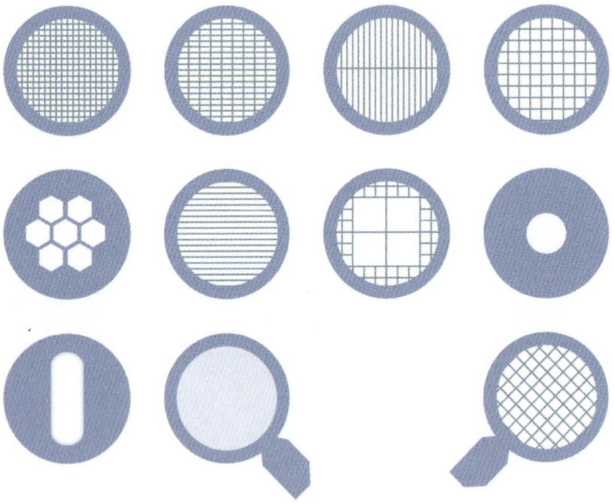

图30.5 一些载网的图例（从左上至右下）：网格式（200目）、轨槽式（200目）、分隔平行式（200目）、网格式（50目）、六边形式（7目）、平行式（75目）、冷冻断裂式、单孔式、轨槽式、拉襻网格式（400目）、拉襻网格式（75目）。

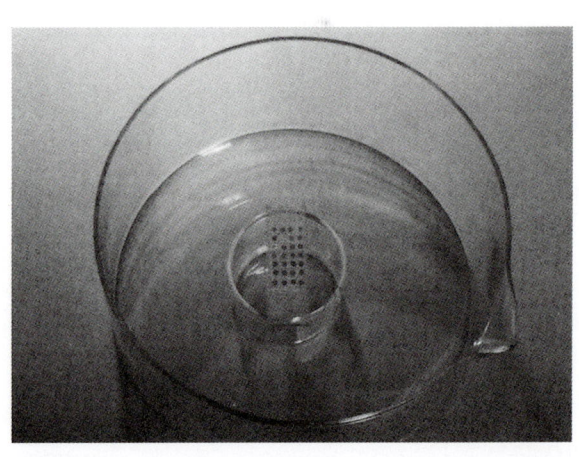

图30.6 制备塑性支持膜的装置。将载网放置在丝网上，使水将其没过；在载网上方的水面上滴加约0.2ml的制膜液，待溶剂挥发后，把水排掉，使塑性膜贴附在载网上。

表30.2　切片缺陷的常见原因及解决办法

切片缺陷	现象	原因	解决办法
划痕	切片上出现与刀刃垂直的划痕、裂缝	刀刃损坏或沾染污物；标本块中有硬物	使用新刀或变换刀的切割位置；使用钻石刀
污染	切片上有人工产物污染	刀污染、槽液污染、水槽污染、标本块表面污染	换刀、更换槽液、更换水槽、修整标本块，重新放置标本块
颤痕	切片部分或全部出现与刀刃平行的横纹	刀、标本块或切片机标本夹振动；刀钝；标本块软或聚合不均匀；切片速度过快	拧紧相应部件；更换新刀；重新孵育标本块（60℃~70℃）24小时。修改标本处理程序和（或）树脂配方；降低切片速度
压缩	切片压缩变形，方向平行于刀刃，切片向四周扩展	标本块软；切片太薄；切片速度太快；刀刃角过高	重新孵育标本块（60℃~70℃）24小时。修改标本处理程序和（或）树脂的配方；增加切片厚度；降低切片速度；制备刀刃角较浅的刀
皱纹或折叠	形成电子密度条带，宽窄不一	标本块软，聚合不均匀；刀钝；标本块过大；刀角过小；切片收集技术差；收集单个切片	重新孵育标本块（60℃~70℃）24小时。修改标本处理程序和（或）树脂的配方；换刀；将标本块面积修小；增大刀角度；改进技术；收集连续切片
薄厚相间	切片一张薄一张厚，仅部分切片可用	标本块太大；刀角度不合适；切片速度太快；刀钝；标本块软，聚合不均匀；切片机振动；切片时空气流动	将标本块面积修小；调整刀角；降低切片速度；换刀；重新孵育标本块（60℃~70℃）24小时。修改标本处理程序和（或）树脂的配方；紧固切片机各部件；消除气流干扰
不能连续切片	切片散在单个分布	标本块的方位与刀刃不合适；水槽液面过高或过低；切片速度太慢	调整标本块的方位；调整液面；加快切片速度
跳动	切片散在单个分布	刀钝；间隙角过大；刀角太高	换刀；减小间隙角；降低刀角

涉色，这种干涉色是光波从切片上下表面反射后相互作用的结果，直接与切片厚度相关（表30.3）。

银色-淡黄色切片（厚约80nm）为最佳。更薄的切片可提高分辨率，但不能提供足够的对比度。虽可挑选适当厚度的单张切片，但不如选取连续切片条带易于操作，且连续切片可提供更多形态学信息。

切片收集，将载网浸入槽液，使切片条带贴附在载网适当位置上。将载网从槽液中提出时，略微调整载网角度，使连续切片落在载网的直径上，然后用无毛吸水纸轻轻贴在载网背面，吸去多余水分，并确保切片已贴附在载网上。应使用细头镊子小心夹取载网，以免损坏载网。将收集切片后的载网放在衬有滤纸的带盖容器内。染色前彻底干燥。由于载网极易损坏，因此强烈建议将载网存放在适当的储备盒内，这样不仅可以保护载网免受损坏，还不致造成混淆。

表30.3　切片厚度与干涉色的关系

切片颜色	切片厚度（nm）
灰色	<60
银色	60~90
金黄色	90~150
紫色	150~190
蓝色	190~240

染色

透射电镜切片染色的目的是增加标本结构成分对电子束的散射能力，从而获得适宜的标本镜像对比度。这是通过将重金属原子沉积于组织成分上而实现的。应注意，图像的对比度还可以通过改变物镜孔径的大小加以控制。因此，图像对比度受电压幅度的增加、物镜孔径尺寸、切片厚度以及所使用的染色方法等因素相互作用的影响。组织染色包括以下几步（Glanert & Lewis 1998; Hayat 2000）：

1. 后固定时（锇沉积于膜结构）。
2. 后固定清洗后使用醋酸双氧铀。
3. 在切片染色中使用铅和铀盐。

超薄切片染色的标准方法是：将载网贴有切片的一面向下，漂浮于染液上，也可将载网完全浸没于染液中。这一操作应在一个洁净平面上进行（如Petri盘），以最大限度减少污染。通常先染醋酸双氧铀，然后染枸橼酸铅（Reynolds 1963）。每步染色后以柔和流动的蒸馏水清洗载网，也可将载网浸泡于蒸馏水内清洗，最后使用洁净无绒滤纸吸干载网上的水分。如果图像对比度不够，可采用双重铅染色法染色（Daddow 1983）。

铀盐

虽然硝酸双氧铀和醋酸双氧镁铀也有染色作用，但醋酸双氧铀是最常用于透射电镜染色的铀盐。铀离子既可以大量地与核酸中磷酸基结合，还可以与细胞表面的磷酸盐和羧基结合（Hayat 2000）。使用2%～5%的醋酸双氧铀水溶液染色可得到令人满意的对比度。而使用醋酸双氧铀饱和乙醇（或甲醇）溶液（醇浓度为7%）可在较短的时间内获得更强的染色结果。醋酸双氧铀具有放射性和剧毒，其作用是累积的，应采取适当的防护措施。

醋酸双氧铀（2%的水溶液）

储备试剂

醋酸双氧铀	2g
蒸馏水	100ml

按比例混合试剂，过滤后适量分装，4℃下暗处保存，用前离心。

方法

1. 将染液滴在洁净平面上（如Petri盘内）。
2. 将载网有切片的一面向下放在染液上10分钟。
3. 蒸馏水清洗载网三次。

铅盐

铅染剂可提高许多组织成分的对比度。由于铅离子可与环境中的二氧化碳反应生成微细的碳酸铅沉淀，因此在制备和使用铅染剂时须小心。这种沉淀在切片上表现为电子密度（增高）污染，且不易被消除。最常用的Reynolds配制法论述了发生沉淀的机制是螯合作用。因此要防止铅离子与二氧化碳接触（Reynolds 1963）。

Reynolds枸橼酸铅染液（Reynolds 1963）

储备试剂

硝酸铅	2.66g
枸橼酸钠	3.52g
1M的NaOH溶液（新鲜配制）	16ml
蒸馏水（新鲜制备，不含碳酸盐）	84ml

将硝酸铅、枸橼酸钠和约60ml蒸馏水放入经碱清洁过的烧瓶内，用塞子塞住瓶口，不断翻转烧瓶1分钟。放置30分钟，其间混匀数次，加入NaOH溶液混合至溶液澄清。加蒸馏水至100ml；适量分装，4℃下保存，用前离心。

方法

1. 在Petri盘内放置一些固态NaOH颗粒（用于吸收CO_2），然后滴加染液。
2. 将载网有切片的一面向下，放在染液上10分钟。
3. 蒸馏水清洗载网3次。

诊断应用

在此只介绍几种适合于透射电镜诊断的疾病超微结构的基本特征。有大量专门阐述这方面的文章供深入分析研究。这些文章涵盖了细胞超微病理学（Ghadially 1997）、肾脏疾病（Jennette et al 1998 & Tisher & Brenner 1994）和非肿瘤性疾病（Papadimitriou et al 1992）。肿瘤性疾病的超微结构建议读者参看Henderson等（1986）、Erlanderson（1994）和Ghadially（1985）的相关文章。

肾脏疾病

主要的肾脏疾病的基本诊断特征见表30.4至30.8和图30.7至30.20。

免疫复合物沉积的定位及形态学

免疫复合物沉积呈细颗粒状，定位在肾小球基底膜（GBM）和肾小球系膜基质中或其周围。由于电子密度高，故在电镜下可观察到（图30.7至30.12）。少数免疫复合物沉积可形成纤维状（图30.13至30.14）。沉积的主要形式是（Stirling et al 1999）：

- 上皮下（epimembranous）：隆起的驼峰状沉积物从肾小球基底膜外表面突出（位于肾小球基底膜和脏层上皮细胞足突之间）。这种大型沉积物是感染后肾小球肾炎的典型改变（见图30.7）。在膜性肾小球肾炎沉积物较小，最终会侵入基底膜，引起基底膜反应，使基底膜增厚，在靠近沉积物有新生的膜样物形成，使沉积物陷入基底膜内，形成"钉突样结构"（见图30.9）。这种沉积物完全被基底膜所包绕，进而被吸收，最终在增厚的基底膜内仅留下一些电子透明区（见图30.9）。
- 膜内：结节状或线状的沉积物与肾小球基底膜完全融为一体。这种沉积形式在电子致密物沉积病中是典型的（见图30.12）。
- 内皮下：条带状或斑块状电子致密物沉积于基底膜和内皮细胞之间（见图30.8）。内皮下的沉积物体积较大，光镜下可见。斑块状沉积物常见于系统性红斑狼疮性肾炎，呈结节状透明"血栓"或"白金耳"样毛细血管壁增厚（光镜术语）。
- 系膜：电子致密物完全沉积于系膜基质内，体积较大。常见于IgA肾病（见图30.10）。
- 肾小球系膜旁：沉积物位于系膜基质周围，尤其是系膜和基底膜交界处（见图30.10）。

肾小球基底膜厚度和（或）结构的变化

正常基底膜平均厚度约为390nm[reported by Coleman et al (1986) as: mean 394mm with a range of 356~432nm]（图30.15）。

基底膜厚度和（或）结构的主要变化为（Stirling et al 1999）：

- 厚度：基底膜可变厚、变薄或厚薄不均（图30.16至30.19）。
- 结构：基底膜可出现分层、断裂现象。在沉积物吸收区可出现电子透明区（见30.9）。
- 表面结构：基底膜可出现"虫蚀"样改变（破损或凹凸不平）。
- 内含物：电子致密颗粒或碎片、微粒、纤维、指纹样旋涡、小囊泡及病毒样颗粒、纤维胶原和纤维蛋白及其他诊断意义不明确的物质；淀粉样蛋白偶尔也可出现在基底膜内。
- 卷曲与皱缩：由于局部缺血性萎缩，导致基底膜出现卷曲和皱缩。最终可合并成为基底膜的增厚和层状区域。
- 双轨征（插入）：由于系膜细胞和系膜基质沿毛细血管的基底膜和内皮细胞之间插入，使基底膜呈现双层化改变（光镜下称"车轨"样改变）（见图30.11）。
- 内皮下增宽：内皮细胞与基底膜之间间隙增宽，并有絮状物蓄积。偶尔可见血细胞成分（见于溶血性尿毒症综合征）。
- 断裂：罕见，基底膜上出现短小间断性的断裂。其诊断意义尚不明确。尽管推测与血尿有关，但即使在肉眼血尿的病例也很少见到。

肾小球细胞成分形态学和数量的改变

肾小球细胞成分也可以出现具有诊断意义的改变，其中最重要的包括（Stirling et al 1999）：

- 毛细血管内皮细胞：内皮细胞胞浆内可见管网状包含物。多见于系统性红斑狼疮（图30.20）。
- 脏层上皮：上皮细胞足突消失，形成一个延续或半延续的胞浆层（见图30.17）。
- 系膜细胞：系膜细胞的数量可以增加，基质也可增多。

表30.4 伴有细颗粒状沉积的肾脏疾病：感染后肾小球肾炎（GN）、系统性红斑狼疮性GN、膜性GN和IgA肾病的超微结构特征

	诊断性超微结构特征			
	感染后GN	系统性红斑狼疮性GN	膜性GN	IgA肾病
毛细血管壁				
肾小球基底膜形态学：外形，厚度、结构	–	正常至不规则，基底膜随沉积物的沉积、扩展而增厚。	第一阶段：轻微不规则增厚 第二阶段：明显增厚，形成钉突样结构（光镜下嗜银） 第三阶段：增厚的基底膜将沉积物包绕 第四、五阶段：进一步增厚，到第五阶段可见到不规则的补丁样透明区（2～5阶段见图30.9）	灶性不规则变薄（侵蚀样）
基底膜沉积：类型、定位	上皮下出现驼峰样沉积物（图30.7），其数量与炎症的程度有关。此外，沉积物还可出现在基底膜内和内皮下	伴随炎症程度加剧，沉积物不断增加、扩展。基底膜沉积物（包括上皮下、基底膜本身以及内皮下）（图30.8）表明伴有重度或广泛炎症。在明确诊断的病例中，可见沉积物遍及整个肾小球。由于引起损伤的多样化，系统性红斑狼疮可酷似许多其他疾病	阶段1：上皮下出现沉积物 阶段2：上皮下沉积物伴基底膜出现钉突样结构 阶段3：基底膜内出现沉积物 阶段4：一些沉积物被吸收，形成透明区 阶段5：许多沉积物被吸收，形成界限不清的透明、稀疏区	在一些病例中可出现内皮下沉积物，上皮下和基底膜内很少出现沉积物
毛细血管壁				
脏层上皮细胞	足突消失在驼峰样沉积物中，在沉积物外表面覆盖着上皮细胞胞浆	细胞内可见管网状内含物	足突消失	足突局灶性缺失
内皮细胞，内皮下层	–	管网状内含物常出现于内皮细胞（图30.20）（注意管网状内含物在其他类型的肾脏疾病中也会少量出现）	–	–
肾小球系膜				
基质	由于细胞肿胀，增生和浸润将基质分隔	弥漫性扩张	–	增加
沉积物	通常在基质内有驼峰样沉积物	肾小球系膜沉积物中仅有轻度炎性反应	原发性膜性GN无沉积物，继发性膜性GN可能有沉积物生成	有，有时呈结节状（图30.10）
细胞	增生（毛细血管内膜）伴巨噬细胞和多形核白细胞浸润	弥漫而不规则增生，伴有部分炎细胞浸润	无增生	系膜细胞不同程度增生

表30.5 伴有细颗粒状沉积物的肾病：系膜毛细血管性肾小球肾炎I、II型的超微结构特征

	诊断性超微结构特征	
	系膜毛细血管性GN I型 （伴内皮下沉积物）	系膜毛细血管性GN II型 （电子致密物沉积病）
毛细血管壁		
基底膜形态学：外形、宽度、结构	在进展型疾病中，由于系膜的插入形成双轨征（图30.11）	在某些病例中可出现插入
基底膜沉积物：类型、部位	沉积物主要在插入区（图30.11）	线状致密沉积物呈间断性分布（图30.12）
脏层上皮	足突消失	–
内皮、内皮下	系膜细胞插入，伴有沉积物和新生基底膜样物（图30.11）	系膜插入
系膜		
基质	大量增生	增生
沉积物	存在	存在，呈致密细颗粒状
细胞	系膜内毛细血管增生	系膜内毛细血管增生

表30.6 伴有纤维样沉积的肾脏疾病：肾的淀粉样蛋白和触须样免疫性肾小球病（原纤维性肾小球肾炎）的超微结构特征

	诊断性超微结构特征	
	淀粉样蛋白肾病	触须样免疫性肾小球病（原纤维性肾小球肾炎）*
毛细血管壁		
基底膜形态学：外形、宽度、结构	由于淀粉样蛋白原纤维的沉积，使基底膜不规则增厚	常弥漫性增厚
基底膜沉积类型、定位	光镜下沉积物刚果红染色呈阳性。典型淀粉样沉积物：细胞外无分枝纤维，直径7～10nm；位置不定。纤维呈缠结、无规律杂乱排列（图30.13）	光镜下沉积物刚果红染色呈阴性。细胞外无分枝原纤维或直径9～50nm的细管，多数呈不规则排列，有时平行排列（图30.14）（Schwartz 1998）。原纤维定位不确定：可在内皮下，可在上皮下，也可在基底膜内
脏层上皮	足突常广泛消失	可出现足突弥漫性消失
内皮、内皮下	–	–
系膜		
基质	淀粉样沉积物	可增生
沉积物	淀粉样蛋白原纤维，原纤维相互缠绕不规则排列（图30.13）	多数为系膜沉积物。排列不规则，呈纤维或直径9～50nm的细管状
细胞	–	轻度增多伴沉积物沉积

*注意：有些作者使用"原纤维性肾小球肾炎"是指原纤维直径在20nm左右的肾病；而触须样免疫性肾小球病是指原纤维呈管状，直径在30～50nm的肾病。另一些作者将两词视为同义使用（Alpers 1992；Verani 1993；Jennette et al 1994；Rostagno et al 1996；Strom et al 1996；Schwartz 1998）。

此外，一些作者在未确定患者患有系统性疾病的情况下，不使用触须样免疫性肾小球病的诊断（Schwartz 1998）。

表30.7 伴有或不伴有基底膜厚度改变的肾脏疾病：糖尿病肾小球硬化症、微小病变性肾病、肾病局灶/节段性肾小球硬化症的超微结构特征

	诊断性超微结构特征		
	糖尿病肾小球硬化症	微小病变性肾病	肾病局灶/节段性肾小球硬化
毛细血管壁			
基底膜形态学：外形、宽度、结构	基底膜均匀增厚，增厚明显，宽度可大于1000nm（图30.16）	基底膜变薄（Coleman & Stirling 1991），变薄不显著但宽度可小于300nm（图30.17）	节段性硬化，继发性缺血改变（基底膜皱缩、实变）
基底膜沉积物：类型、定位	–	–	–
脏层上皮	足突消失	弥漫性足突消失为其主要特征（图30.17），微绒毛变形	弥漫性足突消失（节段性硬化及足突消失是诊断要素）
内皮、内皮下	–	–	–
肾小球系膜			
基质	基质增多，有时呈结节状聚集	–	一些病例中出现节段性硬化，特别是在近髓质的肾小球出现
沉积物	–	–	–
细胞	–	–	一些病例有细胞增生

表30.8 伴基底膜厚度或结构改变的家族性肾病：良性特发性血尿和Alport综合征（遗传进行性肾炎）超微结构特征

	诊断性超微结构特征	
	良性特发性血尿	Alport综合征
毛细血管壁		
基底膜形态学：外形、宽度、结构	基底膜显著变薄为其主要特征。宽度可小于150nm（图30.18）	基底膜增厚区域和变薄区域交替分布，形成板层状（网目样结构） 基底膜宽度变化可极为显著（reported by Stirling et al. 1999 as 127~886nm）（图30.19） 用接近基底膜正常厚度的平均值代表此病基底膜的厚度，可能会产生误解
基底膜沉积物：类型、定位	–	–
脏层上皮	可见足突局灶性消失	可见足突局灶性消失
内皮、内皮下	–	–
系膜		
基质	–	–
沉积物	–	–
细胞	–	–

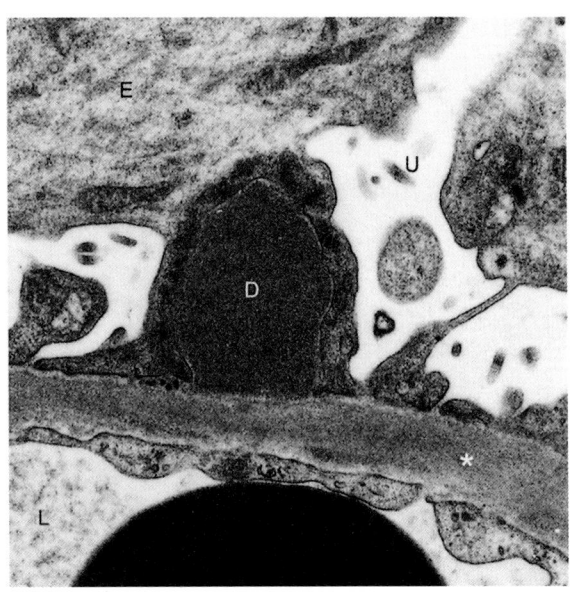

图30.7 感染后肾小球肾炎。典型的上皮下驼峰状沉积物（D）。肾小球基底膜（*号所示）、上皮细胞胞浆（E）、肾球囊（U）、毛细血管腔（L）及部分红细胞。放大率为10 700倍。

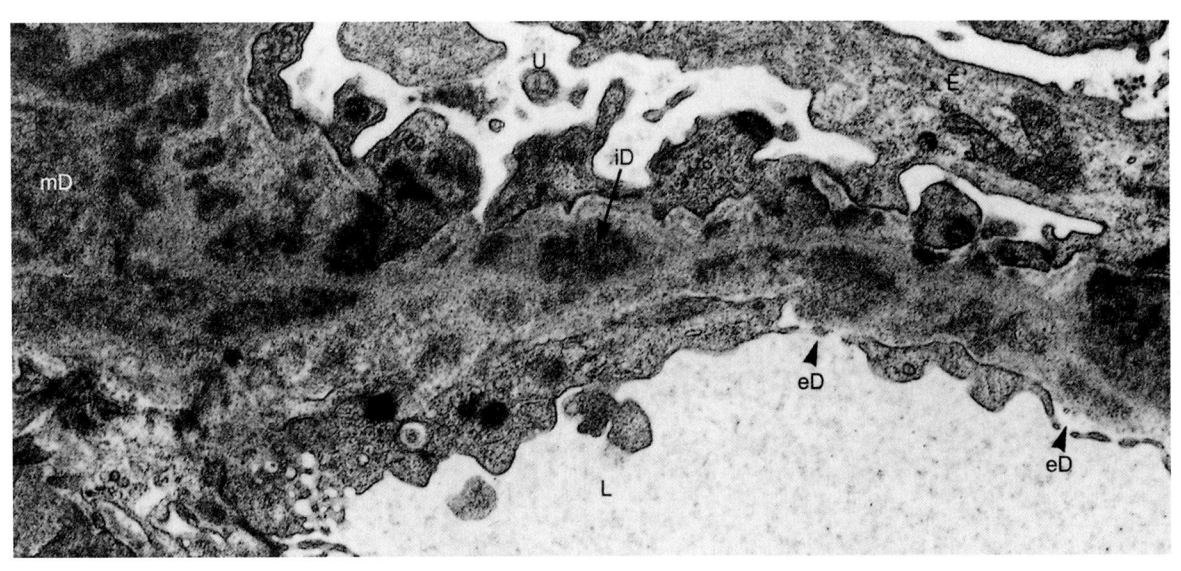

图30.8 系统性红斑狼疮性肾炎。内皮下（eD）和基底膜内（iD）沉积物形成。肾小球系膜沉积物（mD）亦可见。上皮细胞胞浆（E）、肾球囊（U）、毛细血管腔（L）。放大率为15 200倍。

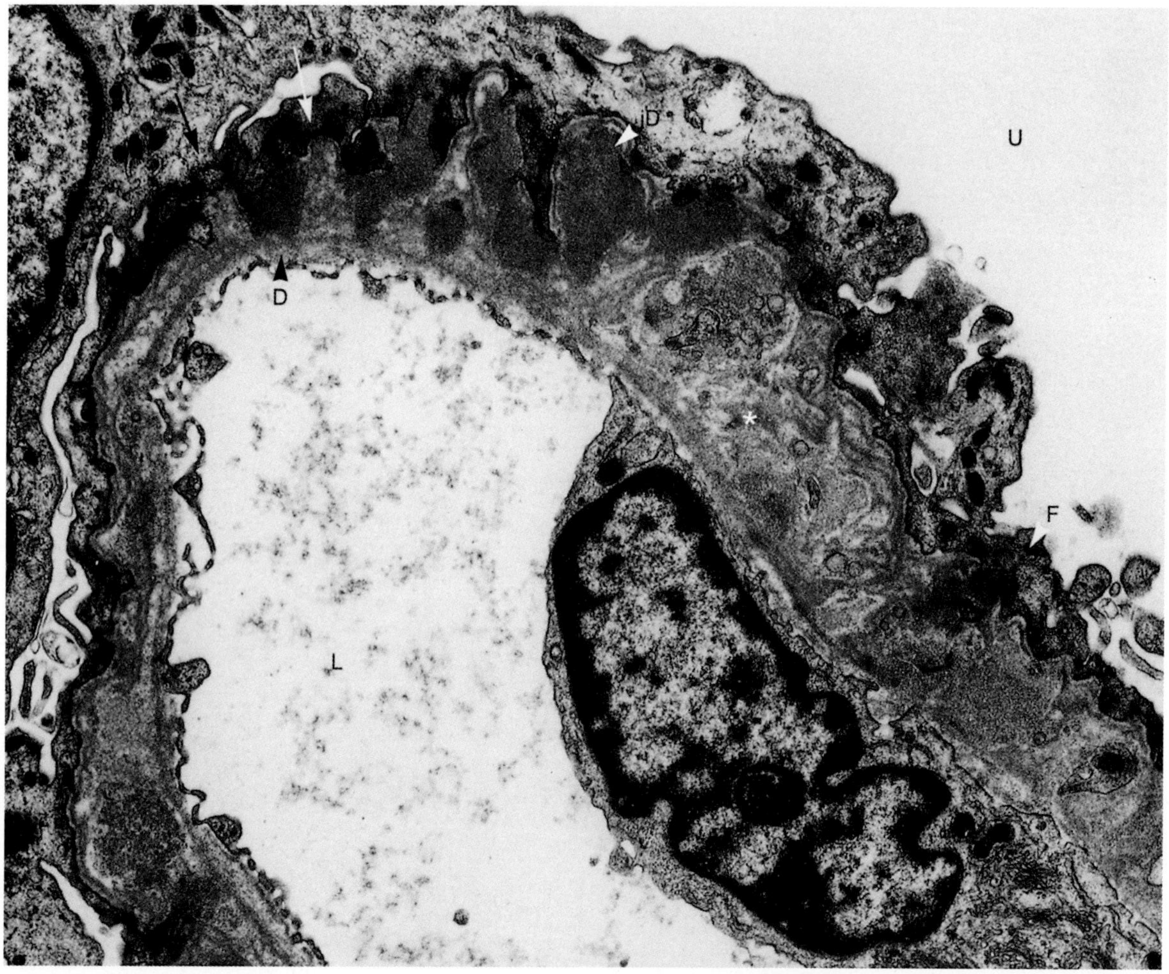

图30.9 膜性肾小球肾炎Ⅱ~Ⅴ阶段。阶段Ⅱ：上皮下沉积物（D）伴膜钉突样结构（箭头所示）；阶段Ⅲ：基底膜内沉积物（iD）；阶段Ⅳ~Ⅴ：肾小球基底膜增厚、断裂，伴有沉积物的部分溶解、吸收，形成补丁状透明区（*号所示）。上皮细胞足突广泛消失（F）。肾球囊（U）、毛细血管腔（L）。放大率为11 500倍。

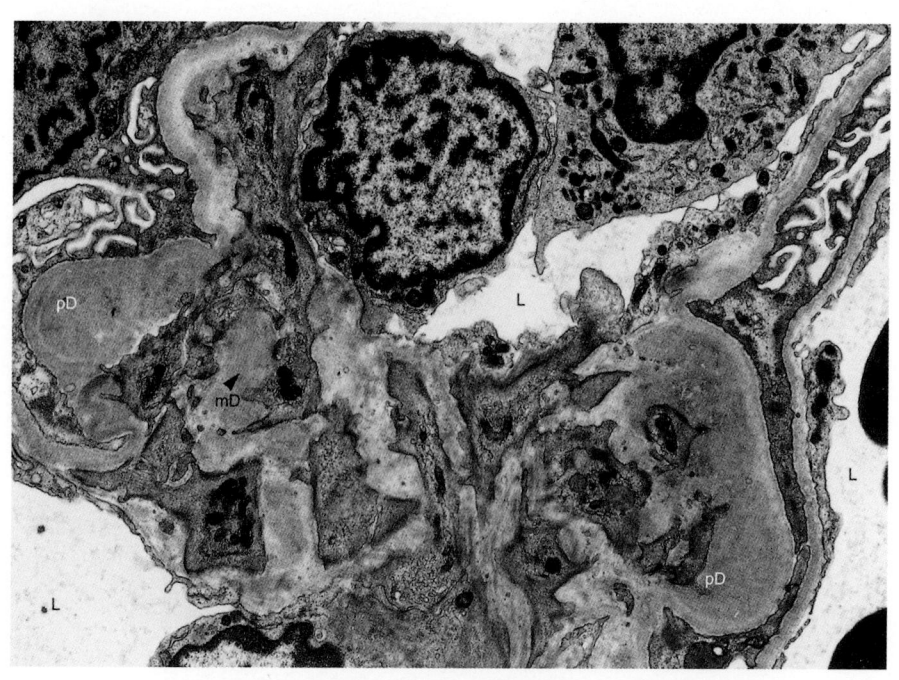

图30.10 IgA肾病。在肾小球系膜内可见系膜区域（mD）和系膜旁结节状的沉积物（pD）。放大率为9400倍。

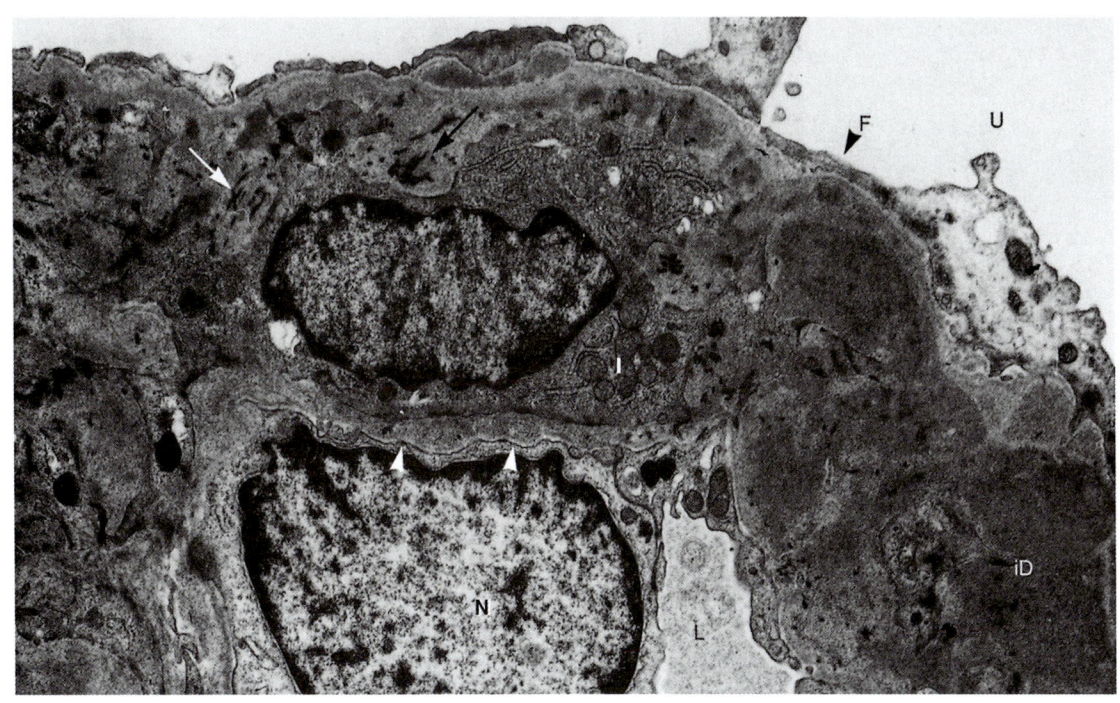

图30.11 系膜毛细血管性肾小球肾炎I型。由于系膜细胞的插入（I）和新基底膜样物质形成（箭头所示），引起光镜下的双轨征，致使毛细血管壁大大增厚。在毛细血管壁还可见胶原纤维（箭号所示）和大片膜内电子致密物沉积（iD）。上皮细胞足突广泛消失（F）。肾球囊（U）、毛细血管腔（L）、内皮细胞核（N）。放大率为9800倍。

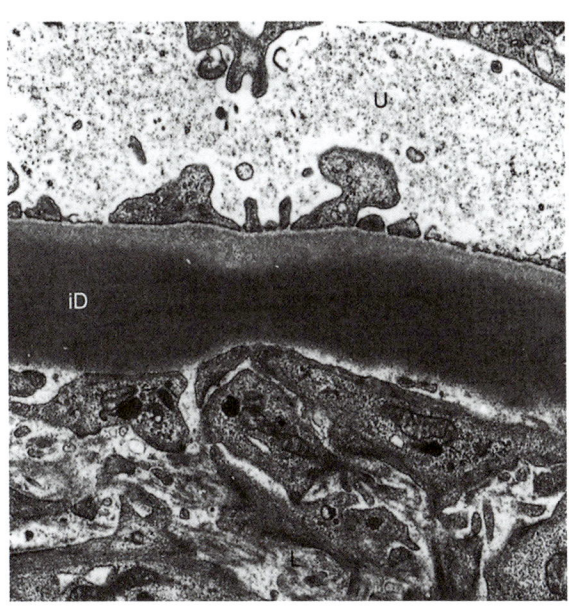

图30.12 系膜毛细血管性肾小球肾炎II型（电子致密物沉积病）。沿基底膜长轴方向可见膜内一延续的条带状电子致密沉积区（iD）。在毛细血管腔内（L）可见类型不明确的细胞。肾球囊（U）。放大率为9800倍。

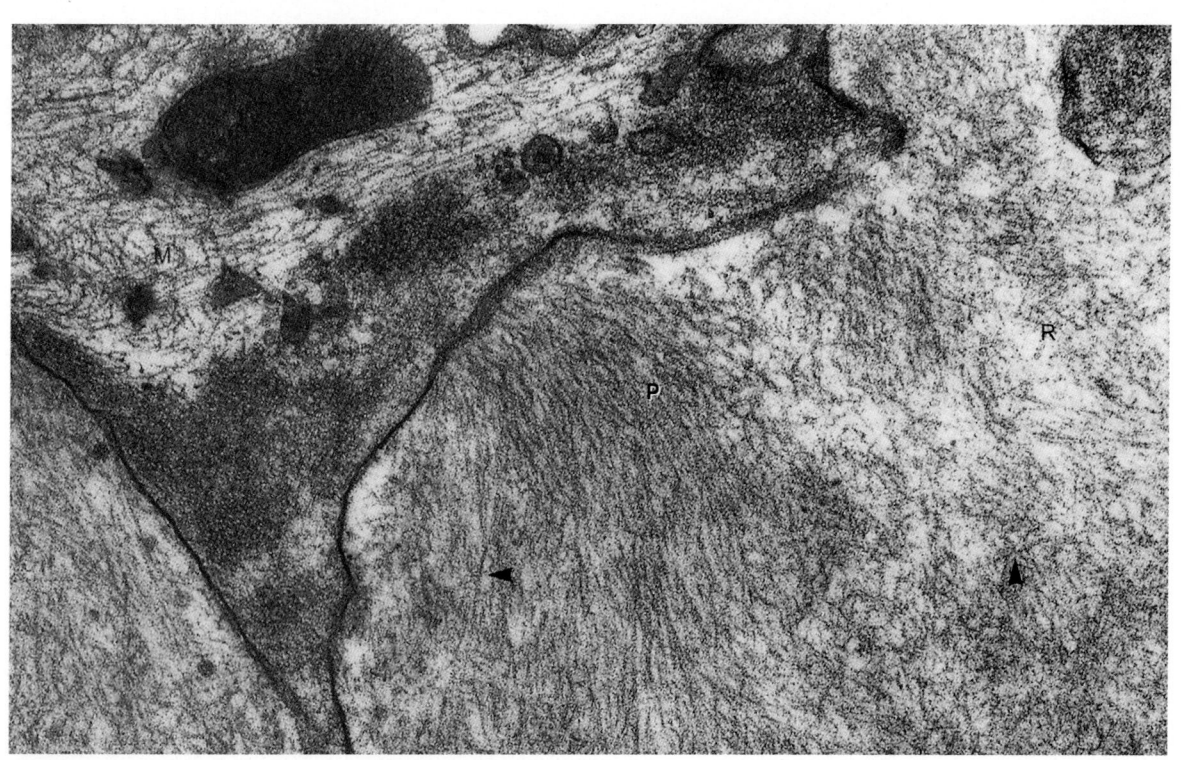

图30.13 淀粉样蛋白。肾小球系膜内的细胞外淀粉样蛋白纤维细且无分枝。可见一些纤维呈不规则排列（R），一些纤维平行排列（P）。单个纤维（箭头所示）直径为8～10nm。系膜细胞浆（M）。放大率为59 300倍。

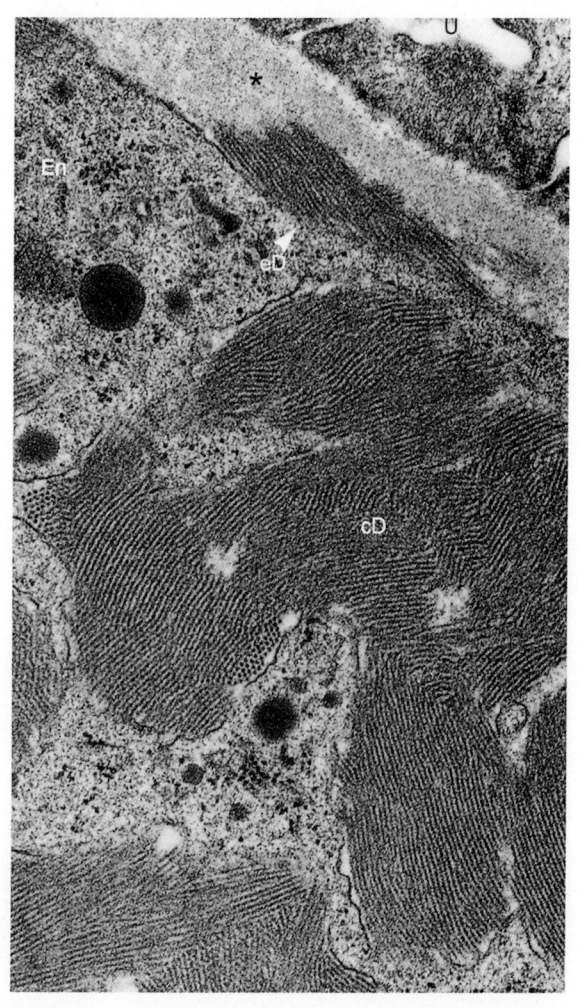

图30.14 触须样免疫性肾小球病（纤维样肾小球肾炎）。纤维样沉积物堆积于内皮下（eD）及毛细血管腔内（cD）。单个纤维直径为20nm。基底膜（*号所示）、内皮细胞胞浆（En）、肾球囊（U）。放大率为29 800倍。

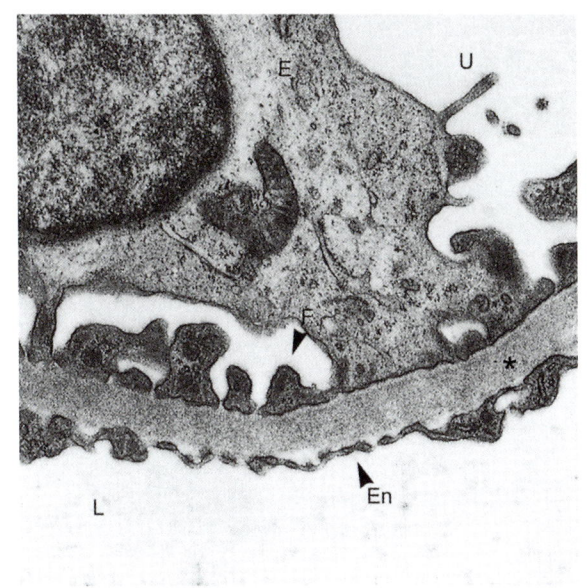

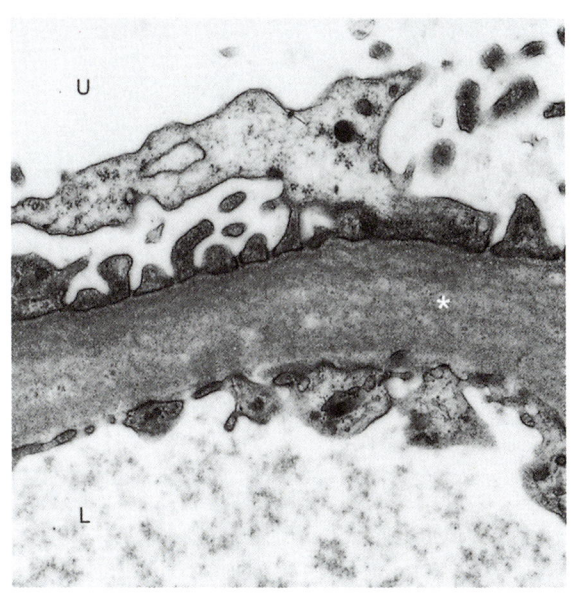

图30.15 正常基底膜。正常基底膜（*号所示）平均宽度为390nm。在同一放大倍数下，与各种类型的基底膜异常（图30.16至30.19）进行比较。肾球囊（U）、上皮细胞（E）及足突（F）、有孔的内皮（En）、毛细血管腔（L）。放大率为16 5000倍。

图30.16 糖尿病。糖尿病基底膜（*号所示）均匀增厚。本例基底膜中度增厚，平均宽度为919nm。肾球囊（U）、毛细血管腔（L）。放大率为16 5000倍。

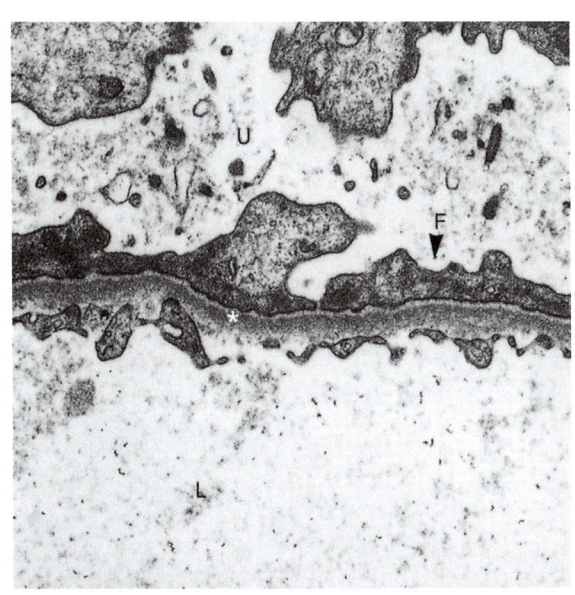

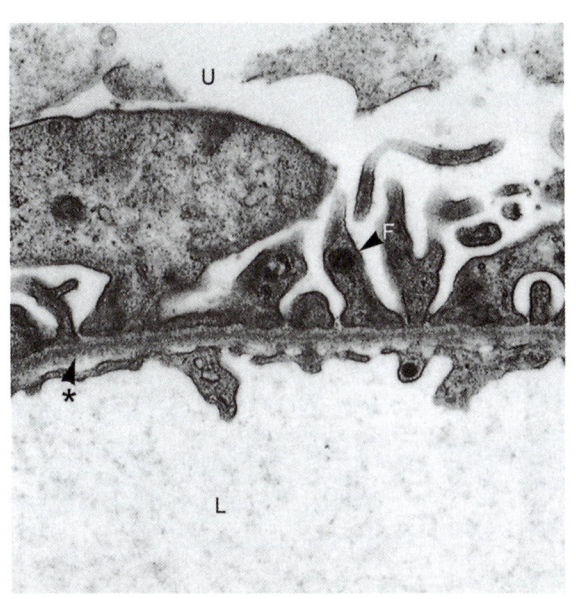

图30.17 微小病变肾病。上皮细胞足突完全消失，基底膜（*号所示）轻度变薄，平均宽度为226nm。肾球囊（U）、毛细血管腔（L）。放大率为16 5000倍。

图30.18 良性特发性血尿。基底膜（*号所示）极薄，平均宽度为183nm。大部分足突完整，少部分区域足突消失。

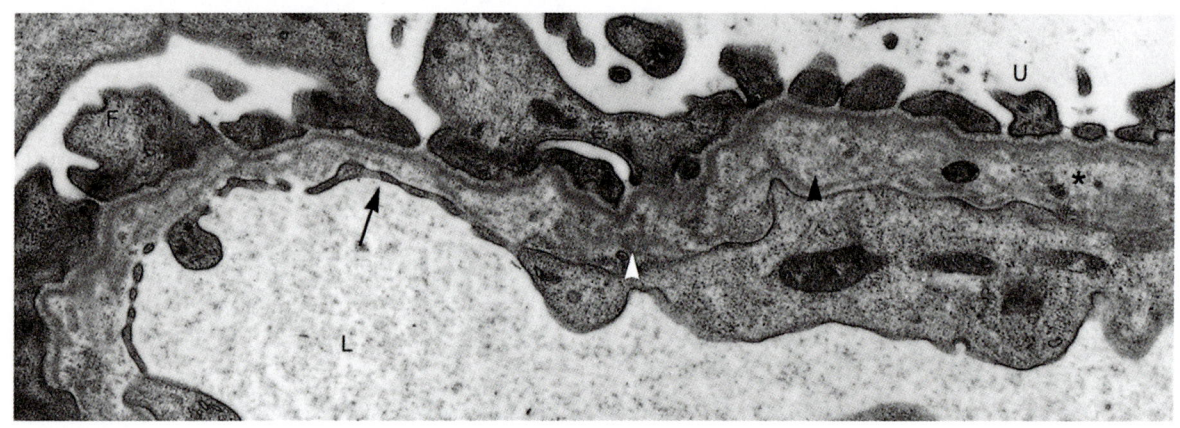

图30.19 Alport综合征。基底膜厚薄极不规则。本例基底膜厚度从260nm到900nm不等。基底膜（*号所示）增厚部分（箭头所示）。足突消失（F）。变薄区域（箭号所示）、肾球囊（U）、毛细血管腔（L）。放大率为16 5000倍。

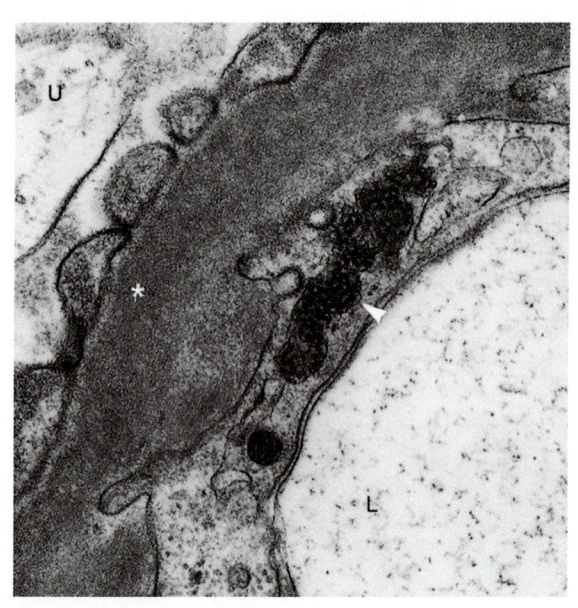

图30.20 系统性红斑狼疮。内皮细胞胞浆内管网状包含物（箭头所示）。基底膜（*号所示），肾球囊（U），毛细血管腔（L）。放大率为31 000倍。

恶性肿瘤

间皮瘤

间皮瘤在形态学上变化多样，普遍认为有三种主要类型：上皮型、混合型（双相分化型）和肉瘤样型（Henderson et al 1992）。此外还有一些少见的变异型和亚型，类似于其他类型的肿瘤（Henderson et al 1992, 1997）。

下列情况推荐使用透射电镜检查（Comin et al 1997）：

- 标本小（细胞学标本，包括细胞块制备标本）
- 组织学特征不典型
- 免疫组化结果不典型。

间皮瘤诊断明确之前，须排除间皮增生和与间皮瘤相似的转移性肿瘤（尤其是腺癌）（Henderson 1982; Oary et al 1998）。

有助于鉴别上皮性间皮瘤与腺癌的超微结构特征包括：

- 微绒毛：间皮细胞微绒毛较腺癌细胞微绒毛长（图30.21）（Coleman et al 1989; Henderson et al 1992），其长度与直径之比（LDR）平均为11.9（标准差为5.87，范围为4.8~21.3）（Warhol et al 1982）。而腺癌LDR值平均为5.28（标准差2.3，范围2.3~10）。
- 基质胶原纤维和微绒毛的联系：间皮瘤微绒毛与基质的胶原纤维交错分布（图30.21）（Carstens 1992）。但此特征偶尔在腺癌也有发现。因此，

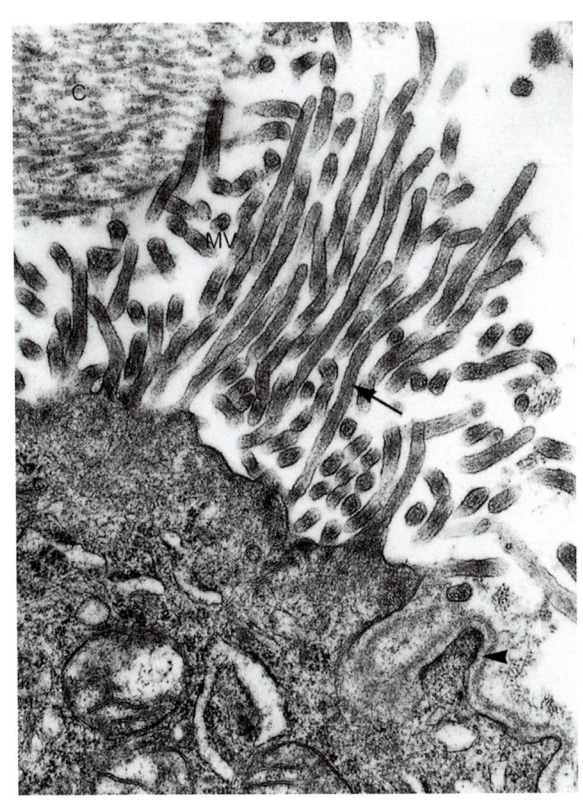

图30.21 间皮瘤。肿瘤细胞上的微绒毛（MV）凸现了不连续的基底层（箭头所示），微绒毛与基质胶原纤维（C）相接触。间皮瘤的微绒毛比腺癌的微绒毛长，长度与直径之比（LDR）大于11.9。图中标记的微绒毛（箭号所示）长1900nm，直径86nm（LDR为22）。放大率为22 200倍。

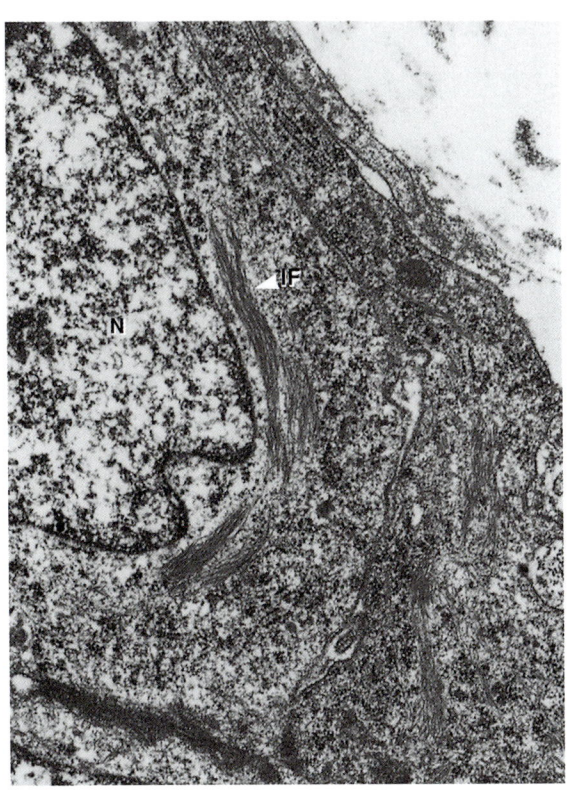

图30.22 间皮瘤。胞浆中间丝（箭头所示）常见于间皮瘤，尤其在核（N）附近。放大率为21 500倍。

不是一个绝对诊断标准（Carstens 1992）。
- 胞质丝：间皮瘤常见中间丝在核旁聚集成张力丝（图30.22）（Henderson et al 1992）。
- 黏蛋白颗粒：间皮瘤不能有黏蛋白颗粒存在。

Langerhans组织细胞增多症（组织细胞增生症X）

在Langerhans组织细胞增多症中，肿瘤细胞与Langerhans组织细胞结构相似，在电镜下均可见Langerhans细胞颗粒（Birbeck颗粒或X颗粒）（图30.23）。Birbeck颗粒对于Langerhans组织细胞增多症而言并非特异，这种颗粒也见于其他疾病（Henderson et al 1986；Erlandson 1994）。

原始神经外胚层（神经上皮）肿瘤（PNET）和Ewing肉瘤

现在已认识到，原始神经外胚层肿瘤和Ewing肉瘤是不同分化的相同肿瘤（Grier 1997）。它们都有22号染色体EWS基因与11号染色体上三个ETS样基因（特别是FLI1基因）中的一个发生易位（Grier 1997）。

典型的PNET是由10～17μm大小的瘤细胞和少量间质组成。重要特点是：有数量不等的胞浆凸起，可以拉长（有时有弯曲和分支）、缩短或变钝。在这些凸起中可见少量微管和微丝。可见数量不等、形态各异的神经分泌颗粒，有的像溶酶体，有的像典型的致密核神经分泌颗粒（Henderson et al 1989）。与之相比，Ewing肉瘤细胞则完全未分化（Henderson et al 1989）。

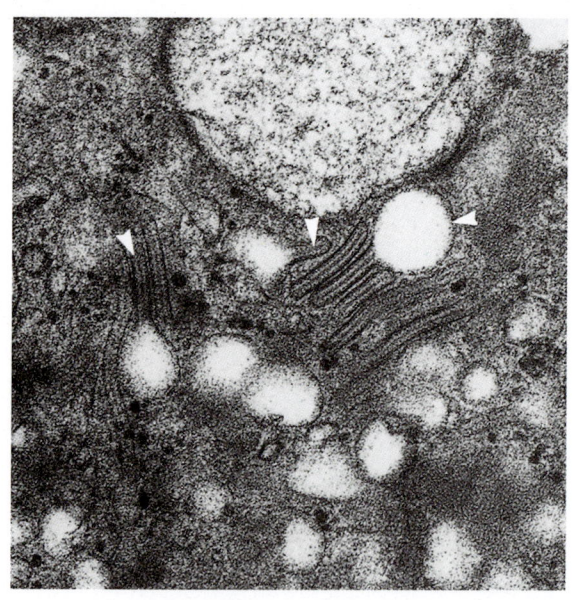

图30.23 Langerhans细胞颗粒（Birbeck颗粒）。出现Langerhans细胞颗粒（箭头所示）是Langerhans组织细胞增生症的组织细胞和肿瘤细胞的典型改变。颗粒呈短杆样结构，根部有一透明的囊泡。放大率为54 700倍。

非肿瘤性疾病

骨骼肌

与神经性和系统性疾病引起的继发性肌病一样，原发性肌病也可以出现许多骨骼肌超微结构的变化。骨骼肌具有收缩性，取材时容易造成人工假象。因此，活检和制片过程必须仔细。Pearl 和 Ghatak（1995）以及 Schochet 和 Lampert（1978）编写了实用指南。只有少数超微结构变化是特异性的和具有诊断意义的（Papadimitriou et al 1992; Stirling et al 1999），主要特点总结于表30.9。

大泡性表皮松解症——机械性大泡皮肤病

大泡性表皮松解（EB）是一组罕见的混合型疾病，可以先天遗传也可以后天获得。在正常机械应力下，病变皮肤在表皮真皮交界处形成水泡。EB分为单纯型、交界型和营养不良型（Anton-Lamprecht 1992; Mellerio 1999; Pulkkinen & Uitto 1999）。新近认识了第四种类型：半桥粒型。在这一类型中，水泡形成于基底细胞/透明板半桥粒界面（Pullkkinen & UIitto 1999）。

透射电镜结合对基底膜成分形态学的观察可准确判断水泡形成的程度（表30.10）（Anton-Lamprecht 1992; Jaunzems & Woods 1997; Jaunzems et al 1997）。对新鲜的水泡做活体组织学检查，可得到最佳结果（Marinkovich 1999）。

伴有皮质下梗死和白质脑病的常染色体显性遗传性脑动脉瘤（CADASIL）

CADASIL是一种家族性早发血管性痴呆症，与19号染色体（*Notch 3*基因）突变有关（Ruchoux & Maurage 1997; Kalimo et al 1999）。受累血管壁嗜碱性，在血管壁平滑肌细胞之间有过碘酸-希夫阳性物沉积（Kalimo et al 1999）。

电镜下，沉积物为细胞外电子致密颗粒样物，常与血管平滑肌细胞相接触，定位于一个小凹陷中（图30.24）（Bergmann et al 1996; Ruchoux & Maurage 1998）。由于沉积物呈斑片状不均匀分布，可能需要检查多块组织方可发现。

淀粉样蛋白

淀粉样蛋白沉积与许多疾病有关。既可能是先天遗传，也可以是后天获得；病变可以是局灶性的，也可以是全身性的（Gillmore et al 1997）。电镜下，淀粉样蛋白在细胞外呈无分枝纤维状不规则排列。单个纤维长度不确定，直径约7～10nm（见图30.13）（Harvey & Anton-Lamprecht 1992; Gillmore et al 1997）。

角膜

透射电镜在用于鉴别角膜沉积物和内含物是非常有用，尤其是在诸如异形球蛋白血症晶体样角膜病（PCK）引起的角膜淀粉蛋白样沉积和免疫球蛋白沉积这样的疾病。在角膜基质中，可以看到免疫球蛋白沉积物有序或随机排列成细胞外小管（图30.25）（Stirling & Graff 1995; Stirling et al 1997）或形成带有细纤维亚结构的细胞内类晶体（图30.26）

表30.9	骨骼肌主要超微结构异常概述（Schochet & Lampert 1978; Papadimitriou et al 1992a; Stirling et al 1999）
结构成分	改变及疾病状态
卫星细胞	正常肌肉中少见。 常见于再生的肌肉和去神经支配的肌肉。 在多发性肌炎、进行性假肥大性肌营养不良症、先天强直性肌营养不良症、Werdnig-Hoffman病以及Kugelberg-Welander综合征中增加。 可呈激活状态及肌性分化状态。 还可伴炎性细胞浸润。
细胞核	在新近再生肌纤维中大的内位核。 肌纤维萎缩和线状体肌病时可出现核膜的卷曲。 在许多肌病中，核由周边移向中心，尤其在肌强直营养不良症，可见大量的内位核且排列成链。这种内移的链状核是中央核肌病（肌管肌病）的显著特征。 在许多肌病中可出现空泡、包涵物和假包涵物。 在一些多发性肌炎和迟发性杆状体肌病中可见线状体。 丝状核内包涵物类似于多发性肌炎和慢性末梢肌病中的黏液病毒。在包涵体肌炎和多发性肌炎中可见纤维样包涵物。 环形板层可出现在一系列肌病中。
肌原纤维	高度收缩的肌原纤维是非特异性的，通常为人工假象。 异常数量的原纤维呈螺旋形走向包绕肌原纤维，多见于肌强直性营养不良症。这一现象也可见于其他肌病。 肌小节肌原纤维结构破坏在先天性肌病（多轴空病和微小轴空病）中并非特异，但很常见。 Ⅰ型肌纤维中央区域的广泛结构破坏是主要损伤，可见"靶纤维"和"轴心-靶样纤维" 靶纤维见于去神经病变、神经移植术、多发性肌炎和家族性周期麻痹。 轴心-靶样损伤见于去神经、肌肉病变和老化。 在许多疾病中，可见紊乱的肌原纤维和肌浆在外周肌纤维膜下聚集，而这也是肌强直性营养不良症的特征。
Z-线	许多疾病可使Z-线异常。Z-线物质的水纹样变、Z-线重叠以及Z-线呈不规则的锯齿状是最常见的损伤。具有特征性的杆状电子致密小体（线状小体），$6\sim7\mu m$长，外形与Z线相似。常见于线状体肌病。这些小体含肌动蛋白和α-辅肌动蛋白，在其他疾病中也偶见这些小体。许多疾病都可出现Z-线物质的丢失。 散在的嗜锇胞浆小体被认为与Z线有关，见于广泛病变的肌纤维。
线粒体	常见肿胀，伴嗜锇物质沉积或髓磷脂外形形成，但非特异。线粒体肿胀可能由于组织固定不当所致。 线粒体在数量上常有变化，非特异。 肌原纤维间的线粒体再定位（与肌纤维有关）见于一系列疾病。 常见结构异常（有些与生物化学缺陷有关）见于许多疾病，包括"线粒体肌病"和"线粒体脑性肌病"。 在许多疾病中，线粒体可出现电子致密颗粒和结晶样包涵物。
横管系统	三联管异常多见于损伤及萎缩的肌纤维。 膨胀是常见的人工假象，但也可能见于一系列疾病中。T-系统小管的融合呈蜂窝样，可见于许多疾病。
肌质网	在周期性麻痹和其他一些疾病中终池显著膨胀。 拉长的小管聚集（小管可能来源于肌质网）常见于周期性麻痹和其他疾病。 圆柱状结构呈螺旋形附有糖原核心，见于多种疾病。
内涵物和沉积物	丝状小体、同心圆板层小体、斑马小体、指纹样小体、还原小体、球形小体以及不全结晶状排列出现在肌质中，可见于一系列疾病。 过多的脂质累积见于许多疾病。 在胎儿肌肉和再生肌纤维中糖原丰富。在一些疾病中糖原有所增加；而在糖原贮积病中，糖原大量增加。 在变性疾病和几乎任何一种肌性病变中都可出现自噬泡和脂色素。

表30.10 先天性大泡性表皮松解症（EB）主要类型的超微结构特征

EB主要类型	病变部位及超微结构特征
单纯型（表皮松解EB）	• 病变在基底层上穿过基底角化细胞胞浆，导致表皮内水泡形成 • 基底角化细胞变性、细胞溶解性改变 • 在EB疱疹样变型中，张力丝凝集成块
半桥粒型	• 病变在基底角化细胞/透明板半桥粒交界处 • 半桥粒退化
结合型	• 病变在透明板形成结合型水泡 • 半桥粒异常，变小，数量减少
营养不良型（表皮松解或瘢痕型）	• 病变在致密板下，皮肤松解性水泡形成 • 固定纤维缺乏、减少或退化 • 某些变型出现胶原降解

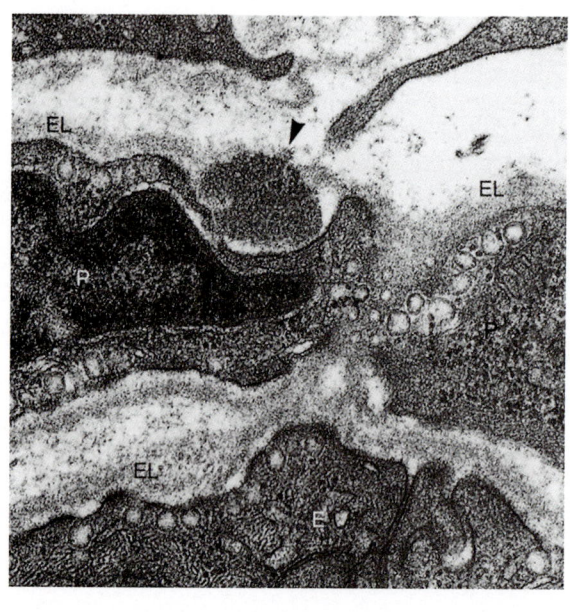

图30.24 CADASIL受侵袭血管电子致密物（箭头所示）与外膜细胞或血管周围平滑肌细胞密切接触，常常定位于细胞表面的凹陷处。外膜细胞（P）、外层（EL）、毛细血管内皮细胞（E）。放大率为38 900。

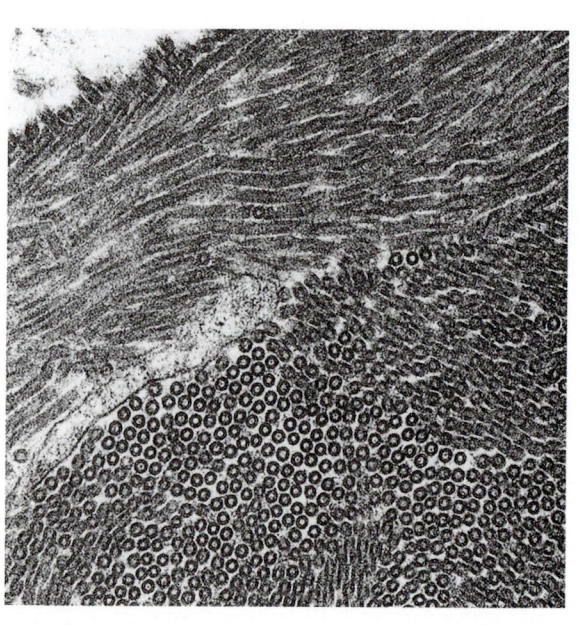

图30.25 异形球蛋白血症结晶体样角膜病。细胞外管状结晶见于整个角膜基质。小管壁厚且长度不定，管径为40～45nm。在免疫金标记研究中，这种晶体标记κ轻链（Hendersong et al 1993）。放大率为38 800倍。

（Henderson et al 1993）。

纤毛

纤毛是一种长约5～10μm、直径0.5μm、可活动的微小结构。在其轴心有一个微管核心（轴丝），由外周九对微管、中央一对（两个）微管构成，形成"9＋2"的结构模式（图30.27）（Sturgess & Turner 1984;Young & Heath 2000）。

在纤毛中可见到许多原发性和继发性结构缺陷。继发性结构缺陷，如微管结构紊乱，可能会被忽视（Sturgess & Turner 1984; Carson et al 1994）。由遗传

非肿瘤性疾病 543

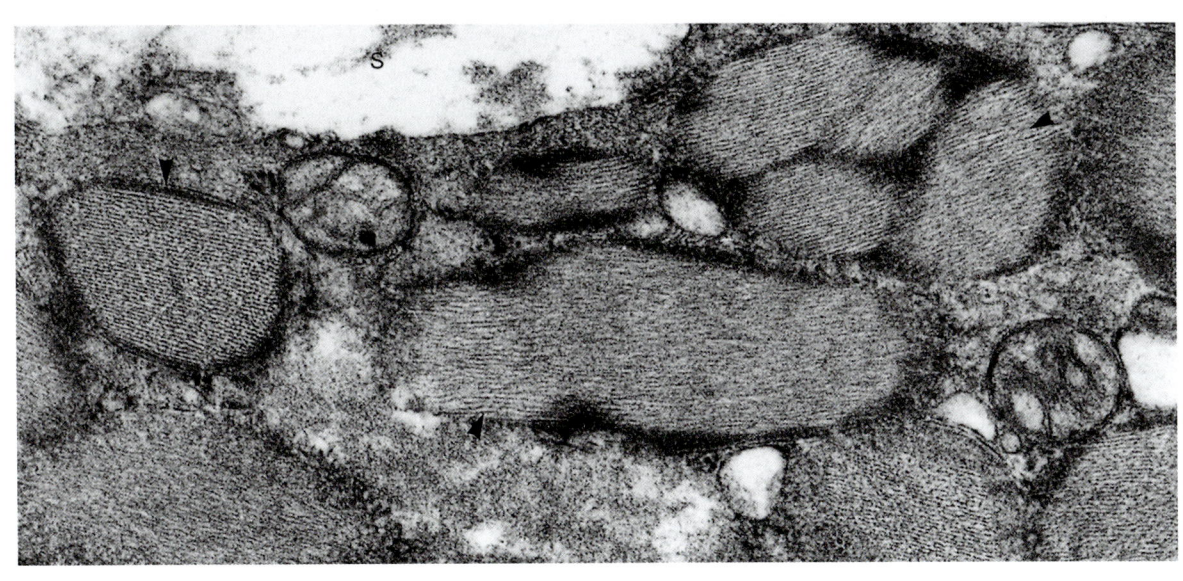

图30.26 异形球蛋白血症结晶体样角膜病。角膜角质化细胞胞浆内纤维状结晶体（箭头所示）。纤维丝体直径长约8～10nm。在免疫金标记的研究中，这种结晶标记κ-轻链（Henderson et al 1993）。细胞外间质（S）。放大率为38 800倍。

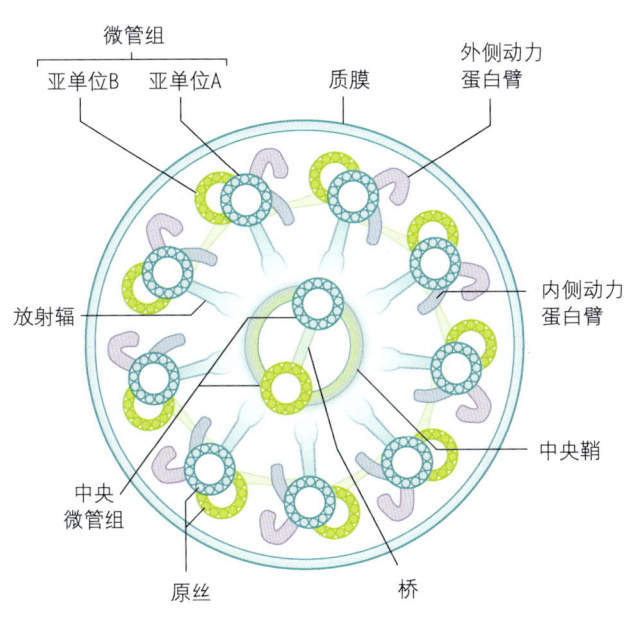

图30.27 正常纤毛中部的横切面，显示纤毛轴丝由外圈的九组双联管和中央的一组双联管（"9+2"模式）构成。外侧每个微管组由两个亚单位（A和B）构成；每个亚单位由一个原丝环构成。在外侧微管组（亚单位A），显著的结构是一对内、外侧动力蛋白臂。还有一系列结构（放射状辐、桥和鞘）将微管连接在一起。

学异常引起的原发性缺陷导致纤毛运动障碍综合征（原发性纤毛运动障碍——PCD）（Meeks & Bush 2000）。PCD纤毛缺陷是永久性的，且全身所有纤毛均受累（Corin & Dewar 1992; Mierau et al 1992）。其主要缺陷是（Sturgess & Turner 1984; Corrin & Dewar 1992; Mierau et al 1992; Carson et al 1994）：

- 动力蛋白臂缺失或短小（大多数）（图30.28）
- 纤毛辐缺失
- 外周微管双联体缺失、移位或离断
- 中央微管双联体缺少一个微管或两个微管全部缺失。

电镜检查时，建议观察纤毛的轴心，每次至少50根。常规处理的标本其内侧臂通常模糊不清，这无疑是一种在标本处理过程中产生的人工假象，这样的纤毛可推断为正常。最后，应注意并非所有遗传缺陷都可导致纤毛的形态学异常（Santamaria et al 1999）。

微孢子虫目

微孢子虫目是一组专性细胞内寄生虫，属小孢

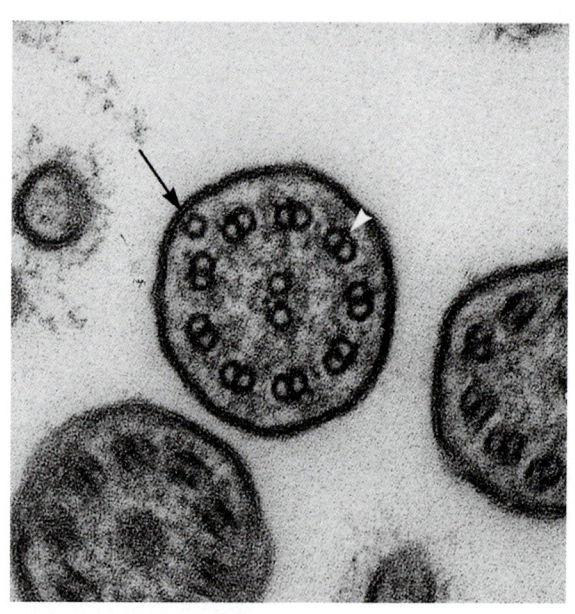

图30.28 原发性纤毛运动障碍：动力蛋白臂缺陷。外侧微管双联体缺失动力蛋白臂（箭头所示）。一个额外移位的单管（箭号所示）。放大率为135 200倍。

子门（Weber et al 1994; Curry 1998; Wasson & Peper 2000）。未能分类的被统称为"microsporidium"，而这并不是真正的种属。目前已确定的多种人类感染的微孢子虫病，以比氏肠微胞虫最为常见（图30.29、30.30和表30.11）。

透射电镜在鉴别微孢子虫目方面起着重要作用，被作为诊断的金标准（Curry 2000）。用标准方法固定和处理的患者的排泄物或活检组织，电镜检查可发现微孢子虫（Weber et al 1994）。

用于微孢子虫目分型的主要超微结构特征（Garcia & Bruckner 1993; Bryan 1994; Weber et al 1994; Curry 1998）：

- 不同发育阶段大小、形态
- 在孢子阶段和发育阶段核的结构
- 宿主-寄生虫接触面
- 孢子管状挤压器官内的螺旋数量（图30.29和30.30）。

表30.11 在人类发现的微孢子虫目	
种类	引用
贺伦脑胞内原虫（图30.30）	Didier et al 1991a, 1991b
家兔脑胞内原虫	Pakes et al 1975; Canning et al 1986
小肠脑胞内原虫（有隔膜）	Cali1 et al 1993; Hartskeerl et al 1995
匹里虫属 ronneafiei	Cali1 & Takvorian 2003
匹里虫属 spp	Canning et al 1986; Weber et al 1994
trachipleistophora hominis	Hollister et al 1996
trachipleistophora anthropophthera	Vavra et al 1998
比氏肠胞虫（图30.29）	Desportes et al 1985; Curry 2000
微孢子虫属 ocularum	Cali1 et al 1991
Vittaforma corneae（Nosema corneum）	Silveira & Canning 1995
Vittaforma sp	Sulaiman et al 2003
Anncaliia vesicularum*	Cali1 et al 1998
Anncaliia connor*（Nosema connori）	Sprague 1974; Cali1 et al 1998
Anncaliia algarae*（Nosema algarae）	Visvesvara et al 1999
锡兰微孢子虫 ceylonensis	Ashton & Wirasinha 1993; Cali1 et al 1998
非洲微孢子虫	Pinnolis et al 1981

* Anncaliia取代短腕幼虫属（Franzen et al 2006）。

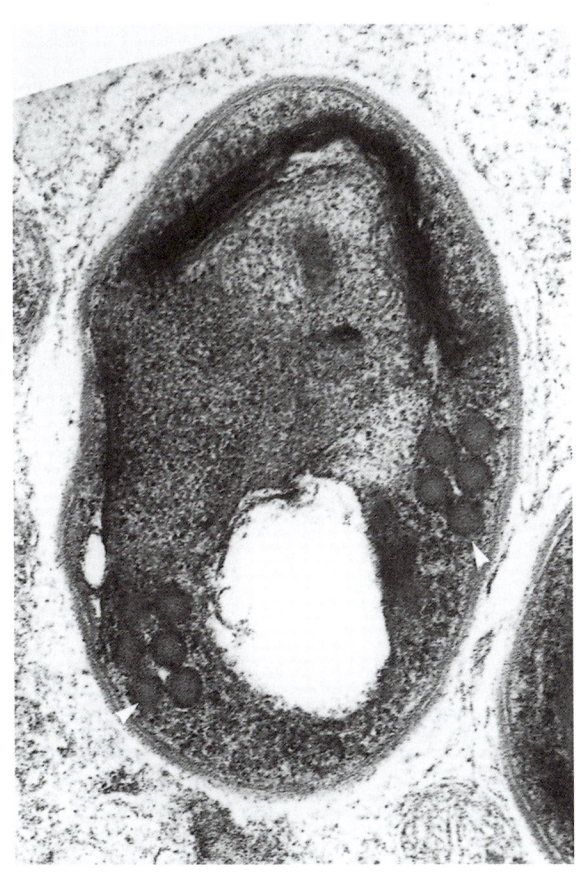

图30.29 比氏肠胞虫属。显示极管螺旋的成熟孢子。比氏肠胞虫极管有4~7个螺旋,横切面可见孢子的两侧各有两列螺旋,每侧各有5~6个螺旋(箭头所示)。电子显微照片经Alan Curry博士同意刊登。放大率为72 000倍。

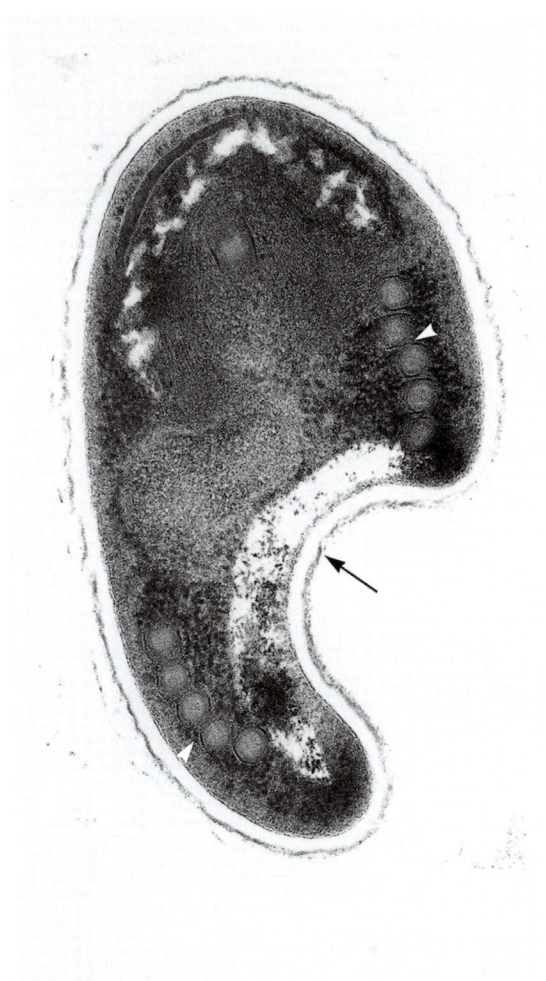

图30.30 贺伦脑胞内原虫。孢子两侧极管各有五个螺旋排列成单列(箭头所示)。凹陷是由于液泡萎陷导致的假象。电子显微照片经Alan Curry博士同意刊登。放大率为72 000倍。

致谢

我们感谢Richard Davey(SouthPath, Flinders Medical Centre)在准备这一章的插图中给予援助。

Graham Robinson参编了本章前两个版本。Stan Terras更新了本章第2版的内容,Graham Robinson和Trevor Gray参编了本章第3版和第4版的内容。Alan Stevens参编了本章第2、3和4版的内容。对他们的贡献我们表示感谢。

参考文献

Acetarin J-D., Carlemalm E., Villiger W. (1986) Developments of new Lowicryl® resins for embedding biological specimens at even lower temperatures. Journal of Microscopy 143:81–88.

Allen D.E., Lawrence F.A. (1994–1996) Tissue preparation for transmission electron microscopy. In: Woods A.E., Ellis R.C., eds. Laboratory histopathology: a complete reference. Edinburgh: Churchill Livingstone.

Alpers C.E. (1992) Immunotactoid (microtubular) glomerulopathy: an entity distinct from fibrillary glomerulonephritis? American Journal of Kidney Disease 2:185–191.

Anton-Lamprecht I. (1992) The skin. In: Papadimitriou J.M., Henderson D.W., Spagnolo D.V., eds. Diagnostic ultrastructure of non-neoplastic diseases. Edinburgh: Churchill Livingstone, pp. 459–550.

Ashton N., Wirasinha P.A. (1973) Encephalitozoonosis (Nosematosis) of the cornea. British Journal of Ophthalmology 57:669–674.

Bergmann M., Ebke M., Yuan Y. et al. (1996) Cerebral autosomal dominant arteriopathy with subcortical infarcts and leukoencephalopathy (CADASIL): a morphological study of a German family. Acta Neuropathologica (Berlin) 92:341–350.

Bretschneider A., Burns W., Morrison A. (1981) 'Pop-off' technic. The ultrastructure of paraffin-embedded sections. American Journal of Clinical Pathology 76:450–453.

Bryan R.T. (1994) Microsporidia. In: Mandell G.L. Bennett J.E., Dolin R., eds. Principles and practice of infectious diseases, 4th edn. New York: Churchill Livingstone, Part III, pp. 2513–2524.

Cali A., Takvorian P.M. (2003) Ultrastructure and development of *Pleistophora ronneafiei* n. sp., a microsporidium (*Protista*) in the skeletal muscle of an immune-compromised individual. Journal of Eukaryotic Microbiology 50(2):77–85.

Cali A., Meisler D., Lowder C.Y. et al. (1991) Corneal microsporidioses: characterisation and identification. Journal of Eucaryotic Microbiology 38:215S–217S.

Cali A., Kotler D.P., Orenstein J.M. (1993) *Septata intestinalis* n.g., n.sp., an intestinal microsporidian associated with chronic diarrhea and dissemination in AIDS patients. Journal of Protozoologyy 40:101–112.

Cali A., Takvorian P.M., Lewin S. et al. (1998) *Brachiola vesicularum*, n.g., n. sp., a new microsporium associated with AIDS and myositis. Journal of Eucaryotic Microbiology 45:240–251.

Canning E.U., Lom J., Dykova I. (1986) The microsporidia of vertebrates. New York: Academic Press.

Canning E.U., Curry A., Vavra J., Bonshek R.E. (1998) Some ultrastructural data on *Microsporidium ceylonensis*, a cause of corneal microsporidiosis. Parasite 5(3): 247–254.

Carson J.L., Collier A.M., Fernald G.W., Hu S.S. (1994) Microtubular discontinuities as acquired ciliary defects in airway epithelium of patients with chronic respiratory diseases. Ultrastructural Pathology 18:327–332.

Carstens P.H.B. (1992) Contact between abluminal microvilli and collagen fibrils in metastatic adenocarcinoma and mesothelioma. Journal of Pathology 166:179–182.

Causton B.E. (1981) Resins: toxicity, hazards and safe handling. Proceedings of the Royal Microscopy Society 16:265–269.

Coleman M., Stirling J.W. (1991) Glomerular basement thinning is acquired in minimal change disease. American Journal of Nephrology 11:437–438.

Coleman M., Haynes W.D.G., Dimopoulos P. et al. (1986) Glomerular basement membrane abnormalities associated with apparently idiopathic hematuria: ultrastructural morphometric analysis. Human Pathology 17:1022–1030.

Coleman M., Henderson D.W., Mukherjee T.M. (1989) The ultrastructural pathology of malignant pleural mesothelioma. Pathology Annual 24(1):303–353.

Comin C.E., de Klerk N.H., Henderson D.W. (1997) Malignant mesothelioma: current conundrums over risk estimates and whither electron microscopy for diagnosis? Ultrastructural Pathology 21:315–320.

Corrin B., Dewar A. (1992) Respiratory diseases. In: Papadimitriou J.M., Henderson D.W., Spagnolo D.V., eds. Diagnostic ultrastructure of non-neoplastic diseases. Edinburgh: Churchill Livingstone, pp. 264–286.

Curry A. (1998) Microsporidians. In: Cox F., Kreier J., Wakelin D., eds. Topley and Wilson's microbiology and microbial infections, 9th edn. London: Arnold, Vol. 5, pp. 411–430.

Curry A. (2000) Electron microscopy as a tool for identifying new pathogens. Journal of Infection 40:107–115.

Daddow L.Y.M. (1983) A double lead stain method for enhancing contrast of ultrathin sections in electron microscopy: a modified multiple staining technique. Journal of Microscopy 129:147–153.

Desportes I., Le Charpentier Y., Galian A. et al. (1985) Occurrence of a new microsporidian: *Enterozoon bieneusi* n.g., n.sp., in the enterocytes of a human patient with AIDS. Journal of Protozoology 32:250–254.

Didier E.S., Didier P.J., Friedberg D.N. et al. (1991a) Isolation and characterisation of a new human microsporidian, *Encephalitozoon hellem* (n.sp.), from three AIDS patients with keratoconjunctivitis. Journal of Infectious Diseases 163:617–621.

Didier P.J., Didier E.S., Orenstein J.M., Shadduck J.A. (1991b) Fine structure of a new human microsporidian, *Encephalitozoon hellem*, in culture. Journal of Protozoology 38:502–507.

Dykstra M.J. (1992) Biological electron microscopy: theory, techniques and troubleshooting. New York: Plenum Press.

Erlandson R.A. (1994) Diagnostic transmission electron microscopy of tumors. New York: Raven Press.

Ferguson W.J., Braunschweiger K.I., Braunschweiger W.R. et al. (1980) Hydrogen ion buffers for biological research. Analytical Biochemistry 104:300–310.

Franzen C., Nassonova E.S., Schölmerich J., Issi I.V. (2006) Transfer of the members of the genus *Brachiola* (Microsporidia) to the genus *Anncaliia* based on ultrastructural and molecular data. Journal of Eukaryotic Microbiology 53:26–35.

Garcia L.S., Bruckner D.A. (1993) Diagnostic medical microbiology, 2nd edn. Washington, DC: American Society for Microbiology.

Ghadially F.N. (1985) Diagnostic electron microscopy of tumours, 2nd edn. London: Butterworths.

Ghadially F.N. (1997) Ultrastructural pathology of the cell and matrix, 4th edn. Vols 1–2. Boston: Butterworth-Heinemann.

Gillmore J.D., Hawkins P.N., Pepys M.B. (1997) Amyloidosis: a review of recent diagnostic and therapeutic developments. British Journal of Haematology 99: 245–256.

Glauert A.M. (1972–1998) Practical methods in electron microscopy, Vols 1–17. Amsterdam: North Holland.

Glauert A.M., Glauert R.H. (1958) Araldite as an embedding medium for electron microscopy. Journal of Biophysical and Biochemical Cytology 4:191–194.

Glauert A.M., Lewis P.R. (1998) Biological specimen preparation for transmission electron microscopy. Practical methods in electron microscopy, Vol. 17. London: Portland Press.

Glauert A.M., Rogers G.E., Glauert R.H. (1956) A new embedding medium for electron microscopy. Nature 178:803.

Gomori G. (1955) Preparation of buffers for use in enzyme studies. Methods in Enzymology 1:138–146.

Good N.E., Izawa S. (1972) Hydrogen ion buffers. Methods in Enzymology 24:53–68.

Good N.E., Winget G.D., Winter W. et al. (1966) Hydrogen ions for biological research. Biochemistry 5:467–477.

Grier H.E. (1997) The Ewing family of tumors. Ewing's sarcoma and primitive neuroectodermal tumors. Pediatric Clinics of North America 44(4):991–1004.

Hartskeerl R.A., Van Gool T., Schuitema A.R. et al. (1995) Genetic and immunological characterisation of the microsporidian *Septata intestinalis* Cali, Kotler and Orenstein 1993: reclassification to *Encephalitozoon intestinalis*. Parasitology 110:277–285.

Harvey J.M., Anton-Lamprecht I. (1992) Stromal aberrations. In: Papadimitriou J.M., Henderson D.W., Spagnolo D.V., eds. Diagnostic ultrastructure of non-neoplastic diseases. Edinburgh: Churchill Livingstone, pp. 84–109.

Hayat M.A. (1981) Fixation for electron microscopy. New York: Academic Press.

Hayat M.A. (1993) Stains and cytochemical methods. New York: Plenum Press.

Hayat M.A. (2000) Principles and techniques of electron microscopy: biological applications, 4th edn. Cambridge: Cambridge University Press.

Henderson D.W. (1982) Asbestos-related pleuropulmonary diseases: asbestosis, mesothelioma and lung cancer. Pathology 14:239–243.

Henderson D.W., Papadimitriou J.M., Coleman M. (1986) Ultrastructural appearances of tumours. diagnosis and classification of human neoplasia by electron microscopy, 2nd edn. Edinburgh: Churchill Livingstone.

Henderson D.W., Leppard P.J., Brennan J.S. et al. (1989) Primitive neuroepithelial tumours of soft tissues and bone: further ultrastructural and immunocytochemical clarification of 'Ewing's sarcoma', including freeze-fracture analysis. Journal of Submicroscopic Cytology and Pathology 21(1):35–57.

Henderson D.W., Shilkin K.B., Whitaker D. et al. (1992) The pathology of malignant mesothelioma, including immunohistology and ultrastructure. In: Henderson D.W., Shilkin K.B., Langlois S. et al., eds. Malignant mesothelioma. New York: Hemisphere, pp. 69–139.

Henderson D.W., Stirling J.W., Lipsett J. et al. (1993) Paraproteinemic crystalloidal keratopathy: an ultrastructural study of two cases, including immunoelectron microscopy. Ultrastructural Pathology 17:643–668.

Henderson D.W., Comin C.E., Hammar S.P. et al. (1997) Malignant mesothelioma of the pleura: current surgical pathology. In: Corrin B., ed. Pathology of lung tumours. New York: Churchill Livingstone, pp. 241–280.

Hollister W.S., Canning E.U., Weidner E. et al. (1996) Development and ultrastructure of *Trachipleistophora hominis* n.g., n.sp. after in vitro isolation from an AIDS patient and inoculation into athymic mice. Parasitology 112(1):143–154.

Jaunzems A.E., Woods A.E. (1997) Ultrastructural differentiation of epidermolysis bullosa subtypes and porphyria cutanea tarda. Pathology, Research and Practice 193:207–217.

Jaunzems A.E., Woods A.E., Staples A. (1997) Electron microscopy and morphometry enhances differentiation of epidermolysis bullosa subtypes with normal values for 24 parameters in skin. Archives of Dermatological Research 289(11):631–639.

Jennette J.C., Iskandar S.S., Falk R.J. (1994) Fibrillary glomerulonephritis. In: Tisher C.C., Brenner B.M., eds. Renal pathology with clinical and functional correlations, 2nd edn. Philadelphia: Lippincott.

Jennette J.C., Olson J.L., Schwartz M.M., Silva F.G., eds. (1998) Heptinstall's pathology of the kidney, 5th edn. Philadelphia: Lippincott-Raven, Vols 1–2.

Jolanki R., Kanerva L., Estlander T. et al. (1990) Occupational dermatoses from epoxy resin compounds. Contact Dermatitis 23:172–183.

Kalimo H., Viitanen M., Amberla K. et al. (1999) CADASIL: hereditary disease of arteries causing brain infarcts and dementia. Neuropathology and Applied Neurobiology 25(4):257–265.

Kanerva L., Estlander T., Jolanki R. (1989) Allergic contact dermatitis from dental composite resins due to aromatic epoxy acrylates and aliphatic acrylates. Contact Dermatitis 20:201–211.

Karnovsky M.J. (1965) A formaldehyde–glutaraldehyde fixative of high osmolarity for use in electron microscopy. Journal of Cell Biology 27:137A.

Leong A.S.-Y. (1994) Fixation and fixatives. In: Woods A.E., Ellis R.C., eds. Laboratory histopathology: a complete reference. Edinburgh: Churchill Livingstone.

Luft J.H. (1961) Improvements in epoxy resin embedding methods. Journal of Biophysical and Biochemical Cytology 9:409–414.

Marinkovich M.P. (1999) Update on inherited bullous dermatoses. Dermatologic Clinics 17(3):473–485.

Massie H.R., Samis H.V., Baird M.B. (1972) The effects of the buffer HEPES on the division potential of WI-38 cells. In Vitro 7:191–197.

Meeks M., Bush A. (2000) Primary ciliary dyskinesia (PCD). Pediatric Pulmonology 29(4):307–316.

Mellerio J.E. (1999) Molecular pathology of the cutaneous basement membrane zone. Clinical and Experimental Dermatology 24:25–32.

Mierau G.W., Agostini R., Beals T.F. et al. (1992) The role of electron microscopy in evaluating ciliary dysfunction: Report of a workshop. Ultrastructural Pathology 16:245–254.

Millonig G., Marinozzi V. (1968) Fixation and embedding in electron microscopy. In: Barer R., Cosslett V.E., eds. Advances in optical and electron microscopy. New York: Academic Press, Vol. 2, p. 251.

Newman G.R., Hobot J.A. (1987) Modern acrylics for postembedding immunostaining techniques. Journal of Histochemistry and Cytochemistry 35:971–981.

Newman G.R., Hobot J.A. (1993) Resin microscopy and on-section immunocytochemistry. Berlin: Springer.

Oury T.D., Hammar S.P., Roggli V.L. (1998) Ultrastructural features of diffuse malignant mesotheliomas. Human Pathology 29(12):1382–1392.

Pakes S.P., Shadduck J.A., Cali A. (1975) Fine structure of *Encephalitozoon cuniculi* from rabbits, mice and hamsters. Journal of Protozoology 22:481–488.

Palade G.E. (1952) A study of fixation for electron microscopy. Journal of Experimental Medicine 95:285–298.

Papadimitriou J.M., Henderson D.W., Spagnolo D.V. (1992a) Skeletal muscle. In: Papadimitriou J.M., Henderson D.W., Spagnolo D.V., eds. Diagnostic ultrastructure of non-neoplastic diseases. Edinburgh: Churchill Livingstone, pp. 594–614.

Papadimitriou J.M., Henderson D.W., Spagnolo D.V., eds. (1992b) Diagnostic ultrastructure of non-neoplastic diseases. Edinburgh: Churchill Livingstone.

Pearl G.S., Ghatak N.R. (1995) Muscle biopsy. Archives of Pathology and Laboratory Medicine 119:303–306.

Pinnolis M., Egbert P.R., Font R.L., Winter F.C. (1981) Nosematosis of the cornea. Archives of Ophthalmology 99:1044–1047.

Plumel M. (1948) Sodium cacodylate buffer solutions. Bulletin de la Société de Chimie Biologique 30:129–130.

Pulkkinen L., Uitto J. (1999) Mutation analysis and molecular genetics of epidermolysis bullosa. Matrix Biology 18:29–42.

Reid N. (1975) Ultramicrotomy. In: Glauert A.M., ed. Practical methods in electron microscopy, Vol. 3 Part 2. Amsterdam: North Holland.

Reynolds E.S. (1963) The use of lead citrate at high pH as an electron opaque stain based on metal chelation. Journal of Cell Biology 17:208–212.

Richardson K.C., Jarett L., Finke E.H. (1960) Embedding in epoxy resins for ultrathin sectioning in EM. Stain Technology 35:313–316.

Ringo D.L., Brennan E.F., Costa-Robles E.H. (1982) Epoxy resins are mutagenic: implications for electron micro-scopists. Journal of Ultrastructural Research 80: 280–287.

Rippstein P., Cavell S., Boivin M., Dardick I. (1987) Low magnification transmission electron microscopy in diagnostic pathology. Ultrastructural Pathology 11:723–729.

Robards A.W., Wilson A.J. (1993) Procedures in electron microscopy. New York: Wiley.

Robinson G., Gray T. (1996) Electron microscopy 2: practical procedures. In: Bancroft J.D., Stevens A., eds. Theory and practice of histological techniques, 4th edn. Edinburgh: Churchill Livingstone.

Rostagno A., Vidal R., Kumar A. et al. (1996) Fibrillary glomerulonephritis related to serum fibrillar immunoglobulin–fibronectin complexes. American Journal of Kidney Disease 28:676–684.

Ruchoux M.M., Maurage C.A. (1997) CADASIL: cerebral autosomal dominant arteriopathy with subcortical infarcts and leukoencephalopathy. Journal of Neuropathology and Experimental Neurology 56(9):947–964.

Ruchoux M.M., Maurage C.A. (1998) Endothelial changes in muscle and skin biopsies in patients with CADASIL. Neuropathology and Applied Neurobiology 24(1): 60–65.

Sabatini D.D., Bensch K., Barrnett R.J. (1963) Cytochemistry and electron microscopy: the preservation of cellular ultrastructure and enzymic activity by aldehyde fixation. Journal of Cell Biology 17:19–25.

Salema R., Brandão I. (1973) The use of PIPES buffer in the fixation of plant cells for electron microscopy. Journal of Submicroscopic Cytology 5:79–96.

Santamaria F., de Santi M.M., Grillo G. et al. (1999) Ciliary motility at light microscopy: a screening technique for ciliary defects. Acta Paediatrica 88(8):853–857.

Schochet S.S., Lampert P.W. (1978) Diagnostic electron microscopy of skeletal muscle. In: Trump B.F., Jones R.T., eds. Diagnostic electron microscopy. New York: John Wiley, Vol. 1, pp. 209–251.

Schwartz M.M. (1998) Glomerular diseases with organised deposits. In: Jennette J.C., Olson J.L., Schwartz M.M., Silva F.G., eds. Heptinstall's pathology of the kidney, 5th edn. Philadelphia: Lippincott-Raven, Vol. 1, pp. 369–388.

Silveira H., Canning E.U. (1995) *Vittaforma corneae* n.comb. for the human microsporidium *Nosema corneum*, Shadduck, Meccoli, Davis & Font, 1990 based on its ultrastructure in the liver of experimentally infected athymic mice. Journal of Eukaryotic Microbiology 42:158–165.

Sprague V. (1974) *Nosema connori* n.sp., microsporidian parasite of man. Transactions of the American Microscopy Society 93:400–403.

Spurr A. (1969) A low viscosity epoxy resin embedding medium for electron microscopy. Journal of Ultrastructural Research 26:31–43.

Stirling J.W. (1994) Immunogold labelling: resin sections. In: Woods A.E., Ellis R.C., eds. Laboratory histopathology: a complete reference. Edinburgh: Churchill Livingstone.

Stirling J.W., Graff P.S. (1995) Antigen unmasking for electron microscopy. Journal of Histochemistry and Cytochemistry 43:115–123.

Stirling J.W., Henderson D.W., Rozenbilds M.A.M. et al. (1997) Crystalloidal paraprotein deposits in the cornea: an ultrastructural study of two new cases with tubular crystalloids that contain IgG κ light chains and IgG γ heavy chains. Ultrastructural Pathology 21:337–344.

Stirling J.W., Coleman M., Thomas A., Woods A.E. (1999) Role of transmission electron microscopy in tissue diagnosis: diseases of the kidney, skeletal muscle and myocardium. Journal of Cellular Pathology 4(4): 223–243.

Strom E.H., Hurwitz N., Mayr A.C. et al. (1996) Immunotactoid-like glomerulopathy with massive fibrillary deposits in liver and bone marrow in monoclonal gammopathy. American Journal of Nephrology 16:523–528.

Sturgess J.M., Turner J.A.P. (1984) Ultrastructural pathology of cilia in the immotile cilia syndrome. Perspectives in Paediatric Pathology 8:133–161.

Sulaiman I.M., Matos O., Lobo M.L., Xiao L. (2003) Identification of a new microsporidian parasite related to *Vittaforma corneae* in HIV-positive and HIV-negative patients from Portugal. Journal of Eukaryotic Microbiology 50(Suppl):586–590.

Tisher C.C., Brenner B.M. (1994) Renal pathology with clinical and functional correlations, 2nd edn. Philadelphia: Lippincott.

Vavra J., Yachnis A.T., Shadduck J.A., Orenstein J.M. (1998) Microsporidia of the genus *Trachipleistophora*—causative agents of human microsporidiosis—description of *Trachipleistophora anthropophthera* n.sp. (Protozoa, Microsporidia). Journal of Eukaryotic Microbiology

45:273–283.

Verani R.R. (1993) Fibrillary glomerulopathy. Kidney 2:63–66.

Visvesvara G.S., Bellosis M., Moura H. et al. (1999) Isolation of *Nosema algerae* from the cornea of an immunocompetent patient. Journal of Eukaryotic Microbiology 46(5):10S.

Warhol M.J., Hickey W.F., Corson J.M. (1982) Malignant mesothelioma. Ultrastructural distinction from adenocarcinoma. American Journal of Surgical Pathology 6(4):307–314.

Wasson, K., Peper, R.L. (2000) Mammalian microsporidiosis. Veterinary Pathology 37(2):113–128.

Weber R., Bryan R.T., Schwartz D.A., Owen R.L. (1994) Human microsporidial infections. Clinical Microbiology Reviews 7(4):426–461.

Young B., Heath J.W. (2000) Wheater's functional histology. A text and colour atlas, 4th edn. Edinburgh: Churchill Livingstone.

31

显微镜下标本的定量分析

Alton D. Floyd 著

刘勇 译　路名芝 校

引言

传统的组织学及组织病理学实践依赖的是训练良好的个人通过显微镜观察切片而做出主观判断。这些判断的正确性依赖于组织学及组织病理学基础。也就是说这些判断是以模式识别——即标本中包括成分的总的排列方式——为基础，认识这一点非常重要，这也是一项适合于人类视觉系统的任务。人类视觉系统对于定量分析——如线性测量、面积或染色密度评估并不十分适宜。人眼是非常惊人的感受器，但也具有高度的适应性，眼睛的敏感性可以根据被视物体的亮度而改变。另外，人眼也是非线性感受器，对亮度的反应非常接近对数反应。这两大特征阻碍了病理工作者通过显微镜观察对标本密度进行正确评估。

人眼不能精确判断标本的尺寸和面积。但是人眼能够合理地做出比较。大多数显微镜工作者能"估计"标本内在成分的大小，如红细胞直径。然而即使进行比较，显微镜工作者对镜下成分的尺寸和大小做出的估计也既不准确，也不具有很好的重复性。图像定量的目的就是为了消除观察者判断之间的差异，并且做出正确而具有重复性的评估。

在认识到如何准确描述镜下标本测量值这一问题后，显微镜制造商提供了各种校准设备。对物体立体空间的测量可使用目镜标度线。这些标度线通常由一条单一直线或一条交叉线（像"+"符号）构成，它们按偶数增值予以标示。标度线也可以是网格形式。对用于测量的标度线来说，使用时必须对每一放大倍数进行校准。使用镜台测微器即可达到这一目的。镜台测微器是一种具有准确刻度的显微镜载物架，拥有精确蚀刻的尺寸或图像测量功能。镜台测微器的刻度基本上划分为0.1mm和0.01mm两种。在使用镜台测微器校准标度线后，可直接使用标度线测量镜下目标的大小。

显微镜也可通过"Z"轴校准，"Z"轴是控制镜台（或物镜转换器）移动的轴线。该校准刻度可在焦点调控钮附近找到，通常以微米为单位进行校准。如果假设观察者可以正确判定感兴趣物质焦平面的"顶端"和"底端"，则"Z"轴校准可用于估算显微镜观察标本的厚度。使用高数值孔径和浅视野深度的物镜可以提高判断的正确性，因为这有助于找到目标焦平面的顶端和底端。目前"Z"轴移动更常用于各种焦平面收集系列图像（图像组件），继而用于建立标本的三维图像。

形态测定法是用于描述某一标本大小测量参数的通用术语。大小在此定义为感兴趣目标的长度、高度和面积。这些基础测量可与其他测量相结合，如周长、光滑度、中心点等。充分了解其他一些测量参数使用的专门数学公式（运算法则）非常重要，因为一个特殊参数可能有一种以上的定义，而且两次似乎是用同一种（根据运算法则命名）方法进行的测量结果也可能不一样。

传统方法

在显微镜的发展历史中，人们设计了许多精巧装置，用于辅助标本形态学测量。其中一项装置是投影描绘器，这是一种光学系统设备，可将标本的某一图像投影到与显微镜相接的平面上 。投影图像可用于描绘标本或测量图像的各个部分。在这些投影图像中，正确测量需要进行投影校准，其方式与校准标度线相同。

由于便利的相机在显微镜中的普及运用，在许多实验室中，摄影方法已代替了对投影的使用。如同投影描绘器的使用，照相设备必须使用镜台测微器进行校准。为了能够正确测量，除了对相机底片进行校准之外，放大过程也必须校准。对于投影描绘图和摄影图片，其中面积的测量通常均使用一种称为面积仪的测量设备来完成。面积仪是一种机械装置，通过手动描绘感兴趣目标的轮廓。使用"X"和"Y"校准轮可以确定观察目标的总面积。为了获得准确的面积仪测量数据，必须先确定该放大倍数标本的标准面积，然后作为一个校准参数用于判读面积仪所测定的数据。

体视学是从金属和矿物质分析中发展而来的一门技术，通常其测量的内容与样本中一些颗粒的数目、大小和分布有关。体视学以几何学和概率论为基础，使用统计学对所分析目标提出特定假设。关于体视学理论基础的概述可参考DeHoff、Rhines（1968）和Underwood（1970）发表的文献。体视学技术可应用于许多生物学图像分析，光镜和电镜研究也均可使用。体视学的一般原则及应用可见Weibel（1979，1980，1990）、Elias 和 Hyde（1983）以及Elias 等（1978）发表的文献。虽然体视学在组织学和组织病理学中的应用具有悠久的历史，但是用该技术对标本做出一些假设分析仍然不可行。体视学的基础是统计学，因而对于待测量目标分布的一般性质需要使用统计学进行描述。这种情况在特殊条件下可遇到，如检测染色质在细胞核中的分布，检测的唯一目标是单个细胞核。对于高度有序的结构，如某一器官内的腺体成分，其结构排列提示并不存在具有统计学意义的分布。体视学可以用于评估标本的某些参数，如某些特殊成分在整体图像中所占面积。注意这仅仅是一个评估结果。应用体视学获得细胞和组织标本的三维结构测量数据有可能是误导信息，因为运用于数学中的概率假设标本总体积可以通过局部测量来正确反映，但由于细胞内细胞器的分布具有极性以及组织器官的排列方式，实际结果通常并非如此。

人们并不否认体视学对显微镜观察标本可以提供许多有用的见解，然而现代测量技术却可以在不需要假设分布模式的情况下对标本进行实际测量。新型显微镜（共聚焦）的发展进一步扩展了直接进行三维测量的性能。随着现代图像分析系统的加速发展，在评估某一细胞或组织参数时极少需要进行调整就可以获得正确的实际测量参数，并且测量所需的时间常常比体视学方法所需的时间要短。本书第4版有对体视学进行的深入讨论。

电子光学显微镜

利用光透射显微镜对标本进行电子测量具有悠久历史，大致与光度计、分光光度计和光学检测设备的发展相平行。以前利用这些设备只是简单地进行光检测而不能产生图像，直到最近（20世纪80年代）这种情况才发生改变。为了使用这些早期设备生成图像，标本在光检测器中的能见范围不得不受到限制，需要移动标本或图像穿过受限区域才能形成真正的图像。使用这些技术获取图像的许多机械设备已得到发展（Wied 1966; Wied & Bahr 1970）。但是这些设备造价较高，因为它们需要的精密程度很高。而且利用这些设备每次仅能获得小面积图像，并且其后需要将图像"拼接到一起"或重建形成可识别的图像，所以其运行速度也慢。实际上，多数关于使用光学电子测量进行光镜定量分析的文献是与光度测定和分光光度计测量研究相关，而与目前所定义的图像分析研究无关。

显微镜光度测定

Piller（1977）详细描述了关于显微镜光度测定的理论计算方法。他提到的用于获取数据的硬件系统已经被现代设备所代替，但是其理论基础是正确的。Beer–Lambert法则描述了光度测定的基本原理和条件：

$$A = t \cdot c \cdot \varepsilon$$

A是指吸光度，t是指吸收物质径长，c是指吸收物质浓度，ε是指吸光率。

在实际应用中，显微镜图像其径长（t）大约为常数；而被测量物质（通常是染色标本）其吸光率（ε）也是常数。因此，标本的吸光度与吸收物质的浓度成正比。

吸光度定义为：

$$A = \text{Log } 1/T$$

T是指透光度。透光度定义为透过标本的光的分数值（透过标本的光/透过空白玻片的光）。

Beer–Lambert法则的必要条件是：测量物质具有均质性（还有一些其他的限制，包括最大吸光度的要求，但这些在透光显微镜中常常不做要求）。均质性是非常重要的条件，而当我们常规使用显微镜观察标本时，这些标本按定义描述属于非均质性。

使用光度测定法测量非均质性物质可产生分布性误差。通常人们需要使用数学方程式来精确阐述这些误差，而显微镜工作者凭直觉就能理解这一概念，通过一个简单而经典的例子来阐述。假设你有一个装满水的箱子，如一个玻璃缸，你可以使光线穿透玻璃缸并对透过玻璃缸的光线进行测量。现在，将一瓶带盖的墨水瓶放入玻璃缸的水中。改变瓶子的大小，你可以发现，这对透过玻璃缸的光线影响非常小。如果你现在打开墨水瓶盖，让墨水扩散到玻璃缸中，则透过玻璃缸的光线明显减少了。这时你会思考这个例子，注意到玻璃缸中墨水量在两种情况下是相等的，即带盖的瓶子中和去盖的瓶子中的墨水含量相等，差别在于墨水的分布。由于这个原因，对非均质性物质进行光度测定产生的误差是分布性误差，并且研究证实，特定分布模式所导致的误差可达到50%。

由于对分布性误差的认识，定量显微镜配备了各种设备用于缩小检测设备在很小区域观察到的标本面积。由于显微镜本身的光学原理，该策略获得了成功。透镜分辨率被定义为区分两点的能力（点分辨率）。如果透镜不能区分两点，则可以使两点看起来像一个目标。如果光检测器所能观察的标本区域面积小于显微镜的点分辨率，则定义该区域具有均质性，因为在透镜下看不到该区域的任何结构。对于40倍放大倍数及更高倍数的显微镜透镜，通常被检测区域的大小为直径$0.25 \sim 0.5 \mu m$的点。这样的区域通常可以避免明显的分布性误差。但当这些点是由显微镜光学路径阻滞或镜孔产生时，则可以引起其他来源的明显误差，如边缘衍射。这些以及许多其他原因的误差，如来源于光学系统中的闪光，已在Piller（1977）发表的文献中进行了详细的讨论。以上讨论仅适用于吸收性图像，也就是通过透射光显微镜获得的图像。荧光显微镜和放射自显影术是基于不同的物理原理的，需要配置不同的光学设备和传感器装置。

图像采集

如前所述，显微设备可通过每次检测标本的小范围区域而获得图像。使用机械设备，如扫描台或Nipkow盘，可获得类似于显微镜所能观察到的图像。而使用扫描台装置获得这样一个图像的时间需要数小时。在所有机械性扫描设备中，高质量图像要求的精确性和可重复性造成这些设备运行速度慢、造价昂贵及操作困难。

电视摄像机的发展为通过显微镜获取图像带来了希望。早期电视摄像机是真空管装置，并不适用于显微镜图像定量分析。因为使用这些设备收集的图像分辨率低，而且可发生多种几何学及光度测定的异常改变。这些改变与应用于扫描电路管操作以及图像信号读取的电子学有关。

在20世纪80年代，人们发明了各种可视（视频）用途的固态敏感元件。其中有一项特殊技术——即CCD（电荷耦合器件）摄像机——已经发展成为一种对显微镜图像分析非常有用的设备。目前CCD摄像机仍在持续发展中，并且是进行光度测定和显微镜图像研究的首选技术。最近，一项新的技术被应用于固态摄像机中：CMOS或称为互补型金属氧化物半导体摄像机。这些设备具有快速图像采集、低成本和在摄像检测器内进行图像处理的特征。目前，在显微镜光度测定适用性方面，CMOS摄像机仍滞后于CCD，但是在不久的将来必然会发生改变。固态摄像机具有一些适合显微镜图像处理的特征。其检测元件本身是由单个传感器构成（像素），这些传感器以方格或矩阵方式排列。阵列中单个传感器或像素的大小仅为几微米，其中$6 \sim 10 \mu m$的方阵像素比较常见（也有矩阵列像素的固态摄像机，但是不适用于图像定量）。这项用于制造固态检测器的技术与生产电子芯片的技术相同，如用于微型计算机的技术。因此传感器芯片可由1百万或更多的单个传感器（像素）构成，而且每一像素均具有相同特征，如对光反应（增益和线性度）。大多数固态检测器在较广的光强度范围内具有合理的线性反应，提示每一像素均为线性反应。另外在一定范围内，传感器阵列中每一像素对于给定光输入量也可产生相同的信号（相同增益/像素）。

因为摄像机检测器是由许多单个但基本相同的传感器（像素）构成，每一像素均可被认为是一个光度测定检测器。在使用固态摄像机进行光度测定时，单个传感器（像素）所观察的图像必须符合Beer–Lambert法则的要求，如它们所观察的标本区域必须具有均质性。通过校准显微镜透镜系统使得固态摄像机芯片中每一像素所见的标本区域面积均为平方微米，从而选择出适宜的放大倍数可获得精确的光度测定。对于像素大小为1024×1024的现代摄像机，一个20倍放大倍数的显微镜物镜其每一像素观察面积大约均为0.5μm^2，而一个40倍放大倍数的物镜其每一像素观察面积均在0.25 μm^{2}范围以内。这些数值与物镜的分辨能力比较接近，因而符合Beer–Lambert法则对均质性的要求。然而，具有足够高像素的摄像机用于低倍光度测定通常并不可行，因为其既价格昂贵又速度慢。随着摄像机技术的快速发展，期待在不久的将来这方面会得到改善。

不管是CCD还是CMOS，这些固态摄像机均具有单色或彩色版本。在彩色摄像机中，可应用两种不同的技术以产生彩色图像。一种方法是包括三种独立的检测器阵列，每一阵列在其前面具有一种颜色滤光片。使用棱镜或反光镜系统可将显微镜图像分成三个独立但相同的图像，因此每一检测器观察到的是同一图像。颜色滤光片包括红色、绿色和蓝色，因为红色、绿色和蓝色图像可结合起来形成全彩色图像。这种类型的摄像机称为三芯片彩色相机。第二种方法是在彩色摄像机中仅应用一种检测器芯片，而在单个像素上方安置具有色彩的点模式。同样，这些颜色小点包括红色、绿色和蓝色。其最常排列的模式是Bayer模式（图31.1）。注意：实际上在Bayer模式中，每次"重复"包括四个小点，因为每一个红色和蓝色小点可对应两个绿色小点。这种类型的摄像机称为单芯片彩色相机。

因为三芯片相机具有三个独立的检测器，而且需要光分割系统将图像分开，因此这些相机比单芯片相机价格更为昂贵。从根本上来说，一个三芯片相机是将三个独立的相机合并成一个。三芯片相机的优势在于：每一像素均为"真实的"，也就是说，像素形成的是真实的信号。三芯片相机不利之处在于：观察一幅图像的相同区域时，红色像素和绿色像素的敏感性存在差异。三芯片相机应用于各种颜色光度测定时，需要仔细校准和改正单个检测器芯片之间输出的任何信号差异。

单芯片相机可产生优质的彩色图像，但是对于定量分析必须小心使用。而且单芯片相机并不适用于

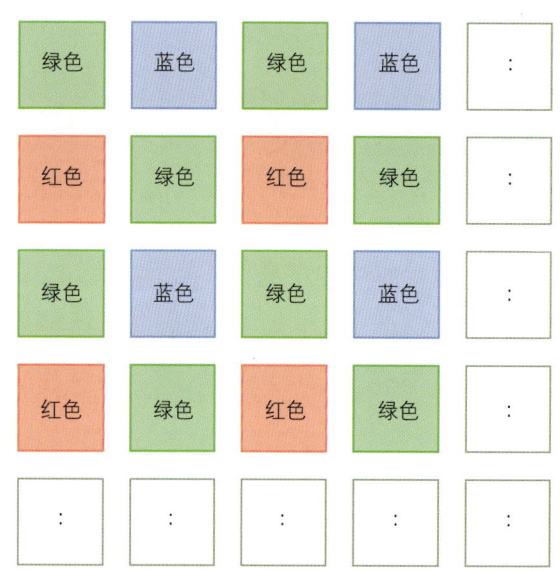

图31.1 应用于单芯片彩色相机单一像素的色彩滤光器Bayer模式。注意这可以明显降低芯片彩色分辨率，达到像素真正数目的四分之一。

光度测定。因为在对光最大吸收时，四个像素中（其中两个是绿色）仅有一个像素能够真实地代表所见标本。Bayer模式中的其他像素均为近似值，其"红色"值均设计成相同值，作为模式中代表"红色"像素的真实值。除了近似评估某种特定颜色的真实信号外，Bayer模式可导致在传感器水平的实际分辨率降低。因为实际上每四个像素（红色和蓝色）仅有一个能观察标本的红色或蓝色部分，所以单芯片相机的实际分辨率是阵列中像素总和的四分之一。在实际应用中，这意味着在检测彩色图像时，如果单个像素可以观察0.5μm^{2}的标本区域，根据Bayer模式设计的单芯片相机的实际分辨率则为每个像素2 μm^2。单芯片相机具有真实的像素数目空间分辨率，但是对于彩色标本来说，由于标本中颜色的分布，可能会导致其分辨率降低。

三芯片彩色相机从根本上说是三个单色相机，每一个相机在检测器之前装有不同颜色的滤光片。获得三种独立图像后应用软件将它们合成为全彩色图像。这提示使用一种单色相机可能捕捉全彩色图像。许多相机根据这一原理而设计，这种相机中应用的或是电子滤光片，或是携带玻璃滤光片的滤光轮。为了捕捉一个图像，需要连续获取三个图像，每一图像通过不

同的彩色滤光片。然后将这些图像结合生成全彩色图像。使用简单的单色相机也有可能做到这一点。可以将一个红色滤光片放在显微镜光学路径中，以捕捉"红色"图像。同样也可捕捉蓝色和绿色图像。结果是获得同一标本的具有不同颜色的三个独立图像，当应用软件将这三种彩色平面合并时，就获得了全彩色图像。

用于图像分析的相机也可根据单个像素信号分辨率进行描述。该信号分辨率通常描述为比特数或灰度级（单色相机），是用于描述从零（无信号）到最大信号之间的信号分布值。常见的是256，这些分布值通常也称为灰度级，它们是以二的幂次方为基础的数值放大，因此256灰度值相当于8比特率（2的8次方）。许多现代相机可提供10或12比特信号分辨率。对于12比特率相机，可获得4096灰度值。当信号分辨率增加时，对于信号干扰的敏感性也随之增加。特别要注意的是，电子噪音的来源，如检测器本身内部产生的热，可能成为需要面对的一个问题。对于高比特率的相机，常可配置冷却系统使检测器温度降低，从而减少电子噪音。然而这样的冷却系统可导致相机价格上涨，而且如果冷却系统包含电扇，可使显微镜产生振动。

人们认识到通过显微镜中的相机捕捉图像与人眼对同一图像的观察存在差异是非常重要的。人眼是观察光和色彩的非常惊人的检测器。然而，它是非线性的、具有高度适应性的传感器。另外，眼睛检测器（视网膜）的分辨率在不同的视网膜表面各不相同，其中黄斑的分辨率最高。在理想的条件下，大多数具有良好视力的个人可以分辨30至35亮度水平（灰度值）。与数码相机所观察到的256或更高水平差距很大。因此，固态相机可观察到人眼所不能分辨的光强度变化。这可以导致相机在某一图像中能获得与人眼分辨率相比更精细的内容。

人眼可适应光的强度，因此30或35灰度值的观察主要依赖于光的强度以及瞬间暴露于眼睛的光。这就是为什么观察者在进行荧光显微镜观察之前必须"暗适应"的原因之一。同一现象也可发生在明视野显微镜，但是很少被意识到。如果有人被要求评估染色密度或"深度"，评估结果将随个人在进行评估前是在昏暗环境还是在明亮环境而不同。

色彩捕捉是相机与人眼的另一个不同之处。当关于眼睛-大脑联合传递色彩信息的途径尚不清楚时，

相机提供了一个固定模式。相机本身的构造依据的是RGB（红、蓝、绿）彩色模式。还有很多其他彩色模式，那些加入了强度与饱和度信息的模式对于图像系统使用者来说似乎更为直观。一种采用这种方式的常见模式是HIS模式（色调、饱和度、强度）。软件程序可使图像从一种彩色空间模式转换成另一种模式，而且这样的转换常在处理全彩色图像时非常有用。

摄影彩色胶片可用于某种类型的背景光的平衡。光的类型可根据"色温"值来具体规定。用于日常彩色摄影的市售的胶卷通常是对"日光"中的色彩进行平衡，指定色温为5000° kelvin。用于显微摄影的特殊胶片可对"钨"照明平衡，色温为3200° kelvin。因为胶片平衡光强度范围非常有限，显微摄影术需要在照相之前将显微镜照明灯设置为特殊的水平（通常亮度）。光源"色温"实际上是在红色、绿色和蓝色广谱范围内对光源各种成分的强度进行测量。摄影胶片同时记录了所有成分，而且除了在拍摄过程中有限地调整以外，几乎没有校正这些数值的机会。对于一种固态相机和捕捉软件，情形是不同的。每一图像成分（红、蓝、绿）可作为单独的一个图像。它们可结合起来产生最后的图像。既然单一成分（色彩平面）是可行的，就有可能产生"色彩校正"的图像。通常可使用捕捉软件执行，或使用相机本身。结果是："白色"是真实的白色（定义为R、G和B的特殊水平），而不管显微镜照明灯的"色温"如何。这排除了在使用固态摄像机拍照之前预先设置显微镜的需要。但是，这意味着每一次调整显微镜，无论是放大倍数还是照明强度，使用者都需要再次校准系统的"白平衡"。注意，这些相同的软件技术可用于校正或调整任何彩色图像，这些图像可转换成电子格式。

用于显微镜的固态摄像机通常与显微镜结合以优化观察者捕捉的可视区域（在显微镜下使用者通过目镜可见的区域）。作为真实的摄影相机，固态相机捕捉的是显微镜中可见圆形图像的矩形部分（有些是正方形的）。相机传感器像素，如前所述，相机传感器对于光强度的反应非常一致。显微镜棱镜系统的性质是，即便是那些已经仔细对准的显微镜，沿着光轴（图像中心）的区域比视野周围的区域具有更强的光亮度。对于一种具有适应性的传感器，如眼睛——具有有限的强度级别的辨别力，经过仔细对准的显微镜视野似乎非常一致。非此类情况的例子已经在许多展

示显微照片的讲座中详细阐述了，存在一常见瑕疵，即死角。在固态摄像机中，与眼睛相比，其增高的强度水平敏感性会使该问题变得明显。因此所有的固态摄像机都使用一些类型的软件，不论是在捕捉系统还是在控制相机的计算机中，该软件常包括某些"视野展平"或"背景去除"机制，以校正图像从中心到边缘的强度变化。在Shotton（1993）发表的文献中可以找到使用电子相机从显微镜中获取图像的其他一些细节需求。

图像分析

概述

图像分析是一广义词，根据不同的应用领域而有不同的定义。最初，图像分析是用于描述多图片数字信息的获取。因为将图片变成可以进行数字化分析形式的过程是非常麻烦的，而且用于分析这种图片的计算机运行速度慢，图像分析往往"离线"进行，常在远离图像最初记录的部位。随着图像分析软件技术的提高进步、计算机速度加快以及对负荷的满足，在许多领域和学科，使用图像分析已变得越来越广泛。图像分析现在已包括了许多领域：机械视觉、平面艺术、模式匹配、光度测定、光学特性识别、监视、安全和其他打分方式。尽管当中许多相同的技术已经用于这些领域（在软件水平），余下部分的有关讨论会限定于使用图像分析技术获取显微镜制片中的数字资料。该部分强调的内容是透射光制片技术，虽然在许多研究中相同的方法可用于荧光制片。

进行显微镜制片图像分析的最低条件是需要一台配备了相机的显微镜，该相机可以捕捉和传输图像到具有合适的图像分析工具的计算机。相机的条件在上文已经讨论过了。适合于图像分析的计算机可从以RISC为基础的工作站到个人计算机，如IBM PC（或克隆）或Apple PC。各种各样的尖端的图像分析工具（程序）均可用于这些平台。除了市售商品外，也有一些免费的或共享软件可应用于个人计算机。其中最有名的是最初为Apple计算机设计的程序，称为NIH Image。该程序目前的版本也可用于IBM（Windows）计算机。最近增加的一项可应用的图像分析程序是ImageJ，是由NIH Image原作者编写的。该程序也可以免费使用，而且因为是用JAVA语言编写的，可以在支持JAVA的任何计算机中运行（http://rsb.info.nih.gov/ij/.）。

所有的图像分析程序必须提供图像显示模式、从资源中（相机或存储器）读取图像以及最后将图像和各种衍生数据保存到存储器中的机制。在现代计算机中，这些功能是GUI（图像用户界面）的一部分，使用者可以真正看见图像及各种图像分析或操作步骤过程中或之后发生的各种改变。

当相机分辨率提高时，常超过许多计算机的显像能力。例如，目前有一种普通的相机，其分辨率为1024×1310，实际上来自这种相机的图像要比许多计算机常见的显示分辨率大，计算机分辨率为800×600。另一种常见的显示分辨率是1024×756。在这些计算机中，显示器上可以显示完整的较大图像。这些可在显像程序范围内实现，通过简单地降低图像分辨率来适合显示器分辨率。因此，实际上所显示的图像并不代表相机捕捉并用于分析的"真实"图像。一些捕捉/显示程序可为使用者提供在实际分辨率时显示该图像的工具，尽管在屏幕上只能看见图像的一部分。这些程序允许使用者滚动图像以看见全部图像。注意：有许多输出设备，如打印机，图像大小实际上可降低，因而与原始图像相比分辨率也降低了。该显示分辨率不同于实际图像分辨率，这就是为什么高分辨率图像不能在显示设备上作为"锐利"模式显示。

对于计算机来说，一幅图像是简单的由单个像素构成的阵列值，认识到这一点是非常重要的。对于8比特的单色图像，这是数码序列，每一数值范围在0至255之间。图像文件存储格式是由每一行像素的数目以及总行数规定的。该信息是文件存储中较重要的信息，它有助于图像的正确显示及分析。使用者通常不需要担心该信息，因为图像软件会小心处理该信息。因为计算机软件认为图像是X轴与Y轴方向的阵列，图像中的任何像素可单独标示，如果其位置在阵列内是已知的。在彩色图像中，实际图像是作为彩色像素序列存储的，如红色、蓝色和绿色。为了提取绿色图像，使用者必须从文件中读取每三个像素。注意图像文件存储的各种不同格式，程序员必须保证在试图提取特殊信息之前验证"比特序列"。

图像分析程序

点程序

大多数形式的显微图像分析是从典型定义为点程序的一类操作开始的。这些程序相对简单,而且是大多数图像操作的基础。点程序作用于图像内单一像素,可在原来基础上调整该像素值。点程序常用于依据原来的数值将每一像素值改成其他值。这样的操作可用于LUT(查阅界面),并且常用于伪彩色操作,将灰度模式图像划分成一些"级别",如0至20之间的所有像素值代表"红色",21至50之间的所有像素值代表"蓝色"等。因为与密度差异相比,人眼比较容易识别色彩差异,点程序更有助于读取灰度模式图像。

点程序用于改变图像的整体强度。假设捕捉了一幅图像,而背景显得太暗。通过对每一像素增加常数,结果使图像变得更亮。(注意:这主要依赖于图像显示所采用的标尺。在这种情况下,假设"0"代表黑色,"255"代表白色。存在与前面所述相反的系统)。在彩色图像单一彩色平面的色彩平衡过程中,点程序常用于设置"透明"或"背景"像素为"白色"。点程序也可用于将一幅图像转换为原始图像的反面图像。在这个过程中,如果从黑色到白色的刻度值是反向的(黑色是255,而不是0),每一像素映射了其代表的数值。除了捕捉图像系统,这对于其他系统进行图像分析是非常有用的。同时对许多中介的图像进行处理也是一项有用的功能,特别是图像可以相互结合在一起。

图像对比伸展是点程序的另一个例子。在对比伸展时(图像均等化),图像灰度值范围扩展了。在许多标本中,实际的图像值覆盖了总体可行灰度值的相对狭小范围。例如,采用富尔根染色法对核制备切片进行DNA染色,由被染色核代表的总灰度值仅占到总的可行灰度值的大约30%。通过对比伸展这些灰度值以覆盖可行值的全部范围(256级),在这样的对比伸展图像中常可观察和(或)测量其他细节。

至今为止,图像分析中最常见的点程序是图像定界。这用于截取一幅图像中某些特别感兴趣的部分,如特殊的染色模式。设定界限的操作非常简单。使用者可选取一种特殊的灰度水平(通常用绘图用户界面中的某些相互作用的工具类型)。然后点程序将比界定值更低的所有像素值设定为"0",所有高于界定值以上的像素值设定为"1"。换句话说,该图像被转换为二进位图像。当这种简单的界定足以满足一些用途时,如在某些水平上测定图像总面积(被分析的图像面积通常为被"染色"的部分),简单的二进位图像更常用于结合原始图像形成一些类型的"装饰"。常见的是将二进位图像和原始图像结合起来,所有"0"或背景像素设定为"0",而所有是"1"的像素保留原始图像的数值。这样的操作可以保留图像中理想的部分,其余的则删除。另一界定步骤常进行反方向界定。该步骤之后,一组"中间"灰度值的目标可以从更亮或更暗的目标中分隔或截取。另一常见的界定点操作是用一种伪彩色或LUT操作将两种界定操作结合起来,并且简单地将一透明的彩色装饰覆盖在理想的目标之上,以使整幅原始图像可见。

面积程序

面积程序用于各组像素,可以从图像中获得信息,或以某种特殊方式改变图像。一般而言,面积程序仅涉及图像的一小部分,在二维矩阵。该矩阵通常由奇数的"行"像素和奇数的"列"像素构成(析积法核心)。在进行面积程序后,矩阵中心的像素可以改变。许多面积程序常被称为"曲线法"。曲线法常以大小为3、5、7或有时更大的矩阵为基础。在面积程序中,曲线矩阵是规定的。曲线矩阵置于图像之上,而矩阵上的每一像素是矩阵内所含数目的乘积。所有相乘的像素值再加起来,其总和用于替代中心像素。然后该矩阵移至下一个像素,并且该过程重复进行(图31.2)。值得注意的是,在实践中,"改变"的像素可用于构建新的图像,因为如果待分析的图像在分析过程中被改变,则曲线操作将会失败。换句话说,曲线法不能改变"原始"图像,但是可以以原始图像为基础创造一个新的修改后的图像(图31.3)。

一般而言,面积程序常被称为空间过滤操作,因为这些程序可获得关于图像中亮度改变率的信息。事实上,这些改变率被许多常见的曲线过滤器所利用。典型的面积程序用于空间过滤,如高通量和低通量过滤器。低通量过滤图像可降低图像对比度。这样的操作常有助于去除图像中不必要的噪音信号。高通量过滤图像可增加图像对比度,常用于提高边缘或其他结

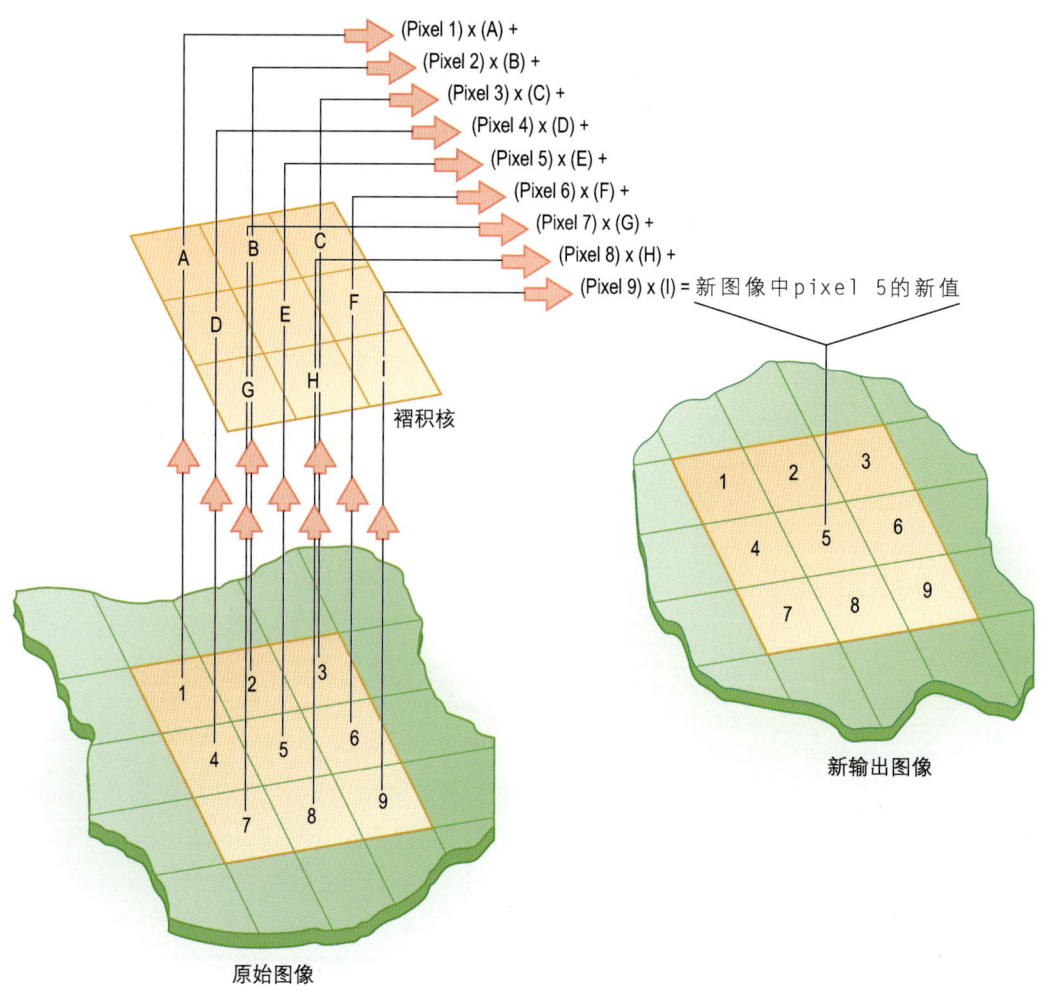

图31.2 析积法运算方式。图表阐释了九种元素的褶积核。

构的可观察性。

一种重要的空间过滤类型是边缘检测。多种曲线矩阵可用于边缘检测。通常，一些类型的边缘检测可用于进行图像内截取，特别是当被截取区域灰度值接近于图像中的其他结构且设定界限比较困难时。

面积程序对于图像分析非常重要，它们是计算密集程序。例如，点程序仅需要观察一次图像中的每一像素，而面积程序，拿最简单的例子来说，对每一像素观察的次数必须是曲线矩阵大小的倍数。对于大小为3×3的曲线矩阵及包含1百万像素的图像，面积程序必须进行9百万像素的操作。对于大小为7×7的矩阵，则需要观察4千9百万像素。实际上操作数目比设定数目要大一些，其数量浩大得令人震惊。因为计算机程序操作需要内存，图像分析需要快速运行的计算机，具有巨大的内存空间。而且，高分辨率全彩色图像需要相当大的空间存储。大小为1024×1310像素的全彩色图像需要几乎4百万比特的存储空间（4 MB）。当然有许多方法可以使图像小一些（图像压缩），大多数这种形式的压缩即为"丢失"，也就是说，压缩时会导致图像信息丢失，而这些信息不能从存储的图像中重新获取。一定的图像存储格式要求以图像数据序列为基础的压缩方式，这种方式使所有的像素均为相同（像大面积的背景）。这种形式的压缩称为行程编码，不会丢失任何图像信息。但是，对于显微镜标本的典型图像，如果存在很少或没有"恒定数值"的区域，行程编码实际上会导致比原始图像还

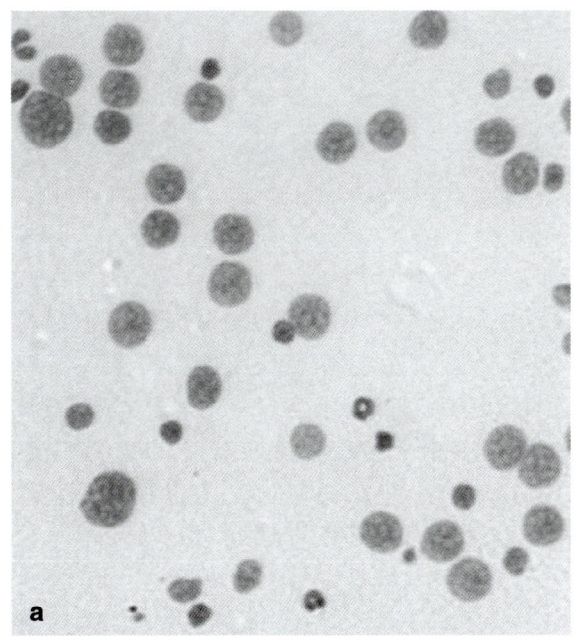
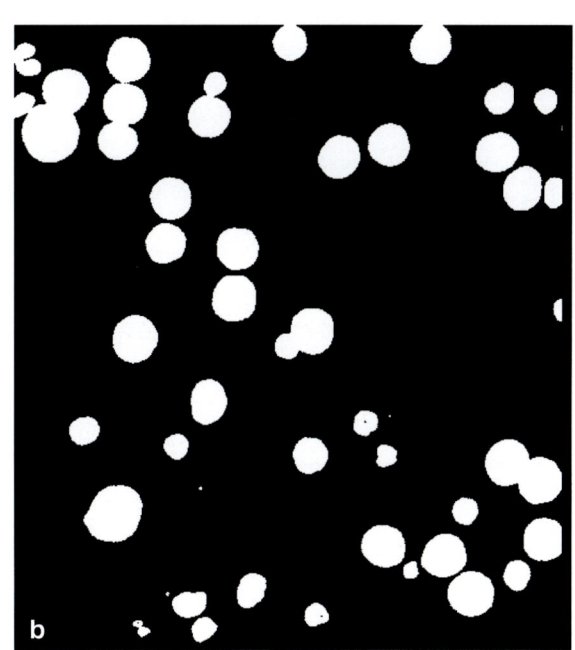
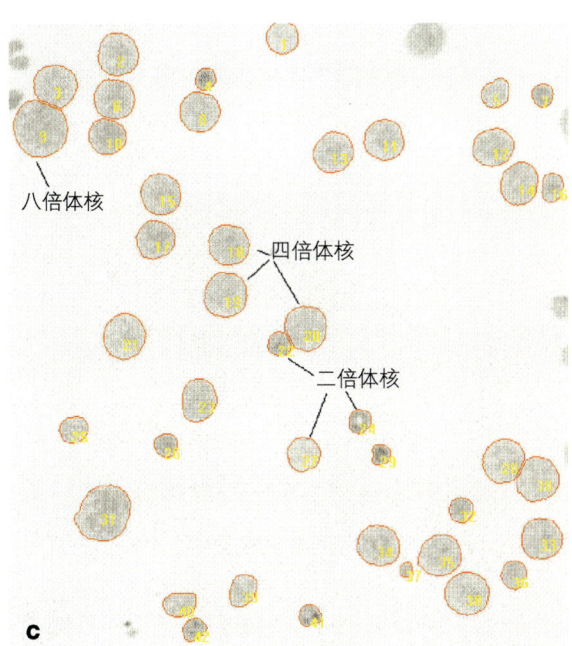

图31.3 分析的图像。(a) 是原始图像，这是福尔根染色法染色的细胞核。(b) 是进行界定操作后的图像，将原始图像转换为二元图像。(c) 是最终图像，在限定目标（细胞核）和分隔相互连着的细胞核之后。该图像的注解增加了。

要大的图像存储大小。在实践操作中，任何计划进一步分析的图像均不能以压缩格式存储，特别是当使用低成本的大容量存储器时。

框架程序

点程序和面积程序都是把图像分解为一系列像素并以特殊方式命名每一个像素。框架程序与之相反，是基于整体图像而操作。框架程序常使用简单的布尔运算（逻辑）进行加、减、乘、除或运用其他方式将两幅图像结合形成第三幅新的"结果"图像。框架操作常用于校正亮度不均匀的显微图像。通过收集和"暂时"保存背景图像（当无标本存在时），然后从标本图像中去除背景图像。这可以有效去除显微镜及照明器的任何固有瑕疵或其他影像衰减元素。相同的操作常用于安全系统，"情景"图像可以间隔收集。从前面的图像中去除"下一副"图像，"情景"中任何变化可以立即识别。常见的框架程序生物学应用是间隔观察细胞培养中的运动。通过在一定时间内持续追踪这些变化，其"踪迹"可以记录并可用于细胞运动之后的图像。框架程序常见于图像分析系统中的许多控制器，可用于合并对原始图像进行不同面积程序操作的结果或界定操作结果，以便评价某一种特殊操作的有效性。

几何程序

几何程序与之前讨论的程序有很大不同，因为它们主要用于重建或校正图像。实际上几何程序是在图像内移动像素，因此可用于校正错误，如几何图形畸变。几何程序可用于旋转图像、变换标尺、平移图像和生成镜面图像。几何程序可被用于从在"真实"大小的图像中插入可以在显示器上显示的图像。几何畸变可能包括这些图像错误，如组织切片失去了正常的形态学结构。在这种情况下，几何程序可以将图像变直或使其恢复为正确的形状。几何程序用于改善标本图像质量，使其"变得好看"，为图像显示或打印设备输出做好准备。除了显示和打印图像之外，几何程序最近才在显微镜图像分析中得到广泛应用。但是随着可从标本不同焦平面收集多个图像的显微镜系统的诞生（共聚焦显微镜），几何程序的应用已变得日益广泛。这些程序可用于排列图像"组件"以重建标本三维模型。

几何程序也可用于创建马赛克图像。马赛克图像是由几个较小的图像创建的。使用电机驱动平台（扫描平台），图像系统可以在载玻片上移动，每一次移动宽度正好是之前图像的宽度，然后收集另外的图像。每一收集的图像可以添加到前一图像上以创建大的马赛克图像。使用合适的软件，这些小图像结合的区域可以非常完美地无缝匹配。这些马赛克图像的创建需要自动聚焦系统，以保证收集的每一图像正确聚焦。研究提示，这些马赛克图像可以保留并代替原始标本，可防止数据丢失，（使用目前的相机）意味着用于创建马赛克图像所需要的分辨率为：最小物镜放大倍数为20倍，最佳为40~60倍。对于大标本，可以创建特别大的图像文件。一些带有虚拟载玻片的显微镜可生成大小为数百兆字节的图像。

图像分析软件

目前有许多市售的图像软件包可应用于PC和Mac个人计算机。这些软件包括如前所述的多种图像分析程序，但是对于特殊类型的程序，很少有标准化命名。使用者选择感兴趣的运算系统工作，并验证系统功能是否良好，常规运算系统的安装启用在不同软件程序之间各不相同。一般而言，这些软件系统是按照显示图像的某一方式而构建的。图像可从摄像机中捕捉，也可来自存储文件。一旦图像可应用，使用者可以通过菜单或工具图标选择。当工具用于图像时，可以立即看到使用结果。多数系统也可提供返回或取消的功能，以避免结果不满意。这样的图像系统是理想的学习工具，使用者需花一些时间熟悉各种新的图像分析系统。

除了市售的软件包以外，还有一些"免费软件"或"共享软件"图像分析包。其中最有名的是NIH Image——采用Mac平台所写，可在全世界范围免费使用。该软件也有为PC平台设计的版本。最近，NIH Image的原作者设计了一种新的图像软件包——ImageJ。该软件是用JAVA语言所写，可以在任何类型的计算机中运行。ImageJ也是免费软件，并且可以持续升级和扩展。

市售图像分析软件包的大多数厂商通过用户群体提供支持，这些用户群体可为解决图像分析问题提供充分的援助。也有一些专业图像分析小组通过因特网进行讨论，这些小组可协助解决专业的图像分析问题。因特网也是图像的丰富来源，可以获得一些组织学及病理学图像。注意：目前大多数图像是JPEG图像格式。JPEG格式是用于多数因特网图像的文件存储格式，也是一种压缩图像格式（压缩是以不连续余弦转换形式为基础）。这种压缩是"丢失"形式的压缩，意味着图像数据在压缩过程中会丢失且不能恢复。对于某些类型的图像分析来说，这是关键的问题，但是对于简单浏览图像来说，并不是必需的问题。JPEG图像的新格式是JPEG 2000。这种压缩使用的是微波转换，可以产生更好的视觉效果。但是，这仍然是一种"丢失"的压缩格式，因此对于多数类型图像分析并不适合。

标本分析

大多数显微镜图像分析的目的是生成可以描述标本某一方面的数值数据。如果标本中某些特殊成分进行了染色，而且染料与成分相互作用的机制已经明确，那么就有可能使用光测技术生成与标本中成分实际含量相当的数值。通常，标本中往往存在不止一个感兴趣区域。在细胞核染色标本中，单个图像可以存在几百个细胞核。在这种情况下，分析的第一步是从标本剩余部分中截取感兴趣的目标（细胞核）。如果只有细胞核被染色，最有可能的是使用简单的界定操作完成分析。在细胞核被截取定位之后，我们会发现一些细胞核相互连在一起。在这种情况下，需要使用其他图像操作（特殊面积程序）把这些连着的目标分隔开（见图31.3）。在一些时候使用相互作用工具更为便利，在相互连着的目标之间简单地画一条线就可以将其分隔开。

以上描述阐明了一个与图像分析相关的感兴趣的热点。在许多例子中，一种特殊的操作可以以完全自动的方式进行，也可以以手动的方式使用某一工具获得相同的结果。决定使用哪一种方法主要依赖于待分析标本的复杂性、硬件和所用软件的运行速度以及结果的可靠性。尽管很难否认现代图像分析程序的能力，有时简单使用手工操作会节省更多时间而节约分析时间。一旦目标被截取，就可以收集每一目标的数据。通常可行的测量包括如整合光密度（吸光度）、大小（面积）、周长、形状和其他多种关于目标中所含像素亮度变化的测量等特征。许多图像分析程序可提供活动工具来对图像中的各部分进行直接测量。这些工具通常可以在已显示的图像中简单画线，并且使线条长度以系统校准单位显示（通常是微米）。收集的数据可以保存、统计分析和以图表显示。许多程序可以直接以与常见分析工具如表格程序兼容的格式输出数据。

对于彩色图像，通常选择特殊的彩色平面进行分析，可以为感兴趣的目标提供最大对比度。例如，某一标本进行了针对细胞核的一些特征的免疫染色。常见的例子是增殖标记物，如Ki-67（MIB-1）。这样的染色通常会导致标本具有一些阳性染色的细胞核和许多未被染色的细胞核。没有染色的细胞核可使用一种对比色进行复染。这样的标本的分析目的是确定标本中增殖细胞核的百分数。为了获得这个结果，我们需要确定标本中细胞核的总数，然后再确定阳性染色的细胞核数。

在捕捉彩色图像之后，我们选择阳性染色细胞核中具有最大对比度的彩色平面。对于使用二氨基联苯（DAB）染色的标本，阳性细胞核是棕黄色的。这些细胞核在绿色或蓝色平面中具有较高的对比度。如果复染的细胞核是蓝色，那么在蓝色平面观察这些复染的细胞核则对比度很低。通过使用一种简单的界定操作，阳性细胞核可以从标本的剩余部分截取。单独从截取的二进位图像中我们可以获得标本阳性细胞核的总面积。而转换到红色平面，我们就可以观察到高对比度的复染细胞核。不幸的是，我们也能在红色平面上看见DAB染色，并且其密度与蓝色复染细胞核非常接近。因为我们已经知道DAB染色阳性的细胞核的位置，根据第一次分析结果，我们可以简单使用框架程序从复染图像中去除阳性细胞核。结果是生成仅包括复染细胞核的图像以及DAB染色细胞核留下的"空洞"。然后我们界定复染细胞核，以获得未被特异性增殖标记物染色的细胞核面积，再以阳性染色面积除以总面积，最后获得需要的测量结果，即标本阳性染色百分数。

在以上例子中，需要进行一些图像操作。实际上，多数图像分析程序可以提供各种各样的工具，用于改变图像。这就带来了一个问题，即在图像数据收集时可以允许几次操作。答案依据分析目的而定。当分析目的是测量标本的某些空间性质时，如大小或形状，这时各种各样的图像工具可用于增加从标本中截取感兴趣目标的能力。值得注意的是，图像操作不应改变测量的性质。在光度测定时，必须避免所有增强图像的操作。图像增强包括可导致在最后测量结果中任一像素值发生改变的任何操作。

通常假设并说明图像分析可用于确定标本中存在的特殊物质含量（光度测定），假如某种染色能识别感兴趣物质。这是一种过于简单化的说法。一些特异的要求必须符合该条件以保证结果的真实性。首先，染色必须与感兴趣物质具有明确的关系。标本中包含该物质的目标必须具备完整性。换句话说，如果感兴趣的物质限于细胞核，那么标本必须具有完整的细胞核。在实际应用中，这意味着检测者必须提供具有完整细胞核的标本。因此切片制备必须是印片或细胞学制片，而不是切片。切片的使用可以使光度测定复杂化。一般而言，切片中无完整的目标（光镜分辨率）。从根本上说，所有细胞和大多数细胞组分，如细胞核，均被切割。因此实际上没有方法能测量它们的总含量，因为部分内容物丢失了。另一种复杂的因素是：许多组织结构中每一切片含有相互重叠的细胞结构。采用大多数固定和染色方法都不能使细胞边界十分清楚。观察者不能说出光透射的厚度是多少，是因为细胞在切片"顶端"或"底部"。

切片可用于测量标本每一单位体积中的一般浓度。假设染色效果非常好，观察者可以设定已知大小的区域，并且对标本中多个这样的已知区域进行取样（实际上是一种体积，假设切片厚度恒定）。为了使该方法获得成功，观察者必须保证被测量区域不含有其他非染色结构，例如细胞核碎片，如果被测量物质是定位于细胞质的话。虽然该方法可以产生数值结果，但是并不能假设这些结果是精确的。这样的分析比较适合于被描述为半定量，而不是真正的定量，但是与对显微镜切片主观评价相比，这种分析更为准确并具有可重复性。

图像分析可用于提供显微镜标本许多细节的数量评估。例如上皮层的厚度，或上皮肿瘤穿透浸入被其覆盖的组织的深度。这样的评估是距离的简单测量，但是在执行该操作时有利于保证恒定的真实可信度区间。

当需要测量许多目标时，或者当测量必须限制在特殊定位时，图像分析也可用于执行重复的测量。例如神经纤维周围髓鞘的厚度测量。对于神经横截面区域，多数有髓神经纤维成微小角度被切割，而不是真正的横截面。通过测量合成椭圆形的长轴及短轴，髓鞘测量即可限制在椭圆形的短轴，从而保证对真正髓鞘厚度的测量。

当需要在一个标本上进行多种测量时，多数图像分析软件可以创建"方案"或"宏定义"。这只是图像分析步骤的简单接续，可以自动操作，也可以对感兴趣的目标手动操作。被定义的方案的明显优势在于：每次执行一种特殊的测量均能保证以相同方式进行。这些方案也可保证数据以相同的方式精确收集，而不管操作者是谁。本书描述的一般例子只是对图像分析方法的简单介绍。图像的许多性质可以存档。对于绝大多数显微镜标本来说，采用适宜的标本制备方法，以组织学和细胞学为基础进行主观分析，最终可对细胞和组织的特定特征产生精确而恒定的性状描述。目前许多工具可以为这些评估提供框架分析，但是基于这些描述的实际数据尚不能收集。

除了实际图像数据外，数据的阐释和展示也是一门发展的科学。当额外的参数为某种特殊类型的标本而定义时，人们面对的是变量数目明显增加。多参数数据分析的复杂性远远超出了本章的范围，但一直是充满活力和进步的研究领域。

针对图像分析的标本制备

细胞和组织制备的学科发展良好，本章内容即可证明。多年来，这些技术一直在不断完善，并且一直是为技术熟练的显微镜工作者进行主观评价而设计。同时，能够优化人眼辨别形态学和色彩能力的染色方法也得到发展。不幸的是，用于图像分析的相机不能模仿人眼（通过相机观察切片）。这意味着常规病理学一般染色方案不能获得图像分析最佳结果。最常见的病理学染色是苏木素和伊红染色（HE染色）。受过显微镜诊断训练的工作者是直接对这种染色切片作出判读。但是，这种染色切片对于图像分析非常困难。如果我们使用的是单色摄像机，则所有颜色均要转换成灰色阴影，问题显而易见，HE染色标本作为灰度模式目标进行观察时（类似于黑白照片），缺乏观察者通过显微镜观察全彩色目标时所需的清晰度和透明度。光镜图像依赖用于标本染色的染料吸光度。眼睛容易区分苏木素蓝紫色和伊红红色的差异，而在灰度模式图像中，这两种颜色的差别很小。缺乏区别的基础是：苏木素和伊红的吸光度曲线在可视光谱相当大的范围内相互重叠（图31.4）。吸光度重叠导致灰度阴影变化缓慢，而不是苏木素蓝紫色和伊红红色之间急剧转变。该问题对于图像分析来说并无新意，是已困扰显微摄影学术领域多年的问题。对于黑白摄影，人们可通过简单地使用其他酸性染料代替伊红来改善HE染色的标本外观，前者与苏木素的吸光度曲线没有较大范围的重叠。

HE染色的例子说明：适合人眼观察的最佳标本制备与图像分析的标本制备之间存在差异。回顾染色目的是为了观察者能够观察到细胞或组织标本中的细节。因为用于图像分析的数码相机不同于人眼，进行

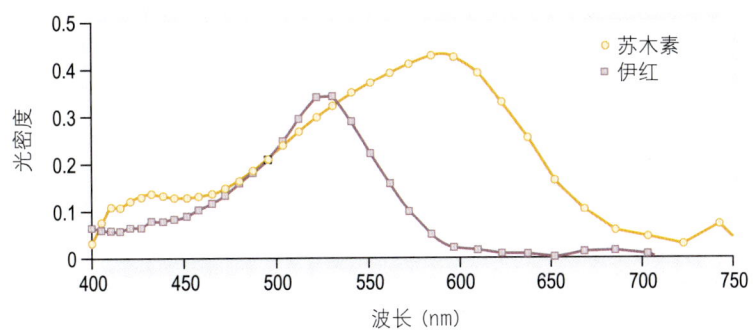

图31.4 苏木素和伊红的吸光度曲线，结果来自对染色切片的测量。这两条曲线之间有很大程度的相互重叠。

图像分析的标本需要对传统染色方法进行调整。对于使用单色（黑白）相机进行分析的标本，染色步骤必须优化以使相机能够检测到标本的不同部分。由于基本上所有图像分析一开始就是将图像的某些部分与其他部分分隔开，因此其染色方法不应联合使用产生任何吸光度重叠的染料。另外各种染色成分的密度存在明显差异也是必需的，这样形成的"灰度"具有明显不同。记住，对于单色——即彩色消失，与涉及的相机有关。病理工作者应根据所进行的图像分析类型谨慎选择标本制备方法。谨慎选择制备（染色）方法可以明显提高标本图像分析的速度和正确性。

测定标本特殊成分的大小或面积是图像分析的一项常规任务，在许多例子中这项分析任务可以通过使用单一染色而不是联合染色来简化。如果一种方法可用于特异性地检测感兴趣的细胞或组织成分，那么许多组织化学染色都符合该标准，是图像分析的非常好的选择。当为了观察标本的非染色部分而需要提供一些对比染色时，可以进行复染。适宜的复染方法应包括光谱重叠和一般密度的复染。在许多例子中，复染仅仅是轻微染色以提供简单对比。当讨论图像分析染色选择时，应该提到，对于单色分析观察者，通过改变显微镜照明灯的颜色常可有效提高标本内不同成分的辨别，只要在光学路径中增加色彩滤光器就可以做到。当需要的成分被蓝色染料染色时，使用红色滤光器就可以极大促进检测染色成分的能力。对于那些被品红染成红色的目标，绿色滤光器非常有帮助。当标本被联合染料染色时，滤光器通常可以提高为选择感兴趣成分而截取单色图像的能力。

如有关显微镜光度测定的讨论所述，在染色标本中做到准确测量某种物质的浓度，需要以下条件：

a. 染料与感兴趣成分之间的化学计算关系
b. 吸收性染料
c. 完整的目标而不是被切割的目标（除非仅仅是简单测量以确定每一单位体积的浓度）。

当许多染色方案使用真正吸收性发色团作为染料时，有一些常用染料并不是真正的吸收性物质。二氨基联苯（DAB）——常作为过氧化物酶底物用于免疫化学染色，并不是真正的吸收性染料。DAB染色可导致微粒在标本中沉淀，微粒浓度形成吸收性染色外观（肉眼观察时）。但是，在反射或入射光照射观察时，DAB是真实的微粒且是光线的有效散射体。当DAB微粒浓度增加时（深染），颗粒数目增加且光量也散在增加。当DAB密度增加时，散在的光不能被显微镜物镜捕捉，并且被观察的染色密度（采用图像分析系统测量）可以变成非线性的。光散射也受到DAB颗粒大小的影响，各种来源的DAB颗粒大小并不一致。因此，当细胞或组织成分达到需要的浓度时，DAB并不是必须使用的染色方法。免疫染色中其他过氧化物酶色原是真正的吸收性染料，也是更适合的选择。但是，如果分析结果仅仅是测量标本中的染色面积，DAB染色还是有其用处的。

定量分析染色方法学的重要方面是标准化。之前提到，相机比人眼更具敏感性。人眼可识别的密度等级为30，当使用可识别256级（8比特）或4096级（12比特）的图像分析系统测量标本时，对于人类观察者不能察觉的某种特定制备方案的变化,这可成为重要的错误根源。实际上,对于许多类型的分析,该过程的每一步骤必须严格控制,从标本收集和固定开始。如果感兴趣的成分会随着时间的延长而降解,那么固定之前的时间必须控制。固定时间长短也必须精确设定,因为对于多数固定剂而言,接触时间改变会改变最后染色与标本的结合。如果标本显示任何边缘效应,也就是说,与中心部分相比,标本的周边部分染色变深或变浅,测量必须与周边部分保持一定距离。对于标本的固定,应该使用特殊染色方案,普通固定剂可以导致不同的结果。对于定量研究,应该强调,研究中包含的所有标本必须使用同一种固定液固定。

对于定量工作来说,常规用于肉眼观察的染色方案可能存在问题。另外,与人眼相比,这也与图像检测软件日益增加的敏感性有关。随着标本暴露于特定的染色步骤的时间缩短,将载玻片插入或从染色溶液中取出所需的时间长短所导致的误差可能成为重要的误差来源。换句话说,如果某一特定染色步骤的需要时间仅为1分钟,10秒钟的改变则可能几乎占到染色时间的20%。为了减少短暂染色时间引起的潜在误差,应该对染色方法进行调整,可通过降低染色浓度而延长染色时间。作为一般指导,如果染色时间短于10分钟,则应通过降低染色浓度将染色时间延长到30分钟至1小时。该策略可以有效控制标本进入或从染色溶液中取出所需时间引起的误差。对于需要分化的染色,常通过一系列浸入操作并由经验丰富的技术员控制分化过程来控制。通过改变分化溶液的浓度来延长分化步骤到一定时间——最好能长到足以消除短时间效应——可优化分化类型。染色结果除了受在实际染色溶液中的时间影响外,也受到各种脱水步骤的影响。染色方案的每一步都进行标准化,包括脱蜡、水化、染色、分化、脱水、透明和封片,将能极大程度地提高使用图像分析系统观察分析标本差异性的能力。

免疫染色定量在已发表论文中常有报道。免疫染色标本可借助于形态测定方法进行测量,而光度测定技术仅能用于所用色原为真正吸光性染料时,因此二氨基联苯不适用于光度测定研究。免疫染色标准化富有极度挑战性,因为多数染色方案至少涉及两个阶段的倍增步骤,而这些步骤不能对染色程度进行任意控制。为了使用于光度测定分析的免疫染色方案标准化,病理工作者应该提供控制染色过程中各种倍增步骤的标准。虽然这些标准可以建立,但是并不能商品化应用,并且极少有使用何种控制标准的文献报道。

有学者提到,对于说明测量某种存在的物质的总量的研究,在于载玻片上是否存在含有物质的完整目标。对于许多细胞物质,这意味着需要应用整个细胞,如来自组织培养。另一个策略是:简单将组织分解,选择完整细胞用于分析。经过切割的物质可用于许多图像分析任务,但是通常不适用于测量指定细胞或组织成分中所存在物质的总量。一个可能的例外是细胞核成分的测量。但是,对于测量细胞核,操作者必须确定切片中包括完整的细胞核,也就是说,从顶端或底端平面未经切割的细胞核。存在的困难是:在多数固定和被切割物质中,细胞核直径平均大约为7μm。因为大多数实验室一般操作是切片厚度低于5μm,所以标本中的所有细胞核都会被切割。解决该问题的可能方法是切取更厚的切片,这可能会保留一些完整的细胞核。而另一个问题是:切片从顶端到底端存在细胞核相互重叠的现象。

形态测定法,或对细胞或组织组分的大小及排列进行测量,可以在切片上操作。这些研究也必须小心控制,因为在切片中总是存在一些指定目标形状"模式"。例如,假设切片上存在一个完美的圆形球体,如果测量的是球体的总面积,那么观察者在切片通过球体时将获得不同的数值。结果是一系列测量,只有一次操作可以获得真正的球体直径。任何在切片上执行的测量必须考虑通过切割球体状目标的数值扩展范围。显然,一些目标可以具有非球体形状,当完成一项测量操作时必须考虑到这一特殊的几何性质。

当对显微镜观察切片进行测量时,还存在其他误差来源。必须了解生物学结构,而且应考虑不同制备方法对结构的影响。在已定向的组织中,对线性结构,观察者应该考虑不同的皱缩度。在许多例子中,皱缩对于角度的影响比线性形态学更为严重,特别是当线性形态学性质表现为纤维化时。差异皱缩的典型例子可见于骨骼肌,其纤维直径皱缩要超过纤维长度(由于长度,测量纤维长度通常比较困难)。切割作用也可诱导形态学改变,切片压缩可以影响标本的真正形态学。当怀疑存在压缩性人工假象时,标本中应包括标准样品以评估压缩程度。一种可应用的标准样品是球状乳胶颗粒,可以随着标本被切割。观察者也可使用内在标准样品，利用组织中已知形状的组织结构成分评估由于制备过程导致的变化程度。几何学也可用于提供关于组织成分被切割的角度信息。当沿着长轴正确角度切割时，小管状或杆状成分可呈现非常完美的圆形，但是当以某种角度切割时，则呈现为椭圆形。在本例中，当感兴趣的为目标直径时，椭圆形小轴（较短）可提供对目标真正大小的最佳评价。

在定量图像分析研究中应设置"标准样品"或对照目标。目前发展了许多用于构建人工标准样品的技术，但是在许多时候可以使用标准的生物样品。对许多核DNA内容物的研究可使用含有已知DNA含量的细胞群。以前使用的一般细胞类型是精子以及各种两栖动物、鱼类和鸟类的有核红细胞。对于其他细胞组分，常见的对照物是来自组织培养的已明确的细胞系。在限定条件下，这些类型的细胞可以准确特征化，并且因为其生长条件，需要以提供合理的比较稳定的对照物的方式来获得。必须理解的是，这些对照物均为生物性质，随着时间会改变。因此任何使用这种生物学对照的分析过程必须监测对照物本身是否随时间发生潜在变化。

多光谱图像分析

多光谱图像分析是一种新兴的图像分析技术。该技术可在许多特定的光波波长中获得图像。例如，一种分析方法可在400nm（蓝色）至600nm（红色）波长范围内收集10~30幅图像。每一次选择的波长均为窄谱，其方法类似于化学光谱学方法。结果是图像组件，由在不连续波长中收集的图像构成。当标本内每一种成分（染色）的吸收曲线为已知时，多光谱图像组件可用于准确确定图像中每一种染色的精确定位。当标本中包括混合染色区域且人眼不能区分单种染色时，这种方法特别有用。联合免疫组化染色就是其中的例子，其中一种一抗可以染成棕黄色，而另一种可以染成红色。人眼并不能轻易区分这两种染色区域。通过"重复着色"或对这些图像进行具有较高对比度的假着色，这两种图像可以合并成一个易于评价的图像。通过显示系统生成色彩的方式，观察者也可使用"特技"，即使用"红色"和"绿色"的假彩色。当这两种假彩色图像在显示时合并在一起时，含有"红色"和"绿色"两种颜色的区域可呈现黄色。这显然对于主观评价标记共定位的双染色标本非常有用。使用图像逻辑操作，观察者也可以建立仅显示共定位染色的第三种图像。

多光谱图像需要特殊硬件在特定波长收集"图像组件"以及可以在图像中获取单一光谱信息的软件。有多种设备可用于收集多光谱图像，在单色传感器之前具有滤光器轮的相机、具有电子可切换滤光器的相机以及使用切换光源而产生窄谱光的系统均属于此类设备。由于多光谱图像分析的硬件和软件的快速进展，对该技术研究感兴趣的学者可检索最新的文献。

致谢

John Anderson参编写了本书第2版中本章的原始内容。他和James Lowe一起更新了第3版的有关内容，Trevor Gray参编了第4版本章的内容。在此，我们为他们作出的贡献表示感谢。图31.4的资料由Dr George McNamara提供。

参考文献

DeHoff R.T., Rhines F.N. (1968) Quantitative microscopy. New York: McGraw-Hill.
Elias H., Hyde D.M. (1983) A guide to practical stereology. Basel: Karger.
Elias H., Pauly J.E., Burns E.R. (1978) Histology and human microanatomy. New York: John Wiley, Appendix II.
Piller H. (1977) Microscope photometry. Berlin: Springer.
Shotton D. (1993) Electronic light microscopy. New York: Wiley-Liss.
Underwood E.E. (1970) Quantitative stereology. Reading, MA: Addison-Wesley.
Weibel E.R. (1979) Stereological methods: practical methods for biological morphometry. New York: Academic Press, Vol. 1.
Weibel E.R. (1980) Stereological methods: theoretical foundations. New York: Academic Press, Vol. 2.
Weibel E.R. (1990) Morphometry: stereological theory and practical methods. In: Gil J., ed. Models of lung disease: microscopy and structural methods. New York: Marcel Dekker, pp. 199–247.
Wied G.L. (1966) Introduction to quantitative cytochemistry. New York: Academic Press.
Wied G.L., Bahr G.F. (1970) Introduction to quantitative cytochemistry: II. New York: Academic Press.

拓展阅读文献

Baak J.P.A. (1991) Quantitative pathology in cancer diagnosis and prognosis. Berlin: Springer.
Baxes G.A. (1994) Digital image processing. New York: John Wiley.

Castleman K.R. (1995) Digital image processing. Englewood Cliffs, NJ: Prentice Hall.

Crane R. (1997) A simplified approach to image processing. Upper Saddle River, NJ: Prentice Hall.

Gu J. (1997) Analytical morphology: theory, applications and protocols. Boston: Eaton.

Jahne B. (1997) Digital image processing, 4th edn. Berlin: Springer.

Jahne B. (1997) Image processing for scientific applications. Boca Raton: CRC Press.

Klette R., Zamperoni P. (1996) Handbook of image processing operators. New York: John Wiley.

Marchevsky A.M., Bartels P.H. (1994) Image analysis: a primer for pathologists. New York: Raven Press.

Parker J.R. (1997) Algorithms for image processing and computer vision. New York: John Wiley.

Rosenfeld A., Kak A.C. (1982) Digital picture processing. New York: Academic Press, Vols 1 and 2.

Russ J.C. (1995) The image processing handbook. Boca Raton: CRC Press.

Watkins C., Sadun A., Marenka S. (1993) Modern image processing: warping, morphing and classical techniques. New York: Academic Press.

Weeks A.R. (1996) Fundamentals of electronic image processing. New York: SPIE Press/IEEE Press.

Wootton R., Springall D.R., Polak J.M. (1995) Image analysis in histology. Cambridge: Cambridge University Press.

32

人体工程学

Janet I. Minshew 著

欧阳斌燊 译　路名芝 校

引言

近年来，在组织学实验室中发生了许多能直接影响人体工程学的变化。由于每个人的工作量都显著增加，需要工作人员延长工作周期、提高工作效率而缩短休息时间。由于管理机构的依从问题、周转时间缩短、需要维持工作高质量和减少错误发生，工作环境的压力日益加剧。技术的发展不单增加了计算机数据输入量，也使得我们要不断将新的设备挤入已经拥挤不堪的工作场所。另外，实验室工作人员的平均年龄在不断增长，这会使他们的身体状况受到直接影响（如身高、视力、体力和耐受力）而使情况变得更糟。在诸多设施中唯一不变的是工作空间的设计。很多旧的工作室在设计方面缺乏足够的远见和灵活性，满足不了越来越多的工作人员以及当今的设备。

与组织学实验室的工作和正常生活方式相关的各种肢体运动是导致工作相关性骨骼肌肉疾病报道的成因。这些疾病包括腕关节综合征、肌腱炎和腱鞘炎。而作为职业相关性损伤，其他症状如慢性疼痛、麻木和头痛等却经常被忽视。

实验室工作人员应意识到不良工作环境对其身心健康的危害，并且应当与雇主一起制定人体工程学计划，内容应包括确定人体工程学风险因素、寻求解决之道、达成不断促使工作环境积极变化的共识。一项深思熟虑并贯穿实施的计划能有效减少人们的痛苦并大大降低因工伤或职业病导致的开支。

人体工程学

人体工程学是一门研究人的活动能力、局限性以及与设计相关的其他特性的人体科学。它遵循一个简单的原则：使工作任务和环境适合于从事工作的个人而不超出其能力范围或不忽视其局限性。

人体工程学研究

人体工程学家基于以下原则对工作场所、设计工具、仪器、任务和环境的安全性、舒适性以及人体有效利用进行评估。在组织学实验室中，人体工程学研究的内容包括工作习惯、姿势、左右手偏好、仪器设备的放置和使用、工作台高度、座位、照明、噪音水平、温度和震动，但不完全限于这些。

人体测量学

人体测量学（anthropometrics）——anthro（人）metric（测量）——是一项关于人体外形尺寸、形态、重量和强度的科学研究，通过对工作人员的研究，可为工作环境的设计提供依据，使其具有适应性、舒适性和安全性。它的研究内容还包括性别、种族的差异以及某些生理缺陷引起骨骼结构、体重分布、肢体长度和体态方面的改变。这些改变可导致工作者在同一工作环境执行相同工作任务时难以分享和体验相同的舒适度。

生物力学

生物力学（生命-机械）应用了力学和物理学原理，对人体运动力量、产生耐受性、能力最大限度以及个人安全健康保障进行研究。生物力学风险因素包括接触暴力、不良姿势、重复运动和震动。这些风险因素可根据频率、重复程度、负载循环和接触周期进一步特征化。有关生物力学方面的考虑对组织学尤其有用，因为几乎所有任务都具有重复性，并且大多数任务都需要花费力气以及以不良姿势执行。当选择设备与工具和确认自动化需求时，风险因素信息显得尤为重要。

情景分析

情景分析主要从心理、社会和生理方面研究工作任务环境。心理和社会因素包括工作如何组织和执行（如每班次总时间、工作延长时间、工作速度和不间断工作周期时长）。这些分析也包括培训质量、身体状况和认知或情绪压力，例如工作需求、安全性和员工满意度。工作者压力过大、筋疲力尽或情绪不愉快会导致更多错误并引起更多意外事故和伤害发生。

预防措施

预防措施包括明确并执行正确的动作和活动，以替代那些具有损害性的动作和活动。对工作者来说，这些负性因素也许并不明显，但是在关节处于极端角度的位置进行工作而使身体承受更多生物力学压力，或在进行高频率重复动作时没有给予充分休息及愈合时间时，通常涉及这些因素。

生物力学风险因素

力度

力度定义为执行一项任务所需要的肌肉作用力大小。通常情况下，风险程度随着力度增加而增高且在所有涉及的风险因素中占到一定比例。其中一个例子就是握取某一物体，这是一种姿势与力度的结合。损伤风险受到手和物体大小以及在握取物体时所用力量的影响。例如，捏取物体（拇指和其他手指）比抓取物体（手掌）需要使用更大的肌肉力量，导致损伤的可能性大大增加。

工作者往往可能忽略完成任务所需要的力度，尤其是当该任务每天都要重复进行时。组织学中一些典型例子包括：打开标本器皿和蜡块盒，进行移液。使用高强度力度常与导致肌肉骨骼疾病相关，其部位包括前臂/腕关节/手、肩膀/颈部以及后背。人体某一部位所需施展的肌肉力度应由最合适的肌群来提供。

重复性

组织学实验室中重复性的工作任务包括：计算机数据录入、手工操作蜡块盒、贴标签、包埋、切片、冰冻切片、染色和封片。这些任务需要使用相同的肌肉、肌腱和关节重复执行相同的动作。执行极短工作循环（30秒或更短）的重复性动作占到工作日的50%以上，被认为具有极高度的风险。过度操作会造成肌肉紧绷、周围组织炎症和神经压迫或"内陷"。

不良工作姿势

在生理活动中姿势决定了使用何种肌群。为了完成一项工作任务，工作者常处于不正确、不舒适或不平衡的姿势。在组织学实验室，最常见的不良姿势包括重复性或延长性伸展、弯曲、扭曲、抓取物体或长时间保持坐姿。为了避免受伤，最好周期性轮换工作任务或在久坐后站起来走一走。每20~30分钟应当短暂休息一下（15秒到几分钟），使肌肉得到放松和促进血液循环。也许这看起来有点过于频繁，但是这种方法确实可提高工作效率，因为身体可以保持稳定节奏，不会因感到疲倦而使工作效率下降，可以使身体维持持续的活力。

在工作中身体保持自然姿势十分重要，即在接近动作范围的中点位置使肌肉围绕关节活动，这样能保持动作平衡并使肌肉放松。姿势越偏离中点位置，受伤的可能性越大。

与损伤相关的部位

腕关节

腕关节受伤源于反复上下弯曲（屈曲/伸展）以及内外弯曲（尺侧偏移/桡侧偏移）。为了维持中立姿势，腕关节必须伸直，但手掌可以向内、朝向身体或向下。

肩膀/手臂

肩膀损伤通常由向外侧伸展或向上抬举上臂超过

肩膀水平所致（外展/内收）。在工作时突然沉肩或肘部向身体外侧伸展也可造成肩部损伤。

颈部（颈椎）

颈部支撑着头部，当头部向后倾斜、脖子向前伸或向一侧弯曲（将话筒置于肩膀上）时均可迅速导致颈部疲劳。

腰背部

当过度弯曲或扭腰时，尤其在抬举重物或突然移动时，容易造成腰背部损伤。不论是站还是坐，保持脊柱自然的"S曲线"有利于保护腰背部。

震动

两种不同类型的震动可导致损伤：全身震动和手-臂震动。手-臂震动不太常见，但在一些实验室中使用手持式机械工具可能产生这种震动。

肌肉骨骼疾病

肌肉骨骼疾病（MSD）有时可与人体工程学相互混淆，但是MSD实际上是一种问题，而人体工程学正是解决该问题的方法。它们并非新鲜事物，最早报道于1713年。

MSD以多种形式发生在各种不同的身体部位，涉及椎间盘、软骨、肌腱、腱鞘、肌肉、关节、血管和神经损伤。这些损伤通常不是由某一急性事件引起，而是逐渐的或慢性演变的结果，来源于生物力学风险因素，如长期不断重复的、用力的或不良的动作。

MSD通常不单是由工作活动引起。人体无法区分工作性和非工作性动作，压力积少成多。非工作性活动亦能引起MSD，包括娱乐性体育运动（高尔夫、网球）、爱好（缝纫、园艺）、开车，甚至是睡觉时手臂摆放的姿势。MSD与维生素B6缺乏、甲状腺疾病、肥胖、糖尿病、风湿性关节炎、陈旧创伤以及由遗传决定或对压力源产生应激反应的易感体质有关。女性患MSD的概率是男性的3倍，很可能是随着女性避孕药的使用、怀孕及更年期，其荷尔蒙分泌水平发生变化所致。

MSD所造成的花费可直接或间接增加运行成本。其直接成本包括医药费用和增加的职工补助。间接成本就更高了，包括职员缺勤、人员流失和重复培训。当职员得到治疗、症状消除时，成本即随之下降。一旦忽视问题，治疗就会拖延更长时间，花费更多，最终还会可能导致疾病无法治愈。

MSD类型

下面简单介绍组织学实验室工作人员发生的一些常见MSD。

与肌肉相关的疾病

工作人员的生理需求可以是静态的也可以是动态的。静态工作是指员工在相对固定的环境下从事长时间的工作，而动态工作则涉及相当程度的活动。与组织学相关的是：一个工作人员长时间保持坐姿且手肘弯曲，手臂远离身体（静态），但手腕和手指不停地工作（动态）。

在长时间的静态工作中，肌肉保持收缩状态，身体难以向受压组织提供充足的氧气和代谢物，也不能有效将废物运走。在从事动态工作时，肌肉需要更多的氧气和代谢物，但只要最大负荷控制在合理水平，身体反应就会表现为心率和呼吸加快而可有效地将营养运送到肌肉并将废物运走。一旦身体无法满足肌肉的需求，就会出现身体局部疲劳，表现为疲倦和肌肉疼痛。改换姿势，寻找支撑，让疲劳的肢体放松，改换动作，短暂休息或短时更换不同的活动，都有助于消除疲劳。

通常情况下，工作人员所发挥的肌肉效能不能超过其最大水平的50%。工作人员的身体耐受水平通常取决于他们能安全工作的时间长短。没有两个人是一样的，每个工作人员都会因为种种原因而在耐受方面发生各种改变。

与肌腱相关的疾病

腱鞘囊肿

腱鞘囊肿发生在肌腱、腱鞘或关节腔内滑膜，是由于腕关节过度运动而造成磨损和撕裂的表现。

肌腱炎

重复性动作、不良姿势、外伤、炎症性疾病、由于老化而失去弹力造成的磨损和撕裂都易导致肌腱炎。在组织学上，肌腱损伤多由于电脑数据录入、手工包埋、封片和组织切片引起。

腱鞘炎

腱鞘炎是指腱鞘发生炎症。

DeQuervain病多发于手腕和拇指肌腱周围的鞘膜。当移动拇指或做扭曲动作时便会感到疼痛。DeQuervain病起因于重复捏握动作（使用镊子）、拇指过度用力（打开蜡块盒）、类风湿关节炎或瘢痕组织。

腱鞘发生炎症可导致扳机指（屈肌腱鞘炎）而被迫保持弯曲的姿势。频繁抓取物品（手工染色）就是一种诱因。

肩部肌腱炎

肩部肌腱疾病常见于从事高重复动作且需要明显用力的工作人员（手动切片）、采用不良姿势（突然沉肩）的工作人员或需要高举手臂或手肘外张等不良姿势进行工作的人员（人工包埋）。

前臂和手肘部位肌腱炎

组织学工作人员最常见的前臂肌腱炎发生于肘部，可延至前臂运动肌肉。与该疾病相关的特殊运动包括同时旋转前臂和弯曲手腕（切片），如用力抓取物体伴随前臂向内或向外的动作（人工染色或包埋）。

与神经相关的疾病

腕管综合征（CTS）

腕关节和手指过度上下运动（计算机数据录入和人工封片）可导致对正中神经的刺激。正中神经通过腕管将信号从大脑传至手臂、拇指、食指、中指和半个无名指。该神经受压可导致麻木、刺痛和酸痛，甚至发展成剧烈疼痛。

尺神经损伤

尺神经调控半个无名指、小指、手掌的小肌群和拇指屈肌的感觉。弯曲手肘是由于长时间压迫肘部、肘部长时间呈直角弯曲工作，持续弯曲和伸直腕部及手指也会导致尺神经受到刺激。长时间压迫手掌底部也会损伤尺神经。人工切片有时也可导致尺神经损伤，并且转动摇柄时可使症状加剧。

与神经和血管相关的疾病

胸廓出口综合征（TOS）

胸廓出口综合征可使日常活动变得困难。不良姿势和肥胖是促使病情恶化的因素。损伤、疾病或先天异常（如多一根额外的第一肋骨）会导致TOS发生。需要伸展手臂的工作（人工切片和染色）应缩短时间并间隔休息。

对组织学专业人员的人体工程学研究

美国，1995

密西根大学的一个研究小组于《Journal of Histotechnology》的一个分三期连载的文章的第一篇中发表了有关人体工程学调查的结果。该研究将腕管综合征（CTS）作为潜在的与职业相关的肌肉骨骼疾病的模型，作者认为人工切片是导致该综合征的主要原因。

结果

1000份调查问卷随机发给组织学专业人员，其中253份完成并寄回。结果显示：其中157位技术人员抱怨感到疼痛。22位回复者称他们已被临床诊断为CTS，36位除患有CTS外还有其他MSD，27位仍在医生治疗中而未最后确诊，63位表现疼痛但未进行治疗。

数据显示人工切片和封片与疼痛相关，但是缺乏能够证明人工切片是直接导致CTS的临床证据，仅与其他医生诊断的MSD的报告可能相关。对于报告临床诊断为CTS的技术人员，人工封片和数据录入具有统计学意义。在临床确诊为其他MSD的回复者中，人工包埋和计算机数据录入占了很大比例。

结论

临床研究证明计算机数据录入可导致CTS和其他MSD。在CTS病例中，人工封片具有明显的临床意义，而人工包埋被认为可导致CTS临床诊断外的其他MSD。人工切片与疼痛相关，尤其是在个人采用不良姿势和非人体工程学技术的情况下。在三期连载的文章的第三篇文章中，作者阐述了人工切片和机械切片的综合比较结果，并提供了关于人体工程学和实行机械化获得利益的信息。

澳大利亚，2002

调查问卷被随机发给经新南威尔士组织学技术小组选择的170位人员，目的是研究MSD在切片机使用者中的分布情况及其性质。调查问卷提出了一些相关问题，包括人口统计学、当前和曾经的工作经历、特殊的工作相关信息、MSD问题及其与工作任务的相关性或与意外事件的相关性。

结果

在100份完整回答的调查问卷中有60位女性和40位男性。63%的参与者报告患有一种或多种MSD肌肉骨骼疾病。患有MSD的女性的（71.1%）比例超过患有MSD的男性比例（50%）；但是，与男性相比，更多女性从事的工作是切割蜡块和包埋组织的工作，而男性更倾向管理工作。女性被调查者报告她们具有多种症状表现，其中57%同时表现四种症状，15%表现五种或更多。相比之下，男性所占比例分别只有37%和12.5%。将近50%的女性称其具有颈部和右肩症状，腰背部症状占38%，左肩占31.7%，手腕占30%。值得注意的是，男性和女性在表现肩部症状方面具有明显差异。右肩症状比例女性为46.7%，男性为17.5%；左肩症状比例女性为31.7%，男性为5%。

通过比较受MSD影响的身体部位、从事特殊工作的时间和（或）工作量，相关性结果如下：

- 每天从事切蜡块工作——腰背部、手和手指
- 每天切片数小时——左肩
- 多年从事切片工作——肘部
- 每天包埋数块蜡块——左肩
- 每次切蜡块数次——手腕。

结论

作者认为许多组织学日常工作与MSD相关。而较好的工作或工作空间设计、减少切片工作时间、适宜的工作任务分配和训练能有效减少MSD的产生。

人体工程学项目

许多商业和工业领导者认识到，最大限度地减少受伤能有效减少职员痛苦和节约费用，因此他们主动开展了人体工程学项目。他们发现人体工程学项目不仅可以提高生产力，保护员工避免意外和损伤，而且还可以使员工、环境和任务之间更加和谐。成功开展人体工程学项目不仅能所有员工的安全健康有保障，还能使身体条件受限制的员工（如年龄偏大、残疾或怀孕）有效完成任务且工作更长时间。有关的政府和个人出版物以及因特网资源可协助实施人体工程学项目。

设计依据

人体与机器

在工作中人与机器设备维持的合理平衡的关系有时难以确定。自动化是人们期望的，因为其可减少施加在员工身上的生理压力，但是过度机械化会抹杀人体互动的独特价值和基于目测判读及认知经验的决策制定。专家们认为，自动化应该取代的是标准化人工操作（组织处理、常规、特殊及免疫染色）和那些可导致MSD的操作（蜡块盒、载玻片贴标签、人工切片和封片）。

工作空间设计

良好工作空间设计的目的是创造一个健康、舒适和高效率工作的实验室。工作空间设计应遵循工作流程，并且能容纳各种仪器、辅助设备、工具和物质供给。同时也必须考虑到实验室使用人数，他们的身体

状况，是站是坐，还是采用多种姿势，并且在能看得见够得着的地方提供一些可能需要的急救用品。空气质量、温度和湿度必须进行系统管理，设计稿上的遗漏要尽量避免。照明必须适合工作任务需要，不必要的照明和噪音应降至最小。

理想的实验室工作空间应该是多功能的、规模化的并富有灵活性，可以调整以适应新的任务、设备或人员。工作台高度应该可以调整，座椅应单独配置且符合工作需求。不幸的是，在组织学实验室，良好的工作空间设计是比较罕见的。

工作台面

通常情况下，无论是站或坐，工作人员应当在肘部高度进行任务操作（不是指工作台面本身），但是根据工作类型可有所不同。坐姿操作时略高于肘部高度有利于完成轻巧精准的工作任务；而站姿更利于完成需要在多个地方执行的任务，或是视野不开阔的任务。需要动用上半身力量完成的重体力活应当采取低于肘部的高度。

工作区域的高度和长度之间具有明显的联系。高度可调节的工作台有利于将过高不能放置在橱柜中的设备置于台面，从而更方便工作人员的使用。若工作台高度不能调节，只要不存在其他人体工程学或安全问题，操作者的姿势可以改变。其他可替代的方法包括：为站着的操作者提供倾斜的操作台、平台或可上升的工作台，或为坐着的操作者调整座椅类型并提供脚凳。标准的固定座椅高度在28~30英寸（71~76 cm）之间，适合身高为5英尺8英寸至5英尺10英寸（173~178 cm）的人使用。

大型工作台需要长距离取物，在一定程度上还浪费空间。对工作台进行分隔有利于工作者更近距离地工作，并且可以减少取物距离、视野距离和不良姿势。

如果工作人员在操作时需要将手指、手掌、手腕、前臂或膝盖置于工作台上，则其边缘必须平整、圆滑和尽可能有衬垫。由于这些部位的神经、肌腱和血管都接近皮肤并位于骨骼下，这些部位更容易受伤。

工作姿势

为了避免静止不动，工作人员每小时都必须使用不同肌群以变换不同姿势。

坐姿

坐姿主要依赖人体脊椎和肌肉骨骼系统维持，而正确的坐姿在人体工程学中尤为重要。随着电脑引入工作室，引起了有关椅子设计的变革并获得系列进展。不幸的是，随之衍生了无数理论来研究什么是构成人体工程学椅子的要素。大多数专家认为，椅子首先必须足够稳固并适合工作人员，其次是适合任务的需求，最后才是能满足不同姿势和各种各样的动作。它必须与工作环境和谐一致，拉近工作人员的操作距离，并可提供良好的视野。

在选择座椅时，有一些明显的基本要素值得注意，例如高度和支撑，但是还有很多同样重要的必须考虑的因素。举个例子，臀部大的人需要更高的椅背支撑和更宽的座椅面积，而腿长的人需要更深的座椅空间。由于没有"完美的"椅子和劳动力大小"平均"的人，所以要选择正确的椅子并不容易。因此，必须做到个性化并在专业人员指导下进行选择。人体工程学所设计的椅子比传统椅子要昂贵得多，但能防止MSD发生并减少相关费用，是非常值得的投资。

以下情况可采用坐姿：

- 在固定位置上长时间工作
- 双手在高于台面不到6英寸（1英寸=2.54厘米）的高度进行操作
- 书写或进行精细操作
- 工作需要稳定性或平衡性。

坐/站

坐/站姿势如同其名，可帮助腰背部或臀部有问题的工作人员通过椅子保持站立或半蹲的姿势，以减轻背部和腿部承受重量。

以下情况可使用坐/站姿势：

- 在坐姿状态下身体坐下或起立困难
- 重复伸手抓取物体
- 需要长时间保持静态进行工作。

站立

站姿能有效减轻坐姿所带来的疲劳。如果需要长时间站立，工作人员可通过换脚站立和经常变换姿势来减轻疲劳。

以下情况可采用站立姿势：

- 工作需要移动
- 没有足够空间弯曲膝盖
- 抓取物品（向高、低方向或伸展手臂）
- 向下用力
- 抬举超过10磅重量的物体。

脚凳

站姿或坐姿都可以使用脚凳。当站立时，工作人员可以轮流换脚来减轻腰背部压力。对于坐姿，如果工作人员为了能舒适工作而调整座椅高度后脚够不着地，就可以使用脚凳。如果工作人员在执行操作任务时需要经常起立或坐下，或从一个地方滑动椅子到另一个地方，最好不要使用脚凳。脚凳必须能调节高度并可以倾斜，具备防滑垫。如果脚凳过高，会导致臀部和脊柱处于不合适角度的位置。

延伸范围或舒适度范围（横向和纵向）

每样物品都应该有它的位置，而经常使用的物品应该放置在能轻松取到的范围内。合理的工作用品摆放不仅能减少MSD发生，还能提高工作效率。操作者正前方位置（区域1）是主要的工作区域，因为工作人员可以保持自然姿势并具有充足的力量、灵活性和视觉灵敏度。

区域1和区域2都具有良好的视野，距离眼睛大约在25英寸（64 cm）之内（图32.1和32.2）。

区域1　转动肘部即可取得物品（前臂外展空间）。该区域有利于从事具体细致的工作，需要尽量减少身体动作，包括最常使用的物品。

区域2　需要伸出手臂抓取物品，这些物品不需要经常使用和密切注意。

区域3　需要完全伸展手臂去抓取物品，这些物品偶尔使用。

水平区域4　需要完全身体移动，例如工作者需要在坐着的时候站起来，如果站着，则要走路或转身。

预防

预防

不存在单一的预防模式，然而常识和人体工程学控制有助于使风险因素降至最小。

- 通过具有人体工程学原理知识的专家（人体工程学家、风险投资顾问或保险代理人）对工作环境

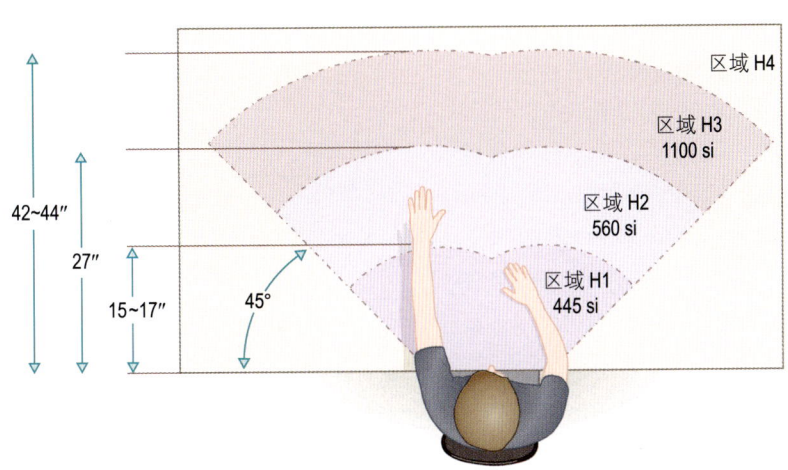

图32.1　水平（H）达到区域。si：平方英寸。(Lee & Nelson, Ergonomics in Lean Manufacturing. Reproduced from website with permission from Strategos, Inc.)

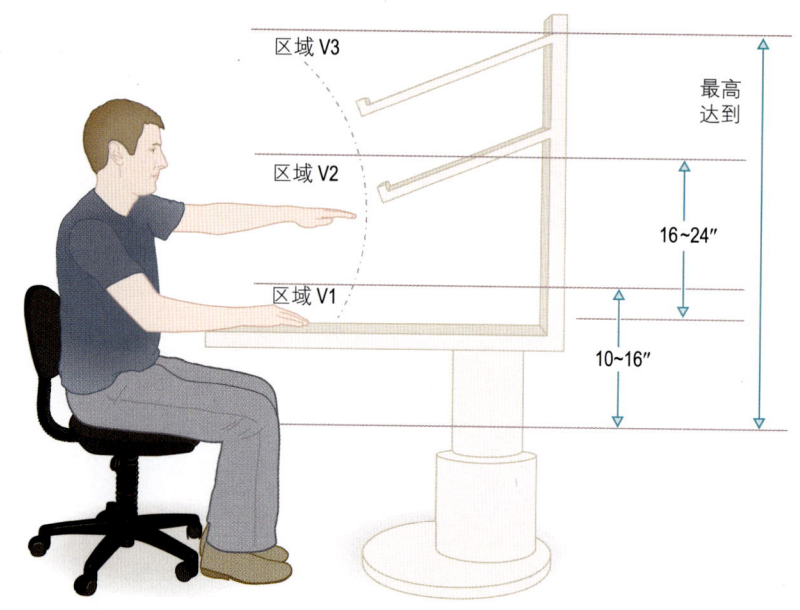

图32.2 纵向（V）达到区域。(Lee & Nelson, Ergonomics in Lean Manufacturing. Reproduced from website with permission from Strategos, Inc.)

和个人工作习惯进行评价。
- 尽可能改善各种环境条件。
- 购买经人体工程学设计的家具（座椅和脚凳）、设备和工具。
- 保持良好姿势，将经常使用的物品放在身体正前方。
- 使能诱导MSD发生的任何操作任务自动化。
- 改变有害工作习惯（即使是你原来学会的）。
- 使用最大的关节和肌肉去完成一项工作。
- 时刻注意自己的姿势，保持关节处于自然位置。
- 经常变换姿势，避免保持固定姿势。
- 在开始重复性、固定或长时间工作之前，先锻炼并活动手指、手掌、腕部、前臂、肩膀和颈部。
- 当保持固定姿势工作时，每20～30分钟休息片刻。
- 关注自己的身体。如果工作引起不适，应该对工作计划和身体机能进行评价，寻找替代方法。
- 尽早发现症状并报告。
- 除非内科或治疗医师推荐，不要使用夹板和支撑器具。
- 仔细检查确定是否有容易导致MSD发生的医疗隐患存在。
- 尽量采用推、滑、拖等动作代替抬举物品。如果必须要抬举物品，也一定要使用双手。
- 携带物品时尽量在腰部水平靠近身体。

具体工作建议

电脑操作

- 使关节处于良好姿势，保持放松和自然状态。
- 将键盘置于肘部高度或向下倾斜。
- 轻敲键盘。
- 不要将大拇指或小拇指悬空。
- 将鼠标放在键盘旁边。注意使用时只需要一只手。
- 将显示器顶端置于与眼睛平齐的高度。
- 配戴眼镜，使头部挺直或略向前倾。
- 不要在工作时候用肩膀夹着话筒打电话。
- 去除显示器屏幕反光及闪光源。

给蜡块盒和载玻片贴标签

- 在书写时将手腕置于衬垫表面休息。
- 及时休息，改换工作任务。
- 避免过长距离取物。
- 使用符合人体工程学设计的书写工具（有衬垫、握取把手大）。
- 不要过度用力。
- 尽可能自动化。

更换组织处理仪中的溶液

- 使用适宜的弯曲和抬举技术动作。
- 用整只手或双手的力气握取容器。
- 用小凳子作为安全支点，以便抓取超过胸部以上高度的物品。
- 考虑购买一个协助转移液体的处理器。

包埋

见图32.3。

- 保持正确坐姿。
- 不要把手臂斜靠在尖锐物或硬物表面。
- 尽可能将所有需要物品放在伸手可及的范围内。
- 保持关节自然放松。短暂休息、活动手腕和手指。
- 改变打开蜡块盒的方法。
- 间隔起身四处走动。
- 使用符合人体工程学设计的镊子。

人工切片

- 保持正确坐姿。
- 如果需要，使用可以调整的符合人体工程学设计的椅子和脚凳。
- 保持关节自然放松。
- 不要剧烈摇晃手柄（手腕屈伸动作）。见图32.4和32.5。
- 使用分隔空间的工作室或不需弯腰就能使用的"L"型延伸水池。
- 经常短暂休息，多做运动和自我按摩。
- 尽快实现自动化。

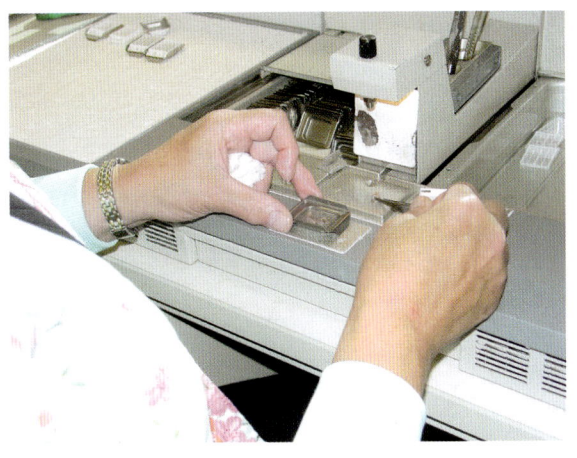

图32.3 以捏握方式使用镊子包埋组织。

人工染色

- 保持正确站姿。
- 双脚前后分开站立，并时常交换。
- 身体尽量靠近工作台。
- 小心做弯腰、抬举和抓取等动作。
- 避免反复浸渍载玻片（手腕屈伸动作）。
- 避免使用镊子，使用载玻片持器和架子。
- 避免过度用力挤压瓶子。
- 尽快实现自动化。

人工封片

- 尽快实现自动化；或
- 保持头部挺直、关节自然放松的正确姿势。
- 身体靠近工作台，在肘部高度进行操作。
- 不要把手臂斜靠在尖锐物或硬物表面。
- 轮班。
- 多次休息并做伸展运动。
- 使用符合人体工程学设计的镊子。

移液

- 保持正确姿势。如有可能，使用分隔的工作台。
- 身体靠近工作台，在肘部高度进行操作。
- 使用形状偏短的试管、溶液容器和废弃物容器。

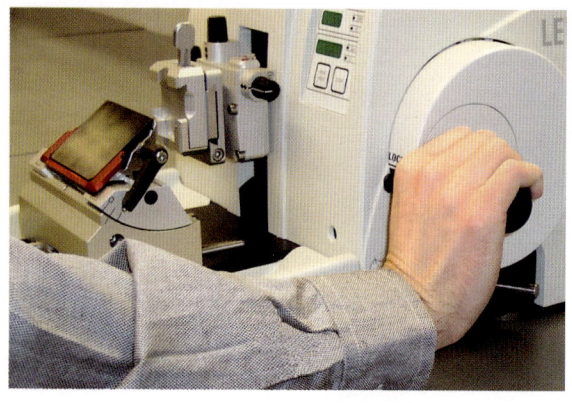

图32.4 切片——手腕伸展位置。

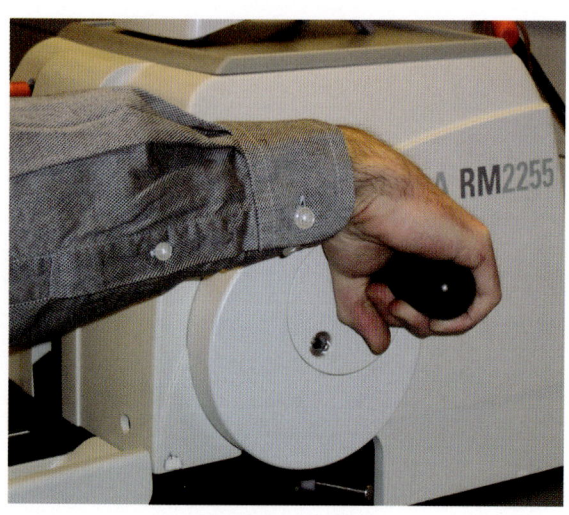

图32.5 切片——手腕屈曲位置。

- 保持手腕自然放松。
- 不要扭曲或旋转腰部。
- 使用设计为多个手指使用的电子轻触型移液器。
- 轻轻握住移液器，如有可能，交替换手使用。
- 每20～30分钟短暂休息一次。

冰冻切片

- 为了保证双手的感觉和灵敏度，尽量维持手的温暖。
- 保持良好姿势。不要斜靠在仪器柜上。
- 若是站立姿势，单脚支撑身体重心并规律交换。
- 使每件辅助工具都能触手可及（有可能的话放在推车上）。
- 使用"人工切片"一节中描述的技巧。

显微镜观察

- 避免姿势固定不变，可以间隔起身走动，也可以轮换工作。
- 工作时头稍向下弯曲，而不是背部。
- 使用可调节的符合人体工程学设计的座椅，并且尽量靠近显微镜。
- 使用柔软平滑的扶手。
- 根据人体工程学原理放置显微镜。
- 使用可调节目镜或在30°的角度观察显微镜。
- 如果目镜不够高，可以调节显微镜本身可延伸部分。
- 工作空间避免物品堆积和噪音。

结论

与工作有关的肌肉骨骼疾病以及与此相关的高额花费是引起各方关注的主要原因。为了减少潜在的职业性损伤，必须创建一个安全的工作环境，而且所有工作人员必须能理解、接受和使用人体工程学原理。

雇主应当提供对工作环境、日常工作相关活动、员工个人工作习惯等的专业评估。管理者应当确保通过鼓励工作轮换、间隔休息、员工健身、调整工作节奏和减少由自动化设备带来的生物力学风险等措施，尽可能减少员工的工作压力。工作环境必须允许员工随时可以提出建议并报告潜在的损伤因素。

工作人员需要学习合理的人体力学的相关原理，并保证他们所实施的操作是无害的。其中一个简单方法就是对着镜子观察自己操作。他们必须接受关于安全工作方法的建议，愿意用更安全的操作方式替换不良习惯，并且同意使用新的方法和设备。工作人员一旦发现自己有MSD症状，应立即报告，然后获取有帮助的建议，消除导致症状的根本来源。

在组织学实验室中创建一个符合人体工程学原理的工作环境，能使工作人员愉快工作，保证高效的工作效率，同时可以保护工作人员避免最新的工作空间危害——就是他们采取的工作方式。

附 录

William E. Grizzle、Jerry L. Fredenburgh 和 Russell B. Myers

根据以前版本进行的更新
袁晟 译　刘勇 校

I　测量单位
II　溶液的配制
III　缓冲液
IV　一些常用试剂和染料的溶解度
V　封片介质与载玻片涂剂

附录 I 测量单位

全文采用的是SI单位（国际单位制）。

SI单位的结构

SI单位包括三种类型的单位：基本单位、衍生单位和辅助单位。

它还包括一系列前缀，据此可形成十进制倍数和约数单位。

基本单位

有七个单位被选作该体系的基础。
表附录1.1提供了与本书内容相关的四个单位。

衍生单位

如果一个基本单位是由本身相乘或通过合并两个或更多的基本单位而产生的，这样一组单位称为SI衍生单位。表附录1.2提供了一些例子。

长度

长度的基本单位是米（m），其他所有长度单位表示为米的倍数或约数。

体积

体积单位是立方米（m^3），但可以换算为升：$1L = 1000 cm^3 = 10^{-3} m^3$。平方和立方以幂数的形式表示，而不用缩写形式表示。在组织学和科学实验室，体积规定以升（L）或更常用的毫升（ml）为单位。

温度转换

目前使用了几种温度单位，其中最常见的是华氏温度（°F）和摄氏温度（℃）。从摄氏温度转换到华氏温度，要将摄氏温度乘以9/5并加上32。因此，沸腾时的温度100℃=（9/5）（100℃）+ 32 = 180 + 32 = 212°F。同样，水的冰点为0℃或9/5（0°）+ 32 = 32°F。从华氏温度转换为摄氏温度，先减去华氏温度

表附录1.2　SI 衍生单位

数量	衍生单位名称	单位符号
面积	平方米	m^2
体积	立方米	m^3
浓度	摩尔每立方米	mol/m^3

表附录1.1　SI基本单位

数量	单位名称	单位符号
长度	米	m
重量	千克	kg
质量	摩尔	mol
时间	秒	s

表附录1.3　仍在使用的非SI 单位

数量	单位	单位符号	SI 单位值
时间	分钟	min	60 s
	小时	h	3600 s
	天	d	86 400 s
体积	升	l	$1 dm^3 = 10^{-3} m^3$
重量	吨	t	1000 kg

表附录1.4　长度

单位	缩写	换算
米	m	
毫米	mm	10^{-3} m
微米	μm	10^{-6} m
纳米	nm	10^{-9} m
皮米	pm	10^{-12} m

表附录1.5　℃与°F的换算

℃	°F
−80	−112
−70	−94
−40	−40
−20	−4
−17.7	0
−10	14
0（水结冰）	32
10	50
20	68
30	86
40（热天）	104
50	122
60	140
70	158
80	176
90	194
100（水沸腾）	212

表附录1.6　重量

单位	缩写	换算
毫克	mg	10^{-3} g
微克	μg	10^{-6} g
毫微克	ng	10^{-9} g
皮克	pg	10^{-12} g

（32°F），然后乘以5/9。因此，沸点212°F可转换为（212 − 32）× 5/9 ＝ 180（5/9）＝ 100℃。表附录1.5提供了一些简单的换算。

重量

质量的基本单位是千克（kg），工作单位为克（g）。克的倍数和约数单位如表附录1.6所示。

参考文献

Missel D.L. (1979) Proceedings of the Royal Microscopical Society 14:385.
World Health Organisation (1977) The SI for the health professions. Geneva: WHO.

附录 II 溶液的配制

引言

组织学中使用的大多数溶液是以水作为溶剂。溶解在水中形成水溶液的物质即为溶质。溶液通常是按体积比体积和重量比体积的方式进行配置。例如，浓缩性甲醛即是37%～43%的甲醛水溶液。CH_3CH_2O（溶质）溶于水（溶剂）中最终形成37%～43% W/V（重量比体积）的溶液，这是该分子的最大溶解度。

按体积比体积的方式配置溶液

将甲醛浓缩液（37% W/V）配制成10%的福尔马林，是一个按体积比体积方式配制溶液的例子。我们将1份浓缩性甲醛加入9份水中，形成了10%的福尔马林溶液，实际上大约是4%的甲醛溶液。将10%的福尔马林配制成10%的中性缓冲福尔马林——这是在美国和欧洲最常用的固定剂。

为了精确配制溶液，量取少量物质须使用经体积校准的移液器。记住：稀释溶液的准确性基于溶质、溶剂的精确量取，且对前者的要求更高；因为如果误将1ml的溶质加到1.1ml配置成浓度为1%的溶液，其浓度误差为10%。然而，如果是将1ml溶质添加至99.1ml而非99ml溶剂中，其误差是1%。

储存溶液是用来避免需要量取少量的溶质，有时也起到维持分子的稳定性作用。如果有1%的储存溶液，那么配制0.1%的溶液即可将10ml的1%的溶液加至90ml水中，而0.01%的溶液的配制方法是将1ml的1%的储存溶液加至99ml水中。

在溶液配制中，至少需要使用到的是化学试剂和常用的蒸馏水或去离子水。注意化学容器中的水化状态（未盛放在原装容器中的化学物质不能使用）。化学物质的水化状态影响着其分子量，必须考虑到这一点。

在配制各种溶液时，公式——溶液体积1 × 浓度1 = 溶液体积2 × 浓度2（$V_1C_1 = V_2C_2$）——在根据原始溶液调整某一溶液浓度时非常有用。有关其使用的例子列举如下：

使用100ml的1%的氢氧化钠溶液配制0.5%的氢氧化钠溶液：

$$100\ ml\ \ 1\% = X\ ml \times 0.5\%$$
$$X\ ml = 200\ ml。$$

因此，你只需要将100ml的水加至100ml原始溶液中，原来的100ml的1%的氢氧化钠即可配制成200ml的0.5%的氢氧化钠。

使用50ml的5%的高锰酸钾配制2%的高锰酸钾溶液：

$$50ml \times 5\% = X\ ml \times 2\%$$
$$X\ ml = 125\ ml。$$

因此，你只需要将75ml的水加至50ml原始溶液中，原来的50ml的5%的高锰酸钾即可配制成125ml的2%的高锰酸钾。

按重量比体积的方式配置溶液

重量体积比为单位的溶液通常是将一定重量的

表附录2.1 按体积比配置的溶液：100ml的溶液

水溶液（%）	溶质（ml）	水（ml）
1	1	99
5	5	95
10	10	90
50	50	50

若配置1L的溶液，则溶质和水都乘以10。

表附录2.2 按重量比体积的方式配置溶液		
% 重量	溶质	溶剂
1	1 g	100 ml
2.5	2.5 g	100 ml
5	5 g	100 ml
7.5	7.5 g	100 ml
10	10 g	100 ml
0.1	10 ml of 1%的溶液	90 ml
0.01	1 ml of 1%的溶液	99 ml
0.001	1 ml of 0.1%的溶液	99 ml

溶质（通常是一种固体）溶解于水或其他溶剂中。在这样的配制过程中，可以认为100ml的水的重量为100g。为了配制1%的高锰酸钾溶液，加入1g高锰酸钾至99ml水中，使溶液最终达到100ml。这通常需要使用一个100ml的容量瓶。在组织学实践中很少要求这种精确度，只需要称取大约1g的溶质溶于100ml溶剂中。同按体积比体积配置溶液一样，不用试图称量少量的溶质（小于1g）。如果配制稀释溶液，可按如下所述方法将高浓度的溶液稀释至0.1%或浓度更低的溶液。注意使用的化学物质是否为水化状态。必须计算混合水的重量并从化学物质的重量中减去。

为了避免称量小于1g的物质，将重量比体积的方式换成体积比体积的溶液配制方式，如表附录2.2所示。

举例

配制一份0.0025%的氯化钠溶液（注意配置一个重量/体积百分比的溶液不需要NaCl的分子量）。首先配制2.5%的溶液或将2.5g的盐加入100ml水中，然后将1ml的2.5%的溶液加入1000ml水中。该方法配制的0.0025%的溶液无需称量或测量少量的溶质。

同样，公式$V_1C_1 = V_2C_2$非常有用。

你需要添加多少毫升的水至100ml的20%的氯化钠中而获得7.5%的溶液？

$$100ml \times 20\% = X\ ml \times 7.5\%$$
$$X\ ml = 2000/7.5 = 267\ ml$$

因此，你只需要将167ml的水加至100ml的20%的溶液中，配制成267ml的7.5%的溶液。

摩尔溶液

这是已知溶质分子量而配置的溶液。分子量一般在化学容器标签中注明，也可通过查询Merk索引（Merk Index）或CRC化学手册获得。如果水分子与溶质结合了，计算溶质分子量时必须权衡考虑在实验室条件下结合水的含量。1M溶液是指一分子量克重溶质溶解在1L（1000ml）溶剂中（表附录2.3）。1M氯化钠溶液（分子量 = 58.5g）的配制方法是将58.5g氯化钠溶解在1L水中。0.1M氯化钠溶液配制方法是在1L水中溶解5.85g氯化钠。

当量溶液

当量溶液的配制是由当量克重的单价阳离子溶质溶解而来。有时这被称为等价-借出（分子）量。例如，如果只有一个正离子存在于一个分子中，如氯化钠（NaCl），则其当量克重量等于其与分子量相同克重，这样其一份当量溶液克重等同于其1mol摩尔溶液克重，因此在1N溶液中有一个钠离子的分子量克重。相比之下，在硫酸钾（K_2SO_4）这个分子中，每个分子有两个阳离子，因此其当量是分子量除以2。在氯化钙（$CaCl_2$）中，有带两个正电荷（价）的钙离子，相当于两个阳离子，其当量值是分子量的一半。因此，在配制标准溶液时，当量取决于分子量和分子的离子形式。关于当量溶液的配制在表附录2.4中进行了描述。

表附录2.3 摩尔溶液的配制		
溶液	溶质量	溶液的终体积
1M	1分子量（g）	1000 ml
0.1M	0.1分子量（g）	1000 ml
0.01M	0.1M溶液中取10 ml	100 ml（90 ml 溶剂）
0.001M	0.01M溶液中取10 ml	100 ml（90 ml 溶剂）

附录表2.4 当量溶液的配制

种类	种类	当量
1 N	$X^{+1}Y^{-1}$	分子量
1 N	$X^{+2}Y^{-2}$	1/2 分子量
1 N	$X^{+3}(Y^{-1})_3$	1/3 分子量
0.5 N	$X^{+1}Y^{-1}$	1/2 分子量
0.5 N	$X^{+2}Y^{-2}$	1/4 分子量
0.1 N	任何种类	1份1N溶液和9份水
0.01 N	任何种类	1份0.1N溶液和9份水
0.001 N	任何种类	1份0.1N溶液和99份水

常用溶液的配制

酸性乙醇

70%的乙醇	99ml
浓盐酸	1ml

酸性高锰酸钾

0.5%的高锰酸钾水溶液	50ml
3%的硫酸	2.5ml

阿辛蓝（Alcian）（不同pH值的溶液）

pH 0.2	1g溶于100ml 10%的硫酸溶液
pH 0.5	1g溶于100ml 0.2M的盐酸溶液
pH 1.0	1g溶于100ml 0.1M的盐酸溶液
pH 2.5	1g溶于100ml 3%的醋酸溶液
pH 3.2	1g溶于100ml 0.5%的醋酸溶液

天青石蓝

天青石蓝B	2.5g
硫酸铁铵	25g
甘油	70ml
蒸馏水	500ml

在冷蒸馏水中充分搅匀溶解硫酸铁铵，再加入天青石蓝，然后将混合物煮沸几分钟。经过冷却，过滤染液并加入甘油。

福尔马林溴化铵

福尔马林	15ml
溴化铵	2g
蒸馏水	85ml

福尔马林钙

40%的甲醛	100ml
蒸馏水	900ml
10%的氯化钙	100ml

Gram碘

碘	3g
碘化钾	6g
蒸馏水	900ml

Lugol碘

碘	1g
碘化钾	2g
蒸馏水	100ml

氯化镁

（含不同电解质浓度的阿辛蓝）

0.05 M	1.01g溶解于100ml蒸馏水
0.06 M	1.22g溶解于100ml蒸馏水
0.3 M	6.09g溶解于100ml蒸馏水

0.5 M	10.15g溶解于100ml蒸馏水
0.7 M	14.21g溶解于100ml蒸馏水
0.9 M	18.27g溶解于100ml蒸馏水

Mayer 卡红明矾染液（胭脂红矾）

铵或钾明矾	10g
胭脂红酸	1g
蒸馏水	200ml
水杨酸作为防腐剂	0.2g

将明矾和胭脂红酸加入蒸馏水中，微热溶解，冷却，过滤，然后加入水杨酸。

2%的甲基绿（氯仿洗涤）

甲基绿	2g
蒸馏水	100ml

在蒸馏水中溶解甲基绿。将溶液倒入一个分液漏斗中。加入100ml氯仿，充分摇匀。倒掉污染的氯仿，重复进行，直到无紫罗兰被提取（6~8次洗涤）。

苦味酸（饱和的）

苦味酸的溶解度为1.2g/100ml或1.2%。由于干苦味酸存在危险，通常以含有30%~35%水分的形式出售。

苦味酸（含水的）	1.6g
蒸馏水	100ml

注意

苦味酸溶液要防止蒸发，因为干燥苦味酸具有潜在的爆炸性。

Scott自来水

碳酸氢钾	2g
硫酸镁	20g
蒸馏水	1000ml

碘酒

钾	2g
碘	2g
蒸馏水	2ml
90%的酒精	75ml

pH 7.6的TRIS-HCI 缓冲液（用于免疫过氧化物酶洗涤）

氯化钠	8.1g
TRIS（TRIS羟甲基氨基甲烷）	0.6g
1M 的盐酸	3.8ml
蒸馏水	至1000ml

Van Gieson染色

苦味酸饱和水溶液	50ml
1.0%的酸性品红水溶液	9ml
蒸馏水	50ml

Weigert硼砂铁氰化钾溶液

硼砂	2g
铁氰化钾	2.2g
蒸馏水	200ml

附录Ⅲ 缓冲液

引言

溶液pH值的定义为底数为10的1的对数除以溶液中自由氢离子的浓度（即pH = $\log_{10} 1/[A^+]$ = $-\log_{10}[H^+]$）。中性溶液是指pH = $\log 10[10^{-7}]$ = 7。pH值可能会极大地影响化学和免疫组织化学反应，因此尽量减少自由氢离子含量发生大的变化（即pH值）常常是重要的。

缓冲液是一种常见的溶液，增加少量的酸或碱极少或不会导致该溶液pH值发生变化。因此，缓冲液的作用是阻止pH值发生改变。这种溶液含有无机和有机酸或碱加盐的成分，两者共同吸收自由氢离子或自由羟基离子可以防止pH值发生较大的变化。目前有几种主要的缓冲液体系可用于组织化学和（或）免疫组织化学染色。这些缓冲液包括柠檬酸、枸橼酸钠、醋酸-醋酸钠以及钠或钾的磷酸盐混合物。一种常用的缓冲液体系是基于三氨基甲烷（羟甲基）的使用，称为"Tris"。Tris缓冲液体系包括Tris-马来酸。Tris缓冲液很容易受到温度变化的影响，因此，出现了多个指定温度下的pH值。可根据下面表格提供的方法配制缓冲液，括号内标注的是添加物质。单位通常是毫升（ml）或立方厘米（cm^3），但也可以是克（g）。以下列表中提供的缓冲液是本版中提到的主要缓冲液。对于任何其他需求以及未在此列出的缓冲液，读者可参考Pearse（1980年）、Lillie和Fullmer（1976）或其他合适的生化教材。

有关缓冲液的一般注意事项

用于配制缓冲液的盐和酸至少应是实验室试剂级。当配制缓冲液时，应检查试剂瓶上标注的分子量，因为许多化学物质是以水化状态提供的。

醋酸盐缓冲液

储存液的配制

A储存液：0.2M的醋酸（MW60.05）

将1.2ml的冰醋酸加至100ml的蒸馏水中。

B储存液：0.2M的醋酸钠

将1.64g的三水合醋酸钠（MW136）加至100ml的蒸馏水中。

0.2M的醋酸盐缓冲液或Walpole缓冲液；0.1M的醋酸盐缓冲液					
pH 0.2M	pH 0.1M	0.2M的醋酸 (ml)	0.2M的醋酸钠 (ml)	0.1M的醋酸 (ml)	0.1M的醋酸钠 (ml)
2.696	—	20	0	—	—
2.804	—	19.9	0.1	—	—
2.913	—	19.8	0.2	—	—
2.994	—	19.7	0.3	—	—
3.081	—	19.6	0.4	—	—
3.147	—	19.5	0.5	—	—
3.202	—	19.4	0.6	—	—
3.315	—	19.2	0.8	—	—
3.416	—	19.0	1.0	—	—
3.592	—	18.5	1.5	—	—
—	3.6	—	—	18.5	1.5
3.723	—	18	2	—	—
—	3.8	—	—	17.6	2.4
3.9	—	17	3	—	—
—	4.0	—	—	16.4	3.6
4.047	—	16	4	—	—
4.160	—	15	5	—	—
—	4.2	—	—	14.7	5.3
4.270	—	14	6	—	—
4.360	—	13	7	—	—
—	4.4	—	—	12.6	7.4
4.454	—	12	8	—	—
4.530	—	11	9	—	—
—	4.6	—	—	10.2	9.8
4.62	—	10	10	—	—
4.71	—	11	9	—	—
4.802	—	8	12	—	—
4.900	—	7	13	—	—
4.990	—	6	14	—	—
—	5.0	—	—	8.0	12
5.110	—	5	15	—	—
—	5.2	—	—	5.9	14.1
5.227	—	4	16	—	—
—	5.3	—	—	4.2	15.8
5.380	—	3	17	—	—
—	5.4	—	—	2.9	17.1
5.574	—	2	18	—	—
—	5.6	—	—	1.9	18.1
5.894	—	1	19	—	—
6.211	—	0.5	19.5	—	—
6.518	—	0	20	—	—

二甲胂酸缓冲液

储存液的配制

A储存液：0.2M的二甲胂酸钠（MW214）

将4.28g的二甲胂酸钠加至100ml的蒸馏水中。

B储存液：0.2M盐酸（MW36.46）

将1.7ml的盐酸加至100ml的蒸馏水中。

二甲胂酸缓冲液			
0.2M的二甲胂酸钠（ml）	0.2 M的盐酸（ml）	pH	蒸馏水（ml）
50	2.7	7.4	147.3
50	4.2	7.2	145.8
50	6.3	7.0	143.7
50	9.3	6.8	140.7
50	13.3	6.6	136.7
50	18.3	6.4	131.7
50	23.8	6.2	126.2
50	29.6	6.0	120.4
50	34.8	5.8	114.2
50	39.2	5.6	110.8
50	43.0	5.4	107.0
50	45.0	5.2	105.0
50	47.0	5.0	103.0

Source: Plumel M (1949) Bulletin de la Société de Chimie Biologique 30:129.

磷酸盐缓冲液

储存液的配制

A储存液：0.1M的磷酸二氢钠（MW156）

　　将1.56g的磷酸二氢钠加至100ml的蒸馏水中。

B储存液：0.1M的磷酸氢二钠（MW142）

　　将1.415g的磷酸氢二钠加至100ml的蒸馏水中。

磷酸盐缓冲液（Sorensen's buffer）（25℃）		
pH	0.1M 磷酸二氢钠（ml）	0.1M 磷酸氢二钠（ml）
4.41	50	0
5.31	48	2
5.53	47	3
5.67	46	4
5.78	45	5
5.86	44	6
5.94	43	7
6.02	42	8
6.08	41	9
6.12	40	10
6.17	39	11
6.23	38	12
6.28	37	13
6.33	36	14
6.37	35	15
6.41	34	16
6.45	33	17
6.49	32	18
6.53	31	19
6.55	30	20
6.58	29	21
6.61	28	22
6.65	27	23
6.70	26	24
6.76	25	25

磷酸盐缓冲液（Sorensen's buffer）（25℃）		
pH	0.1M 磷酸二氢钠（ml）	0.1M 磷酸氢二钠（ml）
6.81	24	26
6.84	23	27
6.87	22	28
6.89	21	29
6.91	20	30
6.94	19	31
6.97	18	32
7.00	17	33
7.02	16	34
7.06	15	35
7.10	14	36
7.14	13	37
7.19	12	38
7.24	11	39
7.30	10	40
7.36	9	41
7.42	8	42
7.49	7	43
7.57	6	44
7.65	5	45
7.73	4	46
7.81	3	47
7.92	2	48
8.98	0	50
8.98	0	50

磷酸盐-柠檬酸缓冲液（McIlvaine's）

储存液的配制

A储存液：0.2M的磷酸氢二钠（MW142.0）
　　将2.83g的磷酸氢二钠加至100ml的蒸馏水中。

B储存液：0.1M的柠檬酸（MW210.0）
　　将2.1g的柠檬酸加至100ml的蒸馏水中。

C储存液：0.2M的磷酸二氢钠（MW156.01）
　　将3.12g的磷酸二氢钠加至100ml的蒸馏水中。

碱性磷酸盐-柠檬酸缓冲液（McIlvaine's）

pH	0.2M的磷酸氢二钠（ml）	0.1M的柠檬酸（ml）	0.2M的磷酸二氢钠（ml）	蒸馏水（ml）
2.2	0.4	19.6	—	—
2.4	1.24	18.76	—	—
2.6	2.18	17.82	—	—
2.8	3.17	16.83	—	—
3.0	4.11	15.89	—	—
3.2	4.94	15.06	—	—
3.4	5.70	14.30	—	—
3.6	6.44	13.56	—	—
3.8	7.10	12.90	—	—
4.0	7.71	12.29	—	—
4.2	8.28	11.72	—	—
4.4	8.82	11.18	—	—
4.6	9.35	10.65	—	—
4.8	9.86	10.14	—	—
5.0	10.30	9.70	—	—
5.2	10.72	9.28	—	—
5.4	11.15	8.85	—	—
5.6	11.60	8.40	—	—
5.8	12.09	7.91	—	—
5.8	8.0	—	92	100
6.2	13.22	6.78	—	—
6.2	18.5	—	81.5	100
6.4	13.05	6.15	—	—
6.4	26.5	—	73.5	100
6.6	14.85	5.45	—	—
6.6	37.5	—	62.5	100
6.8	15.45	4.55	—	—
6.8	49.0	—	51	100
7.0	16.47	3.53	—	—
7.0	61.0	—	39	100
7.2	17.39	2.61	—	—
7.2	72.0	—	28	100
7.4	18.17	1.83	—	—
7.4	81.0	—	19.0	100
7.6	18.73	1.27	—	—
7.6	87.0	—	13.0	100
7.8	19.15	0.85	—	—
7.8	91.5	—	8.5	100
8.0	19.45	0.55	—	—
8.0	94.7	—	5.3	100

Tris-HCl缓冲液

储存液的配制

A储存液：0.2M的Tris（MW121.0）

将2.42g的三（羟甲基）氨基甲烷加至100ml的蒸馏水中。

B储存液：0.1M的HCl（MW36.46）

将0.85ml的盐酸加至100ml的蒸馏水中。不能将水加至盐酸中。

Tris-HCl 缓冲液和市售的Tris缓冲液

pH 值			在25ml 0.2M的Tris中加入下述体积的0.1M 的盐酸 (ml)	TRIZMA® 0.05M (g)	TRIZMA®—碱 0.05M（g）	水（ml）
23℃	25℃	37℃				
9.10		8.95	5.0	—	—	95
	9.0	8.7	—	0.76	5.47	994
8.92		8.78	7.5	—	—	92.5
	8.9	8.62	—	0.96	5.32	994
8.74		8.60	10	—	—	90
	8.8	8.51	—	1.23	5.13	993
8.62		8.48	12.5	—	—	87.5
	8.7	8.42	—	1.5	4.9	993
8.50		8.37	17.5	—	—	82.5
	8.6	8.31	—	1.83	4.65	993
8.40		8.27	20	—	—	80
	8.5	8.22	—	2.21	4.36	993
8.32		8.10	22.5	—	—	79.5
	8.4	8.1	—	2.64	4.03	993
8.14		8.0	25	—	—	75
	8.3	8.01	—	3.07	3.70	993
8.05		7.9	27.5	—	—	72.5
	8.2	7.91	—	3.54	3.34	993
7.96		7.82	30	—	—	70
	8.1	7.8	—	4.02	2.97	993
7.87		7.73	32.5	—	—	67.5
	8.0	7.71	—	4.44	2.65	993
7.77		7.63	35	—	—	65
	7.9	7.62	—	4.88	2.30	993
7.66		7.52	37.5	—	—	62.5
	7.8	7.52	—	5.32	1.97	993
7.54		7.40	40	—	—	60
	7.7	7.40	—	5.72	1.66	993
7.36		7.22	42.5	—	—	57.5
	7.6	7.30	—	6.06	1.39	993
7.20		7.05	45	—	—	55
	7.5	7.22	—	6.35	1.18	993
	7.4	7.12	—	6.61	0.97	992
	7.3	7.02	—	6.85	0.80	992
	7.2	6.91	—	7.02	0.67	992

参考文献

Bancroft J.D. (1975) Histochemical techniques, 2nd edn. London: Butterworths.

Gomori G. (1948) Histochemical demonstration of sites of choline esterase activity. Proceedings of the Society for Experimental Biology and Medicine 68:354.

Gomori G. (1955) Preparation of buffers for use in enzyme studies. Methods in Enzymology 1:138–146.

Lillie R.D., Fullmer H.M. (1976) Histopathologic technic and practical histochemistry, 4th edn. New York: McGraw-Hill.

McIlvaine T.C. (1921) A buffer solution for colorimetric comparison. Journal of Biological Chemistry 49:183.

Pearse A.G.E. (1980) Histochemistry: theoretical and applied, 3rd edn. Edinburgh: Churchill Livingstone, Vol. 1.

附录IV 一些常用试剂和染料的溶解度

在下表中，将一定重量的溶质（第3列）溶解于某体积的蒸馏水（右侧栏）中，在一定温度下配制成左侧栏所列的100 ml饱和溶液。

常用试剂溶解度	温度℃	溶质量（g）	蒸馏水量（ml）
硫酸铝铵	25	13	92.0
硫酸铝钾	25	7.02	99.1
硫酸铝	25	63	66.0
钼酸铵	25	39	88.0
硝酸铵	25	90.2	41.8
草酸铵	25	5.06	97.0
氯化钙	25	67.8	79.2
水合氯醛	25	120	31.0
柠檬酸	25	88.6	42.7
硝酸钴	18	78.2	79.1
硫酸铜	25	22.3	98.7
葡萄糖	25	59	60.0
硫酸铁铵	16.5	22.4	94.3
三氯化铁	25	131.1	48.3
硝酸铁	25	70.2	79.2
甘氨酸	25	21.7	86.8
L-谷氨酸	25	0.86	99.15
对苯二酚	20	6.78	94.4
硝酸铅	25	53.6	91.0
碳酸锂	15	1.38	100.0
氯化镁	25	79	47.5
硝酸镁	25	58.6	80.5
硫酸镁	25	72	58.5
草酸	25	10.3	94.2
苯酚	20	6.14	94.5
磷钼酸	25	135	46.0
磷钨酸	25	160	64.0
醋酸钾	25	97.1	44.3
碳酸氢钾	25	31.6	87.5

常用试剂溶解度（续）

	温度℃	溶质量（g）	蒸馏水量（ml）
溴化钾	25	56	82.0
碳酸钾	25	82.2	73.5
氯化钾	25	31.2	86.8
重铬酸钾	25	14.2	95.0
铁氰化钾	22	38.1	80.8
亚铁氰化钾	25	28.2	89.2
氢氧化钾	15	79.2	74.2
碘化钾	25	103.2	69.1
硝酸钾	25	33.4	86.0
高锰酸钾	25	7.43	97.3
间苯二酚	25	67.2	47.2
硝酸银	25	164	65.5
醋酸钠	25	40.5	80.0
碳酸氢钠	15	8.8	97.6
碳酸钠	25	28.1	96.5
氯化钠	25	31.7	88.1
磷酸氢二钠	17	4.4	99.9
氢氧化钠	25	77	74.0
次磷酸钠	16	72.4	66.6
碘酸钠	25	9.21	98.5
亚硝酸钠	20	62.3	73.8
高碘酸钠	25	13.9	96.2
硫酸钠	25	28.5	95.5
亚硫酸钠	25	26.4	94.5
硫代硫酸钠	25	93	46.0
蔗糖	25	90.0	43.0
三氯乙酸	25	149.6	12.41

一些染料的溶解度

染料名称	通用名	颜色索引编号*	溶解度近似值（g/100ml） 水	溶解度近似值（g/100ml） 乙醇
吖啶橙	碱性橙14	46005	Sol	Sol
阿辛蓝8GX	Ingrain蓝1	74240	5	1.6
茜素红S	媒介红3	58005	7.5	0.15
苯胺蓝（水溶性）（可溶性蓝3M或2R，水蓝）	酸性蓝22	42755	Sol	微溶
金胺O	碱性黄2	41000	0.7	4.5
偶氮荧光桃红	酸性红1	18050	3	微溶
天青A（McNeal）		52005	Sol	Sol
比布里希猩红	酸性红66	26905	Sol	0.05

一些染料的溶解度（续）

染料名称	通用名	颜色索引编号	溶解度近似值（g/100ml） 水	溶解度近似值（g/100ml） 乙醇
俾斯麦棕Y（Vesuvian Brown）	碱性棕1	21000	1.3	1.1
胭脂红	天然红4	75470	Sol	微溶
胭脂红酸	天然红4	75470	8.3	—
铬变素2R	酸性红29	16570	19	0.15
刚果红	直接红28	22120	Sol	0.2
甲酚固紫	—	—	Sol	微溶
晶状丽春红 6R（brilliant Crystal Scarlet 6R, Ponceau 6R）	酸性红44	16250	3	0.5
结晶紫	碱性紫3	42555	1.7	13
曙红黄（溶于水 & 乙醇）	酸性红87	45380	44	2
曙红青（Eosin B, Erythrosin B）	酸性红51	45430	11	2
坚牢石榴红GBC盐	偶氮染料的重氮组分4	37210	5	—
固绿 FCF	食品绿3	42053	16	0.35
固红 B 盐	偶氮染料成分5	37125	20	—
固红 TR 盐	偶氮染料成分11	37085	20	—
荧光素	酸性黄73	45350	—	2.1
酸性品红	酸性紫19	42685	20	0.25
碱性品红	碱性紫14	42510	0.4	8
新品红	碱性紫2	42520	1.13	0.41
梧花青	媒介蓝10	51030	Insol	微溶
苏木素	天然黑1	75290	1.5	>30
靛胭脂	食品蓝1	73015	1.1	—
詹那斯绿 B	—	11050	5.3	1.1
淡绿SF	酸性绿 5	42095	20	0.8
勒克司坚牢蓝	溶剂蓝38	—	V. Sol	Sol
孔雀绿	碱性绿4	42000	7.60	7.52
马汀黄	酸性黄24	10315	4.5	0.15
间胺黄	酸性黄36	13065	5.36	1.45
甲基蓝	酸性蓝93	42780	Sol	微溶
甲基绿	碱性蓝20	42585	Sol	Insol
甲基紫2B	碱性紫1	42535	3	15
亚甲蓝	碱性蓝9	52015	3.5	1.5
中性红	碱性红5	50040	5.5	2.5
硫酸尼罗蓝	碱性蓝12	51180	1.0	1.0
油红O	溶剂红27	26125	Insol	0.5
橙黄 G	酸性橙10	16230	10	0.2
专利蓝	酸性蓝1	42045	8.4	5.23
焰红	酸性红92	45410	50	9
磷化氢	碱性橙15	46045	Sol	Sol

一些染料的溶解度（续）

染料名称	通用名	颜色索引编号*	溶解度近似值（g/100ml） 水	溶解度近似值（g/100ml） 乙醇
苦味酸	–	10305	1.2	8
丽春红 2R（Ponceau de xylidene）	酸性红26	16150	6	0.1
派洛宁Y（Pyronin G）		45005	9	0.6
若丹明B	碱性紫10	45170	0.8	1.5
番红 O	碱性红2	50240	5.5	3.5
搔洛铬花青RS（铬花青R）	媒介蓝3	43820	Sol	Sol
猩红R（苏丹IV）	溶剂红24	26105	Insol	0.2
苏丹黑B	溶剂黑3	26150	Insol	1.13
柠檬黄	食品黄4	19140	11	0.1
硫黄素 T	碱性黄1	49005	Sol	Sol
硫堇	–	52000	0.25	0.25
甲苯胺蓝	碱性蓝17	52040	3.8	0.5
维多利亚蓝B	碱性蓝26	44045	0.5	4

* From Colour Index International, 3rd edn. Bradford, UK: Society of Dyers and Colourists and American Association of Textile Chemists and Colorists.

Sol：可溶性；Insol：不溶性；V. Sol：易溶性。

附录 V 封片介质与载玻片涂剂

为了获得染色组织切片最大限度的透明度，封片介质的折射率必须近似于组织中蛋白的折射率，即在1.53~1.54之间。这对于需要拍照的载玻片特别重要。为了观察未染色组织内的成分，可采用较低或较高折射率的介质。在烘干过程中，由于溶剂蒸发，封片介质的折射率可发生变化。盖玻片下不允许存在气泡，因为这些气泡易出现膨胀。

水溶性封片剂

水溶性封片剂的折射率很少高于1.5，多数在1.40~1.45范围内。使用高浓度的糖通常可获得高折射率。

醋酸钾可添加作为封片剂，至接近饱和状态，以减少阳离子染料"渗出"，同时可提供约为7.0的pH值。

目前大多数病理学实验室使用的市售封片介质通常为非水溶性的。从安全性和成本角度来看，这可能是最好的实验室封片方法。对于需要水介质的特殊染色及免疫组化染色的封片，例如3-氨基-9-乙基咔唑（AEC）显色，水溶性封片剂仍然是重要的。

如果实验室没有能力购买市售的封片剂，最好的选择可能是聚苯乙烯封片剂。该封片剂可利用聚苯乙烯颗粒或回收的聚苯乙烯（杯子、包装盒）生成。

聚苯乙烯封片剂（折射率1.54）

聚苯乙烯	25g
二甲苯	70ml

如果可行的话，加入5ml邻苯二甲酸二丁酯，可防止封片剂干燥收缩。

其他专门的封片剂可见本书第5版附录。

Apathy封片剂（modified by Lillie & Ashburn 1943），折射率1.41

阿拉伯胶晶体	50g
蔗糖	50g
蒸馏水	100ml
麝香草酚	100mg

中度加热溶解。

Apathy封片剂（Highman's modification, 1946），折射率1.436

阿拉伯胶晶体	50g
蔗糖	50g
醋酸钾	50g
蒸馏水	100ml

微热溶解固体。可添加0.05g麝香草酚或硫柳汞作为防腐剂。

无荧光封片介质

有的封片介质在短波长的光中可激发荧光，这可干扰在荧光显微镜下观察某些物质。无荧光封片剂有市售商品，有树脂性和水溶性两种形式。

盖玻片和封片剂的合体

有几家制造商可提供一种具有油漆样性质的介质，可通过浸渍、浇注或喷涂方式用于切片表面涂片。这种类型的封片剂可省去盖玻片的使用。

对于低倍显微镜，封片剂和盖玻片的合体结果证实令人非常满意，但对切片磨损欠缺保护。而高倍显微镜的使用要求在载玻片表面覆盖一定厚度的盖玻片。

载玻片涂片

采用显微镜载玻片涂片的几个原因：

- 作为一种黏合剂，使黏附困难的组织标本能够吸附在玻片上。例如，脂肪组织如乳腺癌；硬组织如骨骼、滑膜和软骨；或细胞制片。
- 有助于细胞黏附在载玻片或盖玻片上生长。
- 对显微镜载玻片上散在分布的细微结构（如培养细胞）进行染色时，使染色结果更为一致。

多种材料可用于帮助组织吸附在载玻片上，其中大部分可从特殊化学品供应中得到。用于促进组织吸附在显微镜载玻片上的方法包括使用厂家专门制作的载玻片（硅烷化）或自行制备及使用的硅烷化载玻片。

硅烷化载玻片的制备：先洗涤清洁载玻片，然后用95%的乙醇冲洗。将约4ml的3-氨丙基-三乙氧基硅烷（APES）加入到200ml丙酮中，将载玻片浸入30~60秒，之后在搅拌的蒸馏水中浸入60秒。涂片后的载玻片干燥1小时，然后盒装供以后使用。

多聚赖氨酸载玻片的制备：过程与硅烷化载玻片的制备相似。首先清洗载玻片，然后用95%的乙醇冲洗。将玻片非磨砂部分浸入5%的多聚赖氨酸溶液中超过1分钟。干燥1小时以上，然后进行盒装供以后使用。

蛋白涂片载玻片：洗片之后用95%的乙醇冲洗。制备5%的鸡蛋蛋白II级溶液，将载玻片非磨砂部分浸入超过1分钟。干燥1小时，然后在10%的中性福尔马林缓冲液中固定1小时以上。干燥并盒装供日后使用。

铬矾明胶载玻片：又称"subbed slides"，洗片后用95%的乙醇冲洗。在80ml温热的蒸馏水中溶解1.0g的A型粉末状明胶（300 bloom）。将0.1g的硫酸铬钾$[CrK(SO_4)_2·12H_2O]$溶于20ml蒸馏水中。混合明胶和硫酸铬钾溶液形成最终的工作液。均匀涂于载玻片上，干燥至少1小时。盒装供日后使用。

参考文献

Highman B. (1946) Improved methods for demonstrating amyloid in paraffin sections. Archives of Pathology 41:559–562.

Lillie R.D., Ashburn L.L. (1943) A modification of Apathy's mounting medium. Archives of Pathology 36:432.

索 引

"Pop-off"技术 523
"空气注入"法 298
"泡沫"检测 293
"苹果绿"的双折射光 223
10%的福尔马林溶液 48, 58
10%的中性缓冲福尔马林 46, 48
1p/19q缺失 332
20%的水合氯乙醛 48
2-丙醇/异丙醇 73
3.7%的甲醛溶液 58
5-核苷酸酶：铅法 356
ACGIH® 12
Alport综合征 532
Alzheimer病 438
Alzheimer淀粉样前蛋白 334
Araldite 521
B5固定剂 58
Birbeck颗粒 539
Bouin脱钙溶液 61
Bouin液 59, 60, 61
BSE 280
Butvar 526
CADASIL 540
Carazzi苏木素 107
Carnoy-Lebrun溶液 58
Carnoy固定剂 60
Carson改良的Millonig方法 57
cDNA 463
CEC现象 147
Clarke溶液 60

CLSI 6
Cole苏木素 107
Creutzfeldt-Jakob病（CJD） 280, 334
CWD 280
Delafield苏木素 106
DNA 191, 464
DNA的酶提取 195
DNA聚合酶 464
DNA印迹法 461, 466
Dubin-Johnson色素 212
Ehrlich苏木素 106
Elaunin纤维 121
Epon 521
Ewing肉瘤 539
Feulgen法 191
Feulgen和Rossenbeck法 191
FISH 481
FISH的命名 491
Formvar 526
Gendre溶液 61
Germann-Straussler-Shienker病 280
Gill苏木素 107
Gmelin 技术 204
Gomori网状纤维染色法 134
Gordon-Sweets网状纤维染色法 134
Hamazaki-Weisenberg小体 212
Harris苏木素 107
Heidenhain 苏木素 111
Helly溶液 58
HER2 486

HE染色 500
HIV 279
Hollande固定液 59
Howship陷窝 286
HPV 1 279
Hukill和Putt法 201
Huntington病 439
Huntington舞蹈病 334
IgA肾病 529
ISO 5
ISO 15189 6
ISO 9000 5, 6
JC病毒 279
Kayser-Fleischer环 214
Langerhans细胞颗粒 539
Langerhans组织细胞增多症 539
Leuco Patent蓝V法 202
Lewy小体 178
Lewy小体病 438
Lillie法 200, 201
Long Ziehl-Neelsen法 211
Loyez苏木素 112
Masson-Fontana法 207
Masson法 206
Mayer苏木素 106
McArdles病 367
MHC Ⅱ 抗血清染色 332
Miller溶液或Möller溶液 59
Millon反应 187
mRNA 465
NADH硫辛酸脱氢酶 366
NAH法 192
NBF 53, 57
Negri小体 277
Ohlmacher溶液 58
Okamoto和Utamura（1938）法 220
Orth溶液 59
Oxytalan纤维 120
Perls普鲁士蓝反应 200, 201
Perl普鲁士蓝 218
Regaud溶液 59
Rhodanine法 214

Rhodizonate法 218
RNA 193, 465
RNA的酶提取 195
RNA聚合酶 466
RNA酶 497
RNA探针 468
RNA印迹法 461, 465
Rossman溶液 61
rRNA 466
Schaudinn溶液 58
Schmorl反应 208
Scott自来水替代液 110
Shikata orcein法 214
Splendore-Hoeppli蛋白 275
Splendore-Hoeppli小体 273
Spurr 521
tRNA 466
Turnbull蓝反应 200
Van Gieson染色 297
vCJD 280
von Kossa 213
Weigert铁苏木素 111
Weigert树脂酚复红法 132
Wilson病 214
Zenker溶液 58
β-葡萄糖醛酸酶 360
β-折叠聚合体 224

A

吖啶橙法 196
吖啶黄染色反应 175
阿米巴滋养体 281
阿辛蓝 147
阿辛蓝-PAS联合技术 148
癌基因 435, 465
氨基葡聚糖 224
螯合剂 291

B

巴氏染色 110
白光 27
白色念珠菌 275

白细胞共同抗原（CD45）332
坂口反应 189
半薄切片 525
半抗原 464
半抗原标记法 382
包虫病 282
包涵体 338
包埋 72, 521
包囊 282
胞质丝 539
饱和碳酸锂 106
苯胺 21
苯酚 24
苯甲酸甲酯 74
吡啶 25
变性 463
变性酒精 72
标本处理和标记 65
标本的几何形状 95
标本接收室 65
标本块修整 525
标记 481
标准操作规程（SOP）10, 69
表面脱钙 294
冰冻切片 84, 87, 390
冰冻切片技术 86
冰冻切片免疫荧光法 401
丙二醇醚 25
丙酮 21, 73, 521
丙酮固定剂 47
丙烯酸树脂 521
丙烯酸塑料 505
玻璃刀 524
玻片的黏附剂 82
卟啉色素 205
卟啉症 205
不含生物素的催化信号放大系统（CSA II）382
不适当的抗原热修复温度 416

C

苍白螺旋体 272
操纵基因 465

操纵子 465
槽液 525
草酸 24
草酸钙 213
测量单位 579
产前基因研究 483
肠道螺旋体 273
常用试剂溶解度 593
超薄冰冻切片 89
超薄切片 524
超薄切片机 526
超微结构 517
成骨细胞 286
成像 28
程序因素 414
持续质量改善（CQI）4
触须样免疫性肾小球病 531
穿刺活检 366
传染性软疣病毒 279
传统的直接法 379
次氯酸钠（液氯漂白）25
刺激物 12
醋酸钙 161
醋酸双氧铀水 520
错义突变 465

D

大泡性表皮松解 540
单胺氧化酶显示法 362
单纯萘酚 352
单铬天青法 219
单核细胞 332
单核细胞增多性李斯特菌 272
单克隆抗体 277, 377
单链DNA探针 468
单链核苷酸探针 265
单糖 139
胆碱酯酶 359, 371
胆色素 203
胆汁 203
弹力纤维 119
弹力纤维染色 131

蛋白多糖 140
蛋白酶法 396
蛋白酶消化 383
蛋白水解酶法 395
蛋白质和核酸 185
蛋白质组学 190
氮，液体 24
当量溶液 582
等孢子虫 282
等向性 37
地高辛（DIG） 461, 472
点程序 557
碘 23
碘化丙啶 24
碘酸 24
碘酸钠 105
电子光学显微镜 552
电子密度 529
淀粉 217
淀粉酶消化法 153
淀粉样蛋白 540
淀粉样蛋白肾病 531
叠氮化钠 25
丁醇 73
钉突样结构 529
冻干 47
镀银染色法 287
短期接触限度（或限值） 12
对苯二酚 23
对-二甲氨基苯甲醛-亚硝酸盐法 188
对照切片 265
多巴 208
多巴反应 206
多巴氧化酶 208
多光谱图像分析 565
多克隆抗体 377
多糖 140
多重标记 387

E

额颞叶变性 439
儿科标本 68

二氨基联苯胺（DAB） 22
二步间接法 379
二恶烷（1,4-二氧六环） 22
二甲苯 25, 73
二甲基甲酰胺（DMF） 22
二硫键 188
二氢磷酸化钾 53
二氧化锇 51
二氧化硅 218

F

发射光谱 27
翻译 466
反义RNA 463
反转录聚合酶链反应（RT-PCR） 462
反转录酶 465
范德华力 92
防护设备 14
放射线摄影 293
放射性核素 461
放射性物质 17
非标记抗体-酶复合物法 380
非凝固交联固定剂 48
非特异性酯酶显示法 357
肺囊虫 273
分辨力 517
分层蛋白缺乏 442
分色 94
分枝杆菌 267
分子内重排 351
风险分析/评估 2
风险管理 3
风险基金 3
风险监测 3
风险控制 3
风险识别 2
孵育方法 394
孵育后偶联 351
福尔马林固定、石蜡包埋（formalin-fixed paraffin-embedded, FFPE） 463
福尔马林色素 52, 216
腐蚀性化学品 12

复合固定剂 47,52
复染 488
复性 461
复制 465

G

改良的Fouche技术 204
改良的硫氧酸技术 215
钙 213
钙盐 213,289
干涉显微镜 35
甘油三酯 170
肝炎病毒 278
柑橘属水果油 74
感染后肾小球肾炎 530
刚果红-淀粉样物反应 231
刚果红法 57,231
高氯酸提取核酸 196
高锰酸钾 24
高铁二胺 150
高压锅抗原修复法 384,396
高压消毒器 385
高压消毒器抗原修复法 397
个人防护用品（PPE） 10
铬酸 51
铬酸（铬酸酐） 22
铬酸固定剂 51
铬酸溶液 273
工程学控制 10
工作台面 572
工作姿势 572
弓形虫 281
汞固定剂 58
汞合金文身 217
汞色素 217
汞氧化 23
共轭焦点 28
共价键 92
共聚焦显微镜 42
钩端螺旋体 273
枸橼酸铅染液 528
构象疾病 229

骨单元 285
骨骼肌活检 365
骨胶原 285
骨磨片 302
骨髓穿刺活检 287
骨陷窝 286
骨小梁 285
骨样基质 286
固定 71
固定的作用 95
固定和石蜡包埋块免疫组化 394
固定后的处理 71
固定质量差 417
胍基 189
寡核苷酸探针 468
寡聚核苷酸 465
灌注固定 56
光 27
光的延迟和折射 27
光学显微镜 503
光源 29
过碘酸-希夫（PAS）技术 144
过度脱钙 292
过固定 48
过甲酸阿辛蓝法 188
过氧化酶 350
过氧化氢 23

H

海马区神经元 279
含铁血黄素 199
含铁血黄素沉着 200
核苷酸 465
核内包涵体 279
核酸 190
核酸的消化方法 195
核酸内切酶 464
核糖核酸（RNA） 461
核糖核酸酶 466
核心抗原 277
黑曲霉菌 275
黑热病 281

黑色素 205, 206
黑色素颗粒 205
黑色素前体 206
黑色素生成细胞 206
黑色素细胞分化染色 426
红氨酸法 214
后固定 520
互补序列 463
化学废弃物 18
化学固定 47
化学氧化 105
环骨板 285
环氧树脂 504, 517
缓冲液 411, 519, 585
回收 18
混合固定剂 46
火棉（稳定硝化棉） 21
火棉胶 78, 526
火棉胶包埋 296
获得性异常 483

J

肌聚糖病 441
肌肉骨骼疾病（MSD） 569
肌腺（嘌呤核）苷酸脱氢酶 369
基因 464
基因克隆化 464
基因库 464
基因印迹 265
基因组 464
基质胶原纤维 538
激发滤片 449
激光显微切割技术 495
急救 16
棘球蚴虫 282
几何程序 560
加热 72
加热固定 46
荚膜组织胞浆菌 276
甲苯 25, 73
甲苯胺蓝 175

甲醇 23, 72
甲基丙烯酸包埋 302
甲基丙烯酸甲酯（MMA） 24, 506
甲基丙烯酸甲酯塑料包埋 287
甲基丙烯酸聚乙二醇酯（GMA） 506
甲基化 155
甲基化酒精 72
甲基绿 193
甲基绿-派洛宁法 191, 193
甲醛 48, 50, 52
甲醛钙 161
甲醛固定 53
甲醛和多聚甲醛 22
甲醛诱发荧光法 208, 209
甲状腺髓样癌 247
贾第虫属 282
假黑变病色素 212
假痛风 215
假阳性染色 417
假阴性染色 416
间变性肿瘤的检测 425
间接法 448
间皮瘤 538
间叶细胞分化染色 426
碱基 463
碱基对（bp） 461, 463
碱性磷酸酶（AP） 278, 352, 353, 472
碱性磷酸酶：Gomori钙法 352
碱性磷酸酶底物显像法 404
碱性磷酸酶法 403
鉴定过程 5
鉴定和评估危害 9
交联固定剂 46, 47, 51, 60
胶带转移方法 299
胶体金标记 379
胶体铁 149
胶原蛋白分型 118
胶原纤维 117
焦点 28
焦距 28
焦磷酸盐关节病 215
角蛋白 426

角膜 540
搅拌 72
接合菌病 275
结肠黑色素沉着 212
结缔组织 117, 123
结缔组织细胞 122
结合位点的数量和亲和力 94
结核分枝杆菌 272
结晶紫法 230
解链 461
解链温度 464
金黄色葡萄球菌 271
金属沉淀法 352
金属浸染技术 133
进行性染色 106
浸润 71
经典方法 213
精氨酸 189
镜筒 32
镜像互补抗体标记法 382
巨结肠病 370
聚苯乙烯封片剂 597
聚丙烯酰胺葡聚糖 470
聚光镜 30
聚合酶链反应（polymerase chain reaction, PCR） 265, 461
聚合酶链反应-原位杂交（polymerase chain reaction-ISH, PISH） 463
聚合物技术 402
聚合物链二步间接法 380
军团菌 272

K

卡氏肺孢子虫 276
抗肌萎缩蛋白病 440
抗生物素-生物素复合物（ABC） 278
抗体 376
抗体-抗原结合 377
抗体浓度 416, 421
抗体特异性 377
抗铁蛋白染色 332
抗血清染色 276
抗血清荧光标记 264

抗异硫氰酸荧光素（FITC） 472
抗原 376
抗原位点去遮蔽法 382
抗原修复 376
抗原修复技术 395
颗粒状物质 523
克隆 463
空肠活检 371
口头报告 69
苦味酸 24, 47
库仑引力 91
快速冰冻 499
快速处理 77
狂犬病毒 279
矿化骨 287
矿物质 199
框架程序 559
扩增 463

L

蜡块和切片贮藏环境 414
蜡样变性 223
蜡样质脂褐素 212
辣根过氧化物酶（HRPO） 278, 472
蓝硫素-Feulgen反应 193
酪氨酸酶 206
酪氨酸酶显示法 362
酪胺信号放大法 402
类胆红素 203
类骨质 286, 287
类纤维素 126
冷冻干燥 89
冷冻替代法 89
冷冻置换 47
利什曼原虫 281
联合胰酶消化和微波抗原修复法 397
链霉亲和素 278
链霉亲和素-生物素法 380
链霉素 278
良性特发性血尿 532
亮氨酸氨基肽酶 361
裂解酶 350

淋巴造血细胞染色 426
淋病奈瑟菌 272
磷钼和磷钨酸 24
磷酸果糖激酶（PFK）和醛缩酶 368
磷酸化酶 368
磷酸酶 351
磷酸钠，一元和二元 25
磷酸盐缓冲液 61
磷钨酸和磷钼酸（PTA和PMA）的作用 128
流感病毒 279
硫代硫酸钠 25，273
硫苷脂 175
硫黄颗粒 275
硫黄素T染色 234
硫氰酸钾 53
硫酸 25
硫酸铵 53
硫酸铵铝 21
硫酸铝 21
硫酸铝钾 21
硫酸锌 26
硫辛酸脱氢酶 350，364
硫氧酸方法 220
六铵银微波法 121
六胺银硼酸钠溶液 274
六胺银硼酸溶液 273
铝试剂法 220
氯仿 21，73
氯化钙 53
氯化汞 23，51
氯化镍 24
氯化锌 26
卵白素 278
卵白素-生物素法 401
卵白素-生物素技术 278
卵磷脂 173

M

麻风杆菌 272，275
马休猩红蓝染色法 130
猫抓病 273
毛玻璃样小体 279

毛霉菌属类 275
毛细血管内皮细胞 529
玫棕酸法 218
酶 349
酶标记 378
酶标抗体法 425
酶的分类 350
酶消化法 153
酶修复消化过度 416，419
酶组织化学 349，507
弥散的神经内分泌系统 241
醚（二乙醚） 22
密码子 463
密质骨 285
免疫电子显微镜（IEM） 462
免疫复合物沉积 529
免疫金技术 403
免疫金银染色法 380
免疫球蛋白染色 275
免疫染色定量 564
免疫血清/抗体稀释 393
免疫组化 375，376，409
免疫组化技术 425，437
免疫组织化学 210，501，508
免疫组织化学染色 278
面积程序 557
敏感性 377，448
明矾苏木素 105
明胶 78
明胶-甲醛混合物 88
模板 466
模拟体液素反应 172
膜内 529
膜性肾小球肾炎 529，530
摩尔溶液 582
目镜 32
钼苏木素 113

N

内部阳性和阴性染色对照 415
内含子 464
内皮下 529

内源性矿物质 213
内源性组织生物素 420
钠碘 25
萘铬绿 219
难辨梭状芽孢杆菌 272
脑创伤 440
脑苷脂类 174
脑膜炎奈瑟菌 272
尼罗蓝法 210
尼氏颗粒 313
逆转固定（抗原表位修复） 411
黏蛋白 142
黏蛋白颗粒 539
黏蛋白胭脂红法 148
黏滞性 72
鸟型/细胞内分枝杆菌 272
尿酸 215
尿酸盐 215
柠檬烯试剂 74
柠檬油精 23
凝固固定剂 47
凝集素 152, 378
凝集素染色 332
疟色素 216

O

偶氮色素法 352, 354
偶联 447

P

派洛宁 193
疱疹病毒 279
培养细胞 522
铍和铝 219
皮肤削切活检标本 66
皮质骨 285
偏振光显微镜 36
漂白 208
漂白方法 208
品绿溶液 274
评分 491
破骨细胞 286

葡聚糖凝胶 470
葡萄糖-6-磷酸酶：铅法 356
普鲁士蓝反应 206

Q

启动子 465
千碱基 464
铅 218
茜素红S方法 213
强无机酸，如硝酸、盐酸 290
切除活检 66
切开活检 366
切片 83
切片机类型 81
切片收集 526
切缘 66, 68
亲和力 377
亲和性 377
亲银染色 248
氢键 92
氢氧化铵 21
氢氧化钾 24
氢氧化钠 25
琼脂 78
巯基 188
屈光指数 34
取材室 65
醛复红-阿辛蓝联合法 151
醛复红技术 211
缺口翻译 465
缺失 463

R

染料 22
染料的溶解度 594
染料的一些性能 98
染料化学 98
染料名称 100
染料-染料相互作用 93
染料杂质 99
染色 528
染色的基本原理 91

染色缸法 396
热介导的抗原修复法 383
热介导抗原修复 396
热预处理的潜在风险 385
热预处理的优点 385
人工产物 326
人工色素 199, 216
人乳头状瘤病毒（HPV） 461
人体测量 567
人体工程学项目 571
溶解度 208
溶液的配制 581
溶组织内阿米巴虫 281
乳多空病毒 279
乳酸杆菌 272
乳糖酶 372
入射光照 450
朊病毒 280
朊病毒蛋白质 338
软骨钙质沉着 215
弱有机酸，如甲酸、乙酸、苦味酸 290

S

三价铁苏木精 173
三磷酸腺苷酶 366
三磷酸腺苷酶（ATP酶）显示法 357
三氯醋酸 47
三氯乙酸 196
三氯乙烷 25
三色染色 57, 126
搔洛铬花青染色 173, 304
色氨酸 188
色素 199
色温 27
色原 422
色原不相容 417
上皮下 529
上限限值（或极限接触值） 12
少突胶质细胞 327
神经变性疾病 438
神经胶质细胞分化染色 426
神经胶质增生 327

神经节苷脂 176
神经原纤维缠结 334
肾病局灶/节段性肾小球硬化症 532
肾和皮肤活检的免疫组织化学 398
肾小球基底膜（GBM） 529
肾小球系膜基质 529
肾小球系膜旁 529
肾脏疾病 529
生长因子 435
生物接触指标（BEI） 12, 21
生物力学 567
生物力学风险因素 568
生物素 461, 472
生物素化酪胺信号放大系统 382
生物特异性蛋白 264
生物危害废物 20
石蜡 74
石蜡包埋标本 523
石蜡切片 85, 376
石蜡切片法 82
石蜡切片氯乙酸酯酶显示法 369, 370
石蜡切片免疫过氧化物酶法 401
石蜡添加剂 74
石棉 218
石棉小体 218
时间加权平均值（TWA） 11
实像 28
实验室管理 1
市售的抗原修复液 385
试剂损失速度 94
试剂吸收速度 94
室管膜细胞 327
嗜铬素 212
嗜银反应 48, 206
嗜银染色 248
噬菌体 465
手工法 394
受体蜡块 460
术中切开活检 371
树胶蔗糖 87
树突 314
树脂 78, 97

树脂包埋 96
双轨征 529
双链DNA探针 468
双染 405
双折射 233
水槽 524
水解酶 350，351
水杨酸甲酯 74
水浴 385
水浴抗原修复法 397
四氢呋喃 25
四氧化锇 24，50，518
松质骨 285
苏丹染色 164
苏木红 105
苏木素 105
塑料包埋 301，503
塑料包埋剂 504
酸性福尔马林 49
酸性固定剂 47
酸性磷酸酶：Gomori铅法 354
酸性磷酸酶：萘酚AS-BI磷酸法 355
酸性磷酸酶：偶联偶氮法 354
酸性磷酸酶显示法 353
随机启动 465
髓磷脂 172，323
梭形细胞肿瘤 428
缩醛磷脂 172

T

探针 465，481
探针量子 470
碳 218
碳水化合物 139
碳酸锂提取-六亚甲基四胺银技术 216
碳酸银染色 332
糖尿病肾小球硬化 532
糖原 140
特异性酯酶显示法 359
体外转录 464
铁代谢 199
铁氰化钾和亚铁氰化钾 24

铁苏木素 110
通风 15
同时捕捉或偶联 350
铜 214
铜相关蛋白（CAP） 214
透明 71，73
透明剂 73
透明质酸酶消化法 154
透射电镜（TEM） 517
透射光照 450
突变 465
突起 314
图像采集 553
图像分析 556
图像分析软件 560
退化髓磷脂 325
退火 463
退色染色 94
退行性染色 106
脱钙 191
脱钙骨 287
脱钙终点测试 292
脱蜡不完全 416
脱氢酶 350，363
脱水 71，72，521
脱水剂 72
脱水剂的添加物 73
脱水凝固固定剂 47
脱髓鞘 170，177
脱髓鞘作用 178
脱氧核糖核酸（DNA） 461
驼峰状沉积物 529
唾液酸酶消化法 154

W

挖空细胞 279
外显子 464
外源性色素 199
外周神经系统 318
万能溶液 73
网状纤维 119
危险物的泄漏 17

微孢子虫 282
微孢子虫目 543
微波氨银方法 207
微波处理 498
微波固定 46
微波抗原修复 384
微波炉加热法 396
微缺失 482
微绒毛 538
微小病变性肾病 532
胃酶法 396
温和PAS技术 146
文身色素 217
乌洛托品 24
钨苏木素 112
无水固定剂 59
无义密码子 465
无荧光封片剂 597
戊二醛 23, 50, 53, 518
戊二醛固定 50
物镜 31
物理危害 20

X

吸附对照 392
稀释液 411
洗脱 393
系膜 529
系膜细胞 529
系统性红斑狼疮性肾小球肾炎 530
细胞角蛋白 328
细胞离心涂片 501
细胞色素氧化酶显示法 362
细胞涂片 523
细胞消融 495
细胞悬液 523
细胞增殖标志物 435
细胞制备物 391
下游区 464
先天性巨结肠病 371
纤毛 542
纤维素 126

显色原位杂交 327
显色原位杂交技术（chromogenic in situ hybridization, CISH） 462
显微放射造影术 307
限制性核酸内切酶 465
腺癌 538
相差显微镜 34
硝酸 24
硝酸银溶液 273
硝酸铀酰 25
小标本 66
小胶质细胞 327
小圆细胞肿瘤 426
锌福尔马林 26
新的直接法 379
信号分析 490
星形胶质细胞 327
星形诺卡菌 275
形态测定法 564
修复液不正确 416
溴化乙啶 22
虚像 28
血红蛋白 202
血红蛋白过氧化物酶 202
血清淀粉样物质P 224
血色素沉着 200
血吸虫色素 217
血吸虫属 282

Y

亚临床性急性淋巴结病 281
亚硫酸钠 25
亚硫酸氢钠溶液 25, 273
亚铁离子摄取反应 209
严密性 466
严重急性呼吸器官综合征（severe acute respiratory syndrome, SARS） 463
盐酸 23, 196
阳性对照 392
阳性对照的选择 417
阳性和阴性对照组织 413
氧化铬 217

氧化还原酶 350
氧化剂 13
氧化酶 350，361
一次性刀片 82
伊红 109
伊氏放线菌 275
胰酶/胰凝乳蛋白酶法 396
移码突变 464
乙醇 22，72，521
乙醇Bouin液 60
乙醇福尔马林 52，57，60
乙醇-福尔马林-醋酸固定剂 60
乙二醇甲基丙烯酸甲酯单体 23
乙二醇醚（乙二醇一甲醚或一乙醚，纤维素溶剂） 22
乙二醛 23
乙肝表面抗原 279
乙酸 21，47
乙酸-α-萘酯法 357
乙酸吲哚酚法 358
乙烯-二胺四乙酸（EDTA） 291
乙酰胺甲氧基苯 60
乙酰胆碱酯酶显示法 360
蚁酸 23
异丙醇 23
异染性 94，152
异染性脑白质病 175
异戊烷 23
异源细胞群 286
易爆 13
易燃 13
阴道棒状球菌 272
阴道滴虫 282
阴性对照 162
阴性对照 392
银 220
银染 304
银染技术 332
银渗透方法 318
银盐和溶液 25
银质沉着 220
吲哚基 188
隐孢子虫 282

茚三酮-Schiff反应 186
荧光标记 308，379
荧光法 196
荧光方法 206
荧光络合物 308
荧光素（氢化荧光素） 472
荧光显微镜 39
荧光原位杂交（fluorescent in situ hybridization, FISH） 463
幽门螺杆菌 272
疣状病毒 279
游离基因 464
有色底物 351
有义链 466
预处理 418
原虫 281
原始神经外胚层（神经上皮）肿瘤（PNET） 539
原位 464
原位酶谱法（in situ zymography, ISZ） 462
原位杂交 277，464，510
原位杂交技术（in situ hybridization, ISH） 265，461
原位杂交-聚合酶链反应（PISH） 477

Z

杂交 464
载玻片涂片 598
载网 526
载物台 31
再切除标本 66
皂化 155
增敏剂 12
增强和放大作用 386
樟氰宁-铬明矾 195
折射角 28
折射率 28
蔗糖酶 372
真菌 273
诊断病理学 425
蒸锅 385
蒸锅抗原修复法 397
整合 464
支持膜 526
脂肪酶显示法 359

脂褐素 177, 203, 210
脂类贮积病 175
脂质 159
脂质固定液 161
脂状变性 223
脂族烃清除剂 21
直接法 448
职业安全与健康管理 21
职业接触限值 11
酯酶 357
质粒 465
质量保证（QA） 4
质量控制（QC） 3, 4, 75, 409
质量控制记录 414
质量体系 4, 5
致癌物 13
中性缓冲的10%的福尔马林 57
中性缓冲福尔马林 52
中央管 285
终板 320
肿瘤与反应性增生 428
种属交叉反应 421
重氮化偶联反应法 187
重氮盐 351
重铬酸钾 24
重铬酸盐 51
重铬酸盐固定剂 51, 59

重塑 285
重组体DNA 465
轴突 314
转录 466
转移酶 350
自动孵育法 394
自动组织处理装置 75
自然氧化 105
阻断 421
阻断背景染色 391
阻断技术 186
阻断滤片 449
阻断内源性酶 391
组织的定向 75
组织点 460
组织块浸渍 300
组织蜡块 460
组织切片术 81
组织芯活检标本 66
组织芯片 453, 460
组织芯片技术 460
组织芯片仪 456
组织修复 78
组织最佳冰冻温度 88
钻石刀 524
最适切割温度复合物 301